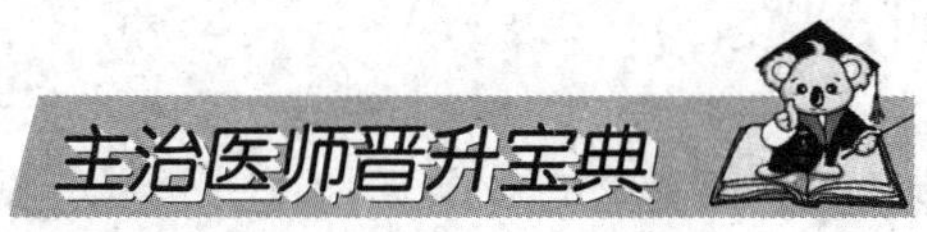

全科主治医师资格考试通关必做5500题

主编　牛玉琴　李军所

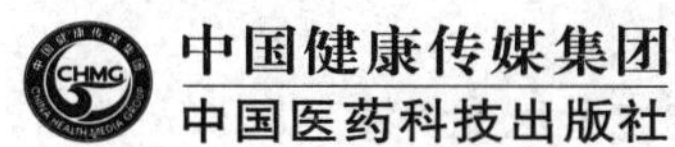

内 容 提 要

本书为《主治医师晋升宝典》系列之一，是由具有丰富教学和考前辅导经验的专家教授在深入分析了全科主治医师资格考试的考纲考点、细致研究了历年真题的命题规律基础上精心编写而成。书中根据大纲所要求的考点，精选试题5000余道，题量丰富，题型全面，题目仿真性强，并对难题和易错题做了详细解析，有助于考生快速掌握重要考点内容，在短期内高效复习、一举过关，是参加全国卫生专业技术资格考试全科中级考试读者的首选参考书。

图书在版编目（CIP）数据

全科主治医师资格考试通关必做5500题/牛玉琴，李军所主编.—北京：中国医药科技出版社，2017.7

（主治医师晋升宝典）

ISBN 978-7-5067-9397-1

Ⅰ.①全… Ⅱ.①牛… ②李… Ⅲ.①家庭医学-资格考试-习题集 Ⅳ.①R499-44

中国版本图书馆CIP数据核字（2017）第149404号

美术编辑 陈君杞

版式设计 张 璐

出版 **中国健康传媒集团**｜中国医药科技出版社

地址 北京市海淀区文慧园北路甲22号

邮编 100082

电话 发行：010-62227427 邮购：010-62236938

网址 www.cmstp.com

规格 889×1194mm 1/16

印张 25 3/4

字数 849千字

版次 2017年7月第1版

印次 2021年3月第4次印刷

印刷 三河市百盛印装有限公司

经销 全国各地新华书店

书号 ISBN 978-7-5067-9397-1

定价 59.00元

编委会

编 写 说 明

主治医师是临床医师的中级职称，是通过参加全国卫生专业技术资格（中级）考试才能取得的任职资格。该考试于每年5月下旬举行。其考试科目包括：基础知识、相关专业知识、专业知识和专业实践能力，共四个科目。各科目以100为满分计算，每科目成绩达到60分为合格。考试成绩实行2年为周期的滚动管理，即所有4个科目在2年内全部合格者可申请该级别的专业技术资格，成为主治医师。

为了帮助忙碌的临床医生顺利通过卫生专业技术资格（中级）考试，我们组织了有丰富教学和考前辅导经验的专家教授，在深入分析了各科主治医师资格考试的考纲考点、细致研究了历年真题命题规律的基础上，编写了这套《主治医师晋升宝典》丛书。

本丛书包括“考点速记”和“通关必做”2个系列，具体分册有：

1. 内科主治医师资格考试考点速记
2. 外科主治医师资格考试考点速记
3. 妇产科主治医师资格考试考点速记
4. 儿科主治医师资格考试考点速记
5. 全科主治医师资格考试考点速记
6. 内科主治医师资格考试通关必做7000题
7. 外科主治医师资格考试通关必做5000题
8. 妇产科主治医师资格考试通关必做4000题
9. 儿科主治医师资格考试通关必做4000题
10. 全科主治医师资格考试通关必做5500题

“考点速记”系列，每个分册的章节结构由两部分组成：

过关必读——核心考点纵览：按照章节，依据考纲要求，采用“图表为主，文字表述为辅”的形式，梳理归纳知识要点；其间穿插【要点提示】，直击考试重点、难点及易混淆知识点，帮助读者在短期内快速掌握中级职称考试的重要考点内容。

过关必记——高频考点速记：分析整理历年考题，把常考点进行了提炼、摘要，便于读者发现命题规律和记忆高频考点。

“通关必做”系列，每个分册根据大纲所要求的考点，按学科分章节编排题目，题量丰富，题型全面，题目仿真性强。真题做导航，把脉复习方向；题库为后盾，囊括全部考点；解析是精髓，引导答题技巧。有助于读者熟悉考试题型，提前感受考试的氛围，方便自测，提高解题和应试能力。

如将两系列图书配套使用，定会使您的复习备考取得事半功倍的效果，在短期内高效复习、一举过关。

为不断提高图书品质，更好地为大家服务，欢迎广大读者提出宝贵意见，我们将在今后的工作中不断修订完善。反馈信息请发送至邮箱：kszx405@163.com。在此谨致谢意！

相信本丛书定会为您的职称考试提供强大助力，伴您职场一帆风顺！

编者

2017年7月

目 录

第一部分 基础知识 /1

第二部分 相关专业知识 / 76

第三部分 专业知识与专业实践能力 /185

第一部分　基础知识

第一章　全科医学概论

【A1/A2 型题】

1. 全科医疗与专科医疗的区别不包括
   A. 是否使用高新昂贵的医疗技术
   B. 处理疾病的轻重、常见与少见
   C. 是否以治愈率和患者满意度考核服务质量
   D. 对服务对象责任的持续性与间断性
   E. 服务人口的多少与流动性

2. 下列何种做法可能不利于医患交流
   A. 必要的重复
   B. 设定程序化的礼貌用语
   C. 注意语言个体化
   D. 及时表扬与鼓励
   E. 使用副语言和身体语言

3. 全科医疗中患者管理的原则不包括
   A. 向患者详细解释病情、治疗的内涵和预期结果
   B. 充分利用社区和家庭资源对患者进行合理的处置
   C. 治疗要考虑副作用和花费
   D. 考虑伦理学的相关问题
   E. 不使用替代疗法

4. 全科医学是
   A. 临床医学、预防医学、康复医学与人文社会科学等的综合体
   B. 正式建立于 20 世纪 60 年代的新型临床二级专业学科
   C. 自 20 世纪 60 年代起源的新型二级临床专业学科
   D. 包含了“六位一体”服务所有内容的医学保健专业学科
   E. 以内科为主的综合临床学科

5. 全科医生是
   A. 能熟练处理常见健康问题、为社区群众提供上门医疗服务的基层医生
   B. 提供全部“六位一体”社区卫生服务的基层医生
   C. 全面掌握各科业务技术的临床医生
   D. 经全科医学专业培训合格，在社区提供长期负责式医疗保健的医生
   E. 以预防工作为主的医生

6. 全科医疗的基本特征不包括
   A. 以患者为中心的服务　　B. 连续性服务
   C. 以社区为基础的服务　　D. 以家庭为单位的服务
   E. 仅依靠全科医生进行诊疗的服务

7. 全科医学的基本原则不包括
   A. 为服务对象协调各种医疗资源
   B. 从生到死的全过程照顾
   C. 以门诊为主体的照顾
   D. 提供以急诊室和家庭病床为主的服务
   E. 提供使社区群众易于利用的服务

8. 全科医疗作为一种基层医疗保健，它不是
   A. 以相对简便而有效的手段解决社区居民大部分健康问题
   B. 公众需要时最先接触的医疗服务
   C. 仅仅关注前来就医者
   D. 以门诊为主体的医疗照顾
   E. 强调在改善健康的同时提高医疗资源利用的成本效益

9. 全科医学“以社区为基础的照顾”必须做到
   A. 将全体居民健康状况一一录入电脑
   B. 在社区服务机构内设立诊室
   C. 以一定的人群健康需求为基础，提供个体和群体相结合的服务
   D. 对辖区内全体居民进行健康登记
   E. 组成医 - 护 - 公卫团队，每日巡回于居民区

10. 全科医学“以家庭为照顾单位”的原则意味着
    A. 每个家庭所有成员的疾病管理都应由一个全科医生负责
    B. 全科医生必须走访社区内所有家庭，并建立家庭健康档案
    C. 家庭访视是全科医生日常工作中的最主要内容
    D. 全科医生应了解家庭情况，利用家庭资源进行健康与疾病的管理
    E. 全科医生在接诊患者时首先应了解并记录其家庭情况

11. 全科医生有关转诊的责任不包括
    A. 对于住院患者，每隔三天到医院看望患者一次
    B. 对专科或顾问医生提供有关患者的详细资料
    C. 患者转诊后继续保持与专科或顾问医生的联系，随时了解患者的情况

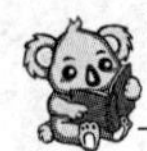

D. 为患者选择转诊的专科或顾问医生
E. 患者转诊后继续保持与患者的联系

12. 社区诊断中收集资料的方法不包括
A. 观察法 B. 访谈法
C. 问卷调查法 D. 案例研究法
E. 报刊剪辑法

13. 社区诊断可达到的目标不包括
A. 明确应优先解决的卫生问题
B. 明确社区主要卫生问题的范围与程度
C. 明确目标人群的有关特征
D. 确定全面建设社区卫生资源的详细计划
E. 获取有关组织机构的支持

14. 下列何种设备不宜在社区卫生服务站设置
A. X线阅片箱 B. 心电图机
C. 快速血糖仪 D. 听诊器
E. 骨折牵引床

15. 下列哪一项不是二级预防
A. 对内科所有就诊者测量血压
B. 给儿童接种卡介苗
C. 涂片检查预防子宫颈癌
D. 乳腺癌自查
E. 对慢性肝炎患者定期检查甲胎蛋白

16. 按照全科医学的基本原则，全科医疗机构与二、三级医院之间应建立一种契约式的
A. 单向会诊关系 B. 双向会诊关系
C. 多向会诊关系 D. 偶然会诊关系
E. 双向转诊关系

17. 家庭所在的社会文化传统“规定”而形成的权威，属于
A. 传统权威型 B. 分享权威型
C. 工具权威型 D. 感情权威型
E. 供养权威型

18. 培训全科医生临床诊疗思维模式的最佳场所应是
A. 社区中的全科医疗诊所 B. 综合性医院
C. 专科医院 D. 卫生防疫站
E. 三级医院的综合科

19. 下述哪项措施不是全科医生日常一级预防工作的内容
A. 接种卡介苗 B. 高危人群保护
C. 戒烟的健康教育 D. 鼓励社区居民平衡膳食
E. 病例发现

20. 面对一系列社区健康问题，以下哪项不是确定优先解决问题的原则
A. 问题的严重性 B. 问题的普遍性
C. 符合成本效益 D. 解决的可行性
E. 问题的综合性

21. 周期性健康检查计划最理想的执行者是
A. 临床护理人员 B. 卫生防疫人员
C. 全科医生 D. 临床专科医生
E. 社区护理人员

22. 对于家庭权力结构表述恰当的是
A. 家庭权力结构反映了家庭成员的位置
B. 家庭权力结构可分为四种类型
C. 家庭权力结构是家庭结构中最重要的
D. 家庭权力结构一般是固定的
E. 家庭权力结构不受情感因素影响

23. 对于家庭功能叙述恰当的是
A. 家庭功能具有广泛性
B. 家庭功能具有多样性、独立性
C. 家庭必须具备满足个人和社会的全部功能
D. 家庭最基本的功能是满足社会
E. 家庭功能与文化的发展关系不大

24. 对家庭生活周期的恰当理解是
A. 家庭生活周期的各个阶段是连续的，家庭不可以在任意阶段开始或结束
B. 家庭自身产生、发展与消亡的过程
C. 恋爱和丧偶不属于家庭生活周期
D. 每个家庭都会经历家庭生活周期的各个阶段
E. 家庭可以在家庭生活周期的某个阶段开始或结束

25. Kendel认为家庭生活周期中婚姻阶段成败的关键是
A. 共同的生活模式
B. 夫妻生活中的人际交往技巧
C. 婚姻生活中良好的自主性、合作性和适应性
D. 经济来源
E. 共同解决问题的办法

26. 学龄前儿童期对儿童关注的重点不包括
A. 对意外伤害和感染的预防
B. 关注孩子的个性发展
C. 加速孩子智力的开发
D. 与孩子的感情交流
E. 为孩子创造良好的环境

27. 家庭资源理解不正确的是
A. 家庭资源可表现为物质资源
B. 家庭资源仅来源于家庭成员
C. 家庭资源的缺乏可导致家庭危机
D. 家庭资源可表现为精神资源
E. 家庭资源可分为内、外两种

28. McMaster家庭评估模型理解不恰当的是

A. 要考虑家庭成员个性的发展
B. 家庭成员必须进行感情交流
C. 不是每个家庭都必须执行一些基本任务
D. 家庭是解决问题的有效单位
E. McMaster 家庭评估模型对家庭功能整体评估提供了基本思路

29. 全科医疗健康档案与其他专科病历中的相似之处在于
A. 对健康问题记录的连续性
B. 记录的形式
C. 对患者基础资料记录的全面性和详实性
D. 临床体征的描述
E. 对患者健康问题的处理计划

30. 以 SOAP 形式进行健康问题描述不包括
A. 评价　B. 客观资料
C. 流行病调查　D. 主观资料
E. 计划

31. 下述哪个不是临床预防的特征
A. 主要针对慢性病个体化预防
B. 仅以全科医生为主体
C. 以临床医务工作者为主体
D. 强调社会、家庭、患者共同参与
E. 医生主动负责为主的预防

32. 临床预防方法不包括
A. 筛检　B. 健康教育
C. 免疫预防　D. 化学预防
E. 临床治疗

33. 关于临床预防中筛检的理解，不正确的是
A. 目的是为研究疾病自然史提供依据
B. 目的是及时发现高危人群
C. 其观察对象是健康人群
D. 目的是早期发现患者
E. 为流行病学检测提供资料

34. 对于周期性健康检查不恰当的是
A. 有利于合理利用卫生资源
B. 针对性强，个体化倾向
C. 计划表中的项目应固定不变
D. 有利于早期发现常见疾患
E. 检查项目和时间间隔都预先经过科学评价

35. 下列哪项不是周期性健康检查项目的选择条件
A. 所检查的疾病有较长的潜伏期
B. 对问题有有效的治疗方法
C. 所查疾病或健康问题必须是社区的重大卫生问题
D. 老年人是周期性健康检查的对象
E. 整个检查、诊断和治疗过程符合成本效益

36. 对临床预防，理解不恰当的是
A. 预防对象包括患者、健康者
B. 临床预防由公共卫生人员负责执行
C. 临床预防又可称为个体预防
D. 临床预防包括了疾病前期的早期诊断与治疗
E. 临床预防是全科医疗服务中一项重要的工作内容

37. 对家庭权利结构的理解，恰当的是
A. 家庭权利结构不随生活周期的改变而改变
B. 没有权利中心的家庭也可完成相应的家庭职能
C. 家庭权利结构模式反映了家庭成员相互作用方式
D. 家庭权利中心不受感情和经济因素的影响
E. 家庭权利中心是约定俗成的

38. 关于家庭角色的描述，不恰当的是
A. 家庭角色功能的优劣是影响家庭功能的重要因素
B. 家庭角色的改变与社会潮流、文化背景有关
C. 家庭角色反映了家庭成员在家庭中的位置
D. 良好的家庭角色转换功能并不体现较好的家庭角色功能
E. 全科医生应对家庭角色有良好的判断能力

39. 医学伦理学的基本原则中不包括
A. 公正原则　B. 有利原则
C. 人道原则　D. 救死扶伤原则
E. 公益原则

40. 以患者为中心的全科医疗服务，其指导原则不包括
A. 尊重患者的权利
B. 重视疾病的同时，更重视患者的患病感受和患者的健康观和价值观
C. 满足患者提出的各种要求
D. 建立以全科医生为核心的工作团队，发挥团队的合作功效
E. 注重提供机会性的预防服务

41. 关于家庭评估的理解恰当的是
A. 家庭圈多用于家庭功能可能处于严重失调的家庭的评估
B. 家庭关怀度指数反映出家庭成员对家庭功能的主观满意度
C. 家庭评估是对家庭结构的一种分析
D. 家系图属于家庭评估类型中的主观评估
E. 家庭评估指由全科医生对患者家庭做的主观评估

42. 健康档案的 POMR 记录中，主要体现以问题为导向记录模式的内容是
A. 以 SOAP 形式的问题描述
B. 问题描述和病程流程

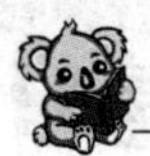

C. 患者的基础资料和问题目录
D. 问题目录和以 SOAP 形式的问题描述
E. 对问题的处理计划

43. POMR 记录方式的优点不包括
A. 促进门诊服务中的教学与科研
B. 有利于医疗质量管理和评价
C. 利于节约经费
D. 简洁明了、重点突出
E. 利于信息化管理

44. 全科医生在临床判断过程中，概率是主要的判断依据之一，这里的概率是指
A. 该病的死亡率
B. 该病的发病率
C. 该病的现患病率
D. 医生根据症状判断患者患该病的概率
E. 该患者在服务人群中所占的比例

45. 以患者为中心的患者管理，基本内容是指
A. 给予支持、提出用药的建议
B. 给患者提供信息支持和适当的解释
C. 开处方、进行持续性的预防和随访
D. 适当的转诊和实验室检查
E. 以上全部内容

46. 家庭评估的主要适应证包括
A. 遵医性不良
B. 家庭生活压力事件
C. 儿童行为问题
D. 频繁的急性发病和无法控制的慢性病
E. 以上全部内容

47. 社区卫生服务计划的内容不包括
A. 活动地点和指标
B. 服务对象的人数
C. 时间安排和经费预算
D. 本活动的长期健康效益
E. 质量控制措施

48. 编制家系图时，其基本设计应为
A. 在家系图上应标明家庭中出现的各种压力事件和发生时间
B. 涵三代或三代以上
C. 子女应按年龄大小依次从左向右排列
D. 夫妻应男在左，女在右，并标明婚姻状况
E. 包括以上全部内容

49. 母乳不足时婴儿喂养乳品的最佳选择是
A. 鲜奶　B. 酸奶
C. 配方奶　D. 羊奶
E. 脱脂奶

50. 下列关于婴儿辅食添加时间的叙述，正确的是
A. 生后 2~3 个月　B. 生后 1~2 个月
C. 生后 8~10 个月　D. 生后 4~6 个月
E. 生后 7~9 个月

51. 体现全科医疗特性的服务
A. 连续性服务　B. 综合性服务
C. 人格化、个性化服务　D. 协调性、可及性服务
E. 以上全对

52. 主要问题目录所记录的问题一般指
A. 患者的危险因素和不良行为
B. 患者所患的疾病名称
C. 过去、现在或将来影响个人健康的异常情况
D. 患者会诊及转诊的记录
E. 患者难以解释的症状和体征

53. 家庭评估的主要目的
A. 发现家庭健康问题
B. 了解家庭发展历史
C. 进行家庭生活干预
D. 了解患者所处的家庭地址
E. 了解家庭的生活困难

54. 世界卫生组织指出“健康”不仅是没有疾病和虚弱现象，而且是
A. 躯体和心理适应方面的完好状态
B. 躯体上、心理上和社会适应方面的完好状态
C. 精神上、心理上和环境适应方面的完好状态
D. 心理和社会适应方面的完好状态
E. 躯体和社会适应方面的完好状态

55. 发展中国家，卫生资源有限，更应该突出
A. 提高人均寿命　B. 增加医院
C. 增加医疗设备　D. 发展社区卫生服务
E. 重视延年益寿研究

56. 下述哪项不是“持续性照顾”的内容
A. 为临终老人服务
B. 为健康青年人服务
C. 为已转诊至专科医院的患者出院后服务
D. 患者需要的所有医疗服务
E. 为亚健康中年人服务

57. 全科医疗是一种怎样的医疗照顾
A. 以门诊为主　B. 以急诊为主
C. 以住院为主　D. 以上门服务为主
E. 以转诊为主

58. 全科医疗中的医患关系模式最主要是
A. 主动－被动型　B. 指导－服从型

C. 平等伙伴型　D. 服务－消费型
E. 相互参与型

59. 全科医生需要全面收集患者的“三维”资料，包括
A. 症状、体征、理化检查
B. 个人、家庭、社会资料
C. 身体、行为、环境状况
D. 生理、心理、社会背景
E. 现病史、既往史、家族史

60. 临床预防服务不包括以下哪项内容
A. 疾病筛查　B. 免疫接种
C. 居民普查　D. 患者教育
E. 周期性健康检查

61. 筛查是属于
A. 健康促进　B. 二级预防
C. 三级预防　D. 一级预防
E. 疾病诊断

62. 家庭的内在结构不包括
A. 家庭类型　B. 权力结构
C. 家庭角色　D. 沟通类型
E. 价值观

63. 家庭内资源不包括下列哪项
A. 爱的支持　B. 维护支持
C. 宗教支持　D. 经济支持
E. 信息和教育

64. 全科医生给患者开药时不应考虑
A. 患者家属的需要　B. 患者的遵医行为
C. 药物的过敏问题　D. 药物的价格
E. 药物的不良反应

65. 一位40岁的强壮父亲，整天游手好闲，却要求其6岁的儿子每天上街乞讨必须满50元，否则将挨打或挨饿。该家庭哪项功能最成问题
A. 满足生殖需要　B. 满足情感需要
C. 抚养和赡养　D. 社会化
E. 满足性需要

66. 全科医学综合性服务就服务范围而言，它
A. 涵盖个人，家庭与社区
B. 提供预防，康复，健康促进
C. 涉及生理，心理方面
D. 不分年龄、性别和疾患类型
E. 满足服务对象的全部需要

67. 全科医学的基本原则不包括
A. 可及性照顾　B. 人格化照顾
C. 协调性照顾　D. 间断性照顾
E. 综合性照顾

68. 全科医疗工作的形式
A. 家访　B. 团队合作方式
C. 全科医疗专科门诊　D. 个人开业的方式
E. 游动式医疗方式

69. 下列何种属性不是全科医疗与专科医疗的区别
A. 服务人口的多少与流动性
B. 对服务对象责任的持续性与间断性
C. 处理疾病的轻重、常见与少见
D. 是否使用高新与昂贵的医疗技术
E. 是否以治愈率和患者满意度为指标考核服务质量

70. 全科医疗最大特点强调
A. 预防性照顾　B. 协调利用社区卫生资源
C. 长期负责式照顾　D. 个体化的疾病治疗
E. 与患者建立合同关系

71. 全科医生可以利用的资源有
A. 医疗和非医疗资源　B. 社区资源
C. 家庭资源　D. 宗教资源
E. 医疗资源与社区资源

72. 全科医生若要充分了解患者的问题必须要做到
A. 实验室及体检
B. 为患者作提示，引导叙述其症状
C. 给患者充分的时间述说，用开放式问诊
D. 默不作声，任患者去说
E. 家访

73. 全科医生的历史使命不包括
A. 恢复医患间亲密关系
B. 推进卫生改革
C. 发展改善症状与生命质量的照顾医学
D. 协助专科医生提高治愈率
E. 为人群与个人协调一、二、三级预防措施

74. 全科医学“以人为本”的照顾并非是说
A. 全科医生对于“疾病”“病患”和“患病”三个词汇都要了解研究
B. 全科医生应同时重视“疾病”和“患者”范畴
C. 人的需求为中心、健康为导向
D. 患者为中心、需求为导向
E. 人的健康为中心、需求为导向

75. 下列何种措施不利于改善遵医行为
A. 开展患者小组活动
B. 改善医患关系，加强医患沟通
C. 开展社区人群健康教育
D. 简化药物处方
E. 缩短医生接诊时间

76. 家庭的内在结构主要指

A. 经济支持、医疗处理、家庭设施上的支持
B. 抚养赡养、满足感情需要、生殖需要
C. 家庭权力、家庭沟通类型、家庭价值观
D. 核心家庭、扩展家庭
E. 信息、教育、情感支持

77. 人群中宣传吸烟有害健康为疾病三级预防中的哪一种
A. 二级预防　　B. 亚临床期预防
C. 三级预防　　D. 临床期预防
E. 一级预防

78. 下述哪项资料只适用于初期的社区诊断
A. 个人健康档案　　B. 社区调查
C. 家庭健康档案　　D. 家访记录
E. 妇保卡

79. 知识对行为的发生和保持的作用是
A. 必要的因素，但不是决定性因素
B. 有作用，但不一定需要
C. 不是必要的因素
D. 决定性因素，因为知识的增加可以使行为发生改变
E. 知识增加，健康行为必定增加

80. 社区中开展自我保健最强调
A. 学习用药　　B. 办好家庭病床
C. 健康的自助与互助　　D. 学会帮助旁人
E. 学习护理

81. 当今的医学模式为
A. 生物－心理医学模式
B. 生物医学模式
C. 生物－社会医学模式
D. 心理－社会医学模式
E. 生物－心理－社会医学模式

82. 全科医学综合性服务体现了全科医学的主体性，就服务范围而言，它
A. 涵盖个人、家庭与社区
B. 提供医疗预防，康复锻炼
C. 涉及生理、心理、和社会文化方面
D. 不分年龄、性别和疾患类型
E. 可利用一切对服务对象有利的方式和工具

83. 全科医学产生的基础包括
A. 疾病谱变化，重视预防以及基层医疗的功能超过了专科医院
B. 疾病谱变化，医学模式转变和专科医学的高速发展
C. 人口老龄化，医学模式转变，医疗费用高涨与基层医疗被重视
D. 人口老龄化，疾病谱与死因谱变化以及医源性疾病的增多
E. 人口老龄化，社会负担加重和传统通科医疗的回归

84. 全科医学的“持续性服务”意味着
A. 所有人的所有健康问题都要由全科医生亲自处理
B. 全科医生在从发病到痊愈的过程中陪伴在患者床边
C. 全科医生对人生各阶段以及从健康到疾病的各个阶段都负有健康管理的责任
D. 全科医生对于社区所有人口的生老病死负有全部管理责任
E. 若全科医生调动工作地点便违反了持续性服务的原则

85. 理想的医疗保健体系意味着
A. 政府负责向公众提供高福利的医疗保健服务
B. 所有患者都可以自由选择医院和医生
C. 大医院的门向任何愿意就医者开放
D. 由基层医疗提供首诊服务，基层医疗与大医院各司其职
E. 大医院的规模与科室设置能够满足全体民众的卫生需求

86. 全科医学“以家庭为照顾单位”意味着
A. 全科医生必须走访社区所有家庭，并建立家庭健康档案
B. 家庭访视是全科医生日常工作中的最主要内容
C. 每个家庭所有家庭成员的疾病和健康管理都应由一个全科医生负责
D. 全科医生应了解家庭情况，利用家庭资源进行健康与疾病的管理
E. 全科医生在发诊患者时首先应了解并记录其家庭情况

87. 全科医学“团队合作”的原则是说
A. 社会工作者不是医务人员，所以不能成为全科医疗团队的重要成员
B. 全科医生必须与其他社区卫生人力协调合作
C. 社区护士的工作以治疗操作为主，因此不起重要作用
D. 全科医生占了社区卫生服务人员中的大多数
E. 各类卫生人力只有受聘于同一机构，才能实现协调合作

88. 全科医疗健康档案连续而全面，全科医生可以通过病史记录和病历回顾，可以
A. 为全科医生提供患者全面的基础资料

B. 积累医疗经验以及从事科学研究的良好素材和证据
C. 充分体现了全科医学的各项原则
D. 可以克服以往门诊病历的过于简单、不规范等缺点
E. 掌握患者的就医行踪，及时敏感地发现患者潜在的问题

89. 家庭问题目录主要记录
A. 家庭和家庭生活周期各阶段存在或发生的重大问题及评估结果
B. 家庭发生的重大家庭问题及家庭人际交往类型
C. 全科医生在进行家庭评估后的诊断结果
D. 家庭问题及家庭资源
E. 家庭生活周期及家庭问题

90. 以问题为导向的病历记录的核心部分是
A. 流程表 B. 问题描述
C. 暂时性问题目录 D. 主要问题目录
E. 基本资料

91. 全科医疗与专科医疗服务的显著区别
A. 提供家庭照顾 B. 诊断手段
C. 治疗方法 D. 医生的层次
E. 疾病的分化程度高或低

92. 全科医疗的工作形式
A. 家访 B. 团队合作方式
C. 全科医疗专科门诊 D. 个人开业的方式
E. 游动式医疗方式

93. 病人教育特别适用于
A. 临终患者的心理护理
B. 急性患者的病情稳定
C. 控制疾病的发生与发展
D. 对慢性病的长期监测和管理
E. 疾病的康复

94. 周期性健康检查项目的选择条件不包括
A. 所检查的疾病应有有效干预方法
B. 所检查的疾病应为重大卫生问题
C. 所检查的疾病有较长的潜伏期
D. 有简便的易于接受的筛检技术
E. 只要灵敏度高，检查费用不必考虑

95. 问题患者中，多重抱怨的患者是指
A. 主诉多种症状，又长期抱怨医生治疗无效
B. 这类患者被动、依赖，缺乏自尊，依赖医生给予无穷帮助
C. 这类患者愤世嫉俗，易与他人冲突，不遵医嘱
D. 表现出自大的态度和言谈，认为自己内行，提出过分要求
E. 患者过度警觉、多疑，有疑病症的心理倾向

96. 全科医学“以社区为基础的照顾”表现为
A. 必须到社区服务机构内设立诊室，以体现服务于社区的原则
B. 首先将街道居委会所辖区域内的全体居民进行健康登记
C. 必须将所有居民健康状况录入电脑，以便获得准确的群体资料
D. 组成医 - 护 - 公卫团队每日巡回于各居委会，以把握社区卫生问题
E. 以一定的地域人群健康需求为基础，提供个体和群众相结合的服务

97. 全科医学的主旨强调
A. 疾病的治疗
B. 以人为中心，家庭为单位的照顾
C. 健康促进
D. 群体健康照顾
E. 初级卫生保健

98. 立足于社区是全科医疗区别于专科医疗的显著特点之一，其作用主要是
A. 有效地控制患者就医流向
B. 提供综合性，连续性服务
C. 使之享受医疗服务
D. 把 50% 的健康问题解决在社区
E. 有效地控制医疗费用

99. 全科医生进入社区，在确立健康问题之前，要先做的事有
A. 社区人口动态
B. 访问社区中的各级领导
C. 社区健康问题状况
D. 阅读社区相关文献资料
E. 了解社区卫生资料

100. 设立问题目录的目的是
A. 避免病历的繁杂、混乱
B. 便于健康问题的管理
C. 利用计算机的阅读和管理
D. 便于全科医生或其他医师在短时间内阅读病历，了解全貌
E. 便于患者及医生的检索

101. 全科医学的“可及性服务”表明
A. 其服务时间应为每天 24 小时
B. 其地点以其他医疗机构距离社区百姓更接近
C. 其各项服务价格应比目前的基层医疗更为便宜
D. 其药品和辅助检查项目应比目前的基层医疗更

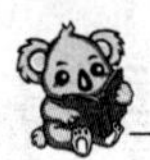

完全

E. 其方便、经济、有效等特点使服务对象易于接受

102. 完整的全科医疗健康档案一般包括
A. 以问题为导向的病历记录
B. 个人健康档案，家庭健康档案，社区健康档案
C. 病历记录及周期性健康检查
D. 主要问题目录、问题描述，基本资料
E. 病历记录、周期性健康检查、会诊转诊单等

103. 全科医生一般的家庭照顾工作
A. 提供生理与心身疾病的保健服务
B. 提供医疗咨询，治疗，预防和教育
C. 以疾病预防和保健为主
D. 把疾病的治疗放在首位
E. 以健康问题的指导为首位

104. 专科医学由于它的工作目的又称为
A. 预测医学　B. 前瞻医学
C. 治愈医学　D. 照顾医学
E. 治疗医学

105. 主要问题目录所记录的问题一般指
A. 患者会诊及转诊的记录
B. 患者的危险因素和不良行为
C. 过去、现在或将来影响个人健康的异常情况
D. 患者所患的疾病名称
E. 患者难以解释的症状和体征

106. 患病的概念是指
A. 一个自我感觉和判断　B. 正被施予医疗的人
C. 一种社会地位或状态　D. 一个求医的人
E. 人体生物学上的异常情况

107. 病人的疾病因果观是指
A. 患者对自身疾病的因果看法
B. 对疾病的理解
C. 患者对疾病的了解程度
D. 自身健康的价值
E. 对疾病的关心程度

108. 病患的概念是指
A. 患者的一种角色状态
B. 一个人的自我感觉和判断：即有病的感觉
C. 一种社会地位或状态
D. 人体生物学上的异常情况
E. 疑病症

109. 以患者为中心的生物－心理－社会医学模式是如何看待和研究健康问题的
A. 从人与自然和社会的系统中考察
B. 从分子生物学角度
C. 从宏观环境方面
D. 从患者的健康意识出发
E. 还原论的观点

110. 全科医疗根据它工作的特性又称为
A. 治愈医学　B. 照顾医学
C. 预测医学　D. 前瞻医学
E. 预防医学

111. 全科医生开放式问诊的引导是
A. 以患者的不适为话题
B. 没有明确的对象和目的
C. 选择式的问答
D. 以疾病为逻辑推理
E. 以患者的感受为出发点

112. 全科医生对问题进行最初的分类是为了
A. 对患者的问题进行诊断
B. 弄清问题的线索和性质
C. 及时转诊
D. 早期治疗
E. 减少患者的死亡概率

113. 影响患者遵医行为减弱的因素
A. 用药效果较好
B. 用药剂量或不良反应问题
C. 家庭支持有力
D. 对医生的会见和处理满意
E. 医患交流清楚直接

114. 全科医生追求的医学目的不包括
A. 不惜代价对抗疾病，延长生命
B. 治病救人
C. 为患者解除病痛
D. 避免早死，追求安详死亡
E. 预防疾病，促进健康

115. 周期性健康检查与年度健康检查的区别
A. 不分年龄和性别　B. 早期发现患者
C. 选择性强，针对性强　D. 早期诊断
E. 早期治疗

116. 全科医疗服务要求医生对居民健康状况深入了解所以建立档案使全科医生
A. 治疗患者
B. 为制定诊断，治疗，预防保健计划提供依据
C. 解决社区中居民的健康问题
D. 全面掌握居民健康状况，便于预防
E. 管理慢性患者，提高其生活质量

117. 问题患者中过敏多疑的患者是指

A. 这类患者愤世嫉俗，易与他人发生冲突，不遵医嘱
B. 长期抱怨医生治疗无效，而症状又很多
C. 这类患者被动、依赖，缺乏自尊，依赖医生给予无穷帮助
D. 表现出自大的态度和言谈，认为自己内行，提出过分要求
E. 患者过度警觉、多疑，有疑病症的心理倾向

118. 全科医疗“长期负责式照顾”的特点并非意味着
A. 全科医生在整个服务生涯中都对工作极端负责
B. 全科医生应对于其当事人即刻的和长期的健康需求做出及时评价与反应
C. 对于其服务对象的健康事务长期负有管理责任
D. 全科医生应对其服务对象发起以人为本，以健康为中心的主动服务
E. 全科医生应随时关注其“合同患者”的身心健康状况

119. 家庭医学中家庭气氛主要指
A. 人际交流　B. 欢乐气氛
C. 感情气氛　D. 生活气氛
E. 交流与表露

120. 全科医学的哲学方法是
A. 与近代医学类似的机械论方法
B. 与中医学类似的整体论方法
C. 与现代生物医学相同的还原方法
D. 流行病学方法
E. 具有科学基础的整体论方法

121. 全科医学的“综合性照顾”包括
A. 其服务内容包含医疗、预防、康复和健康促进
B. 其服务对象不分年龄、性别和疾患类型
C. 其服务范围涵盖个人、家庭与社区
D. 其服务层面涉及生物、心理、社会各方面
E. 其开设的服务项目涉及综合医院的所有科室

122. 全科医生对问题的分类是把患者问题划分到恰当的病患及疾病范畴中去，其主要意义
A. 便于管理　B. 认识病因，推测疾病
C. 早期治疗　D. 获取诊病信息
E. 进一步追踪，随访

123. 疾病对患者的意义和影响主要是
A. 失去原有的工作和生活
B. 残疾
C. 生活困难
D. 威胁机体完整性和健康
E. 心理上的恐惧

124. 全科医生在为居民提供预防服务中与公共卫生人员的共同点
A. 人群预防观　B. 立足于社区
C. 服务方式相同　D. 预防医学观相同
E. 个体预防为主

125. 全科医生所从事的社区健康工作，首要任务是
A. 找出社区卫生问题　B. 判定社区卫生计划
C. 设定工作目标　D. 运用社区卫生资源
E. 社区调查

126. 全科医生按年龄、性别为患者而设计的预防医学记录，可以
A. 体现了预防服务的重要措施
B. 提示全科医生其社区人群中，具有某种危险因素的亚群
C. 尝试设置适合于社区居民需求的预防医学服务项目
D. 提示每个需要随访的患者，按时进行随访
E. 判定群体预防保健规划性计划

127. 全科医生临床服务的重点
A. 促进人群的健康状况
B. 提高患者的遵医率
C. 改善患者的生活质量
D. 处理中、晚期疾病或问题
E. 发现，诊断和处理早期疾病或问题

128. 全科医疗是
A. 主要由大内科、大外科内容构成的基层医疗服务
B. 包含了内、外、儿、妇等各种不同专科医学内容的通科医疗服务
C. 体现医、防、保、康、教、计六位一体全部服务内容的社区卫生服务
D. 对个人、家庭与社区提供综合性持续性卫生保健、整合了各相关学科的基层医疗专业
E. 能够以适宜技术治疗所有疾病的范围宽广的基层医疗专业

129. 疾病在家庭中的传播多见于
A. 直接影响心理的途径
B. 通过生活行为因素的途径
C. 感染和神经官能症
D. 遗传性影响
E. 直接影响生理的途径

130. 现代社会家庭结构主要的类型是哪一种
A. 联合家庭　B. 核心家庭
C. 主干家庭　D. 传统大家庭
E. 单亲家庭

131. 家系图是医生在一页纸上总结与家庭有关的大量信息的工具，可用来描述
A. 家庭功能、家庭问题、家庭重要事件
B. 家庭资源、家庭结构、家庭功能
C. 家庭资源，遗传性疾病
D. 家庭结构，医疗史，疾病的遗传状况等
E. 家庭成员人数，社会问题，家庭功能

132. 目前在全科医疗中广泛应用的家庭评估方法有
A. 家庭圈、家庭关怀度、家庭资源等
B. 家族谱、家庭圈、家庭关怀度指数等
C. 家庭结构与家庭功能评估
D. 客观、主观、分析、工具评估
E. 家庭结构、家庭功能与家庭资源等

133. Durall（1957）根据家庭的功能将家庭生活周期分为
A. 9个阶段　　B. 8个阶段
C. 5个阶段　　D. 6个阶段
E. 7个阶段

134. ECO－MAP图是把家庭作为患者
A. 描述家庭功能的方法
B. 记录家庭资源的方法
C. 记录家庭内资源的方法
D. 记录其家庭外资源的简单方法
E. 描述家庭结构的方法

135. 社区诊断的指标和指数应符合标准中不包括下列哪一项
A. 允许误差小　　B. 特异性好
C. 效度好　　D. 易计算
E. 广为接受

136. 临床期预防属于下列哪种预防
A. 病因预防　　B. 二级预防
C. 三级预防　　D. 一级预防
E. 特异性预防

137. 全科医生赴患者家中行一氧化碳中毒现场急救，其第一步做法是
A. 就地行心肺复苏术
B. 首先清除患者口鼻分泌物
C. 静脉输入复苏药物
D. 迅速打开门窗通风
E. 摆好体位

138. 某地为了降低肺癌的发病率，采取了一系列措施，其中属于二级预防的措施为
A. 加强健康教育　　B. 减少空气污染
C. 锻炼身体提高抗病能力　　D. 定期进行健康检查
E. 及早实施手术治疗

139. 世界卫生组织提出的健康定义为
A. 精神健康　　B. 躯体健康
C. 社会适应良好　　D. 躯体、精神健康
E. 躯体、心理及社会适应完好状态

140. 全科医学属于
A. 预防医学学科　　B. 临床二级学科
C. 社区医学　　D. 初级卫生保健
E. 医疗保健

141. 全科医学的学科特点是
A. 与其他专科医学类似，内容集中于人体某些系统或某些年龄段的疾病
B. 范围宽广，收纳了内、外、儿、妇等各门专科医学的内容
C. 既与其他专科医学互有交叉，又有自己维护促进个体和群体健康所需要的独特知识技能
D. 内容丰富而艰深，能够在社区条件下应用当代分子医学的最新成果
E. 全面研究把握并满足社区和家庭中各类服务对象的所有卫生服务需求

142. 全科医学“可及性服务”的含义是
A. 其地点比其他医疗机构距离社区百姓更接近
B. 其服务时间应为每天24小时
C. 其各项服务价格应比目前的基层医疗更为便宜
D. 其药品和辅助检查项目应比目前的基层医疗更完全
E. 其方便、经济、有效等特点使服务对象易于接受

143. 全科医疗服务是
A. 一种强调个体化服务的医学专业
B. 对个人和家庭提供连续性、综合性卫生保健的医学专业
C. 提供医疗预防保健服务的医学专业
D. 强调群体健康照顾的医学专业
E. 强调以预防为主的社区卫生服务

144. 全科医疗作为以门诊为主体的基层医疗保健服务是
A. 以控制人群卫生需求为主要目的
B. 为患者提供以诊断治疗为主的服务
C. 居民就医最先接触的专科服务（首诊服务）
D. 社区居民健康促进性的社区卫生服务
E. 群防群治性服务

145. 全科医疗的最大特点是
A. 综合性照顾　　B. 预防性照顾
C. 协调性照顾　　D. 在社区场所提供的照顾

E. 长期负责式照顾

146. 全科医疗服务与专科医疗服务的相同点是
A. 有机会做一级、二级、三级预防
B. 检查和治疗手段简单
C. 治疗高度分化的疾病
D. 医疗诊断模式
E. 疾病的药物治疗方法

147. 全科医生提供的服务
A. 是方便、经济、有效的一体化基层医疗保健服务
B. 社区卫生服务
C. 医疗服务
D. 预防保健服务
E. 疑难问题的专科服务

148. 全科医生所处的工作环境和面临的工作与专科医生不同，因此全科医生需要有
A. 疾病的诊疗能力　　B. 知识面适中
C. 人道主义的精神　　D. 对工作极端的负责任
E. 独特的态度、技能和知识

149. 全科医生解决临床问题往往需要分析患者的“三维”资料，包括
A. 症状、体征、实验室检查
B. 危险因素、身体检查、背景分析
C. 既往病史、现病史、家庭发病史
D. 生理、心理、社会背景
E. 个人、家庭、社会背景

150. 全科医生一般的家庭照顾工作特点
A. 把疾病的治疗放在首位
B. 提供医疗咨询、治疗、预防和教育
C. 以疾病预防和保健为主
D. 提供生理与心身疾病的保健服务
E. 以健康问题的指导为首位

151. 全科医生的临床预防服务一般不包括
A. 对适宜对象联系免疫接种
B. 在接诊过程中对患者提供有针对性的教育与生活方式咨询
C. 对个体服务对象提供周期性健康检查
D. 对社区全人群定期进行健康教育
E. 组织社区重点疾病筛查

152. 家系图的目的
A. 对家庭背景和潜在的健康问题做出总结
B. 对家庭功能进行描述
C. 描述家庭生活周期
D. 描述家庭资源
E. 对家庭人际关系情感的描述

153. 某地为了降低冠心病的发病率，采取了一系列措施，其中属于第一级预防的措施为
A. 在社区人群中进行冠心病普查
B. 减少饮食中饱和脂肪酸的摄入
C. 加强病例报告制度
D. 及早发现心电图的改变
E. 降低冠心病的病死率

154. 下述哪一项不是社区诊断资料来源
A. 社区文献资料　　B. 健康档案资料
C. 询问病史　　D. 社区调查
E. 社区筛检

【A3/A4 型题】

（1～3 题共用题干）

一对年轻夫妇携 5 岁男孩看病，该患儿高热 2 天，体温 39℃。经检查为病毒性感冒，一般情况尚好，无继发感染。

1. 医生不考虑使用抗生素，其伦理学方面的正确依据是
A. 患者拥有自主权　　B. 有利于患者的原则
C. 知情同意原则　　D. 节约经费的原则
E. 为患者保密的原则

2. 患儿的父母亲不能接受医生的意见，坚持要求给患儿使用高级抗生素进行治疗，否则会对孩子有危险。他们这种态度主要是由于
A. 医患间力量抗衡
B. 对病程进展或用药问题有误解
C. 缺少家庭支持
D. 害怕其他药物产生副作用
E. 经济上不能承受

3. 全科医生对此情况可能采取的最佳做法是
A. 坚持不开抗生素
B. 充分的解释教育，说明不开抗生素的理由，然后由患儿父母决定，并约定随访计划
C. 为了避免医患矛盾，顺从患儿父母的要求
D. 解释不开抗生素的道理，然后由患儿父母决定
E. 既然要求开好药，又能增加创收，何乐而不为

【B 型题】

（1～3 题共用备选答案）

A. 发展全科医学教育，培养全科医生
B. 全科医疗是社区卫生服务的最佳服务模式，全科医生是社区卫生服务的主力军
C. 全科医生在工作中应了解替代医学的知识，也应看到替代医学的局限性
D. 发展社区护理

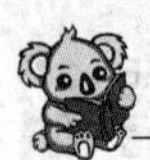

E. 全科医生在工作中应充分掌握替代医学的方法，为患者提供及时的服务

1. 实现区域卫生规划的基础是
2. 全科医学与社区卫生服务的关系可以体现为
3. 全科医学与替代医学的关系

（4～6题共用备选答案）

A. 人格和尊严得到尊重的权利
B. 享有必要的医疗与护理的权利
C. 有监督自己医疗权利实现的权利
D. 享有医疗保密权和隐私权
E. 享有自主和知情同意的权利

4. 在患者有完全思维、行为能力时，医生仅凭家属签字决定治疗或手术方案，这有违上述哪项患者的权利
5. 医生在未征得患者同意的情况下，就将有某种特殊性的病情向其朋友宣布，这违背了上述哪项患者的权利
6. 患者因车祸受伤被送来医院，医院因其暂时不能预付押金而拒收患者，这损害了上述哪项患者的权利

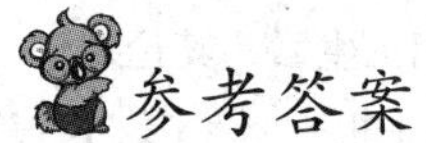

参考答案

【A1/A2 型题】

1. C　2. B　3. E　4. B　5. D　6. E　7. D　8. C
9. C　10. D　11. A　12. E　13. D　14. E　15. B　16. E
17. A　18. A　19. E　20. E　21. C　22. B　23. B　24. E
25. C　26. C　27. B　28. C　29. D　30. C　31. B　32. E
33. C　34. C　35. D　36. B　37. C　38. D　39. D　40. C
41. B　42. D　43. C　44. D　45. E　46. E　47. D　48. E
49. C　50. D　51. E　52. C　53. A　54. B　55. D　56. D
57. A　58. E　59. D　60. C　61. B　62. A　63. C　64. A
65. C　66. A　67. D　68. B　69. E　70. C　71. A　72. C
73. D　74. D　75. E　76. C　77. E　78. E　79. A　80. C
81. E　82. A　83. C　84. C　85. D　86. D　87. B　88. E
89. A　90. B　91. A　92. B　93. D　94. E　95. A　96. E
97. B　98. B　99. A　100. D　101. E　102. B　103. B
104. C　105. C　106. C　107. A　108. B　109. A　110. B
111. B　112. B　113. B　114. A　115. C　116. B　117. E
118. A　119. C　120. E　121. E　122. B　123. D　124. B
125. A　126. B　127. E　128. D　129. C　130. B　131. D
132. B　133. B　134. D　135. A　136. C　137. D　138. D
139. E　140. B　141. C　142. E　143. B　144. C　145. E
146. E　147. A　148. E　149. D　150. B　151. D　152. A
153. B　154. C

【A3/A4 型题】

1. B　2. B　3. B

【B 型题】

1. A　2. B　3. C　4. E　5. D　6. B

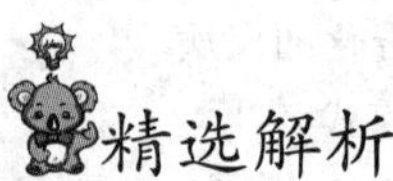

精选解析

【A1/A2 型题】

49. 母乳是判断其他乳品质量的金标准，配方奶粉按照母乳进行配制，更适合于母乳不足的婴儿。

50. 婴儿4个月后自母体所获贮备（铁等）已耗尽，单纯依赖母乳与其他乳品已不能满足其营养需求，此外，本月龄儿童消化系统已发展到可逐步接受糊状食物的阶段，应及时逐渐添加辅食。

140. 全科医学既不属于预防医学，也不是社区医学和初级卫生保健，而是与内、外、儿、妇等学科处于同一层面的临床服务，即临床二级学科。

141. 全科医学服务内容与范围涵盖了各年龄、性别、各器官系统及各类疾病。全科医学的学科范围宽而较浅。将各门相关知识、技能有机融合为一体。全面研究、把握并满足社区和家庭中各类服务对象的基本卫生服务需求以及某些特殊需求。与其他各专科有交叉，亦有自己独特的知识技能和态度。

144. 全科医疗作为以门诊为主体的基层医疗保健服务，其中的一个作用是引入居民进入医疗保健系统（首诊服务），将大多数居民问题解决在社区，对少数需专科医疗者联系有选择的会诊与转诊。它不只是为患者提供以诊断治疗为主的服务，也不是单一的社区居民健康促进性的社区卫生服务，而是融合了临床医学、社区医学、预防医学等的综合性医学服务，是一个独特的专科。

146. 全科医疗服务与专科医疗服务不相同的方面是全科医疗有机会做一、二、三级预防，其检查和治疗手段简单。治疗早期未分化疾病及常见健康问题。其两者的诊疗模式也不同，但在药物治疗上是一致的。

149. “三维”指生理、心理、社会。

151. 全科医生的临床预防服务主要方法有：患者教育、免疫接种、筛查、周期性健康检查、个案发现，对社区全人群定期进行健康教育属于公共卫生人员的责任。

153. 一级预防是指病因预防。减少饮食中饱和脂肪酸的摄入，正是病因的预防。

154. 询问病史是个人疾病诊断时的资料来源。

第二章　基本卫生保健概论

【A1/A2 型题】

1. 社区卫生服务是指以谁为主体的卫生组织或机构所从事的一种社区定向的卫生服务
   A. 护理人员　B. 全科医生
   C. 专科医生　D. 药剂师
   E. 康复医生

2. 下述对社区卫生服务的描述不恰当的是
   A. 以家庭为单位
   B. 以人的健康为中心
   C. 以妇女、儿童、老年人、慢性病患者、残疾人为重点
   D. 融预防、医疗、保健、康复、健康教育、计划生育技术服务为一体
   E. 是有效的、经济的、方便的、综合的、阶段的基层卫生服务

3. 社区卫生服务的对象包括
   A. 亚健康人群　B. 健康人群
   C. 患者及高危人群　D. 重点保健人群
   E. 以上都是

4. 社区卫生服务的目的是
   A. 开辟医护人员工作场所
   B. 提高社区社会经济发展水平
   C. 诊治疑难疾病
   D. 满足基本医疗卫生服务需求
   E. 扩大医院知名度、增加医院效益

5. 社区卫生服务的特点不包括
   A. 广泛性　B. 阶段性
   C. 综合性　D. 连续性
   E. 普及性

6. 全科医疗的核心服务是
   A. 社会心理需求的评价　B. 接待所有初诊患者
   C. 医学生的教育　D. 诊治疑难疾病
   E. 科学研究

7. 下述哪项属于高危家庭
   A. 吸毒、酗酒者家庭　B. 单亲家庭
   C. 残疾者、长期重病者家庭　D. 受社会歧视的家庭
   E. 以上都包括

8. 下述哪项不属于社区预防的范围
   A. 多发病的预防　B. 职业康复
   C. 传染病的预防　D. 卫生监督和管理
   E. 慢性病控制

9. 社区卫生服务以下列哪种医学模式为基础
   A. 神灵主义医学模式
   B. 机械论医学模式
   C. 生物医学模式
   D. 生物－心理－社会医学模式
   E. 自然哲学医学模式

10. 双向转诊服务中下列哪项患者不需要从第一级机构转向第二级机构
   A. 疑难重症患者　B. 治疗效果不佳的患者
   C. 康复患者　D. 诊断不明确的患者
   E. 缺乏基本诊断和治疗设备的患者

11. 虽然没有明显的疾病，但呈现体力降低，反应能力减退、适应能力下降等，这类人群属于
   A. 重点保健人群　B. 高危人群
   C. 亚健康人群　D. 健康人群
   E. 患者

12. 社区的类型包括
   A. 企业社区　B. 居民社区
   C. 城市社区　D. 农村社区
   E. 以上都包括

13. WHO 认为，一个有代表性的社区，其人口数大约在
   A. 5 万～10 万　B. 10 万～30 万
   C. 1 万～3 万　D. 30 万～50 万
   E. 1 万～10 万

14. WHO 认为，一个有代表性的社区，其社区面积大约在
   A. 100～200 km^2　B. 50～100 km^2
   C. 5～50 km^2　D. 1～5 km^2
   E. 200～500 km^2

15. 社区卫生资料的收集应遵循哪些原则
   A. 及时性　B. 准确性
   C. 全面性　D. 科学性
   E. 以上都包括

16. 社区卫生服务利用以前的调查数据时需注意
   A. 仔细分析数据的合理性
   B. 数据时间不宜过长
   C. 对一些连续性的数据要分析各个时段的调查标准和要求的一致性
   D. 与过去的调查结果进行比较，要考虑两者间的可比性
   E. 以上都必须注意

17. 下述哪种方法不属于概率抽样方法
A. 系统抽样　B. 整群抽样
C. 方便抽样　D. 单纯随机抽样
E. 分层抽样

18. 问卷的结构通常不包括
A. 调查结果　B. 指导语
C. 封面信　D. 问题及答案
E. 编码

19. “您感到生活幸福吗?”，这种提问不符合问卷设计的哪个原则
A. 一事一问原则　B. 中性原则
C. 易回答原则　D. 具体化原则
E. 迂回原则

20. 反映问卷的可靠程度的指标是
A. 可行性　B. 灵敏度
C. 效度　D. 信度
E. 特异度

21. 某一时间点对某社区内人群进行吸烟调查，3 周后采用同一问卷再次对该人群进行重复调查，计算 Kappa 系数为 0.81，认为该重测信度
A. 很好　B. 一般
C. 较好　D. 较差
E. 很差

22. 用相互可以取代的测量尺度对同一概念进行交互测量，看其能否取得同样的结果，是检验问卷的
A. 折半信度　B. 重测信度
C. 表面效度　D. 准则效度
E. 结构效度

23. 对吸毒者、艾滋病病毒携带者或艾滋病患者等的调查，要想获得足够的研究样本，最有效的抽样方法是
A. 目的抽样　B. 方便抽样
C. 系统抽样　D. 雪球抽样
E. 整群抽样

24. 社区卫生工作中操作起来最为方便的抽样方法是
A. 机械抽样　B. 整群抽样
C. 单纯随机抽样　D. 分层抽样
E. 雪球抽样

25. 若要探讨各种因素与疾病、健康间的数量依存关系，常用的研究方法是
A. 定量调查　B. 专题小组讨论
C. 选题小组讨论　D. 深入访谈法
E. 观察法

26. 下述哪项不是结构式访谈的缺点
A. 匿名保证差
B. 易出现诱导性偏误
C. 问卷回收率低
D. 人力、物力和财力消耗大
E. 调查对象分布局限

27. 下述哪项属于信访法的特点
A. 可以控制填写问卷的环境
B. 问卷回收率较高
C. 具有一定的灵活性
D. 有较高的匿名保证
E. 问卷有效率较高

28. 下述哪项是深入访谈的缺点
A. 对模棱两可的问题可以深入探讨
B. 可以及时修正、调整要问的问题
C. 采访者对谈话主题、提问顺序可以控制
D. 易受采访者态度影响
E. 对复杂的问题可以得到较好的结果

29. 观察者预先制订计划来观察时间或行为的方法属于
A. 非结构观察　B. 结构观察
C. 参与观察　D. 深入访谈法
E. 结构式访谈

30. 问卷设计时，下列哪项不需要在封面信中说明
A. 调查内容　B. 调查目的
C. 调查者的身份　D. 指导语
E. 保密性

31. 问卷中答案的设计，下列哪个不是图表式格式
A. 排序式　B. 脸谱式
C. 表格式　D. 线性尺度
E. 梯形尺度

32. 下述哪项是封闭式问题的缺点
A. 便于统计分析　B. 应答率高
C. 答案设计不易做到穷尽　D. 填答简单
E. 适用范围较广

33. 下述哪项指标是问卷能及时反映出研究对象某些特征的变化
A. 效度　B. 灵敏度
C. 信度　D. 可行性
E. 特异度

34. 应用定量资料，需要从下列哪方面进行评价
A. 调查员质控　B. 调查表设计
C. 被调查者应答态度　D. 调查环境控制
E. 以上都是

35. 下述有关社区诊断的描述不恰当的是
A. 摸清本社区内疾病的分布情况，找出影响社区人

群的主要健康问题及其影响因素
B. 通过科学、客观地分析，确定并得到社区人群认可的该社区的主要公共卫生问题
C. 通过对患者各种体征和生化指标的综合分析，给患者所患疾病做出专业结论
D. 通过一定的定性与定量调查研究方法、方式和手段，收集必要的资料
E. 了解卫生资源和服务的提供与利用情况，为社区卫生服务计划的制订提供科学依据

36. 社区诊断的目的是
A. 寻找造成这些公共卫生问题的可能原因和影响因素
B. 确定社区的主要公共卫生问题
C. 确定本社区卫生服务要解决的健康优先问题与干预重点人群及因素
D. 为社区卫生服务效果的评价提供基线数据
E. 以上都包括

37. 静态人口学特征不包括
A. 种族　B. 年龄
C. 性别　D. 人口构成的变化
E. 人口的规模

38. 社区卫生服务的机构性资源不包括
A. 社会团体　B. 文化教育机构
C. 政府机构　D. 社会福利机构
E. 医疗保健机构

39. 下述哪个属于社区诊断所需的信息
A. 行为与环境诊断
B. 社会人口学、流行病学诊断
C. 教育与组织诊断
D. 管理与政策诊断
E. 以上都是

40. 社区诊断首先要进行哪一步骤
A. 收集资料
B. 问题分析
C. 社区现场的定性考察
D. 做出诊断并写出诊断报告
E. 目标人群的描述

41. 影响人们健康的社区资源包括
A. 社区文化资源　B. 社区经济资源
C. 社区机构资源　D. 社区人力资源
E. 以上都包括

42. 以群体为对象，以疾病的群体防治为目的的诊断是
A. 个体诊断　B. 社区诊断
C. 临床诊断　D. 流行病学诊断
E. 基础诊断

43. 进行社区诊断时，决定优先解决的问题应考虑以下哪个方面
A. 紧迫性　B. 普遍性
C. 可干预性　D. 效益性
E. 以上都应考虑

44. 社区诊断确定的危险因素中，一般不对下列哪一项进行干预
A. 干预措施是对象能接受且操作简便
B. 可以预防控制，且有明确的健康效益的因素
C. 明确的致病因素
D. 预计费用昂贵
E. 可以测量、定量评价其消长的因素

45. 写社区诊断报告时，下列哪项原则不是必须遵循的报告原则
A. 对所有的对象采用统一的方法
B. 采用形象、生动的方式
C. 问题尽可能具体
D. 让尽可能多的人了解情况
E. 不同的对象用不同的方法

46. 社区卫生服务中进行医学检查的方法有
A. 人体测量
B. 询问病史
C. 实验室检查
D. 视、触、叩、嗅全面检查
E. 以上全是

47. 反映疾病危害居民生命健康严重程度的指标是
A. 某病病死率、发病率　B. 某病患病率、发病率
C. 某病病死率、死亡率　D. 某病死亡率、患病率
E. 某病患病率、发病率

48. 测量人口出生和自然增长的指标有
A. 出生率、终生生育率、婴儿死亡率、净再生育率、人口自然增长率
B. 出生率、总生育率、总和生育率、粗再生育率、人口自然增长率
C. 出生率、总生育率、总和生育率、新生儿死亡率、人口自然增长率
D. 出生率、新生儿死亡率、总和生育率、粗再生育率、人口自然增长率
E. 出生率、婴儿死亡率、总和生育率、年龄别妇女生育率、人口自然增长率

49. 反映社区居民疾病发生水平的指标是
A. 治愈率、死亡率　B. 病死率、发病率
C. 治愈率、患病率　D. 病死率、患病率

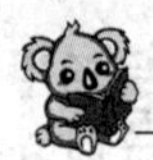

E. 发病率、患病率

50. 反映医疗水平和诊断能力的指标是
A. 发病率 B. 病死率
C. 死亡率 D. 患病率
E. 出生率

51. 反映社区居民年龄构成的指标有
A. 老年人口系数、少年儿童人口系数、老年负担系数
B. 年龄别死亡率、年龄别发病率、老年负担系数
C. 总负担系数、老少比例、年平均人口数
D. 年龄别死亡率、老年人口系数、老少比例
E. 总负担系数、老年人口系数、年平均人口数

52. 计算某年的婴儿死亡率，其分母为
A. 年末0岁组人口数
B. 年中0岁组人口数
C. 同年出生（活产）总数
D. 年初0岁组人口数
E. 年任意时刻0岁组人口数

53. 各年龄期间期望寿命损失之和是指
A. 标准减寿年数 B. 潜在减寿年数
C. 期间减寿年数 D. 平均期望寿命
E. 队列减寿年数

54. 危险度评价指标不包括哪一项
A. 相对危险度 B. 疾病构成比
C. 比值比 D. 归因危险度
E. 归因危险度百分比

55. 一定时期内，患某种疾病的人群中因该病而死亡的频率
A. 病死率 B. 死亡率
C. 发病率 D. 患病率
E. 治愈率

56. 计算老年负担系数时，其分子为
A. 70岁及以上人口数 B. 60岁及以上人口数
C. 65岁及以上人口数 D. 55岁及以上人口数
E. 75岁及以上人口数

57. 人口老龄化是指65岁及以上老年人口系数大于
A. 7.0% B. 6.0%
C. 6.5% D. 5.5%
E. 5.0%

58. 直接反映死亡对寿命影响的实际水平的指标是
A. 期间减寿年数 B. 潜在减寿年数
C. 平均期望寿命 D. 标准减寿年数
E. 工作寿命损失年数

59. 下述哪项不属于生长发育指标
A. 身高别低体重百分比 B. 人口自然增长率
C. 年龄别低身高百分比 D. 年龄别低体重百分比
E. 新生儿低体重发生率

60. 定群研究中暴露组发病率与非暴露组发病率的比值是
A. 相对危险度 B. 比值比
C. 归因危险度 D. 归因危险度百分比
E. 人群归因危险度

61. 问卷设计时，在问题陈述后提供的答案只有“是”和“否”或“有”和“无”等两个相互排斥的答案，这种答案格式属于
A. 选择式 B. 一项选择式
C. 填空式 D. 图表式
E. 排序式

62. 定性调查方法可以应用于下列哪种情况
A. 验证因果关系，明辨是非
B. 作为快速评价技术，可迅速提供有用的信息
C. 辅助问卷设计，提高问卷的可行性
D. 分析定量研究出现矛盾结果的原因
E. 以上都可以

63. 下述哪项不属于社区健康状况资料
A. 诊断治疗和护理成本 B. 病残率
C. 死亡率 D. 疾病别发病率
E. 患病率

64. 下述哪项不是影响定量调查的因素
A. 问卷难易度 B. 问卷形式和长度
C. 资料评价方法 D. 主办者身份
E. 资料收集方法

65. 老年人口增加可使
A. 婴儿死亡率下降 B. 死亡率增加
C. 出生率迅速下降 D. 生育率下降
E. 总和生育率下降

66. 疾病统计分析中，哪个指标可以用于排列疾病顺位
A. 某病构成比 B. 某病发病率
C. 某病死亡率 D. 某病病死率
E. 某病治愈率

67. 某年某社区新生儿活产数为500名，其中体重小于2500克的有15名，大于4000克的有20名，则该社区的新生儿低体重发生率为
A. 4% B. 3%
C. 1% D. 7%
E. 10%

68. 全科医疗“以人为本”的服务模式，在服务宗旨和职责上的体现是

A. 治愈医学　B. 伦理医学
C. 艺术医学　D. 社会医学
E. 照顾医学

69. 社区卫生服务应使用
A. 适宜技术　B. 廉价技术
C. 物理诊断技术　D. 高精尖技术
E. 自我保健方法

70. 社区卫生服务的对象是
A. 患者　B. 健康人群
C. 高危人群　D. 重点保健人群
E. 社区全体人群

71. 做社区诊断时一般不应用下列哪项方法
A. 人口统计方法　B. 流行病学方法
C. 临床推理方法　D. 卫生统计方法
E. 行为测量方法

72. 某全科医生欲对一社区做社区诊断，他调查了社区内医院、诊所、疗养院、公私立的福利单位及其能力和可利用性。以上内容是该社区的
A. 社区动员潜力　B. 机构性资源
C. 经济资源　D. 人力资源
E. 文化资源

73. 全科医生从事的基层医疗服务
A. 开展公共卫生工作
B. 以社区内居民及家庭为工作对象
C. 初级卫生保健工作为重点
D. 以一级预防为主
E. 治疗疾病

74. 社区卫生服务是以
A. 患者为中心，家庭为单位、社区为范围
B. 人的健康为中心、老年人为导向
C. 全科医生的服务应更有人情味
D. 全科医生应该回到希波克拉底“重视患者胜过重视疾病”的理论框架中去
E. 全科医生对于患者的期望和生活质量应给予更多的关注

75. 初级卫生保健与全科医疗的关系中，以下哪项是不正确的
A. 初级卫生保健以社会性的卫生运动为特征
B. 全科医疗以全科医生为个人及家庭提供服务为专业特征
C. 初级卫生保健项目针对人群和家庭
D. 初级卫生保健是 WHO 提出的一项全球性任务的策略
E. 初级卫生保健是一级医疗中重要内容

76. 社区卫生服务的六项基本内容之一是
A. 教学　B. 科研
C. 护理　D. 管理
E. 医疗

77. 社区发展是由哪个组织倡导的一项世界性运动
A. 国际红十字会　B. 联合国
C. 世界银行　D. 世界卫生组织
E. 人口基金会

78. 社区诊断资料来源不包括下列哪项内容
A. 健康档案记录　B. 社区文献资料
C. 社区调查　D. 询问病史
E. 居民自发反应

79. 社区卫生服务中心的基本功能不包括以下哪一个
A. 提供临终关怀服务
B. 社区诊断
C. 负责辖区内免疫接种和传染病预防与控制工作
D. 运用适宜的中西医药及技术，开展一般常见病、多发病的诊疗
E. 提供群众需要的特需服务

80. 发展中国家，卫生资源有限，更应该突出发展
A. 增加医院　B. 医疗设备
C. 提高人均寿命　D. 社区卫生服务
E. 延年益寿研究

81. 社区卫生服务实践了生物、心理、社会医学模式对卫生服务的影响，表现为“五个扩大”。其中之一是
A. 从生物服务扩大到生理服务
B. 从院内服务扩大到院外服务
C. 从技术服务扩大到心理服务
D. 从预防服务扩大到治疗服务
E. 从专科医院服务扩大到综合服务

82. 社区资源是指
A. 人力资源　B. 机构性资源
C. 经济资源　D. 社区动员潜力
E. 以上都是

83. 下述哪项内容不适合用于初期的社区诊断
A. 死亡登记表　B. 医生的门诊记录
C. 人口普查的资料　D. 儿保卡
E. 妇保卡

84. 社区卫生服务机构属于
A. 政府提供弥补基本医疗服务不足部分的机构
B. 非营利性医疗机构
C. 营利性医疗机构
D. 一切经费由政府补偿的机构
E. 一切经费由社区解决的机构

85. 社区卫生服务的基本内容包括
A. 预防、医疗、保健、康复、医学教育、适宜技术服务
B. 预防、医疗、保健、康复、健康教育、计划生育技术指导服务
C. 常见病、多发病、慢性病的社区治疗
D. 妇女、儿童、老年人、慢性患者、残疾人的预防
E. 预防、医疗、保健、康复、科研、教学

86. 社区卫生调查收集定性资料的方法一般是用
A. 专题讨论　B. 信访调查
C. 问卷调查　D. 电话调查
E. 自填式调查

87. 社区构成的要素之一是
A. 工厂
B. 有一定的生活服务
C. 居民之间不发生种种社会关系
D. 各种社会群体和机构无关
E. 聚居的一群人

88. 社区卫生服务是以
A. 需要为中心　B. 需求为导向
C. 健康为导向　D. 患者为导向
E. 妇女、儿童为导向

89. 社区卫生服务的特点是
A. 初级卫生服务
B. 小伤小病治疗和家庭服务
C. 有效、经济、方便、综合、连续的基层卫生服务
D. 能满足社区内所有人群卫生需要的基本卫生服务
E. 有效地、经济地、方便地满足所有人群需要的卫生服务

【B 型题】

（1～3 题共用备选答案）
A. 易回答原则　B. 中性原则
C. 一事一问原则　D. 具体化原则
E. 迂回原则

1. “您对工作和家庭感到满意吗?”，这种问题不符合问卷设计形式的哪个原则
2. 调查敏感性问题，如流产时，可以问怀孕几次/分娩几次来推算流产次数，而不直接问流产次数，这种问卷设计形式符合哪个原则
3. “您最近没有生过病吗?”，这种诱导性提问不符合问卷设计的哪个原则

（4～5 题共用备选答案）
A. 第一线服务　B. 综合性服务
C. 持续性服务　D. 可及性服务
E. 协调性服务

4. 社区全科医生对患者的任何医疗需求都要做出应答，并亲自解决其中大部分的问题，这体现了社区卫生服务的哪一特征
5. 社区全科医生通过会诊、转诊和咨询等措施调动整个医疗保健体系和社会其他力量，共同解决人们的健康问题，这体现了社区卫生服务的哪一特征

（6～8 题共用备选答案）
A. 病死率　B. 发病率
C. 死亡率　D. 患病率
E. 治愈率

6. 一定时间内，某人群中发生某病新病例的频率为
7. 反映疾病的疗效和医疗质量的为
8. ［某时点（期）的患者数目/同时点（期）平均人口数］×100000/10 万为

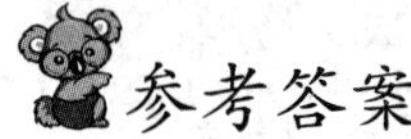

参考答案

【A1/A2 型题】

1. B　2. E　3. E　4. D　5. B　6. B　7. E　8. B
9. D　10. C　11. C　12. E　13. B　14. C　15. E　16. E
17. C　18. A　19. D　20. D　21. A　22. E　23. D　24. B
25. A　26. C　27. D　28. D　29. B　30. D　31. A　32. C
33. B　34. E　35. C　36. E　37. D　38. C　39. E　40. B
41. E　42. D　43. E　44. D　45. A　46. E　47. A　48. B
49. E　50. B　51. A　52. C　53. C　54. B　55. A　56. C
57. A　58. B　59. C　60. A　61. B　62. E　63. A　64. C
65. B　66. A　67. B　68. E　69. A　70. E　71. D　72. B
73. B　74. E　75. C　76. E　77. B　78. D　79. E　80. D
81. B　82. E　83. B　84. B　85. B　86. A　87. E　88. B
89. C

【B 型题】

1. C　2. E　3. B　4. D　5. B　6. B　7. E　8. D

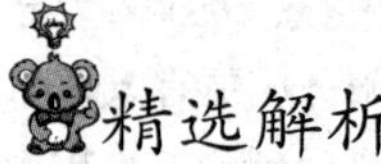

精选解析

【A1/A2 型题】

68. 全科医疗关注的中心是人而不是病，全科医生对服务对象有关健康的一切问题负责整体照顾，其工作遵循“照顾医学”模式。“治愈医学”则是专科医疗强调根除疾病的价值观。其余提法也均不确切。

69. 社区卫生服务是合理使用社区资源和适宜技术的基层卫生服务。

86. 收集定性资料可采用专题讨论方法，其适用于深度访谈的场所，对研究问题得出定性结论。而其他各答案适用于定量调查资料。

第三章　流行病学方法

【A1/A2 型题】

1. 目前我国对流行病学的定义是
   A. 研究常见病在人群中的分布、影响因素及预防对策的学科
   B. 预防医学的一门方法学
   C. 研究疾病和健康状况在人群中分布的学科
   D. 研究疾病与健康状况在人群中的分布和影响因素及预防对策的学科
   E. 研究传染病在人群中的分布和影响因素及预防对策的学科

2. 流行病学研究的对象是
   A. 个体　B. 处于某病潜伏期的人群
   C. 患者　D. 人群
   E. 无病的人

3. 流行病学研究方法包括
   A. 病例对照研究及定群研究
   B. 描述疾病在人群、时间及空间的分布
   C. 现况调查
   D. 个案调查
   E. 描述性研究、分析性研究、实验性研究、理论性研究

4. 流行病学研究的用途是
   A. 评价预防策略和措施的效果
   B. 探索病因及影响因素
   C. 疾病监测
   D. 研究疾病的自然史
   E. 以上都对

5. 流行病学研究疾病的范围是
   A. 急性病　B. 慢性病
   C. 流行病　D. 传染病
   E. 各种疾病

6. 下列哪一个不是流行病学的特征
   A. 以疾病治疗为主的特征
   B. 以群体为研究对象的特征
   C. 预防为主的特征
   D. 以三间分布为研究起点的特征
   E. 对比的特征

7. 某地发生的大规模不明热流行中，当地的农民罹患率高，参加过支农劳动的国家职工发病者亦甚多，寻找病因时，主要利用下列哪种逻辑思维方法
   A. 求同法　B. 共变法
   C. 求异法　D. 排除法
   E. 以上都不是

8. 研究人员发现饮水中氟含量越低的地区人群恒齿龋患病率越高，饮水中氟含量越高的地区人群恒齿龋患病率越低，进行病因推断时，主要利用哪种逻辑思维方法
   A. 排除法　B. 求异法
   C. 共变法　D. 求同法
   E. 以上都不是

9. 人类生态学中疾病发生的三大要素是
   A. 理化因素、生物学因素、社会经济因素
   B. 感受性、传播途径、传染源
   C. 宿主、环境、致病因子
   D. 患者、潜在性患者、健康者
   E. 遗传、营养、锻炼身体

10. 关于病因判断的叙述哪一项是不正确的
    A. 联系的强度越大，成为因果关系的可能性越大
    B. 现场获得的实验证据只可作为病因判断的参考
    C. 具有联系的特异性
    D. 疾病的病因在前，发病在后
    E. 存在剂量反应关系

11. 病因推断原则中，没有下列哪一条
    A. 因果关系的时间顺序
    B. 剂量反应关系
    C. 对联系进行统计学检验所得 P 值的大小
    D. 联系的强度
    E. 研究中病因的量与发病率的量有相关关系

12. 疾病轮状模型的轮轴是
    A. 宿主　B. 遗传因子
    C. 环境　D. 特异性致病微生物
    E. 传染物

13. 确定某因素与疾病可能存在因果关系时，哪种说法是不恰当的
    A. 发病因素的分布与疾病的分布符合
    B. 发病因素在前，疾病发生在后
    C. 在所有患者中均可发现该项因素
    D. 因素与疾病的发生呈剂量反应关系
    E. 除去此因素则该病的患病危险减小

14. 病因学上，轮状模型与三角模型相比，主要的不同点是
    A. 强调病因、宿主、环境三者的动态平衡

B. 更强调遗传因子的作用
C. 更强调环境的作用
D. 强调病因为独立的成分
E. 强调疾病是多因素综合作用的结果

15. 病因推断中，反映关联强度的指标为
A. 归因危险度 B. 相对危险度
C. 人群归因危险度 D. 特异危险度
E. 以上都不是

16. 下述哪项说法是不恰当的
A. 病因、宿主、环境为疾病发生的三要素
B. 病因作用于宿主即可发病
C. 疾病的三要素保持动态平衡则人们呈健康状态
D. 轮状模型的外环为环境
E. 宿主因素决定人们对疾病的易感性

17. 发病率定义是
A. 某一时期内发生某病的频率
B. 某一时期内发生某病新病例的频率
C. 某一时期内发生某病新旧病例的频率
D. 某一时期内所有患病人数占总人数的比例
E. 以上都不对

18. 患病率的定义是
A. 特定时间内总人口中某病新旧病例所占的比例
B. 特定时间内总人口中某病病例所占的比例
C. 特定时间内总人口中某病新病例所占的比例
D. 特定时间内发生某病的频率
E. 以上都不对

19. 死亡率的定义是
A. 在所有死亡者中死于某病的比例
B. 患某病的住院患者中因该病而死亡的频率
C. 一定时期内，总死亡人数与该人群同期平均人口数之比
D. 一定时期内，在所有疾病患者中死于该病患者的频率
E. 特殊原因引起的某病患者死亡

20. 病死率的定义是
A. 患某病的住院患者中因该病而死亡的频率
B. 每十万人口中因某病死亡的频率
C. 某人群中死于某病的患者频率
D. 一定时期内，患某病的患者中因该病而死亡的人数的比例
E. 特殊原因引起的某病死亡

21. 罹患率为
A. 观察期内新旧病例数/同期平均人口数×100%
B. 观察期内新病例数/同期暴露人口数×100%
C. 观察期内新旧病例数/同期暴露人口数×100%
D. 观察期内病例数/同期平均人口数×100%
E. 一年内的新病例数/同年暴露人口数×100%

22. 罹患率适用于
A. 疾病的长期流行 B. 慢性病
C. 较小范围或短期流行 D. 某病的隐性感染
E. 以上都不对

23. 发病率适用于
A. 某病的隐性感染
B. 疾病的长期流行
C. 易于确切指出发病时间的急性病
D. 慢性病
E. 以上都不对

24. 使用一种新疗法可减少某病的死亡人数，但不能使该病治愈，则有
A. 该病的患病率减少 B. 该病的发病率增加
C. 该病的发病率减少 D. 该病的患病率增加
E. 只减少发病率不减少患病率

25. 使用一种新疗法可使某病的康复人数增加，则有
A. 该病的患病率增加 B. 该病的发病率增加
C. 该病的患病率减少 D. 该病的发病率减少
E. 只减少发病率不减少患病率

26. 下述哪一种说法是恰当的
A. 现患率和患病率不是同一个指标
B. 患病率指一定时期内特定人群中发生某病新病例的频率
C. 发病率的分母中不包括不会发病的人
D. 发病率指某特定时期内人口中新旧病例所占的比例
E. 发病率和现患率是同一个指标

27. 比较甲、乙两地的死亡率大小，可用哪个指标
A. OR B. AIL
C. RR D. SMR
E. AR%

28. 某地进行首次糖尿病普查，可得出
A. 糖尿病续发率 B. 糖尿病罹患率
C. 糖尿病患病率 D. 糖尿病发病率
E. 糖尿病死亡率

29. 甲、乙两地女性宫颈癌标化死亡率相同，甲地死亡率高于乙地死亡率，由此可知
A. 甲、乙两地人口的年龄分布相同
B. 乙地人口较甲地年轻
C. 甲地人口较乙地年轻
D. 甲地诊断水平高于乙地

E. 地诊断水平高于甲地

30. 疾病的流行是
A. 某病的发病率虽低，但在该地区人群中却长年不断
B. 发病率以十万分率计算
C. 罹患率大于10%
D. 某病的发病数明显超过往年同期发病数
E. 某病的发病呈季节性升高

31. 表示疾病流行强度的术语包括
A. 季节性、流行、暴发、长期变动
B. 流行、暴发、季节性、散发
C. 散发、暴发、流行、大流行
D. 季节性、周期性、流行、大流行
E. 暴发、流行、大流行、长期变动

32. 疾病的三间分布是指
A. 季节、周期、长期变动
B. 年龄、季节、地区分布
C. 时间、地区、人群分布
D. 年龄、性别、职业分布
E. 职业、种族、民族分布

33. 对于横断面分析哪一项是不恰当的
A. 不能说明不同年代出生者各年龄组的死亡趋势
B. 说明不同年代各年龄组死亡率的变化
C. 说明不同年代出生者各年龄组的死亡趋势
D. 说明同一时期不同年龄死亡率的变化
E. 不能正确显示致病因子与年龄的关系

34. 出生队列是指
A. 将同一年龄组的人列为一队
B. 将同一民族的人列为一队
C. 将同一性别的人列为一队
D. 将同一职业的人列为一队
E. 将同一时期出生的人列为一队

35. 个案调查的目的不包括
A. 核实诊断
B. 采取措施，减少类似病例的发生
C. 早期发现患者
D. 调查该患者发病的病因
E. 掌握当地疫情，为疾病监测提供资料

36. 对于暴发，哪种说法是不正确的
A. 暴发的疾病可以是传染病，也可以是非传染病
B. 在特定人群短时间内发生多例同一种疾病叫暴发
C. 暴发有集中同时的暴发，也有持续、蔓延的爆发
D. 暴发常由于许多人接触同一致病因子而引起
E. 暴发时病例发病日期不同是该病的传染期不同所致

37. 进行暴发调查时的首要工作是
A. 采取预防措施　B. 形成假设并检验假设
C. 核实诊断　D. 确定可能的传播方式
E. 总结报告

38. 进行现况调查时，调查时间一般为
A. 间隔一定时间重复一次　B. 连续若干年
C. 短时期内或某个时点　D. 一年内
E. 对时间没有要求

39. 通过现况调查可得出
A. 死亡率　B. 罹患率
C. 患病率　D. 发病率
E. 病死率

40. 现况调查的目的不包括
A. 查明该病在该地区的分布特点
B. 查明当前某地某种疾病的流行强度
C. 早期发现患者，以利于早期治疗
D. 评价疾病的防治效果
E. 确定该病的病因

41. 普查适用于
A. 没有有效治疗方法的疾病
B. 诊断手段复杂的疾病
C. 发病率低的疾病
D. 发病率高或诊断手段简易，预后良好的疾病
E. 任何疾病

42. 按照一定的顺序，机械地每隔一定数量的单位抽取一个单位进入样本的抽样方法称为
A. 分层抽样　B. 系统抽样
C. 单纯随机抽样　D. 整群抽样
E. 多级抽样

43. 抽样时先按照某些人口学特征或某些标志将研究人群分为若干层，然后从每层抽取随机样本的抽样方法称为
A. 整群抽样　B. 系统抽样
C. 分层抽样　D. 单纯随机抽样
E. 多级抽样

44. 抽样单位为群体，再从群体中随机抽样的方法称为
A. 分层抽样　B. 系统抽样
C. 单纯随机抽样　D. 整群抽样
E. 多级抽样

45. 筛检适用于
A. 任何疾病
B. 患病率高的疾病
C. 患病率低的疾病

D. 早期诊断可改善预后的疾病
E. 没有有效治疗方法的疾病

46. 现况调查中常见的偏性不包括
A. 测量偏性　　B. 无应答偏性
C. 入院率偏性　　D. 选择偏性
E. 调查员偏性

47. 对于筛检，恰当的说法是
A. 从无病的人群中找出患者
B. 是一种诊断方法
C. 从有病的人群中确诊患者
D. 从表面上无病的人群中查出某病的可疑患者
E. 筛检阳性的人不需再确诊

48. 下列哪一项不是病例对照研究的优点
A. 不需大样本
B. 可在一次调查中调查多个危险因素
C. 适用于研究罕见病
D. 可计算疾病的发病率
E. 可从获得的资料中得出一定结论

49. 病例对照研究的资料可计算
A. 发病率　　B. 特异危险度
C. 比值比　　D. 相对危险度
E. 罹患率

50. 病例对照研究中最常见的偏倚有
A. 调查员偏性　　B. 选择偏性
C. 回忆偏性　　D. 混杂偏性
E. 测量偏性

51. 下述哪一项是病例对照研究的优点
A. 可计算疾病的发病率
B. 适用于罕见病的病因研究
C. 是从因到果的研究
D. 不需调查对象的回忆就可获得暴露资料
E. 只能进行一种病因的研究

52. 比值比主要应用于
A. 横断面研究　　B. 生态学研究
C. 队列研究　　D. 实验研究
E. 病例对照研究

53. 一项病例对照研究中，计算出某因素比值比的95%，可信区间为0.8～1.8，此因素可能为
A. 无法判断　　B. 保护因素
C. 无关因素　　D. 危险因素
E. 混淆因素

54. 为研究肺癌的病因，将肺癌病例组与非肺癌对照组按年龄、性别、职业进行配比，然后对两组观察对象的吸烟情况进行调查，这是一种什么性质的研究
A. 对列研究　　B. 现况研究
C. 病例对照研究　　D. 描述性研究
E. 实验研究

55. 选择100例肺癌患者和200例对照组进行吸烟与肺癌关系的病例对照研究，调查发现100例患者中有50人吸烟，200例对照中也有50人吸烟，则OR值为
A. OR＝5　　B. OR＝2
C. OR＝3　　D. OR＝1
E. OR＝4

56. 社区干预试验研究的目的不包括下列哪条
A. 评价健康教育对居民健康状况产生的作用
B. 评价自动戒烟对降低某些疾病发生或死亡的作用
C. 评价新疫苗对预防某种传染病发生的作用
D. 探索疾病的病因
E. 比较不同药物对某些疾病的预防效果

57. 现场干预试验必须具备哪些基本要素
A. 试验对象、干预措施、试验效应
B. 试验对照、试验对象、试验效应
C. 试验对象、干预措施、试验对照
D. 试验对象、随机分组、盲法
E. 随机化、盲法、对照

58. 社区干预试验中，实验组与对照组人群的不同之处在于
A. 观察指标不同　　B. 调查方式不同
C. 目标人群不同　　D. 干预措施不同
E. 分析方法不同

59. 下述哪项是社区干预试验的优点
A. 能够早发现、早诊断、早治疗患者
B. 可计算相对危险度和归因危险度
C. 可平衡和控制两组的混杂因素，提高两者的可比性
D. 省时、省钱、省力，可进行罕见病的研究
E. 易于控制失访偏倚，实验结果易推论至全人群

60. 流行病学研究中的偏倚一般分为三类，它们是
A. 测量偏倚、报告偏倚、无应答偏倚
B. 信息偏倚、无应答偏倚、报告偏倚
C. 选择偏倚、信息偏倚、混杂偏倚
D. 选择偏倚、无应答偏倚、混杂偏倚
E. 混杂偏倚、报告偏倚、测量偏倚

61. 社区干预试验中，下列哪条不是它的缺点
A. 对研究对象的有关条件控制过严
B. 采用随机分组很难控制混杂因素
C. 设计与实施比较复杂
D. 研究人群的依从性较差
E. 容易引起医德和伦理学的争议

62. 社区干预试验中，研究对象的随机分组是为了
A. 增加参与研究对象的依从性
B. 使实验组和对照组人数相等
C. 使实验组和对照组都受益
D. 平衡实验组和对照组已知和未知的混杂因素
E. 避免研究者偏倚

63. 流行病学研究中，选人到研究中的研究对象与没有被选人者特征上的差异所造成的系统误差是
A. 信息偏倚　B. 暴露怀疑偏倚
C. 报告偏倚　D. 选择偏倚
E. 混杂偏倚

64. 进行预防接种效果评价时，下列哪项是不正确的
A. 实验人群中近期未发生过该病流行
B. 实验现场要有较高的患病率
C. 实验地区人口比较稳定
D. 现场的登记报告制度较完善
E. 当地领导重视，群众乐于接受

65. 对一种疫苗的效果进行双盲研究，是指
A. 观察者和受试者都不知道哪些受试者接受疫苗，哪些受试者接受安慰剂
B. 观察者和受试者都不知道安慰剂的特征
C. 研究设计者和实施者都不知道哪些受试者接受疫苗，但知道哪些受试者接受安慰剂
D. 研究设计者和实施者都不知道安慰剂的特征
E. 观察者和受试者都是盲人

66. 下列哪个因素与偏倚的产生无关
A. 调查对象　B. 调查员
C. 调查环境　D. 调查内容
E. 调查样本大小

67. 流行病学中的偏倚是指
A. 随机误差　B. 系统误差
C. 抽样误差　D. 数据误差
E. 逻辑误差

68. 信息偏倚的控制措施主要是
A. 尽量采用“双盲”法
B. 制定严格的质量控制标准
C. 尽量采用客观指标
D. 提高测量技术
E. 以上均是

69. 队列研究的主要目的是
A. 比较干预措施在干预组与非干预组的效果
B. 比较暴露组与非暴露组的发病情况，验证病因假说
C. 描述疾病的分布特征，寻找疾病线索，为行政决策提供依据
D. 比较病例组与对照组暴露因素的差别，检验病因假说
E. 比较实验组与对照组的阳性率，评价实验措施

70. 队列研究属于
A. 理论性研究　B. 实验性研究
C. 描述性研究　D. 分析性研究
E. 分析性与理论性研究

71. 社区干预试验的原理是
A. 研究疾病随时间推移的动态变化过程
B. 根据疾病有无对研究对象分组，然后追溯该人群过去的暴露史，以确定暴露与疾病的关系
C. 把研究对象随机分为两组，一组给予干预措施，另一组不给予干预措施或给予安慰剂，然后观察、评价干预的效果
D. 根据疾病发生前已经存在的暴露因素对研究对象分组，然后追踪该人群的新发病例或死亡者，以确定暴露与疾病的关系
E. 以群体为单位，研究某因素与疾病的相关关系

72. 下述哪项是队列研究的特征
A. 调查病例组与对照组既往的暴露资料，以确定疾病与暴露有无关联
B. 分析疾病的三间分布，建立病因假说
C. 追踪暴露组与非暴露组的发病或死亡情况，以确定暴露与疾病有无关联
D. 追踪实验组与对照组将来的发病情况，以评价措施的效果
E. 调查干预组与对照组将来的健康状况，以评价干预措施对健康的影响

73. 队列研究的分组依据是
A. 是否给予干预措施
B. 是否暴露于所研究的因素
C. 有无所研究疾病
D. 是否可能发病
E. 结果是否可以测量

74. 队列研究中，暴露人群可以是
A. 社区一般人群　B. 特殊暴露人群
C. 参加医疗保险的人群　D. 社团成员
E. 以上均是

75. 队列研究中，计算样本量取决于下述哪个参数
A. 非暴露组的发病率
B. 暴露组的发病率
C. 假设检验时第一类（Ⅰ型）错误的概率
D. 把握度
E. 以上均是

76. 某市某传染病持续流行多年，今研制成一种预防该病的新疫苗，为观察该疫苗的预防效果，你准备选择哪种人群进行观察
A. 发病率低的人群　B. 免疫水平高的人群
C. 患病率高的人群　D. 发病率高的人群
E. 现在正在患病的人

77. 某地区对心血管系统疾病的研究中发现：男性居民在队列研究中，具有高胆固醇水平者，患冠心病的RR值为2.4；而在病例对照研究中，病例组与对照组却无明显差异（OR值=1.6）。进一步分析发现，患冠心病的患者在被诊断为该病后，开始戒烟、改变饮食习惯等，使血中胆固醇水平降低。造成两研究结果差异的原因是
A. Perkson's 偏倚　B. 检出症候偏倚
C. 混杂偏倚　D. 易感性偏倚
E. 信息偏倚

78. 研究某一有毒物质对作业工作的健康危害时，发现暴露于该有毒物质者的死亡率反而比一般人群低。原因是接触此类有毒物质者，由于工作性质的需要，其健康水平就比一般人群高因而对某些疾病的易感性低所致。导致上述研究结果中毒物与健康之间虚假联系的原因是
A. 混杂偏倚　B. 易感性偏倚
C. 排除偏倚　D. 信息偏倚
E. 报告偏倚

79. 为评价某疫苗对某病的预防效果，随机抽取1000名儿童接种疫苗并随访10年，结果80%的儿童未感染该病。对该疫苗效果做何评价
A. 不能下结论，因为没有免疫前的发病资料
B. 该疫苗并不十分有效，免疫不够理想
C. 该疫苗效果很好，因为免疫率高
D. 不能下结论，因为没有随访未接种儿童
E. 该疫苗还需进行临床试验

80. 某地开展某疫苗预防接种，本地7000居民中2000人接种，累计接种后两年的发病资料，7000居民中共发生该病220人，其中200名发生在未接种者中，20例发生在接种者中，发病率分别为4%和1%，两组某病发率明显差别，疫苗效果明显。此结论
A. 不正确，疫苗没有产生较高的免疫效价
B. 不正确，未进行显著性检验
C. 不正确，接种组和未接种组不是随机抽样的样本
D. 正确
E. 不正确，两组人数不等

81. 2014年，某人对某厂245名从事石棉作业工人及相邻机械厂245名机械作业工人进行调查，并随访三年，其间石棉作业工人中发生肺癌23例，机械作业工人中发生肺癌3例。该研究为
A. 实验研究　B. 队列研究
C. 现况调查　D. 病例对照研究
E. 类实验

82. 骨质疏松症流行病学特点，下列哪项是错的
A. 老年人男性发病率高于女性
B. 绝经期后妇女发病率增高
C. 特发性成年人骨质疏松症多见于青年人
D. 可继发于甲状旁腺功能亢进
E. 发病率随增龄而增高

83. 下述不属于描述性研究的是
A. 生态学研究　B. 临床试验
C. 普查　D. 现况调查
E. 抽样调查

84. 现况调查最常用的指标是
A. 死亡率　B. 发病率
C. 罹患率　D. 患病率
E. 病死率

85. 某中学调查学生的吸烟情况，由于学生害怕校方批评而隐瞒阳性行为，使调查结果产生偏倚，此种偏倚属于
A. 混杂偏倚　B. 选择性偏倚
C. 入院率偏倚　D. 信息偏倚
E. 回忆偏倚

86. 某病发病率呈历年的一般水平，各病例间在发病时间、地点方面无明显联系，表现为散在发生，这样的发病强度即为
A. 暴发　B. 散发
C. 大流行　D. 流行
E. 以上均不是

87. 某医生在某社区进行吸烟与肺癌关系的病例对照研究，该医生对病例组吸烟状况进行诱导式提问而致研究结果偏离真实情况，此种偏倚属于
A. 混杂　B. 调查者偏倚
C. 回忆偏倚　D. 被调查者偏倚
E. 入院率偏倚

88. 一个局部地区或集体单位中，短时间内突然有许多类似患者出现，这些患者多有相同的传染源或传播途径，我们称这种现象为
A. 散发　B. 短期波动
C. 暴发　D. 流行
E. 大流行

89. 下述哪一条不符合病例对照研究的特点

A. 不能确证因果关系　B. 设立对照
C. 属前瞻性研究　D. 以疾病的有无分组
E. 属回顾性研究

90. 暴发与短期波动的区别在于
A. 具有相同的传播途径
B. 地区大小不同
C. 具有相同的传染源
D. 短时间内突然出现许多相似病例
E. 多数病例出现在该病的最长潜伏期内

91. 只有研究者了解分组情况，研究对象不知道自己是试验组或是对照组，这种方法为
A. 单盲试验　B. 三盲试验
C. 双盲试验　D. 开放性试验
E. 以上均不是

92. 社区中对 1~3 岁儿童补钙以预防佝偻病，这一方法属于
A. 病例对照研究　B. 现况研究
C. 队列研究　D. 社区干预试验
E. 现场试验

93. 某社区卫生服务中心在社区组织一次“健康家园”活动，中心内容是普及医学科普知识，为了动员广大群众参加这次健康教育活动，首选的传播方式应该是
A. 大众传播　B. 社区传播
C. 人际传播　D. 自我传播
E. 组织传播

94. 若要得出本地区威胁人类健康的主要疾病是什么，这一单一结论，可采用下列哪种评价方法
A. 结构功能评价法　B. 群体评价法
C. 政策分析评价法　D. 个体评价法
E. 间接评价法

95. 下述病因的判定标准中哪一条是必须要达到的
A. 关联的合理性　B. 关联的时间顺序
C. 关联的可重复性　D. 关联的特异性
E. 终止效应

96. 某社区卫生服务站在世界无烟日活动中，编写卫生科普材料，出黑板报，组织医务人员在居民区内开展咨询，社区领导也参加这项活动。请你判断
A. 是一次健康教育活动　B. 是一次健康促进活动
C. 是一次卫生宣传活动　D. 是一次行政干预活动
E. 是一次行为干预活动

97. 某医生在某地区观察饮水除氟预防氟斑牙的效果，该试验属于
A. 社区试验　B. 临床试验
C. 现场试验　D. 诊断试验
E. 治疗试验

98. 流行病学实验中为了避免来自研究对象和研究者的偏倚最好采用
A. 开放试验　B. 双盲
C. 三盲　D. 单盲
E. 以上均不恰当

99. 一般收集定性资料可利用的方法为
A. 专题讨论法　B. 自填式调查
C. 信函调查法　D. 问卷调查
E. 以上都可

100. 下述哪种研究属于现况研究
A. 病例对照研究　B. 队列研究
C. 临床试验　D. 抽样调查
E. 现场试验

【A3/A4 型题】

(1~2 题共用题干)

在社区中进行流行病学随访调查时，由于研究对象搬迁而造成偏倚。

1. 这类偏倚为
A. 选择偏倚　B. 信息偏倚
C. 混杂偏倚　D. 回忆偏倚
E. 失访偏倚

2. 这类研究对象的比例不应超过被调查者的
A. 5%　B. 10%
C. 15%　D. 20%
E. 25%

(3~5 题共用题干)

某社区有居民 986 人，吸烟人比较多，社区医生针对这种情况进行干预。

3. 以“吸烟者容易得气管炎、冠心病、肺癌等疾病，吸烟者会减少寿命”作为信息进行健康教育，哪类人群干预效果可能会好些
A. 青少年　B. 老年人
C. 青年女性吸烟者　D. 中年男性吸烟者
E. 胃炎患者

4. 经过教育社区中有 18 人戒烟，其中 15 人戒烟后一个月，出现了全身不舒服，不想吃饭、坐立不安、心情烦闷，甚至感到无助、绝望。上述情况属于下列什么问题
A. 戒烟后引起的疾病　B. 戒烟后引起的戒断症状
C. 烟草毒物反应　D. 精神分裂症
E. 其他疾病

5. 出现上述情况的人，选择下列处理进行选择

A. 立即停止戒烟
B. 医生指导每天少量吸烟
C. 每天吸 1 支 + 药物治疗
D. 停止戒烟 + 药物治疗
E. 继续坚持戒烟 + 对症治疗

（6 ~ 8 题共用题干）

社区全科医生对社区居民进行行为调查。

6. 下列调查结果中哪项不是高血压的危险因素
A. 吸烟率 62.8%
B. 超重的人占 21%
C. 每天吃 1 斤以上的蔬菜的人占 30%
D. 每日食盐摄入量为 9 ~ 10g 的占 32.86%
E. 家族中有高血压病史的人占 11.52%

7. 根据上述情况，针对社区居民主要危险因素进行干预，时间为一年，下列哪项不能列为一年后的评价指标
A. 高血压确诊标准知晓率达到 65%
B. 高血压相关知识知晓率达到 60%
C. 懂得高血压危险因素（至少 4 种）达到 70%
D. 高血压患者管理率达到 45%
E. 高血压患病率下降到 5% 以下

8. 在社区干预活动中下列哪项不能作为干预策略
A. 举办戒烟方法培训班
B. 医生人户进行膳食指导
C. 家庭急救技能培训
D. 按照电视广告推荐保健品
E. 组织健身操比赛

【B 型题】

（1 ~ 3 题共用备选答案）

A. 按小时进行统计　　B. 按日进行统计
C. 按月进行统计　　D. 按年进行统计
E. 不必按时间进行统计

1. 对一个单位的食物中毒进行流行病学分析时，合理的统计方法是
2. 对一个地区的流行性乙型脑炎作流行规律分析时，最好的统计方法是
3. 回顾性调查时

（4 ~ 6 题共用备选答案）

A. 暴发　　B. 散发
C. 大流行　　D. 世界性大流行
E. 流行

4. 一个城市过去每年伤寒发病率为 1/10 万，今年的伤寒发病率为 10/10 万，此种情况称为
5. 几个省在短时间内出现了大量的流感病例，此种情况称为
6. 一个单位突然在一天内发生食物中毒病例数百名，此种情况称为

（7 ~ 10 题共用备选答案）

A. 长期变动　　B. 短期波动
C. 季节性　　D. 周期性
E. 聚集性

7. 1936 ~ 1939 年，日本猩红热 A 群链球菌中以 4 型为主，1956 ~ 1957 年以 6 型为主，1964 年又以 4 型为主，1967 年以后以 12 型为主，该病的变化称为
8. 流行性感冒从历史上看每隔 10 ~ 15 年流行一次，此种状况称为
9. 我国野鼠型出血热的发病率从每年 10 月至次年 1 月升高，此种现象称为
10. 某城市在短时间内甲型肝炎患者剧增，此种现象称为

参考答案

【A1/A2 型题】

1. D　2. D　3. E　4. E　5. E　6. A　7. A　8. C
9. C　10. B　11. C　12. B　13. C　14. A　15. B　16. B
17. B　18. A　19. C　20. D　21. B　22. E　23. C　24. D
25. C　26. C　27. D　28. C　29. B　30. D　31. C　32. C
33. C　34. E　35. C　36. E　37. C　38. C　39. C　40. E
41. D　42. B　43. C　44. D　45. D　46. C　47. D　48. D
49. C　50. B　51. B　52. E　53. C　54. C　55. C　56. B
57. A　58. D　59. C　60. C　61. B　62. D　63. D　64. B
65. A　66. E　67. B　68. E　69. B　70. D　71. C　72. C
73. B　74. E　75. E　76. D　77. B　78. B　79. D　80. C
81. B　82. A　83. B　84. D　85. D　86. B　87. B　88. C
89. C　90. B　91. A　92. E　93. A　94. B　95. B　96. C
97. A　98. B　99. A　100. D

【A3/A4 型题】

1. E　2. B　3. B　4. B　5. E　6. C　7. E　8. D

【B 型题】

1. A　2. C　3. E　4. E　5. C　6. A　7. A　8. D
9. C　10. B

精选解析

【A1/A2 型题】

82. 据统计 60 岁以上男性骨质疏松的发病率是 10%，而女性为 40%。因而女性高于男性。

100. 抽样调查属于现况研究，其余都不属于现况研究。

第四章　医学统计方法

【A1/A2 型题】

1. 卫生统计工作步骤可分为
   A. 收集、整理资料及统计描述
   B. 统计研究设计、搜集、整理和分析资料
   C. 收集、整理和分析资料
   D. 统计设计、统计描述和统计推断
   E. 以上均不是

2. 对于随机抽样，下列哪项是恰当的
   A. 随机抽取尽可能多的研究对象
   B. 按随机的原则抽取对象，保证样本的代表性
   C. 随意选择研究对象，保证有足够的样本例数
   D. 利用随机抽取的方法，但无法估计出抽样误差
   E. 以上均不对

3. 对于抽样误差，恰当的是
   A. 样本统计量与总体参数之间的差别
   B. 在搜集资料的过程中由于过失而产生的误差
   C. 由于抽样产生的各观察值之间的差别
   D. 抽样误差的大小是不可计算的
   E. 以上均正确

4. 对于总体，不正确的一项是
   A. 可分为有限总体与无限总体
   B. 总体内的观察单位是同质的
   C. 总体是根据研究目的确定的
   D. 由总体计算的指标称为统计量
   E. 由样本的特征可估计总体的特征

5. 对于概率，下列哪项是不正确的
   A. 当概率为 1 时，表示某事件必然发生
   B. 概率用来描述随机事件发生可能性大小，常用 P 表示
   C. 在实际工作中，不论观察单位数的多少，均可由频率来估计出概率的大小
   D. 概率的取值在 0 和 1 之间
   E. 当概率越接近 0，表示某事件发生的可能性越小

6. 统计分析包含的两项主要内容是
   A. 区间估计与假设检验　　B. 统计图表和统计推断
   C. 统计描述和统计推断　　D. 统计描述和统计图表
   E. 统计描述和假设检验

7. 测量某地区样本人口的红细胞数，此指标为
   A. 等级指标　　B. 分类指标
   C. 计量指标　　D. 计数指标
   E. 以上均不对

8. X 是表示变量值的
   A. 平均水平　　B. 中间位置
   C. 变化范围　　D. 相互间差别大小
   E. 以上都不是

9. 利用频数分布表及公式 $M = L + i/f\ (n/2 - \sum f_L)$ 计算中位数时，要求
   A. 分布末端有确定数据　　B. 数据成正态分布
   C. 组距相等　　D. 数据分布对称
   E. 以上都不对

10. 各观察值均加（或减）同一数后
    A. 两者均不变
    B. 均数改变，标准差不变
    C. 均数不变，标准差改变
    D. 两者均改变
    E. 以上均不对

11. 要全面描述正态分布或近似正态分布资料的分布特征，可采用
    A. 均数与标准差　　B. 全距与中位数
    C. 中位数与四分位间距　　D. 均数与变异系数
    E. 以上均不对

12. 欲比较血红蛋白与空腹血糖值这两组数据的变异程度，宜采用
    A. 标准差　　B. 极差
    C. 方差　　D. 变异系数
    E. 以上均不对

13. 变异系数的数值
    A. 一定比标准差小　　B. 一定小于 1
    C. 一定大于 1　　D. 以上全对
    E. 以上都不是

14. 描述一组偏态分布资料的变异度，以下列哪项指标为好
    A. 变异系数（CV）　　B. 标准差
    C. 极差（R）　　D. 四分位间距（Q_U—Q_L）
    E. 以上都不是

15. 下述哪项分布的资料，均数等于中位数
    A. 对称　　B. 右偏态
    C. 左偏态　　D. 对数正态
    E. 以上都不是

16. 下列指标中哪项可用来描述计量资料的离散程度
    A. 极差　　B. 均数
    C. 中位数　　D. 几何均数
    E. 以上都不是

17. 偏态分布资料宜采用下列哪项描述其分布的集中趋势
A. 四分位间距　　B. 均数
C. 标准差　　D. 中位数
E. 以上都不是

18. 标准正态分布的均数与标准差分别为
A. 0与1　　B. 1与0
C. 1与1　　D. 1.96与2.58
E. 以上都不是

19. 各观察值同乘以一个不等于0的常数后，不变的是
A. 几何均数　　B. 标准差
C. 均数　　D. 中位数
E. 以上都不是

20. 正态分布的有两个参数μ与σ，曲线形状越扁平表明
A. μ与σ越接近　　B. σ越大
C. μ越大　　D. σ越小
E. 以上都不是

21. 最小组段无下限或最大组段无上限的频数分布资料，可用下列哪项描述其集中趋势
A. 几何均数　　B. 四分位间距
C. 均数　　D. 中位数
E. 以上都不是

22. 编制频数表时，组距常为
A. 极差的1/5　　B. 极差的1/10
C. 极差的1/20　　D. 以上均是
E. 以上都不是

23. 一些以儿童为主的传染病，患者年龄分布的集中位置偏向年龄小的一侧，称为
A. 正偏态分布　　B. 正态分布
C. 负偏态分布　　D. 以上均是
E. 以上都不是

24. 用百分位数确定医学参考值范围，适用于哪种分布
A. 正态分布　　B. 偏态分布
C. 任何分布型　　D. 以上均是
E. 以上都不是

25. 四分位间距
A. 数值越大，变异度越小
B. 考虑到了每个观察值的变异度
C. 是中间50%数据的间距
D. 没有极差稳定
E. 以上都不是

26. 比较度量衡单位不同的几组资料的变异度时，用
A. *CV*　　B. *SS*
C. *S*　　D. *R*
E. 以上都不是

27. 某疗养院测得1096名飞行员的红细胞数（万/mm^3），经检验该资料服从正态分布，其均数为414.1，标准差为42.8，求得的区间（$414.1-2.58\times42.8$，$414.1+2.58\times42.8$），称为红细胞的
A. 99%正常值范围　　B. 99%可信区间
C. 95%正常值范围　　D. 95%可信区间
E. 以上都不是

28. 用两种不同成分的培养基（分别为701批与702批）分别培养鼠疫杆菌，重复试验单元数为5个，将48小时内各试验单元上生长的活菌数记录如下701批：48 84 90 123 171；702批：90 116 12 422 584。那么该资料的类型为
A. 等级资料　　B. 计量资料
C. 计数资料　　D. 以上均是
E. 以上都不是

29. 某医院用某种新疗法治疗某病患者41人，治疗结果如下：治愈8人，显效23人，好转6人，恶化6人，死亡1人。该资料的类型为
A. 名义资料　　B. 计量资料
C. 等级资料　　D. 计数资料
E. 以上都不是

30. 有人根据164例某种沙门菌食物中毒患者的潜伏期资料，用百分位数法求得潜伏期的单侧95%上限为57.8小时，其含义为
A. 约有5人的潜伏期小于57.8小时
B. 约有69人的潜伏期大于57.8小时
C. 约有95人的潜伏期小于57.8小时
D. 约有8人的潜伏期大于57.8小时
E. 以上都不是

31. 抽样误差是指
A. 样本值和样本值之差　　B. 个体值和样本值之差
C. 个体值和总体值之差　　D. 样本值和总体值之差
E. 以上都不是

32. 标准差与标准误都是常用的变异指标，二者看起来很相似，但含义却相差很大。下面的几种表述中，最恰当的一项是
A. 标准差是不受指标单位影响的变异指标
B. 标准差是对样本而言，而标准误是对总体而言
C. 标准误就是平均数的标准差
D. 标准误是度量抽样误差大小的一个变异指标
E. 以上都不是

33. t检验中$P<0.05$，统计上可以认为

A. 两总体均数不同 B. 两样本均数不同
C. 两总体均数相同 D. 两样本均数相同
E. 以上都不是

34. 对资料平均水平描述的指标有
A. 构成比 B. 变异系数
C. 中位数 D. 率
E. 动态数列

35. 用于描述变异程度的指标是
A. 标准差 B. 样本均数
C. 几何均数 D. 总体均数
E. 中位数

36. 确定医学正常值范围的方法有
A. $i+1.645\sigma$ B. $\pm1.96\sigma$
C. $X+1.96\sigma$ D. $P_{25}-P_{75}$
E. $\overline{X}-1.645\sigma$

37. 假设检验是为了
A. 研究样本指标是否相同
B. 研究总体指标是否相同
C. 排除主观因素对抽样的影响
D. 排除抽样误差的影响
E. 研究总体分布是否相同

38. 抽样误差产生的原因是
A. 个体差异 B. 观察的是总体的一部分
C. 样本太小 D. 样本太大
E. 抽样造成的

39. 方差分析的应用条件是
A. 计量资料 B. 计数资料
C. 等级资料 D. 样本来自正态总体
E. 两个或两个以上均数的比较，且样本来自正态总体

40. 当标准误越小时，下面说法不恰当的是
A. 样本均数和总体均数的差别越小
B. 个体差异越大
C. 样本均数的抽样误差越小
D. 样本均数估计总体均数的可靠性越大
E. 样本率估计总体率的可靠性越大

41. 均数与标准差的关系是
A. 标准差越大，均数代表性越大
B. 均数越小，标准差越大
C. 标准差越小，均数代表性越大
D. 均数越大，标准差越小
E. 以上都不对

42. 有8个某种传染患者，他们的潜伏期分别为：4、1、21、8、12、11、9、13，其中位数是
A. 9 B. 10
C. 4 D. 12
E. 22

43. 已知2500个正常人血压的数据服从正态分布，计算出样本均值 $\overline{X}$ 和标准误 $S_{\overline{X}}$，求出区间（$\mu_{0.05}=1.96$），该区间所代表的含义是
A. 任何一个人血压的99%可信区间
B. 样本均值的95%波动范围
C. 血压的99%正常范围
D. 总体均值的95%可信区间
E. 以上都不对

44. 构成比为
A. 反映两个有关联指标之比
B. 构成比反映某现象发生的强度
C. 反映某事物内部各部分占全部的比重
D. 相对比也称构成比
E. 某一现象在时间顺序上的排列

45. 下述叙述那一个恰当
A. 相对比也称构成比
B. 构成比是说明某现象发生的频率或强度
C. 构成比又称频率指标
D. 率是反映某现象发生的强度
E. 当样本量较小时，可用构成比代替率

46. 相对比所具有的特点为
A. 各相对比的和一定等于1 B. 一定小于100%
C. 无限制 D. 一定大于100%
E. 以上都不对

47. 当待比较两组数据的内部构成不同时
A. 应用标准化法标化后再比较
B. 需要进行假设检验后才能比较
C. 可直接比较
D. 两组不可比较
E. 以上都不对

48. 四格表中四个格子的数字分别为
A. 两组的实际值与理论值
B. 待比较两组的各组总数和各组阳性率
C. 待比较两组的各组阳性数和阴性数
D. 待比较两组的各组阳性数和各组总数
E. 以上都不对

49. 对于计量资料的处理方法，下列哪一项是不合适的
A. 方差分析 B. 计算率和相对比
C. 计算均数及标准差 D. 秩和检验
E. 直线相关分析

50. 对于计数资料的处理方法，下列哪一项是不可能的

A. 方差分析　　B. 计算平均数和标准差
C. t 检验　　D. 等级相关分析
E. 以上都是

51. 说明某现象发生的强度指标为
A. 均数　　B. 构成比
C. 率　　D. 相对比
E. 比数比

52. 下述指标属于相对数的有
A. 发病数　　B. 中位数
C. 构成比　　D. 均数
E. 测量值

53. 描述计数资料的指标主要为
A. 中位数　　B. 相对数
C. 平均数　　D. 变异系数
E. 决定系数

54. 说明两个有关联的同类指标之比为
A. 倍数　　B. 频率
C. 率　　D. 相对比
E. 构成比

55. 对构成比的描述以下哪个恰当
A. 其合计可大于 100% 也可小于 100%
B. 其合计应小于 100%
C. 其合计应等于 100%
D. 其合计应大于 100%
E. 以上都不对

56. 使用相对数时易犯的错误是
A. 将构成比当作率　　B. 将率当作相对比
C. 将率当作构成比　　D. 将构成比作为相对比
E. 以上都不对

57. 标准化法中，直接法是通过下列哪项进行标化的
A. 选定一个标准人口构成比例
B. 选定一个各年龄组死亡率作为标准
C. 选定一个标准人口总数
D. 计算标化死亡比
E. 以上都不是

58. 标准化法中，预期死亡数的计算方法为
A. 实际死亡数与预期死亡率相乘
B. 由各年龄组标准人口数乘以标准年龄别死亡率算出
C. 由各年龄组标准人口数乘以年龄别死亡率可算出
D. 由死亡总数与实际的年龄别死亡率相乘算出
E. 以上都不是

59. 对于经过标准化后的两组样本率
A. 可做 f 检验得出结论
B. 还需作假设检验才可得出结论
C. 可直接比较，得出结论
D. 经方差分析得出结论
E. 以上都不是

60. χ^2 检验，下列哪句叙述恰当
A. χ^2 检验只可检验两个率有无显著性差异
B. χ^2 检验要求资料符合正态分布
C. χ^2 检验用于计数资料的分析
D. χ^2 检验方法适用于任何类型资料
E. 以上都不对

61. 基于 χ^2 检验的基本思想，以下说法恰当的是
A. 检验数据是否符合 Z 分布
B. 计算理论值与实际值的差值，作为 Z 值大小
C. 检验实际频数和理论频数的吻合程度
D. 计算两个率差别的显著性大小
E. 以上都不对

62. 甲乙两文中，查到同类研究的两个率比较的四格表资料，其 χ^2 检验，甲文 $\chi^2 > \chi^2 0.01\ (i)$，乙文 $\chi^2 > \chi^2 0.05\ (i)$，可认为
A. 甲文说明总体的差别较大
B. 两文结果一致
C. 甲文结果更可信
D. 两文结果相互矛盾
E. 以上说法都不对

63. 计算麻疹疫苗接种后血清检查的阳转率，分母为
A. 麻疹疫苗接种后的阳转人数
B. 麻疹患儿人数
C. 麻疹疫苗接种人数
D. 麻疹易感儿数
E. 接受血清检查的患儿数

64. 已知男性钩虫感染率高于女性，今欲比较甲乙两乡居民的钩虫感染率，但甲乡人口女多于男，而乙乡男多于女，适当的比较方法为
A. 不具可比性，不能比较
B. 两个率比较的 χ^2 比较
C. 分性别进行比较
D. 对性别进行标化后再比较
E. 两个率比较的 u 检验

65. 计算某地某年流感发病率时，其分母应为
A. 年初人口数　　B. 该年流感门诊人数
C. 该年总患病人数　　D. 年平均人口数
E. 年终人口数

66. 某地居民每两年检查身体一次，检查结果如下：有感染区：体检人数 50 人，新发生某病人数 10 人；未

感染区：体检人数 200 人，新发生某病人数 10 人，则有感染区该病年发病率为

A. 5%　　B. 10%

C. 20%　　D. 2.5%

E. 1%

67. 某区急性传染病发生数的比重在全市最低，则

A. 可将此比重看作发病率与全市水平比较

B. 还不能说明在全市中该区急性传染病发病最轻

C. 说明在全市中该区急性传染病最轻

D. 可将此比重看作发病率与其他各区比较

E. 以上都不对

68. 相对危险性是暴露组的发病比例与非暴露组的对照组发病比例之比值。你认为相对危险性 RR 是

A. 动态数列指标　　B. 频率指标

C. 相对指标　　D. 构成指标

E. 以上都不对

69. 统计图的标题

A. 可在任意位置　　B. 应在下方

C. 应在上方　　D. 应在左侧

E. 以上均不对

70. 对于统计表的制作，叙述恰当的是

A. 表中应只有顶线与底线

B. 横标目在表的左侧，纵标目在表的上行

C. 横标目在表的上行，纵标目在表的右侧

D. 数字为 0 时可不填

E. 标目一律不注明单位

71. 对于统计图的叙述，不正确的一项为

A. 条图、散点图、线图和直方图都有纵轴和横轴

B. 按资料的性质和分析目的可选用适合的图形

C. 统计图应有标题，一般写在图的下方

D. 条图和直方图纵坐标可不从 0 开始

E. 统计图纵坐标数量一定要从小到大

72. 对于统计图的选择，恰当的是

A. 表示某事物在时间上的发展变化可用条图

B. 表示全体中各部分的比重可用圆图

C. 表示相互独立的各指标的大小可用百分条图

D. 表示连续变量的频数分布可用条图

E. 以上都不对

73. 不同性质的统计资料，一般来讲

A. 表示各部分的比重的资料宜用直条图

B. 连续性资料宜用圆图或百分条图

C. 连续性资料宜用直条图

D. 表示连续变量的频数分布可用直方图

E. 以上都不同

74. 制作统计图时，一般要求

A. 纵横标目可省略单位

B. 标题应注明图的主要内容，并注明在图的左上方

C. 条图适合于各种类型的资料

D. 纵横轴的比例一般为 5∶7 较好

E. 以上都不对

75. 说明事物在时间上的发展变化速度可用

A. 圆图　　B. 百分条图

C. 条图　　D. 半对数线图

E. 直方图

76. 说明某连续变量的频数分布

A. 散点图　　B. 直方图

C. 直条图　　D. 线图

E. 以上都不是

77. 说明某事物在时间上的发展变化，可用

A. 半对数线图　　B. 百分条图

C. 线图　　D. 条图

E. 直方图

78. 表示资料频数分布时应选用

A. 构成图　　B. 直方图

C. 直条图　　D. 线图

E. 圆图

79. 半对数线图是反映一个指标在一段时间里的变化

A. 长度　　B. 速度

C. 幅度　　D. 程度

E. 以上都不对

80. 下述叙述哪一项是不正确的

A. 连续性资料应选线图

B. 频数资料应选用直方图

C. 统计图形的选择取决于资料类型

D. 表示全体中各部分的比重可用圆图

E. 表示相互独立的各指标的大小可用圆图

81. 作统计图，应注意

A. 条图与线图纵坐标从零开始

B. 根据资料性质和分析目的选用适合的图形

C. 根据资料类型选统计图

D. 纵横坐标长度的比例一般约为 7∶5

E. 以上均不对

82. 对于散点图，叙述恰当的是

A. 可呈现变量的频数分布

B. 可表示两种现象间的相关关系

C. 可描述变量的变化趋势

D. 可直观表示出各指标的位置

E. 以上都不对

83. 比较某年某地三种传染病的病死率可选用
A. 散点图　B. 直方图
C. 线图　D. 条图
E. 百分条图

84. 比较连续3年的某传染病死亡率可用
A. 半对数线图　B. 百分条图
C. 条图　D. 线图
E. 直方图

85. 表示五个乡某年的肺炎发病率应选用
A. 直条图　B. 构成图
C. 直方图　D. 线图
E. 其他图形

86. 对于计数资料，可选用哪种统计图形
A. 条图　B. 散点图
C. 直方图　D. 线图
E. 半对数线图

87. 比较某区乙肝5年发病率情况，宜选用
A. 直方图　B. 条图
C. 散点图　D. 百分条图
E. 线图

88. 要分析某市乙脑患者年龄分布，可选用
A. 条图　B. 直方图
C. 百分条图　D. 柱形图
E. 其他

89. 分析体重与肺活量是否有相关关系时，要先绘制
A. 线图　B. 应变量的直方图
C. 散点图　D. 一个变量的直方图
E. 条图

90. 直方图用以反映下列哪项的分布
A. 连续性资料　B. 构成比资料
C. 相互独立资料　D. 频数表资料
E. 双变量资料

91. 用线段的升降表达事物的动态（差值）变化的统计图为
A. 半对数线图　B. 直方图
C. 线图　D. 条图
E. 百分条图

92. 下列表示离散趋势的指标中，哪项没有单位（量纲）
A. 四分位数间距　B. 极差
C. 变异系数　D. 标准差
E. 方差

93. 直方图可用于
A. 身高和患病率的关系分析
B. 10个年龄组患病率的比较
C. 2001年6种疾病发病率的比较
D. 描述B型血者的血红蛋白含量的分布
E. 某医院各科室的人员构成情况

94. 某社区某年平均人口2万人，肝硬化患者100人，同年死于肝硬化30人，则30%为
A. 死亡率　B. 发病率
C. 患病率　D. 病死率
E. 病别死亡率

95. 门诊各科疾病分类统计资料，可作为
A. 计算患病率的基础　B. 计算死亡率的基础
C. 计算发病率的基础　D. 计算病死率的基础
E. 计算疾病构成比的基础

96. 某医生欲描述社区近十年乙脑发病率的变动趋势，宜绘制
A. 线图　B. 直方图
C. 百分构成图　D. 条图
E. 半对数线图

97. 某医生描述社区本年度2岁儿童10种急性传染病的分布，宜绘制
A. 统计地图　B. 直方图
C. 条图　D. 线图
E. 百分构成图

98. 全科医生在收集临床资料中与专科医生不同的是
A. 对心理、社会资料的采集　B. 实验室检查
C. 病史的采集　D. 查体
E. 仪器检查

99. 某日门诊各科疾病分类统计资料，可作为
A. 计算患病率的基础　B. 计算死亡率的基础
C. 计算发病率的基础　D. 计算病死率的基础
E. 计算疾病构成比的基础

100. 信度是指该指标
A. 可重复性好　B. 有效性好
C. 敏感度好　D. 特异性好
E. 以上都对

101. 属于等级资料的变量是
A. 白细胞分类　B. 血型
C. 尿蛋白化验结果　D. 性别
E. 职业

102. 平均数表示一组性质相同变量值的
A. 精密水平　B. 分布情况
C. 集中趋势　D. 离散趋势
E. 变化范围

103. 表示抽样误差大小的指标是
A. 标准误　B. 变异系数

C. 标准差　　D. 系统误差
E. 随机误差

104. 某幼儿园有幼儿 300 人，在某月内发现腮腺炎患儿 4 人，则 1.33% 是
A. 发病率　　B. 患病率
C. 病死率　　D. 死亡率
E. 感染率

105. 两个样本的构成比（实际频数分别为 25/80 和 60/75）作差别的假设检验有可比性时
A. 可作χ^2 检验
B. 看不出能否作χ^2 检验
C. 不可作χ^2 检验
D. 只能作χ^2 检验
E. 可作χ^2 检验，但需校正

106. 某病采用新法治疗，虽不能治愈但可延长生命，则发病率和患病率哪个变化是恰当的
A. 发病率增加　　B. 患病率增加
C. 发病率减少　　D. 患病率减少
E. B + C

107. 某企业抽样调查男职工 1739 人，查出高血压患者 178 例，其中 40 岁组 64 人，则 35.96% 为
A. 该企业男职工高血压患病率
B. 该企业职工高血压患病率
C. 该企业男职工高血压发病率
D. 该企业 40 岁组男职工高血压患病率
E. 该企业 40 岁组男职工高血压病例构成比

108. t 检验的作用是
A. 检验抽样误差为 0 的概率
B. 检验抽样误差的有无
C. 检验样本均数间的实际差异是否等于 0
D. 检验均数的实际差异由抽样误差所引起的概率大小
E. 检验样本均数间有无差异

109. 某医师用 A 药治疗 9 例患者，治愈 7 人，用 B 药治疗 10 例患者，治愈 1 人，比较两药疗效时，最适当方法是
A. u 检验　　B. χ^2 检验
C. 校正χ^2 检验　　D. 直接概率法
E. 行×列表χ^2 检验

110. 表示计数资料的指标是
A. 几何均数　　B. 均数
C. 中位数　　D. 率
E. 方差

111. 下述指标中属于计量资料的是
A. ABO 血型分类　　B. 白细胞分类
C. 某病好转人数　　D. 血压
E. 粪检虫卵结果

112. 人群接种疫苗后，为表示其平均抗体滴度最常计算
A. 中位数　　B. 均数
C. 百分位数　　D. 几何均数
E. 平均数

113. 社区机械性资源不包括下列哪一项
A. 疗养院　　B. 医院
C. 专家及领导人员　　D. 卫生所
E. 社区团体及公共设施

114. 用均数和标准差可全面描述哪项资料的特征
A. 对称分布　　B. 负偏态分布
C. 正态和近似正态分布　　D. 正偏态分布
E. 分布不明

115. 来自同一总体的两个样本中，哪项小则用样本均数估计总体均数时更可靠
A. $S_{\bar{X}}$　　B. S
C. CV　　D. Q
E. 以上都不对

116. 反映一组分布比较对称的变量值的平均水平应采用
A. 几何均数　　B. 平均数
C. 中位数　　D. 均数
E. 以上任选其一

117. 下述指标中哪项是计数指标
A. 红细胞计数　　B. 尿蛋白
C. 男婴出生比例　　D. 男婴心率
E. 血压

118. 计算麻疹疫苗接种后血清抗体检查的阳转率，分母为
A. 麻疹易感儿数
B. 麻疹疫苗接种人数
C. 麻疹患儿数
D. 麻疹疫苗接种后的阳转人数
E. 儿童总数

【A3/A4 型题】

（1～2 题共用题干）

某社区年平均 5 万人口，其中男性 2.4 万人，女性 2.6 万人，年内出生 250 人，死亡 100 人，其中男性 55 人，女性 45 人。

1. 本年度该社区人口自然增长率是
A. 3%　　B. 10%
C. 1.1%　　D. 2‰
E. 5‰

2. 计算该社区男性年死亡率的分母是
   A. 50000　　B. 26000
   C. 24000　　D. 250
   E. 100

（3～4 题共用题干）

某全科医生对本社区做社区卫生调查，该社区有 5 万人口，高血压患者有 5000 人，其中今年被诊断为高血压的患者有 500 人，出生婴儿 250 人，周岁内死亡婴儿 1 人。

3. 该社区人群高血压患病率应为
   A. 10%　　B. 1%
   C. 9%　　D. 10‰
   E. 1‰

4. 计算该社区婴儿死亡率分母是
   A. 50000　　B. 5000
   C. 4500　　D. 500
   E. 250

（5～6 题共用题干）

某中学有学生 3000 人，如欲调查该校学生有关“吸烟的知识、态度、行为”的情况。

5. 最可采用的调查方法是
   A. 观察法　　B. 脑风暴法
   C. 专题小组讨论　　D. 自填问卷法
   E. 访谈法

6. 为提高调查结果的真实性
   A. 调查时班主任应在场监督完成调查
   B. 被调查者应填写真实姓名，以便于联系
   C. 应使被调查者学会随机抽样技术
   D. 应将有吸烟行为学生登记，作为是否遵守校纪的依据
   E. 应采用匿名调查的方法

（7～8 题共用题干）

某社区医生调查各种疾病在人群中的患病率及发病率，死因构成及死因顺位等。

7. 该医生的主要目的是
   A. 确定该社区的主要健康问题
   B. 了解居民对卫生服务的满意程度
   C. 了解居民对慢性病的有关知识知晓率
   D. 了解居民的遵医行为
   E. 了解居民的两周就诊率

8. 社区医生收集资料做需求评价时，应除外哪种方法
   A. 收集各种健康档案　　B. 收集各种健康卡
   C. 社区调查　　D. 社区干预
   E. 社区筛查

（9～10 题共用题干）

某市 2001 年人口数是 100 万，共登记报告肝癌患者 117 例，其中 99 例是本年新登记患者，18 例是以往的老患者。

9. 该市本年度肝癌的发病率为
   A. 11.7/10 万　　B. 9.9/10 万
   C. 117/10 万　　D. 99/10 万
   E. 99%

10. 该市肝癌的患病率为
   A. 11.7/10 万　　B. 9.9/10 万
   C. 117/10 万　　D. 18/10 万
   E. 1.8/10 万

【B 型题】

（1～3 题共用备选答案）
   A. S　　B. O
   C. A　　D. P
   E. S 和 O

全科医疗接诊记录使用 SOAP 问题描述

1. 患者的主观资料应描述在哪部分
2. 需要对患者进行用药及生活方式指导，应描述在哪部分
3. 对患者查体和各种检查，应描述在哪部分

（4～6 题共用备选答案）
   A. 人口统计指标　　B. 生育统计指标
   C. 死亡统计指标　　D. 疾病统计指标
   E. 发育统计指标

4. 患病率
5. 寿命表
6. 自然增长率

参考答案

【A1/A2 型题】

1. B　2. B　3. A　4. D　5. C　6. C　7. C　8. A
9. C　10. B　11. A　12. D　13. D　14. D　15. A　16. A
17. D　18. A　19. B　20. B　21. D　22. B　23. A　24. B
25. C　26. A　27. A　28. B　29. C　30. D　31. D　32. D
33. A　34. C　35. A　36. B　37. E　38. E　39. E　40. B
41. C　42. B　43. D　44. C　45. D　46. C　47. A　48. C
49. B　50. E　51. C　52. C　53. B　54. D　55. C　56. A
57. A　58. C　59. B　60. C　61. C　62. C　63. C　64. D
65. D　66. B　67. B　68. C　69. B　70. B　71. D　72. B
73. D　74. D　75. D　76. B　77. C　78. B　79. B　80. E
81. B　82. B　83. D　84. D　85. A　86. A　87. E　88. B
89. C　90. D　91. C　92. C　93. D　94. D　95. E　96. A
97. E　98. A　99. E　100. A　101. C　102. C　103. A

104. A　105. A　106. B　107. E　108. D　109. D　110. D
111. D　112. D　113. C　114. C　115. A　116. D　117. C
118. B

【A3/A4 型题】

1. A　2. C　3. A　4. E　5. D　6. E　7. A　8. D
9. B　10. A

【B 型题】

1. A　2. D　3. B　4. D　5. C　6. A

精选解析

【A3/A4 型题】

（1～2 题）考核人口自然增长率（‰）的公式及计算。性别死亡率＝某性别死亡人数/同性别平均人口数×1000‰。注意必须是同时期同人群。

第五章　健康教育与健康促进

【A1/A2 型题】

1. 健康教育是
   A. 康复医学的分支学科
   B. 社会科学的分支学科
   C. 医学与社会科学之间的交叉学科
   D. 医学的分支学科
   E. 基础医学的分支学科

2. 社会医学的研究目的是
   A. 评价居民的生命质量
   B. 找出影响人群健康的主要因素
   C. 帮助政府制定政策
   D. 准确了解人群健康状况，找出影响人群健康的因素并采取有效的社会卫生策略
   E. 描述人群健康状况，进行国际间比较

3. 第一次卫生革命的对象是
   A. 社会病　　B. 非传染性疾病
   C. 慢性传染病　　D. 寄生虫病
   E. 急、慢传染病和寄生虫病

4. 第二次卫生革命的主要对象是
   A. 心脑疾病和恶性肿瘤
   B. 急性传染病
   C. 慢性传染病
   D. 非传染性疾病、慢性病以及意外伤害
   E. 各种传染病

5. 什么是医学模式
   A. 一种社会思潮　　B. 一种医学的思维观念
   C. 一种医疗方法　　D. 一种卫生工作方针
   E. 一种艺术哲学

6. 目前谈到的医学模式转变是指
   A. 神灵主义的医学模式向社会医学模式的转变
   B. 自然哲学的医学模式向生物、心理、社会医学模式的转变
   C. 生物医学模式向社会医学模式的转变
   D. 生物医学模式向生物、心理、社会医学模式的转变
   E. 机械论的医学模式向新医学模式的转变

7. 对于生物、心理、社会医学模式产生背景的说法，哪一条是不正确的
   A. 医学社会化趋势的增强
   B. 医学对保护健康和防治疾病的认识深化
   C. 医疗技术向高科技方向的发展
   D. 疾病谱和死因谱发生变化
   E. 人民卫生保健需求的提高

8. 影响人类健康的四大因素是
   A. 公共场所卫生、个人心理卫生、社会行为方式和医疗卫生服务
   B. 自然环境、家庭状况、医疗水平和个体免疫水平
   C. 环境、生物、行为生活方式和卫生服务
   D. 细菌、病毒、寄生虫和自身免疫
   E. 宿主、环境、病因、行为

9. 三级预防策略中的一级预防是指
   A. 健康教育　　B. 自我保健
   C. 初级卫生保健　　D. 环境保护
   E. 病因学预防

10. 现代医学认为健康是指
    A. 有病即不健康
    B. 躯体无肢体功能障碍
    C. 一周内无休工、休学
    D. 躯体无疾病、心理健康和社会适应良好
    E. 躯体和心理不感到虚弱

11. 对慢性非传染性疾病的防治，最根本的措施是
    A. 改善康复治疗条件，提高康复水平
    B. 深化对健康和疾病的认识
    C. 加强基础科学的研究
    D. 动员全社会参与，防患于未然
    E. 加强临床监测技术，引进先进治疗手段

12. 心理健康包括

A. 正确认识自我，正确认识环境和及时适应环境
B. 正确认识自我，正确认识他人和遵守社会规范
C. 正确认识自我，善于理解他人和与他人合作
D. 正确认识社会，端正工作态度，搞好家庭和睦
E. 遵纪守法，遵守社会公德，富有责任心

13. 社会适应包括
A. 主动控制自我，适应环境和改造环境
B. 能够面对各种挑战，善于处理各种问题，善于适应环境
C. 能力得到充分发挥，有效扮演与身份相适应的角色，遵守社会规范
D. 社会交往面广，正确扮演好社会角色，不怕困难
E. 学习能力强，工作积极，社会交往主动

14. 社会调查的第一步骤是
A. 收集资料 B. 抽样
C. 选题和假设 D. 制定研究方案
E. 寻找调查对象

15. 调查研究的逻辑步骤是
A. 收集资料，选题和假设，制定研究方案，整理分析，解释结果
B. 选题和假设，收集资料，制定研究方案，整理分析，解释结果
C. 选题和假设，制定研究方案，收集资料，解释结果，整理分析
D. 选题和假设，制定研究方案，收集资料，整理分析，解释结果
E. 选题，寻找调查对象，设计调查表格，整理分析，解释结果

16. 观察法收集资料的特点是
A. 间接的资料收集方法
B. 非语言资料的收集方法
C. 社会现象的收集方法
D. 节省时间不用记录
E. 不准确的资料收集方法

17. 访谈法收集资料的方式
A. 面询和电话询问 B. 面询
C. 电话询问 D. 入户调查
E. 抽样调查

18. 问卷的结构包括
A. 封面语，填写指导语，问题，答案
B. 指导语，问题，答案，计算机编码
C. 封面信，填写指导语，问题和答案，编码
D. 指导语，问题和答案，访问记录，计算机编码
E. 封面语，问题和答案，访问记录，审核记录

19. 效度是指
A. 测器的准则 B. 测器的可靠性
C. 测器的稳定性 D. 研究目的的准确度
E. 以上都是

20. 信度是指
A. 测器的稳定性和可靠性 B. 测器的准则
C. 测器的有效性 D. 研究目的的准确度
E. 以上都是

21. 目前，在我国农村社区健康教育一般指
A. 村或生产队 B. 乡和集镇
C. 县 D. 集体经济组织
E. 行政划分的组织

22. 社区卫生服务中基线调查的目的是
A. 了解社区中可利用的卫生资源
B. 了解居民健康需要，识别并发现健康问题
C. 开展以个人为中心，家庭为单位，社区为范围的卫生保健工作
D. 开展健康教育和周期性健康检查
E. 以上都是

23. 社区健康教育基线调查的具体内容包括
A. 社区人群的健康状况及影响因素
B. 社区人群的特点
C. 确定社区主要健康问题
D. 社区卫生资源
E. 以上都对

24. 生活质量测定的内容
A. 日常生活 B. 社会功能
C. 行为失调 D. 心理应激
E. 躯体健康、心理健康和社会功能健康

25. 心理健康测量包括应激症状的频率、强度以及
A. 应激症状 B. 社会功能
C. 日常生活 D. 社会支持
E. 行为失调

26. 生活功能包括
A. 应激症状 B. 幸福感
C. 日常生活 D. 社会关系
E. 社会交往以及社会关系对其本身的支持程度

27. 哪些不是健康教育的作用
A. 是卫生保健事业发展的必然趋势
B. 是实现初级卫生保健的先导
C. 是一项低投入、高产出、高效益的保健措施
D. 是提高自我保健知识的重要途径
E. 人口老龄化

28. 影响人类行为的主要因素不包括

A. 认知因素 B. 个人因素
C. 相邻因素 D. 环境因素
E. 社会态度

29. 健康教育的基本理论中没有
A. “力场”理论 B. 知－信－行理论
C. 因果理论 D. 选择理论
E. 行为干预理论

30. 健康教育中知信行三者之间的关系是
A. 趋势关系 B. 因果关系
C. 必然关系 D. 依存关系
E. 递进关系

31. 社会因素起着决定作用，并与现代生活方式和行为密切相关的疾病或社会病理现象被称为
A. 富裕病 B. 心身疾病
C. 文明病 D. 社会病
E. 综合征

32. WHO 提出健康四大基石不包括
A. 适当锻炼 B. 充足睡眠
C. 戒烟限酒 D. 心理平衡
E. 合理营养

33. 健康教育与卫生宣传的主要区别在于
A. 社会人群不同 B. 传播方向不同
C. 防病知识重点不同 D. 评价不同
E. 反馈不同

34. 社区健康教育的目标是
A. 了解社区人群的日常生活
B. 维护和促进个人，家庭及人群健康，提高生活质量
C. 掌握疾病发展规律
D. 降低影响健康的危险因素
E. 了解社区人群的生活质量

35. 社区健康教育的基本目标是
A. 与社区居民建立良好关系
B. 降低发病率
C. 寻找致病原因
D. 提高社区居民的知－信－行水平
E. 确定社区主要健康问题

36. 实施健康教育计划，首先要通过
A. 家庭护理 B. 家庭访视
C. 社区评估 D. 健康教育课
E. 了解家庭生活周期

37. 实施健康教育计划要从哪方面控制
A. 社区特定的个人健康问题
B. 社区特定的家庭健康问题
C. 社区卫生服务资源
D. 社区特定的人群健康问题
E. 时间控制、质量控制、对象控制

38. 社区危险因素评估主要是针对
A. 社区内老年人的膳食是否平衡
B. 社区青少年是否吸烟或吸毒
C. 社区特定个人、家庭、人群的健康问题
D. 社区内儿童是否按时接种疫苗
E. 社区内育龄妇女是否有节育措施

39. 社区健康教育主题的选择标准是
A. 根据上级指示的内容，组织社区居民学习保健知识
B. 利用著名专家教授讲课的内容，作为健康教育的主题
C. 根据健康教育活动能够取得最大的效果的同时，节省人力、物力和财力
D. 根据季节变化作为保健内容的主题
E. 根据居民提供的健康需求，辅导社区居民学习健康知识

40. 健康教育的具体目标是
A. 为实现总目标所要达到的具体结果，确定在某个家庭或人群完成
B. 为实现总目标所要达到的具体结果，确定在一定的地点完成
C. 为实现总目标所要达到的具体结果，确定在一定的时间内完成
D. 为实现总目标所要达到的具体结果，有明确、具体、可测量的指标
E. 为实现总目标所要达到的具体结果，确定采用某种方法能够完成

41. 社区内健康教育的资源包括
A. 社区卫生服务中心的健康教育资料
B. 社区卫生工作者
C. 社区人群
D. 社区内的机关、工厂和学校
E. 社会资源、环境资源和教育资源

42. 医疗机构内的健康教育对象是
A. 职业工作者 B. 学生和教师
C. 患者家属 D. 患者本人
E. 健康人的预防保健指导

43. 健康教育的基本内容是控制体重，当体重超过标准体重多少时，可以诊断为肥胖
A. 15% B. 10%
C. 5% D. 20%
E. 25%

44. 健康的生活方式提倡每天保持多少小时睡眠
A. 5~6 小时 B. 4~5 小时
C. 3~4 小时 D. 7~8 小时
E. 8~9 小时

45. 应付紧张的关键是
A. 锻炼身体，增强身体素质
B. 正确地认识紧张，采取正确的应付策略，提高个人的应付能力
C. 注意休息增加睡眠
D. 多与亲朋好友交谈，扩大交往
E. 学习舞蹈、绘画等陶冶情操

46. 下述哪项不是社区普通成年人健康筛查的内容
A. 宫颈癌检诊 B. 乳腺癌检诊
C. 直肠癌检诊 D. 肺癌检诊
E. 肝管癌检诊

47. 成年人的定期体格检查应该
A. 2 年 1 次 B. 1 年 1 次
C. 半年 1 次 D. 3 年 1 次
E. 4 年 1 次

48. 坚持有氧运动，每周最好 3 次，每次最少
A. 30 分钟 B. 25 分钟
C. 20 分钟 D. 35 分钟
E. 40 分钟

49. 行为矫正的三大要素是
A. 对象、医生和居民 B. 内容、条件和过程
C. 目标、措施和手段 D. 情景、对象和医生
E. 对象、环境和过程

50. 对健康教育的作用和效果进行评价是
A. 近期评价 B. 效果评价
C. 过程评价 D. 远期评价
E. 结局评价

51. 评价健康教育计划的最终目标是否实现是
A. 效果评价 B. 过程评价
C. 近期评价 D. 远期评价
E. 结局评价

52. 对健康教育全过程进行评价，贯穿于项目始终的是
A. 过程评价 B. 近期评价
C. 效果评价 D. 远期评价
E. 结局评价

53. 效果评价的方法是
A. 定期或按阶段召开计划管理人员会议，获取资料
B. 直接观察健康教育活动取得的资料
C. 根据随机原则，对社区的特定人群进行调查获取资料
D. 追踪调查获取资料
E. 在干预组或社区中重复横断面调查，获取基线资料和随访资料

54. 健康教育的倾向因素是
A. 行为、愿望、态度 B. 知识、态度、信念
C. 技能、态度、知识 D. 行为、愿望、知识
E. 技能、行为、知识

55. 当在一小时内，一个人饮酒过量，酒精浓度达到 0.4% 时
A. 饮酒者就会越来越感到酒精的影响
B. 进入血液中的酒精就会超过肝脏的分解能力
C. 饮酒者出现松弛感，使情绪得到释放，出现欣快而轻佻感觉
D. 语言、决策和做事也出现松弛感，讲话不再作周详的考虑
E. 昏迷

56. 当在一小时内，一个人饮酒过量，酒精浓度达到 0.1% 时，就会出现
A. 饮酒者就会烂醉，生理和心理能力降低
B. 运动失调，反应迟钝，判断失准
C. 抑制进一步加深
D. 饮酒着神志尚清，但已力不从心
E. 致人昏迷或死亡

57. 正值中年的王某，身体虽然无明显的疾病，但总感到乏力，适应力减退，似乎是机体各系统的生理功能和代谢过程低下所导致，医生诊断为
A. 待诊断 B. 不明疾病
C. 临床前疾病 D. 亚健康状态
E. 亚临床

58. 健康教育的目标之一是使社区内高血压患者减少食用盐的使用量，每日食用盐的使用量控制在5g 以内。据此，健康教育的主要对象是
A. 小学师生
B. 高血压患者及其家属
C. 副食品（店）的售货员和小商小贩
D. 街道办事处工作人员
E. 食堂的工作人员

59. 实施社区健康教育计划的质量控制，需要建立反馈系统，对计划活动不断进行监测和评估，下列哪项不是质量控制的内容
A. 对工作人员和特定人群的年龄、性别监测
B. 对健康教育活动监测
C. 对特定人群的知识、态度、行为及有关危险因素的监测
D. 对计划进程控制

E. 对经费开支监测

60. 下列哪项不是健康教育计划实施中使用的工具和设备

A. 音像设备　　B. 办公设备
C. 医疗设备　　D. 教学设备
E. 食品类

61. 下列哪项不是健康教育过程评价的方法

A. 对社区特定人群的随机调查　　B. 会议交流法
C. 观察法　　D. 估算法
E. 追踪调查法

62. 社区卫生需求评价的步骤依次为

A. 定性考察（现场）；搜索资料；环境评估；产生初步结果；确定优先解决的问题；文献综述；对目标人群的进一步描述；卫生问题的原因分析；社区资源的开发和利用
B. 文献综述；环境评估；定性考察（现场）；搜索资料；产生初步结果；对目标人群的进一步描述；卫生问题的原因分析；社区资源的开发和利用；确定优先解决的问题
C. 环境评估；定性考察（现场）；搜索资料；产生初步结果；确定优先解决的问题；文献综述；对目标人群的进一步描述；卫生问题的原因分析；社区资源的开发和利用
D. 卫生问题的原因分析；环境评估；定性考察（现场）；搜索资料；产生初步结果；确定优先解决的问题；文献综述；对目标人群的进一步描述；社区资源的开发和利用
E. 确定优先解决的问题；环境评估；定性考察（现场）；搜索资料；产生初步结果；文献综述；对目标人群的进一步描述；卫生问题的原因分析；社区资源的开发和利用

63. 下述哪项不是患者遵医行为的增强因素

A. 医患关系良好　　B. 对医疗方案满意
C. 医疗设备先进　　D. 患者家庭支持有力
E. 不存在经济问题

64. 健康知识在影响健康行为方面属于哪类因素

A. 倾向因素　　B. 促成因素
C. 反馈因素　　D. 强化因素
E. 信息因素

65. 人体热能主要来源于

A. 碳水化合物　　B. 脂肪
C. 蛋白质　　D. 食物特殊动力作用
E. 烟酸

66. 关于母乳喂养选择恰当的说法

A. 按需哺乳
B. 如母乳充足，无须给新生儿补充其他食品
C. 母乳是婴儿最佳食品
D. 早开奶
E. 上述说法都正确

67. 健康教育的核心是

A. 治疗疾病
B. 教育人们树立健康意识、建立健康行为
C. 普及卫生知识
D. 制定健康政策
E. 调整卫生服务方向

68. 利用卫生宣传日，在社区出黑板报、发放宣传资料，这项活动是

A. 行政干预活动　　B. 健康促进活动
C. 卫生宣传活动　　D. 健康教育活动
E. 行为干预活动

69. 下述哪些行为不是健康行为

A. 遵照医嘱，按时服药　　B. 定期体检
C. 预警行为　　D. 每天吸一包烟
E. 每周运动 4 次，每次 30 分钟

70. 某儿童，2014 年 3 月 10 日出生，百白破疫苗全程免疫的时间应是

A. 2014 年 5 月 10 日、2014 年 7 月 10 日
B. 2014 年 6 月 10 日、2014 年 7 月 10 日、2014 年 8 月 10 日
C. 2014 年 6 月 10 日、2014 年 8 月 10 日
D. 2014 年 5 月 10 日、2014 年 6 月 10 日、2014 年 7 月 10 日
E. 2014 年 7 月 10 日、2014 年 8 月 10 日、2014 年 9 月 10 日

71. 关于母乳喂养选择不恰当的说法

A. 如母乳充足，无须给新生儿补充其他食品
B. 母乳是婴儿最佳食品
C. 按需哺乳
D. 早开奶
E. 定时定量母乳喂养

72. 问题患者中依赖性强的患者是指

A. 表现出自大的态度和言谈，认为自己内行，提出过分要求
B. 患者愤世嫉俗，易与他人冲突，不遵医嘱
C. 这类患者被动，依赖医生给予无穷帮助，缺乏自尊
D. 长期抱怨医生治疗无效，而主诉症状很多
E. 患者过度警觉、多疑，有疑病症的心理倾向

73. 问题患者中充满愤怒的患者表现
A. 表现自大的态度和言谈，认为自己内行
B. 愤世嫉俗，易与他人冲突，不遵医嘱
C. 被动、缺乏自尊，依赖医生
D. 长期抱怨医生治疗无效
E. 警觉、多疑

74. 下列哪种影响健康的因素不属于行为和生活方式因素
A. 风俗习惯　B. 嗜好
C. 噪音　D. 饮食
E. 心理压力

75. 下列不属于居民健康状况评价的内容是
A. 营养状况　B. 家族遗传史
C. 生长发育　D. 行为发育
E. 人口密度

76. 卫生宣传与健康教育的关系
A. 两者是一回事
B. 两者之间无关系
C. 卫生宣传附属于健康教育
D. 卫生宣传是健康教育的重要措施
E. 健康教育附属于卫生宣传

77. 某社区卫生服务中心组织“健康家园”活动，普及医学科普知识，为了动员广大群众参加这次健康教育活动，首选的传播方式应该是
A. 大众传播　B. 人际传播
C. 社区传播　D. 自我传播
E. 组织传播

78. 判断哪项是不恰当的喂哺方式
A. 定时定量母乳喂养
B. 早开奶
C. 母乳不足可采取混合喂养
D. 4 个月内提倡纯母乳喂养
E. 哺乳时应将乳头和大部分乳晕送入婴儿口中

【A3/A4 型题】

（1～2 题共用题干）

10 月 8 日是全国高血压宣传日，东松医院组织医务人员在社区开展咨询活动，出黑板报 10 块，发放宣传资料 10000 份，为 500 人量血压，为 100 人看病。医院领导很重视这次活动，拨专款 5000 元。

1. 根据上述情况，请你判断
A. 这是一次成功的健康教育活动
B. 这是一次成功的健康促进活动
C. 这是一次成功的卫生宣传活动
D. 这是一次行政干预活动
E. 这是一次行为干预活动

2. 上述活动中，由哪项要素组成
A. 知识传播　B. 行为指导
C. 社区交流　D. 反馈
E. 评价

（3～4 题共用题干）

某儿童，2014 年 1 月 5 日出生。

3. 该儿童接种麻疹疫苗时间应是
A. 2014 年 9 月 5 日　B. 2014 年 7 月 5 日
C. 2014 年 8 月 5 日　D. 2014 年 6 月 5 日
E. 2014 年 10 月 5 日

4. 关于麻疹疫苗的下列说法，哪种是错误的
A. 最好在 -20℃以下保存
B. 接种部位在上臂三角肌皮肤附着处皮下注射
C. 属于被动免疫制剂
D. 属于主动免疫制剂
E. 麻疹疫苗是预防麻疹产品说明

（5～6 题共用题干）

某社区开办一个服务部，有 26 人，该部的负责人李师傅有吸烟史 25 年多，这个服务部也个个吸烟。

5. 这个服务部的人吸烟行为属于不良生活方式的哪种行为
A. 习惯性行为　B. 依存性行为
C. 强迫性行为　D. 应激行为
E. 成瘾行为

6. 该服务部的人吸烟行为最明显的特征是什么
A. 环境因素强　B. 习惯性强
C. 从众心强　D. 异变性强
E. 集体性强

【B 型题】

（1～3 题共用备选答案）
A. 客观资料　B. 主观资料
C. 评价　D. 预测
E. 计划

全科医疗接诊记录中，使用 SOAP 式问题描述
1. 其中“O”是指
2. 其中“A”是指
3. 其中“P”是指

（4～7 题共用备选答案）
A. 维生素 B_1　B. 维生素 B_2
C. 碘　D. 硒
E. 维生素 A
4. 地方性甲状腺肿是因什么缺乏造成的
5. 脚气病是因什么缺乏造成的
6. 皮肤粗糙、暗适应能力降低应注意补充
7. 克山病是因什么缺乏造成的

参考答案

【A1/A2 型题】

1. C 2. D 3. E 4. D 5. B 6. D 7. C 8. C
9. E 10. D 11. D 12. A 13. C 14. C 15. D 16. B
17. A 18. C 19. D 20. A 21. B 22. E 23. E 24. E
25. E 26. E 27. E 28. C 29. C 30. B 31. D 32. B
33. D 34. B 35. D 36. C 37. D 38. C 39. C 40. D
41. E 42. D 43. D 44. D 45. B 46. E 47. B 48. B
49. E 50. B 51. E 52. A 53. E 54. B 55. E 56. B
57. D 58. B 59. C 60. E 61. D 62. A 63. C 64. A
65. A 66. E 67. B 68. C 69. D 70. B 71. E 72. C
73. B 74. C 75. E 76. D 77. A 78. A

【A3/A4 型题】

1. C 2. A 3. A 4. C 5. E 6. C

【B 型题】

1. A 2. C 3. E 4. C 5. B 6. E 7. D

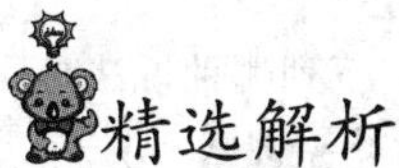

精选解析

【A1/A2 型题】

63. 医疗设备的先进并不能增强患者的遵医行为，因为事实上，大多数常见病、多发病的诊治并不需要使用高、精、尖的先进医疗设备。其他4个答案则都是能增强患者遵医行为的主客观因素。

64. 任何健康行为都受到倾向因素、促成因素、强化因素3类因素的影响，倾向因素先于行为，是产生某种行为的动机、愿望，或是诱发某行为的因素。倾向因素包括知识、信念、态度和价值观。健康知识是行为改变的基础和先决条件，健康知识的增长与积累，健康需求的愿望随之增长，并逐步渗透到信念、态度和价值观中去。

77. 为了动员广大群众参加，首选的传播方式应该是大众传播。大众传播是指信息通过广播、电视、报刊、黑板报等形式向社会人群传递的过程，大众传播覆盖面广，传播速度快。

【A3/A4 型题】

（5～6题）吸烟、酗酒、吸毒都是典型的成瘾行为，烟为弱致瘾原，行为转变过程比强致瘾原所致行为相对容易。该服务部的人吸烟行为最明显的特征是从众性强。从众性强是指易成瘾者对事物的选择和判断很少有自己独立的见解，行为倾向于顺从环境。

【B 型题】

（1～3题）全科医疗接诊记录中 O－A－P 描述中：“O”是指 objective data，即客观资料，是医生诊疗过程中观察到的患者资料。“A”是指 assessment，即评估，应包括诊断、鉴别诊断、与其他问题的关系、问题严重程度及预后等。“P”是指 plan，即计划，是针对问题提出的诊断计划、治疗计划及患者健康指导等。

第六章 儿童保健

【A1/A2 型题】

1. 通常，儿科学将儿童时期划分为
   A. 胎儿期、新生儿期、婴儿期、幼儿期、学龄前期、学龄期、青春期七个阶段
   B. 新生儿期、婴儿期、幼儿期、学龄期四个阶段
   C. 新生儿期、婴儿期、幼儿期、学龄前期、学龄期五个阶段
   D. 新生儿期、婴儿期、学龄期三个阶段
   E. 胎儿期、新生儿期、婴儿期、学龄前期、学龄期五个阶段

2. 胎儿期的定义是
   A. 指受精卵在母体内孕育发育的时期
   B. 指精子与卵子结合（受孕）至胎儿娩出
   C. 胎儿在母体内孕育发育的时期
   D. 指精子与卵子结合（受孕）至发育成熟的胎儿娩出
   E. 指受孕至发育成熟的胎儿娩出

3. 新生儿期的定义是
   A. 出生至30天
   B. 出生至满月
   C. 出生至满28天
   D. 从脐带结扎至28天
   E. 从脐带结扎至生后28天内

4. 婴儿期的定义是
   A. 从新生儿期结束至满1岁
   B. 出生至满1岁前
   C. 出生至满1周岁
   D. 从新生儿期结束至满1岁前
   E. 从脐带结扎至未满1岁

5. 幼儿期指
   A. 未满1岁至未满3岁前
   B. 1岁至未满3岁
   C. 1～3岁
   D. 满1岁至满3岁前
   E. 相当于幼儿园阶段的儿童

6. 常用体格发育的测量指标有
   A. 体重、身长、头围、胸围、上部量、下部量等
   B. 体重、身长、牙齿、潮气量等
   C. 体重、身长、头围、胸围、潮气量等
   D. 体重、身长、牙齿、前囟、脉搏等
   E. 体重、身长、头围、胸围、上部量、下部量、牙齿、前囟、脉搏等

7. 儿童保健中，儿童体重的意义是
   A. 近期营养指标
   B. 若目前体重低，可以判断其远、近期营养均不好
   C. 远期营养指标
   D. 仅用于筛查儿童期单纯性肥胖症
   E. 是筛查营养不良的重要指标

8. 儿童保健中，儿童身长的意义是
   A. 若目前身高低，可以判断其远、近期营养均不好
   B. 远期营养指标
   C. 近期营养指标
   D. 若目前身高低，可以判断其远、近期营养均不好，或父母矮小
   E. 若目前身高低，可以判断其远、近期营养均不好，且父母矮小

9. 前囟闭合时间
   A. 18 ~ 24 个月完全闭合
   B. 12 ~ 18 个月闭合
   C. 15 ~ 18 个月闭合
   D. 除非有佝偻病，否则多于 1 岁内闭合
   E. 出生时很小，一般于 2 ~ 3 个月闭合

10. 前囟闭合时间延迟的常见原因不包括
   A. 佝偻病、脑积水和克汀病
   B. 营养不良和严重脱水
   C. 佝偻病、脑积水
   D. 佝偻病、脑积水
   E. 克汀病和某些中毒情况

11. 关于小儿牙齿，以下哪种说法最准确、最全面
   A. 乳牙是未钙化的牙齿，因而不如恒牙坚硬耐磨
   B. 一般若 10 个月未出牙，应高度警惕先天无牙胚
   C. 共有 20 个乳牙，乳牙萌出时间一般为 4 ~ 12 个月龄
   D. 一般于 4 ~ 10 个月龄时萌出
   E. 乳牙萌出顺序无个体差异

12. 关于乳牙，以下哪种说法最恰当
   A. 乳牙以后均被恒牙所替代，因而，乳牙有龋齿等问题时不一定必须治疗
   B. 10 个月乳牙未萌出，钙摄入量肯定不足
   C. 乳牙于出生后钙化，因此，应注意给儿童补钙
   D. 乳牙影响将来恒牙的发育，因此，当其有龋齿等问题时必须及时治疗
   E. 乳牙萌出顺序无个体差异

13. 儿童体格生长
   A. 遵循一定的规律，个体差异不大
   B. 是一个连续的过程，且各时期生长速度不同
   C. 是一个连续的过程，而且整个儿童期匀速增长
   D. 无固定规律，个体差异明显
   E. 是一个连续的过程，且无明显的个体差异

14. 下列为关于儿童体格生长影响因素的“观点”，哪项最恰当且最全面
   A. 后天良好的保健可以突破遗传因素的制约
   B. 遗传因素决定一切
   C. 主要受疾病的影响
   D. 先天和后天两大类，前者主要指遗传和性别，后者主要指营养和疾病
   E. 内因和外因两大类，前者主要指遗传、性别和内分泌，后者包括营养、疾病、生活环境和锻炼等

15. 关于小儿视觉，下列哪种说法是不正确的
   A. 视觉发育需要光刺激
   B. 小儿视细胞是出生后才开始发育的
   C. 小儿出生时有光感和瞬目反射
   D. 视觉发育一般于出生时即已完成
   E. 新生儿可有生理性斜视或复视

16. 关于小儿味觉，下列哪种说法是不正确的
   A. 出生数日的新生儿就能分辨出甜、苦、酸味
   B. 7 ~ 8 个月的未成熟儿就有味觉反应
   C. 接近满月的新生儿只对甜味敏感
   D. 小儿出生时味觉发育就已经发育得较好
   E. 味觉是出生时发育最好的感觉器官

17. 关于运动发育的规律，下列哪种说法是不正确的
   A. 集中规律　　B. 上下规律
   C. 协调规律　　D. 正反规律
   E. 快慢规律

18. 关于小儿动作发育的规律，下列哪种说法是恰当的
   A. 会向前走即会倒退着走
   B. 会走即会停下来
   C. 待肢体的粗大动作发育完成后，手的精细动作才开始发育
   D. 与训练有关
   E. 2 岁的小儿若仍不会走路也不一定不正常，因为运动发育有个体差异，还受遗传影响

19. 小儿会说话指
   A. 咿呀学语

B. 有意识地叫“爸爸”“妈妈”等
C. 会发音
D. 无意识地自言自语
E. 无意识的唇音

20. 正常情况下，健康小儿容易吐奶，主要不是因为
A. 吃奶后兴奋运动　　B. 未拍“嗝”
C. 吃得太多　　D. 胃水平位
E. 吸进较多空气

21. 小儿的营养需要有别于成人的特点是
A. 维持基础代谢需要
B. 生长发育需要
C. 运动需要
D. 食物特殊动力作用及排泄消耗
E. 以上都不是

22. 小儿较成人需要更多的蛋白质和钙等营养素，是因为
A. 储备少
B. 生长发育需要
C. 运动多，活动量相对大
D. 出生后来源于母体的储备渐渐消耗掉
E. 代谢快

23. 母乳喂养的优点不包括
A. 含免疫物质
B. 营养价值高，容易消化吸收
C. 除钙磷比例不适当外，其他营养素更全面，更符合小儿需求
D. 感情交流
E. 经济、方便、无污染

24. 关于初乳，不恰当的说法是
A. 从出生至产后10天的乳汁　　B. 质稠色黄
C. 从出生至产后12天的乳汁　　D. 含脂肪少
E. 球蛋白多

25. 目前提倡的母乳喂养方法是
A. 按需哺喂
B. 奶少时可延长哺喂时间，中间以牛奶代替1～2次
C. 定时哺喂
D. 不必太注意乳头消毒与清洁，这样可增加小儿抵抗力
E. 为使产妇得到休息，夜间可用牛奶代替

26. 恰当的小儿喂养分类方法为
A. 母乳喂养、人工喂养、混合喂养
B. 母乳喂养、牛乳喂养
C. 母乳喂养、人工喂养
D. 母乳喂养、人工喂养、混合喂养和其他喂养
E. 母乳喂养、其他代乳品喂养

27. 小儿肠道的解剖生理特点不包括
A. 肠壁薄，黏膜富于血管，通透性好，细菌或肠内毒素易于吸收入血，造成或加重中毒
B. 相对于成人，肠道短
C. 肠壁薄，黏膜富于血管，通透性好，吸收率高
D. 升结肠和直肠与腹腔后壁固定差，易发生肠套叠
E. 相对于成人，小儿消化面积大

28. 下述哪项不属于小儿脂肪缺乏时的临床表现
A. 食欲不振
B. 体重不增
C. 皮肤干燥易于脱屑，容易感染
D. 容易发生脂溶性维生素缺乏
E. 容易腹泻、消化不良

29. 小儿反复呼吸系统感染的可能原因不包括
A. 先天性免疫功能缺陷　　B. 维生素A缺乏
C. 抵抗力差　　D. 照顾不周
E. 过敏

30. 儿童三浴锻炼指
A. 水浴、日光浴和空气浴
B. 阳光浴、空气浴和温水浴
C. 寒冷浴、空气浴和日光浴
D. 擦浴、淋浴、日光浴
E. 冷水浴、空气浴和日光浴

31. 关于预防接种，以下哪种说法不对
A. 预防接种对象包括所有人群
B. 预防接种分人工主动免疫和人工被动免疫
C. 预防接种也叫人工免疫
D. 预防接种的对象不包括青壮年
E. 预防接种分常规接种和应急接种

32. 目前已经宣布不用的主动免疫制剂为
A. 脊髓灰质炎活疫苗糖丸　　B. 痘苗
C. 麻疹减毒活疫苗　　D. 结核菌苗
E. 百日咳菌苗

33. 下列何为被动免疫制剂
A. 疫苗
B. 菌苗
C. 类毒素
D. 夹膜等抗原成分所制成的菌苗
E. 免疫血清

34. 流感疫苗接种的禁忌对象为
A. 肾病，因患流感后可能有严重并发症的患儿
B. 有慢性肺部疾病，因患流感后可能有严重并发症

的患儿
C. 心脏病，因患流感后可能有严重并发症的患儿
D. 严重贫血和免疫缺陷，因患流感后可能有严重并发症的患儿
E. 对鸡蛋白过敏者

35. 影响免疫制剂接种效果的因素不包括
A. 性别 B. 抗原的量
C. 年龄 D. 免疫途径
E. 抗原的性质、免疫次数与间隔

36. 免疫制剂应用时应注意的问题不包括
A. 冷链系统管理 B. 预防接种记录
C. 器械 D. 接种者的技术
E. 适用对象

37. 下列哪项不属于使用活疫苗的禁忌证
A. 免疫缺陷病
B. 发热
C. 白血病
D. 恶性肿瘤或使用免疫抑制剂等药物者
E. 轻微咳嗽

38. 预防接种的异常反应指
A. 接种卡介苗后局部红肿、硬结
B. 低热
C. 局部红肿、发热
D. 晕厥、惊厥、高热
E. 局部疼痛

39. 下述哪项不是新生儿免疫功能的特点
A. 吞噬细胞游走及吞噬功能均较差
B. 细胞免疫功能尚弱
C. 非特异免疫功能发育较好
D. 新生儿的体液免疫主要为胎儿后期从母体获得的免疫球蛋白，包括 IgA、IgG 和 IgM
E. 屏障功能差

40. 新生儿生理性黄疸出现的原因不是由于
A. 肝炎
B. 新生儿肝功能还不成熟
C. 出生后红细胞破坏加快
D. 肠内菌群尚未建立
E. 胎便排出延迟或开始喂奶延迟

41. 下列哪项不属于新生儿病理性黄疸
A. 黄疸程度较重，每日上升超过 85μmol/L
B. 血清胆红素低于 205μmol/L
C. 生后 24 小时内出现
D. 黄疸持续时间长，足月儿超过 2 周，早产儿超过 3 周
E. 黄疸退而复现或进行性加重

42. 新生儿病理性黄疸常见的原因不包括
A. 新生儿肝炎 B. 新生儿期感染
C. 新生儿期溶血性疾病 D. 新生儿硬肿症
E. 头颅血肿等其他疾病

43. 下列不属于新生儿期护理要点的是
A. 合理喂养 B. 保暖
C. 供氧 D. 预防感染
E. 测量体重

44. 关于 Apgar 评分，恰当的是
A. Apgar 评分观察以下 5 项指标：血压、心跳、呼吸、肌张力、皮肤颜色
B. 一般于出生后 2 分钟和 5 分钟分别进行检查和评分
C. Apgar 评分观察以下 5 项指标：心跳、呼吸、肌张力、弹足底或用导管插鼻、皮肤颜色
D. 一般于出生后 2 分钟和 10 分钟分别进行检查和评分
E. Apgar 评分观察以下 4 项指标：血压、心跳、呼吸、肌张力

45. 分娩后发生窒息不恰当的处理原则是
A. 避免躁动和哭闹 B. 给氧
C. 迅速清除呼吸道分泌物 D. 保持体温
E. 纠正酸中毒及预防脑水肿

46. 关于新生儿湿肺，不恰当的是
A. 多见于剖腹产
B. 又称新生儿暂时性呼吸困难
C. 约于出生后 2～5 小时出现呼吸急促
D. 症状比体征往往严重
E. 预后不良

47. 下列不属于早产儿护理要点的是
A. 预防感染 B. 合理喂养
C. 保暖 D. 测量体重
E. 供氧

48. 新生儿访视内容不包括
A. 尽可能为产妇做全面体检
B. 指导护理
C. 了解新生儿出生时的情况
D. 指导喂养
E. 为新生儿体检

49. 下列为“胎儿期保健的重点内容”，哪项不恰当
A. 为孕妇考虑较好的生活和工作条件
B. 孕期指导不包括心理和性生活指导
C. 妊娠早期开始的产前检查和卫生指导

D. 积极预防和治疗各种疾病
E. 合理用药

50. 下列关于"新生儿期保健的重点内容"的说法，哪项不恰当
A. 预防感染 B. 预防产伤和窒息
C. 指导喂养 D. 指导护理
E. 保健医生不负责新生儿期常见疾病的处理

51. 维生素D缺乏性佝偻病的常见原因不包括
A. 食物中钙磷含量不足或比例不合适
B. 维生素D摄入不足
C. 肾上腺肿瘤
D. 生长过速
E. 日光紫外线照射不足

52. 下列不属于维生素D缺乏性佝偻病早期临床表现的是
A. 手镯征 B. 多汗
C. 夜惊 D. 枕秃
E. 易激惹

53. 不属于小儿营养性缺铁性贫血病因的是
A. 生长发育过快 B. 外伤失血
C. 体内储备不足 D. 食物中摄入铁不足
E. 疾病引起铁消耗或丢失过多

54. 下列为小儿营养性缺铁性贫血血红蛋白值的诊断标准，哪项最恰当、最全面
A. 血红蛋白在100g/L以下（不包括100g/L）
B. 血红蛋白在110g/L以下（包括110g/L）
C. 左手无名指端血测定，铁氰化法，血红蛋白在110g/L以下（不包括110g/L）
D. 血红蛋白在110g/L以下（不包括110g/L）
E. 血红蛋白在100g/L以下（包括100g/L）

55. 小儿营养性缺铁性贫血的预防不包括
A. 预防寄生虫病 B. 合理营养
C. 锻炼身体 D. 预防感染性疾病
E. 定期体检

56. 关于小儿单纯性肥胖症，以下哪种说法是不正确的
A. 我国儿童单纯性肥胖症的发病率呈增加趋势
B. 单纯性肥胖症患儿热量摄入超过消耗，导致体内脂肪积聚过多
C. 一般认为，小儿单纯性肥胖症与成人肥胖无明显关系
D. 单纯性肥胖症是一种热能代谢障碍性疾病
E. 单纯性肥胖症与成人肥胖症、高血压、糖尿病等有一定关系，应给予重视

57. 晒太阳对哪种小儿保健意义最大
A. 单纯性肥胖症患儿
B. 营养性缺铁性贫血患儿
C. 体质弱，经常生病的小儿
D. 经常感冒的小儿
E. 北方冬季出生的2岁以内小儿，无论是否患有维生素D缺乏性佝偻病

58. 维生素D缺乏性佝偻病的诊断不包括
A. 体征 B. 症状
C. 实验室检查 D. 病史
E. 预防接种史

59. 用于治疗营养性缺铁性贫血的铁剂，宜
A. 任何时间，无所谓 B. 饭前服用
C. 饭后服用 D. 睡前服用
E. 与碱性物质一同服用

60. 下列哪项不是服用铁剂的副作用
A. 呕吐 B. 恶心
C. 胃部不适 D. 腹泻
E. 黄疸

61. 小儿单纯性肥胖症不适宜的治疗方法是
A. 药物（极严重时）
B. 增加运动（活动）量
C. 膳食管理
D. 如成人一样，节食，即使以影响生长发育为代价
E. 夏令营活动

62. 不恰当的小儿单纯性肥胖症的膳食管理指
A. 主食以碳水化合物为主，但应限制甜食、零食
B. 保证蛋白质的摄入量，每天每公斤体重不宜低于1～2g，占食物总量的30%
C. 主食以蔬菜、豆制品为主，限制甜食、零食
D. 控制脂肪摄入量
E. 宜选用体积大、热量少的食物，应注意满足小儿食欲

63. 儿童生长发育最快的时期是
A. 学龄期、青春期 B. 幼儿期、学龄期
C. 婴儿期、青春期 D. 婴儿期、幼儿期
E. 婴儿期、学前期

64. 早期母乳喂养中的不正确观点是
A. 正确的哺乳姿势
B. 早开奶
C. 母婴同室
D. 母乳充足无需补充其他食品
E. 定时定量

65. 计划免疫外常用疫苗是
A. 麻疹疫苗 B. 乙脑疫苗

C. 卡介苗　　D. 乙肝疫苗
E. 百白破三联混合制剂

66. 恰当选择新生儿轻度窒息的 Apgar 评分标准
A. <3 分　　B. <2 分
C. 8~9 分　　D. 7~8 分
E. 4~7 分

67. 下列哪项不是青春期心理行为的特点
A. 独立意识增强　　B. 对性发育困惑不解
C. 情绪波动大　　D. 不正常性行为
E. 青春幻想

68. 孕 35 周分娩出男婴，体重 2300g。恰当诊断是
A. 成熟儿　　B. 足月儿
C. 过期产儿　　D. 适于胎龄儿
E. 早产儿

69. 单纯性肥胖的脂肪积聚特点是
A. 分布均匀，以面颊、乳房、腹壁明显
B. 面颊、颏下、胸背部明显
C. 面部、胸腹部明显皮肤紫纹
D. 颈、髋及大腿上部明显
E. 面部、颈部、略带水肿

70. 对单纯性肥胖的体重判断标准应选择
A. 超过同年龄、同身高小儿正常标准的 10%
B. 超过同年龄、同身高小儿正常标准的 25%
C. 超过同年龄、同身高小儿正常标准的 20%
D. 超过同年龄、同身高小儿正常标准的 30%
E. 超过同年龄、同身高小儿正常标准的 15%

71. 维持适宜体重，下列哪项是错的
A. 控制脂肪、胆固醇含量
B. 控制摄入总热量
C. 足够量的奶、鱼、豆类等蛋白质
D. 健身运动
E. 不吃粮食，多吃菜

72. 选择对脊髓灰质炎预防接种的恰当程序
A. 2、3、4 个月基础，4 岁强化
B. 2、3、4 个月基础，6 岁强化
C. 1、2、3 个月基础，4 岁强化
D. 4、5、6 个月基础，7 岁强化
E. 2、3、4 个月基础，5 岁强化

73. 乙肝疫苗的恰当接种程序为
A. 出生初种，4 岁加强
B. 生后 24 小时，1 月、6 月初种，4 岁加强
C. 5 个月初种，4 岁加强
D. 1 月、6 月初种，4 岁加强
E. 1 月、6 月初种，7 岁加强

74. 关于无母乳的婴儿请选择最适合的替代品
A. 羊奶　　B. 配方奶粉
C. 全脂奶粉　　D. 鲜牛奶
E. 奶糕粉

75. 学龄前儿童行为可塑性很强，被称为
A. 造型时期　　B. 定型时期
C. 变型时期　　D. 发育型时期
E. 矫型时期

76. 人体热能的消耗主要包括基础代谢、各种活动所需和
A. 蛋白质　　B. 碳水化合物
C. 脂肪　　D. 食物特殊动力作用
E. 烟酸

77. 能增加食物美味，提高饱腹感的营养素是
A. 蛋白质　　B. 碳水化合物
C. 脂肪　　D. 食物特殊动力作用
E. 烟酸

78. 感觉统合失调属于生命周期哪一阶段的健康问题
A. 青春期　　B. 新生儿期
C. 学龄前期　　D. 妊娠期
E. 老年期

79. 请选择恰当的说法
A. 缺铁性贫血多发于 6 个月~3 岁的幼儿
B. 缺铁性贫血多发于 3~7 岁的学前儿童
C. 缺铁性贫血多发于 0~6 个月的婴儿
D. 缺铁性贫血多发于 0~2 个月的婴儿
E. 缺铁性贫血多发于 2~4 岁的儿童

80. 请排除不恰当的新生儿喂养方式
A. 定时定量母乳喂养，培育良好的饮食习惯
B. 哺乳后帮助婴儿将胃里的空气呃出
C. 哺乳时将乳头和大部分乳晕送入婴儿口中
D. 患乳腺炎时应暂停哺乳
E. 母乳不足时可混合喂养

81. 新生儿投服维生素 D 的时间是在生后
A. 1 周　　B. 14~15 天
C. 3~4 个月　　D. 4~5 个月
E. 1 个月后

82. 判断足月新生儿生理性黄疸血清胆红素浓度应选择
A. <15mg/dl（<257μmol/L）
B. <12mg/dl（<205μmol/L）
C. <10mg/dl（<171μmol/L）
D. <5mg/dl（<86μmol/L）
E. <20mg/dl（<343μmol/L）

83. 下列儿童体重计算公式正确的是
A. 出生后 6 个月婴儿的体重 - 出生体重 + 月龄

×800

B. 出生后6个月婴儿的体重 - 出生体重 + 月龄×700

C. 出生后6个月婴儿的体重 - 出生体重 + 月龄×600

D. 出生后6个月婴儿的体重 - 出生体重 + 月龄×500

E. 出生后6个月婴儿的体重 - 出生体重 + 月龄×1000

84. 轻度窒息是指出生1分钟Apgar评分

A. 0~3　B. 3~5　C. 4~7　D. 8~10　E. 7~10

85. 对人工喂养儿选择最适合的乳类

A. 鲜奶　B. 羊奶　C. 配方奶粉　D. 米粉　E. 麦乳精

86. 选择乙肝疫苗恰当强化年龄

A. 3岁　B. 4岁　C. 5岁　D. 6岁　E. 7岁

【A3/A4型题】

（1~2题共用题干）

男，11个月，睡眠不安，多汗（与季节无关），烦躁，未出牙。既往无其他病史。检查：一般情况可，前囟软，1cm×1cm，方颅，可见明显枕秃，无颈抵抗，有肋骨串珠和轻度鸡胸

1. 首先考虑的诊断是

A. 维生素D缺乏性佝偻病
B. 维生素D缺乏性佝偻病早期
C. 维生素D缺乏性佝偻病活动期
D. 维生素D缺乏性佝偻病恢复期
E. 维生素D缺乏性佝偻病后遗症期

2. 欲明确诊断，目前最有必要做的检查是

A. 血生化检查和X线检查
B. 更全面的体检
C. 请内分泌科会诊
D. 请内科专家会诊，排除“软骨营养不良”
E. 请肾脏专科医生会诊，排除远端肾小管酸中毒、肾性佝偻病等疾病

（3~5题共用题干）

女，1岁7个月。数月来面色渐欠红润，易疲乏，越来越不活泼，食欲减退，曾吃过墙皮等，体重不增。该患儿出牙晚（1岁零10天方萌出），至今以流食和半固体食物为主，食谱较窄。一般可，体重10kg，口唇、甲床、睑结膜苍白，皮肤干燥，心肺无异常发现，肝脾不大。

3. 首先考虑的诊断是

A. 营养性缺铁性贫血
B. 营养不良
C. 缺锌
D. 营养性缺铁性贫血 + 缺锌
E. 其他

4. 欲明确诊断，目前最有必要做的检查是

A. 血红蛋白　B. 血锌　C. 血常规　D. 镜下红细胞形态观察　E. 血清铁

5. 若为营养性缺铁性贫血，错误的治疗原则为

A. 中度及中度以上的缺铁性贫血方予铁剂治疗
B. 缺铁性贫血明确诊断后，均应予铁剂治疗
C. 轻度缺铁性贫血，仅予饮食治疗
D. 中度及中度以上的缺铁性贫血除予铁剂治疗外，尚需要对症治疗
E. 中度及中度以上的缺铁性贫血除予铁剂治疗外，尚需要对症治疗和病因治疗

（6~8题共用题干）

孕38周娩出女婴，体重3200g，身长48cm。

6. 根据孕周选择正确的说法是

A. 早产儿　B. 超期产儿　C. 正常胎龄儿　D. 未成熟儿　E. 足月小样儿

7. 根据体重应诊断为

A. 低体重儿　B. 正常体重儿　C. 足月小样儿　D. 超重儿　E. 巨大儿2500~4000g之间

8. 根据保健要求出生后一个月内访视次数应为

A. 1次　B. 2次　C. 5次　D. 4次　E. 3次

【B型题】

（1~4题共用备选答案）

A. 按年龄别体重算，体重超过同年龄、同性别儿童体重均值的10%
B. 按年龄别体重算，体重超过同年龄、同性别儿童体重均值的20%
C. 按年龄别体重算，体重超过同年龄、同性别儿童体重均值的30%

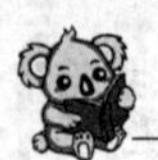

D. 按年龄别体重算，体重超过同年龄、同性别儿童体重均值的40%
E. 按年龄别体重算，体重超过同年龄、同性别儿童体重均值的60%

1. 轻度肥胖
2. 中度肥胖
3. 重度肥胖
4. 极重度肥胖

（5～6题共用备选答案）
A. 卫生宣教　　B. 咨询
C. 定期体检　　D. 预防性药物治疗
E. 锻炼

5. 维生素D缺乏性佝偻病的预防措施不包括
6. 小儿单纯性肥胖症的预防不包括

（7～8题共用备选答案）
A. 卫生宣教与咨询　　B. 合理营养（喂养）
C. 定期体检　　D. 药物治疗
E. 锻炼

7. 一般地，小儿单纯性肥胖症不主张
8. 一般地，中度及中度以上的营养性缺铁性贫血方考虑

（9～11题共用备选答案）
A. 5次　　B. 4次
C. 3次　　D. 2次
E. 1次

9. 婴儿期（1岁以内）每年体检次数要求为
10. 幼儿期（1～3岁）每年体检次数要求为
11. 学龄前期（3～7岁）每年体检次数要求为

（12～13题共用备选答案）
A. 维生素B_1　　B. 维生素B_2
C. 碘　　D. 硒
E. 维生素A

12. 地方性甲状腺肿是因什么缺乏造成的
13. 皮肤粗糙、暗适应能力降低，应注意补充

（14～15题共用备选答案）
A. 碳水化合物　　B. 蛋白质
C. 脂肪　　D. 食物特殊动力作用
E. 烟酸

14. 以上哪种营养素缺乏可引起癞皮病
15. 人体热能主要来源于

参考答案

【A1/A2型题】

1.A　2.B　3.E　4.B　5.D　6.A　7.A　8.B
9.B　10.B　11.C　12.D　13.B　14.E　15.D　16.C
17.E　18.D　19.B　20.D　21.B　22.B　23.C　24.A
25.A　26.A　27.B　28.E　29.E　30.A　31.D　32.B
33.E　34.E　35.A　36.D　37.E　38.D　39.C　40.A
41.B　42.D　43.E　44.C　45.A　46.E　47.D　48.A
49.B　50.E　51.C　52.A　53.B　54.C　55.C　56.C
57.E　58.E　59.B　60.E　61.D　62.C　63.C　64.E
65.B　66.E　67.D　68.E　69.A　70.C　71.E　72.A
73.B　74.B　75.A　76.D　77.D　78.C　79.A　80.A
81.B　82.B　83.A　84.C　85.C　86.B

【A3/A4型题】

1.C　2.A　3.A　4.A　5.B　6.C　7.B　8.E

【B型题】

1.B　2.C　3.D　4.E　5.E　6.D　7.D　8.D
9.B　10.D　11.E　12.C　13.E　14.E　15.A

精选解析

【A1/A2型题】

82. 足月新生儿生理性黄疸血清胆红素浓度界限为（小于）12mg/dl。而早产儿可定在<15mg/dl。

84. 按Apgar评分法制订标准，出生1分钟时4～7分为轻度窒息。

【A3/A4型题】

（6～8题）胎龄是反映胎儿宫内发育成熟度的重要指标，以37～42周胎龄为宜。新生儿访视是新生儿保健的重要方式，对正常新生儿应在新生儿期访视3次（初访、复访、满月访）。

第七章　妇女保健

【A1/A2型题】

1. 世界卫生组织（WHO）界定的青春期的年龄范围是
A. 12～20岁　　B. 12～18岁
C. 10～20岁　　D. 10～18岁
E. 12～25岁

2. 下列说法不正确的是
A. 青春期体重发育存在个体差异
B. 青春期身高发育速度存在个体差异

C. 青春期握力发育存在个体差异
D. 青春期血红蛋白指标存在个体差异
E. 18 岁青年身高发育速度不存在个体差异

3. 女性性发育包括
A. 生殖器官发育、月经初潮和第二性征发育
B. 内生殖器发育和乳房发育
C. 外生殖器发育和乳房发育
D. 主要是卵巢和乳房发育
E. 月经来潮和乳房发育

4. 少女妊娠（青春期妊娠）指以下哪一个年龄段少女的妊娠
A. 13～19 岁　　B. 13～17 岁
C. 12～15 岁　　D. 14～18 岁
E. 14～20 岁

5. 关于青春期后女孩生殖器官发育哪项恰当
A. 月经初潮开始标志着卵巢已完全成熟
B. 阴道分泌物由孩童期的酸性转变为碱性
C. 下丘脑－垂体－卵巢轴的功能发育很快，但子宫无明显增大
D. 子宫内膜受卵巢激素的影响而发生周期性改变，月经来潮
E. 外生殖器还没有向成熟妇女外阴形状发展

6. 关于月经初潮以下哪项是恰当的
A. 初潮年龄与人民生活水平关系不大
B. 月经初潮标志着卵巢发育成熟
C. 初潮后月经常不规律，因此不可能受孕
D. 初潮年龄在 14～16 岁
E. 月经初潮是女孩性成熟过程中的一项生理标志

7. 对于女性第二性征发育以下哪项是不正确的
A. 腋毛的出现多在阴毛长全之后
B. 一般乳房发育在月经初潮之后
C. 第二性征是指除内外生殖器官外的女性所有外部特征
D. 女子四肢骨较短，骨盆宽而圆
E. 阴毛发育后期阴毛成倒三角状分布

8. 对于少女经前卫生指导不正确的是
A. 经前期要保持情绪稳定，精神愉快
B. 使少女懂得月经来潮的道理和意义
C. 养成记录月经周期的好习惯
D. 注意保暖
E. 最好使用塞在阴道内的棉条

9. 我国《母婴保健法》规定婚前保健技术服务的法定内容为
A. 婚前医学检查和婚前指导两个方面
B. 婚前检查了解双方是否存在血缘关系
C. 婚前检查严重遗传性疾病、指定传染病和有关精神病
D. 婚前医学检查、婚前卫生指导和婚前卫生咨询三个方面
E. 婚前医学检查、性保健指导和生育指导

10. 婚前检查的主要疾病不包括
A. 指定传染病　　B. 全身各脏器器官疾病
C. 严重遗传性疾病　　D. 有关精神病
E. 影响结婚和生育的重要脏器疾病和生殖系统异常

11. 我国《传染病防治法》中规定的医学上认为影响结婚和生育的疾病不包括
A. 滴虫性阴道炎　　B. 淋病
C. 艾滋病　　D. 梅毒
E. 麻风病

12. 下列哪项检查不是婚前检查常规必检项目
A. 血、尿常规　　B. 女性腹部－肛门双合诊
C. 乙肝表面抗原检查　　D. 梅毒筛查
E. 染色体核型分析

13. 下列检查项目中哪项是婚前检查的常规必检项目
A. 染色体检查
B. 艾滋病筛查
C. 女性阴道分泌物滴虫、真菌检查
D. B 型超声波检查
E. 心电图

14. 下列说法不正确的是
A. 女性月经期应避免性交
B. 健康而完整性反应周期分为兴奋期、持续期、高潮期和消退期 4 个阶段
C. “蜜月膀胱炎”不是新婚阶段常见病
D. 正常的性功能依靠中枢神经系统、垂体、性腺相互作用维持动态平衡
E. 一般认为女性最佳生育年龄为 25～29 岁

15. 婚前指导不包括以下哪项
A. 节育指导　　B. 受孕原理
C. 常见的妊娠合并症　　D. 男女生殖器官解剖
E. 计划受孕前的准备和计划受孕方法

16. 下列与受孕有关的内容，哪项是不正确的
A. 精子在附睾尾部成熟并储存，性交时随精液射出
B. 一般来说，一次射精后仅有很少量的精子能达到输卵管
C. 精子进入阴道后，其上行能力会受宫颈黏液性状的影响
D. 卵子如遇精子，只有一个精子能优先与之结合而

成为受精卵

E. 妊娠的全过程约为40周（280天）

17. 一般认为，卵子一经排出，其受精能力时间

A. <48小时　B. <24小时
C. <12小时　D. <72小时
E. <5天

18. 对于婚前卫生咨询不正确的是

A. 应包括婚育问题的咨询
B. 婚前卫生咨询是面对面、个人的咨询
C. 鼓励服务对象参与，获得反馈
D. 应尊重服务对象的隐私权，注意保密
E. 婚前卫生咨询与咨询方法与技巧关系不大

19. 对于围生保健以下哪项恰当

A. 围生保健工作从妊娠20周开始
B. 围生保健是围生期内开始的保健
C. 围生保健从妊娠28周开始
D. 围生保健的时间范围是从孕满28周到产后7天
E. 围生保健至少应包括孕前、孕期、产时和产褥等各期的保健

20. 现阶段我国采用的围生期是

A. 孕满28周至产后28天
B. 孕满28周至产后7天
C. 孕满20周至产后28天
D. 胚胎形成至产后7天
E. 胚胎形成至产后28天

21. 推算预产期的最可靠依据是

A. 基础体温测定　B. 早孕反应开始时间
C. 末次月经第1日　D. 胎动始觉时间
E. 子宫底的高度

22. 末次月经第一日是2013年10月26日，计算预产期应是

A. 2014年8月3日　B. 2014年8月2日
C. 2014年8月1日　D. 2014年8月4日
E. 2014年8月5日

23. 先兆临产比较可靠的征象是

A. 胎儿下降感　B. 不规律宫缩
C. 胎动活跃　D. 见红
E. 尿中HCG明显增多

24. 对于临产开始的主要标志，恰当的是

A. 见红、规律宫缩、宫口开张不明显
B. 见红、破膜、规律宫缩
C. 见红、先露下降，伴有尿频
D. 规律宫缩、破膜，伴有见红
E. 规律宫缩，并逐渐增强，伴有宫口开大和先露下降

25. 对于围生期系统管理，以下哪项不正确

A. 各级有关机构应具有孕产妇登记册（表），并定期整理、统计和上报
B. 建立并使用孕产妇系统保健册（卡）需从孕中期开始
C. 目前我国对孕产期系统保健实行的是三级管理
D. 孕晚期的产前检查应每两周检查一次
E. 产妇出院后应进行产后访视，一般至少应访视3次

26. 孕早期保健不包括

A. 指导孕期营养　B. 全身体格检查
C. 骨盆内外测量　D. 全面询问病史
E. 孕期保健指导

27. 下列哪个因素可能会引起小儿神经管畸形

A. 孕早期缺乏叶酸
B. 孕妇被动吸烟
C. 初产妇年龄大于35岁
D. 孕早期发热38℃以上，并持续数天
E. 产母患精神病

28. 从病因角度讲，何项不属于妊高征好发因素

A. 葡萄胎　B. 多胎妊娠
C. 糖尿病　D. 初产妇
E. 母儿血型不合者

29. 下列哪项不是妊高征的并发症

A. 巨大儿
B. 弥散性血管内凝血（DIC）
C. 脑溢血
D. 视网膜剥离
E. 急性肾功能衰竭

30. 记录妊高征孕妇水肿（++）是指

A. 水肿限于膝关节以下
B. 髁部及小腿有凹陷性水肿，经休息后不消退
C. 髁部及小腿有凹陷性水肿，经休息后消退
D. 水肿延及股部
E. 水肿延及外阴和腹部

31. 下列哪项不是重度妊高征的标志

A. 头痛、视力障碍　B. 尿蛋白（+++）
C. 血压>160/110mmHg　D. 水肿（+++）
E. 眼底视网膜痉挛伴有视网膜水肿

32. 治疗重度妊高征孕妇，首选药物应是

A. 镇静药　B. 利尿药
C. 解痉药　D. 降压药
E. 扩容剂

33. 重症妊高征扩容治疗前，最关键的检查项目是
A. 血浆总蛋白值　　B. 血细胞比容
C. 心电图检查　　D. 24 小时尿蛋白定量
E. 眼底检查

34. 重度妊高征的产科处理，下述哪项是不正确的
A. 子痫患者应积极治疗，控制抽搐 6～12 小时终止妊娠
B. 孕 >36 周，积极治疗 24～48 小时症状改善，应考虑终止妊娠
C. 孕 36 周，经积极治疗 24～48 小时病情继续恶化，应继续积极治疗至病情稳定后终止妊娠
D. 孕 <36 周，经治疗病情好转而稳定，可继续妊娠
E. 引产失败应剖宫产

35. 过量硫酸镁治疗妊高征，最先出现的毒性反应是
A. 心率减慢　　B. 呼吸减慢
C. 头晕、血压过低　　D. 膝反射减退或消失
E. 尿量过少

36. 对于前置胎盘出现阴道流血，恰当的是
A. 伴有明显腹痛
B. 常发生在妊娠中期
C. 贫血程度与出血量不成正比
D. 妊娠 37～40 周出现阴道流血多为边缘性前置胎盘
E. 妊娠 28 周出现阴道流血多为完全性前置胎盘

37. 前置胎盘时阴道出血的特征是
A. 无痛性阴道出血
B. 阴道出血的发生常有明显的诱因
C. 有痛性阴道出血
D. 贫血程度与阴道出血量不成正比
E. 宫缩时阴道流血停止

38. 对于重型胎盘早剥的临床表现，不正确的是
A. 贫血程度与阴道出血量不成正比
B. 突然发生的持续性腹痛
C. 查体子宫柔软
D. 常以隐性出血为主
E. 胎心胎位不清

39. 对于重型胎盘早剥的临床诊断，恰当的是
A. 触诊胎位清楚
B. 腹部检查子宫硬如板状，有压痛
C. 妊娠晚期无痛性阴道出血
D. 贫血程度与出血量成正比
E. 听诊胎心率正常

40. 妊娠晚期阴道出血的处理哪项不恰当
A. 有必要用阴道拉钩或窥阴器协助窥视宫颈有无息肉或糜烂出血
B. 在排除前置胎盘之前应禁止肛指检查
C. 应常规作 B 超检查
D. 可以作阴道穹窿扣诊以确定有否前置胎盘
E. 如胎儿已死，原则上尽量阴道分娩

41. 前置胎盘的恰当处理是
A. 肛查了解宫口开大情况，决定分娩方式
B. 有阴道出血即终止妊娠
C. 凡胎儿死亡均从阴道分娩
D. 疑前置胎盘，肛查宜轻柔
E. 大出血时，不需阴道检查即行剖宫产

42. 围绝经期指从绝经前，出现与绝经有关的内分泌、生物学改变及临床特征时到绝经后
A. 1 年半　　B. 1 年
C. 半年　　D. 2 年
E. 3 年

43. 自然绝经的停经时间指
A. 连续 1 年半　　B. 连续 6 个月
C. 连续 12 个月　　D. 连续 3 个月
E. 连续 2 年

44. 过早绝经是指
A. 38 岁以前绝经　　B. 35 岁以前绝经
C. 30 岁以前绝经　　D. 40 岁以前绝经
E. 45 岁以前绝经

45. 对于自然绝经的概念，哪项是恰当的
A. 卵巢组织感染，使其功能受影响
B. 因放射治疗使卵巢功能受损
C. 因手术切除卵巢而引起的绝经
D. 停经无明显的病理变化和其他生理原因
E. 因盆腔手术损伤了供应卵巢的血管，使卵巢功能受损

46. 下列哪项不是围绝经期的症状
A. 神经心理症状
B. 接触性出血
C. 血管舒缩失调症状：潮红、潮热、出汗等
D. 泌尿生殖器萎缩症状
E. 月经不规律

47. 更年期综合征最典型的症状为
A. 外阴阴道炎、泌尿系感染
B. 月经期延长或缩短、经量增多或减少
C. 潮热、潮红和出汗
D. 腰背痛、水肿、单纯性肥胖
E. 神经精神症状

48. 对于治疗围绝经期症状的激素替代治疗的适应证，

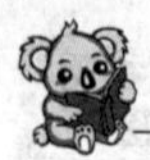

以下哪项不恰当

A. 症状严重影响到正常工作生活，并经一般治疗无效者

B. 老年阴道炎、尿道炎经一般治疗无效者

C. 人工绝经和早期绝经症状明显者

D. 不明原因的子宫不规则出血者

E. 骨质疏松症患者

49. 围绝经期激素替代治疗可能增加以下哪种疾病的发病率

A. 输卵管癌　B. 子宫内膜癌

C. 卵巢肿瘤　D. 外阴癌

E. 宫颈癌

50. 下列哪项不是围绝经期激素替代治疗的禁忌证

A. 缺血性心血管疾病　B. 严重肝功能异常

C. 不明原因的阴道出血　D. 系统性红斑狼疮

E. 脑血栓

51. 使用激素替代治疗时以下哪项不恰当

A. 进行乳房和盆腔检查

B. 用药前要详细询问家族史和既往病史

C. 做血尿常规、肝功能、宫颈刮片等化验检查

D. 服药期间要定期随访和复查

E. 理论上预防骨质疏松、冠心病，应服用1~3年

52. 围绝经期定义，恰当的是

A. 一般将妇女40~60岁定为围绝经期

B. 一般将妇女40~50岁定为围绝经期

C. 一般将妇女45~55岁定为围绝经期

D. 一般将妇女45~60岁定为围绝经期

E. 围绝经期指绝经前，出现与绝经有关的内分泌、生物学改变及临床特征时到绝经后12个月内

53. 绝经后妇女内外生殖器发生变化，以下哪项不正确

A. 阴道黏膜变薄

B. 卵巢中卵泡数目明显减少

C. 卵巢质地变软

D. 外生殖器阴毛稀少，大小阴唇萎缩

E. 子宫体积变小，子宫体长与宫颈的比例由生育期的2:1变为1:1

54. 对于绝经后妇女内分泌变化，以下哪项恰当

A. FSH升高，LH增高；雌激素水平与孕激素水平下降

B. FSH升高，LH水平下降；雌激素水平与孕激素水平不变

C. FSH、LH水平下降；雌激素水平与孕激素水平升高

D. FSH升高，LH增高；雌激素水平与孕激素水平不变

E. FSH水平不变，LH水平增高；雌激素水平与孕激素水平下降

55. 绝经后妇女出现男性化体征的可能原因是

A. 促甲状腺素水平升高

B. 雌、孕激素水平的变化

C. 卵巢分泌睾酮上升而雌激素水平下降

D. FSH、LH水平变化

E. 生长激素水平升高

56. 雌激素缺乏对机体的影响，不正确的是

A. 可导致骨质疏松　B. 可导致内外生殖器萎缩

C. 可导致子宫内膜癌　D. 月经稀少和闭经

E. 可导致阴道炎或外阴炎

57. 对于围绝经期妇女心理症状的特点以下哪项不正确

A. 情绪波动大

B. 精力减退、注意力不集中

C. 常伴有失眠、头痛、头孕、乏力等躯体不适

D. 心理症状比精神病患者轻，有波动性，不持续存在

E. 围绝经期心理症状有特异性

58. 对于绝经后骨质疏松的主要原因，以下哪项恰当

A. 每天坚持体育锻炼

B. 主要是绝经后患胃、肝、肾疾病所致

C. 长期服用抑制卵巢功能的药物

D. 吸烟、饮酒

E. 雌激素缺乏

59. 出现围绝经期症状的病因，以下哪项不正确

A. 与个体体质和健康状况有关

B. 内分泌平衡的改变

C. 与卵巢功能衰退有关

D. 文化程度越低围绝经期症状发生率越高

E. 月经周期过密或不规则者围绝经期症状发生率高

60. 下列避孕方法中哪一种方法除避孕作用外，还有防止性传播疾病传播的作用

A. 宫内节育器　B. 安全期避孕

C. 阴茎套　D. 口服避孕药

E. 皮下埋植避孕

61. 下列何种情况不宜用口服避孕药

A. 慢性肝炎　B. 甲亢

C. 乳房肿块　D. 哺乳期

E. 以上都不能用

62. 下列避孕方法中成功率最高的是

A. 使用阴茎套　B. 安全期避孕

C. 放置宫内节育器　D. 外用避孕药

E. 按时口服短效避孕药

63. 下列避孕方法中失败率最高的是
A. 安全期避孕 B. 放置宫内节育器
C. 使用阴茎套 D. 外用避孕药
E. 按时口服短效避孕药

64. 已有1周岁孩子的健康育龄妇女，最常用的避孕方法是
A. 阴道隔膜 B. 使用阴茎套
C. 口服避孕药 D. 放置宫内节育器
E. 安全期避孕

65. 新婚夫妇欲婚后2年要孩子，最恰当的避孕方法是
A. 长效口服避孕药 B. 安全期避孕
C. 放置宫内节育器 D. 皮下埋植剂
E. 阴茎套

66. 分居夫妇不宜采用的避孕方法是
A. 探亲避孕药 B. 自然避孕法
C. 杀精制剂 D. 短效口服避孕药
E. 避孕套

67. 药物避孕的适应证是
A. 慢性肝炎 B. 哺乳期
C. 月经稀少 D. 宫颈糜烂
E. 血栓性疾病

68. 女45岁，阴道前后壁膨出，子宫Ⅱ度脱垂，3个月前患肝炎住院。咨询避孕方法，以下哪种为首选
A. 宫内节育器 B. 安全期避孕
C. 口服避孕药 D. 外用杀精剂
E. 男用避孕套+润滑剂

69. 下述哪项不是放置宫内节育器的禁忌证
A. 急、慢性生殖器炎症 B. 乳腺小叶增生
C. 子宫肌瘤、子宫畸形 D. 月经过多或不规则
E. 严重心、肝、肾等全身疾病

70. 一对年轻夫妇在无保护性交后或避孕失败后几小时或几日内，为防止非意愿妊娠的发生应采取何种避孕方法
A. 人工流产
B. 口服避孕药1号
C. 口服米非司酮
D. 口服探亲避孕药1号
E. 早孕检查

71. 婚前检查中不是常规检查项目的是
A. 尿常规 B. 血常规
C. 便常规 D. 肝功能
E. 梅毒血清试验

72. 放置宫内节育器的时间哪项是不恰当的
A. 月经前3~7天
B. 自然分娩3个月后或剖宫产后6个月
C. 人工流产同时
D. 月经干净后3~7天
E. 自然流产或中期引产转经后

73. 下述哪项不是女性第二性征的特征
A. 乳房丰满 B. 声调高
C. 乳头增大 D. 阴毛和腋毛出现
E. 月经来潮

74. 女性，24岁，一个被丈夫抛弃的单身母亲，带着2个学龄前孩子，前来要求开一些安眠药。这一家三口常因一些平常的病来诊所就医，且家境贫困。你处理这种情况第一步的措施是
A. 多开些价廉的常用药，以备家庭之需
B. 开一些安眠药，以满足母亲的需要
C. 帮助联系有关社会组织的援助
D. 对这个家庭进行咨询
E. 不开药

75. 女性，24岁，婚后两个月，既往月经规律，突然闭经46天，近一周感轻微的头晕，恶心、时有呕吐，呕吐物为胃内容物，尤以晨起加重。昨日查尿妊娠试验，呈阳性反应，经医生检查确诊为宫内妊娠。围生保健系统管理中，应首先
A. 不用做检查
B. 在户口所在地街道（乡镇）卫生院建立《孕产妇保健手册》和早孕检查
C. 孕中期再检查
D. B超检查
E. 取绒毛做染色体核型分析

76. 女性，30岁，于5年前自然分娩一男婴，产后半年在某医院计划生育科上宫内节育器（T型），近半年出现腰酸痛，月经量逐渐增多，并伴间断的淋漓出血，经治疗无效，应给予的处理是
A. 继续观察 B. 一般治疗
C. 紧急避孕 D. 诊断性刮宫
E. 取环

77. 男性，26岁，既往体健，婚后使用安全套避孕，但每次用后第2天均觉阴茎瘙痒不适，龟头出现小红点，数日消失，其可能的原因为
A. 生殖器湿疹 B. 生殖器感染
C. 性红斑 D. 对安全套过敏
E. 对精液过敏

78. 青春期无排卵性功血常由下述哪些原因引起
A. 生殖道息肉
B. 先兆流产

C. 丘脑下部和垂体功能尚未完全成熟
D. 子宫黏膜下肌瘤
E. 卵巢功能性肿瘤

【A3/A4 型题】

（1～3 题共用题干）

第一胎孕 36 周妇女，发现血压升高 3 周，今晨突然腹痛，持续性，阵发加重，血压 150/98mmHg，心率 112 次/分，尿蛋白（++），阴道有少量出血。

1. 体格检查最可能发现的子宫体征是
A. 子宫局部隆起似包块状，有压痛
B. 子宫柔软，有压痛，无宫缩
C. 子宫不规则收缩，较硬，压痛，宫缩间歇不完全放松
D. 子宫有规则阵阵收缩，宫缩期间子宫完全放松
E. 子宫上段硬，下段膨隆压痛，交界处有环状凹陷

2. 此时对诊断对有用的检查是
A. 血红蛋白　B. 白细胞计数分类
C. 血细胞比容　D. 眼底检查
E. B 型超声检查

3. 此时最有可能的诊断是
A. 先兆流产　B. 胎盘早剥
C. 前置胎盘　D. 先兆子宫破裂
E. 子宫肌瘤红色变性

（4～5 题共用题干）

28 岁初孕妇，妊娠 32 周，头痛 5 日就诊。查血压 160/110mmHg，脉搏 94 次/分，面色苍白。子宫长度 26cm，臀先露，骶右后，胎心 144 次/分，尿蛋白（+++），水肿（±）。

4. 送患者至病房，不需采取的处理措施是
A. 给予地塞米松　B. 给予硫酸镁
C. 给予呋塞米　D. 给予肼屈嗪
E. 卧床休息行左侧卧位

5. 预防措施不包括
A. 在妊娠晚期开展预测工作
B. 指导孕妇减少脂肪和过多盐的摄入
C. 保持心情愉快
D. 积极选用钙制品
E. 增多产前检查次数

（6～7 题共用题干）

女，45 岁，月经稀，量少，近半年经常出现周身发热，伴大汗，经常与同事争吵，夜间睡眠差。

6. 初步考虑为
A. 神经衰弱　B. 自主神经系统紊乱
C. 神经精神疾患　D. 更年期综合征
E. 更年期功血

7. 经全面查体，基本排除器质性疾患，进一步的治疗方向是
A. 全面刮宫
B. 进行抗精神病治疗
C. 在专科医生指导下进行激素替代治疗
D. 与家属接触，嘱其看管好患者
E. 考虑为无排卵功血，给予促排卵治疗

【B 型题】

（1～3 题共用备选答案）
A. 男方患有强直性肌营养不良
B. 一方曾患麻风病，现已康复
C. 一方或双方患有重度智力低下
D. 一方患有精神病，治疗稳定满半年
E. 女方患有滴虫性阴道炎

1. 在“婚前检查医学证明”医学意见栏中注明“建议不宜结婚”
2. 在“婚前检查医学证明”医学意见栏中注明“建议不宜生育”
3. 在“婚前检查医学证明”医学意见栏中注明“建议暂缓结婚”

（4～6 题共用备选答案）
A. 培养良好的生活习惯
B. 心理卫生指导
C. 保护胚胎，免受各种有毒有害因素的影响，预防胎儿畸形发生
D. 预防妊娠合并症和并发症
E. 监测胎儿宫内发育情况

4. 属于孕早期保健内容的是
5. 属于孕中期保健内容的是
6. 属于孕晚期保健内容的是

（7～8 题共用备选答案）
A. 现况研究　B. 病例对照研究
C. 队列研究　D. 社区干预试验
E. 现场试验

7. 在社区公共场所、家庭中采取禁烟措施以预防肺癌，这一方法属于
8. 在社区中对 1～3 岁儿童补钙以预防佝偻病，这一方法属于

（9～10 题共用备选答案）
A. 从绝经前一段时间，出现与绝经有关的内分泌、生物学改变及临床特征时到绝经后 12 个月

B. 绝经前的整个生殖期
C. 由于卵巢功能丧失而使月经永远的停止，要连续闭经 12 个月，同时没有明显的病理改变或其他的生理原因
D. 指最后一次月经后的时期，至生命的终结
E. 从月经周期开始变化到最后一次月经前的时间

9. 围绝经期指
10. 绝经前期指

（11～12 题共用备选答案）
A. 从妊娠开始到孕 20 周末
B. 从孕 13 周到 27 周末
C. 从孕 28 周到分娩
D. 从妊娠开始到孕 12 周末
E. 从孕 13 周到 28 周末
妊娠全过程分为三个阶段，其孕周范围

11. 孕晚期是指
12. 孕早期是指

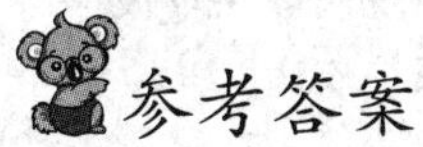

参考答案

【A1/A2 型题】

1. C　2. E　3. A　4. B　5. D　6. E　7. B　8. E
9. D　10. B　11. A　12. E　13. C　14. C　15. C　16. A
17. B　18. E　19. E　20. B　21. C　22. B　23. D　24. E
25. B　26. C　27. D　28. E　29. A　30. D　31. D　32. C
33. B　34. C　35. D　36. E　37. A　38. C　39. B　40. E
41. E　42. B　43. C　44. D　45. D　46. B　47. C　48. D
49. B　50. A　51. E　52. E　53. C　54. A　55. C　56. C
57. E　58. E　59. D　60. C　61. E　62. E　63. A　64. D
65. E　66. B　67. D　68. E　69. B　70. C　71. C　72. A
73. E　74. D　75. B　76. E　77. D　78. C

【A3/A4 型题】

1. C　2. E　3. B　4. A　5. A　6. D　7. C

【B 型题】

1. C　2. A　3. D　4. C　5. E　6. D　7. D　8. E
9. A　10. B　11. C　12. D

精选解析

【A1/A2 型题】

69. 放置宫内节育器的禁忌证，是指不宜上环的生殖系统疾病和情况，而乳腺小叶增生是因内分泌失调而引起的乳腺疾病，不会影响宫内节育器的放置。

70. 该妇女适用紧急避孕法，药物应选用米非司酮，其具有终止早孕、抗着床、诱导月经、抑制排卵、房事后避孕及促进宫颈成熟的作用。

【B 型题】

（7～8 题）社区干预试验的研究对象为社区人群。现场试验的研究对象为个体，这些个体多为某疾病的高危人群。

（9～10 题）围绝经期是妇女从卵巢功能开始衰退到完全停止的阶段。指从绝经前一段时间，出现与绝经有关的内分泌、生物学改变及临床特征时到绝经后 12 个月。绝经前期是指绝经前的整个生殖阶段。

第八章　老年保健

【A1/A2 型题】

1. Ypnanuca 提出 60 岁以上的人占总人口的百分之多少称为老龄社会
A. 7%　　B. 5%
C. 10%　　D. 12%
E. 15%

2. 按联合国制定的人口老龄化标准是
A. 65 岁以上的人口占全体人数的 10% 以上
B. 60 岁以上的人口占全体人数的 10% 以上
C. 55 岁以上的人口占全体人数的 10% 以上
D. 60 岁以上的人口占全体人数的 30% 以上
E. 55 岁以上的人口占全体人数的 15% 以上

3. 人口老龄化按以下的哪项指标来确定
A. 老年人的人口总数占全体人口总数中的百分数
B. 预期寿命
C. 老年人的总数
D. 老年人与非老年人口的比
E. 人口的平均年龄

4. 老年人高血压的诊断标准是
A. 60 岁以上的老年人，年龄每增加 10 岁，舒张压增加 10mmHg
B. 60 岁以上的老年人，年龄每增加 10 岁，收缩压增加 10mmHg
C. 60 岁以上的老年人，舒张压、收缩压均增加 10mmHg
D. 60 岁以上的老年人，血压高于 120/80mmHg

E. 血压≥140/90mmHg

5. 下列哪项会加重老年皮肤瘙痒症
A. 光滑纯棉制品内衣
B. 勤洗热水澡
C. 保持合适室温及湿度
D. 外用含油脂的乳剂、霜剂
E. 避免刺激及兴奋性食物

6. 老年人中、重度高血压进行降压治疗时，血压值降至以下哪项即可
A. 16/10.7kPa（120/80mmHg）
B. 20/12kPa（140/90mmHg）
C. 21.3/12.7kPa（160/95mmHg）
D. 14.7/9.3kPa（110/70mmHg）
E. 20.6/12kPa（150/90mmHg）

7. 下述哪一项是老年人高血压的特征
A. 血压波动大，易出现直立性低血压
B. 不易出现直立性低血压
C. 持续性收缩压、舒张压增高
D. 顽固性头痛
E. 舒张压持续在高水平

8. 高血压合并糖尿病降压药不宜用
A. 复方降压片　B. 呱乙啶
C. 美托洛尔（倍他洛克）　D. 肼苯达嗪
E. 血管紧张素转换酶抑制剂

9. 高血压合并肾功能不全，降压药宜选
A. 血管紧张素转换酶抑制剂
B. 噻嗪类利尿剂
C. β受体阻滞剂
D. 血管扩张剂
E. 以上都不是

10. 老年人高血压治疗原则是
A. 大剂量快速降压
B. 开始就用降压药
C. 小剂量开始，无效时逐渐增加剂量
D. 3~4种降压药一起用
E. 不必用药

11. 下列哪种情况心绞痛必须转院
A. 心绞痛含硝酸甘油可缓解
B. 心绞痛发作时伴血压升高
C. 心绞痛发作频繁，程度加重，时间延长
D. 心绞痛发作时伴心率加快
E. 心绞痛伴有低热

12. 下列哪种情况提示可能发生心肌梗死
A. 心绞痛发作频繁，程度加重，时间延长，甚至休息时发生
B. 心绞痛发作，血沉加快
C. 心绞痛发作，心电图ST下降0.5mV
D. 心绞痛发作，自觉低热
E. 心绞痛发作，伴有头痛

13. 现阶段预防心绞痛发作常用的药物是
A. α受体阻滞剂
B. 血管紧张素转换酶抑制剂
C. 利尿剂
D. β受体阻滞剂
E. 硝酸酯制剂

14. 冠心病但心功能尚好者，康复期首先应注意
A. 适当增加饮食　B. 尽量卧床
C. 不能吸烟　D. 适当体力活动和锻炼
E. 增加睡眠时间

15. 老年心肌梗死易误诊，主要原因在于
A. 症状不典型或无痛
B. 心电图不出现病理性Q波
C. 常有呼吸系统疾病
D. 血清酶不增高
E. 老年人常有胃肠系统疾病

16. 诊断早期肺心病的主要根据是
A. 肺动脉高压及右心室增大征象
B. 长期肺部及支气管疾病病史
C. 两肺干湿性啰音及肺气肿体征
D. 咳嗽、咳痰
E. 呼吸性酸中毒

17. 慢性肺心病、肺动脉高压形成的主要原因是
A. 血液黏稠度增加
B. 血容量增加
C. 肺气肿压迫和肺泡壁破坏使肺毛细血管床减少
D. 缺氧引起肺小动脉痉挛
E. 肺小动脉炎

18. 慢性肺源性心脏病急性加重的主要诱因为
A. 使用镇静剂　B. 服用利尿剂
C. 过劳　D. 呼吸道感染
E. 使用支气管扩张剂

19. 哪项检查是骨质疏松最敏感的检查方法
A. 尿钙　B. 定量CT
C. X线骨密度测定　D. 血清钙、磷
E. X线平片

20. WHO推荐成人摄入钙量为
A. 每日不低于1000mg　B. 每日不低于500mg
C. 每日不低于800mg　D. 元素钙每日4~6g

E. 每日不低于1500mg

21. 老年人最常见的骨折部位是
A. 骶骨骨折 B. Colles骨折
C. 椎骨骨折 D. 肩部骨折
E. 髋部骨折

22. 骨质疏松的诊断标准是骨密度较成年人的平均值
A. 低1.5个标准差 B. 高1个标准差
C. 低2.5个标准差 D. 低1个标准差
E. 高1.5个标准差

23. 哪一种方法是治疗骨质疏松的最佳方案
A. 运动疗法和补钙 B. 多吃含钙食品
C. 单纯补钙 D. 多吃高蛋白食物
E. 多吃高蛋白食物和补充钙剂

24. 我国把老年人的需要概括为生活上的供养、健康上的维护、生活上的照料和精神慰藉四个方面，但不同的时期工作重点不尽相同，下面哪一选项是最恰当的
A. 2000年以后老有所学是工作的第一重点
B. 20世纪90年代，老有所医是工作的第一重点
C. 我国是发展中国家，老有所养始终是优先的
D. 20世纪80年代，老有所养是工作的第一重点
E. 2000年以后老有所乐是工作的第一重点

25. 老年人用药时药物的种类
A. 应该尊重老年人自己的意见
B. 在疗效确定的前提下，用药的种类越少越好
C. 越少越好
D. 具体情况具体用药，不必考虑用药的种类
E. 考虑老年人的经济承受能力

26. 老年人体内免疫系统变化的特点是
A. 免疫功能基本不变
B. 免疫功能亢进
C. 免疫功能下降
D. 免疫功能下降，免疫异常增强
E. 免疫异常增强

27. 老年人综合健康评估包括
A. 患慢性病的种类、体能测定和心理测试
B. 身体、心理和社会交往
C. 体能测定和心理测试
D. 患慢性病的严重程度、体能测定和心理测试
E. 冠心病和高血压的患病情况

28. 老年人心理健康主要测量的是
A. 精神状态
B. 认知功能
C. 行为是否异常
D. 认知功能、行为是否异常
E. 认知功能、精神状态、行为是否异常

29. 评定老年人智力的常用工具是
A. 简短精神状态量表 B. 生活满意量表
C. 智力量表 D. 情感平衡量表
E. 幸福度量表

30. 简短精神状态量表包括的内容有
A. 定向、记忆、计算 B. 定向、记忆
C. 记忆、思维和计算 D. 注意力和理解力
E. 以上都正确

31. 预防高血压的主要措施
A. 控制体重
B. 降低摄盐量
C. 减少食物中的脂肪含量
D. 多食用新鲜蔬菜、降低摄盐量、控制体重、减少食物中的脂肪含量
E. 降低摄盐量、控制体重、减少食物中的脂肪含量

32. 脑卒中发病常见先兆是
A. 头晕 B. 头痛
C. 恶心 D. 恶心、呕吐
E. 短暂性脑缺血发作

33. 早期发现痴呆的常用方法
A. 思维能力测定 B. 记忆功能测定
C. 计算功能测定 D. 定向功能测定
E. 用简短精神状态量表测量是否有认知功能障碍

34. 帕金森病的主要症状是
A. 肌张力增高 B. 运动减少
C. 震颤麻痹 D. 强直
E. 肌张力下降

35. 老年性耳聋的特点是
A. 对声音的高频域区敏感性不稳定
B. 对声音的高频域区敏感性最早发生障碍
C. 对声音的低频域区敏感性最早发生障碍
D. 对声音的低频域区敏感性不稳定
E. 对声音的高、低频域区敏感性都不稳定

36. 老年糖尿病多属于
A. 非胰岛素依赖型，三多一少症状明显
B. 胰岛素依赖型，三多一少症状明显
C. 胰岛素依赖型，三多一少症状不明显
D. 非胰岛素依赖型，三多一少症状不明显
E. 非胰岛素依赖型，没有三多一少症状

37. 合并脑血管病的老年糖尿病患者
A. 空腹血糖应控制在8.8mmol/L以下，餐后2小时血糖12.1mmol/L以下

B. 空腹血糖应控制在7mmol/L以下，餐后2小时血糖11.5mmol/L以下
C. 空腹血糖应控制在7.8mmol/L以下，餐后2小时血糖11.1mmol/L以下
D. 空腹血糖应控制在6.8mmol/L以下，餐后2小时血糖10mmol/L以下
E. 空腹血糖应控制在8mmol/L以下，餐后2小时血糖11.1mmol/L以下

38. 哪些老年糖尿病患者不宜口服降糖药
A. 严重心肺功能不全并对降糖药过敏者
B. 对降糖药过敏者
C. 严重肝肾功能不全并对降糖药过敏者
D. 严重心肺功能及肝肾功能不全并对降糖药过敏者
E. 严重心肺功能及肝肾功能不全、对降糖药过敏者

39. 糖尿病最佳运动时间是在餐后
A. 1小时　　B. 0.5小时
C. 0.5～1小时　　D. 0.5～1.5小时
E. 1～1.5小时

40. 糖尿病常见的并发症为
A. 皮肤感觉异常
B. 微血管病变
C. 心血管病
D. 心血管病、微血管病变
E. 微血管病变、皮肤感觉异常

41. 慢性阻塞性肺部疾患患者由于病程长，经常出现的细菌感染有
A. 肺炎杆菌、铜绿假单胞菌
B. 肺炎球菌、铜绿假单胞菌、大肠杆菌
C. 肺炎杆菌、大肠杆菌、铜绿假单胞菌
D. 肺炎球菌、大肠杆菌
E. 肺炎杆菌、大肠杆菌

42. 慢性支气管炎是指每年咳嗽、咳痰伴喘息
A. 持续2个月，连续2年或以上
B. 持续1个月，连续2年或以上
C. 持续2.5个月，连续2年或以上
D. 持续2.5个月，连续2年以上
E. 持续3个月，连续2年或以上

43. 一般慢性支气管炎咳嗽、咳痰发展成肺心病至少需
A. 6～10年　　B. 5～10年
C. 3～5年　　D. 5～8年
E. 4～6年

44. 肺心病昏迷时需与以下哪种疾病鉴别
A. 尿毒症昏迷　　B. 肝性昏迷
C. 脑占位病变　　D. 脑血管意外
E. 以上全都包括

45. 下述哪项不是老年人患病的特点
A. 原发病的自觉症状轻、不典型或没有症状
B. 个体差别不是很大
C. 不能获得完整的病史
D. 常诱发和伴发多种疾病，临床表现复杂
E. 常伴随复杂心理社会因素

46. 健康自我评价是指
A. 把自己健康状况指标和标准健康状况指标对比，对本人健康作出的评价
B. 把自己的健康状况和标准的健康状况对比，对本人健康作出的评价
C. 自己目前的健康状况和过去对比，对本人健康作出的评价
D. 无客观标准的受试者或与周围同龄人比、或与自己过去比或与自己假设的标准比，对本人健康作出的评价
E. 以上都是

47. 维持生命存在的最基本活动简称为
A. MADL　　B. LADL
C. ADL　　D. SADL
E. BADL

48. 操作性日常活动简称为
A. LADL　　B. PADL
C. OADL　　D. MADL
E. SADL

49. 脑卒中的危害主要表现在
A. 运动功能障碍
B. 脑部有出血，该出血吸收慢
C. 语言功能障碍
D. 高发病率、高病死率及高致残率
E. 思维能力下降

50. 急性脑血管疾病包括
A. 出血性和缺血性两类
B. 脑血栓和脑出血两类
C. 短暂性脑缺血和急性脑出血两类
D. 脑栓塞、蛛网膜下隙出血、短暂性脑缺血三类
E. 脑栓塞和蛛网膜下隙出血两类

51. 脑血管疾病的主要危险因素包括
A. 年龄、高血压、肥胖
B. 年龄、性别、遗传、高血压、肥胖、糖尿病
C. 年龄、性别、遗传、吸烟、饮酒
D. 年龄、高血压、肥胖、高血脂
E. 年龄、性别、遗传、高血脂、高血压、肥胖

52. 对缺血性脑血管疾病急救时应注意
A. 保持病人安静，给予升压药物
B. 保持病人安静，给予快速降压药物
C. 保持病人安静，给予降压药物
D. 保持病人安静，调整血压，给脑血管扩容剂
E. 避免情绪激动，调整血压，给脑血管扩容剂

53. 对出血性脑血管疾病急救时应注意
A. 避免颅压增高的一切因素，给予降压药物
B. 保持病人安静，给予降压药物
C. 避免颅压增高的一切因素，给予升压药物，密切观察心率、血压、呼吸及瞳孔的变化
D. 保持病人安静，调整血压，密切观察心率、血压、呼吸及瞳孔的变化
E. 保持病人安静、头平位、尽量避免长途搬运，调整血压，密切观察心率、血压、呼吸及瞳孔的变化

54. 慢性阻塞性肺部疾患急性发作期的治疗原则
A. 消炎、祛痰、平喘、镇咳
B. 消炎、祛痰、平喘
C. 祛痰、平喘、镇咳
D. 消炎、祛痰、解痉、平喘
E. 消炎、祛痰、解痉、平喘、强力镇咳

55. 肺心病患者肺动脉高压的主要原因是
A. 血管痉挛　　B. 常年咳嗽
C. 肺气肿　　D. 低氧血症
E. 二氧化碳潴留

56. 老年人高热症是指
A. 深部体温高于40℃，伴有精神错乱、谵妄、昏迷、脱水等现象
B. 深部体温高于40.6℃，伴有精神错乱、谵妄、昏迷、脱水等现象
C. 深部体温高于39.6℃，伴有精神错乱、谵妄、昏迷、脱水等现象
D. 深部体温高于41℃
E. 深部体温高于39℃，伴有精神错乱、谵妄、昏迷、脱水等现象

57. 老年人体温过低是指
A. 深部体温低于34.5℃，伴有疲乏无力、表情淡漠，皮肤发凉
B. 深部体温低于36℃，伴有疲乏无力、表情淡漠，皮肤发凉
C. 深部体温低于35℃，伴有疲乏无力、表情淡漠，皮肤发凉
D. 深部体温低于35.5℃，伴有疲乏无力、表情淡漠，皮肤发凉
E. 深部体温低于34℃，伴有疲乏无力、表情淡漠，皮肤发凉

58. 低体温与高热的处理原则应该是
A. 低体温迅速复温，高热缓慢复温
B. 缓慢复温
C. 低体温缓慢复温，高热迅速复温
D. 迅速复温
E. 用中枢性药物复温

59. 哪项不是老年人的营养需求的特点
A. 应该逐渐改变食谱结构，适当增加豆类及动物性食物
B. 要适当增加食物中蛋白质的比例
C. 所需要的总热量比成年人减少
D. 最好是素食
E. 要有足量的含有钙和纤维素的食品

60. 科学地安排老年人的一日三餐，哪一项是不科学的
A. 少量、多餐对老年人的健康有利
B. 晚餐吃得好一点，中午吃得饱一点，晚上吃得少一点
C. 早餐的饮食量应占全天的25%，中餐占40%，晚餐占35%
D. 过午不食
E. 在三次正餐之间，适当增加1～2次

61. 哪项不是引起老年人便秘的原因
A. 素食　　B. 平时缺乏体力锻炼
C. 生活无规律　　D. 药物引起
E. 排便敏感性减弱

62. 老年人呼吸暂停综合征的诊断要满足以下哪一条件
A. 夜睡7小时，口鼻气流暂停25次以上
B. 睡眠时，口鼻气流暂停超过5次/小时
C. 睡眠时，口鼻气流暂停超过5秒
D. 睡眠时，口鼻气流暂停超过10次/小时
E. 夜睡7小时，口鼻气流暂停35次以上

63. 患有老年瘙痒症的人，不正确的行为是
A. 经常用热水洗澡保持皮肤的湿度
B. 不要用肥皂
C. 尽量避免搔抓
D. 不要吃辛辣食物
E. 不要用较热的水洗澡

64. 骨质疏松症患者的主诉中不恰当的是
A. 发热　　B. 没有任何症状
C. 疼痛　　D. 四肢乏力
E. 下肢肌肉痉挛

65. 骨质疏松症的主要体征不包括

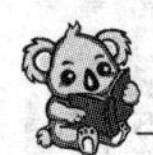

A. 驼背
B. 身高缩短
C. 骨折
D. 指（趾）甲变软，易裂等
E. 失眠

66. 女性，70 岁，打喷嚏后突感腰痛 2 天，平卧缓解，变动体位时加重，腹胀，恶心未吐，大便不畅。查体：腹软，略膨隆，肠鸣音弱，腰部叩击痛阳性，腰椎活动受限。最可能的诊断是
A. 上感 B. 泌尿系结石
C. 胸、腰椎压缩骨折 D. 机械性肠梗阻
E. 气胸

67. 原发性骨质疏松症是指
A. 一些儿童和青少年原因不明的特发性骨质疏松
B. 绝经后、年龄增加而引起的骨质疏松，以及一些儿童和青少年原因不明的特发性骨质疏松
C. 绝经后、年龄增加而引起的骨质疏松，不包括特发性骨质疏松
D. 主要由某些疾病或某些诱因（如药物）引起的骨质疏松症
E. 以上都不对

68. 骨质疏松骨折的好发部位
A. 胫腓骨、肱骨近端、胸腰椎椎体
B. 颈椎椎体、桡骨远端、股骨近端
C. 胸腰椎椎体、桡骨远端、股骨近端
D. 肱骨近端、胸腰椎椎体、桡骨远端
E. 肱骨近端、胫腓骨、颈椎椎体

69. 骨质疏松症的药物治疗不包括
A. 钙代谢调节激素 B. 非甾体类抗炎药
C. 雌激素及其类似物 D. 双膦酸盐类药物
E. 钙剂

70. 骨质疏松症的危险因素不包括
A. 长期喝大量浓咖啡
B. 骨密度降低
C. 肥胖
D. 年龄大于 65 岁的妇女
E. 近期服抗癫痫药

71. 不利于预防骨质疏松症的生活方式包括
A. 合理的全面均衡的营养
B. 酗酒
C. 戒烟
D. 经常参加户外活动，增加日照
E. 适当的性生活

72. 骨质疏松症的辅助检查包括
A. X 线吸收法骨密度仪检查
B. X 线检查
C. 定量 CT、定量超声
D. 生化与免疫学检查
E. 以上都是

73. 骨质疏松症诊断过程中应询问
A. 家族史
B. 营养状况、生活方式
C. 骨科病史、妇科病史及其他相关病史
D. 服药史
E. 以上都是

74. 不利于获得最佳峰值骨量的后天环境因素包括
A. 避免不良的生活嗜好 B. 适当的体力活动
C. 生长期注意合理营养 D. 避免体力劳动
E. 补充钙的摄入

75. 继发性骨质疏松症是指
A. 主要由某些疾病或某些诱因（如药物）引起的骨质疏松症
B. 绝经后骨质疏松症
C. 原因不明的骨质疏松症
D. 老年性骨质疏松症
E. 以上都不是

76. 老年人生活质量测定内容，不包括
A. 躯体健康 B. 心理健康
C. 健康预期寿命 D. 独立生活能力
E. 情感、交往能力

77. 老年男性尿潴留最常见原因是
A. 尿道憩室 B. 尿道结石
C. 尿道狭窄 D. 前列腺增生
E. 神经源性膀胱

78. WHO 评价人口老龄化指标，哪项属于老年人口型
A. 60 岁以上老年人口系数达到 15% 以上
B. 65 岁以上老年人口系数达到 15% 以上
C. 60 岁以上老年人口系数达到 10% 以上
D. 65 岁以上老年人口系数达到 10% 以上
E. 60 岁以上老年人口系数达到 7% 以上

79. 老年保健措施中哪项不可取
A. 生活规律
B. 合理膳食营养
C. 注意环境和个人卫生护理
D. 积极参与社会活动
E. 选择竞技性运动以增强心肺功能

80. 老年人合理的膳食营养，下列哪项是错的
A. 少吃甜食
B. 限制食盐入量每日 15g 以下
C. 少吃油炸食品
D. 食用富含维生素的食品
E. 食用富含纤维素食物

81. 老年瘙痒症最主要原因是
A. 皮肤干燥
B. 不健康的生活习惯
C. 内分泌腺功能紊乱
D. 季节影响
E. 灰尘、微生物等刺激

82. 老年人细菌性上呼吸道感染最严重的并发症是
A. 慢性支气管炎复发　B. 并发鼻窦炎
C. 引起肺气肿　D. 支气管炎
E. 肺炎

83. 老年抑郁症的临床表现为
A. 痴呆
B. 肢体活动不灵活
C. 感知觉减退
D. 认知能力减低、失语
E. 情绪抑郁，思维障碍

84. 老年人心理变化的最重要特点表现为
A. 记忆力下降及反应速度减慢
B. 认知能力减退
C. 性格、情绪容易发生变化
D. 与知识文化和经验积累有关的智力不变或有提高
E. 身心变化的不同步性

85. 老年人患病的特点，下列哪项是不正确的
A. 不易获得完整的病史
B. 个体差别不大，症状及药物反应雷同
C. 两种或多种重要疾病同时存在
D. 合并症复杂，常出现连锁反应
E. 发病的自觉症状和体征不典型

86. 下述哪项影响老年人长寿
A. 讲究卫生　B. 遇事宽容
C. 素食　D. 坚持健身运动
E. 参加社会活动

87. 老年人免疫功能改变，下列哪一项是错的
A. 胸腺激素减少
B. 对外来抗原反应降低
C. 自身免疫功能亢进
D. 免疫细胞（T 和 B 淋巴细胞）识别能力降低
E. 自身免疫抗体减少

【B 型题】

（1～2 题共用备选答案）
A. 50 岁　B. 55 岁
C. 60 岁　D. 65 岁
E. 70 岁

1. 根据 WHO 的规定，不分性别、年龄、职业只要年龄超过多少岁就称为老年人
2. 我国规定老年人的界限是

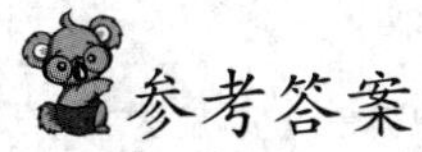

参考答案

【A1/A2 型题】

1. E　2. B　3. A　4. E　5. B　6. B　7. A　8. C
9. A　10. C　11. C　12. A　13. E　14. D　15. A　16. C
17. D　18. D　19. C　20. C　21. E　22. C　23. A　24. C
25. B　26. D　27. B　28. E　29. A　30. E　31. E　32. E
33. E　34. C　35. B　36. D　37. C　38. E　39. E　40. D
41. C　42. E　43. B　44. E　45. B　46. E　47. C　48. A
49. D　50. A　51. B　52. D　53. E　54. D　55. D　56. B
57. C　58. C　59. D　60. D　61. A　62. B　63. A　64. A
65. E　66. C　67. B　68. C　69. B　70. C　71. B　72. E
73. E　74. D　75. D　76. C　77. D　78. C　79. E　80. B
81. A　82. E　83. E　84. E　85. B　86. C　87. E

【B 型题】

1. D　2. C

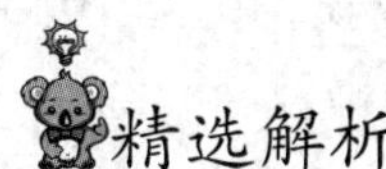

精选解析

【A1/A2 型题】

76.“健康预期寿命”是用统计学的一种寿命表法计算的计算终点，它意味着在健康预期寿命内，基本结构维持独立自主的生活，而非生活质量内容。

87. 老年人自身免疫功能增强，体内产生较多的自身免疫抗体，如抗核抗体、抗甲状腺抗体、抗平滑肌抗体。所以 E 项自身免疫抗体减少是错误的。

第九章 社区用药

【A1/A2 型题】

1. 某患者近期服用止痛片，今晨发现黑便，其出血的原因可能是
   A. 十二指肠溃疡 B. 急性胃黏膜病变
   C. 胃癌 D. 胃溃疡
   E. 血管病变

2. 下述关于阿托品的作用的叙述中，哪个是不正确的
   A. 引起心动过速 B. 引起口干
   C. 对胃酸过多有效 D. 用于帕金森病
   E. 对青光眼有效

3. 下述药物作用中哪一个不是药物不良反应
   A. 变态反应 B. 兴奋性
   C. 毒性作用 D. 副作用
   E. 后遗效应

4. 下述哪种营养素具有抗生酮作用
   A. 碳水化合物 B. 蛋白质
   C. 脂肪 D. 维生素 B_1
   E. 维生素 B_2

5. 下述药品中，哪一个绝不可静脉直接推，可致死亡，只能静脉滴注
   A. 硫酸镁注射液 B. 氯化钠注射液
   C. 葡萄糖酸钙注射液 D. 氯化钾注射液
   E. 氨茶碱 +25% 葡萄糖注射液

6. 下述降压药中最易引起体位性低血压的是哪一个
   A. 利舍平（利血平） B. 胍乙啶
   C. 乌拉地尔 D. 吲哒帕胺
   E. 卡托普利

7. 某患者胃肠绞痛，用阿托品治疗，胃肠绞痛明显缓解，但出现口干、排尿困难，是因为
   A. 药物的急性毒性反应所致
   B. 药物引起的变态反应
   C. 药物引起的后遗效应
   D. 药物的特异质反应
   E. 药物的副作用

8. 药物产生副作用的药理学基础是
   A. 用药剂量过大 B. 药物作用选择性低
   C. 患者肝肾功能不良 D. 血药浓度过高
   E. 用药时间过长

9. 下述哪种剂量下药物可产生副作用
   A. 治疗量 B. 极量
   C. 中毒量 D. 阈剂量
   E. 无效量

10. 不良反应包括
   A. 副作用 B. 变态反应
   C. 继发反应 D. 后遗效应
   E. 以上都是

11. 属于后遗效应的是
   A. 青霉素过敏性休克
   B. 地高辛引起的心律失常
   C. 呋塞米所致的心律失常
   D. 保泰松所致的肝肾损害
   E. 巴比妥类药催眠后所致的次晨宿醉现象

12. 药物在体内开始作用的快慢取决于
   A. 吸收 B. 分布
   C. 转化 D. 消除
   E. 排泄

13. 临床所用的药物治疗量是指
   A. 有效量
   B. 一般为介于最小有效量和极量之间的量
   C. 半数有效量
   D. 阈剂量
   E. 半数致死量的一半剂量

14. 首次剂量加倍的原因是
   A. 为了迅速达到稳态血药浓度
   B. 为了使血药浓度维持高水平
   C. 为了增强药理作用
   D. 为了延长半衰期
   E. 为了提高生物利用度

15. 正确选择药物用量的规律有
   A. 老年人年龄大，用量应大
   B. 小儿体重轻，用量应小
   C. 孕妇体重重，用量应增加
   D. 对药有高敏性者，用量应减少
   E. 以上均错

16. 利用药物的拮抗作用，目的是
   A. 增加疗效 B. 解决个体差异问题
   C. 使原有药物作用减弱 D. 减少不良反应
   E. 以上都不是

17. 产生耐药性的原因是
   A. 先天性的机体敏感性降低
   B. 后天性的机体敏感性降低

C. 该药被酶转化而本身是酶促剂
D. 该药被酶转化而合用了酶促剂
E. 以上都不对

18. 配伍用药时，下列说法正确的是
A. 可能使作用减弱，称为拮抗
B. 产生拮抗皆对治疗不利
C. 可能使作用增强
D. 产生协同皆对治疗有利
E. 以上均不对

19. 关于合理用药，叙述正确的是
A. 为了充分发挥药物疗效
B. 以治愈疾病为标准
C. 应用同一的治疗方案
D. 采用多种药物联合应用
E. 在化学治疗中，主要是对症治疗

20. 以往曾对某药有过敏反应的患者，再次用该药时说法正确的是
A. 应减少用量
B. 应从小剂量开始使用
C. 因距上次用药时间长，不必考虑其过敏反应
D. 需进行过敏试验再做决定
E. 以上均不对

21. 以下药物，哪种是怀孕期禁用药物
A. 甲硝唑　B. 利福平
C. 米非司酮　D. 甲基多巴
E. 氨茶碱

22. 以下药物，哪种是对胎儿有危害的药物（D 类药）
A. 甲硝唑　B. 利福平
C. 氯丙嗪　D. 甲基多巴
E. 链霉素

23. 以下药物，哪种是老年人容易出现不良反应的药物
A. 地西泮　B. 四环素
C. 庆大霉素　D. 华法林
E. 以上都是

24. 以下药物中具有明显肝毒性，肝功能不全者慎用的药物是
A. 青霉素　B. 四环素
C. 庆大霉素　D. 阿米卡星
E. 头孢他啶

25. 以下药物中肾功能不全者禁用的是
A. 红霉素　B. 四环素
C. 环丙沙星　D. 甲硝唑
E. 乙胺丁醇

26. 以下药物能引起尿色变蓝色的是
A. 利福平　B. 氯丙嗪
C. 维生素 B_2　D. 甲硝唑
E. 氨苯蝶啶

27. 下列哪种药物临床使用时达到有效血清浓度则可杀灭敏感细菌
A. 氯霉素　B. 庆大霉素
C. 四环素　D. 甲氧苄啶
E. 红霉素

28. 下列哪两种抗菌药物合用可获得协同作用
A. 青霉素 + 氯霉素　B. 青霉素 + 四环素
C. 青霉素 + 庆大霉素　D. 头孢菌素 + 红霉素
E. 头孢菌素 + 氯霉素

29. 关于细菌的耐药性，正确的描述是
A. 细菌与药物一次接触后，对药物的敏感性下降
B. 细菌与药物多次接触后，对药物的敏感性下降甚至消失
C. 是药物不良反应的一种表现
D. 是药物对细菌缺乏选择性
E. 是细菌毒性大

30. 半合成青霉素的分类及其代表药搭配正确的是
A. 耐酶青霉素——阿莫西林
B. 抗铜绿假单胞菌广谱类——双氯西林
C. 耐酸青霉素——苯唑西林
D. 抗铜绿假单胞菌广谱类——青霉素 V
E. 广谱类——氨苄西林

31. 青霉素 G 最适于治疗下列哪种细菌感染
A. 铜绿假单胞菌　B. 变形杆菌
C. 肺炎杆菌　D. 痢疾杆菌
E. 溶血性链球菌

32. 可用于耐药金葡菌感染的半合成青霉素是
A. 苯唑西林　B. 氨苄西林
C. 羧苄西林　D. 阿莫西林
E. 青霉素 V

33. 青霉素 G 最常见的不良反应是
A. 二重感染　B. 过敏反应
C. 胃肠道反应　D. 肝、肾损害
E. 耳毒性

34. 目前常用头孢菌素中抗铜绿假单胞菌作用最强的是
A. 头孢哌酮　B. 头孢噻吩
C. 头孢氨苄　D. 头孢曲松
E. 头孢他啶

35. 治疗钩端螺旋体病应首选
A. 青霉素 G　B. 红霉素
C. 四环素　D. 氯霉素

E. 链霉素

36. 肾毒性较强的β内酰胺类抗生素是
A. 青霉素G　B. 苯唑西林
C. 阿莫西林　D. 头孢噻吩
E. 头孢噻肟

37. 下列药物中属于单环β内酰胺类的是
A. 拉氧头孢　B. 头孢曲松
C. 哌拉西林　D. 氨曲南
E. 舒巴坦（青霉烷砜）

38. 克拉维酸与阿莫西林配伍应用主要是因为前者可
A. 抑制β内酰胺酶
B. 延缓阿莫西林经肾小球的分泌
C. 提高阿莫西林的生物利用度
D. 减少阿莫西林的不良反应
E. 扩大阿莫西林的抗菌谱

39. 治疗军团菌感染应首选
A. 青霉素G　B. 红霉素
C. 四环素　D. 链霉素
E. 氯霉素

40. 对大环内酯类抗生素不敏感的微生物是
A. 链球菌　B. 军团菌
C. 变形杆菌　D. 厌氧菌
E. 支原体

41. 红霉素的发生率最高的不良反应是
A. 肝损害　B. 过敏反应
C. 胃肠道反应　D. 二重感染
E. 耳毒性

42. 治疗支原体肺炎宜首选
A. 青霉素G　B. 红霉素
C. 氯霉素　D. 链霉素
E. 克林霉素

43. 治疗急、慢性骨及关节感染宜首选的口服药物是
A. 青霉素G　B. 多黏菌素B
C. 克林霉素　D. 林可霉素
E. 吉他霉素

44. 红霉素与林可霉素合用可以
A. 扩大抗菌谱　B. 增强抗菌活性
C. 减少不良反应　D. 增加生物利用度
E. 互相竞争结合部位，产生拮抗作用

45. 下列药物中抗菌谱最广的是
A. 青霉素G　B. 红霉素
C. 诺氟沙星　D. 四环素
E. 庆大霉素

46. 四环素对下列病原体无效的是
A. 肺炎球菌　B. 溶血性链球菌
C. 破伤风杆菌　D. 炭疽杆菌
E. 铜绿假单胞菌

47. 长期应用广谱抗生素常引起二重感染的病原体是
A. 溶血性链球菌　B. 肺炎球菌
C. 霍乱弧菌　D. 大肠杆菌
E. 白色念珠菌

48. 治疗斑疹伤寒的首选药是
A. 四环素　B. 氯霉素
C. 青霉素G　D. 庆大霉素
E. 红霉素

49. 治疗伤寒、副伤寒的首选药是
A. 四环素　B. 氯霉素
C. 青霉素G　D. 庆大霉素
E. 红霉素

50. 氯霉素最严重的不良反应是
A. 胃肠道反应　B. 二重感染
C. 骨髓抑制　D. 肾毒性
E. 过敏反应

51. 治疗暴发型流行性脑脊髓膜炎应首选
A. 磺胺嘧啶（SD）口服　B. 青霉素G静脉注射
C. 青霉素G鞘内注射　D. 氯霉素口服
E. 四环素

52. 喹诺酮类药物不宜用于
A. 老年人　B. 婴幼儿
C. 溃疡病患者　D. 妇女
E. 肝病患者

53. 最早用于治疗全身性感染的人工合成的抗菌药是
A. 哌啶嗪　B. 诺氟沙星
C. 磺胺类　D. 甲氧苄啶
E. 甲硝唑

54. 喹诺酮类药物对哪种病原体无效
A. 伤寒杆菌　B. 分枝杆菌
C. 真菌　D. 厌氧菌
E. 军团菌

55. 抗结核的一线药下列哪些是最正确的
A. 异烟肼、利福平、链霉素
B. 异烟肼、利福平、PAS（对氨基水杨酸）
C. 异烟肼、链霉素、PAS
D. 异烟肼、乙胺丁醇、PAS
E. 异烟肼、链霉素、乙硫异烟肼

56. 既可用于活动性结核病的治疗，又可用于预防的药物是

A. 乙胺丁醇 B. 环丝氨酸
C. 链霉素 D. 异烟肼
E. 对氨基水杨酸

57. 异烟肼每日用量超过500mg时，主要的不良反应是
A. 肾损害 B. 中枢抑制
C. 多发性神经炎 D. 骨髓抑制
E. 帕金森综合征

58. 异烟肼与下列药物合用易发生肝损害的是
A. 利福平 B. 乙胺丁醇
C. 对氨基水杨酸 D. 链霉素
E. 青霉素

59. 乙胺丁醇主要不良反应是
A. 肾盂肾炎 B. 心肌炎
C. 中毒性肝炎 D. 膀胱炎
E. 视神经炎

60. 下列哪种药物主要用于治疗阴道、胃肠道和口腔的念珠菌病
A. 制霉菌素 B. 灰黄霉素
C. 碘化物 D. 两性霉素B
E. 利福平

61. 有抗病毒作用的药物是
A. 5-氟胞嘧啶 B. 阿昔洛韦
C. 氟康唑 D. 酮康唑
E. 两性霉素B

62. 下列对耳、肾毒性最低的是
A. 链霉素 B. 卡那霉素
C. 庆大霉素 D. 新霉素
E. 萘替米星

63. 第三代头孢菌素的特点，叙述错误的是
A. 体内分布较广，一般从肾脏排泄
B. 对各种β内酰胺酶高度稳定
C. 对G^-菌作用不如第一、二代
D. 对铜绿假单胞菌作用很强
E. 基本无肾毒性

64. 红霉素类抗生素的作用部位主要是在
A. 细菌核蛋白体30S亚基
B. 细菌核蛋白体50S亚基
C. 细菌的细胞壁
D. 细菌的细胞膜
E. 以上说法全不对

65. 氨基糖苷类最常见的不良反应是
A. 胃肠道反应 B. 肝脏毒性
C. 变态反应 D. 头痛头晕
E. 耳毒性

66. 大环内酯类抗生素不包括
A. 阿奇霉素 B. 螺旋霉素
C. 克拉霉素 D. 林可霉素
E. 罗红霉素

67. 抗真菌药的分类及代表药搭配正确的是
A. 抗生素类-克霉唑
B. 唑类-伊曲康唑
C. 烯丙胺类-氟胞嘧啶
D. 抗生素类-特比萘芬
E. 烯丙胺类-两性霉素B

68. 某患者视力模糊、头痛、颅内压升高并出现癫痫症状，经询问得知曾食用过米猪肉，现初步确诊为脑囊虫病，那么，以下哪种药物可列为首选药
A. 甲硝唑 B. 喹诺酮类
C. 左旋咪唑 D. 阿苯达唑
E. 驱虫灵

69. 某女性患者自述外阴瘙痒、白带增多；怀疑有滴虫病，取阴道分泌物镜检可见滴虫活动，如此，一般可用哪种药治疗
A. 甲硝唑 B. 二氯尼特
C. 青霉素 D. 依米丁
E. 氯喹

70. 某男，因伤寒服用氯霉素，一周后查血象发现有严重贫血和白细胞、血小板减少，这种现象发生的原因是
A. 氯霉素破坏了红细胞
B. 氯霉素缩短了红细胞的寿命
C. 氯霉素抑制了骨髓造血细胞线粒体整合酶的活性
D. 氯霉素抑制了免疫系统的功能
E. 氯霉素加强了吞噬细胞的功能

71. 某女，20岁，曾与多人发生性关系，不久前因身体不适来就诊，发现患有淋病，因其有青霉素过敏史，那么她应该用的药物是
A. 磺胺类 B. 第三代喹诺酮类
C. 第一代头孢菌素 D. 第二代头孢菌素
E. 第三代头孢菌素

72. 氨基糖苷类抗生素+呋塞米可产生以下哪种状况
A. 增加肾毒性 B. 增加耳毒性
C. 延缓耐药性产生 D. 增强抗菌活性
E. 增加神经-肌肉接头阻滞

73. 庆大霉素+多黏菌素可产生以下哪种状况
A. 增加肾毒性 B. 增加耳毒性
C. 延缓耐药性产生 D. 增强抗菌活性
E. 增加神经-肌肉接头阻滞

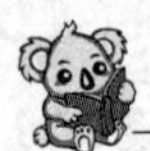

74. 肾功能不良的患者禁用
A. 青霉素 G
B. 耐酶青霉素类
C. 广谱青霉素
D. 第一代头孢菌素
E. 第三代头孢菌素

75. 某疟疾患者突然出现昏迷，给予二盐酸奎宁静滴抢救，抢救过程中，病人又出现寒战、高热、血红蛋白尿，应改用下列哪种药物继续抢救
A. 氯喹
B. 甲氟喹
C. 伯氨喹
D. 乙胺嘧啶
E. 青蒿素

76. 对肠内外阿米巴病有效的药物是
A. 吡喹酮
B. 土霉素
C. 巴龙霉素
D. 甲硝唑
E. 二氯尼特

77. 下列关于阿司匹林的叙述，正确的是
A. 只降低过高体温，不影响正常体温
B. 采用大剂量可预防血栓形成
C. 抗炎作用弱
D. 几乎无抗炎作用
E. 以上都不是

78. 胃溃疡病人患有风湿性关节炎时，可选用
A. 双氯芬酸
B. 吲哚美辛
C. 保泰松
D. 美洛昔康
E. 布洛芬

79. 较大剂量阿司匹林引起的不良反应最为常见的是
A. 胃肠道反应
B. 凝血障碍
C. 诱发哮喘
D. 水杨酸反应
E. 以上都不是

80. 治疗急性痛风较好的药物是
A. 阿司匹林
B. 甲芬那酸
C. 秋水仙碱
D. 吲哚美辛
E. 舒林酸

81. 阿司匹林适用于
A. 癌症疼痛
B. 胆绞痛
C. 术后剧痛
D. 风湿性关节炎疼痛
E. 胃肠痉挛性痛

82. 对镇痛解热抗炎药的正确叙述是
A. 对各种疼痛都有效
B. 镇痛的作用部位主要在中枢
C. 对各种炎症都有效
D. 解热、镇痛和抗炎作用与抑制 PG 合成有关
E. 抑制缓激肽的生物合成

83. 关于药物对孕妇的影响，以下不正确的是
A. 孕妇不应过量服用含咖啡因的饮料
B. 孕妇患有结核、糖尿病应绝对避免药物治疗以防胎儿畸形
C. 受精后半个月内，几乎见不到药物的致畸作用
D. 受精后 3 周到 3 个月接触药物，最易发生先天畸形
E. 妊娠 3 个月到足月除神经系统或生殖系统外，其他器官一般不致畸

84. 关于药物变态反应的论述，错误的是
A. 药物变态反应与人自身的过敏体质密切相关
B. 药物变态反应绝大多数为后天获得
C. 结构类似的药物会发生交叉变态反应
D. 药物变态反应大多发生在首次接触药物时
E. 药物变态反应只发生在人群中的少数人

85. 关于药品不良反应的原因，以下描述正确的是
A. 老年人对中枢抑制药、影响水盐代谢及酸碱平衡药物敏感性低
B. 药物产生副作用的原因是药物选择性高，作用范围小
C. 孕妇用药时需注意避免使用有致畸作用的药物、哺乳期妇女用药需考虑对乳儿的影响
D. 选择给药途径时，应遵循“能静脉不肌注，能肌注不口服”的原则
E. 阿司匹林与华法林合用可增加血小板聚集的倾向

86. 内科/儿科预防性抗菌药物的使用，不适合于以下何种情况
A. 预防 1～2 种特定病原菌的感染
B. 预防在一段时间内发生的感染
C. 原发疾病可以治愈或缓解时
D. 有明确感染指征时
E. 昏迷、休克等患者并发感染时

87. 以下哪项不属于外科手术预防用药
A. 乳腺手术后予第一代头孢菌素
B. 胃十二指肠术后予第二代头孢菌素
C. 阑尾手术后予第二代头孢菌素加甲硝唑
D. 细菌性肝脓肿引流术后予头孢曲松钠
E. 结、直肠手术后予头孢噻肟加甲硝唑

88. 药物的过敏反应与
A. 剂量大小有关
B. 药物毒性大小有关
C. 年龄有关
D. 体质有关
E. 以上均无关

89. 关于特异质反应错误的是
A. 是不良反应的一种
B. 特异体质病人对药物的反应性质与常人可相同也可不相同
C. 反应严重程度与用药剂量无关

D. 与遗传有关
E. 多是生化机制异常

90. 药物滥用通常是指
A. 医生用药不当
B. 病人用药不当
C. 大量长期使用某种药物
D. 采用不恰当的剂量
E. 使用具有依赖性的药物，且这种使用往往是非医疗目的的自我用药

91. 麻黄碱短期内用药数次后效应降低，称为
A. 习惯性 B. 快速耐受性
C. 成瘾性 D. 抗药性
E. 依赖性

92. 安慰剂是
A. 治疗用的主要药剂
B. 治疗用的辅助药剂
C. 用作参考比较的标准治疗药剂
D. 本身没有药理活性的制剂
E. 有心境稳定作用的药剂

93. 对肝功能不良患者，应用药物时，需着重考虑到患者的
A. 对药物的转运能力 B. 对药物的吸收能力
C. 对药物的分布的影响 D. 对药物的代谢能力
E. 对药物的排泄能力

94. 患者长期口服避孕药后失效，可能因为
A. 同时服用肝药酶诱导剂
B. 同时服用肝药酶抑制剂
C. 产生耐受性
D. 产生耐药性
E. 首关消除改变

95. 阿司匹林预防血栓形成的机制是
A. 使环加氧酶失活，减少血小板中 TXA_2 生成
B. 降低凝血酶活性
C. 激活抗凝血酶
D. 直接对抗血小板聚集
E. 加强维生素 K 的作用

96. 伴有高血压的风湿性关节炎患者，抗风湿治疗宜选用
A. 乙酰水杨酸 B. 保泰松
C. 氢化可的松 D. 泼尼松龙
E. 地塞米松

97. 布洛芬主要用于
A. 冠心病 B. 心源性哮喘
C. 风湿性关节炎 D. 人工冬眠
E. 镇静催眠

98. 下列哪种药物是复方阿司匹林片（APC）中所含有的
A. 苯巴比妥 B. 氯苯那敏
C. 乙酰水杨酸 D. 氨基比林
E. 对乙酰氨基酚

99. 吡罗昔康是
A. 抗焦虑药 B. 抗癫痫药
C. 镇痛药 D. 解热镇痛抗炎药
E. 抗精神病药

100. 吲哚美辛属于
A. 抗痛风药 B. 镇痛药
C. 抗癫痫药 D. 解热镇痛抗炎药
E. 抗抑郁药

101. 已证实可致畸的药物是
A. 苯妥英钠 B. 青霉素
C. 阿司匹林 D. 红霉素
E. 叶酸

102. 下列药物中对胎儿没有致畸作用的是
A. 青霉素 B. 乙醇
C. 四环素 D. 甲氨蝶呤
E. 己烯雌酚

103. 美国食品与药物管理局（FDA）对药物在妊娠期应用时的危险性分为哪几类
A. ABCDE B. ABCDX
C. ABCD D. ABCX
E. ABC

104. 妊娠期内药物致畸最敏感的时期是
A. 妊娠半个月以内 B. 妊娠 3 周至 12 周
C. 妊娠 4~9 个月 D. 妊娠 9 个月以后
E. 妊娠 1~2 个月

105. 按药物对胎儿危害的分类标准，仅在动物实验证实对胎仔有致畸或杀胚胎的作用，但在人类缺乏研究资料证实的为
A. A 类 B. B 类
C. C 类 D. D 类
E. E 类

106. 老年人一般常规用药剂量为成人剂量的
A. 1/2 B. 1/3
C. 3/4 D. 1/5
E. 与成人一样

107. 下列不符合老年人用药原则的有
A. 大量服用某种维生素

B. 严格掌握用药适应证
C. 以小剂量开始，根据对药物的效应逐步调节药物的剂量
D. 恰当联合用药
E. 给药方案个体化

108. 下列哪种药物能引起儿童骨骼及牙齿发育的损害
A. 庆大霉素　B. 异烟肼
C. 四环素　D. 呋喃妥因
E. 磺胺类药物

109. 下列哪类药不属于小儿禁用的抗生素
A. 青霉素　B. 庆大霉素
C. 氯霉素　D. 四环素
E. 左氧氟沙星

110. 小儿用药，下列哪项不正确
A. 体表面积比成人相对大，皮肤角化层薄，所以局部用药要防止吸收中毒
B. 给药量须经过计算并结合儿童具体情况
C. 要考虑小儿对药物的敏感性和耐受性
D. 应避免使用糖皮质激素类药物
E. 小儿上呼吸道感染或感冒时，可常规应用抗生素

【B 型题】

(1～3 题共用备选答案)
A. 对症治疗　B. 对因治疗
C. 补充治疗　D. 变态反应
E. 间接治疗

1. 青霉素治疗肺部感染是
2. 沙丁胺醇治疗支气管哮喘是
3. 胰岛素治疗糖尿病是

(4～8 题共用备选答案)
A. 后遗效应　B. 停药反应
C. 特异质反应　D. 过敏反应
E. 副作用

4. 长期应用肾上腺素皮质激素后突然停药可引起
5. 地西泮类药物用于催眠，早上起床后仍有可能精神萎靡、打哈欠等，属于
6. 先天性葡萄糖-6-磷酸脱氢酶缺乏可引起
7. 青霉素注射可能引起
8. 阿托品缓解腹痛的同时引起口干，属于

(9～11 题共用备选答案)
A. 青霉素　B. 头孢他啶
C. 氯唑西林　D. 阿莫西林
E. 克拉维酸

9. 可抑制β-内酰胺酶的药物是
10. 可用于治疗梅毒的药物是
11. 可耐酶、耐酸的半合成抗生素是

(12～14 题共用备选答案)
A. 第一代头孢菌素　B. 第二代头孢菌素
C. 第三代头孢菌素　D. 半合成广谱青霉素
E. 半合成抗铜绿假单胞菌广谱青霉素

12. 阿莫西林属于
13. 头孢呋辛属于
14. 羧苄西林属于

(15～17 题共用备选答案)
A. 亚胺培南　B. 氨曲南
C. 舒巴坦　D. 头孢他啶
E. 头孢呋辛

15. 可用于青霉素过敏的革兰阴性菌感染患者的药物是
16. 属于硫霉素类半合成抗生素的是
17. 治疗大肠杆菌、克雷伯杆菌等敏感菌所致的肺炎、胆道感染的药物是

(18～20 题共用备选答案)
A. 万古霉素　B. 林可霉素
C. 青霉素　D. 链霉素
E. 四环素

18. 与细菌核蛋白体 50S 亚基结合，抑制蛋白质合成的药物是
19. 主要用于治疗骨关节感染的药物是
20. 阻碍细菌细胞壁合成，用于治疗耐药金葡菌引起的严重感染的药物是

(21～23 题共用备选答案)
A. 磺胺嘧啶　B. 甲硝唑
C. 甲氧苄啶　D. 诺氟沙星
E. 磺胺米隆

21. 抗滴虫的特效药是
22. 被称为磺胺增效剂的药物是
23. 治疗流脑应首选

(24～26 题共用备选答案)
A. 灰黄霉素　B. 两性霉素 B
C. 制霉菌素　D. 咪康唑
E. 酮康唑

24. 外用无效，口服治疗体表癣病的药物是
25. 因对全身性感染疗效差，毒性大，不作注射应用的抗真菌药物是
26. 全身用药可治疗多种深部真菌感染的药物是

(27～28 题共用备选答案)
A. 青霉素　B. 氯霉素
C. 红霉素　D. 灰黄霉素
E. 土霉素

27. 可产生“灰婴综合征”的药物是
28. 可用于治疗梅毒的药物是

（29～31 题共用备选答案）

A. 链霉素　　B. 氯霉素
C. 克林霉素　　D. 红霉素
E. 四环素

29. 可首选治疗急、慢性金葡菌性骨髓炎的药物是
30. 可首选用于军团菌病治疗的药物是
31. 最先用于临床的氨基糖苷类药物是

（32～35 题共用备选答案）

A. 水、钠潴留，可致水肿
B. 凝血障碍
C. 急性胰腺炎
D. 视力模糊及中毒性弱视
E. 急性中毒致肝坏死

32. 对乙酰氨基酚过量可引起的严重不良反应有
33. 阿司匹林引起的不良反应有
34. 吲哚美辛引起的不良反应有
35. 布洛芬引起的不良反应有

（36～39 题共用备选答案）

A. 阿司匹林　　B. 对乙酰氨基酚
C. 布洛芬　　D. 氯丙嗪
E. 以上都不是

36. 可降低正常及发热患者体温的药物是
37. 解热镇痛强，几无抗风湿作用的药物是
38. 可治疗缺血性心脏病的药物是
39. 治疗风湿性及类风湿性关节炎胃肠道反应较轻的药物是

（40～42 题共用备选答案）

A. 药品不良反应
B. 药品不良事件
C. 药品严重不良反应/事件
D. 新的药品不良反应
E. 药品突发性群体不良反应/事件

40. 指合格药品在正常用法用量下出现的与用药目的无关或意外的有害反应是
41. 药品说明书中未载明的不良反应是
42. 药物治疗过程中出现的不良临床事件，它不一定与该药有因果关系指

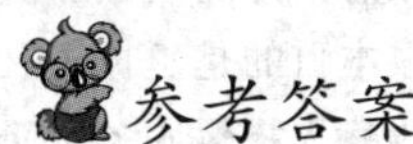

参考答案

【A1/A2 型题】

1. B　2. E　3. B　4. A　5. D　6. B　7. E　8. B
9. A　10. E　11. E　12. A　13. B　14. A　15. B　16. C
17. B　18. C　19. A　20. D　21. C　22. E　23. E　24. B
25. B　26. E　27. B　28. C　29. B　30. E　31. E　32. A
33. B　34. E　35. A　36. D　37. D　38. A　39. B　40. C
41. C　42. B　43. C　44. E　45. D　46. E　47. E　48. A
49. B　50. C　51. A　52. B　53. C　54. C　55. A　56. D
57. C　58. A　59. E　60. A　61. B　62. E　63. C　64. B
65. E　66. D　67. B　68. D　69. A　70. C　71. B　72. B
73. A　74. D　75. E　76. D　77. A　78. E　79. A　80. C
81. D　82. D　83. B　84. D　85. C　86. E　87. D　88. D
89. C　90. E　91. B　92. D　93. D　94. A　95. A　96. A
97. C　98. C　99. D　100. D　101. A　102. A　103. B
104. B　105. C　106. C　107. A　108. C　109. A　110. E

【B 型题】

1. B　2. A　3. C　4. B　5. A　6. C　7. D　8. E
9. E　10. A　11. C　12. D　13. B　14. E　15. B　16. A
17. E　18. B　19. B　20. A　21. B　22. C　23. A　24. A
25. C　26. D　27. B　28. A　29. C　30. D　31. A　32. E
33. B　34. C　35. D　36. D　37. B　38. A　39. C　40. A
41. D　42. B

精选解析

【A1/A2 型题】

6. 胍乙啶为交感神经阻滞剂，作用为外周阻滞剂，故易发直立性低血压。

7. 副作用是在治疗剂量下，药物产生与治疗目的无关的其他效应，可以预知，可以对抗，还可以随治疗目的改变而改变。题目中患者出现的口干、排尿困难症状是可以预知的阿托品作用的反应，所以选 E。

9. 副作用是在治疗剂量下药物产生与治疗目的无关的其他效应，可以预知，可以对抗，还可以随治疗目的改变而改变，所以选 A。

10. 药物的不良反应是指在正常用法用量下出现的与治疗目的无关的或意外的有害反应，包括：副作用，变态反应，继发反应，后遗效应，毒性反应等。

11. 后遗效应是指停药后血浆药物浓度已经降到阈浓度以下时残存的药物效应，题目中巴比妥类药催眠后所致的次晨宿醉现象就是属于后遗效应。

17. 连续用药后机体对药物的反应性降低，需增加剂量才能恢复原效应，称为耐受性。病原体及肿瘤细胞等对化疗药物的反应性降低称为耐药性。

19. 合理的用药既可充分发挥药物疗效，又可以避免或减少不良反应的发生，所以选 A。

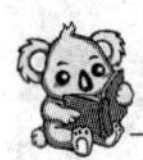

21. 美国食物与药物管理局（FDA）根据药物对胎儿的危险度与对孕妇的益处权衡后，将药物分为5个等级，其中怀孕期禁用属于X类。题中除了选项C是X类，其他都不是，所以选C。

22. 对胎儿有危害的药物（D类药），是指经市场调查或研究证实对胎儿有害，但对孕妇的益处超过对胎儿的危害。题中只有链霉素属于D类药。

23. 老年人容易出现不良反应的药物有抗生素、镇痛药、强心苷类药、中枢神经抑制药、抗心律失常药、抗高血压药、抗凝血药及利尿药物等。题目中提到的都是令老年人容易出现不良反应的药物。

25. 四环素可加重氮质血症，肾功能不全者禁用。

26. 临床的用药中，很多药物都能引起尿色改变，如利福平可使尿液变成橘红色至深红色，维生素B_2、甲硝唑可使尿的颜色加深，氯丙嗪服后能使尿液变红色或红棕色，而氨苯蝶啶服用后能引起尿色变蓝色，所以选E。

31. 青霉素G主要应用于链球菌感染（丹毒、中耳炎、扁桃体炎、猩红热、心内膜炎）等。

33. 青霉素G常见的不良反应主要包括：过敏反应、大量用的时候易造成高钾血症等，本药的钾盐肌注较痛。所以选B。

34. 头孢他啶是第三代头孢菌素药物，对阳性菌活性低，对阴性菌作用强，对铜绿假单胞菌（铜绿假单胞菌）作用尤其突出。

41. 红霉素的不良反应主要有：口服后有胃刺激；大量红霉素可致听觉障碍，肝功能不全者尤其容易发生；可以引起药热、荨麻疹等过敏反应。

47. 在应用抗感染药物的过程中，由于体内对药物敏感的细菌被杀灭，而一些对抗感染药物具有耐药性、抗药性的细菌趁机大量繁殖，引起严重的感染。长期应用广谱抗生素常引起白色念珠菌的二重感染。

52. 喹诺酮类药物对儿童骨骼有影响，所以不宜用于婴幼儿。

57. 异烟肼有消化道、血液系统及神经系统的不良反应。当异烟肼每日用量超过500mg时，容易发生多发性神经炎。

59. 乙胺丁醇的不良反应主要是球后视神经炎，胃肠道反应，偶见过敏反应、肝功能损害及神经精神症状等。

63. 第三代头孢菌素对革兰阳性菌作用弱，对革兰阴性菌的作用强。

65. 氨基糖苷类容易引起前庭功能失调、耳蜗神经损害等，所以孕妇注射本类药物可致新生儿听力受损，应禁用。

79. 较大剂量阿司匹林可引起上腹不适、恶心、呕吐、疼痛及胃肠道出血或溃疡等胃肠道反应。

87. 术前已存在细菌性感染的手术，属抗菌药物治疗性应用，不属预防应用范畴。

【B型题】

（1～3题）对症治疗是指用药的目的在于改善症状；对因治疗是指用药目的在于消除原发致病因子，彻底治愈疾病；补充治疗是指用药的目的在于补充营养物质或内源性活性物质的不足；变态反应又叫过敏反应，是致敏病人对某种药物的特殊反应。

第十章　医学伦理学

【A1/A2型题】

1. 医患之间的道德关系是
   A. 商品关系　　B. 主从关系
   C. 私人关系　　D. 信托关系
   E. 买卖关系

2. 对医师是“仁者”最准确的理解是
   A. 医师应该关爱病人
   B. 医师应该是伦理学专家
   C. 医师应该善于处理人际关系
   D. 医师应该具有高尚的道德
   E. 医师应该精通儒家学说

3. 医德评价应坚持依据的辩证统一观点是指
   A. 动机与目的、效果与手段的统一
   B. 动机与效果、目的与手段的统一
   C. 动机与手段、目的与效果的统一
   D. 目的与效果、目的与手段的统一
   E. 目的与动机、动机与效果的统一

4. 下列关于临终关怀的叙述错误的是
   A. 临终关怀的主要对象为临终病人，特别是晚期肿瘤等身心遭受折磨的病人
   B. 临终关怀不以治疗疾病为主，而是以支持疗法、控制症状、姑息治疗与全面照护为主
   C. 临终关怀的根本目的是延长病人的生命时间
   D. 临终关怀既为病人提供服务，又为家属提供服务
   E. 应加强对临终病人的心理治疗与护理，使其心理获得平衡，从而正视现实、面对死亡

5. 在临床诊疗或开展临床试验研究时，应首先坚持
A. 诚实原则　B. 保守秘密原则
C. 互相协作原则　D. 公正原则
E. 知情同意原则

6. 在实施临床试验前，对无行为能力的病人要获得其家属的同意，这属于
A. 知情同意　B. 代理同意
C. 无效同意　D. 家属同意
E. 间接同意

7. 下列哪项不能体现医患之间的契约关系
A. 患者挂号就诊
B. 先收费用然后给予检查处置
C. 医生向患者作出应有的承诺
D. 先签写手术协议书然后实施手术
E. 患者被迫送红包时保证不向外宣扬

8. 医务人员共同的义务和天职是
A. 维护病人和社会公益
B. 维护医务人员和医疗机构的声誉
C. 维护医院人员和医疗机构的自身利益
D. 维护医务人员和医疗机构的经济利益
E. 彼此平等，相互尊重

9. 医学伦理学原则中的最高层次是
A. 不伤害病人　B. 有利于病人
C. 尊重病人的自主权利　D. 公正地对待病人
E. 全心全意为人民身心健康服务

10. 病人的权利不包括
A. 平等医疗权　B. 知情同意权
C. 要求保密权　D. 保管病志权
E. 免除一定社会责任权

11. 下列不违反保密原则的做法是
A. 透露患者家庭隐私
B. 泄露患者个人信息
C. 随意公开患者的病历资料
D. 在公开场合议论患者的情况
E. 将病人不良病情告知家属

12. 治疗要获得病人的知情同意，其道德价值应除外
A. 维持社会公正　B. 保护患者自主
C. 解脱医生责任　D. 协调医患关系
E. 保证医疗质量

13. 医学模式转变对医师提出的根本性医德要求是
A. 学习伦理学
B. 学习生命价值论
C. 学习公益理论
D. 注重改变传统的医学道德观念
E. 更加关注处于社会关系中的、作为一个整体的病人的人文方面

14. 在医患交往中，强调维护患者权益是因为
A. 患者在信托关系中居于强者地位
B. 患者在信托关系中有明确要求
C. 患者在信托关系中居于弱势地位
D. 医师对患者的承诺
E. 医师对患者的关心

15. 医德评价方式不包括
A. 社会舆论　B. 量化考评
C. 内心信念　D. 传统习俗
E. 卫生行政仲裁

16. 下列关于患者享有平等医疗权利的表述错误的是
A. 公民享有平等的生命健康权
B. 应满足患者的合理需求
C. 医务人员应该平等对待患者
D. 患者的需求应得到完全满足
E. 患者享有的医疗保健权在实现时是受条件限制的

17. 医学伦理学公正原则要求对病人
A. 一视同仁　B. 充满耐心
C. 细致周到　D. 充满责任心
E. 充满真诚

18. 审慎的含义是
A. 医务工作者应履行的职责和使命
B. 医务工作者应享有的权利和利益
C. 医务工作者对自己应尽义务的自我认知和评价
D. 医务工作者表现出行为前的周密思考和行为中的谨慎负责
E. 医务工作者对周围人、事以及自身的内心体验和感受

19. 下列做法中不违背不伤害原则的是
A. 造成本可避免的残疾
B. 造成本可避免的病人自杀
C. 发生故意伤害
D. 造成本可避免的人格伤害
E. 因急于手术抢救患者，未由家属或患者签协议书

20. 不属于医学伦理学尊重原则的内容是
A. 保护病人的隐私
B. 保守病人的秘密
C. 尊重病人及家属的自主权
D. 尊重病人的知情同意权
E. 公平分配卫生资源

21. 下列关于医德评价的叙述错误的是
A. 医德评价可分为社会评价和自我评价两种类型

B. 医德评价的方式有社会舆论、内心信念和传统习俗
C. 医德评价只需要考察医务人员行为的动机
D. 医德评价的对象是医疗活动
E. 医德评价对医务人员的职业行为的善恶具有裁决作用

22. 下列有关临床医学研究中资料保密的叙述，错误的是
A. 人体试验研究要求对研究资料保密
B. 没有征得患者允许，医师没有权力泄露患者的个人信息
C. 盲法的实施违背了保密原则
D. 医护人员在公共场合议论患者的情况属于不道德行为，也违背了保密的原则
E. 在特殊情况下，医师有责任做到有选择地向有关部门报告患者的有关情况

23. 下列哪项不属于医学伦理学尊重原则的要求
A. 各种治疗手段要获得病人和家属的知情同意
B. 在医疗过程中要尊重病人和家属的自主权
C. 在医疗过程中要为病人保守秘密
D. 各种用药目的要详细向病人和家属解释
E. 在医疗过程中要保守病人的隐私

24. 医生的特殊干涉权不应包括
A. 控制欲自杀患者的行为
B. 依法对需要进行隔离治疗的传染病病人进行隔离
C. 中止出现高度危险情况的试验性治疗
D. 对患者隐瞒不良诊断和预后
E. 拒绝病人放弃治疗的要求

25. 下列有关医患关系的叙述错误的是
A. 医患关系的法制化趋势对医生的职业道德提出了越来越高的要求
B. 随着技术的进步，医患关系在很大程度上被物化了
C. 医患关系已从传统的道德调整向道德调整和法律规范的过渡
D. 医患之间不协调的出现和增加在一定程度上说明了医患关系的民主化趋势
E. 医患关系的物化必然割裂了医生和患者的情感

26. 世界上第一个安乐死合法化的国家是
A. 美国　　B. 中国
C. 荷兰　　D. 加拿大
E. 澳大利亚

27. 脑死亡标准的伦理意义不包括
A. 科学地判定死亡
B. 能够及时地抢救假死状态的病人，维护人的生命
C. 有利于节约卫生资源
D. 直接地达到开展器官移植的目的
E. 体现对生命的尊重

28. 下列关于涉及人体的临床医学研究说法正确的是
A. 必须在研究开始之前提交伦理委员会审查
B. 在研究进行中必须提交伦理委员会审查
C. 必须在研究开始之后提交伦理委员会审查
D. 必须在研究完成之后提交伦理委员会进行监督
E. 无须提交伦理委员会审查

29. 病人义务不包括
A. 如实提供病情和有用信息
B. 避免将疾病传播他人
C. 遵守医院规章制度
D. 参加临床试验
E. 在医师指导下接受并积极配合医生诊疗

30. 下列各项违背我国人类辅助生殖技术伦理原则的是
A. 使用捐赠的卵子　　B. 使用捐赠的精子
C. 使用捐赠的胚胎　　D. 实施亲属代孕
E. 实施卵胞浆内单精注射

31. 某男子因车祸受重伤被送到医院急救，因没带押金，医生拒绝为其办理住院手续，当病人家属取来钱时，已错过了抢救时机，病人死亡。本案例违背了病人哪项基本权利
A. 疾病认知权　　B. 自主权
C. 医疗权　　D. 知情同意权
E. 隐私权

32. 某医师在为患者施行左侧乳房肿瘤摘除术时，发现右侧乳房也有肿瘤，活检诊断为乳腺病。该医师认为将来可能癌变，在未征求患者意见的情况下，同时切除了右侧乳房。医师的这种做法，违背了病人的哪项权利
A. 平等的医疗权　　B. 知情同意权
C. 隐私权　　D. 保密权
E. 疾病认知权

33. 某患者企图自杀，服用大量巴比妥严重中毒，送到医院时，呼吸已经停止。立即对其进行洗胃，无效。在没有其他有效措施条件下，采用了在当时还没有推广的人工肾透析治疗法进行抢救，收到了很好的疗效。为了抢救病人，采用了治疗性试验，对于这种行为下列说法错误的是
A. 是符合医学道德的医学行为
B. 动机是好的，但得失结果一时难以结论
C. 本案例医生的选择是正确的
D. 即使是抢救成功，也不合乎道德规范
E. 即使不幸造成死亡或伤残，也不能逆推动机不好

34. 某青年男患者，得知自己患了急性黄疸型肝炎后，害怕丢掉工作，所以恳求医生替他保密。该医生的正确做法应该是
   A. 替病人保密，并对病人进行积极治疗
   B. 替病人保密，建议他自行买药治疗
   C. 拒绝保密，并拒绝治疗
   D. 不能保密，并对病人进行积极的隔离治疗
   E. 以上均不正确

35. 某中年男子因心脏病发作被送到急诊室，症状及检查结果均明确提示心肌梗死。患者此时很清醒，但由于费用等原因，患者拒绝住院，坚持回家。此时医生应该
   A. 尊重患者自主权，同意其回家，医生不负任何责任
   B. 尊重患者自主权，但应尽力劝导患者住院，无效时办好相关手续
   C. 尊重患者自主权，但应尽力劝导患者住院，无效时行使干涉权
   D. 行使医生特殊干涉权，强行把患者留在医院
   E. 行使医生自主权，为救治患者强行把患者留在医院

【A3/A4 型题】

（1～2 题共用题干）

某年轻女患者，在得知自己患了黄疸型肝炎后很恐惧，怕男友离开她，怕同事疏远她，因而恳求医师替她保密。医师很同情她，就决定替她保守这个秘密，但要求她抓紧治疗，不要耽误病情。

1. 医师这种做法
   A. 基本正确
   B. 完全正确
   C. 是错误的
   D. 应该得到肯定，他很好地维护了患者的利益
   E. 以上均不正确

2. 医生的正确做法应该是
   A. 完全替患者保密，把她留在医院治疗
   B. 完全替患者保密，给她开一些对症的药，让其在家治疗，以免别人知道
   C. 应该拒绝保密，拒绝给她治疗，以免被传染
   D. 介绍她去其他医院治疗
   E. 适当保密，让她住院隔离治疗

【B 型题】

（1～3 题共用备选答案）

A. 为病人保守医密　　B. 有利、不伤害
C. 权利、义务　　D. 按章办事
E. 医乃仁术

1. 属于医学伦理学基本原则的是
2. 属于医学伦理学基本规范的是
3. 属于医学伦理学基本范畴的是

（4～6 题共用备选答案）

A. 医生不为罪犯提供医学服务，强调政治立场
B. 医务人员要合理地应用医疗仪器设备
C. 医生救死扶伤，强调自我奉献
D. 以人为本，恪守职业道德，平等待患，一视同仁
E. 医生依法治医与以德治医相结合

4. 现今医患关系物化趋势对医德的突出要求是
5. 现今医患关系民主化趋势对医德的突出要求是
6. 现今医患关系法制化趋势对医德的突出要求是

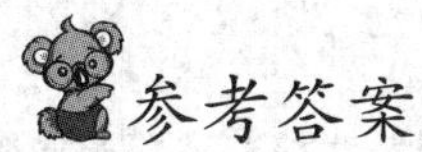

参考答案

【A1/A2 型题】

1. D　2. D　3. B　4. C　5. E　6. B　7. E　8. A
9. E　10. D　11. E　12. C　13. E　14. C　15. E　16. D
17. A　18. D　19. E　20. E　21. C　22. C　23. D　24. E
25. E　26. C　27. D　28. A　29. D　30. D　31. C　32. B
33. D　34. D　35. C

【A3/A4 型题】

1. C　2. E

【B 型题】

1. B　2. A　3. C　4. B　5. D　6. E

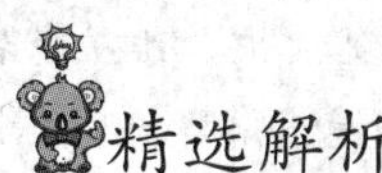

精选解析

【A1/A2 型题】

1. 医患间的道德关系是指在医疗活动中，双方遵循一定的道德原则和规范结成的人际关系。医患之间以社会主义法制为保障建立起信托关系。病人信任医生，并把诊治疾病的愿望与期盼托付给自己信任的医生。信托关系不仅是病人行使自主择医权的客观行为表达，而且是病人行使自主择医权的主观心理前提。

3. 目的与手段是对立统一的，目的决定手段，手段服从目的，没有目的的手段是毫无意义的。在医德评价时，要坚持从目的与手段对立统一的观点，从医德原则出发依据医学目的，选择医学手段。动机是指人们行为所趋向的一定目的的主观愿望或意向，是人们为追求各种预期目的的自觉意识。效果是指人们的行为所产生的客观后果，在医德评价时，必须分析医疗实践的整个过程，进行全面辩证分析，避免只强调动机或只强调结果的片面性。

4. 临终关怀注重病人的尊严与价值，它不以延长病人的生存时间为目的，而以提高病人临终阶段的生命质量为宗旨，用各种切实有效的办法使病人正视现实，摆脱恐惧，认识生命和价值及其弥留之际生存的社会意义，使临终病人保持人的尊严。

5. 知情同意原则是病人自主权的集中体现和主要内容，是人体试验和临床诊疗的基本伦理原则之一。

6. 特殊病人（婴幼儿病人、智残病人、休克病人等），因本人不能、不宜行使知情同意权，而由其家属或其他适合的代理人代行此权。

7. 医患契约不仅应该建立在平等的基础上，而且必须建立在合法的基础上，同时也不允许违背社会主导道德的基本精神。

8. 维护病人利益和社会公益是医务人员的神圣职责和奋斗目标，在维护病人利益时要注意维护社会公益。

10. 病人的权利包括平等医疗权、疾病认知权、知情同意权、要求保护隐私权、免除一定社会责任权、诉讼权和赔偿权等，不包括保管病志权。

11. 医疗保密主要包括两种，一是为病人保密，即医生无权泄露由于执行医疗任务而获知的有关患者的疾病、隐私及家庭生活的情况。二是对病人保密，医生不应该告诉患者有关的危重疾病的病情。前一种情况是为尊重病人的人格，后一种情况是为了加强疗效、提高病人康复的信心而采取的一种保护性的医疗措施。

12. 医生负有尽职尽责、维护患者健康和减轻患者痛苦的义务，也有向患者解释说明病情的义务。医生的一切行为都要有利于患者的利益和健康恢复，不能用各种理由推卸为患者诊治的责任。

13. 现代生物-心理-社会医学模式对医师的职业道德提出了更高的要求。医务人员要把健康和疾病放在一个更为广阔的背景下考察，医务人员不仅要关心病人的躯体、个人，更要关心心理、家庭和社会等人文因素。

15. 医德评价的方式包括社会舆论、传统习俗、内心信念和量化考评四种。

16. 平等医疗权是指病人有权享有同样良好的医疗保健服务和基本的、合理的医疗卫生资源，强调医务人员平等对待患者，医疗卫生资源分配体现社会公正，而不是所有的病人需求都得到满足。

17. 医学伦理学公正原则体现在两个方面，即人际交往公正和资源分配公正。人际交往公正对医方的要求是：与患方平等交往和对有千差万别的患方一视同仁，即平等对待患者。资源分配公正要求以公平优先、兼顾效率为基本原则，优化配置和利用医疗卫生资源。

18. 审慎是指医务人员在为病人服务的过程中，处事慎重、严谨、周密、准确、无误。

21. 动机是指医务人员在职业活动前的主观愿望和支配一系列行为的动因。效果是指医务人员的职业行为所产生的实际结果。在评价医务人员的职业行为时，既要看其行为的动机，也要看其行为的效果，在行为的过程中把动机与效果统一起来考察。只有这样，才能对医务人员的职业行为作出全面的公正的评价。

22. 实施盲法是试验本身的要求，是为了提高实验和测量的客观性程度，并不违背保密原则，盲法是贯彻保密原则的载体。

23. 尊重原则是指医患双方交往时应该真诚地尊重对方的人格，并强调医务人员尊重病人及其家属的独立而平等的人格与尊严，尊重病人及其家属做出的理性决定。医务人员具有诊断治疗的决定权。在有利于病人权益和不危害他人及社会利益的前提下，对病人及其病情的认定、采用何种方法诊治等，医务人员有权进行自主决策，并应得到尊重。

24. 所谓的特殊干涉权，是指医生在特殊情况下，有权限制病人的自主权利，以确保病人自身、他人和社会的安全。医生不能任意地行使特殊干涉权，只有在下列特殊情况下行使才有效：①精神病患者或自杀未遂者等拒绝治疗时，甚至病人想要或正在自杀时；②对需要进行隔离治疗的传染病病人的隔离；③在进行试验性治疗时，虽然病人已知情同意，一旦出现高度危险情况时，医生必须中止试验性治疗，以保护病人的利益；④危重病人要求了解自己疾病的真相，一旦了解可能产生不良影响，医生有权隐瞒真相。有利原则是指医务人员的诊治行为要以保护病人的利益、促进病人的健康、增进病人的幸福为目的。

25. 医患之间的信托关系在国内仍然是能达成共识的。随着外部环境的变化，对医患关系中医生的道德要求也越来越高，如医患关系物化趋势要求医务人员要加强职业道德修养，合理地应用医疗仪器设备。

27. 脑死亡和器官移植是两个独立的伦理问题，执行脑死亡标准有利于器官移植的开展，但不以开展器官移植为直接目的。

29. 病人有支持医学发展的义务，但参加临床试验不是病人的义务，对于临床试验，病人拥有知情同意权。

30. 人类辅助生殖技术的应用要严格遵循生命伦理学的“保密原则”。这里所说的保密，包括三个方面：一是为受精者恪守秘密，永不向社会及其亲友（包括夫妻双方的父母）透露受精的事实。二是为供精者保守秘密，永不透露他们的姓名，可用代号代替之。三是在施行人工授精手术时，采取“三盲法”，即手术者和受精者夫妻都不知道供精者是谁，不与供精者见面；供精者亦不知本人精液为谁所用。

31. 每位患者都享有基本、合理的诊治、护理权，有权得到公正、一视同仁的待遇。

32. 知情同意权是指病人对医务人员给予自己的诊疗方法，包括诊疗方案，实施诊疗的有效率、成功率、并发症、所承担的风险以及可能发生的不可预测的后果等信息有获悉的权利，该诊疗手段必须经患者同意后方可实施。本例中，尽管医生是为患者着想，但未征求患者的意见，属于违背了患者的知情同意权。

33. 人体试验的道德准则之一是受试者知情同意，即受试者个人针对自己的行为所做的决定必须是理性的，并且理解有关医学研究的性质、可能发生的危险和可能带来的益处，同意基于完全的知情和明确的自愿。本例中未经患者同意实施治疗性试验，违反了医学研究的道德准则。

35. 首先医生应该尊重患者的自主权，但由于患者的自我认知一般是比较片面主观的，因此当患者基于其自我认知进行自主选择时是有相当的风险性的，为分担合理风险，在患者或其监护人、代理人的自主选择严重损及患者自身利益时，进行必要干涉是可行的。

【A3/A4 型题】

（1～2 题）医生有为病人保守秘密的义务，但当保护患者隐私权与公共利益产生冲突时，医生应以公共利益为重。在病人住院隔离治疗，即不对他人利益产生损害的前提下，医生可以为病人保守秘密。

【B 型题】

（1～3 题）医学伦理学的基本原则包括有利原则、不伤害原则、尊重原则和公正原则。医学伦理学基本规范包括：救死扶伤，实行社会主义的人道主义，时时刻刻为病人着想，千方百计为病人解除病痛；尊重病人的人格和权利，对待病人，不分民族、性别、地位、财产状况，都应一视同仁；文明礼貌服务，举止端庄，语言文明，态度和蔼，同情、关心和体贴病人；廉洁奉公，自觉遵纪守法，不以医谋私；为病人保守医密，实行保护性治疗，不泄露病人的隐私和秘密；互尊互学，团结协作，正确处理同行同事间的关系；严谨求实，奋发进取，钻研医术，精益求精，不断更新知识，提高技术水平。医学伦理学的基本范畴包括权利和义务、情感和良心、审慎和保密。

（4～6 题）医患关系物化趋势要求医务人员要加强职业道德修养，合理地应用医疗仪器设备。必须充分考虑接受该种手段的患者是否属于适应证，必须充分考虑是否符合病情需要，必须充分考虑病人及其家庭的经济承受能力，应用医疗仪器设备不能代替医患之间的必要交流、必要的临床体格检查，以及医德责任心。随着社会主义法制建设的深入，使法律规范逐渐成为医患关系的制约手段。医患关系法制化趋势要求医师既要加强医德建设，又要依法行医，“指导－合作型”或“共同参与型”的医患关系逐步成为医患关系的主流。医患关系民主化趋势要求医师恪守职业道德，一视同仁。

第二部分　相关专业知识

第十一章　妇科疾病

【A1/A2 型题】

1. 未婚女性，要求检查是否患有淋病，检查结果：G^-双球菌分布白细胞内外，分布白细胞内6对以上。医生应立即采取的恰当措施是
   A. 通知所在工作单位　　B. 通知所在地派出所
   C. 上报防疫部门　　D. 仅告知患者本人
   E. 由医生通知家属

2. 56岁患者，绝经5年，近3个月阴道不规则流血。妇科检查：宫颈光滑，子宫如孕40天大，质软，无压痛，探宫腔7cm。分段诊刮：颈管未刮出组织，内膜质脆。入院后应首选的治疗原则是
   A. 孕酮类药物治疗　　B. 放射治疗
   C. 化学治疗　　D. 免疫治疗
   E. 手术治疗

3. 50岁妇女，绝经后1年，接触性出血2个月，宫颈涂片Ⅳ级来诊，确诊首选辅助检查方法是
   A. 阴道镜检查　　B. 宫颈锥形切除
   C. 碘试验　　D. 宫腔细胞学检查
   E. 宫颈和颈管活组织检查

4. 53岁经产妇，绝经1年后阴道流血两个月，出血量如月经量，以后时多时少。盆腔检查：宫颈光滑，子宫稍大，双附件正常。首选辅助检查是
   A. 阴道镜检查　　B. 分段诊刮
   C. 宫颈涂片检查　　D. 宫颈活检
   E. 阴道涂片雌激素水平测定

5. 50岁妇女，主诉外阴痒，伴白带多，稀，黄色，有腥臭。查：阴道黏膜充血明显，有红色斑点，分泌物呈黄色泡沫状。最可能的诊断为
   A. 念珠菌性阴道炎　　B. 滴虫性阴道炎
   C. 非特异性阴道炎　　D. 阿米巴性阴道炎
   E. 老年性阴道炎

6. 32岁，孕2产1，5年前妊娠足月因胎儿窘迫行剖宫产术，此次孕39周，自然临产入院。查LOA，胎心率144次/分，规律宫缩6小时后发现子宫下段压痛，伴有血尿，此时宫口开大8cm，胎心音好，宫缩45s/5min。此时最恰当的处理是
   A. 用硫酸镁抑制宫缩
   B. 立即产钳助产，结束分娩
   C. 人工破膜，加速产程进展
   D. 立即剖宫产
   E. 肌注镇静剂

7. 65岁妇女，因阴道出血就诊，妇科检查阴道分泌物多，有异味，宫颈呈菜花状改变，质脆易出血，子宫萎缩，右侧宫旁有明显浸润但尚未达盆壁，其治疗应首选
   A. 全子宫切除加盆腔淋巴清除术
   B. 全子宫切除后放射治疗
   C. 放射治疗
   D. 广泛性子宫切除术
   E. 放射治疗后行根治性子宫切除

8. 住院女患，25岁，婚后节育器避孕，因患“卵巢囊肿”行囊肿摘除术，术后证实为卵巢巧克力囊肿。经治医生告其预防该病复发的事宜，下列哪项是恰当的
   A. 宫内节育器避孕　　B. 口服丹那唑一年
   C. 争取尽早妊娠　　D. 假孕疗法
   E. 口服短效避孕药

9. 38岁女性，孕2产1，人流1次，继发闭经2年。查：无泌乳，血FSH 2.5μg/L。妇检：子宫萎缩。对此患者最佳处理方法是
   A. 绒毛膜促性腺激素　　B. 绝经期促性腺激素
   C. 克罗米酚　　D. 雌孕激素序贯疗法
   E. 溴隐亭

10. 初孕妇，妊娠足月。骨盆外测量：骶耻外径19cm，髂嵴间径25cm，髂棘间径23cm，坐骨棘间径约9cm，坐骨结节间径7.5cm。该孕妇的骨盆属于
    A. 均小骨盆　　B. 扁平骨盆
    C. 佝偻病性扁平骨盆　　D. 男性骨盆
    E. 漏斗型骨盆

11. 年龄40岁，已婚妇女，月经周期正常，经期延长，伴经量增多半年。现月经第5天量多来诊。检查：宫颈光滑，子宫后位，正常大小，活动，无压痛，附件（－），行诊断刮宫。以下哪项病理结果与临床表现符合
    A. 增生期子宫内膜
    B. 蜕膜样组织
    C. 分泌期子宫内膜

D. 早期增生内膜混有分泌期内膜
E. 早期分泌期内膜

12. 初产妇28岁，妊娠39周，因第二产程延长，行低位产钳术，胎儿娩出后颜面及全身皮肤呈青紫色，呼吸表浅，心率120次/分，强而有力，四肢屈曲。首要的处理是
A. 口对口呼吸 B. 针刺人中穴
C. 气管插管给 O_2 吸入 D. 脐静脉注射呼吸兴奋剂
E. 清理呼吸道

13. 28岁，女，停经2个月，阴道少量出血10天。检查：子宫增大如孕3个月大小。B超示落雪状图像。刮宫病理检查结果将是
A. 绒毛中有血管，其内可见有核红细胞
B. 绒毛水肿变性，无滋养细胞增生
C. 滋养细胞增生，绒毛间质水肿，血管消失
D. 滋养细胞增生，无绒毛结构
E. 子宫肌层有滋养细胞浸润

14. 56岁女性，绝经5年，阴道出血1个月。检查：子宫略大，右附件区可触及囊实相间肿块6cm×7cm×7cm。入院后诊刮，报告为"子宫内膜增生过长"。最可能的诊断为
A. 卵巢转移性肿瘤 B. 卵巢生殖细胞瘤
C. 卵巢性索间质肿瘤 D. 卵巢上皮性肿瘤
E. 卵巢瘤样病变

15. 27岁妇女，曾足月分娩1次，流产1次。1个月前开始阴道不规则出血，5天前开始咯血，X线胸片检查发现双肺有散在的阴影，大小为直径2cm左右。与患者阴道出血及肺部病变关系最密切的病史是
A. 3年前开始每日吸烟1包左右
B. 3月前开始口服避孕药
C. 15岁时曾患"肺结核"
D. 半年前自然流产1次
E. 其父5年前死于"肺癌"

16. 32岁妇女，曾足月分娩1次，流产2次。产后即出现闭经。妇科检查未发现异常，该患者闭经与以下病史中，关系最密切的是
A. 20岁时因乳腺纤维瘤作过手术
B. 其母38岁即闭经
C. 5年前分娩，曾发生产后大出血
D. 月经初潮16岁
E. 1年前曾先后做过两次人工流产

17. 51岁妇女，宫颈刮片细胞学检查，为巴氏Ⅲ级，阴道镜下多点活检，为宫颈上皮重度非典型增生，而住院治疗。应采取何种合适的治疗方法
A. 次广泛性子宫切除术 B. 宫颈锥形切除
C. 全子宫切除术 D. 激光治疗
E. 放射治疗（腔内）

18. 孕34周妇女，G1P0，血性白带1周，窥器检查见宫颈重度糜烂，触之易出血，宫底脐上3指，胎心正常，宫颈细胞学检查巴氏Ⅲ级，宫颈活检初步诊断为子宫颈原位癌。处理应是
A. 待足月分娩后再作检查
B. 立即剖腹取胎+放疗
C. 待36周终止妊娠后再作处理
D. 立即剖腹取胎+全子宫切除
E. 先放射治疗

19. 22岁女性，月经周期（5~10）/（24~45），末次月经已来潮10多天，淋漓不尽，昨天起无诱因阴道大量出血，色鲜红，伴血块，夜间急诊入院。查贫血外貌，Hb70g/L，血压12/7kPa（90/50mmHg）。肛查：子宫、附件无明显异常。该患者最可能的诊断是
A. 月经过多 B. 宫外孕出血
C. 功能失调性子宫出血病 D. 不全流产
E. 子宫黏膜下肌瘤

20. 49岁女性，绝经2年后出现接触性出血。妇检见宫颈中度糜烂，多点活检病理检查为重度不典型增生。对该病人最恰当的处理是
A. 放射后行手术治疗
B. 宫颈冷冻，激光或锥切治疗后严密随访
C. 子宫全切除术
D. 按炎症积极治疗，半年随访一次
E. 放射治疗

21. 病人25岁，停经56天，近日有少量不规则阴道出血伴腹痛。妇科检查：子宫增大如孕4个月大，软，左附件触及鸡蛋大囊性壁薄包块。为明确诊断首选的辅助检查方法是
A. 诊断性刮宫 B. 腹部X线平片
C. B超 D. HCG测定
E. 超声多普勒

22. 女性，30岁，婚后2年未孕，月经量多，经期延长半年，月经周期正常，无痛经。妇检：子宫如孕2月大，前壁明显突出，质中偏硬，无压痛，活动较好，附件（-）。该病人治疗选择
A. 随访观察 B. 甲基睾丸素治疗
C. 子宫切除术 D. 炔诺酮治疗
E. 以上都不是

23. 28岁女性，已婚，停经2个月，下腹阵发性疼痛伴大量阴道流血。检体：贫血貌，脉率120次/分，细弱，血压10.6/6.6kPa（80/50mmHg）。妇科检查：

宫颈口已开，可见组织物堵塞宫口，子宫约50天妊娠大小，双侧附件阴性，恰当处理为

A. 边纠正休克边刮宫
B. 纠正休克后再行刮宫
C. 输血，静脉内滴入缩宫素
D. 即刻刮宫
E. 肌肉注射缩宫素后刮宫

24. 初产妇，孕37周，合并中度妊高征，突感腹部剧痛，阴道少量流血，血压11/7kPa（83/53mmHg），头晕，贫血貌。子宫硬，有压痛，先露头，胎心听不清，宫口未开。应作如何处理最为妥当

A. 输血，补液，家属谈话　B. 人工破膜引产
C. B型超声检查　D. 立即剖宫产
E. 胎儿监护仪监测有无胎心

25. 24岁孕妇，现妊娠40周，LOA，自述近3天胎动减弱，否认用药史，无阵发性腹痛，无流血及阴道流水来诊。为查明原因应首选的检查方法是

A. OCT试验　B. 胎心多普勒检查
C. NST试验　D. B超检查胎盘成熟度
E. 12小时胎动自我计数

26. 33岁妇女，因经期腹痛和查找婚后5年不孕的原因行腹腔镜检查，诊断为轻型子宫内膜异位症。下述哪种治疗方法最合适

A. 保留生育功能手术　B. 假绝经疗法
C. 高效孕激素周期疗法　D. 保留卵巢功能手术
E. 假孕疗法

27. 28岁妇女，因腹痛和不孕行腹腔镜检查，镜下见子宫正常大，活动良好，双附件未见异常，双侧骶韧带腹膜有散在的紫褐色色素沉着，子宫颈的后壁腹膜有棕黄色斑块及圆形腹膜缺陷。应首先考虑何种诊断

A. 盆腔结核　B. 慢性盆腔炎
C. 盆腔腹膜炎　D. 卵巢癌
E. 子宫内膜异位症

28. 30岁初孕妇，患二尖瓣关闭不全，现妊娠28周，LOA。心功能Ⅱ级，来围生期门诊检查，咨询对于心脏负担最重的时期，应为下述哪项

A. 孕35～37周　B. 孕29～31周
C. 孕32～34周　D. 孕27～28周
E. 孕38～40周

29. 妊高征患者下列各项辅助检查中，哪一项能提示病情的轻重程度

A. 尿中白细胞数　B. 血中钙离子浓度降低
C. 24小时尿蛋白定量　D. 末梢血白细胞升高
E. 血浆白蛋白

30. 对异位妊娠患者，下列哪一项检查最有助于诊断

A. 末梢血白细胞升高
B. 附件区可触及有触痛的包块
C. 尿HCG阳性，后穹窿穿刺抽出不凝血
D. 腹部触诊有明显的肌紧张
E. 血红蛋白降低

31. 妊娠合并风心病，早期心衰的可靠依据是

A. 踝部凹陷性水肿
B. 心尖部闻及二级收缩期杂音
C. 心界扩大
D. 肺底部持续性湿啰音
E. 休息时心率>110次/分

32. 重度妊娠高血压综合征的病人，首选的治疗方法是

A. 利尿药　B. 降压药
C. 扩容药　D. 镇静药
E. 解痉药

33. 产程中，以下列何项判断胎头的高低

A. 耻骨联合上与胎头的关系
B. 胎头双顶径与坐骨结节的关系
C. 胎头双顶径与坐骨棘平面的关系
D. 胎头颅骨最低点与坐骨棘平面的关系
E. 胎头与阴道口的关系

34. 26岁患者，因胎膜早破行会阴侧切术分娩产后10天，出现寒战，高热，体温达39℃，下腹部疼痛，恶露淡血性混浊，有异味，妇科检查冰冻骨盆，且有明显压痛，最可能的诊断是

A. 急性盆腔腹膜炎　B. 急性输卵管炎
C. 急性盆腔结缔组织炎　D. 急性子宫内膜炎
E. 弥漫性腹膜炎

35. 初产妇，24岁，妊娠38周临产，产程进展顺利，宫口开全1小时，左枕前位，羊水Ⅲ度污染，间隔5分钟听2次胎心，胎心率听诊80～90次/分。此时应采取恰当处置是

A. 立即静滴葡萄糖液　B. 产钳结束分娩
C. 立即行剖宫产术　D. 立即静滴缩宫素
E. 等待自然分娩

36. 初产妇，会阴侧切后胎头吸引器助产，新生儿体重4200g，总产程21小时。产后2小时内阴道出血约400ml。导致此产妇出血较多最可能的原因是

A. 胎盘残留　B. 产后宫缩乏力
C. 宫颈裂伤　D. 产妇疲劳
E. 膀胱充盈

37. 24岁患者，停经2个月，腹痛，阴道流血量多于月经量，子宫如两个月妊娠大，宫口有羊膜囊膨出，

宫颈无举痛。临床诊断为

A. 不全流产　B. 先兆流产
C. 异位妊娠　D. 难免流产
E. 过期流产

38. 39 周妊娠，初产妇，胎儿娩出后阴道立即有鲜血流出，持续性，宫缩好。应考虑为

A. 胎盘滞留　B. 胎盘剥离不全
C. 软产道裂伤　D. 宫缩乏力
E. 完全性植入胎盘

39. 28 岁妇女，停经 40 天，阴道不规则少量流血 7 天，尿妊娠试验（+），给予刮宫，刮出物病理检查结果为蜕膜组织，考虑最大可能是

A. 功能失调性子宫出血　B. 异位妊娠
C. 先兆流产　D. 炎性子宫出血
E. 葡萄胎

40. 初产妇，40 孕周临产，子宫颈口已开全 3 小时，头盆不称，持续下腹痛、血尿，子宫下段压痛，缩复环高达脐平面，胎心率 160 次/分，不规则。首选措施是

A. 产钳助产　B. 胎头吸引助产
C. 静滴缩宫素　D. 剖宫产
E. 肌注阿托品

41. 女性，15 岁，阴道不规则出血月余，量多，面色苍白，乏力。盆腔检查正常，Hb 55g/L，血小板正常。应采取的止血方法是

A. 三合激素止血
B. 苯甲酸雌二醇止血
C. 黄体酮+丙酸睾酮撤退止血
D. 中药治疗止血
E. 枸橼酸氯米芬止血治疗

42. 26 岁妇女，停经 10 周，阵发性腹痛，伴阴道流血 14 小时，出血量多于月经，就诊时宫口开大 2cm，子宫如孕 10 周大小。最恰当的处理是

A. 肌注黄体酮　B. 保胎休息
C. 等待自然流产　D. 肌注缩宫素
E. 刮宫术

43. 一位孕中期孕妇在门诊行妊高征的预测性诊断，下列哪项结果应嘱适当休息并需密切随诊

A. 行血管紧张素敏感试验，舒张压较试验前增加 2kPa（15mmHg）
B. 作转身试验，仰卧位舒张压较左侧卧位增加 2kPa（15mmHg）
C. 测得血细胞比容 >35%，全血黏度比值 >3.6
D. 测得平均动脉压 10kPa（75mmHg）
E. 以上都不是

44. 初产妇妊娠 36 周，半月前反复无痛性阴道流血 3 次，量最多时如月经量。休息后血止，今晨起床前突然大量阴道出血，无腹痛。感心慌，口渴不适，入院时血压 10.6/8kPa（80/60mmHg），脉搏 120 次/分。宫高 30cm。胎位 ROA，先露浮，胎心率 164 次/分，血红蛋白 80g/L，阴道出血已明显减少。对本例立即采取的措施哪项是不正确的

A. 吸氧　B. 输液输血纠正休克
C. B 超胎盘定位　D. 行剖宫产
E. 静滴缩宫素引产

45. 30 岁不孕妇女发现右卵巢肿物 3 个月，B 超证实右附件区肿物 7cm×5cm，包膜完整，散在细点状回声伴部分强回声。医生建议手术切除是鉴于哪种不良预后

A. 治疗不孕症　B. 肿瘤破裂
C. 有恶变可能　D. 蒂扭转
E. 肿瘤较小，宜行摘除手术保留卵巢

46. 孕妇 32 岁，G3P0，孕 43 周入院待产。检查：血压 16/10.7kPa（120/80mmHg），宫高 35cm，胎位 LOA，胎心率 132 次/分，拟行胎盘功能测定，下列哪项表示胎盘功能不足

A. B 超羊水最大直径≥3cm
B. 12 小时胎动数≥20 次
C. 血清胎盘生乳素≥4μg/L
D. NST 试验有反应型
E. OCT 试验胎心出现连续晚期减速

47. 女，22 岁，自幼有心悸，气急及唇色发绀，曾被确诊为法洛四联症，今来婚前检查门诊。下述哪项是恰当的

A. 需先做绝育手术方可结婚
B. 医学认为应禁止结婚
C. 因疾病严重而劝其不结婚
D. 可结婚，不宜妊娠
E. 可生育，但需加强孕期检查

48. 25 岁，初产妇，40 周妊娠，有规律宫缩一小时来诊，当时宫口扩张 4cm，因宫缩强，宫口迅速开全后 15 分钟顺利娩出一男婴，当即有鲜血流出，检查胎盘完整，子宫收缩良好，但有持续性鲜红色阴道流血少量，会阴无裂伤。分析其出血原因为

A. 胎膜残留　B. 羊水栓塞
C. 子宫收缩乏力出血　D. 宫颈裂伤
E. 凝血功能障碍

49. 28 岁，初孕，妊娠 36 周，近一周感乏力食欲差，查 ALT 256U/L，诊断为急性病毒性肝炎，应给予高度重视及积极治疗，是因为

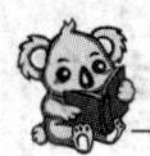

A. 容易发生畸胎
B. 容易发展为重症肝炎
C. 容易合并妊高征及发生子痫
D. 容易发生宫缩乏力，产程延长
E. 容易发生胎盘早期剥离

50. 女性，55 岁，绝经 3 年，阴道少量间断性流血 1 个月余，无明显腹痛，阴道脱落细胞学检查巴氏Ⅱ级。妇科检查：宫颈轻度糜烂，宫体略大，双侧附件正常。进一步处理方案是
A. 广泛性全子宫切除及盆腔淋巴结清除术
B. 广泛性全子宫切除术
C. 切除子宫
D. 诊断性刮宫及宫颈活组织检查
E. 宫颈锥形切除术

51. 32 岁妇女，因经期腹痛并逐渐加剧前来就诊。检查子宫后倾，粘连固定，子宫峡部后壁可触及多个小结节，触痛明显，右附件区增厚，在附件区触及直径约 6cm 的囊性粘连包块。最可能的诊断是
A. 卵巢癌　B. 盆腔结核
C. 慢性盆腔炎　D. 子宫内膜异位症
E. 多发性浆膜下肌瘤

52. 产妇，25 岁，产后 4 天。持续高热，体温在 38.5℃～39.5℃左右，下腹疼痛，耻骨联合上 2cm 处可触及宫底，有明显压痛，恶露血性有臭味，分泌物做细菌培养，结果为阴性，而涂片中出现大量细菌。此时最可能感染的菌群是
A. 克雷伯杆菌　B. 厌氧菌
C. 大肠杆菌　D. 金黄色葡萄球菌
E. 以上都不是

53. 24 岁，未产妇。因诊为“宫外孕”行开腹检查。术中见：在右侧输卵管壶腹部有一 2cm 未破的增粗病灶。恰当的术式应是
A. 右侧全输卵管切除术
B. 右侧输卵管切除和子宫角切除术
C. 右侧输卵管卵巢切除术
D. 输卵管病灶切除术
E. 通过伞端压出管内容物

54. 一位孕 0 产 0 置宫内节育器的 30 岁妇女，已确诊为妊娠 10 周，患者非常想继续妊娠，检查时发现宫内节育器已不全脱落至子宫颈外口，最恰当的做法是
A. 立即终止妊娠　B. 抗生素预防感染
C. 立即取出宫内节育器　D. 不做任何处理
E. 做腹腔镜检查

55. 一 35 岁孕妇，孕 3 产 1，二年前妊娠 36 周时胎死宫内，现妊娠 36 周住院，经做有关辅助检查，下述哪项提示胎盘功能低下
A. 血清催产素酶 80U
B. 胎盘泌乳素值 8mg
C. 孕妇尿雌三醇值 5.55μmol/L
D. 催产素激惹试验阳性
E. 胎心率监护有反应型

56. 停经 3 个月，子宫远大于孕月时，鉴别正常妊娠、多胎、异常妊娠的最好方法是
A. 胎儿心电图检查　B. 超声多普勒检查
C. B 型超声显像法　D. 腹部 X 线摄片
E. 羊水甲胎蛋白测定

57. 关于子宫内膜异位症的治疗，下述哪项是不正确的
A. 手术切除双侧卵巢或放疗破坏卵巢功能
B. 丹那唑是治疗异位症较理想药物
C. 手术是有效治疗方法
D. 未生育的年轻妇女，为防止恶变，宜作根治性手术
E. 腹腔镜检查即可早期诊断，且可行简易的镜下治疗

58. 女性 30 岁，婚后 3 年未孕，经多方检查和治疗，病理状态已经纠正，要求医师给予预测排卵指导受孕，下列措施中哪项不宜采用
A. 尿或血液测定预测排卵
B. 宫颈黏液结晶检查预测排卵
C. 诊断性刮宫预测排卵
D. 基础体温预测排卵
E. 超声观察卵泡发育预测排卵

59. 下列除哪项外均是月经周期中的激素变化
A. 排卵前 24 小时左右，LH 出现陡峰
B. 排卵前 24 小时左右，FSH 出现高峰
C. LH 峰持续 24 小时后骤降
D. 雌激素在排卵前后各出现一个高峰
E. 孕激素在排卵前后各出现一个高峰

60. 30 岁妇女，停经，50 天，阴道流血淋漓不断，5 天后突然感左下腹剧烈疼痛，面色苍白，血压 10/6kPa（75/45mmHg），盆腔检查左侧附件区触及一软性包块，约 7cm×4cm×4cm 大小，有明显压痛。下列哪一项体征不应出现
A. 阴道后穹窿饱满，有触痛
B. 下腹部有明显压痛，反跳痛
C. 子宫如 2 月妊娠大小
D. 腹部叩诊有移动性浊音
E. 阴道后穹窿抽出 2ml 不凝血液

61. 病人 40 岁，子宫如孕 10 周大小，前壁突出，不规则，质硬。下列哪项临床表现是不太可能的

A. 月经稀发　B. 不育
C. 尿频　D. 大便干结
E. 下腹不适感

62. 妊娠39周，入院前抽搐2次。现昏睡状，血压26/16kPa（195/120mmHg），胎位头位，胎心率140次/分，有不规则宫缩。以下哪项治疗是不正确的
A. 减少声、光、触动等刺激
B. 静脉滴注硫酸镁及冬眠合剂
C. 置开口器，安装床栏，防受伤
D. 留置导尿管，记录尿量
E. 立即配血行剖宫产

63. 24岁初孕妇，妊娠38周，头晕头痛2天，急诊来院。检查血压26/16kPa（195/120mmHg），尿蛋白（+++），全身水肿，胎心率140次/分，无宫缩，枕左前位。血细胞比容0.40。下列哪项治疗不恰当
A. 静脉滴注低分子右旋糖酐
B. 静脉滴注硫酸镁
C. 给予镇静药物
D. 左侧卧位
E. 紧急行剖宫产

64. 32岁妇女，一周来白带增多，既往有滴虫性阴道炎，疑又复发来诊。临床表现中，哪项不符合该诊断
A. 阴道黏膜可见散在红色斑点
B. 外阴瘙痒、灼热
C. 白色稠厚豆渣样白带
D. 稀薄泡沫状白带
E. 性交疼痛

65. 24岁，双胎。33孕周时不慎跌倒，B超示局限性胎盘早期剥离征象。胎心胎动好。已住院观察。下述除哪项措施外均恰当
A. 妊娠晚期避免腹部外伤
B. 积极防治妊高征
C. 双胎胎位异常应积极手法转胎
D. 定期产前检查
E. 常规给予钙剂口服

66. 一妇女，停经80天，3天前阴道流血少量，不伴腹痛。今日流血骤然增加，量多，下腹阵痛难忍。检查子宫口开一指，胎膜突在宫口稍下方。下项除哪项处理外均恰当
A. 立即刮宫　B. 备血待用
C. 输液　D. 手术时出血多不能用宫缩剂
E. 刮宫术后预防感染

67. 女性，28岁，G2P0，37周，羊水Ⅱ度污染，宫口开全后行产钳助产分娩，出生后1分钟，Apgar评分为4分，以下哪项属不正确处理
A. 给氧吸入
B. 立即清理呼吸道
C. 立即行口对口人工呼吸
D. 生后立即揩干羊水及血迹，注意保暖
E. 及时用抗生素预防感染

68. 某孕妇，既往月经准，3～5/30天型，自12孕周建卡作产前检查未见异常。现已过预产期2周尚未临产，近2天自觉胎动减少而来诊。为判断胎儿安危，除下述哪项外，均必须进行检查
A. 血HPL　B. OCT试验
C. 血AFP测定　D. NST试验
E. 24h尿

69. 一位患者初次妊娠前3个月时自然流产，她想知道本次流产的可能原因，下述除哪项外均是自然流产诱发因素
A. 外界因素　B. 遗传因素
C. 免疫因素　D. 母体因素
E. 营养因素

70. 35岁已婚女性，半个月来白带增多，并有腥臭味，轻度外阴瘙痒。可能的诊断是
A. 外阴炎　B. 滴虫性阴道炎
C. 细菌性阴道病　D. 霉菌性阴道炎
E. 以上都不是

71. 51岁，绝经3年，白带增多1年，阴道流血1个月，查宫颈溃疡状，触之易出血，宫体正常大小，双附件未触及异常，宫旁略厚，为明确诊断。下列哪项检查是不合适的
A. 宫颈活检组织学检查　B. 宫颈刮片细胞学检查
C. 阴道镜检　D. 碘试验
E. 宫颈管分泌物衣原体检查

72. 对妊高征患者，下列症状中，哪项不属于先兆子痫
A. 视力模糊　B. 呕吐
C. 胸闷　D. 头晕
E. 头痛

73. 下述辅助检查中，哪一项不符合一般重度妊高征的血液生化改变
A. 血浆蛋白降低　B. 尿酸升高
C. 二氧化碳结合力升高　D. 尿素氮升高
E. 血液浓缩

74. 胎儿成熟度的各项辅助检查中，不包括下列哪一项
A. 羊水泡沫振荡实验　B. 羊水磷脂测定
C. 羊水含脂细胞检查　D. 羊水的重量、渗透压
E. 胎儿参数一系列的超声波测量

75. 病人40岁，2－0－1－1，平时月经规则，经量中等，

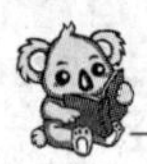

普查发现子宫肌瘤，极度焦虑，前来门诊咨询子宫肌瘤是否必需手术。医师回答中哪项不妥

A. 子宫肌瘤引起压迫症状者考虑手术

B. 子宫肌瘤伴经血过多引起贫血者考虑手术

C. 子宫肌瘤增大如孕3个月或以上者考虑手术

D. 已有子女，为防肌瘤恶变，不论肌瘤大小均宜手术

E. 年轻妇女可考虑肌瘤挖出术，以保留生育功能

76. 妇女，36岁，孕2产1，下腹痛伴白带多2个月，妇检阴道黏膜充血，宫颈举痛，子宫正常大，双侧附件增厚，左侧呈条状，压痛明显。测腋下体温37℃，此时医生不应采取的检查为

A. 下腹X线平片　　B. 诊断性刮宫

C. B型超声检查　　D. 血常规化验

E. 尿常规化验

77. 24岁初孕在门诊，经检查确诊为轻度妊高征，为防止发展为重度，下列哪项处理是不正确的

A. 休息和睡眠时取左侧卧位

B. 适当减轻工作，保证午睡2小时

C. 适当增加产前检查次数

D. 给予镇静药物

E. 严格限制食盐入量

78. 孕妇36岁第二胎，自然流产一次。现孕8周初诊建卡。下述何项是不适宜的

A. 测基础血压及各项血液常规

B. 详细询问病史及盆腔检查

C. 孕16～20周羊水染色体检查

D. 定期产前保健

E. X线测量骨盆径线

79. 40岁女性，因月经周期紊乱、经量增多半年余，本次月经已达10天，出血不止，伴头晕急诊来院。妇检：子宫增大如孕3月大，前壁突出，质地硬，活动尚可。B超提示为子宫前壁底部见约8cm×6cm×5cm强光团。血WBC：5.1×10^9/L。该病人出血原因，下列哪项可能性小

A. 子宫内膜感染　　B. 子宫内膜增生过长

C. 子宫内膜面积增大　　D. 肌瘤变性

E. 宫缩不良

80. 26岁，女，妊娠10周，因患卵巢肿瘤蒂扭转急诊手术，切除右附件。下述术后用药，哪项对围生儿有不良影响

A. 链霉素肌注　　B. 口服维生素E

C. 头孢菌素静滴　　D. 肌注黄体酮

E. 静滴硫酸镁

81. 孕38周，孕1产0。常规在地段门诊作产前检查，被诊为“均小骨盆”转院复诊，下述除了哪项外均应检查

A. B超检查　　B. 骨盆内测量

C. 骨盆外测量　　D. X线骨盆测量

E. 测量体重

82. 24岁初产妇，妊娠38周，LOA，规律宫缩8小时，宫口开大3cm，先露即S，宫高32cm，腹围90cm，当地医院诊断为中骨盆狭窄而转院，来院后产科医生给予相应检查，请判断下列哪项检查与诊断“中骨盆狭窄”无关

A. 骶棘韧带宽度　　B. 坐骨棘间径

C. 后矢状径　　D. 粗隆间径

E. 骶骨前面凹度

83. 一经产妇，35岁，两年前自然分娩一男婴，出生后因新生儿重度窒息而死亡，现妊娠38周IDA定期产检，为预防再发病，咨询中医生告诉孕妇，下述除哪项均是新生儿窒息的病因

A. 分娩过程中应用哌替啶（度冷丁）

B. 呼吸阻塞

C. 胎儿肺发育不良

D. 胎儿宫内窘迫

E. 产程中应用吗啡

84. 下述哪项不是胎盘剥离征象

A. 外露之脐带下降

B. 宫底变硬呈球形

C. 宫底升高

D. 于耻骨联合上方压子宫下段脐带回缩

E. 阴道少量流血

85. 高张性宫缩乏力患者，胎心160～170次/分，宫开2cm。先露S－1。禁止使用

A. 0.25%普鲁卡因穴位封闭

B. 三联疗法（葡萄糖、维生素C、尼可刹米）

C. 哌替啶100mg肌注

D. 缩宫素点滴

E. 静脉补液

86. 女性，28岁，已婚，转移性右下腹痛8小时。查体：体温38.5℃，右下腹麦氏点压痛、反跳痛，白细胞15×10^9/L，初步诊断急性阑尾炎。询问病史哪项是需要的

A. 腹泻和便秘　　B. 腹痛与发热的关系

C. 月经史及闭经时间　　D. 以上都是

E. 以上都不是

87. 滴虫性阴道炎的确诊方法是

A. 外阴瘙痒

B. 分泌物豆渣或凝乳状

C. 分泌物泡沫状
D. 取阴道分泌物混于滴在玻璃片上的温生理盐水内，在低倍镜下找到活动的滴虫
E. 分泌物涂片染色后，高倍镜下见线索细胞

88. 下述哪项与痛经的治疗无关
A. 应用解痉镇痛药
B. 应用口服避孕药
C. 应用前列腺素合成酶抑制剂
D. 应用抗生素
E. 精神安慰

89. 对霉菌性阴道炎的恰当治疗措施是
A. 诺氟沙星阴道局部用药
B. 0.02% 高锰酸钾溶液冲洗阴道和外阴
C. 甲硝唑阴道局部用药
D. 口服甲硝唑
E. 克霉唑阴道局部用药

90. 病人，女性，50 岁，已婚，既往月经规则。因停经 2 个月后阴道不规则出血 25 天来就诊。妇科检查：宫颈中度糜烂，宫体略大，两侧附件软。最可能的疾病是
A. 更年期功能失调性子宫出血
B. 子宫肌瘤
C. 不全流产
D. 宫颈癌
E. 子宫内膜异位症

91. 自查乳房应在什么时间查
A. 月经结束后 7～10 天查最好
B. 与月经无关
C. 月经前 7～10 天查最好
D. 经期查准确度高
E. 经期结束后马上查最好

92. 关于功血，下列说法恰当的是
A. 需排除器质性疾病后才能诊断
B. 青春期为排卵性功血，更年期为无排卵期功血
C. 多为青春期或更年期，大多是排卵性功血
D. 更年期为排卵性功血，青春期为无排卵功血
E. 不规则阴道出血即为功血

93. 女性，28 岁，怀孕 6 个月，右下肢静脉曲张，应首先实施怎样治疗措施最适合
A. 弹力袜压迫治疗
B. 硬化剂注射压迫治疗
C. 手术治疗，大隐静脉高位结扎
D. 口服药物治疗
E. 局部热疗

94. 女性，28 岁，闭经 42 天，阴道少量出血 2 天，突发下腹痛 3 小时，以左下腹为重，伴肛门憋坠，血压 80/50mmHg，脉搏 120 次/分，尿妊娠试验阳性，最可能的诊断是
A. 先兆流产　　B. 滋养细胞疾患
C. 异位妊娠　　D. 功血
E. 排卵期出血

95. 女性，56 岁，月经不规律半年，现阴道出血 20 天，首先要做的是
A. 抗炎 3 天后，刮宫　　B. 给予激素治疗
C. 给抗生素治疗　　D. 抗生素、激素同时给予
E. 刮片检查

【A3/A4 型题】

（1～2 题共用题干）

50 岁女性，3 个月来出现腹胀、纳差、乏力，并觉腹部逐渐增大，月经量减少，周期正常。妇检：子宫大小正常，双侧附件触及 7～8cm 直径的半实质性肿块，与周围组织粘连，双侧骶韧带有散在结节。

1. 结合患者年龄，患有何种卵巢肿瘤的可能性最大
A. 浆液性囊腺癌　　B. 黏液性囊腺癌
C. 颗粒性细胞瘤　　D. 无性细胞瘤
E. 内胚窦瘤

2. 该病例的治疗原则，下列哪项是错误的
A. 手术治疗为主，辅以化疗
B. 手术残留肿块的直径应争取在 2cm 以下
C. 如条件允许可行全子宫，双附件，大网膜，阑尾切除及盆腔淋巴结清扫术
D. 放射治疗以病灶局部限于盆腔者为好
E. 目前多主张手术，辅以小剂量单药化疗

（3～5 题共用题干）

30 岁妇女，停经 3 个月，不规则阴道流血 10 天并排出水泡样物。查体：子宫 5 个月妊娠大小，未听及胎心音。腹部超声：宫腔内充满落雪状不规则回声，右侧卵巢有直径 8cm 囊性肿块，尿 HCG（+）。

3. 最可能诊断为
A. 先兆流产　　B. 不全流产
C. 葡萄胎　　D. 侵蚀性葡萄胎
E. 绒毛膜癌

4. 若该患者彻底清宫后 8 周复又流血，阴道壁见直径 2cm 紫蓝结节破溃出血，应诊断
A. 不全流产　　B. 过期流产
C. 葡萄胎　　D. 侵蚀性葡萄胎
E. 绒毛膜癌

5. 该患者经彻底清宫后 1 年复又流血，咯血，尿 HCG（+），胸部 X 线片示右肺部直径 2cm 团块，此时应诊断

A. 不全流产　B. 过期流产
C. 葡萄胎　D. 侵蚀性葡萄胎
E. 绒毛膜癌

(6～7题共用题干)

25岁妇女，主诉白带多伴外阴痒。检查见外阴皮肤有抓痕，窥器检查后穹窿处有多量稀薄的白色泡沫分泌物，阴道黏膜有多个散在的红色斑点。

6. 该患者根据上述症状、体征初步诊断为
A. 念珠菌性阴道炎　B. 滴虫性阴道炎
C. 阿米巴性阴道炎　D. 非特异性阴道炎
E. 以上都不是

7. 该患者依初步诊断，应选择的治疗措施是
A. 甲硝唑口服7天一疗程
B. 克霉唑栓放阴道内，10次为一疗程
C. 1%龙胆紫涂阴道，每周3次，2周为一疗程
D. 制霉菌素栓剂放阴道内，10次为一疗程
E. 以上都不是

(8～9题共用题干)

女学生，10岁，发现右下腹部肿物10天入院。肿物如手拳大小，无腹水，AFP升高。

8. 最大可能的卵巢瘤是
A. 浆液性囊腺瘤　B. 颗粒细胞瘤
C. 内胚窦瘤　D. 子宫内膜样瘤
E. 卵泡膜细胞瘤

9. 其预后如何
A. 5年生存率可达90%　B. 5年生存率约为20%
C. 5年生存率约为40%　D. 5年生存率约为80%
E. 5年生存率极低

(10～12题共用题干)

初产妇妊娠38周，规律宫缩6小时，宫口开大3cm，未破膜。左枕前位，胎儿估计体重2500g，胎心率145次/分，骨盆外测量未见异常。

10. 恰当的处理是
A. 控制宫缩，使其维持至40周
B. 等待自然分娩
C. 缩宫素静点加速产程
D. 人工破膜
E. 剖宫产

11. 如果此后宫缩逐渐减弱，产程进展20小时，胎膜已破，宫口开大5cm，并有水肿，恰当的处理是
A. 等待自然分娩　B. 立即行剖宫产
C. 给予地西泮静注　D. 给予麦角新碱肌注
E. 给予缩宫素肌注

12. 如果宫口开全，胎头拨露2小时，虽经加腹压仍无进展时，应如何处理
A. 立即行剖宫产
B. 肌注大剂量哌替啶
C. 静脉滴注缩宫素
D. 静脉滴注葡萄糖＋维生素C
E. 阴道助产

(13～15题共用题干)

26岁初产妇，足月顺产，新生儿体重3900g。产后30分钟阴道流血400ml。挤压子宫有断续出血，时多时少，测血压1219.3kPa（90/70mmHg），脉搏108次/分。

13. 首先考虑的出血原因
A. 子宫收缩乏力　B. 胎盘、胎膜残留
C. 宫腔内隐性出血　D. 宫颈裂伤
E. 凝血功能障碍

14. 针对出血原因，立即应作的主要检查是
A. 触摸子宫有无子宫收缩轮廓及硬度
B. 重新检查胎盘胎膜
C. 检查软产道
D. 查血小板，凝血酶原时间，3P试验
E. 必要时B超探查宫内有无残留

15. 检查证实为乏力性子宫出血。与探查出血原因同步的最及时有效的处理是
A. 按摩子宫时静脉滴注缩宫素
B. 肌注或静脉推注麦角新碱0.2mg
C. 输液输血
D. 宫腔填塞纱条
E. 以上均无效，子宫动脉或髂内动脉结扎术

(16～17题共用题干)

20岁未婚妇女，因诊断卵巢肿瘤入院治疗。肿瘤位于子宫右侧，约10cm直径大。

16. 为判断肿瘤的良恶性，除哪项检查外均有助于诊断
A. 盆腔B超检查　B. 盆腔CT检查
C. 盆腔MRI检查　D. 盆腔空气造影
E. 腹腔镜检查

17. 为判断肿瘤的良恶性，除下述哪项检查外均有意义
A. 测血清CA　B. 测血清AFP
C. 测血清PRL　D. 测血清β－HCG
E. 测血清LDH

(18～20题共用题干)

31岁妇女，已婚6年，5年前行人流一次，月经规律，现停经3个月，停经40余天时曾恶心并有阴道少量流血，无腹痛，验尿HCG（＋），用维生素E及黄体酮一周血止，近2日小便后因有少量淡粉色分泌物来诊，内诊检查，宫口未开，有血性分泌物，子宫约如鸭卵大小，附件区软。

18. 下述除哪项检查外对诊断均有意义
 A. 血绒毛膜促性腺激素测定
 B. 血胎盘泌乳素测定
 C. 尿雌三醇测定
 D. 血雌二醇测定
 E. B型超声显像

19. 本例最可能的诊断是
 A. 早孕先兆流产　B. 不可避免流产
 C. 过期流产　D. 不全流产
 E. 正常妊娠

20. 本例最易发生的并发症是
 A. 继发感染　B. 腹腔内失血
 C. 凝血机制障碍　D. 习惯性流产
 E. 继发不孕

(21～23题共用题干)

住院农村患者，36岁，婚后8年不孕，月经周期缩短，经期延长多年，近两年加重，近一个月阴道流血不止，量多，食欲不振，心悸，无力，尿频，无尿痛。妇科检查：宫颈正常大小，光滑，宫体前倾如新生儿头大，前壁突出，较硬双附件区正常，门诊以“盆腔包块”收入院，血红蛋白50g/L。

21. 为进一步明确诊断此时最适宜的诊断方法是
 A. 骨盆平片　B. 子宫输卵管碘油造影
 C. B型超声检查　D. CT检查
 E. 刮取子宫内膜组织送病理检查

22. 子宫肌瘤，继发贫血被证实，最合适的处理原则是
 A. 止血　B. 止血，纠正贫血
 C. 立即手术　D. 止血，纠正贫血后手术
 E. 激素治疗

23. 对该患者最佳手术方式是
 A. 子宫肌瘤摘除术
 B. 子宫次全切除术
 C. 子宫全切加双侧附件切除术
 D. 子宫次全切加双附件切除术
 E. 经阴道子宫肌瘤切除术

(24～26题共用题干)

65岁妇女，绝经15年，近半年阴道流血性分泌物，量中等，间断有少量阴道流血，妇查：阴道呈漏斗型，宫颈呈溃疡状，触痛（+），子宫小、固定，双侧宫旁呈团饼状增厚，质硬，达盆壁，锁骨上淋巴结（-）。

24. 宫颈活检为鳞癌，正确的诊断是
 A. 宫颈鳞癌Ⅳ期　B. 宫颈鳞癌ⅡA期
 C. 宫颈鳞癌ⅡB期　D. 宫颈鳞癌ⅢA期
 E. 宫颈鳞癌ⅢB

25. 患者进行了放疗，下列哪项治疗目的是正确的
 A. 减少阴道流血　B. 为下步手术做准备
 C. 姑息治疗　D. 根治治疗
 E. 减少阴道分泌

26. 患者治疗后半年，出现左腿痛，肿胀，伴腰骶部疼痛，同时合并尿少，可能是何种原因造成
 A. 放疗早期副作用　B. 放疗晚期副作用
 C. 病情进一步发展　D. 老年性骨质疏松症
 E. 并发肾脏疾病

(27～29题共用题干)

35岁女患者，因分泌物十分多，有异味两个月来诊。

27. 在询问病史最应注意的是
 A. 分泌物的性状　B. 有无行房后出血
 C. 是否有不洁性生活史　D. 月经有无改变
 E. 是否哺乳期

28. 妇检发现宫颈失去常态，易出血，此时最应做哪项检查
 A. 刮片找瘤细胞　B. 宫颈多点活检
 C. 阴道镜检查　D. 碘试验
 E. 刮取颈管

29. 若病理证实为宫颈鳞癌，如何进行临床分期
 A. 双合诊　B. 三合诊
 C. 肛腹诊　D. B超检查
 E. 阴式B超

(30～32题共用题干)

40岁已婚妇女，孕1产0，月经周期规律，4～5天/30天。末次月经为4月1日，持续5天，4月6日干净，现已妊娠6周。

30. 下列哪项是正确的
 A. 推算预产期为下一年元月16日
 B. 按末次月经为4月5日计算预产期
 C. 推算约4月20日排卵
 D. 推算预产期为下一年元月8日
 E. 以上都不对

31. 孕期应作以下检查，但除外
 A. B超检查　B. 羊水染色体检查
 C. 75g糖耐量试验　D. 胎儿性别检查
 E. 血AFP检查

32. 此患者产前诊断最可能发现的异常是
 A. 胎儿先天性心脏病
 B. 胎儿神经管畸形
 C. 胎儿黏多糖综合征
 D. 胎儿Down综合征（二十一三体综合征）
 E. 胎儿血友病

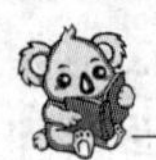

（33～35题共用题干）

初产妇，孕39周。门诊检查骨盆各径线：骶耻内径11.5cm，坐骨棘间径9.5cm，出口横径7cm，耻骨弓角度80°。

33. 关于骨盆的诊断恰当的是
A. 扁平骨盆　B. 中骨盆狭窄
C. 漏斗骨盆　D. 畸形骨盆
E. 均小骨盆

34. 为决定分娩方式，应进一步检查骨盆哪条径线
A. 髂棘间径　B. 髂嵴间径
C. 骶耻外径　D. 出口后矢状径
E. 对角径

35. 估计胎儿体重4000g左右，此产妇分娩方式应选择
A. 等待自然分娩　B. 试产
C. 剖宫产　D. 产钳助产
E. 胎头吸引助产

（36～38题共用题干）

初产妇，足月临产18小时，宫口扩张停滞已3小时，宫缩25s/（7～8）min，宫底32cm，儿头矢状缝在右斜径上，小囟门在7点处（仰卧位），S+1，骶骨平直，坐骨棘突出，坐骨切迹略小于2横指。

36. 此患者胎位为
A. 枕左前　B. 枕右前
C. 枕左后　D. 枕右后
E. 枕左横

37. 产程停滞的原因是
A. 骨盆入口狭窄　B. 高张性宫缩乏力
C. 巨大儿　D. 均小骨盆
E. 中骨盆狭窄

38. 其处理原则
A. 肥皂水灌肠
B. 静滴5%的碳酸氢钠
C. 静滴缩宫素加速分娩
D. 剖宫产
E. 等待宫口开全阴道助产

（39～44题共用题干）

33岁妇女，孕3产0，3次人流史，近一年月经量增多，伴痛经而就诊，月经周期正常。检查：宫体孕60天大，质硬，右附件区触及4cm直径的囊实性包块粘连于子宫后方，双宫骶韧带黄豆大小触痛结节。

39. 最可能的诊断为
A. 卵巢癌　B. 宫外孕
C. 子宫内膜异位症　D. 盆腔炎
E. 子宫肌瘤

40. 如明确上述诊断最可靠的检查手段为
A. 宫腔镜检查　B. 盆腔B超
C. 分段诊刮　D. 腹腔镜检查
E. 基础体温测定

41. 此患右附件区囊实性包块，最常考虑为
A. 卵巢浆液性囊腺瘤　B. 卵巢畸胎瘤
C. 卵巢黄体囊肿　D. 卵巢巧克力囊肿
E. 卵巢冠囊肿

42. 采取何种化验辅助检查
A. 血ALT　B. 血沉
C. 血CA125　D. 血胆固醇
E. 皿HCG

43. 为减轻痛经，常选用何种治疗
A. 氟芬那酸　B. 甲硝唑
C. 诺氟沙星　D. 雌激素
E. 青霉素

44. 应用药物治疗哪项不恰当
A. 孕激素　B. 甲睾酮
C. 雌激素　D. 丹那唑
E. 氯芬那酸

（45～50题共用题干）

女性45岁，腹胀，腹痛2个月余。体检：腹水征（+），盆腔有一直径6cm的囊实性包块，固定，子宫直肠窝有硬节。

45. 此患者应首先做下列哪项检查
A. CA125　B. HCG
C. AFP　D. CEA
E. SF（血清铁蛋白）

46. 此例最可能的诊断是
A. 结核性腹膜炎　B. 胃肠道肿瘤
C. 卵巢生殖细胞肿瘤　D. 卵巢上皮性肿瘤
E. 子宫肌瘤

47. 下列哪种方法可在术前明确诊断
A. CT　B. B超
C. MRI　D. 腹水找瘤细胞
E. 腹腔镜

48. 若该患者术中证实腹膜有>2cm转移结节，该患者的分期应为
A. Ⅰ期　B. ⅡA期
C. ⅡB期　D. ⅢA期
E. ⅢC期

49. 该患者术后应给予
A. 放疗　B. 雌激素替代治疗
C. MTX+5-FU化疗　D. 孕激素治疗

E. 顺铂为主的化疗

50. 根据你的知识，你认为该患者5年存活的几率为

A. 10%　B. 30%

C. 60%　D. 80%

E. 100%

(51~54题共用题干)

女性40岁，停经33天，急性右下腹疼痛一天，阵发性加剧6小时，伴恶心呕吐。妇科检查：宫颈轻举痛，宫体正常大小，子宫右侧可触及一6cm×8cm×4cm大肿块，压痛明显。

51. 最可能的诊断是

A. 输卵管妊娠　B. 卵巢肿瘤蒂扭转

C. 卵巢肿瘤破裂　D. 卵巢黄体破裂

E. 阑尾穿孔

52. 首选辅助检查是

A. 血常规检查　B. 尿妊娠试验

C. B型超声检查　D. 腹腔穿刺

E. 后穹窿穿刺

53. 最恰当的治疗方法是

A. 抗感染治疗　B. 腹腔镜手术

C. 继续观查　D. 开腹探查

E. 止痛，镇吐

54. 如行剖腹探查术，下述处理中哪项是不恰当的

A. 清洁阴道行子宫切除术前的准备

B. 如有腹水应抽腹水离心找癌细胞

C. 术中先将扭转的卵巢肿瘤蒂部复位后再切除

D. 应探查对侧卵巢

E. 怀疑恶变者应送冰冻切片作病理检查

(55~58题共用题干)

48岁妇女，末次妊娠为20年前，近半年阴道不规则流血，近2周咳嗽，咯血。妇检：子宫体鸭卵大，软，右侧宫角有轻压痛，左侧附件区可触及鸭卵大囊肿，壁薄。全HCG 105U/L，胸片右肺可见多个转移瘤。

55. 左附件区囊肿可能为

A. 卵巢黄素囊肿　B. 卵巢黄体囊肿

C. 卵巢滤泡囊肿　D. 皮样囊肿

E. 卵巢巧克力囊肿

56. 该患者预后评分可能是

A. 6分　B. 4分

C. 5分　D. 3分

E. 超过8分

57. 假若患者治疗后一周，晚餐后3小时突然发生剧烈头痛，伴恶心，呕吐，T37℃，应考虑可能是

A. 神经性头痛　B. 治疗的副作用

C. 脑转移　D. 感冒

E. 食物中毒

58. 此时对患者来取哪项处置恰当

A. 止吐　B. 投用强效镇痛药

C. 降颅压　D. 头部CT检查

E. 脑脊液HCG检测

(59~62题共用题干)

26岁孕妇，第一胎，停经38周，孕期经过顺利，近一周突觉头昏、眼花、视物模糊。

59. 首先做的处置应是

A. B超检查　B. 测生命体征

C. NST试验　D. 收入院

E. OCT试验

60. 如果血压156/110mmHg，尿蛋白（++++），胎心率145次/分，应做的处置是

A. 可以回家，院外观察　B. 在门诊留观

C. 收入院治疗　D. 请内科会诊

E. 立即剖宫产

61. 如行胎心监护为有反应型，应选择什么处理方案

A. 立即剖宫产

B. 积极治疗一周，考虑终止妊娠

C. 积极治疗24~48小时，考虑终止妊娠

D. 积极治疗，等待自然分娩

E. 立即人工破膜及静脉滴注缩宫素引产

62. 降压过程中，应用25%硫酸镁40ml静脉滴注。患者出现膝反射减弱，呼吸低于16次/分，应做的处置是

A. 继续静脉滴注，不必担心此种改变

B. 放慢滴数，观察2小时

C. 立即拔下滴流，给予吸氧、半卧位

D. 立即停止静滴，静推10%葡萄糖酸钙10ml

E. 请呼吸内科会诊

(63~64题共用题干)

女性，28岁，性生活活跃，阴道分泌物多，呈灰白色稀薄白带，恶臭，伴外阴瘙痒

63. 可能诊断是

A. 滴虫性阴道炎　B. 细菌性阴道病

C. 霉菌性阴道炎　D. 淋菌性阴道炎

E. 宫颈炎

64. 哪项病源学检查可能阳性

A. 分泌物中找到芽孢　B. 分泌物中找到滴虫

C. 分泌物中找到假菌丝　D. 分泌物中找到淋菌

E. 阴道细胞学检查可见线索细胞

(65~68题共用题干)

女性，30岁，已婚，未生育，停经2个月余，阴道

少量出血 4 天，今晨流血量稍多，伴下腹隐痛入院，检查：阴道少量血，宫口闭，宫体水平位，如孕 50 + 天大小，两侧附件阴性，尿（妊娠试验）（HCG）阳性。

65. 应考虑为
A. 先兆流产　　B. 难免流产
C. 不全流产　　D. 完全流产
E. 习惯性流产

66. 患者入院后恰当的处理是
A. 立即行刮宫术　　B. 输血
C. 缩宫素静脉滴注　　D. 后穹窿穿刺术
E. 保胎治疗

67. 12 小时后，出血量增加，下腹阵发性疼痛。妇科检查：宫口已扩张，可容一指，并见有胚胎样组织排于阴道内，子宫似 2 个月妊娠大小，两侧附件阴性，此时的诊断是
A. 先兆流产　　B. 难免流产
C. 不全流产　　D. 完全流产
E. 习惯性流产

68. 此时恰当的处理为
A. 立即行刮宫术　　B. 输血
C. 缩宫素静脉滴注　　D. 后穹窿穿刺
E. 保胎治疗

（69 ~ 70 题共用题干）

产后 5 天，发热，右乳下方红，硬结。

69. 首先应做的是
A. 热敷患侧，尽量吸空患侧　　B. 抗生素治疗
C. 切开引流　　D. 催乳中药
E. 回乳

70. 1 个月后，患者左乳头皲裂，疼痛，应做的处理是
A. 建议停止哺乳，回乳
B. 给予止痛药物
C. 先喂健侧乳房，后喂患侧，喂毕在乳头上涂一滴乳汁
D. 患侧涂甲紫
E. 患侧涂鱼石脂软膏

（71 ~ 72 题共用题干）

女，32 岁，平素月经规律，现闭经 52 天，出现恶心、厌油 5 天，阴道出血伴腹痛 3 天，尿妊娠试验阳性。

71. 最不可能的诊断是
A. 先兆流产　　B. 滋养细胞疾患
C. 宫外孕　　D. 功血
E. 难免流产

72. 下一步的处理原则是
A. 刮宫术
B. 进一步询问病史，以除外宫外孕
C. 给予抗生素后再进一步治疗
D. 不用给抗生素，观察 3 天后再做处理
E. 给抗生素后再刮宫

【B 型题】

（1 ~ 2 题共用备选答案）
A. 徒手剥离胎盘　　B. 刮宫
C. 次全子宫切除　　D. 缩宫素静滴
E. 结扎子宫动脉

下列病人应采用的治疗措施为

1. 26 岁初产妇，G3P1，有两次人工流产史，现足月妊娠分娩，胎儿娩出后 30 分钟胎盘不下，阴道流血约 200ml，腹部触诊宫底平脐，收缩好。
2. 女性，32 岁，G3P0，前两次均早期自然流产清宫。现妊娠 39 周剖宫产，娩出胎儿后胎盘不能自然剥离，手法分离困难，出血较多。

（3 ~ 4 题共用备选答案）
A. 子宫腺肌病　　B. 功能失调性子宫出血
C. 子宫内膜癌　　D. 子宫肌瘤
E. 子宫内膜息肉

下列各病例最可能的诊断是

3. 42 岁妇女，3 年前月经量开始增多，近 1 年加重。血 Hb70g/L，月经周期正常。妇检：子宫鸭卵大，饱满。
4. 38 岁妇女，痛经 4 年逐渐加重，月经量增多而贫血。妇检子宫略大，质硬。

（5 ~ 7 题共用备选答案）
A. 急性子宫内膜炎
B. 盆腔内栓塞性静脉炎
C. 急性盆腔结缔组织炎
D. 急性盆腔腹膜炎
E. 盆腔脓肿

5. 第一胎，足月住院分娩，产后第 3 天，体温 38℃ 左右，子宫体轻度压痛，恶露量多，混浊，该产妇应诊断为
6. 产妇，5 天前由农村接生员接产，产后第 5 天出现高热达 40℃，伴恶心、腹痛。检查：下腹压痛，反跳痛，腹肌紧张，应诊断为
7. 产妇在家自娩一男婴，产后 3 周，因寒战、发热、腹痛住院，经抗生素治疗后 T 38℃ ~ 39℃，妇科检查子宫约 3 月妊娠大小，固定，两侧增厚，后穹窿触及 8cm × 7cm × 7cm 囊性包块，触痛明显，应诊断为

（8 ~ 10 题共用备选答案）
A. 血中绒毛膜促性腺激素测定
B. 尿中孕二醇测定
C. 血中胎盘生乳素测定

D. 血清中雌二醇测定

E. 血清中 AFP 测定

下述病例应选哪项检查

8. 一早孕妇女，既往流产 2 次，现又有点滴阴道流血，除上述哪项外均有助于判断能否再次流产

9. 一 36 孕周妇女，既往有死胎史，现又觉胎动减弱，为判断预后首选哪项检查

10. 一妇女 28 岁反复早期流产 3 次，做哪项检查有助于查明流产原因

（11～12 题共用备选答案）

A. 胎盘残留　　B. 胎盘粘连

C. 胎盘部分植入　　D. 宫缩乏力

E. 软产道损伤

下述病例阴道出血的原因是

11. 26 岁 G3P0，妊娠 40 周，人流史 2 次，因胎儿宫内窘迫，宫口已开全行产钳助产，胎儿娩出后随即阴道持续不断出血，10 分钟胎盘胎膜完整娩出，宫底脐下 1 指，子宫硬，阴道出血仍不断，色鲜红

12. 28 岁，G2P0，孕 39 周，曾孕 5 个月，中期引产一次，产程进展顺利，自娩出一女婴，体重 3200g，胎儿娩出 15 分钟，阴道出血≥200ml，即行人工剥离胎盘时部分胎盘与宫壁紧密粘连，无法剥离

（13～14 题共用备选答案）

A. 缩宫素静滴　　B. 硫酸镁静滴

C. 抗生素静滴　　D. 立即输血、剖宫产

E. 口服沙丁胺醇

对下列患者的最佳治疗是

13. 孕妇 26 岁，妊娠 34 周，今晨突然无痛性阴道出血，量少，查 BP13. 3/9. 22kPa（110/70mmHg）

14. 孕妇 28 岁，妊娠 37 周，今晨摔倒后自感腹痛剧烈，伴少量阴道出血，查 BP10. 7/7. 6kPa（80/50mmHg），P120 次/分，贫血貌，子宫硬，胎位不清，胎心音消失

（15～16 题共用备选答案）

A. 12 小时胎动计数

B. B 超监测胎盘成熟度

C. 24 小时尿雌三醇定量

D. 宫缩应激试验

E. 羊水中 L/S 比值

下述高危孕妇采用何项检查最恰当

15. 一孕妇，诊为中央性前置胎盘，拟行计划分娩，现妊娠 35 周，为了解胎肺成熟度

16. 一孕 39 周初产妇，待产中，胎心率听诊时快时慢，不规律，为判断胎儿在宫内安危

（17～18 题共用备选答案）

A. 单纯子宫全切除术

B. 单纯子宫次全切除术

C. 子宫全切除术＋一侧附件切除术

D. 子宫全切除术＋双侧附件切除术

E. 子宫次全切除术＋一侧附件切除术

下述病例最佳处理方法是

17. 38 岁女患者，因月经周期缩短伴经量增多 4 年来诊，查体：贫血貌，下腹部可触及新生儿头大小包块。妇查：外阴，阴道正常，宫颈肥大，糜烂Ⅱ度颗粒型，子宫体新生儿头大，质硬，活动良好，双附件区未及异常，既往史，孕 2 产 2，左乳癌术后 1 年，雌激素受体阳性

18. 38 岁女患，以发现下腹部包块 3 个月来诊，查体：无贫血貌，下腹部可触及新生儿头大包块。妇查：外阴道正常，宫颈常大，糜烂Ⅰ度单纯型，子宫体新生儿头大小，质硬，活动良好，双附件区未触及异常。宫颈涂片细胞学检查：巴氏染色Ⅱ级。

（19～20 题共用备选答案）

A. 白带增多、稀薄、呈泡沫状

B. 白带增多、黏稠、呈豆渣样

C. 阴道尿道口黏膜充血、水肿，小阴唇粘连

D. 白带增多、灰白色、有腥臭味

E. 白带增多、稀薄、淡黄色，阴道黏膜皱襞消失

19. 细菌性阴道病的表现为

20. 老年性阴道炎的表现为

【案例题】

案例一

女性患者，36 岁。引产 1 周后发热伴腹痛 2 天。查体：全腹软，少量阴道血性分泌物，宫颈举痛（＋），子宫增大如孕 3 个月，宫体压痛，双附件增厚压痛，T 39℃，WBC 18×10^9/L，中性粒细胞 90%。

提问 1. 本病例考虑诊断是

A. 急性盆腔炎　　B. 急性宫颈炎

C. 输卵管卵巢脓肿　　D. 败血症

E. 以上都不是

提问 2. 本病例的鉴别诊断有

A. 急性阑尾炎　　B. 异位妊娠

C. 子宫内膜异位症　　D. 卵巢囊肿蒂扭转

E. 黄体破裂

提问 3. 如本病例妇科检查发现盆腔左侧有一 6cm×6cm×5cm 类圆形囊性包块，与子宫壁粘连紧密，压痛阳性，考虑最可能的诊断是

A. 败血症　　B. 输卵管卵巢脓肿

C. 急性盆腔腹膜炎　　D. 急性子宫内膜炎

E. 急性子宫肌炎

提问4．首选的治疗方案是
A．支持治疗　B．立即剖腹探查
C．中药治疗　D．静滴广谱抗生素
E．口服广谱抗生素

提问5．如静滴抗生素3天后，患者持续高热，复查B超显示盆腔左侧包块6cm×7cm×5cm，下一步的处理为
A．继续静滴广谱抗生素　B．口服广谱抗生素
C．立即剖腹探查　D．中药治疗
E．理疗

案例二

患者女性，23岁。未孕，月经规律，曾有盆腔炎史，现停经34天，阴道出血淋漓7天，下腹痛3小时就诊。

提问1．为确诊，首先应做的检查是
A．B超了解子宫及双附件情况　B．妇科检查
C．尿妊娠试验　D．血HCG
E．拍腹平片　F．做CT
G．做宫腔镜

提问2．应与下列哪些疾病鉴别
A．功血　B．不全流产
C．子宫肌瘤　D．盆腔炎复发
E．异位妊娠　F．先兆流产
G．宫颈癌

提问3．最可能的诊断是
A．先兆流产　B．异位妊娠
C．不全流产　D．子宫肌瘤
E．功血　F．难免流产
G．稽留流产

提问4．下一步应做的处理是
A．保胎治疗
B．立即行剖腹探查术
C．行吸刮宫术，将刮出物送病理
D．绝对卧床休息观察
E．输抗炎止血药物
F．口服叶酸及维生素E
G．如患者病情平稳继续观察

案例三

患者，女性，22岁。未婚处女，13岁月经初潮，周期基本规律。近半年来月经期延长，淋漓不尽。肛门指诊：子宫右侧可触及与子宫相连的囊实性不活动肿块，直径约7cm，轻度压痛，未触及痛性结节。

提问1．本病例最可能的诊断是
A．多囊卵巢综合征　B．卵巢浆液性囊腺瘤
C．卵巢黏液性囊腺瘤　D．卵巢畸胎瘤
E．原发性痛经　F．子宫内膜异位症
G．子宫腺肌病

提问2．为进一步诊断，首选的方便经济的辅助检查有
A．宫腔镜检查　B．盆腔B超
C．盆腔CT　D．血CA125测定
E．内分泌激素测定　F．腹腔镜检查

提问3．该患者宜选用的治疗方法包括
A．腹腔镜切除右卵巢，快速病理
B．经腹切除右附件，快速病理
C．腹腔镜切除囊性肿块，快速病理
D．口服避孕药调经
E．术后随访观察

提问4．若术后病理显示为子宫内膜异位囊肿，建议患者
A．3～6个随访
B．经期最好侧俯卧位休息
C．大剂量孕激素假孕治疗
D．坚持口服避孕药至婚后
E．GnRH－a假绝经疗法

案例四

患者，女性，48岁。孕1产1，20年前剖腹生产。近2月来经量减少，周期如常，无痛经，末次月经在10天前。腹胀3个月，进行性加重，腹部逐渐膨大，食欲下降，体重略减轻，二便正常。腹部检查结果：腹部外观呈“蛙腹状”，移动浊音（＋）；妇科检查：外阴：（－）；阴道（－）；宫颈光滑，子宫附件因腹胀明显触诊不清；三合诊：子宫－直肠凹内触及“月牙样”硬性结节。无肝炎及结核病史。母亲75岁，曾患乳腺癌。

提问1．在门诊首先需要进行的临床检查有
A．一般情况检查　B．妇科检查
C．B超检查　D．腹部检查
E．腹水细胞学检查

提问2．本病人可能的临床诊断是
A．肝癌　B．结肠癌
C．子宫内膜异位症　D．溃疡性结肠炎
E．结肠癌　F．肝硬化
G．卵巢癌　H．胰头癌
I．肝硬化　J．胃癌

提问3．为进一步明确诊断，入院后应进行的辅助检查有
A．腹水细胞学　B．血CA125、CA199、CEA
C．CT　D．MRI
E．B超　F．PET/CT

提问4．根据以上检查结果，最可能的临床诊断为
A．早期卵巢癌　B．晚期卵巢癌
C．转移性卵巢癌　D．晚期胃癌
E．晚期胰腺癌　F．库肯勃氏瘤

案例五

女性患者，40岁。2年前曾因腹胀、上腹部不适病史被诊断为“胃溃疡”。本次腹胀半个月，按胃溃疡治疗未见好转，3天前自己触及下腹部包块而就诊。发病以来二便正常，月经无变化。最近两个月下降3kg。体格检查：生命体征正常，慢性病容，轻度贫血貌，双侧下腹部均可触及7cm×6cm大小的包块，有结节感，活动度尚可，无触痛，叩诊移动性浊音阳性。妇科检查：外阴、阴道正常，宫颈光滑，子宫正常大小，活动良好，双侧附件区均可触及7cm×6cm×6cm大小包块，性质同腹部检查。

提问1. 本病例可能的诊断有

A. 子宫颈癌　　B. 子宫内膜癌
C. 转移性卵巢肿瘤　　D. 卵巢良性肿瘤
E. 卵巢恶性肿瘤　　F. 绒毛膜癌

提问2. 患者入院，拟进一步明确诊断，应做的检查有

A. 脑CT
B. 肿瘤标志物检查
C. 血沉
D. 胃肠纤维内镜检查
E. 抽腹水检查腹水性质和肿瘤细胞
F. 盆腔超声检查

提问3. 根据上述结果，本患者最可能的诊断是

A. 卵巢癌合并胃溃疡　　B. Ovarian cancer
C. 原发性胃癌　　D. Krukenberg's tumor
E. 转移性胃癌　　F. Meig's syndrome

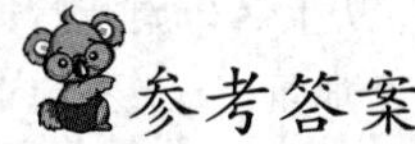

参考答案

【A1/A2型题】

1.C　2.E　3.E　4.B　5.B　6.D　7.C　8.C
9.D　10.E　11.D　12.E　13.C　14.C　15.D　16.C
17.C　18.A　19.C　20.C　21.C　22.E　23.A　24.D
25.C　26.B　27.E　28.C　29.C　30.C　31.D　32.E
33.D　34.C　35.B　36.B　37.D　38.C　39.B　40.D
41.B　42.E　43.C　44.E　45.C　46.E　47.D　48.D
49.B　50.D　51.D　52.B　53.D　54.C　55.D　56.C
57.D　58.C　59.E　60.C　61.A　62.E　63.E　64.C
65.C　66.D　67.C　68.C　69.E　70.C　71.E　72.C
73.C　74.D　75.D　76.B　77.E　78.E　79.D　80.A
81.D　82.C　83.C　84.D　85.D　86.D　87.D　88.D
89.E　90.A　91.A　92.A　93.A　94.C　95.A

【A3/A4型题】

1.A　2.E　3.C　4.D　5.E　6.B　7.A　8.C
9.E　10.B　11.C　12.E　13.A　14.A　15.A　16.D
17.C　18.B　19.C　20.C　21.C　22.D　23.A　24.E
25.C　26.C　27.B　28.B　29.B　30.D　31.D　32.B
33.C　34.D　35.C　36.D　37.E　38.D　39.C　40.D
41.D　42.C　43.A　44.C　45.A　46.D　47.D　48.E
49.E　50.B　51.B　52.C　53.D　54.C　55.A　56.E
57.C　58.C　59.B　60.C　61.C　62.D　63.B　64.E
65.A　66.E　67.C　68.A　69.A　70.C　71.D　72.B

【B型题】

1.A　2.C　3.D　4.A　5.A　6.D　7.D　8.E
9.C　10.B　11.E　12.C　13.A　14.D　15.E　16.D
17.D　18.B　19.D　20.E

【案例题】

案例一

提问1答案：A　　提问2答案：ABDE
提问3答案：B　　提问4答案：D
提问5答案：C

案例二

提问1答案：ABCD　　提问2答案：ABF
提问3答案：B　　提问4答案：B

案例三

提问1答案：BCDF　　提问2答案：BDE
提问3答案：AC　　提问4答案：AB

案例四

提问1答案：ABD　　提问2答案：BGJ
提问3答案：ABE　　提问4答案：B

案例五

提问1答案：CE　　提问2答案：BCDEF
提问3答案：CD

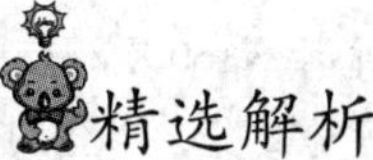

精选解析

【A1/A2型题】

95. 全面的诊断性刮宫可：①使子宫内膜基本刮净而止血；②了解内膜病理，除外恶性疾患；③了解宫腔大小，是否不平感，而有助于鉴别诊断。对于围绝经期月经不规律，出血时间长的患者应常规使用。

【A3/A4型题】

（63~64题）阴道分泌物增多，呈灰白色，有腥臭味，伴外阴瘙痒或烧灼感是细菌性阴道病的临床特征。患细菌性阴道病时，阴道细胞学检查可见线索细胞。

【案例题】

案例一

提问1解析：患者引产后发热腹痛，查宫颈举痛（+），子宫增大，宫体压痛，双附件增厚压痛，WBC 18×10^9/L，中性粒细胞90%，符合急性盆腔炎的表现。

提问2解析：子宫内膜异位症主要表现为痛经、性

交不适及不孕，与本病例无相似。

提问3解析：结合患者病史、实验室检查，查体：全腹软，盆腔有类圆形囊性包块与子宫壁粘连紧密，压痛阳性，最可能为输卵管卵巢脓肿。

提问4解析：急性盆腔炎主要为抗生素治疗，如治疗恰当，75%的输卵管卵巢脓肿能得到控制。

提问5解析：输卵管卵巢脓肿手术治疗的指征为：药物治疗48～72小时无效；药物治疗2～3周脓肿持续存在；脓肿破裂。

第十二章　儿科疾病

【A1/A2型题】

1. 8岁男孩，水肿伴尿少4天。4小时前自述头痛，呕吐2次，视物不清，送来院急诊。体检：神志模糊，颜面及下肢水肿明显，心率80次/分，两肺无啰音，测血压21/14kPa（160/100mmHg），四肢小抽动，尿化验：蛋白（++）。以下哪种药物为首选
   A. 呋塞米（速尿）每次1ng/kg静注
   B. 利血平1.5mg肌注
   C. 硝普钠静脉滴注
   D. 苯巴比妥80mg肌注
   E. 20%甘露醇100ml静脉推注

2. 足月男婴臀位产，生后第二天突然抽搐，阵发性青紫及呼吸暂停，有时尖叫。查体：前囟饱满，肌张力下降，口唇微发绀，心率132次/分，两肺未闻及啰音，血白细胞10×10^9/L，中性55%，血钙2mmol/L（5.4mg/dl），血糖45mg/dl。最可能的诊断是
   A. 新生儿低血糖　B. 新生儿颅内出血
   C. 新生儿低钙血症　D. 新生儿肺炎
   E. 新生儿化脓性脑炎

3. 足月新生儿，胎心率>160次/分，产钳分娩，第二产程延长，Apgar评分3分，出生时全身皮肤苍白，呼吸微弱，心率30次/分，肌张力松弛，首先应采取的紧急措施是
   A. 刺激呼吸　B. 清除气道分泌物
   C. 供给氧气　D. 人工呼吸，心脏按压
   E. 纠正酸中毒

4. 男婴生后，因胎盘前置，Apgar评分2分，医生紧急处理，首先应该采取的措施是
   A. 给以纯氧　B. 肌注洛贝林
   C. 人工呼吸　D. 保温
   E. 立即清除呼吸道分泌物

5. 患者，3岁。平时体弱，经常感冒发热。曾多次因患"肺炎"住院。化验：血IgG、IgM、IgA总量为300mg/L。E玫瑰花环形成试验、淋巴母细胞转化试验分别为0.60、0.65。为减少反复感染，给患儿下列哪项处理最为需要
   A. 胸腺肽按每次1mg/kg，每周1次，肌肉注射，长期治疗
   B. 按时进行各种计划免疫
   C. 给予丙种球蛋白20ml，肌注，每月1次，连用3次
   D. 口服左旋咪唑25mg，每周服3天，停4天，连用3～6个月
   E. 经常服用足量、敏感的抗生素，防治感染

6. 患者4岁，发热、咳嗽2天，昨天去某医院检查发现有心脏杂音，疑有心脏病。查体：发育、营养状态良好，胸骨左缘第3、4肋间有3级全收缩期杂音。心脏彩色二维多普勒超声显像示室间隔有0.4cm大小回声失落，过膈征（+）。对此患者以下哪项处理为恰当
   A. 不能做预防注射　B. 应严格限制活动
   C. 需尽快手术矫治畸形　D. 定期随诊观察
   E. 应用抗生素防治感染

7. 患者，男，2岁，从生后2周开始，面色及手足甲床出现青紫，并逐渐加重。1.5岁会走后，常有蹲踞现象。查体：心前区隆凸，胸骨左缘第3肋间闻及Ⅲ级喷射性收缩期杂音，P2减弱。下述哪项病史对本例诊断最有参考价值
   A. 有时双膝关节痛　B. 哭闹时常有昏厥和抽搐
   C. 经常发热、咳嗽　D. 食欲差、逐渐消瘦
   E. 剧烈活动受限，喜静

8. 7个月女孩，近2个月腹泻，有异食癖，因皮肤苍白，厌食来诊。体温正常，心肺未见异常，肝肋下1cm，脾肋下0.5cm。血象：RBC 3.9×10^{12}/L，Hb 64g/L，MCV 64fl，MCH 25pg，WBC 8.0×10^9/L，血小板250×10^9/L。预防该患儿的贫血应强调
   A. 及时添加富含B族维生素辅食　B. 牛乳喂养
   C. 及时添加蛋黄、肉类辅食　D. 母乳喂养
   E. 及时添加水果，蔬菜类辅食

9. 6个月女孩，母乳喂养，未加辅食，近1个月食欲差，欠活泼，面色苍白，能反映此患儿贫血原因的最早实验室检查指标是
   A. 红细胞游离原卟啉　B. 血清铁蛋白

C. 血清铁　　D. 红细胞计数
E. 血红蛋白量

10. 男性5天早产儿，因不吃奶、哭声弱、周身凉2天入院。体检：体温不升，呼吸不规则，面色发绀，皮肤冷并呈紫红色，双下肢、臀部、下腹部及面颊部皮肤发硬，压之微凹陷，双肺可闻及少量湿啰音。最可能的诊断是
A. 新生儿败血症　　B. 新生儿硬肿症并肺炎
C. 新生儿水肿并肺炎　　D. 新生儿皮下坏疽
E. 新生儿呼吸窘迫综合征（肺透明膜病）

11. 患者两岁，平日体弱，易“感冒”，此次发热咳嗽5天，胸片示：两肺中、下野见大小不等点片状阴影，经治痊愈，准备出院。其母补充病史：患儿姑姑患浸润型结核半年，平日接触较密切。医生给作1:2000的OT试验，未作交待，次日通知出院。下列哪项处理是恰当的
A. 电话通知家长，届时请单位医生协助看“OT”结果
B. 电话通知家长，届时来院看“OT”结果
C. 有结核接触则投抗结核药
D. 肺炎已愈，可以出院，不需处理
E. 电话告诉家长“OT”判断标准，请家长自己看结果

12. 5岁男孩，反复水肿一年余。入院后查：尿蛋白（++～+++），红细胞0～10个/HP，血尿素氮11.5mmol/L，血浆总蛋白为42g/L，白蛋白15g/L。本例患儿诊断首先考虑
A. 单纯性肾病　　B. 急进性肾炎
C. 急性链球菌感染后肾炎　　D. 肾炎性肾病
E. 病毒性肾炎

13. 出生5天新生儿，2天来拒奶，不哭、少动。体检：皮温低（重度低体温），面颊、四肢皮肤暗红色，僵硬。为使患儿复温，最适宜的方法是
A. 放入30℃～32℃温箱复发温
B. 放入37℃～38℃的温水中行温水浴
C. 立即放入37℃～38℃的暖箱中
D. 立即放入比其体温高1℃～2℃的暖箱中，每小时提高0.5℃～1℃
E. 在一般病室中，自然复温

14. 1岁男婴，腹胀、便秘、反应低下、少哭多睡11个月来诊。体检：T 36.2℃，四肢稍凉，皮肤粗糙。毛发枯黄稀疏。心率68次/分，心音低钝。眼距宽，唇厚舌大，身长70cm，表情呆滞，哭声嘶哑，有脐疝。最可能的诊断是
A. 苯丙酮酸尿症　　B. 黏多糖病
C. 软骨发育不良　　D. 甲状腺功能减低症
E. 染色体病

15. 4个月婴儿因表情较呆滞，舌大而厚，喜伸舌来门诊，经甲状腺功能测定和甲状腺显像，诊断为先天性甲状腺功能减低症，病因为异位甲状腺。医生分析该患儿预后何者是不正确的
A. 治疗开始越早，效果越好
B. 诊断后立即给予突击量甲状腺素，预后较好
C. 新生儿期开始治疗，智能和体格发育基本正常
D. 生后3个月开始治疗，智力可能有一定程度异常
E. 异位甲状腺所致者预后最好

16. 6个月女婴，4月份入院，2日来发热37.5℃，咳嗽有痰，1日来惊厥4～5次，抽后神志清，一般情况好，枕部有乒乓球感，双肺有中水泡音。以下哪项化验结果是直接导致婴儿惊厥的原因
A. 血镁0.82mmol/L（2mg/dl）
B. 血钙1.85mmol/L（7.5mg/dl）
C. 血磷0.97mmol/L（3mg/dl）
D. 碱性磷酸酶30U（布氏）/L
E. 血钙离子0.87mmol/L（3.5mg/dl）

17. 女，1岁半，咳嗽4天，发热2天，气喘1天，门诊诊断支气管肺炎。确诊最主要的体征为
A. 呼吸加速，肺部不固定湿啰音及喘鸣音
B. 呼气性呼吸困难，肺部喘鸣音
C. 呼吸加速及肢端发绀
D. 鼻扇及三凹征，肺部中小型湿啰音
E. 口周发绀，肺部干啰音

18. 一郊区诊所接生的32周孕龄男婴，出生时轻度窒息，生后第二天不吃不动，呼吸不规则，面色发绀，前囟紧张，四肢肌张力差，拥抱反射消失，以颅内出血收住院治疗。其颅内出血部位最可能为
A. 蛛网膜下隙出血　　B. 硬脑膜下出血
C. 硬脑膜外出血　　D. 脑室内和脑室管膜下出血
E. 大脑镰撕裂出血

19. 儿保医生为一个8个月女婴进行健康检查时发现患儿为Ⅱ度营养不良，下列哪项体格检查对诊断最有帮助
A. 体重5kg　　B. 面色苍白，肌肉松弛
C. 皮肤弹性较差　　D. 双下肢微肿
E. 腹部皮下脂肪厚度0.8cm

20. 5岁女孩，门诊诊断为Down综合征（21－三体综合征），其核型分析为46，XX，t（14q21q），最可能属于下列哪种染色体畸变所致
A. 染色体缺失　　B. 染色体重叠
C. 染色体倒位　　D. 染色体重复

E. 染色体易位

21. 2个月健康男婴，由母亲抱来门诊保健。因记不清是否接种过卡介苗，要求医生给予补种。医生应做的是
A. 询问是否有结核病人接触史
B. 先做1:2000 OT试验
C. 予以补种
D. 检查双上臂有无卡介苗瘢痕
E. 告诉家长到半岁时可以补种

22. 某医生值班，凌晨2时接到电话被告知有一名住院的新生儿（日龄3天）突然出现呼吸困难，面色发绀，吐奶两次，该医生应该
A. 立即去床边查看
B. 先去翻看患儿病历
C. 电话中详细询问病情
D. 电话中指导护士进行处理
E. 立即向上级医生汇报

23. 男性1岁小儿，因阵发性咳嗽半月就诊，咳嗽为痉挛性，无百日咳接触史。胸片：右肺门密度增高之结节阴影伴右肺中叶肺不张，1:2000结核菌素试验硬结直径12mm，血沉35mm/h，对本病人最适合的处理
A. 支气管镜下取异物治疗　B. 抗生素治疗
C. 抗结核治疗　D. 红霉素治疗
E. 肺门部断层显像

24. 男性18个月，因低热咳嗽2天，气喘1天入院。体格检查：T 37.7℃，咽充血，两肺满布哮鸣音，及中小水泡音，心率110次/分，未闻杂音。对本例诊断最可能是
A. 支气管哮喘　B. 支气管肺炎
C. 急性支气管炎　D. 上呼吸道感染
E. 急性咽喉炎

25. 2岁女孩因肺炎住院已一周，血培养有金黄色葡萄球菌生长。一直使用抗生素治疗。近2日呼吸困难较入院初加剧。体检：T 38.9℃，双肺仍可闻及水泡音，左腋下及背部呼吸音减弱，心率120次/分，律整无杂音，肝右肋下1.5cm。剑下3cm。下一步最适宜的处理是
A. 机械通气辅助治疗　B. 加用洋地黄制剂
C. 加用支气管解痉剂　D. 胸部X线检查
E. 不用特殊处置，继续原治疗

26. 预防营养不良最主要的措施是
A. 大力宣传科学育儿知识
B. 强调合理喂养
C. 预防各种感染性疾病
D. 安排良好的生活制度
E. 及早纠正先天畸形

27. 缺铁性贫血患儿服用铁剂至血红蛋白正常后应
A. 停用铁剂　B. 改用维生素C
C. 补充蛋白　D. 注射铁剂
E. 继续服铁剂1~2个月

28. 患者，男，6岁。一个月前曾感冒，3天后面部开始水肿，并逐渐波及全身，伴尿少。近3天发热39℃，腹痛，吐1次。查体：BP 16/9kPa（120/90mmHg），面部明显水肿，两肺有干啰音，心音有力，律齐，腹部膨满，移动浊音阳性，全腹有压痛，左下腹轻度反跳痛。化验：尿蛋白（+++），RBC 2~3/HP，血WBC 19.6×10^9/L，N 87%，L 13%。下列诊断哪项可能性最大
A. 肾病综合征合并阑尾炎穿孔
B. 肾病综合征合并支气管炎
C. 肾病综合征合并原发性腹膜炎
D. 急性肾小球肾炎合并腹膜炎
E. 肾病综合征合并结核性腹膜炎

29. 一新生儿出生时窒息1分钟，Apgar评分为2分，无呼吸，皮肤苍白，心率80次/分，四肢活动少，张力低下。此时最首要的处理措施是
A. 心腔注射三联针
B. 皮下注射呼吸兴奋剂
C. 拍打足底或臀部引起啼哭
D. 气管插管，吸出上气道黏液
E. 建立静脉通道

30. 3岁女孩，因经常反复发生细菌感染来诊治。体检：精神状态好，心肺听诊正常，肝、脾及淋巴结不大，扁桃体很小。为确诊下列哪项检查最重要
A. 结核菌素试验　B. 血清免疫球蛋白测定
C. 胸部X线摄片　D. 白细胞总分数
E. 血培养

31. 患者1岁，因生长缓慢，智力低下，便秘，食量少，来门诊。体检：面容臃肿，伸舌，皮肤粗糙，心音低钝，心率78次/分，手足凉，腹胀。此患儿最可能的诊断是
A. Down综合征（21－三体综合征）
B. 苯丙酮尿症
C. 甲状腺功能减低症
D. 脑发育不良
E. 黏多糖病

32. 4个月男孩，2周前始发热，T 38.7℃~39.8℃，偶有轻咳，10天前出现嗜睡伴阵阵烦躁不安，时有呕吐。曾在院外按“脑膜炎”治疗，静点青霉素200

万U/d，连用一周，热未退，近2天出现抽搐，（2～3）次/日。查体发现最有助于诊断的体征是

A. 前囟膨隆＋克氏征阳性

B. 前囟膨隆＋布氏征阳性

C. 前囟膨隆＋颅骨透照阳性

D. 前囟膨隆＋颈强直

E. 前囟膨隆＋巴氏征阳性

33. 14个月患儿，面色发绀半年，哭闹后加重入院，1小时前剧烈哭闹后，突然四肢抖动，意识丧失，约1分钟后自行缓解。体检：神志清，颜面轻度发绀，胸骨左缘2～3肋间可闻及Ⅲ级收缩期杂音，肺动脉瓣听诊区第二心音减弱，四肢活动正常，双膝反射（++）。该患儿抽搐原因考虑为

A. 病毒性脑炎

B. 癫痫

C. 维生素D缺乏性手足搐搦症

D. 缺氧发作

E. 脑血栓

34. 一个体重2950g的男婴，在农村家里足月产，生后36小时来诊时全身苍白，查体正常。实验室检查：母亲血型：A型，Rh（+），婴儿血型：O型Rh（+），HCT 38%，网织红细胞5%。下面哪一项最可能是贫血的原因

A. 新生儿生理性贫血　　B. 胎儿母体输血

C. ABO血型不合　　D. 镰形细胞性贫血

E. 缺铁性贫血

35. 一个13岁女孩，咳嗽，发热两天。胸部X线可见右肺上野有一2cm×2cm暗区，内有液平及透光区。最适合的治疗是

A. 肺叶切除　　B. 青霉素100000U/(kg·d)

C. 乙酰半胱氨酸口服　　D. 超声雾化吸入

E. 胸腔穿刺和胸腔引流

36. 4岁女孩。低热，咽痛，1天后全身出现弥漫性斑丘疹，颈后和枕部淋巴结明显肿大和轻度触痛，第4天皮疹消失。本例最可能的诊断是

A. 风疹　　B. 玫瑰疹

C. 麻疹　　D. 感染性红斑

E. 多形性红斑

37. 10个月婴儿因面色苍白，食欲不振，懒动，多汗1个月住院。体检：皮肤黏膜苍白，心率130次/分，肝肋下3cm，脾肋下可触及。验血：Hb 70g/L，RBC 3.5×10^9/L，MCV 74fl，MCHC 30%。以下治疗方案最恰当的是

A. 硫酸亚铁＋叶酸：3周

B. 葡萄糖亚铁＋维生素B_1：1个月

C. 铁剂注射＋高蛋白饮食：1个月

D. 硫酸亚铁＋维生素C：2个月

E. 硫酸亚铁＋维生素B_1：4周

38. 一周岁女孩，生后牛奶喂养，4个月前因迁延性腹泻改为米粉喂养，因食欲差来诊。体检：体重6.4kg，心肺听诊无异常，腹软，腹壁脂肪0.3cm，肌肉松弛，无脱水征。最可能的诊断是

A. 营养不良Ⅰ度　　B. 生理性腹泻

C. 营养不良Ⅱ度　　D. 营养不良Ⅲ度

E. 病毒性肠炎

39. 14天足月顺产新生儿，出生体重4.4kg，生后2天发现巩膜、皮肤黄疸，3日来拒奶，呕吐3次。查体：体温不升，前囟平，全身皮肤黄染，肺清，心率160次/分，心音尚有力，腹稍胀，脐部有脓性分泌物，肝肋下2.5cm。下列检查哪项对诊断最有帮助

A. 全血常规　　B. 胸部X线摄片

C. 母子血型检查　　D. 血清间接胆红素测定

E. 血培养

40. 男婴6个月，发热，腹泻两天来门诊，体温38.5℃～40℃（肛表），大便（10～15）次/天，为黄色稀水样，量中等，有时有呕吐。体检：患儿较烦躁，哭无泪，尿量很少。下面哪组检查最合理和急需

A. 大便常规＋血常规＋大便病毒分离

B. 大便常规＋尿常规＋大便培养

C. 大便常规＋血气分析＋电解质测定

D. 尿常规＋血常规＋电解质测定

E. 大便常规＋电解质测定＋血培养

41. 6个月男孩，母乳喂养，一个月来经常腹泻，近3天呼吸急促，精神不振。血红蛋白40g/L，红细胞1.4×10^{12}/L。诊断为营养性缺铁性贫血，应首先采取的治疗措施是

A. 给予含铁丰富食品　　B. 10%枸橼酸铁铵口服

C. 肌注右旋糖酐　　D. 输新鲜血液

E. 大剂量注射维生素B_{12}

42. 女性，5岁，身高85cm，表情呆滞，智力差，甲状腺不大，诊断为先天性甲状腺功能低下。用甲状腺素治疗，下列方法哪一项最恰当

A. 在儿童期定期调整剂量，终生用药

B. 治疗半年至1年后停药

C. 治疗使症状好转后逐渐减量至停药

D. 治疗至成年后停药

E. 治疗停用后有症状时再用药

43. 10个月患儿，生后3个月头发渐黄，皮肤白嫩，尿味大，近一个月间断性抽搐5～6次，尚不会独坐，不认母。为确诊，初步筛查检查，应选择

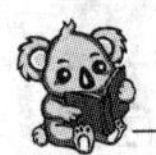

A. 血常规　B. 脑电图
C. 尿三氯化铁试验　D. 头部 CT
E. 苯丙氨酸耐量试验

44. 生后8天男婴，因皮肤黄染伴发热4天，拒乳一天入院。查体 T 38.9℃，精神差，皮肤黄染明显，心肺正常，肝右肋下3.5cm，脾左肋下1cm，脐部少量渗液伴脐周红肿，其有助于确诊的检查方法是
A. C反应蛋白测定　B. 做血培养
C. 查全血象　D. 肝脾B超检查
E. 测血清胆红素

45. 5岁患儿，发热、头痛、呕吐10天，病后易激惹。查体：消瘦、颈强，心肺听诊未见异常。克氏征、布氏征及双侧巴氏征阴性。脑脊液检查：外观较清亮，白细胞 200×10^6/L，蛋白增高，糖及氯化物降低。首先考虑的诊断
A. 脑脓肿　B. 病毒性脑膜炎
C. 结核性脑膜炎　D. 细菌性脑膜炎
E. 中毒性脑病

46. 2岁，男孩，生后4个月逐渐出现智力低下，毛发颜色变浅，皮肤白皙，抽搐3次来诊。本病可能的病因是
A. 过氧化酶缺乏　B. 二氨蝶啶还原酶缺乏
C. 苯丙氨酸羟化酶缺乏　D. 酪氨酸羟化酶缺乏
E. 碘化酶缺乏

47. 患者15个月，近一个月食欲下降，渐瘦，一周来发热、咳嗽、结核菌素试验（++），胸部X线见右肺有淡薄阴影伴肺门淋巴结肿大，给予异烟肼、利福平各150mg/d，估计3个月后复查胸片可能是
A. 病灶开始吸收　B. 病灶扩大出现空洞
C. 肺野有小脓肿形成　D. 有均匀大小一致粟粒影
E. 病灶钙化

48. 患者出生24小时，体重3200g，血清总胆红素307μmol/L（18mg/dl），未结合胆红素156.5μmol/L（15mg/dl），首选治疗方案是
A. 光疗　B. 口服苯巴比妥
C. 补充白蛋白　D. 换血
E. 输鲜血

49. 一早产儿，冬季出生，补充维生素D的恰当方法是
A. 生后2周加服维生素D 400IU/d，服至2岁
B. 生后1个月加服维生素D 400IU/d，3月后加至800IU/d
C. 生后1周加服维生素D 800IU/d，3月后减至维生素D 400IU/d
D. 生后2周加服维生素D 800IU/d，服至2岁
E. 生后2周加服维生素D 800IU/d，3月后减至400IU/d

50. 2岁男性，以低热，轻咳20多天入院，诊断为支气管淋巴结结核，以异烟肼为主规则治疗，其转归最大可能是
A. 大多在1年内可完全吸收愈合
B. 3~6个月后开始吸收
C. 预后多数不佳
D. 病灶扩大，多由支气管道播散
E. 病灶愈合主要为纤维化

51. 6月男婴，一小时前突然发生四肢抽动，两眼上翻，面色发绀，持续约1分钟后自行缓解，前来急诊。近一月有睡眠欠佳，多汗史。急诊时刚测完体温（37℃），又发生上述情况，医生应给予的最佳处理是
A. 10%葡萄糖10ml+10%葡萄糖酸钙10ml静推
B. 苯巴比妥钠33mg肌注+钙剂口服
C. 安定1.5mg肌注+钙剂静滴
D. 维生素D，30万U肌注
E. 维生素D，40万U肌注加10%水合氯醛3ml灌肠

52. 患者，男，2岁。因身材矮小就诊，10个月会坐，近1岁10个月会走，平时少哭多睡，食欲差，常便秘。体检：头大，前囟未闭，乳齿2个，反应较迟钝，喜伸舌，皮肤较粗糙，有脐疝。心肺无特殊发现。对该病例，首先应做的检查是
A. 智商测定　B. T_3、T_4、TSH 测定
C. 血钙、血磷测定　D. 染色体检查
E. 脑 CT 检查

53. 10月女婴，腹泻1周，大便初为黄绿稀便，近2天大便深绿色，伴有脓血及黏液，镜检多量红白细胞，病后发热，精神差，该患儿腹泻主要机制是
A. 肠绒毛被破坏，肠道水电解质吸收减少
B. 各种消化酶分泌少，活性低
C. cAMP、cGMP生成增多，肠道分泌增加
D. 双糖酶活性减低导致高渗性腹泻
E. 细菌侵袭肠黏膜

54. 1岁女孩，因反复上呼吸道感染来门诊，作1∶2000 OT试验，72小时结果，硬结直径为0.9cm，新生儿期接种过卡介苗，判断为
A. 曾经有结核感染　B. 新近有结核感染
C. 体内有活动性结核病灶　D. 其他分枝杆菌感染
E. 卡介苗反应

55. 5岁小儿，患散发性病毒性脑炎，病程已有两周，现处恢复期。病中主要以精神改变为主，出院体检未发现后遗症。该患儿的预后是
A. 不再出现后遗症　B. 出现失语、失聪

C. 逐渐发生肢体瘫痪　D. 出现进行性智力减退
E. 出现颅神经损害

56. 7岁患儿，女性，因水肿、尿少半月入院。体检：神清，心肺检查无特殊，肝脾无肿大，颜面及四肢中度水肿，呈凹陷性，过去史无特殊。尿检：蛋白(+++)，红细胞 +/HP，BP 16.0/10.7kPa (120/80mmHg)。治疗首选
A. 泼尼松 + 环磷酰胺口服 8 ~ 12 周
B. 泼尼松口服 8 ~ 12 周
C. 雷公藤口服 8 ~ 12 周
D. 呋塞米（速尿）静脉注射、观察
E. 呋塞米（速尿）静脉注射，加苯丁酸氮芥口服 8 周

57. 一胎龄35周，冬季出生的早产儿，因少哭、少吃、少动于生后第3天入院，测体温为27℃（肛），为复温，宜采取的治疗方案为
A. 置于室温中缓慢复温
B. 立即放入30℃ ~ 32℃的温度环境中
C. 放入暖箱，置于中性环境温度
D. 先置于27℃温度环境，然后每小时提高0.5℃ ~ 1℃
E. 先置于29℃暖箱复温，然后每小时提高1℃箱温

58. 6个月女婴来院急诊，主诉鼻塞、流涕1天，半天来抽搐3次，抽时双眼上翻，面肌、眼肌及四肢肌抽动，持续2 ~ 3min，抽后吃奶好。人工喂养。体格检查：营养发育中，枕后有脱发圈，前囟 2.5cm × 2.5cm，咽轻充血，颈无抵抗，于体检时患儿再次抽搐，此时最妥当的处理是
A. 积极快速补钙，同时止惊，后即用维生素D
B. 先补钙，同时吸氧，止惊，然后用维生素D
C. 先止痉及缓慢静注钙剂，后改口服钙 3 ~ 5 天，再用维生素D
D. 先用维生素D，同时补充钙，再吸 O_2
E. 先补钙剂与维生素D，然后止惊，吸 O_2

59. 男性2岁，原患营养性缺铁性贫血，近2周来发热，咳嗽。体格检查：T 39.5℃，神萎，皮肤有猩红热样皮疹，气急，鼻扇，三凹征较明显，两肺散在中细湿啰音，肝肋下1.5cm，血 Hb 60g/L。RBC 2.68×10^{12}/L，WBC 20×10^9/L，N 90%，L 10%。胸片：右肺有肺大疱形成，已用青霉素 + 阿米卡星，硫酸亚铁及维生素C等治疗。此时，最主要的治疗措施为
A. 更换抗生素
B. 加用叶酸与维生素 B_{12}
C. 改用右旋糖酐铁肌注
D. 输血
E. 加强支持及对症治疗

60. 足月正常产日龄20天男性新生儿，被抱到急诊室，表现呼吸急促，口周发绀，轻度鼻扇及三凹征。诊断新生儿肺炎，病史中最有可能出现的症状是
A. 咳痰带血　B. 咳嗽影响睡眠
C. 高热　D. 口吐泡沫
E. 反复抽搐

61. 8岁男孩，因水肿、尿少一周来门诊，查体可见全身明显水肿，下肢指压痕明显，阴囊水肿较重，血压 14/10kPa (105/75mmHg)，尿蛋白(++++)，尿中 RBC 0 ~ 4个/HP，此患儿水肿的原因主要是
A. ADH分泌增加　B. 低蛋白血症
C. 肾小球滤过率下降　D. 醛固酮分泌增多
E. 肾小管对钠的重吸收增多

62. 10个月女孩，因面色逐渐蜡黄2个月，智力及动作发育出现倒退而入院，检查时见患儿精神呆板，肢体及舌有颤抖，RBC检查 MCV > 94fl，MCH > 32pg，MCHC正常，对此病最有效的预防措施是
A. 早期用钙剂　B. 早期给铁剂
C. 早期给维生素D　D. 及时加辅食
E. 尽早增加蛋白质含量高的食品

63. 婴儿化脓性脑膜炎，颅内高压的高压症状可不明显是由于
A. 颅骨骨缝未闭　B. 大脑处于抑制状态
C. 机体反应性差　D. 脑膜炎症反应轻
E. 血 - 脑屏障功能较弱

64. 患者，男，3个月。生后吃奶少，大便干燥。精神不振，不笑，少汗，鼻塞。查体：反应迟钝，皮肤干燥，面色苍黄伴水肿，两肺无啰音，心率96次/分，腹部膨满，脐疝。此例患儿，下列药物哪种应首选
A. 胃宝丸　B. 赖氨酸
C. 多酶片　D. 甲状腺片
E. 铁剂

65. 8个月患儿入院，诊断急性支气管肺炎，血气分析结果：pH 7.35，PaO_2 6kPa (45mmHg)，$PaCO_2$ 7.32kPa (55mmHg)，血气分析诊断考虑为
A. Ⅰ型呼衰　B. 高碳酸血症
C. 低氧血症　D. Ⅱ型呼衰
E. 失代偿性呼吸性酸中毒

66. 9个月男孩，其母因其尚未出牙就诊，最恰当的处理是
A. 告诉其母孩子一长出指（趾）甲，就开始出牙
B. 再观察3个月

C. 告诉其母少数婴儿可在第10个月开始出牙
D. X线检查上颌骨与下颌骨
E. 必须治疗甲状腺疾病

67. 患者，3岁，有出血疹，无其他不适症状和体征，PLT 20×10^9/L（20000/mm^3），Hb和WBC计数正常，最可能的诊断
A. ITP　B. DIC
C. 过敏性紫癜　D. 急性淋巴细胞性白血病
E. SLE

68. 患者高热呈弛张型，有时达40℃，指关节梭形肿胀，并有虹膜睫状体炎，最可能的诊断是
A. 败血症型关节炎　B. 幼年型类风湿病
C. 风湿热　D. 骨关节炎
E. 中毒性滑膜炎

69. 男孩3岁，近3天发热39℃，伴咳嗽，精神不振，间有哭叫不安。查体：咽部充血，颈有轻度抵抗，心肺正常。化验末梢血WBC 12.0×10^9/L，异形淋巴细胞5%，即刻处理应包括
A. 咽分泌物培养　B. 腰穿
C. 嗜异性凝集试验　D. 口服青霉素7天
E. 24小时后复查白细胞计数

70. 9个月婴儿，疑似患脑膜炎，已住院。下列中哪一项是本例腰穿的禁忌证
A. 未被纠正出血倾向　B. 2天前做过腰穿
C. 前囟膨隆　D. 病人极不合作
E. 患儿父母不同意

71. 生后6天足月女婴，气促1天，口吐泡沫来急诊。体检：口周发绀，呼吸快，偶有不规则，心音有力，肺部听诊未见异常，以下除了哪一项外应立即进行
A. 应用强心剂　B. 做血气分析
C. 胸部X线片检查　D. 吸氧
E. 静脉使用抗生素

72. 营养性缺铁性贫血的预防保健措施下列哪项是不正确的
A. 谷物、米粉等最好经过铁的强化
B. 及时添加含铁丰富的辅食
C. 牛乳不要加热处理
D. 鼓励母乳喂养
E. 早产儿可于二个月给予铁剂

73. 男孩，3岁，全身水肿3天，化验尿蛋白（++++），尿RBC 0～1/HP，检查最不可能出现的是
A. BUN10.71mmol/L（30mg/dl）
B. 心力衰竭的体征
C. 血沉增快
D. 胸水
E. 腹部压痛

74. 1岁女孩，面容呆板，眼距宽，内眦赘皮，舌常伸出口外，通贯手纹，小指内弯，拇指与第二指间增宽，第三胎，早产儿，母亲为高龄经产妇，曾有两次流产史，此次妊娠期经常感冒用化学药物。与本病发病最无关的因素是
A. 双亲血型　B. 妊娠期病毒感染
C. 妊娠时母亲年龄　D. 妊娠早期腹部X线照射
E. 妊娠期化学制剂应用

75. 患者7岁，体格瘦小，因一周前剧烈活动后气急入院，已于3岁时确诊为房间隔缺损，下列情况不可能出现的是
A. 出生及新生儿时可发生暂时性青紫
B. 在小儿时期出现肺动脉高压者少见
C. 有时于胸骨左缘下部可闻及舒张期杂音
D. 如缺损小者，可完全没症状
E. 肺动脉第二音亢进不伴固定分裂

76. 患者1岁半，近半年反复腹泻，曾住院4次，本次又以腹泻伴呕吐两天来院急诊。体检：体重7kg，腹部皮下脂肪厚度0.3cm，皮肤弹性差，眼窝凹陷明显，心音低钝，心率130次/分，已做各项生化检查。其不可能出现的结果为
A. 如供热不足，可出现低血糖症
B. 低钾血症
C. 血胆固醇增高
D. 酸中毒
E. 低血钙症，血碱性磷酸酶正常

77. 5岁女孩，因全身水肿一个月住院，血压12/8kPa（90/60mmHg）；尿蛋白（+++）～（++++），红细胞5～10个/HP，颗粒管型1～2个/HP，此例水肿形成的原因哪项是不恰当的
A. 醛固酮增多　B. 低蛋白血症
C. ADH分泌增多　D. 利钠激素减少
E. 心脏泵血功能不全

78. 男孩，6岁，体重20kg，一周来全身明显水肿，血浆蛋白20g/L，胆固醇9.8mmol/L，C3 1.5g/L。尿蛋白定性（++++），定量3g/24h，关于此病人的描述下列哪项不恰当
A. 该患儿高脂血症主要系肝脏合成增加所致
B. 该患儿蛋白尿已达肾病水平
C. 蛋白尿的产生为单纯静电屏障损伤所致
D. 水肿主要是由于低蛋白血症
E. 进一步分析患儿尿中蛋白成分均应为白蛋白

79. 9个月男孩，以多汗、烦躁、夜惊就医，体检时可能

发现以下诸体征，但除外

A. 肋骨串珠 B. 方颅

C. 前囟门过大 D. 肋膈沟（或称郝氏沟）

E. “O”型腿

80. 小儿3岁，因明显水肿、尿少3周住院。尿液检查有大量蛋白尿，诊断为原发性肾病综合征，下列哪项不符合单纯性肾病的诊断

A. 两次尿镜检有少量红细胞 B. 选择性蛋白尿

C. 明显水肿 D. 低补体血症

E. 低蛋白血症

81. 化脓性脑膜炎抗生素治疗的停药指征是以下各项除了

A. 体温恢复正常并已持续3~5天

B. 临床症状消失

C. 脑脊液无细菌，细胞数及生化指标正常

D. 一般静脉给药10~14天改肌注

E. 革兰阴性杆菌脑膜炎治疗到2周即可

82. 1岁男性来门诊，医生怀疑他患有先天愚型（Down综合征），动员家长对患儿进行染色体检查。医生应告诉家长，患儿如下特点均支持这一诊断，除了

A. 表现呆滞 B. 皮肤粗糙

C. 经常伸舌 D. 眼距宽

E. 双侧通贯掌

83. 一胎龄33周早产儿，顺产，生后2小时出现呼吸困难、发绀，呈进行性加重，伴呻吟，经头罩吸氧无效，于生后10小时急诊送入NICU，血气分析示：严重低氧血症及高碳酸血症。关于该患儿疾病的发病机制，以下哪项不恰当

A. 肺泡和细支气管壁上附有透明膜

B. 肺组织缺氧缺血情况下，毛细血管和肺泡壁渗透性增加，纤维蛋白沉着

C. 肺表面活性物质缺乏，肺泡萎缩

D. 肺内液体吸收转运障碍，肺组织水肿，使小气道狭窄

E. 肺血管痉挛，引起动脉导管和卵圆孔的右向左分流，造成青紫

84. 患者，7岁。咳嗽一个月，咳痰少量，午后体温37.6℃。伴乏力，多汗，食欲不振。查体：两肺有少许干啰音。化验：末梢血WBC 6.8×10^9/L，N 40%，L 60%。对确诊下列检查哪项不太必要

A. 肌试验 B. 痰细菌培养

C. 血培养及药敏 D. 测定血沉

E. 胸部正侧位片

85. 2月男婴，因腹泻一周于一月份来到儿科门诊，大便稀水样，带奶瓣，无发热，吃奶好。体检：营养发育可，无脱水貌，心肺正常，腹平软，无触痛。化验：大便WBC（-），RBC（-），脂肪球（++）。此患儿最不可能出现的情况为

A. 真菌性肠炎 B. 轮状病毒肠炎

C. 侵袭性大肠杆菌肠炎 D. 生理性腹泻

E. 喂养不当引起的腹泻

86. 患者8岁，因周身水肿7天入院，尿量及尿色基本正常。体检：BP 14/11kPa（105/83mmHg），周身明显水肿，心肺听诊正常，腹软，双下肢水肿明显。为确诊下列哪项检查不重要

A. 血钾、钠测定 B. 血浆蛋白测定

C. 血胆固醇测定 D. 24小时尿蛋白测定

E. 血清补体测定

87. 一足月新生儿，因阵发性发绀和呼吸暂停，于生后48小时来诊，下列哪项诊断最不可能

A. 胎粪吸入综合征 B. 颅内出血

C. 后鼻孔闭锁 D. 新生儿肺炎

E. 肺透明膜病（新生儿呼吸窘迫综合征）

88. 女，生后4个月，3天前突然出现多次类似大幅度拥抱反身动作发作，发作间期查体正常，除下列哪项外，均为可取的检查措施

A. 头CT B. 心电图

C. 脑电图 D. 尿的代谢检查

E. 血中葡萄糖水平测定

89. 男孩，10岁，注射青霉素后出现胸部异常感觉，面部红肿，伴严重的呼吸窘迫，伴喘鸣，下列紧急措施可除外哪一项

A. 在注射部位以上扎止血带

B. 气管内插管

C. 异丙嗪肌注

D. 皮下注射1%肾上腺素0.2ml

E. 静脉给予强心剂

90. 女，3岁，结核菌素试验阳性，X线片显示右上肺叶不张，肺门淋巴结肿大，患儿与父母和一个1.5月的弟弟同住，他的爷爷在一周前返回乡下前曾与患儿同住2个月，下面除哪一项均为合适的处理

A. 对此患儿用两三种抗结核药物

B. 对其1.5月的弟弟用异烟肼治疗

C. 隔离此患儿1个月

D. 对家庭成员做结核菌素实验，必要时检查胸片

E. 设法对其爷爷进行适当的诊断

91. 2岁小儿，其母近日患浸润性肺结核病且痰涂片找到结核菌。其家长来门诊咨询。为使小儿不被染上结核病，以下措施中哪一项是不正确的

A. 摄胸片除外结核

B. 小儿与母亲隔离
C. 预防患麻疹、百日咳等传染病
D. 如果结核菌素试验阴性，应接种卡介苗
E. 每日用异烟肼预防性投药

92. 下述哪项不是 Apgar 评分的依据
A. 呼吸　　B. 血压
C. 心率　　D. 肌张力
E. 皮肤颜色

93. 患者，7 岁，发热半个月，体温 38℃～39℃，伴连声顿咳，有时咳后吐。每天予青霉素 560 万 U 静脉输液已 5 天，不见好。其母正患活动性肺结核。体检：两肺无干湿啰音。胸透：两肺肺门影增大、增浓，右肺上野有片影。末梢血象：WBC 7.4×10^9/L，N 52%，L 48%。本病少见的演变结局是
A. 病灶残留，以后可致继发性肺结核
B. 延误治疗可发生血行播散
C. 治疗不当，病灶液化形成空洞
D. 经合理治疗病灶吸收、痊愈
E. 肿大的淋巴结压迫支气管，导致肺不张

94. 6 岁男孩，门诊体检时发现心脏杂音，经超声心动图检查，诊为先天性心脏病（室间隔缺损，肺动脉高压）。下面哪一项不符合此病的体检所见
A. 肺动脉瓣区第二音减弱伴固定分裂
B. 心尖部可闻及舒张期充盈性杂音
C. 胸骨左缘第 3、4 肋间闻及 3/6 级全收缩期杂音
D. 胸骨左缘第 3、4 肋间触及收缩期震颤
E. 剧烈哭闹后出现发绀

95. 10 个月男婴，因腹泻 3 天入院。病后每日排水样大便十余次，量较多。2 天来尿少，12 小时来无尿。体检：前囟凹陷，哭无泪，皮肤弹性差，肢端凉。腹胀，腱反射减弱，此患儿补钾时下列哪项不恰当
A. 全天静脉滴注时间不应少于 6～8 小时
B. 静脉输液中氯化钾浓度不得超过 0.5%
C. 输液后有尿即可开始补钾
D. 静脉补钾后继续口服氯化钾 4～6 天
E. 补充氯化钾总量每天 3～4mmol/kg

96. 6 月婴儿，因支气管肺炎住院，今突然烦躁，哭闹不安，经给氧及应用镇静剂后仍未见改善，考虑有肺炎心衰。下列哪项体格检查不符合心衰诊断标准
A. 面部出现轻度水肿
B. 突然气急加重，肺部湿啰音增多
C. 心率 180 次/分，心音低钝
D. 肝脏迅速增大
E. 气管右移，左胸上部叩诊呈鼓音

97. 男性，2 天，胎龄 34 周在家中分娩。因哭声低弱，不吃奶，皮肤发绀 8 小时来急诊。查体：体重 2050g，体温 33℃（肛），脉搏 112 次/分，呼吸 66 次/分，四肢末梢发绀、凉，双下肢及前臂皮肤发硬，双肺呼吸音粗，心脏正常。吸吮、觅食反射减弱。导致患儿出现上述表现的原因不可能是
A. 皮下脂肪中饱和脂肪酸成分少
B. 出生在冬季
C. 体表面积相对较大
D. 皮肤薄嫩，血管多
E. 体温调节功能差

98. 6 岁男孩，阵发性脐周疼痛 2 天，伴呕吐多次，体温 37.5℃，心肺正常，腹软，脐周触及条索状块物，无固定压痛及反跳痛，腹部平片未见液平。既往有排蛔虫史，其下列哪一项处理不妥当
A. 可用哌嗪 160mg/kg，口服
B. 静脉补液
C. 用解痉剂
D. 甲苯达唑 200mg，口服
E. 应考虑外科手术治疗

99. 7 个月男孩，突然发热 5 天，体温 38.5℃～39.8℃，伴哭闹烦躁不安，偶有尖叫。近 2 天出现喷射性呕吐，3～4 次/天，未抽搐。查体：一般状况差，前囟 1.5cm × 2.0cm 膨隆搏动。颈强（+），布氏征（+）。WBC 11.6×10^9/L，N 68%，L 32%，脑脊液细胞数 3320×10^6/L，涂片找到 G^+ 球菌，脑脊液糖 2.0mmol/L，蛋白 0.94g/L，氯化物 120mmol/L。治疗中抗生素可选择下列各种，但除了
A. 头孢曲松　　B. 青霉素 + 氯霉素
C. 青霉素 + 氨苄西林　　D. 大剂量青霉素
E. 庆大霉素

100. 男孩，8 个月，因近 2 天腹泻伴呕吐入院诊治。体重减轻 8%，下列除哪一项外均可发生
A. 眼窝凹陷　　B. 精神萎靡不振
C. 濒死状态　　D. 尿量明显减少
E. 皮肤弹力减弱

101. 患者 1 岁，发热伴咳嗽，喘憋 4 天。经检查疑诊“金黄色葡萄球菌肺炎”，下列并发症除哪一项外均可能出现
A. 自发性气胸　　B. 肺大疱形成
C. 脓胸　　D. 脓气胸
E. 会厌炎

102. 患者 4 岁，发热伴双腮腺肿痛 2 天，临床诊断为“流行性腮腺炎”。有关对本病的恰当陈述包括下列中的每一项但除外
A. 很少发生红细胞增多症

B. 中枢神经系统受累可发生在腮腺炎痊愈后
C. 本病可通过注射减毒活疫苗预防
D. 睾丸受累几乎只发生在青春期后男性
E. 可观察到肾脏受累：表现为血尿，多尿和病毒尿

103. 幼儿急疹的病因是
A. 风疹病毒　B. 麻疹病毒
C. A组乙型溶血性链球菌　D. 带状疱疹病毒
E. 人类疱疹病毒6型

104. 某儿童已5月龄，未接种过疫苗，该儿童应补种哪些计划免疫疫苗
A. 卡介苗、乙肝疫苗、百白破三联混合制剂、脊髓灰质炎疫苗
B. 卡介苗、乙肝疫苗、B型流感嗜血杆菌疫苗、脊髓灰质炎疫苗
C. 卡介苗、乙肝疫苗、风疹疫苗、脊髓灰质炎疫苗
D. 卡介苗、乙肝疫苗、麻疹疫苗、脊髓灰质炎疫苗
E. 卡介苗、乙肝疫苗、流脑疫苗、脊髓灰质炎疫苗

105. 男性，8岁，2周前发热，T 39℃，咽痛，鼻塞，流涕，全身酸痛，治疗1周，痊愈。1天前，晨起牙龈出血，不易止。体检：体温正常，无贫血貌，全身皮肤布满针尖大小出血点，无骨压痛，肝脾肋下未触及；血红蛋白128g/L，白细胞8.4×10^9/L，分类正常，血小板18×10^9/L。该患儿最可能的诊断是
A. 急性白血病　B. 急性再生障碍性贫血
C. 类白血病反应　D. 过敏性紫癜
E. 特发性血小板减少性紫癜

106. 请选择对单纯性肥胖儿童的恰当干预方式
A. 避免剧烈运动
B. 加强运动和体格锻炼
C. 膳食总热量逐渐减少，限制甜食
D. 针对性进行行为心理治疗
E. 以上都是

107. 造成新生儿生理性黄疸的原因是
A. 梗阻性原因　B. 溶血性原因
C. 新生儿胆红素代谢特点　D. 肝功能受损害
E. 母乳喂养

108. 患者，男，5岁，反复间断咳嗽、喘2月余，多为干咳，以夜间、晨起、活动后加重，两肺可在呼气末闻及哮鸣音，最可能是下列哪种疾病
A. 支气管肺炎　B. 喘息性支气管炎
C. 支气管异物　D. 支气管哮喘
E. 毛细支气管炎

109. 患者，男，7岁，受凉后咳嗽、咽痛、流涕2天，诊为上呼吸道感染，近1天持续性右下腹疼痛伴呕吐2次，T 38.8℃。此时首先要进行鉴别的疾病是
A. 急性胃炎　B. 肺炎
C. 肠炎　D. 肠系膜淋巴结炎
E. 急性阑尾炎

110. 5岁儿童，生后即在颈部正中长一肿物，居舌骨与甲状腺之间，圆形、光滑，逐年长达2cm，伸舌时可上下活动，临床考虑
A. 腮裂囊肿　B. 囊性水肿
C. 甲状舌骨囊肿　D. 甲状腺腺瘤
E. 淋巴结炎症

111. 女性，22岁，近3个月来，经常出现嬉皮笑脸，还以幼稚的儿童行为表现在父母面前，说话没有中心主题，与情感明显不协调，拒绝上学，需服药入睡。拟诊哪种精神疾病
A. 急性心因性反应　B. 癔症
C. 躁狂症　D. 精神分裂症——青春型
E. 精神发育迟滞

112. 一位6岁患儿，判断下列哪项Hb属于轻度贫血
A. 90~110g/L　B. 30~60g/L
C. 60~90g/L　D. 110~120g/L
E. 80~90g/L

113. 判断出生新生儿有无窒息以及窒息的严重程度应选择生后
A. 1分钟评分　B. 3分钟评分
C. 2分钟评分　D. 5分钟评分
E. 10分钟评分

114. 无并发症的麻疹患儿恰当的隔离时间是
A. 疹后1周　B. 疹后5天
C. 疹后解除　D. 疹后10天
E. 疹后3天

115. 关于新生儿窒息请选择恰当处理方式
A. 建立呼吸、供氧和改善通气
B. 尽快清除呼吸道分泌物
C. 保证足够的心输出量，恢复循环功能
D. 保暖，减少氧的消耗
E. 上述处理方式都正确

116. 健康查体中多大婴儿适合接受血红蛋白检查
A. 1岁以上　B. 1月以上
C. 4月以上　D. 3月以上
E. 6月以上

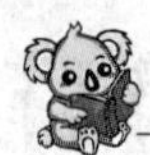

117. 血栓闭塞性脉管炎最早出现的典型症状
   A. 患肢肿胀　　B. 间歇性跛行
   C. 游走性静脉炎　　D. 患肢持续性静息痛
   E. 皮肤干燥、脱屑

118. 儿童期重要心理特点
   A. 智力发育成熟时期　　B. 自我意识形成
   C. 人格形成的重要阶段　　D. 情感活动不稳定
   E. 顽皮、任性

【A3/A4 型题】

(1～2 题共用题干)

3 岁女孩，平时经常便秘，安静多睡，舌经常伸出口外，身长 62cm，智力低下，皮肤粗糙，两眼距宽，鼻梁平，宽，舌厚大，四肢肌张力低。

1. 此病最有助于诊断的试验是
   A. 染色体检查　　B. 腕关节摄片
   C. 血清 T_4、TSH 测定　　D. 血清碱性磷酸酶测定
   E. 尿黏多糖测定

2. 最可能诊断为
   A. Down 综合征（先天愚型）　　B. 软骨发育不良
   C. 呆小病　　D. 佝偻病
   E. 黏多糖病

(3～5 题共用题干)

5 个月的婴儿由于呼吸困难半天来院急诊。平时体健，3 天前突然流涕，轻咳，今晨热退，呼吸急促，体检：T 37.8℃，急性病容，喘息，唇周青紫，呼吸 80 次/分，脉搏 150 次/分，两肺呼气延长，闻及干性啰音。

3. 患儿呼吸系统主要的病变部位最可能是在
   A. 肺泡　　B. 气管
   C. 支气管　　D. 细支气管
   E. 肺间质

4. 对于指导治疗最首要的检查是
   A. 鼻咽分泌物脱落细胞检测
   B. 全血细胞计数
   C. 动脉血气分析
   D. 胸部 X 线透视
   E. 特异性抗体检查

5. 该患儿收入病房最重要的紧急治疗措施是
   A. 40% 氧气吸入　　B. 青霉素肌注
   C. 快速洋地黄静注　　D. 氨茶碱静注
   E. 利巴韦林静滴

(6～8 题共用题干)

10 天男婴，因黄疸重，体温 38.2℃～39℃，脐带红肿，有脓性分泌物来诊

6. 以下哪项实验室检查有助于诊断
   A. 血培养　　B. 多次查尿常规
   C. 查母子血型　　D. 查尿巨细胞病毒
   E. 多次查白细胞

7. 对此患儿最适合的治疗是
   A. 静滴氯霉素
   B. 肌注青霉素 + 链霉素
   C. 静脉滴注青霉素 + 氨苄西林
   D. 肌注庆大霉素 + 阿米卡星
   E. 口服红霉素 + 磺胺嘧啶

8. 以下哪项措施可预防本病
   A. 做好产前保健，服用钙剂
   B. 对难产，羊水污染的新生儿可用抗生素
   C. 产前检验孕妇的羊水
   D. 产前给孕母服用抗生素
   E. 为提高新生儿免疫功能，静滴大量维生素 E

(9～11 题共用题干)

患儿 9 个月，呕吐，腹泻两天入院，发病初伴发热，咳嗽，呕吐 2～3 次/日，腹泻 7～8 次/日，水样便，大便镜检少量脂肪球，尿量不少，口渴，略见消瘦，入院时体温 37℃，双眼窝、前囟稍下凹，皮肤弹性尚好，四肢温暖

9. 最可能诊断是
   A. 致病性大肠杆菌肠炎，轻度脱水
   B. 空肠弯曲菌肠炎，重度脱水
   C. 病毒性肠炎，轻度脱水
   D. 金黄色葡萄球菌肠炎
   E. 病毒性肠炎，重度脱水

10. 下列哪项与该患儿发病无关
   A. 小肠绒毛的上皮细胞变性
   B. 绒毛变短，脱落
   C. 双糖酶活性降低
   D. 肠腔内渗透压增加
   E. 腺苷酸环化酶及鸟苷酸环化酶活性增强

11. 下列哪个治疗方案最佳
   A. 大量静脉用抗生素　　B. 口服大量抗生素
   C. 口服补液及治疗上感　　D. 静脉滴注葡萄糖
   E. 只需给助消化药

(12～14 题共用题干)

9 岁女孩，咳嗽 3 周，眼睑水肿 3 天，尿量减少，尿色发红，查体 T 37.5℃，咽部充血，心肺正常，血压 20/12kPa（150/90mmHg）。血 WBC 11.0×10^9/L，尿蛋白（+++），尿 RBC 满视野

12. 最可能的诊断是
   A. 急性链球菌感染后肾小球肾炎
   B. 肾病综合征

C. 紫癜型肾炎
D. 系统性红斑狼疮
E. 尿路感染

13. 以下化验中，哪项不必要
A. 尿三杯试验　B. ASO
C. 抗核抗体　D. CHO + C3
E. BUN + Cr

14. 入院后，首先选择的治疗方法是
A. 降血压利尿剂
B. 暂不予特殊处理，临床观察
C. 每日泼尼松 2mg/kg，分次服
D. 口服抗生素
E. 酚磺乙胺

(15～17 题共用题干)

患儿生后 2 天。近 1 天阵阵尖声叫，吃奶后频吐。半小时前抽搐 1 次。不发热。分娩时因胎头过大曾用产钳助产。查体：反应差，呼吸平稳，瞳孔等大，发绀(－)。前囟膨凸，颈软。心肺未见异常。左上、下肢活动差、肌张力增高。末梢血象：WBC 8.0×10^9/L，N 46%，L 54%。

15. 本例患儿抽搐最可能的原因是
A. 颅内炎性病变　B. 低血钙
C. 颅内出血　D. 低血糖
E. 脑缺氧缺血性病变

16. 收入院后，为进一步确诊，下列哪项检查最有价值
A. 脑电图　B. 腰穿，脑脊液检查
C. 血钙、血磷测定　D. 脑 CT
E. 空腹血糖

17. 对此患儿可给以下处理，但除了
A. 给予抗生素，防治感染
B. 抽搐时予适量镇静剂
C. 早期给予足量甘露醇
D. 给予营养脑细胞药物
E. 应用止血类药物

(18～20 题共用题干)

小儿 10 个月，发热 2 天。体温 39℃，烦躁、频咳、气喘，体检口周发绀，鼻翼扇动，三凹征阳性，两肺呼吸音粗。血象 WBC 9×10^9/L，N 47%。

18. 此时应首先做哪项检查
A. 血培养
B. 咽拭子培养
C. X 线胸部检查
D. 呼吸道合胞病毒血清学检查
E. 腺病毒血清学检查

19. 第 5 天患儿仍高热不退，咳喘加重，精神萎靡，面色青灰，呼吸 70 次/分，右下肺叩浊，可闻管样呼吸音及中小水泡音，心率 180 次/分，心音低钝，肝脏肋下 3.5cm，此时最可能的诊断是
A. 肺炎球菌肺炎　B. 腺病毒肺炎合并心衰
C. 呼吸道合胞病毒性肺炎　D. 金黄色葡萄球菌肺炎
E. 支原体肺炎

20. 该患儿确诊后，根据上述临床表现，紧急处理应首先选用以下哪种药物
A. 退热剂　B. 地西泮（安定）
C. 糖皮质激素　D. 抗生素
E. 洋地黄制剂

(21～23 题共用题干)

7 岁患儿，因尿少，全身水肿 6 日，抽搐一次，来急诊室，患儿于 6 天前眼睑水肿，日渐波及全身，同时尿量明显减少，每日 300ml 左右，尿色深黄如茶色，近 2 日来头痛明显，时伴恶心，偶有呕吐，视物模糊，精神差，今日中午突然抽搐，约持续 2 分钟，抽后嗜睡

21. 该病儿来急诊室后，应立即作哪项检查
A. 腰穿测颅压　B. 脑电图检查
C. X 线头颅摄片　D. 测血压
E. 眼底镜检查

22. 该例收住院后的紧急措施首选
A. 利血平肌注　B. 二氮嗪静脉注射
C. 硫酸镁肌注　D. 硫酸镁静脉滴注
E. 硝普钠静脉滴注

23. 上述病例经处理控制后，其预后可能
A. 遗留智力障碍　B. 遗留运动障碍
C. 正常　D. 视力减退
E. 继发性癫痫

(24～26 题共用题干)

患儿，女，第一胎，第一产，胎龄 37 周剖腹产，出生体重 4000g，生后无窒息，1 分钟阿氏评分 10 分，1 小时全身青紫，呼吸急促呻吟，4 小时因青紫加重转入儿科，母有三年糖尿病史并服用苯乙双胍，妊 33 周因酮中毒接受胰岛素治疗，分娩时血糖 8.63mmol/L（1.54mg/dl）。体检：肥胖，全身青紫，R 52 次/分，P 172 次/分，有鼻翼扇动，三凹症，心音正常，肺叩诊不浊，未闻湿啰音，肝肋下 1cm。

24. 此患儿最可能的诊断
A. 湿肺　B. 低血糖休克
C. 糖尿病酸中毒　D. 肺透明膜病
E. 吸入综合征

25. 除哪种方法外，均可预防本病的发生
A. 产前给母亲地塞米松

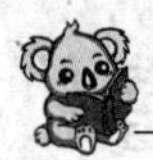

B. 胰岛素
C. 气管内滴入表面活性物质
D. 清除呼吸道分泌物，通畅呼吸道
E. 地塞米松，注入羊膜腔

26. 病情加重后哪种治疗是不必要的
A. 纠正酸中毒和电解质紊乱
B. 抗生素
C. 呼气末正压呼吸（PEEP）
D. 给予足够量的胰岛素
E. 加强护理保持呼吸道畅通

（27～29 题共用题干）

患儿第一胎，第一产，足月自然娩出，出生体重2600g，体检未见异常，出生后 7 小时发现患儿面部躯干部发黄，20 小时转入儿科，其母血红蛋白 38g/L，有输血历史。

27. 入院后应立即做的下列检查中需除外哪项
A. 母子 ABO 及 Rh 血型　B. Coombs 试验
C. 血培养　D. 黄疸常规
E. 血常规＋血细胞比容及网织红细胞

28. 50 小时时患儿烦躁不安，呼吸急促，皮肤呈金黄色，偶有尖叫，双眼凝视，四肢肌张力增强，总胆红素 $>360\mu mol/L$，应紧急做以下治疗但不包括
A. 静滴白蛋白　B. 纠正酸中毒
C. 光疗　D. 换血
E. 静脉高营养、脂肪乳

29. 患儿可能出现以下后遗症状，但需除外
A. 智能低下　B. 听力障碍
C. 手足徐动　D. 贫血
E. 眼球运动障碍

（30～32 题共用题干）

患儿 8 个月，平时经常腹泻，近 2 个月面色苍白，食欲不振，喜吃土，精神不活泼。体检：口唇结膜苍白，皮肤无出血点，浅表淋巴结不大，心率 120 次/分，心尖部Ⅱ级收缩期杂音，腹软，肝肋下 2cm，脾肋下 2.5cm。

30. 为确诊下列哪项检查最不重要
A. 血清铁测定　B. 血清铁蛋白测定
C. 血清总铁结合力测定　D. 血浆蛋白测定
E. 血常规检查

31. 此患儿最可能出现的检查结果是
A. 白细胞数升高　B. 血小板减少
C. 出凝血时间延长　D. 血红蛋白明显下降
E. 网织红细胞明显升高

32. 此患儿用铁剂治疗的停药时间是
A. RBC，Hb 达正常水平
B. RBC，Hb 正常后 1 周
C. RBC，Hb 正常后 6～8 周
D. RBC，Hb 正常后减少剂量用至 1 岁
E. 用到临床症状结束

（33～35 题共用题干）

27 岁初产妇，破膜 16 小时后生一体重 3500g 的男婴，该男婴生后 18 小时血清胆红素浓度 $256.5\mu mol/L$（13mg/dl），显著黄疸，出生过程顺利，母乳喂养。

33. 下面哪一项最不可能是黄疸的原因
A. Rh 或 ABO 溶血
B. 生理性黄疸
C. 败血症
D. 先天性球形细胞贫血
E. G6PD 缺乏性贫血

34. 在以下化验中，对解释该黄疸无价值的是
A. 母婴 Rh 血型，ABO 血型，Coombs 试验
B. 全血细胞计数，外周血涂片，网织红细胞
C. 总胆红素和直接胆红素浓度测定
D. 血培养
E. 肝脏转氨酶测定

35. 对此患儿最不合适的处理是
A. 光疗　B. 输白蛋白
C. 输血浆　D. 用抗生素
E. 暂不处理

（36～41 题共用题干）

足月顺产男婴，生后 26 天，发热，吃奶少，大便稍稀 1 天来诊，其母患感冒 2 天。体检：精神差，呼吸略促，咽赤不明显，皮肤轻度黄染，心肺听诊无异常，脐轮略红肿，脐部有少许分泌物，肝肋下 3.5cm，前囟平，颈软。血白细胞 $4.2\times10^9/L$，中性粒细胞 74%，大便镜检 WBC2～4 个/HP。

36. 最可能的诊断是
A. 上呼吸道感染　B. 新生儿溶血病
C. 新生儿败血症　D. 新生儿肝炎
E. 新生儿肠道感染

37. 该患儿收住院后最有助于诊断的辅助检查是
A. X 线胸片　B. 便培养
C. 肝功能检查　D. 血培养
E. 咽培养

38. 下列治疗方法除了哪一项外都是正确的
A. 应用抗生素　B. 光疗
C. 供给营养与液体　D. 适当输新鲜血
E. 适当输血浆

39. 如果该患儿患化脓性脑膜炎，病史或体格检查中最

有助诊断的是

A. 抽搐　B. 拒食

C. 呕吐　D. 前囟紧张

E. 高热

40. 经过治疗后病情好转，下列除了哪项外都可恢复正常

A. T 36.9℃

B. 血白细胞总数 6.0×10^9/L

C. 心率 138 次/分

D. 总胆红素 205.2μmol/L（12mg/dl）

E. 肝肋下 1cm

41. 出院半个月后来随诊。查体：反应佳，心肺无异常，家属咨询今后如何养育能减少患病，下列除了哪一项外都是正确的

A. 每半个月来医院体检 1 次

B. 按时加辅食

C. 避免着凉

D. 继续母乳喂养

E. 按时预防接种

（42～45 题共用题干）

6 岁男婴，因发热腹泻 3 天急诊入院。入院前两天清晨突起发热，下午呕吐 2 次，继而泻水样便 5～6 次，量少，次日热退吐止，泻频增至 10 余次/天，尿量减少，体温 38.8℃，神萎，前囟眼窝凹陷，泪少，咽稍充血，心肺正常，皮肤弹性减退

42. 最可能的诊断是

A. 肺炎 + 肠道外感染　B. 急性胃肠炎

C. 细菌性痢疾　D. 病毒性肠炎

E. 致病性大肠杆菌肠炎

43. 该患儿入院后第一天补液总量及选用的液体是

A. 60～80ml/kg，1/2 张溶液

B. 90～120ml/kg，2/3 张溶液

C. 120～150ml/kg，1/2 张溶液

D. 150～180m/kg，2/3 张溶液

E. 180～200ml/kg，1/2 张溶液

44. 入院当晚，排尿 2 次，继水泻 3 次，半夜突然发生全身抽搐，应考虑何种原因所致

A. 低钠血症　B. 低钙血症

C. 低钾血症　D. 低镁血症

E. 低血糖症

45. 入院第二天脱水纠正，大便减少至 3～4 次/天，不吐，有尿，胃纳差，补液原则是

A. 停止静滴给以口服补液盐

B. 补以继续丧失量

C. 仅补生理需要量

D. 生理需要 + 继续丧失量

E. 调整饮食，米汤喂养

（46～49 题共用题干）

男性患儿，6 个月，发热、呕吐、抽搐 1 天来诊。

46. 体格检查中，与颅内压增高最有意义的征象是

A. 心率缓慢　B. 前囟膨隆

C. 肢体瘫痪　D. 昏迷

E. 病理反射

47. 经检查确定患儿有颅压增高征象，应立即采取的措施是

A. 腰穿确诊　B. 给适当的抗生素

C. 镇静　D. 给予强有力的利尿剂

E. 脱水剂

48. 经各项检查，初步考虑为化脓性脑膜炎，对诊断最有意义的检查是

A. 血象　B. 血培养

C. 脑电图检查　D. 脑脊液检查

E. 头部 CT 检查

49. 经过各项检查确诊为化脓性脑膜炎，若病原为肺炎球菌，治疗应首选

A. 氨苄西林　B. 青霉素

C. 氨苄 + 庆大霉素　D. 新青Ⅱ号

E. 先锋霉素

（50～53 题共用题干）

5 天新生儿，因皮肤发黄 3 天来门诊。足月顺产，母乳喂养，食奶尚好，二便无特殊。体检：成熟新生儿貌，一般情况好，皮肤轻 - 中度黄染，心肺腹无异常发现。血清总胆红素 171μmoL（10mg/dl）。

50. 入院后观察 3 天，皮肤黄染无明显变化。其余情况同前，最可能的诊断是

A. 母乳性黄疸　B. 生理性黄疸

C. 梗阻性黄疸　D. 感染性黄疸

E. 溶血性黄疸

51. 继续观察，治疗中，应重点于下列何项措施

A. 停止母乳喂养　B. 监测血清胆红素

C. 做肝功能检查　D. 进行光照疗法

E. 进行换血疗法

52. 若为生理性黄疸，其发病机制中，哪项解释不正确

A. 新生儿胆红素排泄差

B. 初乳中含有葡萄糖醛酸转移酶活性抑制剂

C. 新生儿肠道内 β - 葡萄糖醛酸酶活性高

D. 新生儿 Y、Z 蛋白不足

E. 新生儿早期胆红素来源较成人高

53. 该小儿黄疸是因为

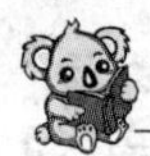

A. 婴儿血中雌激素水平高

B. 胆道梗阻

C. 红细胞破坏较多

D. 初乳中有 Y、Z 蛋白抑制剂

E. 肝炎病毒破坏肝细胞

(54～57 题共用题干)

4 天新生儿，因不吃、不哭、少动 2 天入院，早破水 20 小时剖宫产。体格检查：T 35℃，反应差，黄疸明显，四肢发凉，皮肤有花纹，心肺无异常发现，腹稍胀，肝肋下 3cm，脾肋下 1cm，脐部有脓性分泌物。

54. 为确定诊断，首选的实验室检查应是

A. 脐部分泌物培养　　B. 血培养

C. 血清胆红素测定　　D. 白细胞计数及分类

E. 血小板计数

55. 如果此患儿反复发生惊厥，体检中哪项体征对诊断最有帮助

A. 黄疸程度　　B. 肝脾肿大

C. 乒乓球头　　D. 皮肤瘀点

E. 前囟饱满紧张

56. 如选用抗生素，下列哪项原则必须遵守

A. 选用抑菌作用强的药物

B. 常规使用红霉素

C. 不可滥用抗生素，宜只用一种抗生素

D. 疗程应在 3 周以上

E. 肌肉注射加口服用药

57. 下列用药哪项正确

A. 病原菌不明时，可联用青霉素与氨基糖苷类

B. 金黄色葡萄球菌感染时选用氨苄西林加氨基糖苷类

C. 大肠杆菌属感染选用耐酶的新型青霉素

D. 厌氧菌宜用红霉素

E. 铜绿假单胞菌感染首选克林霉素

(58～61 题共用题干)

患儿 10 个月，4 个月后出现智力低下，有时出现抽搐，尿霉臭。体检：发育落后，表情呆滞，头发黄褐色，皮肤白皙，腱反射亢进，脑电图，有较多棘－慢波。

58. 此患儿的疾病可能性最大为

A. 小运动型发作（Lnnox Sund）

B. 婴儿痉挛症

C. Down 综合征（先天性愚型）

D. 苯丙酮尿症

E. 黏多糖病

59. 此病典型病例主要是由于肝内缺乏

A. 酪氨酸酶　　B. 苯丙氨酸羧化酶

C. 羟基丙酮酸氧化酶　　D. 尿黑酸酶

E. 谷氨酸脱羧酶

60. 若该病例为典型患儿，其遗传方式是

A. 常染色体显性遗传　　B. 常染色体隐性遗传

C. X 连锁显性遗传　　D. X 连锁隐性遗传

E. X 连锁不完全显性遗传

61. 明确诊断后，即给予合理治疗，能达到下列效果，但除了

A. 癫痫发作控制　　B. 生长发育改善

C. 脑损害恢复　　D. 皮肤毛发色泽恢复

E. 脑电图癫痫样放电消失

(62～65 题共用题干)

6 个月男孩，以发热，喷射性呕吐 3 天，抽搐 3 次而来急诊，其母述患儿病后精神不振，嗜睡，有时烦躁，易激惹，面色灰白，当地按“上感并高热惊厥”治疗 2 天无效，WBC 21×10^9/L，中性粒细胞 82%，淋巴细胞 18%

62. 该患儿体检最可能出现的体征是

A. 前囟平坦，面神经反射阳性

B. 前囟平坦，双巴氏征阳性

C. 前囟膨满，动眼神经瘫

D. 前囟明显膨满，布氏征阳性

E. 前囟略膨满，右侧肢体瘫

63. 为确定诊断，下一步选择最恰当的检查应是

A. 全血常规　　B. 血培养

C. 脑 CT 扫描　　D. 颅脑 B 超

E. 脑脊液检查

64. 给予最合理的治疗措施是

A. 止痉剂＋脱水剂　　B. 止痉剂＋钙剂

C. 抗结核药＋对症治疗　　D. 抗菌药＋对症治疗

E. 抗病毒药＋对症治疗

65. 如果经有效治疗 5 天，症状明显好转，体温 37℃，2 天后又开始发热，频繁呕吐，抽搐，昏睡，易激惹，脑脊液检查正常。此时最大的可能是

A. 原病复发　　B. 硬膜下积液

C. 出现脑积水　　D. 水电解质紊乱

E. 低血糖

(66～67 题共用题干)

患儿，女，13 岁，3 周前发热、咽痛、流涕，治疗后好转。近 1 周来右肘、膝关节红肿，活动痛，现已不能屈伸。查：T 37.5℃，右肘、右膝关节明显红肿，因畏痛拒绝关节检查

66. 最可能的诊断是

A. 风湿性关节炎　　B. 类风湿关节炎

C. 化脓性关节炎　　D. 增生性关节炎

E. 痛风

67. 最有价值的辅助检查是

A. 血、尿常规

B. ESR（血沉）、ASO（抗“O”）

C. 类风湿因子（RF）

D. 肘、膝关节X线片

E. 血尿酸

（68～69题共用题干）

9个月女童因面色苍黄、食差就诊。混合喂养，8个月添加辅食。查体面色苍黄，黏膜略显苍白。心肺未见异常，化验红细胞 $3.8\times10^9/L$，血红蛋白98g/L。

68. 正确的诊断应为

A. 轻度贫血　B. 中度贫血

C. 重度贫血　D. 无贫血

E. 极重度贫血

69. 该患儿最可能的病因诊断是

A. 感染性贫血　B. 营养性缺铁性贫血

C. 恶性贫血　D. 再生障碍性贫血

E. 溶血性贫血

（70～71题共用题干）

患儿，女，4岁，发热1天后面部及四肢皮肤出皮疹，同时伴有轻咳、流涕、咽痛。体检：面部及四肢皮肤可见红色皮疹，压之可褪色，手足心无皮疹，耳后、枕后淋巴结肿大，有触痛，心、肺、腹检查未见异常。

70. 最可能考虑的诊断是

A. 幼儿急疹　B. 风疹

C. 麻疹　D. 猩红热

E. 水痘

71. 此病皮疹出现后多少天可无传染性

A. 3天　B. 7天

C. 14天　D. 21天

E. 5天

【B型题】

（1～2题共用备选答案）

A. 鼻导管间歇给氧　B. 人工冬眠疗法

C. 正压给氧　D. 增加氧流量和给氧浓度

E. 超声雾化给氧

对于下列肺炎患者，最佳方案是

1. 4个月女婴，高热40℃，剧咳，分泌物黏稠，不易咳出，伴喘憋，青紫

2. 1岁男孩，发热咳嗽气急2天入院，2天后，咳嗽气急青紫加重，极度烦躁，已用60%氧吸入，未缓解，喘憋明显。血 PaO_2 20mmHg，$PaCO_2$ 50mmmHg，pH 7.2

（3～4题共用备选答案）

A. 苯甲异恶唑青霉素　B. 地西泮，维生素K

C. 暖箱，地塞米松　D. 蓝光照射，尼可刹米

E. 换血疗法

下列病例宜选择的治疗方法为

3. 22天，男，不规则发热10天，皮肤轻度黄染，并见少数小脓疱，肝脾肿大。白细胞 $18\times10^9/L$，中性86%，血清胆红素85.5μmol/L（5mg/dl），ALT 30U/L，母亲血型为“B”型，子“O”型，大便黄色

4. 4天之早产儿，因拒奶，哭声低下而住院治疗。头面部皮肤中度黄染，四肢皮肤凉，小腿、大腿外侧发硬，皮肤暗红，按压有凹陷

（5～7题共用备选答案）

A. 新生儿窒息

B. 新生儿湿肺

C. 新生儿吸入性肺炎

D. 新生儿肺透明膜病（呼吸窘迫综合征）

E. 新生儿感染性肺炎

下列患儿哪种诊断可能性最大

5. 住院剖宫产儿，羊水呈黄绿色，出生后呼吸16次/分，不规则，心率98次/分，面唇及四肢发绀，肺部呼吸音降低，有鼾音，四肢肌张力降低

6. 33周早产儿，生后8小时因进行性呼吸困难3小时来急诊。查体：青紫，点头状呼吸，鼻扇，呼气呻吟，吸气性三凹征，双肺呼吸音减低，吸气时听到少许细湿啰音

7. 足月顺产儿，生后12小时来儿科门诊，追问出生时无窒息史，2小时前开始呼吸急促，口唇青紫，双肺有粗湿啰音，胸片示肺纹理粗，叶间胸膜积液。经观察一天后症状明显好转

（8～10题共用备选答案）

A. 轮状病毒　B. 产毒性大肠杆菌

C. 致病性大肠杆菌　D. 侵袭性大肠杆菌

E. 白色念珠菌

8. 通过产生肠毒素致泻，一般不产生病理形态学变化。临床特点，除腹泻脱水外，其他全身症状很少的致病微生物是

9. 通过侵袭小肠绒毛上皮细胞，破坏吸收功能等机制致泻，除腹泻脱水外，常伴发热和上感症状的致病微生物是

10. 通过引起肠黏膜炎症性病变致泻，排黏液脓血便，伴周身中毒症状的致病微生物是

（11～13题共用备选答案）

A. 维生素D缺乏性佝偻病　B. 呆小病

C. 软骨营养障碍　D. 脑积水

E. 低血磷性佝偻病

以下病例最合适的诊断是

11. 1.5岁女孩，平时易烦，多汗，前额突出，胸部串珠。腕部X线片见干骺端呈毛刷状改变。血磷、钙均略降低，碱性磷酸酶升高

12. 2岁，女孩，平时安静少动，便秘，身高55cm，体重10kg，反应迟钝，前囟大，眼睑肿，鼻梁宽、唇厚舌大。腕部X线片见骨化中心1个，干骺端骨质密度均匀。血钙、磷、碱性磷酸酶均正常

13. 女孩，3.5岁，平日不活泼，腹胀，头大，前额突出，四肢及指粗短，腰椎前凸，臀部后突。长骨X线干骺端呈喇叭口状。血钙、磷、碱性磷酸酶正常

（14～15题共用备选答案）

A. 口服补液盐　　B. 2∶1等张含钠液
C. 4∶3∶2液静滴　　D. 5%碳酸氢钠静推
E. 2∶3∶1液静滴

对于下列腹泻患儿，首选治疗为

14. 1岁小儿腹泻黄色稀水便3天，每日十余次，伴呕吐，大便镜检：偶见脓细胞。查体：精神萎靡，皮肤弹性极差，哭无泪，四肢发凉，脉速

15. 8个月小儿稀便两天，8～10次/日，有低热、流涕。查体：前囟凹陷，皮肤弹性差，查血钠132mmol/L，血钾3.4mmol/L，CO_2－CP 15mmol/L

（16～18题共用备选答案）

A. 多数病例存在右下腹麦氏点局部性压痛和反跳痛
B. 一旦阑尾穿孔，导致腹膜炎，腹部两侧压痛较明显
C. 钡剂灌肠应常规应用
D. 妊娠期阑尾炎不提倡手术
E. 穿孔发生率高，易发生弥漫性腹膜炎

16. 成年人急性阑尾炎的特点是
17. 小儿急性阑尾炎的特点是
18. 妊娠急性阑尾炎的特点是

（19～20题共用备选答案）

A. 贫血　　B. 病毒性心肌炎
C. 嗜铬细胞瘤　　D. 急性心肌梗死
E. 甲状腺功能亢进

下列实验室检查常用于哪种疾病

19. 血清转氨酶、乳酸脱氢酶和磷酸肌酸激酶测定
20. 尿儿茶酚胺测定

（21～22题共用备选答案）

A. 腹股沟斜疝　　B. 腹股沟直疝
C. 股疝　　D. 切口疝
E. 鞘膜积液

21. 老年男性，疝块呈半球形，不降入阴囊，压住内环仍可突出，诊断为

22. 可见于儿童，阴囊内可复性肿物，透光试验阳性，诊断为

（23～24题共用备选答案）

A. 重症胆管炎　　B. 肠系膜上动脉栓塞
C. 急性阑尾炎　　D. 胆囊息肉
E. 小儿肠套叠

根据下列病历摘要，最可能的诊断是

23. 男，7岁，跑步后，发作右中下腹绞痛，果酱样血便，腹部可触及香肠样肿块

24. 女，74岁，剑突下持续性疼痛，寒战，高热，白细胞18×10^9/L且左移，有黄疸，血压10.7/8kPa（80/60mmHg），急症入院

【案例题】

案例一

患儿女，8个月（冬季出生）。因不思饮食、易惊和间断性短暂抽搐而求治。吃喝量少，生后用牛奶和米粉喂养，6个月后以粥为主食。用过4盒维生素AD制剂，服过半年糖钙片（具体不详）。母孕期小腿偶有抽筋。查体：体温37℃，面色黄，站不很稳，方颅、枕区发稀，牙3枚，胸骨凹陷，肋串珠明显，呈纯圆形，心脏正常，腹胀，肝肋下一指，双腿呈“O”型，佛氏征阳性，陶氏征可疑。化验：白细胞及分类下降。

提问1. 下列血检结果，哪些正确

A. 血清钙、磷均低
B. 血清碱性磷酸酶高
C. 血清1,25－$(OH)_2D_3$低
D. 血清25－OH－D_3高
E. 血清25－OH－D_3低

提问2. 下列尿检结果，哪些正确

A. 钙排出量低
B. 磷排出量低
C. 新鲜尿液pH>7则应考虑肾小管酸中毒所致佝偻病
D. 尿常规显示肾病改变宜考虑肾性佝偻病
E. 钠排出量增加

提问3. 需与哪些疾病相鉴别

A. 肾性佝偻病　　B. 肝脏疾病所致佝偻病
C. 抗维生素D佝偻病　　D. 小儿癫痫病
E. 脑性瘫痪

提问4. 此患儿应采取下列哪些治疗措施

A. 先服3天10%氯化钙，每天3次，每次10ml，然后再加一般钙制剂
B. 钙与维生素D同时开始口服
C. 先注射维生素D，再服钙剂
D. 病儿每天宜服维生素D 5000U以上

E. 病儿每天宜服钙 500mg ~ 800mg

提问 5. 请指导正确的预防措施

A. 孕母补钙，防治维生素 D 缺乏

B. 生后 1 ~ 2 周开始服维生素 D

C. 混合喂养儿加用钙剂量应多于母乳喂养儿

D. 每日加元素钙 1g 以上

E. 尽早开始日光浴，每天 1 ~ 2 小时

案例二

患儿男，3 个月。因“发热、气促 3 天、加重 1 天”入院。3 天前无明显诱因下，发热 39.6℃，伴轻咳，气促，唇周发绀，无寒战，无抽搐。曾在外院予青霉素，头孢噻肟钠抗感染等治疗。昨天热稍退，但气促发绀明显加重，伴呼气性呻吟。起病以来，精神困倦，烦躁，睡眠差，胃纳差，间有腹胀，无呕吐，大便稀黄，1 ~ 2 次/日，量少，无脓血黏液，尿少。查体：T 38℃，P 200 次/分，R 60 次/分，BP 9/5kPa，体重 4.5kg，神清，烦躁不安，颜面唇周发绀，前囟 1.5cm × 1.5cm，平软，气管稍偏右，呼气性呻吟，鼻翼扇动，三凹征（+），左侧胸廓较膨隆，左侧哭颤减弱，叩诊鼓音，左侧呼吸音明显减弱，右侧呼吸音粗，较多细小湿啰音，心率 200 次/分，律齐，第一心音低钝，未闻杂音，腹稍胀，肝增大至右肋下 4cm，质中，脾未触及。个人史：足月，在家产，混合喂养，未预防接种。

提问 1. 最可能的诊断是

A. 毛细支气管炎　B. 支气管异物

C. 败血症　D. 重症肺炎

E. 金黄色葡萄球菌肺炎　F. 支气管哮喘

提问 2. 首先要急需采取的治疗措施是

A. 拍 X 线胸片　B. 体格检查

C. 吸氧　D. 静脉输液

E. 静注抗生素　F. 退热对症处理

提问 3. X 线胸片：左肺野中外带透亮度增加，其内未见肺纹理，气管及纵隔向右移位，右肺野肺纹理增粗，伴有小点片状模糊阴影，左肋膈角变钝，心胸比例 0.62。最急需做的辅助检查是

A. 血气分析　B. 电解质检查

C. 心酶检查　D. 肝功能检查

E. X 线胸片　F. 肺功能检查

提问 4. 可考虑的病症是

A. 支气管肺炎　B. 气管异物

C. 气胸　D. 肺大疱

E. 胸腔积液　F. 肺结核

提问 5. 血气分析：pH 7.28，PaO_2 6kPa，$PaCO_2$ 4.6kPa，HCO_3^- 17.5mmol/L，BE - 5.3mmol/L，SaO_2 80%。需要鉴别的病症有

A. 先天性心脏病　B. 抗利尿激素异常分泌综合征

C. 心肌炎　D. 心力衰竭

E. 呼吸衰竭　F. 甲亢危象

提问 6. 根据血气分析，可考虑

A. 无呼吸衰竭

B. 代谢性酸中毒

C. 低氧血症，代谢性酸中毒

D. 呼吸衰竭（Ⅰ型），代谢性酸中毒

E. 呼吸衰竭（Ⅱ型），代谢性酸中毒

F. 呼吸衰竭（Ⅱ型）

提问 7. 具有以下哪几项可诊断为心力衰竭

A. 心率突然 >180 次/分

B. 心音低钝，奔马律，颈静脉怒张

C. 尿少或无尿，颜面眼睑或双下肢水肿

D. 肝脏进行性增大

E. 呼吸突然 >60 次/分

F. 突然烦躁不安，明显发绀，面色苍白或发灰

案例三

患儿女，10 个月。腹泻 5 天入院。每日大便 10 余次，黄色蛋花汤样，水分多，伴有呕吐、尿少、轻咳。体检：T 38.2℃，前囟、眼窝凹陷，皮肤弹性差，四肢稍凉。血白细胞 7.5×10^9/L，血 Na^+ 125mmol/L，K^+ 3.7mmol/L，BE - 16mmol/L。

提问 1. 该患儿最可能的诊断是

A. 重型腹泻病，轻度低渗性失水，代谢性酸中毒

B. 重型腹泻病，重度低渗性失水，代谢性酸中毒

C. 重型腹泻病，中度低渗性失水，代谢性酸中毒

D. 重型腹泻病，重度等渗性失水，代谢性酸中毒

E. 轻型腹泻病，中度等渗性失水，代谢性酸中毒

F. 轻型腹泻病，轻度等渗性失水，代谢性酸中毒

提问 2. 该患儿最可能感染的病原体是

A. 致病性大肠杆菌　B. 小肠结肠炎耶尔森菌

C. 轮状病毒　D. 侵袭性大肠杆菌

E. 空肠弯曲球菌　F. 伤寒杆菌

提问 3. 该患儿在失水、代谢性酸中毒纠正后突然抽搐，此时应做哪项检查

A. 血钙　B. 血镁

C. 脑电图　D. 脑脊液

E. 脑部 MRI　F. 眼底检查

案例四

患儿，女，7 个月。没有明显的传染病接触史，突起高热 4 天，体温 39.5℃左右波动，一直补液及服用退热药治疗，今天发热突然消退，发现全身起了大量玫瑰色

斑丘疹。

提问1．本病例最可能的诊断是

A．水痘　　B．麻疹
C．风疹　　D．幼儿急疹
E．风湿热

提问2．体检时最可能发现淋巴结肿大的情况

A．耳后、枕后及颈部淋巴结肿大，压痛，没有化脓
B．全身淋巴结肿大
C．全身淋巴结肿大伴肝脾肿大
D．局部淋巴结如绿豆大小，活动，无压痛
E．枕后淋巴结肿大，豌豆大小，无压痛
F．颈部淋巴结肿大

提问3．出皮疹后的治疗方法为

A．1%甲紫涂抹
B．可用抗生素药膏
C．无明显痒感，不需要特殊治疗
D．明显痒感，给予抗过敏治疗
E．皮炎平涂皮疹
F．用红汞涂抹

案例五

男性患儿，8岁。因发热，头痛，皮疹3天入院。查体：急性病容，皮疹出现于躯干、头面部、四肢近端。可见红斑疹、丘疹、疱疹、脓疱疹不同形态的皮疹，个别皮疹已结痂。血象：白细胞总数为4.2×10^9/L。患儿同学中有类似的病人。

提问1．该男孩最可能患的疾病是

A．水痘　　B．带状疱疹
C．麻疹　　D．丘疹样荨麻疹
E．风疹　　F．手足口病

提问2．为确诊可行的检查有

A．用补体结合试验或ELISA法检测抗V和抗S两种抗体
B．检测血清中的RV－IgM抗体
C．新鲜水疱底部刮取物用瑞氏染色找到多核巨细胞和核内包涵体
D．疱疹液病毒分离
E．咽拭子或脓液培养分离出A组溶血性链球菌
F．血清病毒分离

提问3．相关疾病的防治措施正确的是

A．首选青霉素治疗
B．立即给予免疫血清球蛋白
C．选用阿昔洛韦或阿糖腺苷抗病毒治疗
D．给镇痛药止痛
E．隔离患儿至皮疹全部结痂为止
F．无需隔离

案例六

患儿，女，3岁。因发热3天，咳嗽2日伴腹痛而来诊。查体：T 40℃，神志清，扁桃体Ⅱ度肿大，颈软，颈部可及黄豆大淋巴结3～4枚，活动，有压痛，心肺（－），腹稍胀，质软，满腹痛，以脐周为主，无腹肌紧张和固定压痛点，血象Hb 128g/L，WBC 8.9×10^9/L，L 78%，N 22%。

提问1．可能的诊断是

A．急性阑尾炎
B．肠套叠
C．急性胰腺炎
D．梅克尔憩室炎
E．川崎病
F．上呼吸道感染伴肠系膜淋巴结炎

提问2．为明确诊断，需作的处理是

A．肛门指诊　　B．腹部B超
C．腹腔穿刺　　D．查血尿淀粉酶
E．对症处理后临床密切观察　　F．淋巴结穿刺检查

提问3．进一步治疗措施为

A．给予静滴利巴韦林＋对症处理
B．静滴激素＋利巴韦林
C．口服中药
D．口服雷尼替丁＋颠茄
E．只给退热药即可
F．立即给予激素治疗

案例七

患儿，男，6岁。反复咳嗽和喘息发作6个月，夜间为甚。体检：肺内哮鸣音和粗湿啰音，余无异常发现。胸部X线片提示肺纹理增多，外周血WBC 7×10^9/L，N 0.50，L 0.38，E 0.12。

提问1．最可能的诊断是

A．免疫功能低下　　B．肺型肺吸虫病
C．支气管哮喘　　D．支气管异物
E．慢性支气管炎　　F．支气管肺炎

提问2．为了明确诊断，应选用

A．免疫功能过筛试验
B．肺吸虫抗原皮试
C．纤维支气管镜活组织检查
D．支气管舒张试验
E．下呼吸道分泌物培养
F．抗生素实验性治疗

提问3．具哪些指标可诊断为支气管哮喘

A．PEF变异率＞15%
B．PEF变异率＞20%

C. PEF 变异率 > 25%

D. 支气管舒张试验时，FEV_1 上升≥15%

E. 支气管舒张试验时，FEV_1 上升≥20%

F. 支气管舒张试验时，FEV_1 上升≥30%

提问 4. 最佳的治疗方案有

A. 呼吸道吸入糖皮质激素

B. 口服糖皮质激素

C. 静脉滴注糖皮质激素

D. 长期使用 β 受体激动剂

E. 发作时使用白三烯受体拮抗剂

F. 静滴丙种球蛋白

案例八

患儿男，1 岁，10kg。腹泻 2 天，每日大便 10 余次，黄色蛋花汤样便，无腥臭味。尿量明显减少。查体：精神萎靡，皮肤弹性差，眼窝凹陷，手脚稍凉。血清钠 136mmol/L。

提问 1. 该患儿属何种脱水

A. 轻度等渗性　　B. 重度低渗性

C. 重度等渗性　　D. 中度等渗性

E. 中度高渗性　　F. 中度低渗性

提问 2. 该患儿如果为口服补液，应如何补

A. ORS 溶液 80 ~ 100ml/kg，于 8 ~ 12 小时少量多次喂服

B. ORS 溶液 50 ~ 80ml/kg，于 8 ~ 12 小时少量多次喂服

C. ORS 溶液 30 ~ 50ml/kg，于 8 ~ 12 小时少量多次喂服

D. ORS 溶液 50 ~ 100ml/kg，于 8 ~ 12 小时少量多次喂服

E. ORS 溶液 50 ~ 80ml/kg，于 12 ~ 16 小时少量多次喂服

F. ORS 溶液 80 ~ 100ml/kg，于 12 ~ 16 小时少量多次喂服

提问 3. 该患儿如果为静脉补液，应补何种液体及补液量是多少

A. 1/2 ~ 2/3 张含钠液，液体量 50 ~ 100ml/kg

B. 1/2 ~ 2/3 张含钠液，液体量 120 ~ 150ml/kg

C. 1/2 ~ 2/3 张含钠液，液体量 100 ~ 150ml/k

D. 1/4 ~ 1/5 张含钠液，液体量 100 ~ 150ml/kg

E. 1/3 张含钠液，液体量 100 ~ 150ml/kg

F. 2∶1 等张含钠液，液体量 100 ~ 150ml/kg

案例九

1 岁小儿，女孩。4 天前开始发热、咳嗽、流涕，今晨发现耳后、发际浅红色斑丘疹，两眼泪汪汪，咽喉充血，眼结膜充血，口腔黏膜红，精神萎靡，肺呼吸音粗。

提问 1. 该患儿最可能的诊断是

A. 风疹　　B. 幼儿急疹

C. 猩红热　　D. 麻疹

E. 过敏性皮炎　　F. 水痘

提问 2. 下列哪些项检查有助于早期诊断

A. 血常规

B. 血、尿、鼻咽分泌物组织培养检查病原体

C. 鼻咽分泌物检查发现多核巨细胞

D. 双份血清抗体检测

E. X 线胸片

F. 血清病毒分离

提问 3. 该患儿最应警惕的并发症是

A. 支气管肺炎　　B. 心肌炎

C. 喉炎　　D. 脑炎

E. 营养不良　　F. 淋巴结炎

案例十

患者，男，7 岁。因“发热、头痛、呕吐 4 天，烦躁不安 1 天”入院。体检：体温 39.5℃，脉搏 125 次/分，烦躁，颈抵抗，腹部可见数个出血点，克氏征阳性，布氏征阴性。外周血象：WBC 18×10^9/L，N 0.89。脑脊液：压力 300mmHg，细胞数 2300×10^6/L，N 0.95，蛋白质 1.5g/L，糖 1.4mmol/L，氯化物 90mmol/L。

提问 1. 本例最可能的诊断是

A. 结核性脑膜炎　　B. 流行性乙型脑炎

C. 病毒性脑膜炎　　D. 流行性脑脊髓膜炎

E. 隐球菌脑膜炎　　F. 化脓性脑膜炎

提问 2. 下列哪些检查有助于确定诊断

A. 瘀点、瘀斑组织涂片染色

B. 脑脊液涂片

C. 血涂片

D. 血清特异性抗体监测

E. 血培养

F. 脑电图

提问 3. 该病的病原治疗首选下列哪种药物

A. 磺胺类　　B. 氯霉素

C. 青霉素　　D. 链霉素

E. 头孢菌素　　F. 阿奇霉素

案例十一

患儿女，2 岁。流涕伴发热 1 天，发热 38.5℃左右，今起出疹，由面颊迅速扩展到躯干四肢。T 37.8℃，P 112 次/分，R 50 次/分。皮疹为红色斑丘疹，颜面、四肢皮疹较稀疏，背部皮疹较密集，有部分融合。咽充血，扁桃体稍大，充血。耳后及颈部数个淋巴结黄豆大小，

有压痛，活动。心肺腹无特殊。四肢，关节无异常，神经反射正常。

提问1. 查血常规大多数提示

A. 白细胞减少，淋巴细胞相对增高
B. 白细胞增多，伴核左移
C. 白细胞数降低，淋巴细胞可减少或增高，可有异型淋巴细胞和浆细胞
D. 白细胞增多，伴核右移
E. 白细胞增多，中性粒细胞比例增高
F. 白细胞正常，中性粒细胞比例增高

提问2. 本患儿诊断是

A. 水痘　　B. 麻疹
C. 风疹　　D. 幼儿急疹
E. 风湿热　　F. 传染性单核细胞增多症

提问3. 该病的主要传播方式是

A. 飞沫传播　　B. 食物传播
C. 粪便传播　　D. 水源传播
E. 昆虫媒介传播　　F. 血液传播

案例十二

患儿女，3岁。发热、咽峡炎病后2日内出疹，为在充血的皮肤上有鲜红皮疹。血象：白细胞总数$18 \times 10^9/L$，中性粒细胞0.85。患儿所在幼儿园中也有类似症状的患儿。

提问1. 本病可能的诊断是

A. 水痘　　B. 带状疱疹
C. 麻疹　　D. 猩红热
E. 风疹　　F. 手足口病

提问2. 与本病相关的特异性体征还有

A. 疹后脱屑　　B. Stimson线
C. Koplik斑　　D. 杨梅舌
E. 草莓舌　　F. 肢端水肿、脱屑

提问3. 该疾病的防治措施正确的是

A. 首选青霉素治疗
B. 首选阿昔洛韦或阿糖腺苷抗病毒治疗
C. 可选中药清热解毒
D. 可给予IVIG治疗
E. 隔离至接受治疗后2周
F. 炉甘石洗剂涂抹皮疹

案例十三

患儿，男，6岁。发热3天，体温38.5℃左右，伴头痛、肌痛，左耳垂下肿大、疼痛，张口时疼痛加重。血常规检查WBC $4 \times 10^9/L$，淋巴细胞0.7。约3周前曾探望有相同症状的表哥。

提问1. 本病可能的诊断是

A. 手足口病　　B. 白血病
C. 流行性腮腺炎　　D. 化脓性腮腺炎
E. 结核病　　F. 左侧牙龈炎

提问2. 对本患儿需注意下列哪些并发症

A. 脑膜炎　　B. 喉、气管、支气管炎
C. 败血症　　D. 睾丸炎
E. 心肌炎　　F. 支气管肺炎

提问3. 对于本病的健康指导不正确的是

A. 只需要在儿童1岁时进行一次麻风腮三联疫苗免疫接种
B. 使用腮腺炎减毒活疫苗进行常规接种
C. 在流行季节，室内要经常通风换气，减少集体活动
D. 定期开展对托幼园所、学校等集体单位的预防流行性腮腺炎知识宣传
E. 所有病人均须在传染病医院隔离治疗
F. 呼吸道隔离至病后7日

案例十四

患儿女，4岁。发热伴咳嗽3～4天，今出皮疹，住外院拟诊“药物疹”，口服阿司咪唑（息斯敏），回家后病情变化，咳嗽加剧，来院就诊。体检：体温39℃，气急，鼻翼扇动，唇周青紫，两睑结膜红，口腔黏膜粗糙，心率每分钟160次，心音低钝，两肺闻及细湿啰音，腹软，肝肋下3.5cm，剑下4cm，头面和躯干可见红色斑丘疹。附近地区有类似出疹小儿。

提问1. 上述病例应考虑

A. 中毒型猩红热
B. 药物疹
C. 传染性单核细胞增多症
D. 麻疹并发肺炎、心力衰竭
E. 风疹并发心肌炎
F. 荨麻疹并发肺炎

提问2. 下一步处理措施应为

A. 立即行胸部摄片　　B. 做心电图检查
C. 做血常规检查　　D. 痰标本送细菌培养
E. 立即住院进行抢救　　F. 居家观察

提问3. 此时最佳的处理是

A. 口服中药，发表透疹
B. 肌内注射退热剂
C. 应用抗生素和洋地黄类强心剂
D. 超声气雾止咳化痰
E. 氧气吸入
F. 居家观察

提问4. 如该患儿出疹时高热，伴有抽搐，除下列哪项外，应怀疑此患儿并发脑炎

A. 头痛、呕吐
B. 嗜睡，意识朦胧或昏迷
C. 抽搐后呼吸节律不规则
D. 瞳孔两侧等大，对光反应较迟钝
E. 吸气性呼吸困难
F. 四肢肌张力异常

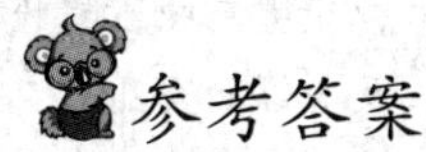

参考答案

【A1/A2 型题】

1. C　2. B　3. B　4. E　5. C　6. D　7. B　8. C
9. B　10. B　11. C　12. D　13. D　14. D　15. B　16. E
17. D　18. D　19. A　20. E　21. D　22. A　23. C　24. B
25. D　26. B　27. E　28. C　29. D　30. B　31. C　32. C
33. D　34. B　35. B　36. A　37. D　38. E　39. E　40. C
41. D　42. A　43. C　44. B　45. C　46. C　47. A　48. A
49. E　50. B　51. A　52. B　53. E　54. E　55. A　56. B
57. E　58. C　59. A　60. D　61. B　62. D　63. A　64. D
65. D　66. C　67. A　68. B　69. B　70. A　71. A　72. C
73. B　74. A　75. E　76. C　77. E　78. E　79. E　80. D
81. E　82. B　83. D　84. C　85. C　86. A　87. E　88. B
89. E　90. C　91. E　92. B　93. C　94. A　95. B　96. E
97. A　98. E　99. E　100. C　101. E　102. A　103. E
104. A　105. E　106. E　107. C　108. D　109. E　110. C
111. D　112. A　113. A　114. B　115. E　116. E　117. B
118. C

【A3/A4 型题】

1. C　2. C　3. D　4. C　5. A　6. A　7. C　8. B
9. C　10. E　11. C　12. A　13. A　14. A　15. C　16. D
17. C　18. C　19. B　20. E　21. D　22. B　23. C　24. D
25. B　26. D　27. C　28. E　29. D　30. D　31. D　32. C
33. B　34. E　35. E　36. C　37. D　38. B　39. D　40. D
41. A　42. D　43. C　44. B　45. D　46. B　47. E　48. D
49. B　50. B　51. B　52. B　53. C　54. B　55. E　56. D
57. A　58. C　59. B　60. B　61. C　62. D　63. E　64. D
65. B　66. A　67. B　68. A　69. B　70. B　71. E

【B 型题】

1. E　2. C　3. A　4. C　5. A　6. D　7. B　8. B
9. A　10. D　11. A　12. B　13. C　14. B　15. E　16. A
17. E　18. B　19. D　20. C　21. B　22. E　23. E　24. A

【案例题】

案例一

提问 1 答案：ABCE　提问 2 答案：ACD
提问 3 答案：ABCD　提问 4 答案：ABDE
提问 5 答案：ABCE

案例二

提问 1 答案：DE　提问 2 答案：C
提问 3 答案：AE　提问 4 答案：ACE
提问 5 答案：ABCDE　提问 6 答案：D
提问 7 答案：ABDEF

案例三

提问 1 答案：C　提问 2 答案：C
提问 3 答案：A

案例四

提问 1 答案：D　提问 2 答案：E
提问 3 答案：C

案例五

提问 1 答案：A　提问 2 答案：CD
提问 3 答案：BCDE

案例六

提问 1 答案：F　提问 2 答案：E
提问 3 答案：A

案例七

提问 1 答案：C　提问 2 答案：D
提问 3 答案：BD
提问 4 答案：A

案例八

提问 1 答案：D　提问 2 答案：A
提问 3 答案：B

案例九

提问 1 答案：D　提问 2 答案：C
提问 3 答案：A

案例十

提问 1 答案：D　提问 2 答案：ABCDE
提问 3 答案：C

案例十一

提问 1 答案：C　提问 2 答案：C
提问 3 答案：A

案例十二

提问 1 答案：D　提问 2 答案：ADE
提问 3 答案：ACDE

案例十三

提问 1 答案：C　提问 2 答案：ADE
提问 3 答案：AEF

案例十四

提问1答案：D　　提问2答案：E

提问3答案：C　　提问4答案：E

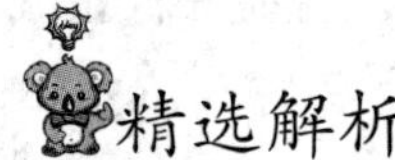

精选解析

【A1/A2型题】

103. 幼儿急疹是病毒感染所致，是由人类疱疹病毒6型引起。

104. 目前我国纳入计划免疫的疫苗有乙肝疫苗、卡介苗、脊髓灰质炎疫苗、百白破三联混合制剂和麻疹疫苗，这五种疫苗的免疫初始月龄分别是出生24小时内、出生24小时后、2月龄、3月龄和8月龄。该儿童5月龄，因此应选A。

105. 儿童于“感冒”二周后出现全身出血倾向，血小板明显减少，而血红蛋白、白细胞正常，诊断应首先考虑“特发性血小板减少性紫癜”。过敏性紫癜时，血小板数正常。急性白血病和类白血病反应时，白细胞分类有幼稚细胞。急性再生障碍性贫血时，血常规为全血细胞减少。

117. 血栓闭塞性脉管炎是一种累及血管的炎症和闭塞性疾病，主要侵袭四肢，尤其是下肢的中、小动静脉。临床上按肢体缺血的程度分为三期：局部缺血期、营养障碍期和坏疽期。在局部缺血期开始出现间歇性跛行，是最早出现的典型症状。因此本题的正确答案为B。

118. 儿童是人类心理发育的最关键时期，而人格形成又是其中最重要的部分。

【A3/A4型题】

（66～67题）患者为13岁儿童，3周前有上呼吸道感染史。主要临床表现为发热，肘、膝大关节红肿痛和功能障碍。最可能的诊断是风湿性关节炎。而类风湿关节炎以中年女性多见，一般不发热，主要受累关节是对称性双手腕、跖趾等小关节伴晨僵；化脓性关节炎常见单关节，少有2个以上关节同时发病；增生性关节炎多见中、老年的负重关节；痛风性关节炎常见中年男性，最常见的受累关节为单侧第一跖趾关节。风湿性关节炎是A组乙型溶血性链球菌感染后发生的一种自身免疫性疾病的关节表现，所以测定抗溶血性链球菌O抗体（ASO）是最有价值的辅助检查。血沉（ESR）在各种炎症性疾病的急性期均加快，故常与ASO同时作为辅助检查。

【案例题】

案例三

提问1解析：该患儿的诊断为：重型腹泻病，中度低渗性失水，代谢性酸中毒。诊断依据：腹泻5天，大便每日10余次，水分多伴有呕吐，尿少。体检前囟、眼眶凹陷，皮肤弹性差，四肢稍凉。实验室检查血Na^+ 125mmol/L，BE－16mmol/L。

提问2解析：轮状病毒感染是小儿腹泻病最主要的病原体。轮状病毒性肠炎的特点是好发于6个月至2岁婴幼儿，病初易吐，大便次数多，典型大便呈稀水样、黄色水样或蛋花汤样，无腥臭味，镜检偶有少量白细胞，常并发脱水、酸中毒及电解质紊乱。

提问3解析：该患儿在失水、代谢性酸中毒纠正后突然抽搐，此时应查血钙。因为当脱水、代谢性酸中毒纠正后血游离钙可降低，如此时出现抽搐，应考虑低钙血症可能。

案例四

提问1解析：本病例符合幼儿急疹的发病年龄，发热，皮疹的各项特征。

提问2解析：A为风疹时的淋巴结表现；C为白血病，血液系统疾病时的淋巴结表现；D为正常淋巴结表现；E为幼儿急疹时的淋巴结表现；F为川崎病时的淋巴结表现。

提问3解析：幼儿急疹出疹后发热一般不再反复，皮疹亦无明显痒感，不需要特殊治疗。

案例五

提问1解析：本病最可能的疾病是水痘。诊断主要依据为：同时有不同类型皮疹（有多形性发疹特点），且皮疹的特点为疱疹，分布为向心性的，且有接触史。丘疹样荨麻疹多见于婴幼儿，皮疹多分布于四肢，不形成疱疹，不结痂。带状疱疹多见于成人，多无明显发热，沿某神经支配的皮肤呈带状排列。麻疹、风疹以斑疹、丘疹为主，不形成疱疹。

提问2解析：将疱疹部刮取标本染色检查，可查见多核巨细胞和核内包涵体。水痘－带状疱疹病毒的特异性IgM抗体或双份血清。IgG抗体效价升高4倍以上，有诊断意义。取疱疹液接种于人胚肺纤维细胞，可分离出病毒。风疹患者检测血清中的RV－IgM抗体阳性。流行性腮腺炎患者用补体结合试验或ELISA法检测抗V和抗S两种抗体，猩红热患者咽拭子或脓液培养分离出A组溶血性链球菌。

提问3解析：水痘治疗以对症治疗为主。保持皮损处清洁，防止继发细菌感染。可选用阿昔洛韦或阿糖腺苷抗病毒治疗。疱疹局部用阿昔洛韦溶液或无环鸟苷溶液局部涂抹。神经疼痛剧烈者，给镇痛药止痛。为控制传染源，隔离患儿至皮疹全部结痂为止。主动免疫需接种水痘减毒活疫苗。在接触水痘72小时内给予VZIG肌注可起到预防作用。

案例六

提问1解析：婴幼儿起病，发热、咳嗽为主要症状，伴腹痛。查体扁桃体肿大，颈部淋巴结肿大，心肺正常，脐周疼痛，但无腹肌紧张和固定压痛点。血象白细胞计数正常，中性粒细胞减少，淋巴细胞计数相对增高。根据病史、体检及实验室检查诊断为上呼吸道感染伴肠系膜淋巴结炎。

提问2解析：根据患儿血象考虑病毒感染可能性大，多为自限性，但需密切观察病情变化及时降温处理，防止高热惊厥，多饮水和补充维生素C等。

提问3解析：根据患儿血象考虑病毒感染可能性大，可试用利巴韦林治疗，另需及时对症处理：高热给予退热治疗，如高热抽搐，给予镇静、止惊等处理。

案例八

提问1解析：该患儿为中度等渗性脱水，患儿出现尿量明显减少，精神萎靡，皮肤弹性差，眼窝凹陷，手脚稍凉等情况，但没有循环衰竭。因此是中度脱水，血清钠136mmol/L是等渗性。

提问2解析：口服补液量80～100ml/kg，液体总量为800～1000ml，于8～12小时少量多次喂服补足累积损失，脱水纠正后则将余量等量稀释后按需维持喂服。

提问3解析：该患儿属中度等渗性脱水，因此静脉补液时补液体量为120～150ml/kg，性质为1/2～2/3张含钠液静滴。

案例九

提问1解析：该小儿发热4天出疹，且皮疹首先见于耳后、发际，并同时合并上呼吸道感染，故该诊断首先考虑麻疹。因为风疹通常发热后半天至1天出疹；幼儿急疹发热期间一般情况好，热退才出疹；猩红热发热1～2天出疹且中毒症状重、为粟粒疹和红斑，不高出皮面；水痘一般以躯干、头皮、面部及四肢多见，呈向心性分布，初为红色斑丘疹，后为水疱疹，该小儿以发热、上呼吸道炎症起病，精神不振，症状重，无特殊过敏原接触史，且皮疹仅见于耳后、发际，不支持过敏性皮炎。

提问2解析：前驱期鼻咽分泌物检查发现多核巨细胞及尿中检测包涵体细胞，有助于麻疹的早期诊断。

提问3解析：麻疹的并发症有肺炎，喉炎，心肌炎，麻疹脑炎，亚急性硬化性全脑炎，结核病恶化，营养不良与维生素A缺乏症，最常见的为支气管肺炎。

案例十

提问1解析：本例的特点是儿童，冬春季发病，急性起病，发热，颅内高压征象、脑膜刺激征，皮肤出血点，细菌感染性血象和化脓性脑脊液改变，临床符合流脑。进一步行瘀点、瘀斑组织涂片染色、脑脊液或血涂片或培养可确诊。

提问2解析：确诊流脑的依据是在血液、脑脊液或未经污染的体液中分离到脑膜炎双球菌。如果只能从未污染的血液或体液中检出革兰染色阴性的双球菌，则为推定病例。抗原试验阳性但培养阴性的病人，则为可能病例。

提问3解析：流行性脑脊髓膜炎的病原治疗首选青霉素。

案例十一

提问1解析：风疹感染时白细胞数降低，淋巴细胞早期减少，晚期增高，可有异型淋巴细胞和浆细胞。

提问2解析：风疹诊断有发热及卡他症状，耳后、颈后淋巴结肿大，弥漫的斑疹24小时遍及全身。

提问3解析：风疹是通过飞沫传播，以春季最多见。

案例十二

提问1解析：猩红热起病急骤，发热、咽峡炎、病后2日内出疹，为在充血的皮肤上有猩红皮疹。血象检查以白细胞、中性粒细胞升高为主，有时胞浆中可见中毒颗粒。

提问2解析：猩红热皮疹特征为全身弥漫性鲜红色皮疹和疹后脱屑、“草莓舌”“杨梅舌”、口周苍白圈等。在皮肤皱褶处如腋窝、肘窝、腹股沟部可见皮疹密集呈线状，称为“帕氏线”（Pastia线）。退疹后无色素沉着。Stimson线、Koplik斑为麻疹的特异性表现。

提问3解析：猩红热首选青霉素治疗，必要时给予血浆或丙种球蛋白，可选中药清热解毒。患儿隔离至接受治疗后2周，或临床症状消退，咽拭培养连续3次阴性。目前尚无有效的主动免疫。

案例十三

提问1解析：流行性腮腺炎潜伏期14～25天，平均18天，患者常以耳垂下肿痛为首发症状，体温中等增高，血象以病毒感染表现为主。为非化脓性炎症。

提问2解析：流行性腮腺炎并发症有：神经系统并发症如脑膜炎，脑膜脑炎，脑炎；睾丸炎；卵巢炎；胰腺炎；其他可并发乳腺炎，心肌炎，肾炎，甲状腺炎，关节炎，前列腺炎等。

提问3解析：麻风腮三联疫苗第1次接种是在1岁，第2次接种为7岁，第3次接种为18岁。在流行季节，室内要经常通风换气，减少集体活动，定期开展对托幼

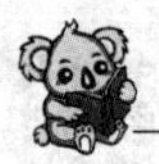

园所、学校等集体单位的预防流行性腮腺炎知识宣传，隔离期自发病至腮腺肿大消失为止，轻症病人可在家隔离治疗，隔离期一般为3周左右。

案例十四

提问1解析：该患儿发热、咳嗽后3~4天出现皮疹，结膜炎及口腔黏膜斑，符合麻疹诊断，同时合并有气急、鼻扇、发绀、双肺湿啰音及心率快，心音低钝，肝大等肺炎及心力衰竭的表现。

提问2解析：患儿麻疹合并肺炎及心力衰竭，拟立即住院治疗，控制心衰。

提问3解析：麻疹有并发症时应住院治疗，控制心率及治疗肺炎。

提问4解析：吸气性呼吸困难为肺炎表现，并非神经系统症状。

第十三章　眼科疾病

【A1/A2型题】

1. 白内障是由于
A. 角膜混浊　B. 晶状体混浊
C. 玻璃体混浊　D. 角膜白斑
E. 结膜混浊

2. 老年性白内障的主要症状为
A. 眼痛伴视力下降　B. 视力迅速下降
C. 无痛性、渐进性视力下降　D. 眼痛
E. 结膜充血伴视力下降

3. 目前治疗白内障的有效方法是
A. 理疗　B. 口服药物治疗
C. 点眼药治疗　D. 手术治疗
E. 配眼镜治疗

4. 单纯白内障摘除术后眼睛的屈光状态为
A. 近视散光　B. 高度近视
C. 正视　D. 老视
E. 高度远视

5. 老年性白内障的手术时机
A. 视力下降到0.3以下
B. 视力下降到0.05以下
C. 白内障成熟期
D. 白内障影响工作和生活
E. 白内障初期

6. 先天性白内障晶状体混浊位于瞳孔区应采取哪种治疗
A. 尽早手术　B. 3岁以后手术
C. 尽早点眼药治疗　D. 1岁以后手术
E. 成年以后手术

7. 老年性白内障的预防方法
A. 氨基酸类药物　B. 口服维生素
C. 目前无有效的预防方法　D. 尽早药物治疗
E. 加强体质锻炼

8. 对于白内障以下哪种说法不恰当
A. 白内障是一种可复明的疾病
B. 患白内障后均需手术治疗
C. 大多数成年人的晶状体会有不同程度的轻微混浊
D. 老年性白内障随年龄增加患病率明显增加
E. 老年性白内障常双眼患病，但严重程度可不一致

9. 后发性白内障影响视力时应
A. Nd：YAG激光将后囊膜切开
B. 氩激光治疗
C. 糖皮质激素治疗
D. 验光配镜
E. 取出人工晶状体

10. 人工晶状体度数的选择与下列哪种因素有关
A. 晶状体混浊程度　B. 角膜厚度
C. 角膜直径和眼轴长度　D. 手术切口
E. 角膜曲率和眼轴长度

11. 白内障摘除联合人工晶状体植入术后1天，角膜水肿最可能的原因是
A. 手术切口过大
B. 角膜内皮细胞受损伤
C. 人工晶状体选择不合适
D. 术后未使用抗生素
E. 结膜炎

12. 后房型人工晶状体一般植入于
A. 瞳孔缘　B. 房角
C. 囊袋内　D. 后囊后方
E. 睫状体

13. 从统计学概念出发，正常眼压范围是
A. 17~27mmHg　B. 5~15mmHg
C. 10~21mmHg　D. 15~25mmHg
E. 20~30mmHg

14. 急性闭角型青光眼的诱发因素
A. 暗室停留时间过长　B. 使用拟副交感神经药物

C. 使用糖皮质激素　D. 睡觉时间过长
E. 结膜炎

15. 闭角型青光眼的解剖结构变异为
A. 眼轴短，前房深　B. 眼轴长，房角宽
C. 眼轴长，房角狭窄　D. 前房浅，房角狭窄
E. 眼轴长，角膜直径小

16. 女性，70岁，右眼痛、头痛、恶心、呕吐1天，伴视力下降。检查：右眼混合充血，角膜水肿，瞳孔直径5mm，对光反射消失。应进一步检查哪项以帮助诊断
A. 角膜内镜检查　B. 眼B型超声波
C. 眼压　D. 头颅CT
E. 腰穿

17. 女性，62岁，右眼发作性胀痛1天。检查：眼压：右60mmHg，左17mmHg，右角膜水肿，瞳孔直径6mm，对光反射消失。房角：右窄Ⅳ左窄Ⅳ。本患者应诊断为
A. 双急性闭角型青光眼，右急性发作期，左临床前期
B. 右慢性闭角型青光眼
C. 右急性闭角型青光眼
D. 双急性闭角型青光眼，右慢性期，左先兆期
E. 双开角型青光眼

18. 正常人一般24小时眼压波动范围是
A. >8mmHg　B. <8mmHg
C. <5mmHg　D. >5mmHg
E. 8～10mmHg

19. 女性，60岁，右眼发作性胀痛1年，胀痛可自行缓解。本次就诊检查视力：右0.5，左0.8，眼压：右19mmHg，左20mmHg，房角：右窄Ⅳ左窄Ⅲ。应做何种检查以帮助诊断
A. 眼轴测量　B. 眼底荧光血管造影
C. 眼B型超声波　D. 暗室俯卧试验
E. 缩瞳试验

20. 男性，45岁，视力下降1年，矫正视力：右0.5左1.0；眼压：右22mmHg左18mmHg；角膜透明、前房正常、晶状体透明；眼底：视盘C/D右0.8，左0.6；视野：右眼鼻侧阶梯、左正常；双眼房角在静态下均可见睫状体带。本患者应诊断为
A. 右视神经萎缩
B. 双原发性闭角型青光眼，慢性期
C. 双视盘大凹陷
D. 右原发性开角型青光眼
E. 双原发性开角型青光眼

21. 闭角型青光眼患者应注意
A. 禁用碳酸酐酶抑制剂
B. 慎用拟副交感神经药物
C. 慎用高渗剂
D. 慎用喹诺酮类药物
E. 慎用抗胆碱类药物

22. 男性，40岁，右眼反复发作虹膜睫状体炎3年。检查：眼压：右40mmHg，左18mmHg，右角膜透明KP（－），房水闪光（－），瞳孔完全后粘连、虹膜膨隆，左眼前房正常，双眼底正常，双眼房角开放。本患者应诊断为
A. 双原发性闭角型青光眼，右陈旧性虹膜睫状体炎
B. 右继发性青光眼，右陈旧性虹膜睫状体炎
C. 双继发性青光眼，右陈旧性虹膜睫状体炎
D. 双原发性开角型青光眼，右陈旧性虹膜睫状体炎
E. 右继发性青光眼，右急性虹膜睫状体炎

23. 闭角型青光眼用毛果芸香碱的目的是
A. 降低后房压力
B. 减少房水生成
C. 缩瞳孔
D. 解除周边虹膜对小梁网的堵塞
E. 缓解疼痛

24. 房水产生于
A. 巩膜　B. 虹膜
C. 睫状突　D. 小梁网
E. 视网膜

25. 眼球光学系统的主要组成为
A. 角膜、晶状体、睫状体
B. 角膜、结膜、房水
C. 角膜、巩膜、视网膜
D. 角膜、晶状体、玻璃体
E. 晶状体、玻璃体、视网膜

26. 屈光性近视主要是由于
A. 角膜或晶状体曲率过小
B. 眼轴长度短于正常范围
C. 角膜或晶状体曲率过大
D. 眼轴长度超出正常范围
E. 角膜或晶状体直径过大

27. 远视者常出现视疲劳症状是由于
A. 调节力下降　B. 同时存在散光
C. 频繁使用调节　D. 视物不清
E. 常合并弱视

28. 儿童首次验光时需用阿托品眼药点眼，是为了
A. 检查眼底　B. 麻痹睫状肌

C. 散大瞳孔　　D. 检影
E. 取消集合

29. 老视产生的原因是
A. 角膜及晶状体曲率过小
B. 远视造成
C. 睫状肌调节力过强
D. 角膜及晶状体曲率过大
E. 眼的调节功能下降

30. 病人50岁，双眼戴-5.00D近视眼镜，矫正视力1.0，其用眼镜度数应为
A. +3.00D　　B. +2.00D
C. -3.00D　　D. 不用戴眼镜
E. -2.00D

31. 平行光线经过某镜片后在2m处形成焦点，该镜片的屈光力为
A. 3D　　B. 1D
C. 2D　　D. 0.5D
E. 0.25D

32. 某9岁儿童，视力右0.6，左0.5。小瞳孔验光结果为双眼均为-1.00D，散瞳孔验光结果为双眼均为正视，该儿童应诊断为
A. 正视　　B. 远视
C. 近视　　D. 假性近视
E. 弱视

33. 弱视是
A. 由于大脑皮质发育不全引起矫正视力低于正常
B. 由于视网膜病变引起矫正视力低于正常
C. 由于视觉细胞的有效刺激不足引起矫正视力低于正常
D. 由于眼球先天异常引起矫正视力低于正常
E. 由遗传造成

34. 对于弱视的描述下列哪项不恰当
A. 成人弱视治愈基本无望
B. 弱视治疗的预后与年龄密切相关
C. 屈光不正性弱视眼无可查觉的器质性病变
D. 弱视是一种功能异常
E. 弱视眼的黄斑中心凹异常

35. 某4岁儿童，视力右0.1，左0.8。眼部检查未见异常。散瞳孔验光结果为：右+6.00D矫正视力0.3，左+0.5D矫正视力1.0，该儿童的治疗方法为
A. 戴上述眼镜并遮盖右眼　　B. 戴上述眼镜
C. 不配戴眼镜，半年后复查
D. 戴上述眼镜并遮盖左眼
E. 待10岁后配眼镜

36. 病人60岁，视力下降1年，检查视力：右0.3，左0.2，双眼晶状体皮质混浊，眼底正常。验光结果：右-3.00D矫正视力0.8，左-3.50D矫正视力0.8，该患者应诊断为
A. 双老年性白内障未熟期
B. 双老年性白内障初期
C. 双屈光不正
D. 双弱视
E. 双屈光不正，双老年性白内障初期

37. 角膜异物的主要表现
A. 前房出血　　B. 结膜下出血
C. 明显的刺激症状　　D. 无明显不适
E. 分泌物增多

38. 取角膜深层异物时应注意
A. 全身使用抗生素
B. 严格执行无菌操作
C. 一次取干净
D. 局部使用糖皮质激素滴眼液
E. 严密缝合角膜伤口

39. 男性，18岁，右眼被铁屑崩伤1小时。检查见角膜缘处结膜伤口2mm，眼部检查未发现异物，下一步应进行
A. 眼电生理检查　　B. X线摄片
C. 磁共振检查　　D. 缝合伤口
E. 手术探查

40. 病人被玻璃瓶炸伤右眼，检查见右角膜裂伤3mm，前房内大量出血，眼内其他结构看不清，下一步应
A. 眼B型超声波检查
B. 前房穿刺放出积血
C. X线摄片
D. 使用止血药，待出血吸收后进一步检查
E. 间接眼底镜检查

41. 眼球破裂伤、眼内容脱出、眼球萎陷，视力为光感，应
A. 还纳眼内容并缝合伤口
B. 放弃治疗
C. 立即摘除眼球，防止交感性眼炎
D. 修补伤口，根据情况二期重建眼球结构
E. 修补伤口并植入人工晶状体

42. 酸性物质溅入眼内应采取的急救措施是
A. 立即滴散瞳剂　　B. 结膜下注射维生素C
C. 立即滴碱性滴眼液　　D. 彻底冲洗眼部
E. 清除坏死的角膜上皮

43. 眼部碱性烧伤的特点

A. 碱烧伤后坏死组织易于脱落，烧伤不再向深部扩展
B. 碱对蛋白质有凝固作用
C. 碱烧伤一般不深
D. 不易造成睑球粘连
E. 碱能溶解脂肪和蛋白质

44. 不明性质的化学物质进入眼内应
A. 结膜下注射维生素 C
B. 立即滴依地酸二钠滴眼液
C. 立即查明化学物的性质，再进行相应治疗
D. 立即用净水冲洗眼部
E. 立即散瞳

45. 角膜热烧伤的治疗原则是
A. 防止感染
B. 防止角膜上皮脱落
C. 防止烧伤深度进一步加深
D. 防止烧伤面积进一步扩大
E. 减少角膜瘢痕形成

46. 眼部碱性烧伤与酸性烧伤不同之处在于
A. 酸性物质能很快渗透到组织深处
B. 碱性物质能使组织蛋白凝固坏死
C. 酸性烧伤远较碱性烧伤的危险性大
D. 酸性物质进入眼内形成可溶性蛋白质化合物
E. 碱性物质易继续向深部扩散

47. 电光性眼炎一般在照射后多长时间发作
A. 3~8 小时　B. 9 小时以后
C. 1 小时以内　D. 3 小时以内
E. 24 小时以后

48. 电光性眼炎治疗原则是
A. 抗感染治疗　B. 防止感染
C. 减轻疼痛　D. 促进角膜上皮愈合
E. 防止角膜瘢痕形成

49. 急性卡他性结膜炎潜伏期一般为
A. 1~3 天　B. 24 小时以内
C. 3~5 天　D. 1 周
E. 5~7 天

50. 急性卡他性结膜炎临床表现为
A. 前房积脓　B. 眼压升高
C. 房水闪光阳性　D. 结膜充血
E. 角膜水肿

51. 导致沙眼的病原体是
A. 病毒　B. 葡萄球菌
C. 大肠杆菌　D. 链球菌
E. 衣原体

52. 衣原体对下列哪种药物最敏感
A. 氯霉素　B. 庆大霉素
C. 红霉素　D. 青霉素
E. 环丙沙星

53. 流行性出血性结膜炎传染途径为
A. 血液传染　B. 消化道传染
C. 接触传染　D. 呼吸道传染
E. 空气传染

54. 流行性出血性结膜炎是由下列哪种病原体所引起
A. 肠道病毒　B. 金黄色葡萄球菌
C. 衣原体　D. 流感嗜血杆菌
E. 肺炎球菌

55. 男性 20 岁，右眼睑红肿、流泪 2 天，伴大量黄色脓性分泌物，结膜充血水肿明显，角膜透明、前房正常，应进一步检查
A. 测眼压　B. 结膜刮片检查
C. 血常规检查　D. 冲泪道
E. 眼眶 CT 检查

56. 男性，18 岁，春夏季反复发作双眼奇痒，睑结膜可见大小不等的乳头，结膜分泌物中较多嗜酸性粒细胞。本患者最可能的诊断为
A. 沙眼　B. 流行性角结膜炎
C. 慢性结膜炎　D. 急性卡他性结膜炎
E. 春季角膜、结膜炎

57. 单纯疱疹病毒性角膜炎复发的原因是
A. 角膜受外伤
B. 角膜易受单纯疱疹病毒感染
C. 潜伏在三叉神经节内的病毒活化
D. 病毒潜伏在角膜基质层内
E. 潜伏在结膜囊内的病毒活化

58. 慢性泪囊炎是因下列哪个部位狭窄或阻塞所致
A. 鼻泪管　B. 泪总管
C. 泪小管　D. 泪小点
E. 泪囊

59. 结膜充血为
A. 滴入 0.1% 肾上腺素后充血不消失
B. 充血起源于角膜缘深层血管
C. 越靠近角膜缘充血越明显
D. 充血呈深红色
E. 越靠近穹窿部充血越明显

60. 治疗急性结膜炎不应采取下列哪种措施
A. 抗生素眼膏涂眼　B. 包扎患眼
C. 抗生素滴眼液滴眼　D. 注意消毒隔离

E. 冲洗结膜囊

61. 男性，38 岁，因右眼出现畏光、流泪和不适感 3 天就诊；检查可见结膜充血、上睑结膜可见乳头增生和滤泡形成，角膜上皮完整，角膜缘可见血管翳。最可能的诊断是
A. 急性流行性出血性结膜炎
B. 急性单纯疱疹性角膜炎
C. 急性闭角性青光眼
D. 沙眼
E. 急性卡他性结膜炎

62. 女性，35 岁，今晨突然恶心、呕吐，伴眩晕，视物旋转。查体：双眼球震颤，最可能的诊断是
A. 青光眼　B. 急性迷路炎
C. 脑炎　D. 癫痫
E. 尿毒症

63. 下列眼病中，哪一种眼病不是致盲性眼病
A. 急性闭角型青光眼　B. 老年白内障
C. 角膜化学烧伤　D. 单纯疱疹性角膜炎
E. 急性卡他性结膜炎

64. 急性闭角性青光眼的治疗中，下列哪一项是不正确的
A. 滴 0.5% 噻吗洛尔
B. 滴 1% 毛果云香碱缩瞳
C. 严重者可口服乙酰唑胺
D. 滴 1% 阿托品散瞳
E. 注意休息，避免劳累

65. 急性卡他性结膜炎治疗中，下列哪一项处置是不正确的
A. 滴用抗生素眼膏　B. 滴用抗生素眼水
C. 冲洗结膜囊　D. 热敷并遮盖患眼
E. 适当休息

66. 女性，67 岁，5 年来经常头晕、乏力，有一时性眼发黑史，平时心率慢，均在 40 次/分以下，有发作性心悸，心率达 140 次/分，心律绝对不齐，心音强弱不等，有脱落脉。考虑诊断为
A. 短暂脑缺血发作　B. 窦性心动过速
C. 病态窦房结综合征　D. 窦性心动过缓
E. 房室传导阻滞

67. 开放性气胸的现场急救为
A. 作胸穿抽气　B. 给氧、补液
C. 清创术　D. 立即用清洁物品填塞伤口
E. 镇静、止痛

68. 关于老年性白内障的描述中，下列哪一项是不正确的
A. 药物治疗可延缓其发展
B. 是老人常见的疾病
C. 手术治疗是唯一彻底有效的治疗手段
D. 药物治疗可使混浊的晶状体变透明
E. 可诱发闭角型青光眼

69. 急性卡他性结膜炎治疗中，下列哪一项是不正确的
A. 注意预防细菌感染　B. 滴用抗生素眼水
C. 冲洗结膜囊　D. 热敷和遮盖患眼
E. 适当休息

70. 心肺疾病，增强心肺功能的耐力训练时，主要的运动方式是
A. 跳绳　B. 划船
C. 登楼梯　D. 步行
E. 游泳

71. 女性，35 岁，因感冒发热 1 周后，出现右眼红、视力下降，检查见结膜充血、角膜点状浸润。最可能诊断为
A. 急性闭角型青光眼
B. 急性单纯疱疹性角膜炎
C. 沙眼
D. 急性出血性结膜炎
E. 弱视

72. 下述哪种眼病禁用阿托品散瞳检查
A. 老年白内障　B. 急性虹膜睫状体炎
C. 急性闭角型青光眼　D. 急性结膜炎
E. 眼底出血

73. 病人男性，23 岁，因眼红、流泪、大量脓性分泌物 5 天就诊；检查见结膜高度充血，角膜未见异常；最可能的诊断是
A. 急性出血性结膜炎　B. 急性卡他性结膜炎
C. 急性单纯疱疹性结膜炎　D. 急性闭角型青光眼
E. 结膜异物

74. 女性，35 岁，今晨突然恶心，呕吐，伴眩晕，视物旋转。查体：双眼球震颤，最可能的诊断是
A. 脑炎　B. 青光眼
C. 急性迷路炎　D. 癫痫
E. 尿毒症

75. 开放性胸部损伤是指
A. 胸壁开放、胸膜完整　B. 胸膜破裂、皮下积气
C. 胸腔与外界相通　D. 气胸
E. 血胸

76. 对于急性眼化学性烧伤，下列哪一项是不正确的

A. 立即采用大量洁净水反复冲洗
B. 立即转诊至专科医院治疗
C. 立即大量冲洗后，转诊至专科医院
D. 冲洗后敷以抗生素眼膏
E. 冲洗后滴用抗生素眼水

77. 男性，23 岁，因眼红、流泪、大量脓性分泌物 1 周就诊；检查可见结膜高度充血，角膜未见异常，最可能的诊断是
A. 急性卡他性结膜炎 B. 急性闭角型青光眼
C. 急性单纯疱疹性角膜炎 D. 角膜异物
E. 结膜异物

78. 女性，71 岁，患老年性白内障 5 年，左眼突然出现眼胀、眼痛和视力下降 5 天就诊；检查可见结膜充血，角膜水肿，前房浅，晶状体混浊，眼底窥不清。可能诊断为
A. 急性出血性结膜炎 B. 急性闭角型青光眼
C. 单纯疱疹性角膜炎 D. 糖尿病性视网膜病变
E. 老视

79. 男性，25 岁，双眼突然红肿流泪 1 天就诊，检查见双眼结膜充血，结膜下小片状出血，角膜正常，可能诊断为
A. 急性出血性结膜炎 B. 急性角膜炎
C. 沙眼 D. 急性虹膜炎
E. 急性闭角型青光眼

80. 女孩，6 岁，近 3 天低热 37.8℃左右，伴纳差，恶心，呕吐 2 次，不愿活动，今日家长发现其眼黄，ALT 1460U/L，TbIL 56μmol/L；出生时已注射过乙肝疫苗，患者最可能患的是
A. 甲型病毒性肝炎 B. 乙型病毒性肝炎
C. 丙型病毒性肝炎 D. 丁型病毒性肝炎
E. 戊型病毒性肝炎

81. 女性，36 岁，腰痛、夜尿多 2 年，眼睑、双下肢浮肿，尿蛋白 3 ~ 5g/dl，血清白蛋白 28g/L，血浆胆固醇 260mg/dl，管型尿，诊断首先考虑
A. 肾病综合征 B. 慢性肾小球肾炎
C. 慢性肾盂肾炎 D. 慢性肾炎急性发作
E. 狼疮性肾炎

【A3/A4 型题】

(1 ~ 3 题共用题干)

男性，69 岁，双眼视力渐进性下降 1 年，检查视力：右 0.1，左眼前手动；眼压右 15mmHg，左 17mmHg；散瞳孔检查右眼晶状体皮质不均匀混浊，左眼晶状体白色混浊，虹膜投影阴性，眼底看不见

1. 该患者应诊断为
A. 双老年性白内障，未熟期
B. 双老年性白内障，右未熟期，左成熟期
C. 双老年性白内障，右未熟期，左过熟期
D. 双核性白内障
E. 双并发性白内障

2. 白内障术前除进行全身检查和眼部常规检查外，还应检查
A. 角膜直径和眼轴长度
B. 角膜厚度和眼压
C. 眼眶 X 线摄片
D. 视功能检查和眼 B 型超声波检查
E. 视野检查

3. 如何交代白内障手术疗效
A. 术后视力不能提高
B. 术后视力可达到 0.3 以上
C. 若无眼底及其他眼病，术后视力应提高
D. 若无眼底及其他眼病，术后视力可达到 0.3 以上
E. 若手术无并发症发生，术后视力可以提高

(4 ~ 5 题共用题干)

患者 65 岁，因左眼老年性白内障行左白内障摘除术联合人工晶状体植入术，手术后左眼视力为 1.0，但是其看书看不清。

4. 看书看不清的原因是
A. 可能有眼底病变 B. 人工晶状体度数误差
C. 因老视造成 D. 屈光不正造成
E. 因人工晶状体无法调节造成

5. 应采取何种措施治疗
A. 药物治疗
B. 更换人工晶状体
C. 取出人工晶状体
D. 看书时配戴 +3.00D 的眼镜
E. 看书时配戴 -3.00D 的眼镜

(6 ~ 7 题共用题干)

15 岁少年，视力右 0.3，左 0.4，检查眼部未发现异常

6. 欲进行验光检查应采取哪种方法
A. 小瞳孔电脑验光 B. 显然验光
C. 睫状肌麻痹验光 D. 试片法验光
E. 小瞳孔检影验光

7. 本少年验光结果为：①右 -3.00D 矫正视力 1.2，左 -2.75D 矫正视力 1.2；②右 -2.50D 矫正视力 1.0，左 -2.00D 矫正视力 1.0，应给该少年开眼镜处方为

A. 右 -3.00D，左 -2.75D
B. 右 -2.50D，左 -2.00D
C. 右 -3.75D，左 -2.75D
D. 右 2.50D，左 2.00D
E. 右 -2.75D，左 -2.50D

（8～10 题共用题干）

女性，30 岁，右眼 -12.00D 矫正视力 0.3，左眼 -11.00D 矫正视力 0.4，近 2 天发现右眼前黑影浮动

8. 本患者应进行的检查是
A. 散瞳孔验光　B. 测眼压
C. 眼电生理检查　D. 散瞳孔检查眼底
E. 眼底荧光血管造影

9. 本患者检查可能发现的病理改变是
A. 青光眼　B. 角膜混浊
C. 房水混浊　D. 假性视盘炎
E. 豹纹状眼底

10. 本患者在日常生活中应注意
A. 避免对眼球施加压力　B. 避免过强光线照射
C. 避免散瞳孔　D. 避免缩瞳孔
E. 避免血压升高

（11～13 题共用题干）

女性，65 岁，左眼胀痛伴头痛 2 小时。检查：视力右 0.5，左 0.01；眼压右 21mmHg，左 65mmHg；左眼睫状体充血、角膜水肿、前房浅、瞳孔直径 6mm，对光反射消失，晶状体皮质轻度混浊

11. 本患者首先应采取的治疗方法是
A. 抗病毒和抗生素滴眼液滴眼
B. 立即手术
C. 散瞳孔药物及高渗剂
D. 止痛药及头颅 CT 检查
E. 缩瞳药及高渗剂

12. 治疗后眼压正常，房角：右眼 4 个象限均为窄Ⅲ，加压后 3 个象限可开放；左眼 4 个象限均为窄Ⅳ，加压后不能开放。建议患者做哪项治疗
A. 双眼小梁切除术
B. 碳酸酐酶抑制剂治疗
C. 右眼虹膜周边切除术，左眼小梁切除术
D. 双眼虹膜周边切除术
E. 左眼小梁切除术，右眼药物治疗

13. 青光眼术后应向患者交代的问题
A. 观察白内障的发展情况
B. 观察眼压和视野
C. 观察黄斑情况
D. 避免用散瞳剂
E. 青光眼术后可痊愈

（14～15 题共用题干）

女性，62 岁，双眼原发性闭角型青光眼，右慢性期，左临床前期，矫正视力右 0.5，左 0.8。

14. 右眼行小梁切除术，其目的是
A. 控制眼压　B. 提高视力
C. 治愈青光眼　D. 改变房角结构
E. 改善视神经的损害

15. 左眼行虹膜激光打孔术，其目的是
A. 提高视力　B. 防止急性青光眼发作
C. 治愈青光眼　D. 改善视功能
E. 增加房水外流

（16～18 题共用题干）

男性，26 岁，左眼被碎玻璃崩伤 4 小时。检查：左眼视力为眼前手动，角膜下方全层裂伤，晶状体混浊，眼底看不见

16. 应给本患者进行何种检查
A. X 线摄片　B. 间接眼底镜检查
C. 眼部超声波检查　D. 眼电生理检查
E. 结膜囊细菌培养

17. 若在晶状体内发现异物应采取的治疗是
A. 缝合角膜伤口后角膜缘再做切口取异物
B. 经角膜伤口吸取异物
C. 缝合角膜伤口 2 周后再取异物
D. 摘除晶状体同时取出异物
E. 行玻璃体切除术取异物

18. 若异物位于玻璃体中，常采取的治疗方法是
A. 玻璃体切除术取异物
B. 睫状体平坦部切口夹取异物
C. 异物定位后在距离异物最近处做巩膜切口取异物
D. 经角膜伤口取异物
E. 摘除白内障后经瞳孔取异物

（19～20 题共用题干）

患者右上眼睑红肿、疼痛 1 天，检查：右上眼睑可触及硬结、有压痛；结膜局部充血、角膜透明、前房正常。

19. 应诊断为
A. 睑板腺囊肿　B. 睑腺炎
C. 结膜炎　D. 睑缘炎
E. 巩膜炎

20. 3 天后该患者右眼疼痛减轻，结膜面可见黄色脓点，应采取的治疗是

A. 口服抗生素　B. 手术切除结节
C. 冷敷　D. 包扎右眼
E. 切开排脓

（21～23 题共用题干）

患者左眼被铁丝划伤后磨痛、流泪 1 天。检查：左眼睫状充血、角膜中央可见一个界线清楚的上皮溃疡，其周围有灰色的浸润灶，前房正常

21. 应给患者做何种检查以利于诊断、治疗
A. 血常规
B. 眼压
C. 角膜溃疡刮片微生物培养及药物敏感试验
D. 角膜溃疡刮片做病理检查
E. 前房穿刺行房水微生物培养

22. 治疗原则为
A. 尽早应用糖皮质激素滴眼液频繁滴眼
B. 用抗生素滴眼液频繁滴眼
C. 应用免疫抑制剂
D. 眼球内注射抗生素
E. 用缩瞳孔药滴眼

23. 本患者可能发生的并发症为
A. 虹膜异色　B. 视网膜血管炎
C. 角膜斑翳　D. 瞳孔缩小
E. 睑球粘连

（24～25 题共用题干）

患者男性，32 岁，因感冒发热 1 周后，出现眼痛、畏光、流泪和视力下降；检查可见结膜充血、角膜点状浸润，荧光素着色呈树枝状。

24. 最可能的诊断是
A. 急性出血性结膜炎　B. 急性单纯疱疹性角膜炎
C. 急性闭角型青光眼　D. 角膜异物
E. 急性卡他性结膜炎

25. 下列治疗措施中，哪一项是错误的
A. 滴用碘苷　B. 滴用地塞米松
C. 口服吗啉胍　D. 滴用阿昔洛韦
E. 注意休息

（26～27 题共用题干）

女性，21 岁，近 3 周心悸、多汗、消瘦、乏力、易怒，大便 3～5 次/日，不成形，无脓血。近 3 天双手抖动，性情急躁，查体：脉搏 128 次/分，舌和手震颤，眼球稍突，甲状腺弥漫性肿大，触及震颤，心率 128 次/分，心音有力，心尖部可闻 BSM Ⅱ级

26. 考虑诊断为
A. 甲状腺功能低下　B. 神经衰弱
C. 甲状腺功能亢进　D. 慢性结肠炎
E. 胃肠型感冒

27. 在治疗中，临床首选的药物是
A. 丙基硫氧嘧啶（PTU）　B. 普萘洛尔
C. 维生素 B_1　D. 地西泮
E. 地塞米松

【B 型题】

（1～3 题共用备选答案）
A. 白内障囊外摘除术后晶状体后囊膜混浊
B. 反复发作色素膜炎引起晶状体混浊
C. 角膜穿通伤后晶状体前囊膜破裂、晶状体混浊
D. 出生时即存在晶状体局限性混浊
E. 出生 6 个月时发现晶状体局限性浑浊

1. 后发性白内障
2. 并发性白内障
3. 外伤性白内障

（4～6 题共用备选答案）
A. 当跟调节静止时，平行光线经眼的屈光系统后聚焦在视网膜上
B. 当眼调节静止时，平行光线经眼的屈光系统后聚焦在视网膜前
C. 当眼调节静止时，平行光线经眼的屈光系统后聚焦在视网膜后
D. 眼球在不同子午线上屈光力不同，形成两条焦线
E. 眼的功能调节力下降

4. 近视
5. 散光
6. 老视

（7～9 题共用备选答案）
A. 角膜裂伤 8mm，前房消失
B. 角膜裂伤 3mm，无房水渗漏、无虹膜嵌顿
C. 角膜裂伤 2mm，有异物嵌于伤口内、前房正常
D. 异物嵌于角膜缘后 4mm 的巩膜处
E. 角膜缘后 8mm 巩膜穿通伤

7. 缝合伤口
8. 包扎伤眼
9. 缝合伤口并做冷冻

（10～11 题共用备选答案）
A. 急性闭角性青光眼　B. 急性单纯疱疹性角膜炎
C. 沙眼　D. 睑腺炎
E. 老年性白内障

10. 在老年人中，可引起急性视力下降的常见眼病是
11. 在老年人中，可引起慢性视力下降的常见眼病是

（12～13 题共用备选答案）
A. 急性出血性结膜炎　B. 急性单纯疱疹性角膜炎
C. 急性闭角性青光眼　D. 沙眼
E. 急性卡他性结膜炎

12. 患者男，22岁，因游泳后1天，出现畏光、流泪和大量水样分泌物；检查可见结膜高度充血、结膜下可见出血点，可能诊断为
13. 患者男，37岁，双眼出现畏光、流泪和不适感，检查见结膜充血、睑结膜上可见乳头增生和滤泡形成，角膜上皮完整、角膜缘可见血管翳，可能诊断为

（14～15题共用备选答案）

A. 急性出血性结膜炎　　B. 急性角膜炎
C. 急性闭角型青光眼　　D. 急性虹膜睫状体炎
E. 弱视

14. 女，72岁，眼胀眼痛3天，伴急性视力减退，可能诊断为
15. 男，8岁，右眼视物不清一年就诊，屈光检查：右眼矫正视力0.6，左眼裸眼视力1.0，可能诊断为

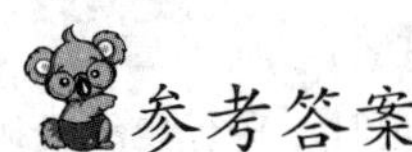

参考答案

【A1/A2型题】

1. B　2. C　3. D　4. E　5. D　6. A　7. C　8. B
9. A　10. E　11. B　12. C　13. C　14. A　15. D　16. C
17. A　18. B　19. D　20. E　21. E　22. B　23. D　24. C
25. D　26. C　27. C　28. B　29. E　30. C　31. D　32. D
33. C　34. E　35. D　36. E　37. C　38. B　39. B　40. A
41. D　42. D　43. E　44. D　45. A　46. E　47. A　48. C
49. A　50. D　51. E　52. C　53. C　54. A　55. B　56. E
57. C　58. A　59. E　60. B　61. D　62. B　63. E　64. D
65. D　66. C　67. D　68. D　69. D　70. D　71. B　72. C
73. B　74. C　75. C　76. B　77. A　78. B　79. A　80. A
81. A

【A3/A4型题】

1. B　2. D　3. C　4. E　5. D　6. C　7. B　8. D
9. E　10. A　11. E　12. C　13. B　14. A　15. B　16. C
17. D　18. A　19. B　20. E　21. C　22. B　23. C　24. B
25. B　26. C　27. A

【B型题】

1. A　2. B　3. C　4. B　5. D　6. E　7. A　8. B
9. E　10. A　11. E　12. A　13. D　14. C　15. E

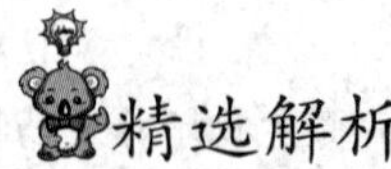

精选解析

【A1/A2型题】

61. 结膜充血、睑结膜可见乳头增生和滤泡以及角膜缘血管翳是沙眼的典型表现。急性出血性结膜炎和卡他性结膜炎除均有结膜充血外，不伴有其他上述改变。角膜上皮完整，提示不伴有角膜炎病变。

81. 肾病综合征的诊断标准有：①大量蛋白尿，24小时尿蛋白定量（大于）3.5g；②低蛋白血症，血清白蛋白（小于）30g/L；③高脂血症；④浮肿。该患者完全具备这些条件。

【B型题】

（10～11题）急性闭角性青光眼是引起老年人急性视力下降的常见疾病。急性单纯疱疹性角膜炎常见于中青年人；老年性白内障可引起老年人慢性视力下降。睑腺炎一般不引起视力障碍，目前由沙眼引起的视力障碍较少见。

第十四章　耳鼻咽喉科疾病

【A1/A2型题】

1. 以Fletcher指数为标准的耳聋分级检测平均听力损失dB数的语音频率是
   A. 1000、2000、4000Hz
   B. 500、1000、2000Hz
   C. 250、500、1000Hz
   D. 2000、4000、8000Hz
   E. 上述都不是
2. 以Fletcher指数作为标准，临床检查患者诉听近距离谈话有困难，听阈可达60dB者，其耳聋分级应为
   A. 重度耳聋　　B. 中度耳聋
   C. 轻度耳聋　　D. 全聋
   E. 上述都不是
3. 下述关于耳聋分级的表述，哪一项是不正确的
   A. 我国听力“残疾标准”中的二级重听相当于国际标准C级
   B. 在听力残疾鉴定中聋与重听均指双耳，若双耳聋的程度不同，以听力较好耳为准
   C. 临床上以言语频率的平均听阈为准，将耳聋分作4级
   D. 国际标准F级即为全聋
   E. 国际标准F级相当于我国听力“残疾标准”的一级聋
4. 男性，10岁，右耳分泌性中耳炎，鼓室积液，用波氏球咽鼓管吹张法，症状无改善，清除中耳积液的首选方法是

A. 鼓室置管术
B. 鼓膜穿刺术
C. 鼓膜切开术
D. 腺样体切除术
E. 上述都不是

5. 溶血性链球菌引起的急性乳突炎，还称为
A. 隐性乳突炎
B. 出血性乳突炎
C. 融合性乳突炎
D. 乳突骨髓炎
E. 上述都不是

6. 骨疡性中耳炎又称为
A. 黏膜性
B. 肉芽型
C. 咽鼓管鼓室型
D. 胆脂瘤型
E. 单纯型

7. 慢性化脓性中耳炎的常见分型是
A. 骨疡型、坏死型、肉芽型
B. 单纯型、黏膜性、胆脂瘤型
C. 骨疡型、坏死型、胆脂瘤型
D. 单纯型、坏死型、肉芽型
E. 单纯型、骨疡型、胆脂瘤型

8. 慢性化脓性中耳炎，鼓膜穿孔边缘有一部分已达鼓沟，该处无残余鼓膜，称为
A. 松弛部穿孔
B. 紧张部穿孔
C. 边缘性穿孔
D. 中央性穿孔
E. 上述都不是

9. 腺样体肥大合并分泌性中耳炎，治疗原则是
A. 恢复患耳听力
B. 清除中耳积液
C. 病因治疗
D. 改善中耳通气
E. 上述都不是

10. 急性化脓性中耳炎患者鼓膜穿孔后立即停用2%石炭酸甘油滴耳，是因为石炭酸甘油
A. 油剂不易经穿孔进入中耳
B. 没有抗生素水溶液效果佳
C. 对鼓室黏膜及鼓膜有腐蚀作用
D. 仅有止痛作用
E. 上述都不是

11. 脓性中耳炎耳源性颅内外并发症最常见的侵犯传播的途径是
A. 正常的解剖途径
B. 循破坏、缺损的骨壁
C. 血行途径
D. 尚未闭合的骨缝
E. 以上都不是

12. Bemld脓肿是指
A. 耳源性颈深部脓肿
B. 耳源性颈侧脓肿
C. 耳后骨膜下脓肿
D. 耳源性脑脓肿
E. 耳源性小脑脓肿

13. 耳源性脑脓肿病人出现昏迷，喷射性呕吐，视盘水肿，提示颅内高压，下列哪一项不属于降低颅内压用药物
A. 20%甘露醇
B. 50%葡萄糖
C. 30%尿素
D. 地塞米松
E. 硝普钠

14. 变应性鼻炎鼻分泌物涂片检查可见
A. 较多嗜酸性粒细胞
B. 红细胞多见
C. 白细胞多见
D. 淋巴细胞多见
E. 以上都不多见

15. 变应性鼻炎发作期主要所见
A. 鼻塞
B. 鼻黏膜水肿有多量清水样涕，嗜酸性粒细胞增多
C. 打喷嚏
D. 鼻黏膜充血
E. 过敏源接触史

16. 上颌窦穿刺时要注意进针的
A. 深度
B. 部位
C. 方向
D. 用力程度
E. 以上都是

17. 1%麻黄素液的主要目的
A. 收缩血管降低通透性
B. 收缩鼻黏膜抑制腺体分泌
C. 松弛平滑肌减轻鼻肺反射
D. 收缩鼻黏膜改善鼻通气和鼻窦引流
E. 收缩血管减轻炎症反应

18. 上颌窦穿刺最危险的并发症是
A. 晕厥
B. 面颊部肿胀
C. 眼球突出
D. 空气栓塞
E. 鼻黏膜撕裂出血

19. 鼻前庭疖肿恰当的处理是
A. 已成熟的疖肿用硝酸银腐蚀脓头
B. 疖肿未成熟时可挤压
C. 已成熟的疖肿可切开并延长到周围浸润部分
D. 疖肿破溃后不用处理
E. 以上均不正确

20. 导致急性鼻炎的病原微生物主要是
A. 柯萨奇病毒
B. 鼻病毒、腺病毒
C. EB病毒
D. 呼吸道合胞病毒
E. 单纯疱疹病毒

21. 哪项不是治疗萎缩性鼻炎的药物
A. 维生素A
B. 维生素B_2
C. 含铁药物
D. 烟酸
E. 以上均是

22. 慢性化脓性上颌窦炎的最主要的确诊依据是
A. X线摄片窦腔模糊
B. 下午头痛加重
C. 上颌窦穿刺有脓性分泌物
D. 中鼻道积脓
E. 上述都是

23. 急性化脓性额窦炎引起头痛的时间特点是
A. 上午　B. 傍晚
C. 夜间　D. 下午
E. 上述都不是

24. 鼻咽癌的好发部位是
A. 咽鼓管圆枕　B. 咽隐窝
C. 鼻咽顶壁　D. 梨骨后缘
E. 上述都不是

25. 鼻咽癌颅内转移的最常见途径是
A. 颈动脉孔　B. 棘孔
C. 破裂孔　D. 圆孔
E. 眶下裂

26. 扁桃体手术适应证恰当的是
A. 慢性扁桃体炎反复发作或多次并发扁桃体周围脓肿者
B. 保守治疗有效的白喉带菌者
C. 单纯扁桃体肥大
D. 扁桃体恶性淋巴瘤
E. 上述都不是

27. 导致急性脓毒性咽炎的致病微生物最可能的是
A. 肺炎球菌　B. A组乙型链球菌
C. 柯萨奇病毒　D. 葡萄球菌
E. 上述都不是

28. 下列哪一项为慢性扁桃体炎诊断的主要依据
A. 急性扁桃体炎反复发作
B. 扁桃体及舌腭弓慢性充血
C. 扁桃体表面不光滑
D. 压迫隐窝有脓栓排出
E. 下颌角淋巴结肿大

29. 鼻咽癌颈部淋巴结转移，常首先发生在
A. 颈深淋巴结中群　B. 颈深淋巴结下群
C. 颌下淋巴结　D. 颈深淋巴结上群
E. 颏下淋巴结

30. 对于咽后脓肿哪一项是不正确的
A. 慢性型多由颈椎结核引起
B. 急性型常是咽后淋巴结化脓所致
C. 脓肿切开应取仰卧头低位
D. 咽喉部脓肿切开，应有做气管切开的准备
E. 结核性咽后脓肿应常规做气管切开

31. 对于鼻咽癌哪一项是不正确的
A. 初发耳鼻症状多见
B. 鼻咽癌的发生与EB病毒有关
C. 容易发生颈淋巴结转移
D. 在脑症状中，三叉神经受累最多
E. 早期手术治疗效果最好

32. 阻塞性睡眠呼吸暂停综合征（OSAS）行悬雍垂腭咽成形术（UPPP）的目的
A. 增加软腭、扁桃体窝及咽后壁之间的空隙，睡眠期减少上呼吸道阻力
B. 为改善发音
C. 减少呼吸道气流振动腭、悬雍垂等软组织产生鼾声
D. 增加肺对氧的吸收量，提高警觉状态
E. 上述都不是

33. 喉内局限性恶性肿瘤最好的治疗方案是
A. 喉正中切开术
B. 照射治疗
C. 全喉切除术
D. 全喉切除和颈部根治术
E. 镭针植入

34. 当颞骨骨折继发中耳出血时，应该
A. 症状可自然消退，因而不必理睬
B. 作鼓膜切开术，避免中耳内压力过强
C. 冲洗掉血凝块避免留下一个感染病灶
D. 适于立即外科手术
E. 上述都不是

35. 耳鼻咽喉科感染后引起的败血症、球结膜水肿、眼球突出，提示
A. 脑脓肿　B. 额骨骨髓炎
C. 海绵窦血栓形成　D. 横窦血栓形成
E. Bezold脓肿

36. 下列哪一个部位发生梗阻时，气管切开没有价值
A. 在气管隆突水平　B. 在勺状会厌区域内
C. 在下咽部　D. 在会厌部
E. 在喉部

37. 鼻中隔偏曲恰当概念是
A. 生理性偏曲也就是临床所指的鼻中隔偏曲
B. 鼻中隔有偏曲，并有相应症状
C. 鼻中隔不完全垂直即可称为鼻中隔偏曲
D. 在鼻中隔上由前向后呈长条形山嵴样突起者，称为骨突
E. 上述全不是

38. 与糖尿病密切相关的是
A. 局限性外耳道炎　　B. 恶性外耳道炎
C. 弥漫性外耳道炎　　D. 外耳湿疹
E. 外耳道耵聍栓塞

39. 两侧声带麻痹的患者可能的主诉是
A. 发音微弱　　B. 用力时呼吸困难
C. 声音嘶哑　　D. 上述都有
E. 上述都没有

40. 颈浅淋巴结常常因为哪一部位的病变扩散而累及
A. 牙槽嵴或扁桃体　　B. 咽
C. 舌前2/3　　D. 喉
E. 鼻咽部

41. 下述除哪一条外，都是影响喉头可能造成死亡的原因
A. 血肿　　B. 神经麻痹
C. 水肿　　D. 碎骨片移位
E. 喉痉挛

42. 出生后就有可能感染的鼻窦是
A. 上颌窦及筛窦　　B. 筛窦及蝶窦
C. 上颌窦及蝶窦　　D. 上颌窦及额窦
E. 筛窦及额窦

43. 咽部与喉部直接相通的区域是
A. 下咽部　　B. 口咽部
C. 鼻咽部　　D. 会厌部
E. 梨状窝

44. 对下列哪一种病最好避免做支气管镜检查
A. 脓肿　　B. 主动脉瘤
C. 甲状腺癌　　D. 支气管腺瘤
E. 喉麻痹

45. 喉插管损伤出现声嘶最常见的原因是
A. 损伤喉返神经　　B. 喉肉芽肿
C. 环杓关节脱位　　D. 喉溃疡
E. 上述都不是

46. 对于甲状舌管囊肿，下面哪一条是不恰当的
A. 可以伸展到舌的盲孔
B. 可以穿过扁桃体窝
C. 可以贴近舌骨或穿过舌骨
D. 应该和舌的中段一起切除
E. 在年轻人中最常见

47. 男性，28岁，近1周眩晕，视物旋转伴恶心呕吐。自述自幼左耳反复流脓、耳聋，诊断慢性中耳炎。检查可见外耳道有臭脓，松弛部有穿孔及肉芽组织，瘘管征阳性。其最可能的并发症是
A. 前庭神经炎　　B. 梅尼埃病
C. 中枢性眩晕　　D. 迷路炎
E. 位置性眩晕

48. 下述各项中说明病毒在复制的是
A. HBsAg（+），抗-HBs（+）
B. HBsAg（+），抗-HBc（+）
C. HBsAg（+），HBeAg（+）
D. HBsAg（+），抗-HBe（+）
E. 抗-HBe（+），抗-HBc（+）

49. 下述哪项不是急性鼻炎的诊断要点
A. 鼻堵、嗅觉减退
B. 鼻痒、喷嚏、清水涕多
C. 全身不适、低热头痛
D. 鼻甲肿大、黏膜充血
E. 发病两周、中鼻道有脓

50. 鼻咽癌诊断最重要的依据是
A. 鼻堵、耳堵、听力减退
B. 抽吸鼻咽分泌物带血
C. 颈上段淋巴结肿大
D. 头痛
E. 鼻咽顶后壁或咽隐窝肿物突出，活组织病理检查发现癌瘤

51. 哪项不是细菌性痢疾的临床表现
A. 腹痛　　B. 发热
C. 腹泻伴里急后重　　D. 腹泻不伴里急后重
E. 脓血便

52. 病人女性，54岁，自幼右耳流脓，反复发作，近1周流脓减少，头痛、发热、恶心、呕吐，右耳外耳道后上壁塌陷，鼓膜松弛部穿孔，分泌物不多，有臭味。为明确诊断最重要的检查是
A. 瘘管试验
B. 电测听检查及阻抗测听检查
C. 乳突X光片或CT
D. 血常规化验
E. 前庭功能检查

53. 病人男性，43岁，因感冒后左侧咽痛、发热，左扁桃体充血，腺窝有脓，诊为急性化脓性扁桃体炎，口服抗生素7天不见好转，且咽痛加重，说话含混不清，如口中含物。此时最可能发生的并发症是
A. 急性喉炎
B. 急性会厌炎
C. 急性扁桃体周围炎或脓肿
D. 急性咽峡炎
E. 智齿冠周炎

54. 女性，25岁，3天前起病，精神表现兴奋，话多，

内容杂乱，难以理解，行为怪异、愚蠢、无目的性，有片断的耳闻远方熟人的声音和疑被人跟踪。最可能的诊断是
A. 抑郁症　B. 躯体形式障碍
C. 神经衰弱综合征　D. 青春型精神分裂症
E. 焦虑症

55. 女性，50 岁，平素体气虚，反复外感，恶寒重，微发热，鼻塞流涕，头痛无汗，咳嗽，咳痰，无力，倦怠乏力，舌质淡红，苔薄白，脉浮细。中医的治疗原则是
A. 辛温解表　B. 辛凉解表
C. 清暑祛湿解表　D. 扶正祛邪解表
E. 解表清里

56. 下述急性化脓性中耳炎诊断要点中哪项是不正确的
A. 鼓膜充血肿胀饱满
B. 感冒后突发耳堵耳痛剧烈
C. 鼓膜穿孔流脓后耳痛减轻
D. 听力检查为传导性聋
E. 乳突 X 线摄片检查有骨质破坏

57. 慢性单纯性鼻炎与慢性肥厚性鼻炎临床上主要的鉴别点是
A. 鼻分泌物性质
B. 头痛程度
C. 有无鼻音
D. 对血管收缩剂 1% 麻黄素的反应
E. 有无咽痛

58. 男性，45 岁，肝区痛两月，低热，巩膜轻度黄染，肝肋缘下可触到，未扪及结节，HBsAg（+），AFP 400μg，最可能的诊断是
A. 肝硬化　B. 乙型肝炎
C. 阿米巴肝脓肿　D. 原发性肝癌
E. 淤胆性肝大

59. 男性，23 岁，感冒后发热、咽痛，吞咽时咽痛加剧 4 天。检查：双侧扁桃体充血、肿大，腺窝口有黄白色脓性分泌物，易拭去。颌下淋巴结肿大、压痛。最可能的诊断是
A. 急性会厌炎　B. 急性喉炎
C. 急性扁桃体炎　D. 急性咽炎
E. 扁桃体周围脓肿

60. 女性，37 岁，左下后牙进食时疼痛 2 个月余，自发性疼痛 2 天，昨夜左侧上下牙疼痛难忍，不能平卧，口含冷水后疼痛可暂时缓解。检查：颊侧颈部深龋，探诊敏感、热诊疼痛加重，叩诊（-）。以下最可能的诊断是
A. 浅龋　B. 急性牙髓炎
C. 三叉神经痛　D. 中龋
E. 深龋

61. 诊断急性胃炎，一般应根据下列哪项检查
A. X 线钡餐检查　B. 胃镜检查
C. 临床表现　D. 胃液分析
E. 胃泌素测定

62. 面部上唇周围和鼻部的疖可引起
A. 颅内化脓性海绵窦静脉炎
B. 化脓性脑膜炎昏迷
C. 内眦静脉眼静脉栓塞
D. 颅内化脓性海绵窦静脉周围炎
E. 脑室感染

63. 慢性单纯性鼻炎的主要症状是
A. 两侧持续性鼻塞
B. 双侧交替性或间歇性鼻堵
C. 阵发性打喷嚏
D. 清水样鼻涕多
E. 鼻堵伴有经常性头痛

64. 男性，43 岁，因感冒后左侧咽痛、发热、扁桃体充血、腺窝有脓，诊断为急性化脓性扁桃体炎，口服抗生素 7 天不见好转，且咽痛加重，说话含混不清，如口中含物。此时最可能发生的并发症是
A. 急性咽喉炎　B. 急性会厌炎
C. 扁桃体周围炎或脓肿　D. 急性喉炎
E. 智齿冠周炎

【A3/A4 型题】

（1～2 题共用题干）

女性，51 岁，因左侧鼻堵 2 年，感冒时加重，并流脓涕时带血，前额部和面颊部胀痛。检查发现左侧鼻腔中鼻道有水肿样物和脓。

1. 根据上述情况，此病例初步印象是
A. 鼻息肉　B. 鼻窦炎
C. 鼻息肉、鼻窦炎　D. 鼻窦肿瘤
E. 变应性鼻炎

2. 本病治疗哪种方法最好
A. 抗生素治疗
B. 单纯鼻息肉切除术
C. 鼻内窥镜下鼻息肉摘除，上颌窦口扩大，上颌窦腔清理冲洗
D. 抗霉菌治疗
E. 鼻侧切开病变清除

（3～5 题共用题干）

男性，17 岁，感冒后 2 周仍有鼻堵、黄涕、头痛。

3. 最可能的诊断是

A. 急性鼻炎　　B. 慢性肥厚性鼻炎
C. 急性鼻窦炎　　D. 慢性鼻窦炎
E. 变应性鼻炎

4. 检查中鼻道有脓表示
A. 前组鼻窦炎　　B. 慢性鼻炎
C. 变应性鼻炎　　D. 鼻息肉
E. 慢性泪囊炎

5. 对本病不宜的治疗方法是
A. 1%麻黄素点鼻，注意休息
B. 全身足量抗生素治疗
C. 上颌窦穿刺冲洗术
D. 超短波理疗
E. 下鼻甲电灼

(6~8题共用题干)

男，17岁，感冒后10天仍有鼻堵、黄涕、头痛。

6. 最可能的诊断是
A. 急性鼻炎　　B. 慢性肥厚性鼻炎
C. 急性鼻窦炎　　D. 慢性鼻窦炎
E. 变应性鼻炎

7. 中鼻道有脓表示
A. 前组鼻窦炎　　B. 慢性鼻炎
C. 变态性鼻炎　　D. 鼻息肉
E. 慢性泪囊炎

8. 下列哪项治疗对本病不宜
A. 1%麻黄素点鼻，注意休息
B. 全身足量抗生素治疗
C. 上颌窦刺洗术
D. 超短波理疗
E. 下鼻甲电灼

(9~10题共用题干)

男，20岁，发热3天，体温在38℃~38.8℃之间，微恶风，鼻塞喷嚏，流稠涕，汗出，口干，咽痛，舌苔薄黄，脉浮数。

9. 中医的辨证分型是
A. 时行感冒　　B. 风热型感冒
C. 暑湿型感冒　　D. 风寒型感冒
E. 表寒里热型感冒

10. 可选以下哪些中成药治疗
A. 通宣理肺丸　　B. 参苏理肺丸
C. 银翘解毒片　　D. 霍香正气丸
E. 防风通圣丸

(11~13题共用题干)

女，15岁，扁桃体发炎后，突有双膝、肘、肩关节游走性疼痛，发热，心悸。查体：肘后有黄豆大小、无痛性皮下结节触及，心电图示P-R间期延长，超声心动图、X线片示心脏扩大。血沉110mm/h，抗溶血性链球菌素O抗体（ASO）600单位。

11. 最可能的诊断是
A. 扁桃体炎　　B. 风湿热
C. 感染性关节炎　　D. 心脏病
E. 系统性红斑狼疮

12. 对该患者最常用的抗生素是
A. 链霉素　　B. 异烟肼
C. 青霉素　　D. 吡罗昔康
E. 磺胺

13. 在治疗过程中，出现重度心肌炎时，首选药物是
A. 硝酸甘油　　B. 泼尼松
C. 吡罗昔康　　D. 乙酰水杨酸
E. 氯芬那酸

【B型题】

(1~5题共用备选答案)
A. 耳后动脉　　B. 上颌动脉
C. 颞浅动脉　　D. 脑膜中动脉
E. 小脑前下动脉

1. 同时供应外耳、中耳和内耳血液动脉是
2. 同时供应中耳和外耳血液的动脉是
3. 只供给外耳血液的动脉是
4. 只供给中耳血液的动脉是
5. 只供给内耳血液的动脉是

(6~10题共用备选答案)
A. 好发于耳甲腔，耳后沟及耳道
B. 多发于一侧耳郭
C. 只发生于外耳道软骨部
D. 以外耳道内1/3为重
E. 弥漫性外耳道病变

6. 外耳道炎
7. 外耳道疖
8. 外耳道真菌病
9. 外耳湿疹
10. 耳廓假性囊肿

(11~15题共用备选答案)
A. 脓痂堵塞　　B. 鼻甲肥大
C. 鼻腔肿物　　D. 鼻腔异物
E. 鼻黏膜充血、水肿

上述原因导致鼻塞，可能的诊断分别是
11. 慢性肥厚性鼻炎
12. 慢性萎缩性鼻炎
13. 鼻石症
14. 鼻腔乳头状瘤

15. 慢性单纯性鼻炎

(16～17 题共用备选答案)

A. 突发性耳聋　　B. 老年性聋
C. 听神经瘤　　D. 梅尼埃病
E. 药物中毒性聋

最可能的诊断是

16. 女性，50 岁，平时体健，晨起突然发现右耳鸣聋，检查双鼓膜完整，标志清楚，电测听结果左耳听力正常，右耳感音神经性聋

17. 男性，40 岁，双耳聋 1 年，1 年前因肺结核行抗结核治疗，检查耳膜完整，电测听结果双耳感音神经性聋

(18～19 题共用备选答案)

A. 突发性耳聋　　B. 听神经瘤
C. 老年性聋　　D. 梅尼埃病
E. 药物中毒性聋

最可能的诊断是

18. 男性，65 岁，双耳听力减退，逐渐加重，为时 5 年，双鼓膜完整

19. 患者女性，34 岁，反复发作性右耳鸣聋、眩晕、视物旋转、恶心、呕吐，神智清，无头痛。检查双耳膜完整，电测听右耳轻度感音性聋，前庭功能检查，右侧前庭功能减退

(20～21 题共用备选答案)

A. 突发性聋　　B. 老年性耳聋
C. 听神经病　　D. 梅尼埃症
E. 耳硬化症

根据下列病历简介，最可能的诊断是

20. 男，65 岁，双耳听力减退，逐渐加重为时 5 年，双耳膜完整

21. 女，50 岁，平时体健，晨起突然发现其右耳鸣聋，检查双耳膜完整、神志清楚，电测听结果左耳听力正常，右耳感音神经性耳聋

(22～24 题共用备选答案)

A. 呕血　　B. 咯血
C. 口腔黏膜出血　　D. 牙龈出血
E. 鼻出血

根据下列病例临床表现确定出血部位是

22. 男，29 岁，间断咳喘 12 年，2 天来发热，咳嗽加重，1 小时前吐鲜血 100ml，伴有气泡，血液呈碱性反应

23. 女，38 岁，反复发作上腹痛 10 余年，一周来疼痛加重，伴恶心，纳差，半小时前吐出约 500ml 暗红色血水，呈酸性反应

24. 女，16 岁，鼻堵，疼痛、流黄涕反复发作数月，查有鼻中隔糜烂，半小时前擤鼻后出血不止，并自口腔吐出，血液呈碱性反应

(25～29 题共用备选答案)

A. 突发性耳聋　　B. 老年性耳聋
C. 听神经瘤　　D. 梅尼埃病
E. 耳硬化症　　F. 药物中毒性聋
G. 圆窗膜破裂　　H. 慢性化脓性中耳炎

根据下列病历简介，最可能的诊断是

25. 男性，65 岁，双耳听力减退，逐渐加重为时 5 年，双鼓膜完整

26. 女性，50 岁，平时体健，晨起突然发现其右耳鸣聋，检查神志清楚，双鼓膜完整、电测听结果左耳听力正常，右耳感音神经性耳聋

27. 患者，女性，34 岁，反复发作波动性右耳聋鸣，眩晕，视物旋转，恶心呕吐，无头痛，神志清，电测听右耳轻度感音性聋，前庭功能检查，右一侧前庭功能减弱

28. 患者，男性，40 岁，双耳聋 1 年，1 年前因肺结核病行抗结核治疗，检查鼓膜完整，电测听结果双耳感音神经性聋

29. 患者男性，45 岁，左耳聋 1 年逐渐加重，检查双鼓膜完整，电测听左耳神经聋，ABR 示蜗后聋

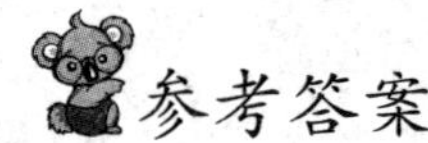

参考答案

【A1/A2 型题】

1. B　2. B　3. D　4. B　5. B　6. B　7. E　8. C
9. C　10. C　11. B　12. B　13. E　14. A　15. B　16. E
17. D　18. D　19. A　20. B　21. E　22. C　23. A　24. B
25. C　26. A　27. B　28. A　29. D　30. E　31. E　32. A
33. E　34. B　35. C　36. A　37. B　38. B　39. D　40. A
41. D　42. A　43. E　44. B　45. C　46. D　47. D　48. C
49. E　50. E　51. D　52. C　53. C　54. D　55. D　56. E
57. D　58. D　59. C　60. B　61. C　62. A　63. B　64. C

【A3/A4 型题】

1. C　2. C　3. C　4. A　5. E　6. C　7. A　8. E
9. B　10. C　11. B　12. C　13. B

【B 型题】

1. A　2. B　3. C　4. D　5. E　6. E　7. C　8. D
9. A　10. B　11. B　12. A　13. D　14. C　15. E　16. A
17. E　18. C　19. D　20. B　21. A　22. B　23. A　24. E
25. B　26. A　27. D　28. F　29. C

精选解析

【A1/A2 型题】

47. 患者有慢性中耳炎病史和体征，且瘘管试验阳性，近 1 周眩晕，视物旋转伴恶心呕吐，是迷路炎的表现。梅尼埃病有反复眩晕发作史和波动性听力减退，中

枢性眩晕应有头痛等其他颅神经症状表现，前庭性神经元炎多与病毒感染有关系，位置性眩晕与体位变化有关。故答案应是迷路炎。

【A3/A4 型题】

（1～2 题）因为水肿样物是鼻息肉的特征性表现，中鼻道有脓是诊断鼻窦炎的依据。而鼻窦瘤可见鼻腔外侧壁内移变窄，或出现表面不光滑的肿物，质脆易出血，变应性鼻炎以反复发作的打喷嚏、流清涕鼻为主要特征。本病治疗原则是清除痛变，通畅引流。但作为炎性病变，鼻侧切开术损伤太大，不适合，单纯抗生素治疗和抗霉菌治疗解决不了息肉阻塞和窦口狭窄的问题，鼻息肉摘除、上颌窦口扩大、窦腔清理冲洗治疗比单纯鼻息肉切除更为适宜。

【B 型题】

（16～17 题）突然发生，鼓膜完整，电测听感音聋，为突发性耳聋的典型表现和诊断依据，也是与其他耳聋的主要鉴别点。该患者抗结核治疗后出现的感音神经性耳聋最可能是药物中毒性聋。时至今日，抗结核治疗离不开毒性氨基糖苷类抗生素。

第十五章　口腔疾病

【A1/A2 型题】

1. 龋齿发生的重要因素是
   A. 唾液分泌减少　B. 牙齿钙化不良
   C. 细菌的存在　D. 全身营养不良
   E. 喜爱含糖食品

2. 龋病病因的四联因素理论是
   A. 菌斑、宿主、牙排列拥挤和时间因素
   B. 细菌、宿主、食物和时间因素
   C. 细菌、菌斑、宿主和食物因素
   D. 蔗糖、细菌、宿主和遗传因素
   E. 菌斑、唾液分泌、营养和时间因素

3. 与龋病发病有关的最主要细菌为
   A. 溶血性链球菌　B. 乳酸杆菌
   C. 黏性放线菌　D. 涎链球菌
   E. 变形链球菌

4. 中龋的临床表现为
   A. 龋洞形成，冷热刺激痛，自发痛
   B. 龋洞形成，对冷热甜酸刺激痛，刺激去除，症状消失
   C. 食物嵌塞痛，龋洞形成，冷热刺激痛
   D. 龋洞形成，冷热刺激痛，放射痛
   E. 龋洞形成，热刺激痛，冷刺激疼痛，缓解

5. 龋病流行病学调查中，将龋病损害划分为
   A. 四度　B. 五度
   C. 三度　D. 六度
   E. 七度

6. 龋齿的治疗原则是
   A. 依靠机体的防御修复能力来恢复牙齿的完整性
   B. 终止病变的发展，恢复牙齿的外形和功能
   C. 注意保护牙髓，终止病变的发展，恢复牙齿的外形和功能
   D. 终止病变的发展，依靠机体自身的修复功能
   E. 药物治疗＋磨除法

7. 龋病的治疗方法有
   A. 充填术治疗法
   B. 药物疗法＋磨除法
   C. 药物疗法
   D. 充填术治疗法＋药物疗法＋拔除法
   E. 磨除法

8. 病人右下第一前磨牙远中龋深近髓，无自发痛。冷测正常，叩痛（－），治疗方法是
   A. 活髓切断　B. 垫底充填
   C. 安抚治疗　D. 干髓治疗
   E. 塑化治疗

9. 病人左上第一前磨牙 3 天来遇甜酸痛，无其他不适。查见近中边缘嵴约小米大小透暗色区，建议充填用材料是
   A. 磷酸锌水门汀　B. 复合树脂
   C. 复合体　D. 玻璃离子水门汀
   E. 木材水门汀

10. 病人主诉左下后牙残根，要求拔除，平时无不适症状。查左下第一前磨牙冠黄褐色残根状，探硬无龋坏，牙髓活力正常。应诊断为
    A. 深龋　B. 残根
    C. 静止龋　D. 慢性龋
    E. 特纳牙

11. 导致牙龈炎最主要的病因是
    A. 牙菌斑和细菌　B. 咬合创伤
    C. 牙石　D. 食物嵌塞
    E. 不良修复体

12. 正常的龈沟深度是
    A. 1～2mm　B. 0.5～2mm

C. 0.5～3mm　　D. 1.5～2mm
E. 0.7～2mm

13. 易形成牙石的个体，洁牙后多少小时又可见到新的牙石
A. 24小时　　B. 36小时
C. 12小时　　D. 48小时
E. 60小时

14. 早期牙龈炎的临床症状是
A. 脓肿形成　　B. 牙龈溢脓
C. 牙龈肿大　　D. 牙龈增生
E. 牙龈红肿和牙龈出血

15. 治疗牙龈炎的首选方法是
A. 牙龈切除
B. 消除牙石
C. 选用抗生素
D. 局部用漱口水，保持口腔卫生
E. A+B+D

16. 造成牙周炎的主要因素是
A. 咬合创伤　　B. 龈下菌斑与龈下牙石
C. 龈下菌斑　　D. 食物嵌塞
E. 全身性疾病

17. 牙周炎引起牙齿松动的因素是
A. 咬合创伤
B. 外伤
C. 牙槽骨吸收较多
D. 急性或亚急性牙周韧带炎症阶段
E. A+C+D

18. 单纯性牙周炎局部治疗方法是
A. 牙周袋及根面药物处理
B. 菌斑控制，龈下刮治及龈面平整
C. 手术切除牙周袋
D. 松动牙固定术和拔除不能保留的病牙
E. 以上都是

19. 女性，27岁，主诉：近1个月全口牙龈增生，影响进食，有牙龈自动出血史。其最不可能的诊断是
A. 维生素C缺乏症　　B. 艾滋病
C. 牙龈纤维瘤病　　D. 妊娠期龈炎
E. 白血病

20. 男性，30岁，有2年吸烟史。主诉：牙龈自动出血伴牙龈疼痛、口臭3天，无发热。检查：牙石（+++），龈缘呈虫蚀状，表面覆盖坏死假膜，易于擦去。最可能的诊断是
A. 疱疹性龈口炎　　B. 边缘性龈炎
C. 急性坏死性龈炎　　D. 成人牙周炎
E. 快速进展型牙周炎

21. 女性，24岁，右下后牙突然自发痛1天。检查：局部牙龈乳头红肿、触痛。如果诊断为急性牙间乳头炎，最佳治疗措施为
A. 调部　　B. 牙周－牙髓联合治疗
C. 牙髓治疗　　D. 洁治+3% H_2O_2 冲洗
E. 含漱剂+抗生素

22. 女性，24岁，主诉：前牙牙龈肿大一年余。检查：前牙PD：3～4mm。如果此患者诊断为肥大性龈炎，与早期牙周炎鉴别的指标为
A. 现病史　　B. 牙龈的炎症程度
C. 袋的深度　　D. 细菌学检查
E. 有无附着丧失

23. 急性牙髓炎主要表现是剧烈的疼痛，其疼痛特点下列哪项是不正确的
A. 温度刺激加重　　B. 夜间比白天重
C. 坐位比卧位重　　D. 自发性阵发性痛
E. 不能定位

24. 确定牙髓炎的患牙简便而可靠的方法是
A. 温度测验　　B. 酸、甜测验
C. 电活力测验　　D. 探查
E. 叩诊

25. 残髓炎疼痛的特点是
A. 叩痛明显加重　　B. 多为自发性钝痛
C. 多为自发性剧痛　　D. 多为阵发性剧痛
E. 温度刺激反应强烈

26. 急性牙髓炎的应急处理最好是
A. 开髓　　B. 全身用药
C. 局部用药　　D. 针刺
E. 指压

27. 逆行性牙髓炎的应急处理最好是
A. 将止痛剂放在深牙周袋内　　B. 局部封闭
C. 开髓　　D. 针刺
E. 理疗

28. 意外露髓的牙髓组织，盖髓治疗后，继发性牙本质形成封闭穿髓孔一般在术后几个月左右完成
A. 3个月　　B. 2个月
C. 1个月　　D. 4个月
E. 5个月

29. 三聚甲醛的作用哪项是不恰当的
A. 能使牙髓组织无菌干化
B. 能使血管麻痹，扩张，破裂，出血
C. 较砷剂作用缓慢温和
D. 能深入组织，易产生化学性根尖周炎

E. 一般封药两周左右方能达到失活目的

30. 导致牙髓炎的感染途径有
A. 电流刺激、咬颌创伤、全身慢性消耗性系统疾病
B. 牙周病逆行感染、深龋和化学药物刺激
C. 深龋和牙周病的逆行感染
D. 血源性感染、牙周病的逆行感染、深龋和严重的牙体缺损
E. 外伤、发育畸形和意外穿髓

31. 男性，30岁，诉自发性牙痛2天，口含冰块可暂时缓解，拟诊为
A. 急性冠周炎　B. 急性牙髓炎化脓期
C. 急性根尖周炎　D. 急性牙周脓肿
E. 可复性牙周炎

32. 病人因2天右下后牙夜痛就诊。查右下第一磨牙无龋，3度松动，叩痛（++），远中牙周袋深及根尖，龈轻红肿，冷测引起剧烈疼痛。患者的主诉疾病应诊断为
A. 逆行性牙髓炎　B. 急性根尖炎
C. 可复性牙髓炎　D. 慢性牙髓炎
E. 急性牙周脓肿

33. 急性牙髓炎区别深龋的特点是
A. 食物嵌塞痛　B. 化学刺激痛
C. 温度刺激痛　D. 有自发痛
E. 以上都不是

34. 暴露牙髓常用的盖髓剂有
A. 氢氧化钙　B. 氧化锌丁香油糊剂
C. 抗生素加激素　D. 1%～2%三聚甲醛
E. 以上都不是

35. 35岁女性患者，3年来反复发作在唇、舌、软腭部出现1至数个溃疡，1周左右自愈，反复发作，应考虑诊断为
A. 口疮性口炎　B. 球菌性口炎
C. 疱疹性口炎　D. 轻型口疮
E. 腺周口疮

36. 目前认为复发性口疮是自身免疫疾病的一种重要表现，其根据与下列哪项无关
A. 黏膜角化程度　B. 反复发作
C. 具有一定的遗传性　D. 病程慢性迁延
E. 肾上腺皮质类固醇能予以缓解

37. 腺周口疮的临床表现下列哪项是不正确的
A. 损害常为多个溃疡
B. 累及深层黏膜腺
C. 直径可逐渐扩大至1～2cm
D. 好发于口角区黏膜
E. 病程可长达数月之久

38. 贝赫切特（白塞）综合征临床表现下列哪项是不正确的
A. 皮肤损害以发生在下肢伸侧的结节红斑较为多见
B. 口腔损害多数为轻型或口炎型口疮
C. 多数病员具有针刺脓包或针刺丘疹
D. 生殖器损害主要为溃疡
E. 血象无明显变化，全身症状不明显

39. 禁用皮质激素的是
A. 扁平苔藓　B. 单纯疱疹和带状疱疹
C. 口疮　D. 盘状红斑狼疮
E. 变态反应性和发疱性非病毒性疾病

40. 重型口疮的损害特点是
A. 溃疡为圆形或椭圆形、散在分布
B. 多个溃疡、大而深
C. 单个溃疡、大而浅
D. 除口腔溃疡外，常伴有生殖器损害
E. 单个溃疡、基底硬结

41. 复发性口腔溃疡少见于
A. 唇、舌　B. 硬腭、龈
C. 唇、颊　D. 移行沟
E. 软腭、悬雍垂

42. 男性，35岁，近3年来反复出现口腔溃疡，间歇期为2～4周，每次出现1～2个溃疡，7～10天可自愈。近5天来又发作溃疡。检查见：右颊、下唇内侧黏膜、舌尖各有绿豆或黄豆大小的溃疡，圆形或椭圆形，周围有充血红晕，表面有黄色假膜。最可能的诊断是
A. 轻型口疮　B. 腺周口疮
C. 创伤性溃疡　D. 溃疡型口疮
E. 单纯疱疹

43. 复发性口疮目前认为确切的病因是
A. 营养不良　B. 病毒感染
C. 细菌感染　D. 尚不清楚，为多种因素
E. 局部刺激

44. 贝赫切特（白塞）综合征指在复发性口疮的同时或先后交替出现有
A. 口周皮肤，黏膜色素沉着
B. 口干、眼干等症状
C. 张口受限，关节弹响声
D. 颌面部皮肤沿三叉神经分布区的小疱疹
E. 眼、外生殖器以及皮肤等溃疡

45. 复发性口疮的治疗原则是
A. 找出有关的全身与局部病因，对症处理

B. 大量维生素
C. 应用广谱抗生素
D. 皮质激素
E. 手术切除

46. 复发性口疮的临床表现，以下哪一项是不正确的
A. 溃疡面中央稍凹下，周围有狭窄红晕
B. 反复发作口腔黏膜圆形或椭圆形溃疡
C. 为多数簇集的针头大小、透明小水泡
D. 好发于青少年
E. 病程 7～10 天，有自限性

47. 口腔流行病学的用途的概念不包括研究
A. 统计资料的计算软件　B. 疾病预防措施的效果
C. 口腔疾病的流行因素　D. 规划口腔保健工作
E. 口腔疾病的自然史

48. 口腔预防医学与口腔临床医学的工作特点相同之处是
A. 资金筹划　B. 分析
C. 口腔健康调查　D. 评估或评价
E. 项目实施计划

49. 下述描述饮水加氟的优点中不正确的是
A. 降低社区群体的患龋率效果好
B. 能预防老年人的根面龋
C. 对光滑面龋和窝沟龋同等有效
D. 是经济、有效和安全的防龋措施
E. 对乳牙龋和恒牙龋都有效

50. 口腔健康促进不包括下面的
A. 组织保证　B. 经济支持
C. 行政干预措施　D. 教育手段
E. 口腔卫生指导

51. WHO 标准 2000 年 65 岁及以上的老年人无颌率减少到 1981 年水平的
A. 30%　B. 20%
C. 25%　D. 15%
E. 35%

52. 牙膏的主要成分组成中没有
A. 芳香剂　B. 洁净剂
C. 摩擦剂　D. 凝固剂
E. 湿润剂

53. 口腔预防保健人员在与学校领导研究学龄儿童保健问题时，提出首先要做的并得到同意的是
A. 寻找适宜的口腔预防措施
B. 收集口腔健康状况的资料
C. 分析存在的问题并找出原因
D. 取得儿童家长的支持
E. 如何培养口腔卫生习惯

54. 小兰由妈妈带着到牙防所做窝沟封闭，经检查后大夫告诉六龄齿无龋可以不做，因为小兰
A. 全口牙无龋坏　B. 牙齿正畸后再做
C. 窝沟不深自洁作用好　D. 六龄齿均已患龋
E. 充填龋齿后再做

55. 口腔预防教研室集体备课时，李老师指出牙周疾病流行病学中的影响流行的因素最主要是
A. 年龄性别与民族差异　B. 地区分布和时间分布
C. 不同国家和城乡区别　D. 摄氟量与饮食习惯
E. 口腔卫生的好坏

56. 牙周疾病二级预防概念不包括
A. 去除不良修复体　B. 去除菌斑和牙石
C. 专业性洁治　D. 恢复缺失牙
E. 治疗食物嵌塞

57. 目前机械性控制菌斑的最常用方法是
A. 刷牙　B. 药物含漱
C. 牙线　D. 洁治
E. 牙龈按摩

58. 目前已肯定的最好防龋方法是
A. 糖代用品防龋　B. 防龋涂料防龋
C. 氟化物防龋　D. 酶防龋
E. 机械方法去除菌斑牙石

59. 哪一类人群易患口腔黏膜白斑
A. 病毒感染的儿童
B. 有烟酒嗜好的中年以上男性
C. 内分泌紊乱的中年以上女性
D. 长期应用抗生素者
E. 患有胃肠道疾病

60. 为预防牙周疾病，健康人应定期做牙周洁治，以下时间哪项是最适宜的
A. 每 2～3 个月做一次　B. 每 6～12 个月做一次
C. 每 3～4 个月做一次　D. 每 2～3 年做一次
E. 不定期

61. 牙周炎区别于牙龈炎的主要特点是
A. 牙周袋形成　B. 牙龈出血
C. 牙齿松动　D. 牙龈红肿
E. 牙龈溢脓

62. 下列哪项是牙周炎的特殊损害，也是区别于牙龈炎的主要特点
A. 牙齿松动　B. 牙龈红肿
C. 齿槽骨吸收　D. 牙龈出血
E. 牙周袋形成

63. 急性牙髓炎疼痛的特点是

A. 对冷、热、酸、甜刺激较为敏感，刺激去除后症状消失
B. 自发性、阵发性、放射性疼痛
C. 为一过性疼痛
D. 机械刺激引起疼痛
E. 偶发的钝痛

64. 老年人因牙周萎缩造成的宽大的牙间隙，清洁附着在牙齿邻面的软垢和牙菌斑时，采用以下哪种方法最为适宜
A. 刷牙　B. 使用牙线
C. 用牙签剔牙　D. 漱口
E. 刷牙＋牙签剔牙

【A3/A4 型题】

(1～3 题共用题干)

某地级市位于沿海低氟区，有人口 25 万，20 年来龋齿患病水平呈上升趋势，市卫生行政部门计划开展社区口腔预防保健工作，要求市牙防所专家作出口腔保健规划和具体工作计划。为此，项目技术指导组提出了切实可行的方案如下

1. 首先为摸清口腔患病状况要进行
A. 起草口腔保健计划　B. 口腔流行病学调查
C. 选择口腔预防项目　D. 研讨质量监控指标
E. 口腔保健培训班

2. 经过资料分析提出了针对学龄儿童的龋齿预防措施是
A. 保健牙刷刷牙　B. 牙周洁治和充填
C. 窝沟封闭和洁治　D. 窝沟封闭和含氟牙膏
E. 含氟牙膏和氟水漱口

3. 经过资料分析提出了针对学龄前儿童的口腔预防措施是
A. 健康教育和刷牙　B. 氟泡沫和洁治
C. 控制食糖和修复　D. 氟离子导入和洁治
E. 龋齿充填和洁治

(4～6 题共用题干)

在口腔预防保健培训班上，在龋病病因的讨论中，口腔执业医师们对细菌、饮食和宿主等因素的相互作用进行了探讨

4. 致龋菌中最重要的是
A. 乳酸杆菌　B. 黏性放线菌
C. 内氏放线菌　D. 变形链球菌
E. 血链球菌

5. 唾液影响龋病的有益作用主要是
A. 冲刷和稀释作用　B. 为菌斑提供基质
C. 缓冲和再矿化　D. 免疫防龋作用
E. 促进菌斑生长

6. 食物致龋作用主要表现在
A. 口感和味道的好坏
B. 加工方式和包装形式
C. 是否易消化和吸收
D. IU 腔产酸力和滞留时间
E. 食物颗粒的精细程度

(7～9 题共用题干)

女，26 岁，主诉：近半年全口牙龈逐渐肿大，5|牙易出血，偶有自动出血史。

7. 为鉴别诊断，此患者采集病史时，应注意询问以下各项，除了
A. 家族史　B. 近来全身状况
C. 夜磨牙史　D. 长期服用药物史
E. 妊娠史

8. 诊断前应重点做如下检查，除了
A. 牙龈色、形、质　B. 牙周探诊检查
C. 白细胞的趋化功能　D. 是否有不良修复体
E. 以上都不是

9. 若诊断为妊娠期龈炎，临床检查最可能的发现是
A. 牙龈鲜红色，表面呈分叶状，无疼痛
B. 牙龈疼痛，出血，有恶臭味
C. 牙龈出血及牙齿松动
D. 化脓，恶臭味和牙龈疼痛
E. 牙龈乳头出现溃疡

(10～12 题共用题干)

一位诊断为慢性牙周炎的牙周病患者，已于 2 个月前完成基础治疗，现需选择最佳手术方法

10. 袋深 5mm，附着龈较窄，牙槽骨水平吸收，骨形态尚可，应选
A. 冠向复位瓣术　B. 改良 Windman 术
C. 植骨术　D. 牙周翻瓣术＋骨成形术
E. 引导性组织再生术

11. 袋深 5～6mm，X 线示牙槽骨吸收不规则，应选
A. 根向复位瓣术
B. 改良 Windman 术＋骨成形术
C. 牙龈切除术
D. 牙周翻瓣术＋骨成形术
E. 引导性组织再生术

12. 右下第一磨牙颊侧根分叉病变Ⅱ度，且部分根分叉暴露，附着龈较窄，应选
A. 根向复位瓣术　B. 牙周袋搔刮术
C. 牙龈切除术　D. 植骨术
E. 引导性组织再生术

(13～15 题共用题干)

病人具有剧烈自发性搏动性牙痛，遇冷刺激可暂时缓解

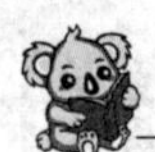

13. 临床诊断可能是
 A. 急性牙髓炎浆液期　　B. 牙髓坏死
 C. 急性冠周炎　　D. 急性牙髓炎化脓期
 E. 急性根尖脓肿

14. 此时何种应急处理能最大程度地缓解疼痛
 A. 黏膜切开引流　　B 开髓引流
 C. 根管引流　　D. 切开骨膜引流
 E. 面部冷敷，服用四环素类抗生素

15. 临床检查时最有可能伴有哪项阳性体征
 A. 叩痛
 B. 温度刺激痛
 C. X 线检查见根尖周有圆形或椭圆形边界清晰的透影区
 D. 牙齿松动
 E. 牙齿变色

（16～18 题共用题干）

患者男，27 岁，以左侧后牙自发痛、夜间痛为主诉就诊，检查⌊8 前倾阻生，牙冠与⌊7 远中牙颈部形成的间隙有较多的食物嵌塞，⌊8 远中冠周轻度充血，冠周袋无脓，触痛（－），X 线见⌊7 远中牙颈部深龋。

16. 主要诊断
 A. ⌊7 深龋　　B. ⌊7 牙髓炎
 C. ⌊8 冠周炎　　D. 左下颌骨骨髓炎
 E. ⌊78 牙周炎

17. 最恰当的应急处理
 A. 拔除⌊8
 B. ⌊7 颌面开髓开放
 C. ⌊78 冠周、牙周用双氧水、盐水冲洗，并上碘甘油
 D. ⌊7 远中去腐，安抚治疗
 E. 静脉滴注广谱抗生素

18. 治疗结束后，口腔所见
 A. ⌊7 远中已行银汞充填的单面洞，⌊8 已被拔除
 B. ⌊7 为一个经过银汞充填的远中邻颌洞，⌊8 已被拔除
 C. ⌊8 已被拔除，⌊7 为颌面、远中两个经过银汞充填的单面洞
 D. 陌保留，阿远中银汞充填
 E. 阿保留，阿远中邻颌银汞充填

（19～20 题共用题干）

老年人口腔保健受到了乡政府的高度重视，请来口腔保健专家指导乡卫生院的牙防工作。经过讨论研究制订了全乡 1 千多 60 岁以上老人口腔保健的详细计划方案

19. 调查结果显示，老年人口腔保健需求不断增长的主要是
 A. 牙周洁治　　B. 冠龋充填
 C. 保健牙刷　　D. 义齿修复
 E. 监护拔牙

20. 掌握了老年人口腔健康基线资料后，制订的口腔保健目标是
 A. 保持全口牙列完好　　B. 至少保持 20 颗功能牙
 C. 消除牙周袋　　D. 义齿修复
 E. 纠正不良卫生习惯

（21～22 题共用题干）

经过研究调查，老年口腔健康的主要问题是

21. 调查结果显示，老年人不断上升的牙体疾病主要是
 A. 楔状缺损　　B. 根面龋坏
 C. 牙冠部龋　　D. 牙齿丧失
 E. 牙齿畸形

22. 调查结果显示，导致老年人牙齿丧失的问题主要是
 A. 牙龈炎和牙龈出血
 B. 牙周袋形成
 C. 牙龈萎缩和牙槽骨吸收
 D. 牙结石和牙周袋溢脓
 E. 牙龈萎缩和牙结石

（23～25 题共用题干）

牙防所局部用氟预防龋齿研讨会上，大家就各种措施和方法进行研讨，第一讨论的是含氟牙膏，对于

23. 含氟牙膏的氟浓度
 A. 浓度越高防龋效果越好
 B. 浓度越低防龋效果越好
 C. 氟浓度约 1000ppm 为好
 D. 根据水氟浓度确定为好
 E. 应该城市高些农村低些

24. 学龄前儿童用含氟牙膏应该
 A. 含氟化钠的牙膏　　B. 一次用量要少些
 C. 用 MFP 的牙膏好　　D. 由大人监督刷牙
 E. 不要用水漱口

25. 使用含氟牙膏刷牙要
 A. 每天早晚刷牙　　B. 定期更换牙膏
 C. 只刷唇侧牙面　　D. 在高氟区应用
 E. 无龋可以不用

（26～27 题共用题干）

男，51 岁，右侧上下牙自发性、阵发性疼痛二天，昨夜里平卧时疼痛加重，检查：右下第三磨牙胎面深龋，冷刺激疼痛加重，探诊疼痛明显

26. 最可能的诊断是
 A. 急性牙龈炎　B. 急性根尖周炎
 C. 急性冠周炎　D. 三叉神经疼
 E. 急性牙髓炎
27. 首先应采取的治疗措施是
 A. 开髓　B. 局部麻醉止痛
 C. 全身给药止痛　D. 充填
 E. 冠周冲洗

【B 型题】

（1～2 题共用备选答案）
 A. 牙釉质呈白垩色或黄褐色，主要发生在恒牙，分布在同一时期发育的对称牙上
 B. 牙齿硬组织在色、形、质各方面均发生变化
 C. 牙体形成缺损
 D. 牙齿无机成分脱钙
 E. 牙齿硬组织色、形、质均发生变化，患牙对冷、热刺激敏感，刺激除去后症状即消失
1. 龋的临床表现是
2. 中龋的临床表现是

（3～4 题共用备选答案）
 A. 边缘性牙龈炎　B. 青春期牙龈炎
 C. 妊娠期牙龈炎　D. 牙龈纤维瘤病
 E. 药物性牙龈增生
3. 长期服用苯妥英钠治疗癫痫的患者易引起
4. 妇女在怀孕时，牙龈易充血肿大，分娩后即自行消退，称为

（5～6 题共用备选答案）
 A. 盖髓术　B. 干髓治疗
 C. 塑化治疗　D. 根管治疗
 E. 以上都不正确
5. 青少年恒牙龋病治疗中意外穿髓者应作
6. 青少年恒前牙冠折露髓者应作

（7～9 题共用备选答案）
 A. 唇疱疹　B. 口角炎
 C. 带状疱疹　D. 扁平苔藓
 E. 复发性口疮
7. 反复发作在口腔黏膜上散在的圆形或椭圆形溃疡是
8. 成年人唇周皮肤出现红斑、灼痒，随后发出簇集的针头大小透明水疱为
9. 中年以上女性，两侧颊黏膜出现有灰白色小丘疹，连成线条状或网状损害，其诊断为

（10～12 题共用备选答案）
 A. 轻型口疮　B. 疱疹型溃疡
 C. 腺周口疮　D. 疱疹性口炎
 E. 贝赫切特（白塞）综合征
10. 复发性口疮，按临床分型，溃疡少于 5 个，症状轻的称
11. 溃疡扩大，直径 1～2cm，深及黏膜腺、呈“弹坑状”损害，称
12. 复发性口疮同时或先后交替出现眼、外生殖器及皮肤病变，称

参考答案

【A1/A2 型题】

1. D　2. B　3. E　4. B　5. B　6. C　7. D　8. B
9. B　10. E　11. A　12. B　13. D　14. E　15. B　16. B
17. D　18. E　19. C　20. C　21. D　22. E　23. C　24. A
25. C　26. A　27. B　28. B　29. E　30. D　31. B　32. C
33. D　34. A　35. D　36. A　37. A　38. E　39. B　40. E
41. B　42. A　43. D　44. E　45. A　46. C　47. A　48. D
49. C　50. D　51. C　52. D　53. B　54. C　55. E　56. D
57. A　58. C　59. B　60. B　61. A　62. E　63. B　64. E

【A3/A4 型题】

1. B　2. D　3. A　4. D　5. C　6. D　7. C　8. D
9. A　10. B　11. D　12. A　13. D　14. B　15. B　16. B
17. B　18. C　19. D　20. B　21. B　22. C　23. C　24. D
25. A　26. E　27. A

【B 型题】

1. B　2. E　3. E　4. C　5. C　6. D　7. E　8. A
9. D　10. A　11. C　12. E

精选解析

【A1/A2 型题】

60. 当菌斑沉积在牙面数天，可出现初期牙龈痛损的表现，临床表现仍为健康牙龈，发展到确立期牙龈病损需要 6 个月以上，甚至更长时间。定期接受专业性的洁治术，对于大多数健康者，每 6～12 个月做一次最为适宜，是预防牙周疾病的有效措施。

66. 清洁宽大的牙间隙，刷牙是主要的方法，合理配合刷牙，选用扁平或楔状牙签，消除牙齿邻面的软垢和牙菌斑。

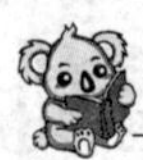

第十六章　皮肤病与性传播疾病

【A1/A2 型题】

1. 下述哪个疾病仅有瘙痒，无原发皮损
   A. 夏季皮炎　B. 瘙痒症
   C. 湿疹　D. 痒疹
   E. 慢性单纯性苔藓

2. 对于老年性瘙痒病以下叙述不正确的是
   A. 瘙痒一般为阵发性，严重者可表现为持续性瘙痒
   B. 瘙痒以颈肩部为主
   C. 多由于皮脂腺功能减退，皮肤干燥和退行性萎缩等因素引起
   D. 继发损害可见抓痕、血痂及肥厚
   E. 使用性激素治疗可能有一定疗效

3. 对于老年性瘙痒病的预防以下叙述不正确的是
   A. 尽量避免搔抓
   B. 老年患者洗澡不宜过勤
   C. 尽量用热水洗烫患部
   D. 避免用碱性过强的肥皂
   E. 避免刺激性饮食

4. 对于老年性瘙痒病的治疗不正确的是
   A. 可根据病情选用含止痒剂的炉甘石洗剂、皮质激素软膏和霜剂
   B. 使用性激素治疗可能有一定疗效
   C. 可口服抗组胺药
   D. 继发湿疹样变或苔藓样变者禁用皮质激素制剂
   E. 可口服镇静催眠药

5. 下述瘙痒性皮肤病中，哪种疾病好发于四肢伸侧
   A. 妊娠性痒疹　B. 瘙痒症
   C. 痒疹　D. 慢性单纯性苔藓
   E. 冬季瘙痒症

6. 下述瘙痒性皮肤病中，哪种疾病与精神因素有明显关系的是
   A. 慢性单纯性苔藓　B. 痒疹
   C. 瘙痒症　D. 妊娠性痒疹
   E. 冬季瘙痒症

7. 全身性皮肤瘙痒中，下列哪项是恰当的
   A. 甲状腺功能低下者一般不会出现皮肤瘙痒
   B. 急性肾炎皮肤瘙痒剧烈
   C. 霍奇金病的瘙痒是发病的最初症状
   D. 糖尿病性瘙痒常与空腹血糖成正比
   E. 黄疸引起皮肤瘙痒者与皮肤中的胆盐浓度不平行

8. 下列哪种皮肤病无痒感
   A. 疥疮　B. 慢性单纯性苔藓
   C. 过敏性皮炎　D. 二期梅毒疹
   E. 丘疹性荨麻疹

9. 下列哪种全身性疾病不会出现全身瘙痒
   A. 恶性淋巴瘤　B. 心肺疾病
   C. 霍奇金病　D. 尿毒症
   E. 肝胆疾病

10. 对于瘙痒症以下叙述不恰当的是
   A. 某些物理、化学刺激及药物也可引起本病的发生
   B. 病因繁多，常与某些系统性疾病有关
   C. 临床上仅有瘙痒症状而无原发性皮肤损害的皮肤病
   D. 临床上很少见到继发皮损
   E. 积极寻找原发病因并进行相应的治疗，是预防本病的关键

11. 头面部的带状疱疹可引起面瘫、耳痛、外耳道疱疹三联征，称
   A. Ramsay - Hunt 综合征　B. Gottron 征
   C. 哈钦森三联征　D. Auspitz 征
   E. Stevens - Johnson 征

12. 下述哪种疾病不是由病毒引起的
   A. 传染性软疣　B. 水痘
   C. 手、足、口病　D. 带状疱疹
   E. 花斑癣

13. 下述哪种疾病与水痘为同一病因
   A. 单纯疱疹　B. 带状疱疹
   C. 妊娠疱疹　D. Kaposi 水痘样疹
   E. 天花

14. 下述有关传染性软疣的叙述哪项是不恰当的
   A. 是一种由病毒引起的皮肤病
   B. 是一种传染性皮肤病
   C. 可通过直接接触传播、自身接种或性接触传播
   D. 典型皮疹为粟粒至黄豆大半球性丘疹，表面有蜡样光泽
   E. 治疗以口服抗病毒药物为主

15. 病人女，21 岁，面部皮疹两月余，无自觉症状，皮疹为米粒大到绿豆大扁平隆起的丘疹，表面光滑，质硬，浅褐色，圆形、椭圆形或多角形，有的呈串珠状排列，可能的诊断为
   A. 丝状疣　B. 扁平疣
   C. 寻常疣　D. 湿疹

E. 老年疣

16. 扁平疣皮疹如经搔抓可沿抓痕呈串珠状排列，称
A. 尼氏征　B. 同形反应
C. 皮肤划痕症　D. Auspitz 征
E. Gottron 征

17. 下述关于带状疱疹临床表现的叙述不正确的是
A. 皮疹沿神经走向呈带状排列
B. 在出现水疱之前数天可先有局部皮肤疼痛不适
C. 典型症状发生之前常有轻度全身症状
D. 神经痛是本病的特征之一，皮疹消退后神经痛即消失
E. 多见于胸背部、腰腹部，也可见于四肢、面部

18. 下述哪一种疾病与其他几种病因不同
A. 扁平疣　B. 跖疣
C. 寻常疣　D. 老年疣
E. 尖锐湿疣

19. 下述叙述不正确的是
A. 人是 HSV 唯一的自然宿主
B. HSV－Ⅱ型主要引起生殖器部位的皮肤黏膜感染
C. 两型之间不存在交叉免疫
D. HSV－Ⅰ型主要引起生殖器以外的皮肤黏膜和器官的感染
E. HSV 不产生永久性免疫

20. 下述有关寻常疣的治疗，不正确的是
A. 对于数目多，经久不愈者可使用干扰素皮下注射
B. 数目多的可外用抗病毒霜剂或维 A 酸软膏
C. 数目较少时可用冷冻疗法
D. 治疗以口服抗病毒药为主
E. 对于手足部位的多发性寻常疣可用中药煎水后浸泡

21. 病人，女性，25 岁，右足底行走时轻度疼痛，右足跖前部可见数个黄豆大小淡黄色角质栓，除去表面角质层可见有白色软刺状疣体，表面可见小黑点，最可能的诊断是
A. 皲裂　B. 胼胝
C. 跖疣　D. 鸡眼
E. 肢端疼痛症

22. 病人，女性，58 岁，近两年发现颈部出现多发细长状突起疣体，如米粒大小，数目渐多，与皮肤颜色一致，最可能的诊断是
A. 皮角　B. 老年疣
C. 丝状疣　D. 扁平疣
E. 瘢痕疙瘩

23. 下述有关带状疱疹的病因及发病叙述不正确的是
A. 病毒侵入体内后潜伏于脊神经后根
B. 病毒经呼吸道黏膜侵入体内
C. 病毒经破损的皮肤黏膜侵入体内
D. 病原体为水痘－带状疱疹病毒
E. 机体免疫力下降时，潜伏的病毒再次活动，产生神经痛

24. 药疹的变态反应下列哪项恰当
A. 药疹无交叉过敏
B. 大多药物为低分子量化合物，也有抗原性
C. 低分子量药物需在体内和蛋白质、多糖、多肽等载体结合，才能成为完全抗原
D. 药物都是大分子物质，可有完全抗原作用
E. 药疹无多价过敏

25. 接触过敏性皮炎致敏的抗原呈递细胞是
A. 棘细胞　B. 角质形成细胞
C. 颗粒细胞　D. 基底细胞
E. 朗格汉斯细胞

26. 药疹与下列哪项关系恰当
A. 皮疹与药理作用无关，与服药量无一定相关性
B. 剂量大才能发生皮疹
C. 皮疹与药理作用有关，与服药量有一定相关性
D. 与季节有关，春夏季易发
E. 与服药时间有关

27. 下述哪一个是固定药疹的特征
A. 常对称发生
B. 由光敏感所致
C. 斑贴试验可证实致敏药物
D. 在同一部位可反复发生
E. 剧烈瘙痒

28. 诊断接触性皮炎最常做的皮肤试验是
A. 皮内试验　B. 皮肤斑贴试验
C. 皮肤划痕试验　D. 被动转移试验
E. 食物排除试验

29. 成年患者，手足背、四肢伸侧有边缘清楚的红斑，表面群集小水疱、鳞屑和痂，诊断为以下哪种疾病的可能性大
A. 体癣　B. 钱币状湿疹
C. 药疹　D. 神经性皮炎
E. 玫瑰糠疹

30. 对固定性药疹下列哪一项是不恰当的
A. 是特定药物引起的药疹
B. 停服致敏药物后可以痊愈
C. 边界清楚的红斑
D. 经常发作可使病变数增加

E. 有水疱发生

31. 治疗重症药疹及早地首选药物是
A. 钙剂　B. 抗过敏药物
C. 内用糖皮质激素　D. 大量抗生素
E. 维生素针

32. 湿疹症状的特点是
A. 多形性皮疹，有渗出倾向，对称分布，瘙痒明显，易复发
B. 四肢伸侧为主，轻痒，伴银白色脱屑
C. 皮疹为风团，发生及消退迅速，消退后不留痕迹
D. 以脱屑为主，开始即有苔藓化表现，痒明显
E. 皮损局限于某一部位，边界清楚，痒不明显，有自限性

33. 对于急性期伴有渗出的皮炎湿疹类损害，应首选哪种治疗
A. 软膏制剂　B. 煤焦油制剂
C. 封包治疗　D. 湿敷加油剂或糊剂
E. 洗剂

34. 药疹的治疗哪项是不正确的
A. 只有重症药疹才能内用糖皮质激素
B. 给抗过敏药
C. 所有药疹都必须内用糖皮质激素
D. 可用钙剂
E. 可给维生素

35. 下述有关湿疹的治疗叙述不正确的是
A. 根据皮疹形态特点，选用适当的剂型和药物
B. 合并感染者，可加用抗生素
C. 慢性湿疹迁延不愈者，需口服糖皮质激素
D. 内服药的目的主要是抗炎止痒
E. 消除体内慢性病灶及其他全身性疾病

36. 慢性湿疹最需与下列哪种疾病鉴别
A. 荨麻疹　B. 慢性单纯性苔藓
C. 急性湿疹　D. 特应性皮炎
E. 药疹

37. 寻常性痤疮感染的微生物主要有
A. 表皮癣菌　B. 杜克雷嗜血杆菌
C. 丙酸棒状杆菌　D. 结核杆菌
E. 大肠杆菌

38. 寻常性痤疮发生在以下哪个部位
A. 腹部　B. 胸部
C. 鼻及下眼睑周围　D. 颜面及胸背部
E. 上肢

39. 对于结节性痤疮及囊肿性痤疮哪项不正确
A. 不易消退
B. 多见于女性
C. 多见于男性
D. 愈后遗留萎缩性或增生性瘢痕
E. 继发细菌感染时皮损红肿明显、有压痛

40. 不易引起瘢痕的为哪型痤疮
A. 脓疱性痤疮　B. 聚合性痤疮
C. 寻常性痤疮　D. 萎缩性痤疮
E. 囊肿性痤疮

41. 最常见的痤疮损害为
A. 脓疱　B. 炎性丘疹
C. 粉刺　D. 结节
E. 囊肿

42. 对于痤疮以下哪种说法不对
A. 只有青年人才发病
B. 可造成多种形态的损害
C. 发病与多种因素有关
D. 常反复发作持续数年
E. 可有婴儿痤疮

43. 对于痤疮的日常护理哪项不正确
A. 控制脂肪糖类饮食
B. 少吃刺激性食物，多吃新鲜蔬菜等
C. 挤捏
D. 避免使用含油脂及粉质过多的化妆品
E. 常用温水洗涤患处

44. 下述哪种抗生素治疗痤疮有效
A. 头孢菌素类　B. 四环素或红霉素类
C. 青霉素类　D. 抗真菌类
E. 氨基糖苷类

45. 下述哪种药物调节毛囊的角化过程
A. 雌性激素类　B. 维A酸类
C. 抗生素类　D. 糖皮质激素类
E. 雄性激素类

46. 下述哪种情况可用挤压器将痤疮皮损内容物挤出
A. 炎性丘疹　B. 囊肿
C. 黑头粉刺　D. 严重的结节
E. 脓丘疹

47. 对痤疮瘢痕治疗无效的是
A. 糖皮质激素局封　B. 磨削术
C. 激光　D. 口服抗生素药物
E. 美容手术

48. 风团形成的主要因素
A. 毛细血管充血　B. 毛细血管扩张
C. 毛细血管增多　D. 炎症
E. 真皮浅层急性水肿

49. 下列哪项是急性荨麻疹的主要原因
A. 药物和食物　B. 胃肠功能紊乱
C. 寄生虫　D. 病灶感染
E. 神经精神因素

50. 下述哪项与色素性荨麻疹关系密切
A. 食物过敏　B. 肥大细胞
C. 嗜碱性粒细胞　D. 寒冷性刺激
E. 淋巴细胞

51. 荨麻疹的发病机制主要有免疫性和非免疫性两类，下列哪项荨麻疹属非免疫性
A. 延迟性皮肤划痕症　B. 皮肤划痕症
C. 蛋白胨性荨麻疹　D. 延迟性压力性荨麻疹
E. 血清病型荨麻疹

52. 血管性水肿最常发生部位
A. 手、足　B. 眼睑、口唇、外生殖器
C. 四肢　D. 躯干
E. 头皮

53. 胆碱能荨麻疹最不可能的诱发因素
A. 情绪紧张　B. 受热
C. 受冷　D. 运动
E. 进食热饮或酒精饮料

54. 胆碱能荨麻疹典型皮损
A. 风团直径 2～3mm，周围无红晕
B. 风团直径 8～10mm，周围无红晕
C. 风团直径 8～10mm，周围有一较小红晕
D. 风团直径大小不等
E. 风团直径 2～3mm，周围有一较大红晕

55. 日光性荨麻疹，下列哪项波长紫外线敏感作用最强
A. 波长 350mm 左右　B. 波长 250mm 左右
C. 波长 300mm 左右　D. 波长 200mm 左右
E. 波长 400mm 左右

56. 慢性荨麻疹不宜使用
A. 维生素 C　B. 皮质类固醇激素
C. 抗组胺药　D. 胎盘组织液
E. 氨茶碱

57. 慢性荨麻疹治疗应
A. 不宜同时使用几种抗组胺药
B. 风团控制后即可停药
C. 给药时间固定
D. 以抗组胺药物为主
E. 使用皮质类固醇激素

58. 人工荨麻疹是指
A. 皮肤划痕症阳性
B. 以小冰块置患者前臂屈面作激发试验阳性
C. 被动转移试验阳性
D. 运动后发生
E. 接触热水后发生

59. 胆碱能荨麻疹最可能发生的部位是
A. 躯干下部、下肢　B. 躯干上部、上肢
C. 头面　D. 眼睑、唇
E. 手足

60. 下述哪个不是银屑病的分型
A. 脓疱型银屑病　B. 寻常型银屑病
C. 关节型银屑病　D. 红皮病型银屑病
E. 全身型银屑病

61. 下述关于寻常型银屑病的病理，哪个不恰当
A. 棘层增厚　B. 颗粒层增厚
C. 角化不全　D. 表皮突规则下延
E. 真皮浅层淋巴细胞浸润

62. 对于银屑病叙述，不恰当的是
A. 肘膝对称发生
B. 好发于四肢伸侧
C. 皮疹特点：银白色鳞屑、薄膜现象、点状出血
D. 病程慢性
E. 多为冬轻夏重

63. 对于银屑病治疗的注意事项，不恰当的是
A. 对于进行期皮损，禁用刺激性强的药物
B. 追求彻底治愈，可全身使用糖皮质激素
C. 避免诱发因素
D. 应针对不同病因、类型、病期给药
E. 局限性皮损，以局部外用药为主

64. 下述哪项与银屑病发病无关
A. 外伤　B. 应激事件
C. 肥胖　D. 感染
E. 妊娠

65. 寻常性银屑病组织病理改变主要是
A. 角化不全　B. 角化不良
C. 角化过度　D. 棘细胞变薄
E. 颗粒层增厚

66. 下述哪项不是寻常型银屑病的特征现象
A. Koebner 征　B. 顶针样甲
C. Auspitz 征　D. 甲胬肉
E. 束状发

67. 银屑病皮损好发于
A. 四肢伸侧　B. 四肢屈侧
C. 面部　D. 掌跖部
E. 阴囊

68. 银屑病发病

A. 与遗传有关　　B. 与遗传无关
C. 完全是遗传病　　D. 是常染色体显性遗传
E. 是常染色体隐性遗传

69. 毛发红糠疹应与下列哪种疾病鉴别
A. 花斑癣　　B. 1 期梅毒疹
C. 银屑病　　D. 毛细血管扩张症
E. 神经性皮炎

70. 银屑病患者指甲
A. 常见凹凸　　B. 指甲脱落
C. 指甲不受损害　　D. 都呈灰指甲
E. 指甲甲板萎缩

71. 银屑病表皮动力学改变，皮损表皮更替时间为
A. 5~10 天　　B. 3~4 天
C. 1~2 天　　D. 20~25 天
E. 26~28 天

72. 非淋菌性尿道炎主要感染原是
A. 葡萄球菌　　B. 链锁状杆菌
C. 痘病毒　　D. 乳头瘤病毒
E. 沙眼衣原体及支原体

73. 先天梅毒下列哪项是不正确的
A. 先天梅毒没有下疳表现
B. 大多在妊娠四个月后传给胎儿
C. 是经母体胎传
D. 先天梅毒也可经父亲传染
E. 先天梅毒儿生后即进入二期梅毒感染阶段

74. 下述梅毒螺旋体检查方法中哪些是恰当的
A. 暗视野法　　B. 涂片做 PAS 染色
C. 培养　　D. 苛性钾法
E. 荧光染色

75. 艾滋病已成为流行于何处的传染病
A. 全世界五大洲　　B. 非洲
C. 美国　　D. 洲
E. 美洲与非洲

76. 感染梅毒后第一期皮肤病变出现的时间是
A. 一个月　　B. 1 周
C. 3 周　　D. 3 日
E. 4 周

77. 二期梅毒的皮疹是下列哪一种
A. 尖锐湿疣　　B. 扁平湿疣
C. 软下疳　　D. 树胶肿
E. 结节性梅毒疹

78. 下述哪一种是非特异性梅毒血清试验
A. TPHA　　B. RPR
C. TPI　　D. FTA－ABS
E. ELISA

79. 艾滋病的各种感染主要在
A. 肺、胃肠与神经系统　　B. 血液系统
C. 肾脏　　D. 皮肤
E. 心脏

80. 疥疮的传染是
A. 动物和人都长疥疮，不相互传染
B. 动物不长疥疮
C. 人的疥疮只能人传染人
D. 动物和人的疥疮可相互传染
E. 动物和人的疥疮都是人疥螨传染

81. 慢性生物性假阳性反应的梅毒血清试验，发生率最高的是下列哪一种疾病
A. 麻风　　B. 麻疹
C. 系统性红斑狼疮　　D. 猩红热
E. 慢性风湿性关节炎

82. 对于梅毒血清试验中生物性假阳性反应，下列哪个是不恰当的
A. 生物性假阳性反应的孕妇所生的婴儿，不出现生物性假阳性反应
B. 一般不发生于由密螺旋体抗原引起的反应
C. 见于心拟脂抗原引起的反应
D. 常见于全身性红斑狼疮
E. 生物学假阳性反应往往自然消失

83. 艾滋病的癌瘤主要是
A. 卡波济肉瘤　　B. 鳞癌
C. 霍奇金病　　D. 基底细胞癌
E. 湿疹样癌

84. 粉剂适用于以下哪种皮肤病
A. 寻常性银屑病　　B. 脓癣
C. 脓疱病　　D. 无渗出的褶烂
E. 有渗出的急性皮炎

85. 下列何部位不能外用糊剂治疗
A. 皱褶部　　B. 头皮
C. 面部　　D. 四肢
E. 躯干

86. 糊剂是
A. 粉剂加在酒精中
B. 油中水剂
C. 粉剂加在凡士林中
D. 粉剂加橄榄油或花生油
E. 药物溶于水中

87. 下列哪种剂型适合软化痂
A. 振荡剂　　B. 硬膏

C. 粉剂　D. 油膏
E. 溶液

88. 乳剂的主要作用不包括
A. 消炎　B. 滋润
C. 干燥　D. 保护
E. 止痒

89. 粉剂的主要基质组成不包括
A. 药物　B. 氧化锌
C. 滑石粉　D. 淀粉
E. 炉甘石

90. 酊剂是
A. 不挥发的药物溶于酒精　B. 药物溶于水中
C. 挥发性的药物溶于酒精　D. 油中水剂
E. 粉剂加在凡士林中

91. 下列哪组是不正确的
A. 慢性局限性浸润肥厚性皮肤病——硬膏
B. 急性或亚急性皮炎无渗液——粉剂
C. 急性皮炎——软膏
D. 急性皮炎伴大量渗液——冷湿敷
E. 瘙痒病——酊剂或醑剂

92. 皲裂性湿疹用哪种制剂治疗
A. 水溶液　B. 酊剂
C. 洗剂　D. 粉剂
E. 软膏

93. 下列哪种疾病不适合外用糖皮质激素治疗
A. 钱币状湿疹　B. 固定性药疹
C. 异位性皮炎　D. 体股癣
E. 银屑病

94. 下列叙述中不恰当的是
A. 糊剂——有毛发部位禁用
B. 洗剂——用前摇匀，可日涂多次
C. 粉剂——表皮糜烂及渗液处禁用
D. 酊剂或醑剂——适用于腔口附近黏膜处
E. 硬膏——急性亚急性皮炎及糜烂渗出时禁用

95. 下列叙述中不恰当的是
A. 一旦发现过敏或有刺激，应立即停用，改用其他药物
B. 不同浓度，药物的作用亦不同，应先用低浓度，以后根据需要逐步提高
C. 患者的年龄、性别、皮损部位和季节等在选药时也应注意
D. 一种药物用久后，可更换另一种相同或不同性质的药物
E. 癣菌病继发细菌感染时应先控制真菌感染，然后再控制细菌感染

96. 神经性皮炎的典型皮肤损害是
A. 片状苔藓样变
B. 边缘清楚的红斑鳞屑性损害
C. 浸润性斑块，基底较硬
D. 边缘清楚的红斑丘疹
E. 边缘不清楚的色素增加和色素脱失

97. 女性，30岁，半年前有不洁性接触史，约5个月前有阴部破溃史，后来“自愈”。近1月发现躯干及手掌、足底起红点，无痛痒感。化验检查首先应考虑做
A. 皮肤活组织检查　B. 梅毒血清检查
C. 艾滋病抗体检查　D. 墨汁染色
E. 血尿常规检查

98. 皮肤色素痣哪种情况应进行手术
A. 破溃及出血
B. 颜色加深，痣增大
C. 易受摩擦或外伤部位的痣
D. 区域淋巴结增大
E. 以上都是

99. 带状疱疹治疗的首选药物是
A. 维生素 B_2　B. 吗啉胍
C. 阿昔洛韦　D. 干扰素
E. 抗生素

100. 外用药抗真菌剂应选用
A. 2% 硼酸溶液
B. 1:8000 高锰酸钾溶液
C. 1% 益康唑软膏
D. 1% 丙体六六六软膏
E. 0.5% 苯酚溶液

101. 带状疱疹的自觉症状是
A. 有时瘙痒或疼痛　B. 剧烈瘙痒
C. 疼痛　D. 无自觉症状
E. 皮疹区麻木

102. 典型的神经性皮炎皮疹是
A. 边缘清楚的红斑鳞屑性皮疹
B. 浸润性斑块，基底较硬
C. 片状苔藓样变
D. 边缘清楚的红斑丘疹
E. 边缘不清浸润和色素脱失

103. 黄癣造成头发
A. 1～2mm 处折断　B. 2～4mm 处折断
C. 暂时性脱发　D. 永久性脱发
E. 对头发无影响

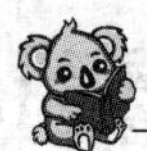

104. 慢性肥厚炎症性皮损应选择
A. 乳剂、振荡剂 B. 水剂、酊剂
C. 粉剂、水剂 D. 水剂、振荡剂、油剂
E. 软膏、糊膏、硬膏

105. 男性，35 岁，四肢对称性发生片状红斑、丘疹，部分皮疹有丘疱疹和小水疱渗液，剧痒 1 周。拟诊断为
A. 慢性湿疹 B. 急性接触性皮炎
C. 多形性红斑 D. 急性湿疹
E. 神经性皮炎

106. 抗组织胺药、肾上腺素，必要时用激素常用于哪种水肿
A. 经前期紧张综合征的水肿
B. 营养不良性水肿
C. 局部炎症性水肿
D. 血管神经性水肿
E. 黏液性水肿

107. 手足癣主要鉴别的皮肤病是
A. 手足多形性红斑
B. 发生在手足湿疹
C. 手足银屑病
D. 发生在手足自体敏感性皮炎
E. 先天性角化病

108. 带状疱疹水疱的特征是
A. 阵发性疼痛 B. 瘙痒
C. 持续性疼痛 D. 无自觉症状
E. 阵发性剧痒

109. 神经性皮炎的皮疹特征是
A. 糜烂流水伴痒 B. 丘疹结节伴痒
C. 片状苔藓样变伴痒 D. 红斑丘疹伴痒
E. 无任何自觉症状

110. 导致带状疱疹的病毒名称是
A. 羊痘 - 带状疱疹病毒
B. 单纯疱疹 - 带状疱疹病毒
C. 水痘 - 带状疱疹病毒
D. 天花 - 带状疱疹病毒
E. 乳头瘤 - 带状疱疹病毒

111. 强效外用糖皮质激素不宜长期外用
A. 面部 B. 后背
C. 足背 D. 足跟
E. 臀部

112. 艾滋病可经过下列哪种途径传播
A. 共用 1 个厕所 B. 共用 1 个游泳池
C. 共用餐具 D. 共用注射器
E. 以上都不是

113. 手癣、足癣的病原微生物是
A. 衣原体 B. 细菌
C. 支原体 D. 病毒
E. 真菌

114. 治疗痤疮下列抗生素哪一种首选
A. 先锋霉素 6 号 B. 先锋霉素 4 号
C. 庆大霉素 D. 四环素
E. 链霉素

115. 女性，42 岁，外阴痒，分泌物豆渣状，分泌物涂片染色后可见假菌丝，血糖化验是 10.2mmol/L，最恰当的处理原则是
A. 广谱抗生素
B. 广谱抗生素 + 糖皮质激素
C. 控制血糖 + 抗真菌治疗
D. 抗真菌治疗
E. 抗滴虫治疗

116. 外用药中的清洁剂应包括
A. 1∶8000 高锰酸钾溶液
B. 1% 甲紫溶液
C. 1% 苯酚溶液
D. 1% 丙体六六六溶液
E. 1% 益康唑溶液

117. 手癣、足癣的病原菌是
A. 细菌 B. 衣原体
C. 支原体 D. 病毒
E. 真菌

118. 银屑病（俗称牛皮癣）尽管患病率不低，目前认为是一种
A. 细菌感染，抗生素可治疗的皮肤病
B. 病毒感染，抗病毒药可治疗的皮肤病
C. 内分泌失调，调节内分泌可治愈的皮肤病
D. 原因不明，尚无特效治疗药物的皮肤病
E. 原因不明，有各种西药或中药能根治的皮肤病

119. 对慢性肥厚性皮损首选外用药是
A. 湿敷 B. 粉剂或振荡剂
C. 振荡剂或乳剂 D. 软膏或硬膏
E. 酊剂或醑剂

120. 导致带状疱疹的病原微生物是
A. 病毒 B. 衣原体
C. 支原体 D. 细菌
E. 弓形体

121. 尖锐湿疣的致病微生物
A. 细菌 B. 衣原体

C. 支原体
D. 病毒
E. 不明

122. 强效外用糖皮质激素，不宜长期外用
A. 足跟
B. 足背
C. 阴股部
D. 臀部
E. 肩背

【A3/A4 型题】

(1～3 题共用题干)

患者原有痤疮，突然显著加重，伴有发热等全身症状

1. 最可能的诊断
A. 职业性痤疮
B. 药物性痤疮
C. 暴发性痤疮
D. 寻常性痤疮
E. 月经前痤疮

2. 不应给予的治疗药物
A. 维A酸类
B. 抗生素药物
C. 锌制剂
D. 中药
E. 溴碘类

3. 治疗痤疮外用药不包括以下哪类
A. 青霉素类
B. 维A酸类
C. 硫化硒
D. 过氧化苯甲酰
E. 红霉素类

(4～6 题共用题干)

某患者，聚餐食入大量鱼虾，同时饮酒，半小时后全身多发鲜红色风团，发生和消退均较快，伴瘙痒、腹痛、呼吸困难

4. 最可能的诊断
A. 药疹
B. 急性胰腺炎
C. 急性荨麻疹
D. 痢疾
E. 胃肠炎

5. 立即给予哪项治疗
A. 口服抗组胺药
B. 皮下注射 0.1% 肾上腺素 0.5ml，吸氧
C. 阿托品等解痉药
D. 抗生素控制感染
E. 通便利尿

6. 不应给予
A. 口服抗组胺药
B. 皮下注射 0.1% 肾上腺素 0.5ml，吸氧
C. 抗生素控制感染
D. 外用炉甘石洗剂
E. 口服皮质激素

(7～9 题共用题干)

某患者因肺炎住院输液治疗 2 天后全身泛发鲜红斑风团、瘙痒

7. 最可能的诊断
A. 急性荨麻疹
B. 病毒疹
C. 细菌疹
D. 药疹
E. 皮炎

8. 最常见引起荨麻疹的药物
A. 吗啡
B. 青霉素
C. 磺胺制剂
D. 链霉素
E. 口服利尿药

9. 治疗冷性荨麻疹以下哪种药物最有效
A. 氯苯那敏
B. 西替利嗪
C. 氯雷他定
D. 赛庚啶
E. 酮替芬

(10～13 题共用题干)

患者男性，67 岁，自觉双下肢胫前皮肤瘙痒一年余，以夜间为重，近两天来因进食辛辣食物症状加重，双胫前皮肤可见抓痕、血痂，局部皮肤肥厚，苔藓化

10. 诊断以下哪种疾病的可能性大
A. 慢性单纯性苔藓
B. 湿疹
C. 老年性瘙痒病
D. 线状苔藓
E. 寻常性鱼鳞病

11. 以下哪种检查对于寻找原发病因意义最小
A. 测空腹血糖
B. T_3、T_4
C. 心脏彩超
D. 肝胆 B 超
E. 肾功能检查

12. 你认为以下哪项治疗方案最不可取
A. 口服抗组胺药
B. 使用性激素治疗可能有一定疗效
C. 根据病情选用含止痒剂的炉甘石洗剂、皮质激素软膏和霜剂
D. 局部用药前应先用热水肥皂清洗皮肤
E. 口服镇静催眠药

13. 还应叮嘱该患者的注意事项
A. 注意生活规律，少进烟酒及辛辣食物
B. 尽量避免搔抓
C. 避免外界的各种刺激
D. 洗浴不用碱性过强的肥皂及热水
E. 以上均是

(14～17 题共用题干)

患者，男，68 岁，右侧胸背部疼痛一周，皮疹 3 天，查体可见右侧胸背部数片红斑基础上呈簇水疱，排列成带状

14. 可能的诊断是
A. 丹毒
B. 脓疱疮

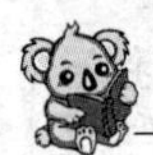

C. 传染性软疣　　D. 带状疱疹
E. 类天疱疮

15. 以下治疗不正确的是
A. 局部治疗以干燥、消炎为主
B. 对于一般患者，以止痛、缩短病程和防止继发感染为原则
C. 早期可使用糖皮质激素
D. 干扰素、丙种球蛋白、胸腺肽等对本病都有效
E. 本病的治疗以口服抗生素为主

16. 有关本病的叙述正确的是
A. 患者一定曾患水痘
B. 患者需经常清洗皮疹处以防继发感染
C. 患者需绝对消毒隔离
D. 局部理疗可缓解疼痛，提高疗效
E. 如病情加重，皮疹可明显累及左侧胸背部

17. 1月后，患者皮疹完全消退，但仍觉右侧胸背部疼痛难忍，最可能的原因是
A. 肩周炎　　B. 心绞痛
C. 带状疱疹后遗神经痛　　D. 痢病
E. 椎间盘突出

（18～21题共用题干）

患者，双前臂、双手背红斑基础上散在粟粒大小丘疹、丘疱疹及点状糜烂面，有明显浆液性渗出，边界不清，皮疹对称分布，自觉瘙痒剧烈

18. 最可能的诊断是
A. 药疹　　B. 慢性单纯性苔藓
C. 神经性皮炎　　D. 急性湿疹
E. 脓疱疮

19. 下列外用药物中选用哪种最为合适
A. 炉甘石洗剂　　B. 油剂
C. 溶液湿敷　　D. 气雾剂
E. 软膏

20. 应嘱患者的注意事项中错误的是
A. 发病期间避免辛辣食物及酒类
B. 有鱼虾过敏者，忌食鱼虾
C. 勤洗浴，以防继发感染
D. 避免各种可疑的致病因素
E. 避免各种外界刺激，如搔抓等

21. 经上述外用药物治疗一周后，红肿、渗液消失，此时的外用药选择下列哪项最合适
A. 继续使用原外用药不变，直至皮疹完全消退
B. 煤焦油制剂
C. 糖皮质激素软膏或糊剂
D. 角质剥脱剂
E. 硬膏

（22～24题共用题干）

患者男性，28岁，右前臂可见大片红斑，其上可见针头至粟粒大小丘疱疹，有明显浆液性渗出，诊断为急性湿疹

22. 以下哪种治疗方法最为合适
A. 溶液湿敷　　B. 粉剂
C. 软膏　　D. 硬膏
E. 酊剂

23. 若此患者经过上述治疗红肿及渗出减轻但仍有丘疹及少量丘疱疹可选用
A. 溶液湿敷　　B. 粉剂
C. 软膏　　D. 硬膏
E. 酊剂

24. 若此患者经久不愈，发展为慢性湿疹，查体可见患部皮肤肥厚，表面粗糙呈苔藓化，可选用
A. 溶液湿敷　　B. 粉剂
C. 软膏　　D. 硬膏
E. 酊剂

（25～27题共用题干）

男性，50岁，患皮肤病十余年，反复发作，累及全身。躯干及四肢伸侧分布大小不一的红斑，绿豆大小，斑片状，肘、膝、腰、骶尾部更为明显，皮损边界清楚，红斑表面覆有分层云母样鳞屑；鳞屑易剥除，下方呈发亮淡红色薄膜状及点状出血。头皮皮损表面有较厚鳞屑，头发成束。手足甲呈凹陷点，甲床肥厚

25. 本病分型属于
A. 寻常型银屑病　　B. 脓疱型银屑病
C. 关节型银屑病　　D. 红皮病型银屑病
E. 泛发型银屑病

26. 刮去薄膜现象出现出血点，又称为
A. Gottron 征
B. Auspiz 征
C. CREST 综合征
D. Ramsay－Hunt 综合征
E. Stevens－Johnson 综合征

27. 针对该患者病情，哪种药物为禁用药物
A. 糠酸莫米松软膏　　B. 维A酸制剂
C. 维生素 D_3 衍生物　　D. 角质促成剂
E. 糖皮质激素

（28～30题共用题干）

女性，30岁，双手、足心可见对称性红斑上成群淡黄色针头至粟粒大小脓疱。反复发作5年。掌部初发于大小鱼际，后渐扩展至掌心。部分脓疱已经干涸、结痂及脱屑，鳞屑下反复出现成群新疱

28. 本病分型属于
A. 寻常型银屑病　B. 脓疱型银屑病
C. 关节型银屑病　D. 红皮病型银屑病
E. 泛发型银屑病

29. 本病的病理不可能是
A. 角化不全伴角化过度　B. 颗粒层变薄
C. 棘层变薄　D. 表皮突规则下延
E. Kosoj 微脓肿

30. 下列哪项与本病无关
A. 遗传　B. 外伤
C. 高血压　D. 精神紧张
E. 免疫

(31～33 题共用题干)

患者男性，40 岁。全身起红斑、手足心起褐色斑点 1 周，不痛、不痒。患者于 2 个月前阴茎包皮远端至冠状沟处曾起一指甲盖大暗红色结节，不痛，自行破溃，外用红霉素眼药膏 3 周后愈合。近 1 周来躯干、四肢相继出现红斑，双手、足心出现豆大褐色斑，不痒。曾服抗过敏药物治疗无效。原无手足癣史。近 1 个月来无全身用药史。已婚，发病前 3 个月左右有冶游史。性伴侣及爱人情况不清。体检：躯干、四肢可见泛发云豆、蚕豆大淡红斑，表面无脱屑，压之褪色；双手、双足掌跖处散发云豆大褐色角化斑，表面有少量脱屑。阴茎末端包皮与冠状沟联接处可见一指甲盖大瘢痕。右侧腹股沟可触及一个直径 2cm 大小的淋巴结，无压痛。生殖器其他部位、肛门、口腔未见异常

31. 本病诊断首先考虑
A. 淋病　B. 药疹
C. 银屑病　D. 梅毒
E. 玫瑰糠疹

32. 本病治疗首选
A. 青霉素　B. 红霉素
C. 四环素　D. 螺旋霉素
E. 甲砜霉素

33. 下列哪种化验为本病的确诊试验
A. VDRL　B. USR
C. RPR　D. ART
E. TPHA

(34～36 题共用题干)

患者，男，25 岁。尿道口脓性分泌物 3 天。已婚，5 天前有不洁性接触史。性伴侣及爱人情况不详。查体：尿道口红肿，深黄色脓性分泌物，腹股沟淋巴结肿大，触痛。尿道分泌物涂片，革兰染色，镜下可见大量多形核白细胞，细胞内可见数量不等的革兰阴性双球菌

34. 本病诊断首先考虑
A. 淋病　B. 滴虫性尿道炎
C. 尖锐湿疣　D. 梅毒
E. 艾滋病

35. 做此病原菌培养最好在
A. 排尿后
B. 陈旧尿内
C. 排尿后 1～2 小时
D. 尿道外口要用强力杀菌剂消毒后
E. 用转送的培养基取材

36. 如此病原菌属耐青霉素菌株的感染，首选药物是
A. 壮观霉素　B. 红霉素
C. 四环素　D. 诺氟沙星
E. 螺旋霉素

(37～38 题共用题干)

女，27 岁，近半月来皮肤抓后隆起条状红斑风团，越抓越多，越起越痒。

37. 拟诊断为
A. 急性荨麻疹　B. 胆碱能性荨麻疹
C. 寒冷性荨麻疹　D. 慢性荨麻疹
E. 人工荨麻疹

38. 荨麻疹单个风团从起到消退的时间一般为
A. 3～4 天　B. 1～2 天
C. 很少超过 24 小时　D. 5～7 天
E. 8 天以上

【B 型题】

(1～5 题共用备选答案)

A. 由雌激素、糖皮质激素、卤素等所致
B. 接触石油、焦油等
C. 痤疮，突然显著加重，伴有发热等全身症状
D. 表现为严重的结节、囊肿、窦道、瘢痕
E. 与月经密切相关

1. 药物性痤疮的临床特点是
2. 月经前痤疮的临床特点是
3. 聚合性痤疮的临床特点是
4. 职业性痤疮的临床特点是
5. 暴发性痤疮的临床特点是

(6～8 题共用备选答案)

A. 瘙痒症　B. 慢性单纯性苔藓
C. 湿疹　D. 夏季皮炎
E. 扁平苔藓

6. 临床上仅有瘙痒症状而无原发性皮肤损害的皮肤病
7. 临床上瘙痒剧烈，急性期以丘疱疹为主，有渗出倾向，慢性期以苔藓样变为主，常反复发作
8. 以阵发性剧痒及皮肤苔藓样变为特征的慢性炎症性皮肤病

(9～11 题共用备选答案)

A. HSV－Ⅰ　B. HSV－Ⅱ

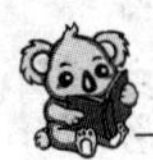

C. HPV　　D. HIV

E. HBV

9. 引起寻常疣的病原体通常是

10. 引起口腔单纯疱疹的病原体通常是

11. 引起尖锐湿疣的病原体是

（12～13题共用备选答案）

A. Ⅰ型变态反应　　B. 原发性刺激反应

C. 接触性致敏反应　　D. 光毒性反应

E. 过量反应

12. 强酸、强碱引起的接触性皮炎为

13. 香料引起的接触性皮炎为

（14～16题共用备选答案）

A. 粉剂　　B. 酊剂或醑剂

C. 硬膏　　D. 溶液

E. 油剂

14. 急性或亚急性皮炎而无渗液者可选用

15. 急性皮炎伴大量渗液或脓性分泌物者可选用

16. 慢性局限性浸润肥厚性皮肤病者可选用

（17～18题共用备选答案）

A. 微脓肿

B. 棘层变薄

C. Pautrier 微脓肿

D. 毛细血管扩张，真皮水肿

E. 颗粒层减少

17. 脓疱型银屑病的病理特点是

18. 寻常型银屑病的病理特点是

（19～20题共用备选答案）

A. 青霉素　　B. 红霉素

C. 四环素　　D. 螺旋霉素

E. 甲砜霉素

19. 梅毒首选治疗为

20. 性病性肉芽肿首选治疗为

参考答案

【A1/A2 型题】

1. B　2. B　3. C　4. D　5. C　6. A　7. C　8. D
9. B　10. D　11. A　12. E　13. B　14. E　15. B　16. B
17. D　18. D　19. C　20. D　21. C　22. C　23. C　24. C
25. E　26. A　27. D　28. B　29. B　30. A　31. C　32. A
33. D　34. C　35. C　36. B　37. C　38. D　39. B　40. C
41. B　42. A　43. C　44. B　45. B　46. C　47. D　48. E
49. A　50. B　51. D　52. B　53. C　54. C　55. C　56. B
57. D　58. A　59. B　60. E　61. B　62. E　63. B　64. C
65. A　66. D　67. A　68. A　69. C　70. A　71. B　72. E
73. D　74. A　75. A　76. C　77. B　78. B　79. A　80. D
81. C　82. A　83. A　84. D　85. B　86. C　87. D　88. C
89. E　90. A　91. C　92. E　93. D　94. D　95. E　96. A
97. B　98. E　99. C　100. C　101. C　102. C　103. D
104. E　105. D　106. D　107. B　108. A　109. C　110. C
111. A　112. D　113. E　114. D　115. C　116. A　117. E
118. D　119. D　120. A　121. D　122. C

【A3/A4 型题】

1. C　2. E　3. A　4. C　5. B　6. C　7. D　8. B
9. D　10. C　11. C　12. D　13. E　14. D　15. E　16. D
17. C　18. D　19. C　20. C　21. C　22. A　23. C　24. D
25. A　26. A　27. E　28. B　29. C　30. C　31. D　32. A
33. E　34. A　35. C　36. A　37. E　38. C

【B 型题】

1. A　2. E　3. D　4. B　5. C　6. A　7. C　8. B
9. C　10. A　11. C　12. B　13. C　14. A　15. E　16. C
17. A　18. E　19. A　20. B

精选解析

【A1/A2 型题】

96. 神经性皮炎的皮肤损害特点就是皮肤片状苔藓样变，皮肤变厚，皮沟深，皮丘隆起，其他均不是神经性皮炎的特征。

97. 病史从潜伏期，一期梅毒阴部破溃史，至二期梅毒疹，都是典型的梅毒临床表现，确切的梅毒诊断需作梅毒血清检查，其他答案均不是该病所需要的。

119. 皮肤病外用药剂型选择的要点是“水对水，油对油”，慢性肥厚性皮损只能使用软膏和硬膏。

第十七章　精神疾病与精神卫生

【A1/A2 型题】

1. 关于抑郁症的叙述，以下哪一种恰当

A. 人格障碍　　B. 记忆障碍

C. 情感障碍　　D. 思维障碍

E. 神经症

2. 老年抑郁症的病因与下列哪项有关

A. 遗传因素　　B. 心理社会因素

C. 生化因素　　D. 神经内分泌因素

E. 以上均是

3. 老年抑郁症的特征性症状是

A. 精力丧失　B. 心境低落
C. 自杀　D. 精神运动迟缓
E. 睡眠障碍

4. 老年抑郁症是指首次发病在

A. 65岁以后　B. 50岁以后
C. 60岁以后　D. 55岁以后
E. 70岁以后

5. 老年抑郁症最严重的症状是

A. 自杀　B. 精力丧失
C. 心境低落　D. 精神运动迟缓
E. 睡眠障碍

6. 老年抑郁症的临床表现是

A. 兴趣丧失　B. 自我评价低
C. 睡眠障碍　D. 性欲明显降低
E. 以上均是

7. 隐匿性抑郁症的常见症状是

A. 精力丧失　B. 思维障碍
C. 记忆减退　D. 躯体症状
E. 心境低落

8. 下列哪一种表现提示严重抑郁症

A. 睡眠障碍　B. 躯体症状
C. 木僵症状　D. 记忆减退
E. 以上均是

9. 老年抑郁症的常见负性生活事件是

A. 家庭不和　B. 久病
C. 经济困难　D. 社会孤立
E. 以上均是

10. 老年抑郁症的临床诊断常依据

A. 临床表现　B. 脑CT
C. 脑电图　D. 神经内分泌检查
E. 抑郁量表测评

11. 影响抑郁症预后的因素

A. 年龄　B. 家族史
C. 病情的严重程度　D. 有躯体疾病
E. 以上均是

12. 目前治疗抑郁症最重要的药物是

A. 四环类　B. 三环类
C. 二环类　D. 一环类
E. SSRI类

13. 关于妄想，下列何种说法最恰当

A. 是患者坚信不移的信念
B. 是一种病态的信念
C. 是不符合事实的信念
D. 是一种可以说服的错误信念
E. 是一种十分荒谬的信念

14. 病人脑外伤后出现人格改变，最可能累及的大脑部位为

A. 顶叶　B. 颞叶
C. 额叶　D. 枕叶
E. 小脑

15. 对精神病学的认识恰当的是

A. 精神病学与精神卫生学是两个相互独立的学科
B. 现代精神病学的发展有大约50年的历史
C. 精神和躯体的相互关系是本学科研究的一个中心课题
D. 在古代医学中，不包含精神病学的内容
E. 不研究由器质性原因导致的精神障碍

16. 苯二氮䓬类抗焦虑药物应用中最大的缺点是

A. 运动协调性下降　B. 易产生耐受性及药物依赖
C. 嗜睡　D. 记忆力下降
E. 可能导致畸胎

17. 心理治疗工作中，下列哪项是最重要的治疗原则

A. 注意调动患者的主观能动性
B. 与药物配合治疗
C. 建立良好、信任的医患关系
D. 必须详细地收集病史，包括个人成长史
E. 治疗者必须掌握各种心理治疗的理论

18. 柯萨可夫精神病临床特点为

A. 远记忆缺损严重　B. 定向力障碍
C. 近记忆缺损突出　D. 意识障碍
E. 虚构和错构

19. 严重CO中毒者出现精神障碍前可有假性痊愈期，此期最长可达

A. 8周　B. 4周
C. 6周　D. 10周
E. 12周

20. 急性脑病主要表现为

A. 妄想知觉　B. 失语症
C. 急性精神病状态　D. 幻觉症
E. 智能障碍

21. 与精神分裂症有关的发病机制，在生化方面受到较大重视的是

A. 多巴胺活动减低假说
B. 去甲肾上腺素活动减低假说
C. 多巴胺活动过度假说

D. 去甲肾上腺素活动过度假说
E. 谷氨酸系统功能不平衡假说

22. 治疗抑郁发作的患者首要应引起注意的问题是
A. 症状波动昼重夜轻 B. 活动少而引起合并感染
C. 自责有自杀观念 D. 拒食导致营养不良
E. 较严重的睡眠障碍

23. 神经症与重性精神病的鉴别主要在于
A. 前者对所患疾病有认识
B. 前者绝无幻觉出现
C. 后者情绪改变明显
D. 后者有躯体不适主诉
E. 后者睡眠明显有障碍

24. 阿尔茨海默病人的首发症状是
A. 性格改变 B. 记忆障碍
C. 情绪急躁易怒 D. 空间定向能力受损
E. 片段的妄想

25. 谵妄的主要特征是
A. 注意涣散 B. 错觉
C. 意识障碍 D. 幻觉
E. 思维散漫

26. 下述情感障碍比较符合精神分裂症的是
A. 情感倒错 B. 焦虑
C. 抑郁 D. 欣快
E. 情感高涨

27. 对强迫症最有效的药物是
A. 地西泮（安定） B. 氯丙咪嗪
C. 阿米替林 D. 奥氮平
E. 丙咪嗪

28. 精神分裂症最常见的幻觉是
A. 嗅幻觉 B. 视幻觉
C. 触幻觉 D. 听幻觉
E. 味幻觉

29. 统计学上，哪一组人群精神分裂症的发病率最高
A. 精神分裂症母亲的子女
B. 精神分裂症双卵双生的孪生同胞
C. 精神分裂症单卵双生的孪生同胞
D. 患精神分裂症父亲的子女
E. 患精神分裂症父母的子女

30. 痴呆是在意识清楚情况下出现
A. 广泛的皮层下功能损害
B. 严重的智力发育障碍
C. 急性认知损害
D. 全面的进行性的认知功能损害
E. 短暂的认知功能损害

31. 用抗焦虑药物时主要应注意
A. 对心脏的影响 B. 抗胆碱能副反应
C. 锥体外系反应 D. 成瘾
E. 出现意识障碍

32. 一位患者意识清晰，智能相对完好，但出现近事记忆障碍和变流中有虚构倾向，最可能的综合征是
A. 慢性脑病综合征 B. 谵妄综合征
C. 急性脑病综合征 D. 痴呆综合征
E. 遗忘综合征

33. 40岁男性职员，2年以来常常检查电源是否安全，煤气是否关好，近3个月症状加重，每天检查几个小时，往往呆呆地站着看，家人劝说不了，不能正常工作、生活而入院。该患者的症状属于
A. 强迫意向 B. 强迫性检查
C. 强迫性计数 D. 强迫性动作
E. 强迫性怀疑

34. 睡眠障碍在神经症患者中极为常见，此类患者最多见的主诉是
A. 易惊醒 B. 入睡困难
C. 早醒 D. 多梦
E. 夜惊

35. 治疗焦虑症，为尽快获得疗效，往往选用
A. 单胺氧化酶抑制剂
B. β肾上腺素能受体阻滞剂
C. 苯二氮草类
D. 认知性心理治疗
E. 心境稳定剂

36. 恐惧症的首选心理治疗方法是
A. 精神分析疗法 B. 认知疗法
C. 行为疗法 D. 支持疗法
E. 暗示疗法

37. 延迟性心因性反应与急性心因性反应的最大区别是
A. 有否幻觉 B. 症状闪回的程度
C. 应激源性质不同 D. 有无意识障碍
E. 是否持续回避创伤经历

38. 经典精神分析是在19世纪90年代，由下列哪位创立的
A. 斯金纳（Skinner） B. 罗杰斯（Rogers）
C. 巴甫洛夫（Pavlov） D. 弗洛伊德（Freud）
E. 马斯洛（Maslow）

39. 咨客中心治疗的代表性先驱人物是
A. 弗洛伊德（Freud）
B. 罗杰斯（Rogers）和马斯洛（Maslow）
C. 巴甫洛夫（Povlov）和斯金纳（Skinner）

D. 罗杰斯（Rogers）
E. 斯金纳（Skinner）

40. 对于精神分裂症的病因学说恰当的是
A. 中枢谷氨酸功能亢进
B. 大部分患者有家族史
C. 患者额叶功能低下
D. 心理社会因素是发病的主要因素
E. 与 5-HT 的代谢无关

41. 有一位精神分裂症患者在症状控制、病情缓解后出现消极、悲观，认为自己的病太严重治不好了。这种症状出现应被诊断为
A. 精神分裂症偏执型　B. 精神分裂症衰退型
C. 精神分裂症残留型　D. 精神分裂症后抑郁
E. 精神分裂症单纯型

42. 妄想性障碍的临床特征是
A. 情感淡漠症状与妄想相伴随
B. 妄想的内容多为片断的，非系统的
C. 可以出现幻觉
D. 以系统的妄想为突出特征
E. 意志活动明显减退

43. 对于思维奔逸下列哪个是恰当的
A. 是反应性精神病的典型症状
B. 是躁狂症的典型症状
C. 是精神分裂症的常见症状
D. 是神经衰弱的典型症状
E. 是器质性精神障碍的常见症状

44. 一般情况下，与住院患者第一次会谈时，精神科医生最主要要做的是
A. 做出下一步的治疗计划
B. 与患者建立良好融洽的医患关系
C. 尽可能多地收集有关信息
D. 劝说患者的家属给予配合
E. 做出明确的诊断并告知患者

45. 治疗躯体疾病伴发精神障碍时，使用精神药物的目的是
A. 促进脑功能恢复　B. 对症治疗
C. 病因治疗　D. 支持治疗
E. 辅助治疗

46. 情感障碍的 5-羟色胺假说认为
A. 抑郁发作有 5-羟色胺先升高后降低
B. 躁狂发作有 5-羟色胺升高
C. 抑郁发作有 5-羟色胺升高
D. 躁狂发作有 5-羟色胺先升高后降低
E. 躁郁反复发作与 5-羟色胺无关

47. 强迫症与恐惧症的区别在于
A. 有无精神因素　B. 明知不对难以控制
C. 是否回避　D. 出现焦虑反应
E. 有无自主神经症状

48. 阿尔茨海默病与多发梗死性痴呆的主要鉴别是
A. 情绪不稳　B. 记忆障碍
C. 发病年龄　D. 病程呈波动性
E. 幻觉妄想

49. 精神分裂症有关神经生化病理假说中较引人重视的是
A. 甲基转移假说
B. 去甲肾上腺素来假说
C. 多巴胺活动过多假说
D. 5-羟色胺假说
E. 血小板 MAO 的活动降低假说

50. 当一个感觉器官处于功能状态时，另一感觉器官发生的知觉体验是
A. 真性幻觉　B. 功能性幻觉
C. 假性幻觉　D. 原始性幻觉
E. 反射性幻觉

51. 躁狂患者的精神检查中，最常见的症状是
A. 被害妄想　B. 夸大妄想
C. 听幻觉　D. 钟情妄想
E. 关系妄想

52. 我国精神疾病诊断分类［CCMD-3］主要类别有
A. 9 大类　B. 8 大类
C. 7 大类　D. 10 大类
E. 11 大类

53. 早晨患者吃的是馒头和粥，医生查房问患者时，患者回答“早晨吃鸡，肉和鱼汤”，此症状是
A. 虚构　B. 幻觉
C. 妄想　D. 错构
E. 思维散漫

54. 下列有关阴性精神分裂症的叙述，恰当的是
A. 无认知功能改变
B. 妄想，幻觉较多
C. 以情感平淡，言语贫乏，意志缺乏为主
D. 对抗精神病药物反应好
E. 预后好

55. 对于医生与患者的面谈技巧，下面哪项不恰当
A. 医生应该使用与患者的文化水平相当的语言
B. 医生在必要时可做适当的记录
C. 医生应该随时明确地指出患者行为的好与坏
D. 面谈应该在舒适安静的环境中进行

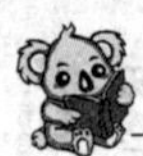

E. 医生应该重视患者的身体语言

56. 谵妄的特点不包括
A. 有错觉　B. 有幻觉
C. 思维不连贯　D. 有定向障碍
E. 意识障碍昼重夜轻

57. 抗精神病药物治疗中，下列哪种疾病禁忌使用
A. 反应性精神障碍
B. 脑器质性病所致精神障碍
C. 中枢神经系统抑制，高热，昏迷
D. 精神分裂症
E. 躁狂症

58. 对于精神发育迟滞分级诊断中，下列哪项是不正确的
A. 智商（IQ）在 70 以上为正常范围
B. 中度精神发育迟滞是智商 35 ~ 49
C. 轻度精神发育迟滞是智商 50 ~ 69
D. 重度精神发育迟滞是智商 21 ~ 34
E. 极重度精神发育迟滞是智商 20 以下

59. 哪种药物只引起精神依赖而不引起躯体依赖
A. 巴比妥　B. 氯丙嗪
C. 酒精　D. 尼古丁
E. 民尔通

60. 神经症的强迫状态中，下列哪项是不正确的
A. 患者自知没有必要
B. 强迫症状难以受自己的意志控制
C. 症状反复出现，不能摆脱
D. 常伴有焦虑情绪
E. 缺乏病感

61. 下述哪一项不符合谵妄的临床表现
A. 行为紊乱　B. 幻觉，错觉
C. 昼重夜轻　D. 意识障碍
E. 神经体征

62. 哪项症状与躁狂症不符合
A. 言语动作增多　B. 意念飘忽
C. 情感高涨　D. 不协调和精神运动性兴奋
E. 协调性精神运动性兴奋

63. 下列哪两种症状不属于精神运动性抑制
A. 蜡样屈曲　B. 木僵
C. 缄默症　D. 违拗症
E. 刻板语言

64. 下列哪种症状通常不在精神分裂症中出现
A. 自身变形　B. 意识障碍
C. 幻觉　D. 罪恶妄想
E. 神经衰弱综合征

65. 常见的心身疾病不应包括
A. 消化性溃疡　B. 原发性高血压
C. 支气管哮喘　D. 神经症
E. 甲状腺功能亢进

66. 不符合抗精神病药物的锥体外系反应的是
A. 斜颈动眼危险　B. 静坐不能
C. 震颤麻痹综合征　D. 迟发性运动障碍
E. 共济失调

67. 正常人在下列哪种情况下不出现错觉
A. 期待状态　B. 暗示
C. 情绪低落时　D. 光线不足
E. 恐怖、紧张情绪

68. 下述哪项与癔症的特点不符
A. 预后较好
B. 有心理社会因素作为诱因
C. 分离性障碍需与癫痫大发作相鉴别
D. 首发年龄以 20 ~ 30 岁最多
E. 可服用抗焦虑药治疗

69. 对于惊恐障碍，不恰当的叙述是
A. 一般发作 5 ~ 20 分钟，很少超过 1 小时
B. 起病急骤，终止迅速
C. 多发生于青春后期或成年早期
D. 一个月之内至少发作 1 次
E. 发作时伴濒死感

70. 关于延迟性心因性反应，不恰当的是
A. 创伤后数日至半年内出现
B. 有异常惊恐或灾难性质的刺激
C. 大多数 1 年内恢复
D. 少数患者持续多年不愈
E. 男性更易发生

71. 影响延迟心因性反应病程迁延的因素，不恰当的是
A. 社会支持　B. 人格特征
C. 家族遗传　D. 暴露于应激原的程度
E. 个人经历

72. 关于抗精神病药物引起体重变化，下述不恰当的是
A. 与活动减少有关　B. 体重增加多见
C. 患者应节制饮食　D. 机制复杂
E. 氯丙嗪的体重增加作用最小

73. 下述哪种药物不属于 SSRIs 类
A. 氟伏沙明　B. 舍曲林
C. 氟西汀　D. 万拉法新
E. 西酞普兰

74. 不作为心境稳定剂的药物是
A. 曲唑酮　B. 托吡酯

C. 丙戊酸钠　　D. 卡马西平
E. 碳酸锂

75. 心理治疗已有300多种流派，大多数可以纳入四大主干体系，下述哪项不属于此四大主干体系
A. 人本主义　　B. 行为主义
C. 森田疗法　　D. 精神分析
E. 系统论

76. 心理治疗按治疗对象分类，不包括
A. 夫妻治疗　　B. 个别治疗
C. 家庭治疗　　D. 集体治疗
E. 母子治疗

77. 心理治疗按心理学派分类，不包括
A. 行为－认知治疗　　B. 精神分析治疗
C. 人本主义治疗　　D. 系统治疗
E. 暗示治疗

78. 下述哪种药物不引起药物依赖
A. 苯巴比妥　　B. 地西泮（安定）
C. 阿普唑仑　　D. 苯丙胺
E. 氯丙嗪

79. 下述哪种症状很少见于精神分裂症
A. 疑病妄想　　B. 嫉妒妄想
C. 自罪妄想　　D. 钟情妄想
E. 被害妄想

80. 抗精神药物的应用中，下列哪项不符合用药的原则
A. 症状缓解后，需要维持量治疗
B. 每日一次或两次给药，急性患者亦可三次或多次给药
C. 治疗开始时，即可给治疗量的药物
D. 对于合作的患者，给药方法以口服为主
E. 治疗量因人而异，需要高度个体化

81. 对癔症本质的不正确看法是
A. 女性多发　　B. 癔症发作与不良性格有关
C. 癔症是诈病　　D. 癔症与精神因素有关
E. 癔症性瘫痪为非器质性病变所致

82. 谵妄和痴呆的鉴别诊断中哪一项是不正确的
A. 谵妄常有睡眠觉醒周期的改变
B. 谵妄状态症状多在夜间加重
C. 谵妄常常急性发作
D. 谵妄常常不超过一月
E. 视幻觉在痴呆比谵妄更常见

83. 下述哪一项不符合妄想的定义
A. 具有自我卷入的特性
B. 内容与客观现实不符合
C. 一种病理的信念
D. 受教育越高越易出现妄想
E. 内容与文化背景不符

84. 下述哪项与癔症个性特征不符
A. 敏感多疑　　B. 自我中心
C. 高度情感性　　D. 暗示性
E. 富于幻想

85. 不支持急性脑器质性精神障碍诊断的表现是
A. 注意力涣散　　B. 错觉
C. 幻觉　　D. 意识清晰
E. 定向障碍

86. 下述哪项不符合慢性脑病综合征的治疗原则
A. 尽量使患者处于熟悉的环境，最好在家里
B. 首先是及早治疗可治疗的病因
C. 以改善患者的精神症状为主，剂量宜大
D. 治疗的原则是提高患者的生活质量
E. 伴有抑郁时，可考虑用选择性5－羟色胺再摄取抑制剂

87. 女性，38岁，半年来自感右肩部和后背部疼痛，经多方求医检查未发现相应的器质性病变，对症治疗无效，为此甚为担心，并伴焦虑和抑郁情绪。最可能的诊断是
A. 焦虑症　　B. 抑郁症
C. 强迫症　　D. 躯体形式障碍
E. 心身疾病

88. 女性，35岁，3周来失眠早醒，不思饮食，对生活无兴趣，似有度日如年，家人感到患者情绪明显低落，两天前吞服药物，欲了此一生，以解除家人的负担。她患的是哪种常见的精神疾病
A. 神经症　　B. 精神分裂症
C. 心因性精神障碍　　D. 分裂情感性精神病
E. 情感性精神障碍（抑郁症）

89. 心理治疗的主要适应证是
A. 神经症　　B. 躁狂症
C. 抑郁症　　D. 精神分裂症
E. 精神发育不全

90. 病人无明显原因表现为精神紧张、恐惧，坐卧不宁，此症状为
A. 抑郁　　B. 易激惹
C. 焦虑　　D. 情绪不稳
E. 恐怖

91. 治疗酒精依赖和镇静催眠药物依赖患者，最不能选用的方法是
A. 支持性药物治疗
B. 立即停用成瘾物质

C. 逐步撤除成瘾物质
D. 用其他药物替代成瘾物质
E. 心理治疗

92. 男性，70岁，因失眠、少语、不愿活动、悲观厌世，有自杀倾向而来诊，检查记忆力、计算能力尚可，肢体感觉及运动良好。最有可能的诊断是
A. 脑卒中后遗症　B. 老年抑郁症
C. 失语症　D. 焦虑症
E. 帕金森病

93. 青春期重要心理特点
A. 强烈的自我实现愿望
B. 人格形成的重要阶段
C. 性意识的发育及其内在的矛盾性
D. 智力发育的最佳时期
E. 害怕孤独

94. 癔病患者感觉过敏或缺失不具备下列哪种特点
A. 病程也与暗示有关　B. 分布不以神经解剖解释
C. 范围常受暗示影响　D. 常发生于肢体末端
E. 起病多为突然

95. 神经症最主要的共同特点是
A. 睡眠障碍　B. 情绪抑郁、焦虑
C. 自主神经紊乱　D. 可逆性
E. 注意、记忆障碍

96. 更年期最容易出现的精神卫生问题
A. 情感性精神病
B. 精神分裂样精神障碍
C. 强烈的自我意识同环境的冲突
D. 性腺功能减退带来的躯体及精神症状
E. 痴呆的发生与发展

97. 神经衰弱的症状特点为
A. 逐渐加重　B. 波动性
C. 逐渐减轻　D. 始终维持原样
E. 发作进展性加重

【A3/A4 型题】

（1～3 题共用题干）

患者男性，70岁，有2年高血压病史。文化程度大专，职业工程师。主诉记忆力减退四年，出现幻觉一个月。检查：BP 150/90mmHg，神志清楚，语言流利，远、近记忆明显减退，空间定向力减退。四肢肌力Ⅴ级，病理反射阴性。MRI检查仅见中颞叶萎缩。

1. 患者最可能的诊断为
A. 血管性痴呆　B. 帕金森病痴呆
C. Pick病　D. 阿尔茨海默病
E. 混合性痴呆

2. 患者可能处于痴呆的哪一期
A. 早期　B. 中期
C. 晚期　D. 中晚期
E. 超早期

3. 患者最好的治疗药物为
A. 尼莫地平　B. 脑活素
C. 他可林　D. 哈伯因
E. 达纳康

（4～6 题共用题干）

患者男性，65岁，高血压10年。文化程度大学，职业干部。主诉记忆力减退四年，出现幻觉一个月。检查：BP 150/90mmHg，神志清楚，语言流利，远、近记忆明显减退，空间定向力减退。肌张力稍高，四肢肌力Ⅴ级，双侧病理反射阳性。MRI检查见皮质下白质弥漫长T1、T2信号

4. 患者最可能的诊断为
A. 血管性痴呆　B. 阿尔茨海默病
C. 皮层下动脉硬化性脑病　D. 帕金森病痴呆
E. 混合性痴呆

5. 患者最易与下列哪种痴呆相混淆
A. 血管性痴呆　B. 阿尔茨海默病
C. 帕金森病痴呆　D. 混合性痴呆
E. Pick病

6. 患者最佳的治疗药物为
A. 茴拉西坦　B. 脑活素
C. 银杏叶提取物（达纳康）　D. 他可林
E. 神经节苷脂

（7～9 题共用题干）

患者男性，65岁。冠心病3年，近半年出现明显的情绪低落，兴趣感缺乏，自诉记忆力减退，严重失眠。但仍能独立生活。查体：表情淡漠，四肢肌力肌张力正常，病理征阴性，脑CT正常。

7. 患者最可能的诊断为
A. 阿尔茨海默病　B. 老年性抑郁症
C. 神经症　D. 老年精神分裂症
E. 反应性精神异常

8. 对患者最佳的治疗药物为
A. 地西泮（安定）　B. 阿米替林
C. 氟西汀　D. 石杉碱甲
E. 吡拉西坦

9. 以下哪一项有助于抑郁症的诊断
A. 临床记忆量表　B. 汉米尔顿量表
C. 韦氏量表　D. MMSE
E. 以上均是

（10～11 题共用题干）

63 岁男性，工人，因健忘，出门找不到路回家，常收藏破烂无用的东西，夜间兴奋不眠，已经半年而入院。

10. 以下哪种情况可能性最小
   A. 脑血管性痴呆　B. 正常颅压脑积水
   C. 颅内占位性病变　D. 精神分裂症
   E. 老年性痴呆

11. 为了确诊，以下哪一种检查是不必要的
   A. 人格测验　B. 脑电图
   C. 心电图　D. 经颅多普勒
   E. 脑 CT

（12～13 题共用题干）

患者 60 岁，既往有高血压、高血脂史，有脑卒中史，近半年来记忆力下降，易发脾气，怀疑老伴有外遇，时好时坏，行 CT 示有多发性腔隙性脑梗死。

12. 该患者最可能诊断为
   A. 阿尔茨海默病　B. 精神分裂症
   C. 躁狂症　D. 躯体疾病所致精神障碍
   E. 血管性痴呆

13. 该患者的病史资料中，最不具有鉴别诊断价值的是
   A. 有高血压史　B. 有高血脂史
   C. 记忆障碍　D. 脑卒中史
   E. 病程是波动性

（14～15 题共用题干）

患者，女性，60 岁，平素身体健康。近一年来渐显记忆下降，与家人关系渐疏远。活动少，多显愁眉苦脸，入睡困难，有时有悲观厌世想法，入院治疗。

14. 下列检查中最不急于做的是
   A. 详细询问既往史　B. 详细神经系统检查
   C. 进行简易智能检查　D. 影像学检查
   E. Hamilton 抑郁量表

15. 可以考虑的诊断不包括下列哪项
   A. 阿尔茨海默病　B. 脑血管性痴呆
   C. 路易体痴呆　D. 躯体疾病伴发精神障碍
   E. 抑郁症

（16～17 题共用题干）

女，23 岁，微机房工作员，既往有经前紧张综合征，平素性格显孤僻。近来因年终总结工作劳累。半个月前因恋爱问题与家人发生矛盾。一周前突然出现异常，说自己是“仙女下凡”。

16. 该患致病的心理社会因素中不包括
   A. 工作劳累　B. 恋爱问题
   C. 经前期紧张　D. 人格特征
   E. 家庭问题

17. 该患者入院查体：T 38℃，咽部充血，症状表现尤以晚间为重，则该患者致病的生物学因素最可能是
   A. 经前期紧张　B. 微机电离辐射
   C. 微机噪音　D. 人格特征
   E. 感染

（18～20 题共用题干）

男性，20 岁，一周前突然感到所处环境气氛不对，显紧张、害怕。称受到他人跟踪，听到有人在议论自己，感到有人在窗外监视自己。行 CT 检查未见异常，入院后生命体征无异常。

18. 入院诊断考虑为
   A. 精神分裂症　B. 焦虑症
   C. 分裂样精神障碍　D. 强迫症
   E. 恐怖症

19. 入院经利培酮 6mg/d 治疗四周后病情未见好转，出院诊断考虑为
   A. 精神分裂症，偏执型　B. 分裂样精神障碍
   C. 精神分裂症，紧张型　D. 恐怖症
   E. 精神分裂症，青春型

20. 经利培酮 6mg/d 治疗四周后未见好转，下一步最可能采用
   A. 将利培酮加量
   B. 换药
   C. 合并用其他抗精神病药
   D. 合并用促大脑代谢药
   E. 合并用抗抑郁药

（21～22 题共用题干）

一中年女性，在家属陪同下首次来诊，精神检查发现有关系妄想。

21. 如果考虑为精神分裂症，其妄想特点为
   A. 所产生的信念有事实依据
   B. 妄想是逐渐产生的
   C. 妄想内容不涉及安全和个人需要
   D. 妄想内容缺乏逻辑性
   E. 不会伴有情绪低落

22. 如果患者为精神分裂症，可能伴有的其他症状有
   A. 意识障碍　B. 思维形式障碍
   C. 智能障碍　D. 情感变形
   E. 情绪低落

（23～24 题共用题干）

患者男性，30 岁，近日感脑内大量涌现无现实意义的问题而工作效率明显下降。

23. 该患者最可能的症状是
   A. 强迫性思维　B. 强制性思维
   C. 思维奔逸　D. 思维松弛

E. 思维不连贯

24. 需与哪些症状进行鉴别
A. 强迫性思维　B. 焦虑体验
C. 思维奔逸　D. 意志活动增强
E. 强制性思维

(25～27题共用题干)

26岁女性职员，来到门诊，自诉近1年出现在楼上抱孩子往下看，就想把孩子扔下去；别人说不让小孩接触刀、针，以免受伤，就出现想用刀、针扎孩子的想法。自己明知不该这样想，但控制不住，心里害怕，不敢抱孩子，以免出现以上想法，真做出伤害孩子的事情。

25. 该患者的症状属于
A. 强迫性对立思维　B. 惊恐发作
C. 强迫意向　D. 单纯性恐惧
E. 广泛性焦虑

26. 该患者最可能的诊断是
A. 恐惧症　B. 惊恐障碍
C. 癔症　D. 广泛性焦虑症
E. 强迫症

27. 如果采用药物治疗，最好的选择是
A. 氟西汀　B. 氯硝西泮
C. 多塞平　D. 碳酸锂
E. 利培酮

(28～29题共用题干)

24岁男性司机，1年多以来开车转弯时，总疑心碰到了其他车辆，明知不可能，但总是控制不住这样想，因而常停车检查自己的汽车有没有擦痕。

28. 该症状属于
A. 强迫性怀疑　B. 强迫性穷思竭虑
C. 强迫意向　D. 强迫性检查
E. 广泛性焦虑

29. 该患者曾服用氯米帕明，但出现视物模糊，排尿困难等副作用，可考虑
A. 换用氯硝西泮　B. 加用卡马西平
C. 改用丙米嗪　D. 阿米替林
E. 加用氟西汀

(30～33题共用题干)

患者，男22岁，头痛，失眠。一周后表现话多，兴奋，说自己要当皇帝，总理。入院检查发现，意识清晰，兴奋，言语动作增多，音连意连，夸大妄想，无自知力。入院后用碳酸锂与小量氯丙嗪治疗，症状迅速好转。患者出院一个月后，又开始头痛，从阵发性逐渐变成持续性，有时头痛剧烈，难以忍受，有呕吐。曾有一次突然倒地意识丧失，患者整日卧床不起，反应迟钝，言语动作明显减少，情感淡漠，意志减退，再次入院。

30. 关于患者的头痛，最可能的解释是
A. 症状性精神障碍的一种症状表现
B. 脑器质性疾病的症状表现
C. 精神分裂症的症状表现
D. 药物副反应所致
E. 癔症的症状表现

31. 从上述已知情况看，患者目前最可能的诊断是
A. 脑器质性精神障碍　B. 精神分裂症
C. 症状性精神病　D. 偏执性精神病
E. 反应性精神病

32. 下一步最不急于做的是
A. 详细回顾病史
B. 仔细进行神经系统检查
C. 脑电图检查
D. 头部CT检查
E. 人格测验

33. 如果患者的CT检查发现第三脑室内有3cm×4cm大小的阴影，下面不正确的治疗措施是
A. 尽早进行手术治疗
B. 用抗精神病药物控制精神症状剂量要大
C. 可以通过降低颅内压达到镇静效果
D. 尽可能小剂量使用抗精神病药物
E. 使用抗精神病药物不宜时间过长

(34～37题共用题干)

某男，40岁，职员，近几日情绪低落，失眠，入院前一天突然表现明显精神异常，兴奋躁动，胡言乱语，错认，检查不配合，追溯病史，20多年嗜好饮酒，每日半斤多，因单位不开工资，近2周基本上戒烟酒了。体检心率110次/分，共济失调，轻微震颤，走路不稳。

34. 入院后化验血磷酸激酶明显升高，控制精神症状首选
A. 大量安定　B. 小量氯丙嗪
C. 小量百忧解　D. 氯氮草
E. 阿普唑仑

35. 首选应考虑的诊断是
A. 精神分裂症　B. 酒精戒断性震颤谵妄
C. 躁狂抑郁症　D. 铅中毒
E. 反应性精神病

36. 一周后，患者兴奋躁动缓解，能配合医生检查。患者对入院前后的病情经过部分遗忘，说明患者可能有
A. 错构，虚构　B. 意识障碍
C. 痴呆　D. 认知功能损害
E. 幻觉妄想

37. 随着疾病的进展，发现患者学习新知识困难，经常无意地编造经历，有欣快的表情，定向力有障碍，最有可能的诊断是
A. 麻痹性痴呆　B. 柯萨可夫综合征
C. 癔病性精神障碍　D. 匹克病
E. 精神分裂症衰退期

（38～41 题共用题干）

19 岁的男大学生，来到门诊，自诉学习压力大，一年来经常出现无休止地思索："树上叶子为什么是绿的？""1+1 为什么等于 2"之类的问题，为此苦恼不已。

38. 与这种症状的特点不符的是
A. 本人知道无意义
B. 难以自控
C. 本人感到是自己产生而非外界强加
D. 在意识清醒时出现
E. 往往伴有定向力障碍

39. 患者的这种表现属于
A. 强迫性怀疑　B. 强迫性回忆
C. 强迫性穷思竭虑　D. 强迫性对立性思维
E. 强迫意象

40. 如果怀疑该患者患有精神分裂症，则最可能表现为
A. 此症状发生频繁
B. 患者为此症状而苦恼
C. 此症状日趋泛化
D. 缺乏主动克服此症状的愿望
E. 此症状愈发刻板单调

41. 患者明知自己所想的问题没有意义，但控制不住总去想，并为此而苦恼，积极要求诊治。治疗该患者，最有效的药物是
A. 氯丙嗪　B. 多塞平
C. 氯丙咪嗪　D. 丙咪嗪
E. 阿米替林

（42～45 题共用题干）

病人，70 岁，以远事记忆受损，智能减退，难以胜任简单家务劳动，不能正确回答自己亲人的名字与年龄，但尚能记住自己的名字，饮食不知饥饱，外出找不到家门，举止幼稚，不知羞耻等为主要表现。

42. 该患者入院后首先应与下列哪种疾病相鉴别
A. 精神分裂症　B. 抑郁症
C. 血管性痴呆　D. 阿尔茨海默病
E. 人格障碍

43. 入院后行 CT 未发现有异常，诊断考虑为
A. 阿尔茨海默病轻度　B. 阿尔茨海默病中度
C. 阿尔茨海默病重度　D. 正常老年衰退
E. 老年期抑郁

44. 该患者的治疗宜选用
A. 乙酰胆碱酯酶抑制剂　B. 维生素 C
C. 抗抑郁剂　D. 抗精神病药物
E. 营养脑细胞治疗

45. 该患者进入到晚期应有哪种症状
A. 丧失生活能力，需人照顾　B. 幻觉
C. 妄想　D. 情感淡漠
E. 注意力不集中

（46～49 题共用题干）

33 岁女性银行职员，3 年前因工作劳累出现头痛，后总担心自己得了心脑血管病等，自觉头皮发紧，头晕，心慌，胸闷等，去多家医院检查心电图、脑血流图、脑 CT 等，均无阳性结果，于是认为这些医院的仪器不够先进，要到更好的医院去检查，后经循环内科介绍到心理病房治疗。

46. 该患者的症状属于
A. 疑病症状　B. 强迫症状
C. 焦虑症状　D. 妄想症状
E. 脑功能失调症状

47. 患者认为自己的怀疑和担忧是合理的，认为需要做磁共振等更进一步的检查。该患者最可能的诊断是
A. 疑病障碍　B. 强迫症
C. 癔症　D. 焦虑症
E. 精神分裂症

48. 该患者需与下列哪种疾病进行鉴别
A. 强迫症　B. 疑病症
C. 癔症　D. 焦虑症
E. 抑郁症

49. 该症的治疗无需选用
A. 苯二氮䓬类
B. 三环类抗抑郁剂
C. 5－羟色胺再摄取抑制剂
D. 抗精神病药物
E. 精神分析治疗

（50～54 题共用题干）

一位 18 岁的男患者，入院后常卧于床并侧耳倾听，说屋外有人说自己的坏话，为此常愤愤不平。并常向窗外说："我要和你辩论，我太冤枉了"。

50. 该患者表现的症状最可能为
A. 关系妄想　B. 被害妄想
C. 冲动行为　D. 言语性幻听
E. 错觉

51. 该患者最适宜做如下哪种检查
A. 脑 CT 检查　B. 全面的精神检查

C. 神经系统检查　　D. 肝功能检查
E. 白细胞检查

52. 该患者最可能的诊断为
A. 妄想性障碍　　B. 精神分裂症
C. 神经衰弱　　D. 抑郁障碍
E. 癔症

53. 该患者如果需要用药，下列哪种药可选
A. 阿米替林　　B. 地西泮（安定）
C. 利培酮　　D. 氟西汀
E. 阿普唑仑

54. 患者如果出现不良药物反应，最可能的是
A. 锥体外系反应
B. 嗜睡
C. 药物依赖
D. 催乳素增加，内分泌失调
E. 造成智力下降

【B型题】

（1～2题共用备选答案）
A. 昏迷　　B. 痴呆
C. 木僵　　D. 情感淡漠
E. 抑郁
下列表现最可能的症状为
1. 做事缺乏兴趣，反应迟缓，自责自罪，整日呆坐
2. 对亲人冷漠，对自己的遭遇漠不关心，整日呆坐

（3～5题共用备选答案）
A. 精神分裂症　　B. 脑器质性精神病
C. 症状性精神病　　D. 情感性精神病
E. 神经症
下列症状最常见于上述哪种疾病
3. 鲜明生动的幻视
4. 言语性幻听，意识清晰时出现
5. 起病缓慢，现实接触尚好，病识良好

（6～7题共用备选答案）
A. 美国　　B. 国际
C. 日本　　D. 中国
E. 德国
精神疾病诊断制定的国家
6. CCMD－3
7. ICD－10

（8～9题共用备选答案）
A. 轻度精神发育迟滞　　B. 儿童孤独症
C. 中度精神发育迟滞　　D. 儿童多动症
E. 儿童精神分裂症
下列患者最可能的诊断是
8. 一个7岁男孩，因不能入学母亲带来心理门诊，母亲诉二周岁时患儿聪明伶俐，二岁半以后无明显原因开始不愿说话，及至5岁时几乎一天不说话，从不与父母有交流，就连父母抱也无动于衷，对人就像无生命的物体，如遇不顺心就心烦，甚至砸东西，智商为49
9. 一位10岁的小学三年级的男孩，自幼发育较晚，一周岁半才会走，至三周岁方能说简单的句子，上幼儿园时对教师教授的内容，不能完全掌握，上小学后，表现为学习困难，经常不及格，柔顺听话，身体健康，智商为68

（10～11题共用备选答案）
A. 嫉妒妄想　　B. 罪恶妄想
C. 夸大妄想　　D. 超价观念
E. 思维被洞悉妄想
10. 42岁男性患者，工人，夫妻关系好，钻研出许多新技术，写了不少文章，因情绪低落自杀未遂，说自己对不起领导，占公家的便宜要求受法律处分
11. 25岁女性患者，干部，患者告诉医生自己在饭厅吃饭觉得菜很淡，想拿酱油，但别人先拿走了，想喝水时，有人即去倒水，认为别人了解自己想法

（12～13题共用备选答案）
A. 思维散漫　　B. 破裂性思维
C. 音联意联　　D. 强制性思维
E. 虚构
下列病例最可能精神症状是
12. 女30岁，工人。询问患者“你想什么”，患者回答“详细讲就是细菌问题，细菌在我们脑子里有些冲动力，空气不大新鲜，也不奇怪，冻死苍蝇。”
13. 男23岁，学生，询问患者几岁，患者回答“二十三，二月初三，三月桃花开，开花结果给猴吃，我是属猴的”

（14～16题共用备选答案）
A. 氯硝西泮　　B. 心理治疗
C. 氯氮平　　D. 碳酸锂
E. 电抽搐治疗
下列患者最适合的治疗是
14. 42岁男性，农民，生活懒散，不爱清洁，整天蒙头大睡，不愿出门，话少，已经5年余，家庭经济困难，要求门诊治疗
15. 35岁女性，因情绪低落2月余，反复用刀片割手腕，上吊，触电，服大量催眠药自杀未遂而入院，对服药治疗很不合作
16. 27岁男性，建筑工人，情绪兴奋与低落反复交替发作半年，最近兴奋话多1个月，自我感觉良好，喜管闲事，不认为有病，但可配合治疗

（17～19题共用备选答案）
A. 酚噻嗪类　　B. 丁酰苯类

C. 硫杂蒽类　　D. 苯二氮䓬类
E. 三环类

从以上备选答案中选出下列药物最适当的类别

17. 阿米替林
18. 氯丙嗪
19. 地西泮

(20~22 题共用备选答案)

A. 焦虑症　　B. 强迫症
C. 恐惧症　　D. 疑病症
E. 癔症

以下表现属于

20. 焦虑由特定的对象或处境引起，呈境遇性和发作性，为减轻焦虑伴有回避反应
21. 焦虑常没有明确的对象，且可持续存在
22. 恐惧源于自己内心的某些思想或观念，怕的是失去自我控制

(23~26 题共用备选答案)

A. 意识清晰，联想过程缺乏连贯性与逻辑性
B. 思维缓慢，情绪低落，反复企图自杀
C. 紧张恐惧，具有明显的强迫观念和行为
D. 意识模糊，大量的幻觉、错觉和被害妄想、兴奋躁动
E. 过度紧张、头痛、失眠、顾虑重重

23. 精神分裂症
24. 抑郁症
25. 强迫性神经症
26. 急性中毒性精神障碍

(27~28 题共用备选答案)

A. 对所患疾病有正确的认识
B. 以情绪改变突出
C. 以躯体或器官功能障碍为著
D. 反复出现检查、记数、洗涤为特征
E. 睡眠障碍

27. 癔症
28. 焦虑性神经症

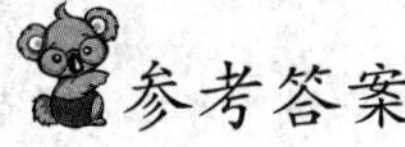
参考答案

【A1/A2 型题】

1. C　2. E　3. B　4. C　5. A　6. E　7. D　8. C
9. E　10. A　11. E　12. B　13. B　14. C　15. C　16. B
17. C　18. C　19. C　20. C　21. C　22. C　23. A　24. B
25. C　26. A　27. B　28. D　29. B　30. D　31. D　32. E
33. B　34. B　35. C　36. C　37. D　38. D　39. B　40. C
41. D　42. D　43. B　44. B　45. B　46. B　47. C　48. D
49. C　50. E　51. B　52. D　53. D　54. C　55. C　56. E
57. C　58. A　59. D　60. E　61. C　62. D　63. E　64. B
65. D　66. E　67. C　68. C　69. D　70. E　71. C　72. E
73. D　74. A　75. C　76. E　77. E　78. E　79. C　80. C
81. C　82. E　83. D　84. A　85. D　86. C　87. D　88. E
89. A　90. C　91. B　92. B　93. C　94. B　95. D　96. D
97. B

【A3/A4 型题】

1. D　2. B　3. D　4. C　5. B　6. C　7. B　8. C
9. B　10. D　11. C　12. E　13. E　14. E　15. D　16. C
17. E　18. C　19. A　20. B　21. D　22. B　23. B　24. A
25. C　26. E　27. A　28. A　29. D　30. B　31. A　32. E
33. B　34. C　35. B　36. B　37. B　38. E　39. C　40. D
41. C　42. C　43. A　44. A　45. A　46. A　47. A　48. E
49. A　50. D　51. B　52. B　53. C　54. D

【B 型题】

1. E　2. D　3. C　4. A　5. E　6. D　7. B　8. B
9. A　10. B　11. E　12. B　13. C　14. C　15. E　16. D
17. E　18. A　19. D　20. C　21. A　22. B　23. A　24. B
25. C　26. D　27. C　28. B

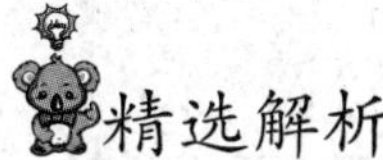
精选解析

【A1/A2 型题】

87. 躯体形式障碍的特点是以各种躯体不适（如疼痛）为主诉，症状持续，反复就医，各种医学检查无阳性发现，医生的解释甚至保证不能打消其疑虑。虽可同时伴有某些焦虑和抑郁情绪，但不是主要临床相，可排除焦虑症和抑郁症的诊断。强迫症的特征是患者明知不对，却无法自制，本例不属于此。心身疾病的躯体症状可查得有明确的器质性改变，也不应考虑。故此患者最可能的诊断应是躯体形式障碍。

97. 神经衰弱症状可随其情绪和外界环境的改变而呈波动性，时好时差。

第十八章　康复医学

【A1/A2 型题】

1. 康复医学的目的是

A. 药物应用　　B. 找出病因
C. 预防　　D. 功能康复
E. 手术治疗

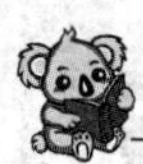

2. 我国卫生部是在哪一年发出通知要求全国高等医学院校增设康复医学课程
   A. 1985　　B. 1977
   C. 1982　　D. 1984
   E. 1996

3. 医学康复的定义是
   A. 使用医学领域内不包括药物治疗的一切治疗方法，包括康复医学所特有的各种功能训练技术等医疗手段促进康复的学科
   B. 是只使用各种功能训练技术促使功能康复的一个独立的学科
   C. 使用医学领域内一切治疗方法，包括康复医学所特有的各种功能训练技术等医疗手段促进康复的学科
   D. 是神经内外科的延续，使用药物和手术进一步治愈疾病的方法
   E. 使用医学领域内不包括手术治疗的一切治疗方法，包括康复医学所特有的各种功能训练技术等医疗手段促进康复的学科

4. 康复的手段主要是
   A. 作业疗法　　B. 治疗方案制定
   C. 功能训练　　D. 功能评估
   E. 职业疗法

5. 康复治疗的原则是
   A. 恢复就业能力
   B. 恢复行走能力
   C. 恢复一切正常的生活能力
   D. 功能训练、整体康复、重返社会
   E. 恢复肢体功能

6. 教育康复是通过各种教育促进聋哑、智弱以及肢体伤残儿童受到应有的教育，包括九年义务制教育及
   A. 普通学校　　B. 中等教育
   C. 专门学校　　D. 聋哑学校
   E. 访问学校

7. 给能接受普通教育的残疾人创造条件，使其进入普通学校接受教育，对不能接受普通教育的残疾人，则开设特殊学校使其接受教育。这些特殊学校包括：专门学校、访问学校和
   A. 手语学校
   B. 盲文学校
   C. 医学康复和教育康复相结合的学校
   D. 聋哑学校
   E. 技能学校

8. 康复的定义是
   A. 应用各种有用的措施以减轻残疾的影响以尽多的恢复肢体功能
   B. 应用各种有用的措施以减轻残疾的影响不包括使残疾人重返社会
   C. 应用各种有用的措施以减轻残疾的影响不包括针对残疾人的教育
   D. 应用各种有用的措施以减轻残疾的影响和使残疾人重返社会
   E. 应用各种有用的措施以减轻残疾的影响以提高患者生活质量

9. 为了康复的目的，研究有关功能障碍的预防、诊断和评定、训练和处理的医学学科是
   A. 职业康复　　B. 医学康复
   C. 教育康复　　D. 社会康复
   E. 康复医学

10. 康复医学中的基础医学包括运动学、人体发育学、神经生理学、残疾学和如下何种课程的基本理论
   A. 康复诊断学　　B. 治疗学
   C. 诊断学　　D. 康复治疗学
   E. 以上都不是

11. 康复诊断学和康复治疗学统称为
   A. 康复临床医学　　B. 康复专门技术学
   C. 康复基础医学　　D. 康复各论
   E. 物理医学与康复

12. 康复医学的治疗对象主要是
   A. 各种功能障碍者
   B. 残疾人和有各种功能障碍而影响正常生活或工作的慢性病和老年病患者
   C. 残疾人
   D. 神经科和骨科手术后肢体功能障碍者
   E. 慢性病和老年病患者

13. 不能正常生活、工作和学习的身体和/或精神上的功能缺陷，包括程度不同的肢体残缺、感知觉障碍、活动障碍、内脏功能不全、精神情绪和行为异常、智能缺陷者称为
   A. 残疾　　B. 残损
   C. 残障　　D. 功能缺陷
   E. 残疾人

14. 残疾人是指
   A. 由于残疾的影响使之在社会的某些领域中无法发挥正常作用的人
   B. 由于残疾部分或全部失去以正常方式从事正常范围活动的能力和在社会的某些领域中不利于发挥正常作用的人
   C. 由于残疾部分或全部失去以正常方式从事正常范围活动的能力

D. 是指伴有任何身体残疾的人
E. 是指伴有任何身体功能障碍的人

15. 按照世界卫生组织残疾分类法，残疾包括
A. 残障和残疾　　B. 残损和残障
C. 残疾和残损　　D. 残损、残疾和残障
E. 以上都不是

16. 按照世界卫生组织国际分类法（ICIDN），疾病或外伤引起的解剖结构、生理及心理功能暂时、永久丧失或异常应是
A. 残障　　B. 残疾
C. 残损　　D. 结构功能缺损
E. 社会能力障碍

17. 按照ICIDN分类法，残疾较严重，造成了功能能力和活动的丧失，患者不能以正常的行为、方式和范围进行日常的生活活动和其他活动者应属
A. 残损　　B. 残障
C. 残疾　　D. 结构缺损
E. 社会能力障碍

18. 按照ICIDN分类法，由于残疾严重，使患者不能参与学习、工作及社会生活，而限制或妨碍了其发挥其应有的社会作用、享受社会的权利和履行社会职责者应属
A. 结构功能缺损　　B. 残疾
C. 残障　　D. 残损
E. 以上都不是

19. 按照我国残疾分类法，残疾分为
A. 四类　　B. 三类
C. 两类　　D. 五类
E. 六类

20. 按照我国残疾分类，残疾包括如下哪几种
A. 视力、听力、语言和肢体残疾
B. 视力、听力、语言残疾
C. 听力、语言、精神和肢体残疾
D. 智力、精神和肢体残疾
E. 视力、听力、语言、智力、精神和肢体残疾

21. 残疾学在康复医学中之所以起着中心和支柱的地位是由于残疾学
A. 是因为康复医学被称为残疾医学
B. 是研究残疾引起的生理功能和生活能力障碍的科学
C. 是康复医学的主要研究对象，重要于康复治疗措施的制定
D. 是研究个体能力低下的科学
E. 是因为康复医学被称为障碍医学

22. 挛缩可以造成关节的变形和活动障碍并直接影响关节的活动度，其原因是关节的韧带、软组织和关节囊病变引起的，而这种病变是由于
A. 关节囊软组织结构和组合方式发生变化，造成结缔组织性质改变
B. 关节囊的胶原纤维结构和组合方式发生变化，造成结缔组织性质改变
C. 关节囊的弹性纤维结构和组合方式发生变化，造成结缔组织性质改变
D. 关节囊结构和组合方式发生变化，造成结缔组织性质改变
E. 关节韧带结构和组合方式发生变化，造成结缔组织性质改变

23. 有实验证明人肩关节固定1周所致的挛缩需52天才能治愈，固定3周，治愈大约需要的天数是
A. 156天　　B. 120天
C. 60天　　D. 300天
E. 365天

24. 联合反应是指偏瘫患者健侧肢体用力做随意抗阻收缩时，引起的患侧肢体不随意的紧张性活动，为脊髓水平的反应。反应的类型有
A. 同侧性　　B. 对侧性
C. 对称性　　D. 相反性
E. 以上都是

25. 康复功能评价的定义是
A. 寻找致残的根本原因，制定合适的治疗方案
B. 通过测量和评估，确定残疾者的功能状态
C. 制定康复治疗方案，观察治疗效果
D. 贯穿于康复治疗始终
E. 可在康复治疗过程中重复使用

26. 日常生活能力是指
A. 人们为达到独立的生活而进行的特殊训练
B. 人们必须反复进行的、最基本的劳动技能
C. 人们为达到独立的生活而必须反复进行的、最基本的包括衣、食、住、行和个人卫生等基本动作和技能
D. 人们反复进行的一些基本动作和技能
E. 人们为活着而必须反复进行的个人基本动作和技能

27. 促通技术以哪几种方法为代表
A. Rood、Bobath、Brunstrom和BF
B. Rood、Bobath、PNP和CPM
C. Rood、Bobath、Brunstrom和PNF
D. Rood、Bobath、Brunstrom和RET
E. Rood、Bobath、Brunstrom和FES

28. 运动疗法主要包括
    A. 关节活动度、肌力增强、耐力、步态训练、促通技术和引导式教育方法
    B. 关节活动度、肌力增强、耐力和引导式教育方法
    C. 关节活动度、肌力增强、耐力、步态训练
    D. 关节活动度、肌力增强、促通技术和引导式教育方法
    E. 关节活动度、肌力增强、耐力、步态训练和促通技术

29. 冷冻疗法的治疗作用主要有
    A. 促进渗出液吸收，促进血液循环和淋巴回流
    B. 解痉镇痛、止血、止痒和镇静
    C. 消炎、降温、炎性反应和免疫增强作用
    D. A 和 B
    E. A 和 C

30. 脑卒中康复中，可通过以何种技术为中心的综合治疗引导和促进神经系统的“功能重组”和潜在功能的启动
    A. Bobath　　B. Rood
    C. 理疗　　D. 促通
    E. 针灸

31. 社区康复服务方式不包括
    A. 医院综合服务模式　　B. 社区服务保障形式
    C. 社会化综合服务模式　　D. 社区卫生服务模式
    E. 家庭病床模式

32. 慢性阻塞性肺疾患患者，多为胸式呼吸，呼吸浅而快，肺泡通气量不足，呼吸肌耗氧量大，这种情况，最佳的康复训练法是
    A. 咳嗽训练　　B. 腹式呼吸运动训练
    C. 耐力训练时吸氧　　D. 吹哨式呼气训练
    E. 步行运动

【A3/A4 型题】

（1～3 题共用题干）

康复医学的治疗对象是残疾人和有各种功能障碍而影响正常生活或工作的慢性病患者和老年病患者，各种疾病开始采用康复治疗的先后有所不同，其差别是

1. 骨科、神经科疾病和损伤是康复医学最早和最主要的
    A. 研究对象　　B. 禁忌证
    C. 发展基础　　D. 适应证
    E. 以上都不是

2. 心脏康复、肺科康复、癌症和疼痛的康复
    A. 已经逐渐开展　　B. 已经普遍开展
    C. 已经非常成熟　　D. 尚未开展
    E. 不属康复范畴

3. 按照西方康复传统，哪三方面的残疾一般不列入康复医师的处理范围
    A. 神经外科、骨科和普外　　B. 心脏、胸科和泌尿
    C. 口腔、耳鼻喉和眼科　　D. 精神、智力和感官
    E. 消化、呼吸和内分泌

（4～6 题共用题干）

从康复医学的发展史可以清楚了解康复医学的发展速度和重要性，康复医学每个发展时期也都有其特点，具体特点是

4. 功能康复的概念在我国已有两千多年的历史，主要是以针灸、导引和按摩等方法进行功能康复的，我国针刺术传入欧洲是在
    A. 15 世纪末　　B. 16 世纪末
    C. 17 世纪末　　D. 18 世纪末
    E. 19 世纪末

5. 西方 Rehabilitation 首次针对身心残疾者进行治疗，使其重返社会是在
    A. 14 世纪末　　B. 15 世纪末
    C. 16 世纪末　　D. 第一次世界大战中
    E. 第二次世界大战中

6. 康复医学的确立期是
    A. 15 世纪末　　B. 第一次世界大战中
    C. 第二次世界大战中　　D. 1940～1970 年
    E. 20 世纪 20～30 年代

（7～9 题共用题干）

挛缩主要是指关节挛缩，按照 Hoffa 分类还存在一些其他类型的挛缩，包括皮肤组织挛缩、结缔组织挛缩、肌性挛缩和神经性挛缩，且各有不同特点，如皮肤组织挛缩发生在皮肤，好发于手部，了解这些特点对于康复治疗方案的制定非常重要。

7. 结缔组织挛缩的特点是
    A. 皮下组织的挛缩
    B. 皮下组织和肌腱的挛缩
    C. 肌腱和韧带的挛缩
    D. 皮下组织、肌腱和韧带的挛缩
    E. 皮下组织和韧带的挛缩

8. 肌性挛缩的主要病理变化是
    A. 肌纤维缩短，收缩成分异常
    B. 肌膜胶原纤维发生改变，肌膜弹性下降，硬化
    C. 仅肌内膜胶原发生改变，肌膜弹性下降，硬化
    D. 仅肌外膜胶原发生改变，肌膜弹性下降，硬化
    E. 仅肌束膜胶原发生改变，肌膜弹性下降，硬化

9. 神经性挛缩包括
    A. 反射性挛缩

B. 神经缩短，功能障碍

C. 痉挛性挛缩

D. 反射性挛缩、痉挛性挛缩和迟缓性挛缩

E. 反射性挛缩和迟缓性挛缩

（10～12 题共用题干）

徒手肌力检查法（MMT）是肌力评定的重要方法之一，它测定一块肌肉或肌群的最大收缩能力，掌握它的用法和作用，对于诊断和疗效评定很有帮助

10. 用于测定肌力收缩的标准是

A. 肌肉收缩力的大小

B. 肌肉收缩和肌肉收缩对抗阻力的大小

C. 肌肉收缩、肌肉经过关节的活动度数和肌肉收缩对抗阻力的大小

D. 肌肉收缩对抗阻力的大小

E. 肌肉收缩和肌肉经过关节的活动度数的大小

11. MMT 的用途是

A. 确定肌力的大小和记录获得或丧失肌力的大小

B. 确定肌力的大小和记录丧失肌力的大小

C. 确定肌力的大小和记录获得的大小

D. 确定肌力的大小和强弱

E. 记录、检查肌肉状态

12. 仔细地评定肌力可有助于确定

A. 肌肉的损伤程度　B. 肌力的大小

C. 肌肉是否痉挛　D. 治疗的效果

E. 哪一条神经或神经根受累和脊髓受累的水平

（13～15 题共用题干）

在制定康复治疗方案之前应做必要的功能评定，以便制定适当的对应措施，功能评定也是康复医学重要的技能之一。

13. 功能独立性评定（HM）是适用于独立生活上有功能缺陷患者独立生活功能的测量指标，其测量方法包括

A. 康复功能评定方法

B. 直接功能评估和间接功能评估

C. 直接观察患者实际生活中的动作

D. 直接功能评估、间接功能评估和通讯评估

E. 请患者完成指定的动作，确定患者完成情况

14. BADL 评定包括

A. 三大项十小项　B. 四大项十二小项

C. 五大项十五小项　D. 六大项十八小项

E. 七大项二十一小项

15. 生活上有功能缺陷完全依赖的定义是

A. 患者付出的力小于 50%，完成活动需要最大或完全的帮助

B. 患者付出的力小于 25%，完成活动需要最大或完全的帮助

C. 患者付出的力 50%～75%，完成活动需要最大或完全的帮助

D. 患者付出的力小于 50%，完成活动需要部分帮助

E. 患者付出的力小于 40%，完成活动需要最大或完全的帮助

（16～18 题共用题干）

对新入院患者需要了解其独立生活功能，该评定称之为功能独立性评定（FIM）。做好该项评定，需要掌握独立生活功能缺陷测量的具体指标。

16. FIM 评定为部分依赖时，最小量的接触帮助是指

A. 患者付出的力在全部用力的 50% 以上，仅需他人有少量身体接触的帮助

B. 患者付出的力在全部用力的 60% 以上，仅需他人有少量身体接触的帮助

C. 患者付出的力在全部用力的 65% 以上，仅需他人有少量身体接触的帮助

D. 患者付出的力在全部用力的 75% 以上，仅需他人有少量身体接触的帮助

E. 患者付出的力在全部用力的 80% 以上，仅需他人有少量身体接触的帮助

17. 在 FIM 评定中的依赖是指

A. 完成动作需要其他人监护或体力上的帮助

B. 完成动作不需要其他人监护但需要体力上的帮助

C. 完成动作需要其他人监护但不需要体力上的帮助

D. 完成动作完全需要其他人帮助

E. 患者本人不能完成任何动作，依赖器具或他人

18. FIN 评定共分为 7 级，其中 5～3 级为

A. 依赖　B. 部分依赖

C. 完全依赖　D. 独立

E. 以上都不是

（19～21 题共用题干）

肌力增强训练是康复治疗中常用技术之一。理解和掌握肌力增强的理论和方法的正确运用（每种方法各有其优缺点），常可达到较好治疗效果。

19. 肌力的大小决定于

A. 肌肉本身体积的大小

B. 力学、解剖学和生理学条件的综合

C. 肌肉的初长

D. 肌肉收缩的长度

E. 后负荷的大小

20. 三种增强肌力训练的类型是

A. 等张型、等长型和等速型

B. 向心型、离心型和等速型
C. 开放链型、闭合链型和抗阻力型
D. 等张型、闭合链型和抗阻力型
E. 等长型、等速型和抗阻力型

21. 运动处方制定的原则和注意点是
A. 循序渐进和运动处方的调整
B. 个别对待、循序渐进、运动效应的可逆性和运动处方的调整
C. 选择适宜的运动方案，发挥对人体的有益作用
D. 根据个体差异分别制定
E. 注重运动效应的可逆性和运动处方的调整

(22 ~ 24 题共用题干)

临床康复治疗中，为达到较好全面康复的目的，往往需要采用综合性康复治疗措施，了解所用治疗方法的机制和特点是获得预期治疗效果的根本保证。

22. 运动处方的耐力和有氧运动的 3 个阶段是
A. 微量阶段、中量阶段和大量阶段
B. 开始阶段、维持阶段和结束阶段
C. 小量阶段、中量阶段和大量阶段
D. 开始阶段、改善阶段和维持阶段
E. 适应阶段、常规阶段和特殊阶段

23. 物理治疗时的物理能被吸收后在体内常发生的变化是
A. 产生局部效应，并通过神经、经络或体液引起全身性反应
B. 能量形式的变换，而引起温度变化、离子迁移等物理变化
C. 能量形式的变换，而引起 pH、自由基生成、光分解作用等化学变化
D. A 和 C 两项
E. B 和 C 两项

24. 心理治疗方法中的支持性心理疗法和理智—情绪疗法的治疗途径是
A. 解释心理障碍的原因是非理性思维，使患者学会区分理性与非理性观点，向非理性观点挑战
B. 采取疏导、劝说、解释、训练、调整环境和培养兴趣
C. 采取对事物判断、推理、评价、假设和预期
D. 采取亲切态度、暖人话语、权威性的解释和暗示
E. 通过辩论使患者放弃非理性思维，达到理性的思维

(25 ~ 27 题共用题干)

脑卒中包括脑血栓形成、脑栓塞、脑出血和蛛网膜下隙出血，在我国是常见病、多发病，死亡率和致残率很高。了解其致残率和何时、如何进行康复治疗，对于残疾的预防和使患者尽早康复、重返社会非常重要。

25. 脑卒中的残疾率和生活不能自理率分别大约是
A. 40% ~ 50% 和 22.5%
B. 50% ~ 60% 和 32.5%
C. 70% ~ 80% 和 42.5%
D. 80% ~ 90% 和 52.5%
E. 以上都不是

26. 脑卒中的早期康复治疗原则是
A. 从急性期开始，尽早开始主动训练，早离床，注意防止废用和误用综合征
B. 待病情平稳，内外科主要治疗基本结束后开始主动训练，离床，注意防止废用和误用综合征
C. 不管病情如何都尽早开始主动训练，离床等康复治疗
D. 患者急性期治疗结束后尽早开始主动训练，离床等康复治疗
E. 患者出院后尽早到康复科开始主动训练，离床等康复治疗

27. 一般认为脑卒中患者的运动功能恢复始于病后数日，何时可达到最大程度的恢复，最长恢复期一般不超过
A. 1 ~ 3 周，最长一般不超过 1 年
B. 1 ~ 3 个月，最长一般不超过 1 年
C. 1 ~ 3 个月，最长一般不超过 2 年
D. 3 ~ 6 个月，最长一般不超过 2 年
E. 6 ~ 12 个月，最长一般不超过 2 年

(28 ~ 30 题共用题干)

中枢神经由于其解剖学、组织学以及生理学特点，损伤后功能较难恢复。功能恢复的程度往往与损伤后得到适当处理的时间密切相关。近年来随着研究的不断深入，发现了一些新理论，找到了一些新治疗方法，过去的有些观点需要重新认识。

28. 一般认为脑卒中患者的运动功能恢复期最长不超过 2 年，对 2 年后仍遗留有功能障碍的患者，是否仍有康复治疗的必要？治疗后是否有进一步功能恢复的可能
A. 没有必要，治疗后功能没有进一步恢复可能
B. 有必要，治疗后功能有进一步恢复可能
C. 不肯定
D. 视情况而定，但进一步功能恢复基本没有可能
E. 有必要坚持功能训练，但功能不会进一步提高

29. 脊髓损伤治疗的最佳时间是伤后
A. 1 小时　　B. 6 小时内
C. 12 小时内　　D. 24 小时内
E. 48 小时内

30. 脊髓损伤康复治疗的要点是
A. 急性期着重预防并发症，恢复期着重改善活动

能力

B. 急性期着重恢复肢体功能，恢复期着重改善活动能力

C. 急性期着重提高活动能力，恢复期着重预防并发症

D. 急性期着重防止褥疮，恢复期着重改善肢体功能

E. 急性期着重功能训练，恢复期着重提高活动能力

(31～32 题共用题干)

男，29 岁。左胸部及腹部被机器切割伤，胸部伤口深达胸腔，致呼吸困难，腹部伤口处有部分肠管脱出。

31. 现场处理胸部伤口的正确做法是

A. 缝合胸部伤口

B. 做胸腔穿刺抽气

C. 用清洁布料填塞伤口、密封包扎

D. 做胸腔闭式引流

E. 伤口不处理，呼叫“120”转院

32. 现场处理腹部伤口的正确做法是

A. 不还纳肠管，扣上容器

B. 伤口不处理，等待转院

C. 还纳肠管，缝合腹壁伤口

D. 将肠管还纳腹腔后包扎

E. 还纳肠管，用清洁布料覆盖、保护

(33～34 题共用题干)

一位师傅不慎被电锯锯伤小腿，鲜血自巨大伤口中喷出。

33. 在现场没有充气止血带的情况下，选用下列哪种代用品最好

A. 胶管或有弹性皮条　　B. 电线

C. 绳索　　D. 绷带

E. 布条

34. 为该患者上止血带时，下列哪项要求是正确的

A. 连续阻断血流时间一般要超过 4 小时

B. 结扎部位选在小腿中上 1/3

C. 就地取材可用绳索代替

D. 止血带压力以出血停止，远端不能摸到动脉搏动为宜

E. 结扎时可不用垫纱布

(35～36 题共用题干)

一位师傅不慎被机器绞伤右前臂，伤口有活动出血，伤肢活动受限，伤员感心悸、口渴。

35. 现场急救首先应试用的止血方法是

A. 上止血带　　B. 加压包扎止血

C. 指压止血　　D. 填塞止血

E. 止血钳止血

36. 如上止血带，应压迫的动脉是

A. 锁骨下动脉　　B. 肱动脉

C. 腋动脉　　D. 尺动脉

E. 桡动脉

【B 型题】

(1～4 题共用备选答案)

A. 髋关节的屈曲共同运动为下肢屈肌的共同运动

B. 下肢伸肌共同运动

C. 膝、髋关节的肌肉、肌腱挛缩，关节粘连、骨化强直

D. 膝、髋关节的肌紧张持续倾向造成关节不活动，使伸肌运动类型过渡到屈肌运动类型的交替运动速度低下

E. 由于中枢性瘫痪造成马蹄内翻足，为能走路逐渐形成反张膝

1. 拖拉步态是下肢何种肌肉的共同运动

2. 划圈步态是下肢何种肌肉的共同运动

3. 膝、髋关节僵硬是由于

4. 常见的中枢性瘫痪合并末梢运动器官异常是

(5～8 题共用备选答案)

A. 失调症、帕金森综合征和不随意运动

B. 失语、失用和失认

C. 血压和体温调节障碍

D. 瘫痪初期出现肌张力下降，反射消失，不能维持自主活动的弛缓状态

E. 首先恢复的最简单的反射如腱反射变为亢进

5. 中枢神经损伤后初期的休克状态是

6. 中枢性瘫痪的脑功能障碍是

7. 中枢性瘫痪的自主神经功能障碍是

8. 除运动形式、肌力、步态等异常外，常见的其他运动障碍是

(9～12 题共用备选答案)

A. 确定妨碍功能或可产生畸形的受限程度

B. 测定运动功能障碍

C. 确定增加功能活动能力或减轻畸形所需要增加的范围

D. 关节运动时所经过的运动弧

E. 被动 ROM 比主动的 ROM 稍大

9. 测定 ROM 的目的是

10. 关节活动范围是指

11. ROM 测定的作用是

12. 关节活动度在正常情况下是

(13～15 题共用备选答案)

A. 活动时不需要任何人的帮助

B. 完成动作时需要他人监护或体力上的帮助

C. 患者付出的力在完成动作所需全部用力的50%以上
D. 患者不能付出任何力，完成动作需要完全帮助
E. 患者付出的力在完成动作所需全部用力的50%以下，完成动作需要最大或完全的帮助

13. FIM评定中依赖是指
14. FIM评定中独立是指
15. FIM评定中部分依赖是指

（16～19题共用备选答案）
A. 适用于运动控制能力差的任何患者，通过刺激使传出神经兴奋而诱发所需要的肌肉收缩
B. 适用于中枢神经系统损伤，治疗按神经发育顺序进行。利用正常的姿势反射和平衡反射来调节肌张力和诱发正确的运动，同时抵制过强的肌张力和错误运动模式
C. 主要适用于偏瘫患者，利用联合反应和紧张性反应治疗偏瘫
D. 适用于中枢神经系统疾病的儿童和成人
E. 神经肌肉再训练的方法，用于肌无力、主动运动困难、中枢性运动障碍、骨关节疾病和软组织损伤的治疗

16. Brunstrom方法是
17. Rood方法是
18. Bobath方法是
19. PNP方法是

（20～23题共用备选答案）
A. 用指、掌或肘部用力稳而均匀进行单向的直线平推
B. 双手握患者肢体远端，用力做小幅度的上下颤动
C. 用拇指或掌按压体表
D. 用虚掌拍打患部
E. 使关节做被动的环转运动

20. 推拿按摩中的拍法是
21. 推拿按摩中的抖法是
22. 推拿按摩中的摇法是
23. 推拿按摩中的推法是

（24～27题共用备选答案）
A. 设法促进肌张力和主动运动的出现
B. 降低痉挛，促进分离运动的恢复
C. 进一步降低肌痉挛，促进更多的分离运动恢复，改善运动速度、精细程度和耐力
D. 多种训练交替进行，有所侧重，在不引起异常反应和过度疲劳的情况下，逐渐加大活动量
E. 瘫痪恢复的次序是先躯干后肩胛带和骨盆，先下肢后上肢

24. 卒中康复训练的原则是
25. 软瘫期的治疗原则是
26. 痉挛期的治疗原则是
27. 相对恢复期的治疗原则是

（28～31题共用备选答案）
A. 预防褥疮、肢体置功能位及被动关节运动，呼吸训练及排痰训练和防止泌尿系感染
B. 肌力训练、床上全面锻炼，坐位练习、轮椅训练，站立和步行训练，作业疗法
C. 痉挛、性功能障碍和疼痛
D. 运动功能障碍和姿势异常
E. 早期发现早期康复，康复与游戏及教育相结合，与药物和必要手术相结合，与家长相结合及中西医结合

28. 脊髓损伤急性期的康复措施是
29. 小儿脑瘫的主要功能障碍是
30. 脊髓损伤恢复期的康复措施是
31. 小儿脑瘫的康复目的和原则是

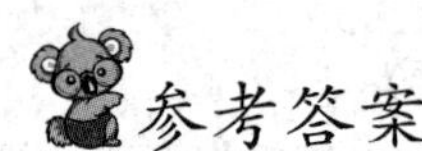

参考答案

【A1/A2型题】

1. D　2. D　3. C　4. C　5. D　6. B　7. C　8. D
9. E　10. B　11. A　12. B　13. A　14. B　15. D　16. D
17. A　18. C　19. D　20. E　21. C　22. B　23. D　24. E
25. B　26. C　27. C　28. A　29. E　30. D　31. A　32. B

【A3/A4型题】

1. D　2. A　3. D　4. C　5. D　6. D　7. D　8. B
9. D　10. C　11. A　12. E　13. D　14. D　15. A　16. D
17. A　18. B　19. B　20. A　21. B　22. D　23. E　24. E
25. C　26. A　27. C　28. B　29. B　30. A　31. C　32. A
33. A　34. D　35. B　36. B

【B型题】

1. B　2. A　3. D　4. E　5. D　6. B　7. C　8. A
9. A　10. D　11. B　12. E　13. B　14. A　15. C　16. C
17. A　18. B　19. E　20. D　21. B　22. E　23. A　24. D
25. A　26. B　27. C　28. A　29. D　30. B　31. E

第十九章 中医药技术

【A1/A2 型题】

1. 下述哪种炮制方法不属于火制法
A. 煮
B. 炙
C. 炒
D. 煅
E. 煨

2. 麻黄，微苦，温，归肺、膀胱经，其功效是
A. 发汗解表，和中祛湿，利水消肿
B. 发汗解表，温胃止呕，散寒止咳，除湿开胃
C. 发汗解表，宣肺平喘，利水消肿，温散寒邪
D. 助阳解表，温通经脉，通阳利水，温通胸阳，温中散寒
E. 祛风解表，胜湿止痛，祛风止痉

3. 生姜性温归胃经，有止呕之功，善治
A. 胃寒呕吐
B. 胃虚呕吐
C. 胃热呕吐
D. 痰饮呕吐
E. 伤食呕吐

4. 下述哪项不是防风的功效
A. 胜湿止痛
B. 温肺化饮
C. 祛风解表
D. 排砷毒
E. 炒炭止泻

5. 太阳伤寒，巅顶头痛，如蒙如裹，宜首选何药治疗
A. 川芎
B. 吴茱萸
C. 蒿本
D. 羌活
E. 防风

6. 柴胡的功效为
A. 解肌退热，透发麻疹，生津止渴，升阳止泻
B. 疏散风热，清利头目，利咽透疹，疏肝解郁
C. 疏散风热，和解少阳，疏肝解郁，升举阳气
D. 发汗解表，透疹止痒，利水退肿
E. 发表透疹，清热解毒，升举阳气

7. 下述何药善于清热燥湿、清泻心胃二经热邪
A. 黄柏
B. 黄连
C. 黄芩
D. 苦参
E. 龙胆草

8. 长夏季节，饮食不洁，遂见腹痛，腹泻，日十余次，呕恶不欲食，发热，微恶寒，脉数，治疗宜选用
A. 葛根配黄芩、黄连
B. 黄连配木香
C. 白头翁配黄连、黄柏、秦皮
D. 当归配白芍
E. 补骨脂配肉豆蔻

9. 下述哪一项不是牛黄的功效
A. 息风止痉
B. 清热解毒
C. 清心豁痰
D. 开窍醒神
E. 利水通淋

10. 下述何药主治肺痈
A. 鱼腥草
B. 蒲公英
C. 黄芩
D. 金荞麦
E. 败酱草

11. 下述哪项不是甘遂的主治病症
A. 痰饮积聚
B. 肺热喘咳
C. 水肿胀满
D. 痰迷癫痫
E. 疮痈肿毒

12. 功能活血行气，祛风止痛，上行头目，可治中风头痛，下达血海可治痛经闭经，中开郁结可治胸痹胁痛的药是
A. 丹参
B. 牛膝
C. 三棱
D. 茺蔚子
E. 川芎

13. 粉碎药物时应注意
A. 中药材中难粉碎的叶脉等可不必粉碎
B. 粉碎过程中及时筛去细粉
C. 药物粉碎越细越好
D. 粉碎毒性药物时只要注意劳动保护即可
E. 粉碎完一种药物后，为节省人工可直接粉碎另一种药物

14. 滴丸制备的工艺流程一般为
A. 药材提取物 + 基质 - 熔融混合物 - 滴制 - 冷凝 - 洗涤 - 干燥 - 滴丸成品
B. 药材提取物 - 混合 - 冷凝 - 洗涤 - 干燥 - 滴丸成品
C. 药材提取物 - 过筛 - 混合 - 滴制 - 包装
D. 药材提取物 - 过筛 - 熔融混合物 - 滴制 - 干燥 - 滴丸成品
E. 药材提取物 - 熔融混合物 - 滴制 - 冷凝 - 洗涤 - 干燥 - 滴丸成品

15. 不属于水溶性软膏基质的是
A. 聚丙烯酸
B. 甲基纤维素
C. 卡波谱
D. 聚乙二醇
E. 凡士林

16. 铁纱吸附药材的提取物后制得的外用剂型称为
A. 散剂
B. 软膏剂

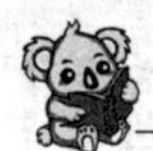

C. 膏剂　　D. 熨剂
E. 锭剂

17. 我国医学史上最早的制药专著是
A.《本草经集注》　　B.《本草纲目》
C.《神农本草经》　　D.《雷公炮炙论》
E.《新修本草》

18. 药物炮制的最终目的是
A. 去除非药用部位　　B. 降低毒性
C. 缓和药性　　D. 使药物发挥最大的疗效
E. 有利于服用

19. 含哪类成分的药物在加水处理时宜“抢水洗”
A. 有机酸　　B. 苷
C. 挥发油　　D. 生物碱
E. 鞣质

20. 含哪类成分的药物在炮制处理过程中宜“忌铁器”
A. 油脂　　B. 鞣质
C. 生物碱　　D. 树脂
E. 苷

21. 大黄的软化方法为
A. 浸泡法　　B. 淘洗法
C. 喷淋法　　D. 浸润法
E. 漂洗法

22. 瘀阻脑络的头痛特点是
A. 绞痛　　B. 擎痛
C. 胀痛　　D. 刺痛
E. 重痛

23. 自汗，畏风易于感冒，舌淡苔白，脉弱，证属
A. 肾气虚　　B. 心气虚
C. 肺气虚　　D. 脾气虚
E. 以上都不是

24. 症见干咳少痰，或痰少而黏，口咽因干燥，无心烦热，午后潮热，盗汗，舌红少津，脉细数，证属
A. 风热犯肺　　B. 燥邪犯肺
C. 肝火犯肺　　D. 肺热炽盛
E. 肺阴虚

25. 不属肺阴虚证原因的是
A. 痨虫蚀肺　　B. 燥热伤肺
C. 久咳不愈　　D. 汗出伤津，阴津耗泄
E. 外感风热入里

26. 干咳少痰或痰黏难咳，口唇鼻咽干燥，便干溲少，此属
A. 肺阴亏虚　　B. 痰热壅肺
C. 燥气伤肺　　D. 风热犯肺
E. 肺热炽盛

27. 男，46岁，大便溏泄日久不愈，伴有纳呆腹胀，肢体倦怠，形体消瘦，少气懒言，而色萎黄，舌淡苔白，脉缓弱，应属
A. 寒湿困脾　　B. 脾气虚症
C. 脾气下陷症　　D. 脾阳虚症
E. 肝郁脾虚症

28. 能诊断为胃气虚的主症是
A. 口淡不渴
B. 食后胀甚，时作嗳气
C. 胃脘隐痛或痞胀按之觉舒
D. 不思饮食
E. 气短神疲

29. 能鉴别胃阴虚的见症是
A. 脘痞不舒　　B. 胃脘隐隐灼痛
C. 胃脘嘈杂　　D. 大便干结，小便短少
E. 饥不欲食

30. 大便泻下臭如败卵见于
A. 肠道湿热证　　B. 肠热腑实证
C. 食滞胃肠证　　D. 胃热炽盛证
E. 胃阴虚症

31. 男，20岁。腹痛暴注下泻，色黄而秽臭，肛门灼热，小便短黄，身热口渴，舌质红，苔黄腻，脉滑数。辨证为
A. 肠道湿热证　　B. 肠热腑实证
C. 食滞胃肠证　　D. 胃热炽盛证
E. 肠燥津亏证

32. 胃阴虚的病因是
A. 情志郁结，气郁化火
B. 湿热病后期，胃阴耗伤
C. 吐泻太过
D. 过食辛辣香燥之品
E. 过用温燥药物

33. 能鉴别出胃肠寒滞的见症是
A. 口淡不渴　　B. 恶心呕吐
C. 脘腹冷痛，痛势暴剧　　D. 口泛清水，腹泻清稀
E. 腹胀便秘，面白或清

34. 风寒型感冒的诊断要点是
A. 发热汗出热不解　　B. 发热微恶风
C. 恶寒不发热或微热　　D. 发热恶寒并重
E. 无发热恶寒

35. 解表法的适用范围是
A. 食滞停积　　B. 寒邪留滞
C. 半表半里　　D. 外感表证
E. 表里同病

36. 治风热型感冒的代表中成药是
A. 防风通圣丸　B. 银翘解毒片
C. 藿香正气丸　D. 参苏理肺丸
E. 通宣理肺丸

37. 暑湿型感冒的舌苔脉象是
A. 舌红少苔，脉细数　B. 舌苔薄黄，脉浮数
C. 舌苔黄腻，脉濡数　D. 舌苔薄白，脉浮紧
E. 舌红苔黄燥，脉洪数

38. 风寒型感冒的治疗原则是
A. 辛温解表　B. 辛凉解表
C. 清暑祛湿解表　D. 解表清里
E. 益气解表

【B 型题】

（1～2 题共用备选答案）
A. 解表法　B. 清热法
C. 攻下法　D. 和解法
E. 温里法

1. 邪在半表半里的少阳证的治疗大法是
2. 邪在肠胃里热积滞实证的治疗大法是

【案例题】

案例一

患者男性，55 岁。平日嗜烟酒及肥甘厚味，现症见：咳嗽气粗，痰多质黄稠，胸胁胀满，面赤身热，口干咽痛，大便干，舌质红，苔黄腻，脉滑数。

提问 1. 该患者的中医诊断为
A. 肺胀　B. 胁痛
C. 咳嗽　D. 便秘
E. 肺痨　F 感冒

提问 2. 此病证型属于
A. 风寒袭肺　B. 痰热郁肺
C. 痰湿蕴肺　D. 肝火犯肺
E. 肺阴亏耗　F. 风热犯肺

提问 3. 治法宜采用
A. 清肺　B. 润肺
C. 化痰　D. 止咳
E. 祛风　F. 利水

提问 4. 可选用下述哪种成药治疗
A. 通宣理肺丸　B. 养阴清肺膏
C. 鹭鸶咳丸　D. 百合固金丸
E. 连翘败毒丸　F. 清金止嗽化痰丸

案例二

患者女，41 岁。干部。素有上腹部不适，近日因饮食不当而复发，感上腹部隐隐作痛，喜温喜按，空腹痛甚，得食痛减，泛吐清水，纳差，神疲乏力，甚则手足不温，大便溏薄，舌淡，苔白，脉虚弱。

提问 1. 本病中医诊断为
A. 胃炎　B. 真心痛
C. 腹痛　D. 胃痛
E. 胃溃疡

提问 2. 本病中医证型为
A. 寒邪客胃　B. 饮食积滞
C. 脾胃虚寒　D. 肝气犯胃
E. 胃阴亏虚

提问 3. 本病中医治法是
A. 温中健脾　B. 消食导滞
C. 利水渗湿　D. 疏肝理气
E. 滋阴益胃

提问 4. 本病最佳选方是
A. 逍遥丸　B. 一贯煎
C. 胃苏颗粒　D. 保和丸
E. 小建中合剂

提问 5. 你给本患者的健康指导是什么
A. 精神调摄　B. 饮食调摄
C. 起居有常　D. 慎用伤胃药物
E. 定期复诊

参考答案

【A1/A2 型题】

1. A　2. C　3. A　4. B　5. C　6. C　7. B　8. A
9. E　10. A　11. B　12. E　13. B　14. A　15. E　16. D
17. D　18. D　19. C　20. B　21. D　22. D　23. C　24. E
25. E　26. C　27. C　28. C　29. E　30. A　31. A　32. E
33. B　34. C　35. D　36. B　37. C　38. A

【B 型题】

1. D　2. C

【案例题】

案例一

提问 1 答案：C　提问 2 答案：B
提问 3 答案：ACD　提问 4 答案：F

案例二

提问 1 答案：D　提问 2 答案：C
提问 3 答案：A　提问 4 答案：E
提问 5 答案：ABCDE

精选解析

【案例题】

案例一

提问1解析：该患者以咳嗽为主症，有声无痰为咳，有痰无声为嗽，痰声并见，则为咳嗽。故正确答案是C。

提问2解析：该患者好烟酒，熏灼肺胃，嗜食肥甘厚味，痰浊内生，郁久化热，上干于肺。故正确答案是B。

提问3解析：根据证型确定相应的治疗方法，其证属痰热郁肺，则应清热化痰止咳。

提问4解析：通宣理肺丸用于解表散寒、宣肺止嗽。养阴清肺膏用治阴虚肺燥之干咳。鹭鸶咳丸用于小儿百日咳。百合固金丸用治肺肾阴虚之咳嗽。连翘败毒丸用于疮疖溃烂、丹毒、疥癣等。清金止嗽化痰丸由黄芩、熟大黄、知母、杏仁、桑白皮、浙贝母、百部等药物组成，共奏清热化痰止咳之效。故正确答案是F。

第二十章 常用临床检验

【A1/A2型题】

1. 下列有关血液的叙述，错误的是
   A. 血液离体后可自行凝固
   B. 血浆约占血液的55%
   C. 血细胞包括红细胞、白细胞、血小板
   D. 血液检验只用于各种血液系统疾病
   E. 婴幼儿常用的采血部位为足跟部

2. 以下哪项生理因素不会影响血清胆固醇的水平
   A. 地区　B. 年龄
   C. 睡眠　D. 饮食
   E. 性别

3. 成人毛细血管采血最常用的部位是
   A. 足跟　B. 耳垂
   C. 脚趾　D. 头皮
   E. 手指

4. 痢疾患者粪便常规检查应取以下哪项标本
   A. 黏液　B. 血液
   C. 脓血黏液处的粪便　D. 脓液
   E. 无脓液的粪便

5. 尿常规分析标本必须在多长时间内完成检验
   A. 2h　B. 5h
   C. 10h　D. 16h
   E. 24h

6. 导致白细胞计数生理性减少的因素包括
   A. 运动　B. 妊娠
   C. 吸烟　D. 情绪激动
   E. 休息

7. 中性粒细胞减少可见于
   A. 急性化脓性胆囊炎　B. 伤寒
   C. 心肌梗死　D. 消化道大出血
   E. 败血症

8. 下列血红蛋白（Hb）检测结果符合女性中度贫血的是
   A. 30g/L　B. 50g/L
   C. 80g/L　D. 95g/L
   E. 105g/L

9. 在正常情况下，有少量的凝血因子或促凝物质被激活或进入血液循环，血液不会发生凝固的最主要原因是
   A. 机体存在完整的抗凝系统，它与凝血系统保持动态平衡
   B. 血液中抗凝物质增多
   C. 血管壁的完整性
   D. 纤溶激活物增多
   E. 神经体液的调节作用

10. 父母血型分别为AB型和A型，其子女的血型不可能为
    A. A型　B. B型
    C. AB型　D. O型
    E. A型或B型

11. 对血液标本发生溶血影响最小的因素是
    A. 钾离子　B. 葡萄糖
    C. LDH　D. AST
    E. ACP

12. 属于病理性红细胞增高的原因是
    A. 剧烈运动　B. 妊娠
    C. 肺心病　D. 高原地区居民
    E. 恐惧

13. 以下关于痰液标本采集叙述正确的是
    A. 做细胞学检查，以上午9~10时留痰最好
    B. 做细胞学检查，以清晨第一口痰最好
    C. 观察痰液分层情况，可用少量甲醛防腐
    D. 如不能及时送检，冷藏情况下可放置3大
    E. 观察痰液分层情况，可用少量甲苯防腐

14. 纤维蛋白（原）降解产物的作用是
A. 抑制血液凝固　B. 促进血液凝固
C. 抑制纤维蛋白溶解　D. 促进纤维蛋白溶解
E. 无生理功能

15. 血液一般检查中，下列哪项指标参考值有性别差异
A. 白细胞计数　B. 白细胞分类
C. 血小板计数　D. 嗜碱性粒细胞计数
E. 红细胞压积

16. 正常新鲜血浆中不存在以下哪种凝血因子
A. Ⅱ因子　B. Ⅲ因子
C. Ⅴ因子　D. Ⅷ因子
E. Ⅻ因子

17. 下列哪项不是血小板在止血中具有的功能
A. 血块收缩功能　B. 聚集功能
C. 黏附功能　D. 释放功能
E. 活化Ⅻ因子，启动内源凝血途径

18. 缺铁性贫血时，红细胞与血红蛋白之间有什么关系
A. 红细胞与血红蛋白平行减少
B. 血红蛋白减少比红细胞减少更明显
C. 红细胞减少比血红蛋白减少更明显
D. 红细胞数量增加，但血红蛋白明显减少
E. 红细胞数量减少，而血红蛋白在正常范围内

19. 血液检查 MCV 120fl，MCH 45pg，MCHC 375g/L，有助于判断
A. 健康人　B. 正常红细胞性贫血
C. 单纯小细胞性贫血　D. 大细胞性贫血
E. 小细胞低色素性贫血

20. 有关尿亚硝酸盐试验，以下说法正确的是
A. 尿亚硝酸盐试验可以协助诊断尿路感染
B. 尿亚硝酸盐试验阴性可以排除菌尿的可能
C. 尿亚硝酸盐试验阳性可以完全肯定泌尿系统感染
D. 尿亚硝酸盐试验检出率 100%
E. 尿亚硝酸盐试验检出率与尿液标本是否在膀胱停留 4 小时以上无关

21. 红细胞管型常见于
A. 尿道炎　B. 膀胱炎
C. 间质性肾炎　D. 急性肾小球肾炎
E. 急性肾盂肾炎

22. 脓血便多见于
A. 急性细菌性痢疾　B. 急性胃肠炎
C. 上消化道出血　D. 霍乱
E. 肛门出血

23. 极低密度脂蛋白（VLDL）中含量最多的成分是
A. 三酰甘油　B. 胆固醇
C. 胆固醇酯　D. 载脂蛋白
E. 磷脂

24. 冷藏保存用于电解质分析的标本，会引起
A. 血清钾增高　B. 血清钾降低
C. 血清钠增高　D. 血清钠降低
E. 血清氯增高

25. 动脉采血主要用于
A. 电解质检查　B. 常规生化项目测定
C. 血气分析　D. 血氨检查
E. 血糖监测

26. 下列不属于血脂成分的是
A. 磷脂　B. 非酯化脂肪酸
C. 胆固醇及其酯　D. 三酰甘油
E. 胆碱和胆胺

27. 关于胰岛素对糖代谢影响的论述中错误的是
A. 促进糖的异生
B. 促进糖变为脂肪
C. 促进肝葡萄糖激酶的活性
D. 促进糖原合成
E. 促进细胞膜对葡萄糖的通透性

28. 可使血糖水平下降的激素是
A. 肾上腺激素　B. 胰高血糖素
C. 生长素　D. 胰岛素
E. 甲状腺素

29. 患糖尿病时出现白内障，其发病原因是
A. 山梨醇脱氢酶减少　B. 山梨醇脱氢酶增加
C. 半乳糖激酶增加　D. 醛糖还原酶减少
E. 生长激素分泌减少

30. 下列蛋白尿中，选择性蛋白尿主要以哪种为主
A. 白蛋白　B. IgG
C. 转铁蛋白　D. β_2 微球蛋白
E. 本周蛋白

31. 严重创伤时，血钾
A. 无改变　B. 明显降低
C. 明显升高　D. 变化随血钠而定
E. 变化随尿量而定

32. 肝脏严重受损时，血中蛋白质的主要改变是
A. 白蛋白含量升高
B. 球蛋白含量下降
C. 白蛋白含量升高，球蛋白含量下降
D. 白蛋白含量下降，球蛋白含量升高或相对升高
E. 白蛋白和球蛋白含量都正常

33. 溶血性黄疸的特点是
A. 血中结合胆红素含量增高

B. 血中胆素原剧减
C. 尿中胆红素增加
D. 未结合胆红素浓度增高
E. 粪便颜色变浅

34. 可诊断为糖尿病的血糖浓度为
A. 空腹血糖浓度 <6mmol/L
B. 空腹血糖浓度 6～7mmol/L
C. 空腹血糖浓度 7～8mmol/L
D. 随机取样血糖浓度 >11.1mmol/L
E. 餐后2小时血糖浓度 >7mmol/L

35. 下列哪项提示动脉粥样硬化危险性增高
A. Apo AⅠ升高，Apo B降低
B. Apo AⅠ，Apo B都升高
C. Apo AⅠ降低，Apo B升高
D. Apo AⅠ Apo B都降低
E. Apo AⅠ升高，Apo B不变

36. 检测血糖时，实验室多采用血浆或血清而不使用全血的原因是
A. 方便于同时检测其他生化指标
B. 血细胞的糖酵解作用会使血中葡萄糖浓度降低
C. 血细胞中的葡萄糖渗出使血中葡萄糖浓度升高
D. 细菌污染使血中葡萄糖浓度升高
E. 细菌污染使血中葡萄糖浓度降低

37. 关于血肌酐和尿素叙述错误的是
A. 尿素的浓度取决于机体氮的分解代谢和肾脏的排泄能力
B. 血清肌酐和尿素浓度可反映肾小球滤过功能
C. 血尿素测定比血肌酐测定更能准确地反映肾小球滤过功能
D. 尿素酶法测定尿素反应专一，特异性强
E. 酶偶联法测定肌酐特异性高，但价格昂贵

38. 急性心肌梗死（AMI）的早期标志物是
A. AST　　B. LD
C. 肌红蛋白　　D. CK－MB
E. 肌钙蛋白

39. 通常用于诊断急性心肌梗死（AMI）的酶为
A. 胰淀粉酶　　B. AST
C. ALT　　D. ALP
E. CK－MB

40. 诊断原发性肝细胞癌最有意义的指标是
A. ALT　　B. AST
C. ALP　　D. AFP
E. MAO

41. 以下哪项酶类不能反映肝细胞损伤
A. 淀粉酶　　B. 转氨酶
C. 异柠檬酸脱氢酶　　D. 鸟氨酸氨基甲酰酶
E. 谷氨酸脱氢酶

42. 胆固醇含量最高的脂蛋白是
A. 乳糜微粒　　B. 极低密度脂蛋白
C. 中间密度脂蛋白　　D. 低密度脂蛋白
E. 高密度脂蛋白

43. 恶性肿瘤患者伴随肿瘤抗原升高的蛋白质主要是
A. 白蛋白　　B. 铁蛋白
C. 转铁蛋白　　D. 组蛋白
E. 酪蛋白

44. 某病人最近一次检查空腹血糖为11.6mmol/L，GHb为6.5%，由该病人很可能为
A. 无糖尿病　　B. 糖耐量受损的病人
C. 新发现的糖尿病病人　　D. 未控制的糖尿病病人
E. 糖尿病已控制的病人

45. 诊断胰腺疾病的主要血清酶有
A. ALP、5′－NT、γ－GT
B. AST、LDH、CK及它们的同工酶
C. ALT、AST、ADH、GLDH、ICD
D. CK、ALD、AST、LDH
E. α－淀粉酶、脂肪酶

46. 产生抗体的细胞是
A. T细胞　　B. B细胞
C. 浆细胞　　D. NK细胞
E. 巨噬细胞

47. 病原体感染后，血清中出现最早的特异性免疫球蛋白是
A. SIgA　　B. IgG
C. IgM　　D. IgD
E. IgE

48. 感染期间患者体内产生的急性时相蛋白是
A. 乳铁蛋白　　B. 热休克蛋白
C. 阳离子蛋白　　D. C反应蛋白
E. C4结合蛋白

49. 肿瘤相关抗原的特点是
A. 只存在于肿瘤细胞
B. 细胞癌变时含量明显增高
C. 有严格的肿瘤特异性
D. 肿瘤相关抗原仅存在于血清中
E. 仅以膜结合形式存在

50. 肿瘤标志物测定的临床意义，不正确的是
A. 高危人群早期普查　　B. 辅助临床诊断
C. 监测病情　　D. 普通人群早期普查

E. 预后判断

51. 具有感染性的 HBV 完整颗粒为
A. 小球形颗粒　B. 管型颗粒
C. Dane 颗粒　D. 异染颗粒
E. 硫黄颗粒

52. 血清中单一免疫球蛋白异常增高主要见于
A. 慢性肝病　B. 类风湿性关节炎
C. 肺结核　D. 系统性红斑狼疮
E. 多发性骨髓瘤

53. 细胞免疫缺陷除可导致机体出现反复感染现象，还可导致
A. 败血症　B. 结核
C. 恶性肿瘤　D. 化脓性脑膜炎
E. 毒血症

54. HBsAg 持续存在多长时间，则可认为处于乙肝病毒携带状态
A. 2 个月以上　B. 3 个月以上
C. 5 个月以上　D. 6 个月以上
E. 9 个月以上

55. HBsAg（-），抗-HBs（+），HBeAg（-），抗-HBe（-），抗-HBc（-），表明
A. 急性肝炎初期　B. 乙肝恢复并产生免疫力
C. 阳性活动性肝炎　D. 既往乙肝病毒感染
E. 慢性迁延性肝炎

56. 某小学，2 周来近 30 位学生相继出现精神差，食欲减退，其中 10 人皮肤发黄，查体发现这 10 位同学巩膜黄染，肝区压痛，肝脏肿大。此次发病最可能的原因是
A. 甲型肝炎病毒感染　B. 乙型肝炎病毒感染
C. 丙型肝炎病毒感染　D. 丁型肝炎病毒感染
E. 戊型肝炎病毒感染

57. 患者女性，35 岁。1 个月前因外伤手术输血 800ml，近 1 周出现乏力，食欲不振，尿色加深。实验室检查：ALT 200U/L，抗 HCV（+），HCV-PCR（+），抗 HBc（+），诊断为
A. 急性丙型肝炎，既往曾感染乙型肝炎病毒
B. 慢性丙型肝炎
C. 乙型、丙型肝炎病毒合并感染
D. 急性乙型、丙型肝炎
E. 急性乙型肝炎

58. 患者，男性，22 岁。T37.8℃，伴周身乏力，食欲不振，巩膜黄染，尿色进行性加深，如深茶色。实验室检查：ALT 500U/L，TB 80μmol/L，HAV-IgM（+），HBsAg（+），HBc-IgG（+），可诊断为
A. 急性甲型黄疸型肝炎
B. 急性丙型肝炎
C. 急性乙型黄疸型肝炎
D. 急性甲型黄疸型肝炎，乙肝病毒携带者
E. 急性乙型肝炎，既往感染甲型肝炎

59. 下列有关 HCV 感染的表述中错误的是
A. HCV 感染早期即可出现抗 HCV-IgM 阳性
B. 抗 HCV 是保护性抗体
C. 少数患者可出现抗 HCV 持续阴性
D. 抗 HCV 和 HCV-RNA 同时阳性提示活动性 HCV 感染
E. 抗 HCV 阳性而 HCV-RNA 阴性提示既往感染

60. 下列哪种情形使血液黏度增高
A. 切变率降低　B. 红细胞比积明显降低
C. 温度升高　D. 红细胞数减少
E. 纤维蛋白原减少

61. 下列各项外周血检查结果中，对于诊断急性白血病最有意义的是
A. 白细胞计数 $26 \times 10^9/L$
B. 分叶核粒细胞 >85%
C. 白细胞计数 $2 \times 10^9/L$
D. 原始细胞 27%
E. 血小板计数 $20 \times 10^9/L$

62. 肿瘤的发生与机体的免疫状态密切相关，尤其是
A. 体液免疫　B. 细胞免疫
C. 特异性免疫　D. 非特异性免疫
E. 自身免疫

63. 临床进行 ABO 血型鉴定最常采用的方法是
A. 间接凝集反应　B. 试管凝集法
C. 玻片凝集法　D. ELISA 法
E. 间接凝集抑制反应

64. 决定出血时间延长的主要因素是
A. FⅠ减少　B. FⅦ减少
C. FⅧ减少　D. FⅫ减少
E. 血小板数量和功能异常

65. 高钾血症是指血清钾高于
A. 3.5mmol/L　B. 4.0mmol/L
C. 4.5mmol/L　D. 5.0mmol/L
E. 5.5mmol/L

【A3/A4 型题】

（1～3 题共用题干）

患者，男性，23 岁。高热，咳嗽，右侧胸痛一天就诊，胸部透视右下肺片状阴影。白细胞计数 $22 \times 10^9/L$，中性粒细胞 90%。

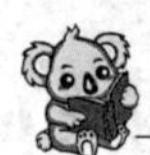

1. 为了解患者的感染程度你还应注意观察
   A. 中性粒细胞数以及核象变化
   B. 外周血单核细胞比例
   C. 外周血淋巴细胞比例
   D. 有无异常淋巴细胞
   E. 嗜酸性粒细胞计数

2. 以下表述不符合严重感染的指标是
   A. 白细胞总数增加
   B. 嗜酸性粒细胞明显增多
   C. 中性粒细胞出现中毒颗粒
   D. 淋巴细胞相对减少
   E. 中性粒细胞出现核左移及退行性变

3. 下列可致中性粒细胞增多的疾病是
   A. 再生障碍性贫血　B. 水痘
   C. 伤寒　D. 副伤寒
   E. 急性链球菌感染

（4～5题共用题干）

患者，女性，16岁。发热、食欲减退1周，神志欠清1天。体格检查：皮肤、巩膜黄染，躁动不安，扑翼样震颤（+），肝右肋下未扪及。实验室检查：ALT 1600U/L，总胆红素110μmol/L，抗－HBs阳性，抗－HBc阳性，抗HAV－IgM阳性，抗HEV－IgG阴性。既往体健，无输血史。

4. 最可能的临床诊断是
   A. 急性黄疸型肝炎　B. 急性重症黄疸型肝炎
   C. 亚急性重症肝炎　D. 慢性重症型肝炎
   E. 淤胆型肝炎

5. 最可能的病原学诊断是
   A. 甲型病毒性肝炎　B. 乙型病毒性肝炎
   C. 丙型病毒性肝炎　D. 丁型病毒性肝炎
   E. 戊型病毒性肝炎

（6～8题共用题干）

患儿，8岁。血液检查显示：Hb 64g/L；Hct 25%；RBC 3.20×10^{12}/L。

6. 根据上述资料该患儿的贫血属于
   A. 单纯小细胞性贫血　B. 小细胞低色素性贫血
   C. 正常细胞性贫血　D. 大细胞正色素性贫血
   E. 大细胞低色素性贫血

7. 进一步检查发现患儿有肝脾轻度肿大，血清铁正常，红细胞脆性试验显著降低，该患者造成贫血的原因最可能是
   A. 地中海贫血　B. 慢性病性贫血
   C. 再生障碍性贫血　D. 白血病
   E. 缺铁性贫血

8. 该患儿外周血涂片常可见到
   A. 白细胞胞内出现中毒颗粒　B. 棘形红细胞
   C. 靶形红细胞　D. 异型淋巴细胞
   E. 巨型红细胞

（9～10题共用题干）

患者，男性，38岁。间歇性水肿6年，近1周水肿加重。尿蛋白（++++），尿比重1.010～1.012。血生化检查：总蛋白51.2g/L，清蛋白20.5g/L。

9. 可能的诊断是
   A. 肝炎后肝硬化　B. 原发性高血压
   C. 慢性肾盂肾炎　D. 慢性肾小球肾炎
   E. 肾病综合征

10. 肾病综合征有四大特征，下述错误的是
   A. 大量蛋白尿　B. 低蛋白血症
   C. 高胆固醇血症　D. 高氮质血症
   E. 高度水肿

（11～13题共用题干）

患儿出生1天，为第2胎，足月顺产，24小时内出现黄疸，嗜睡，吸吮无力，肝、脾轻度肿大。

11. 此患儿最可能的诊断是
   A. 生理性黄疸　B. 新生儿肝炎
   C. 母乳性黄疸　D. 新生儿溶血症
   E. 胆道闭锁

12. 诊断该患儿应做的最重要的实验室检查项目是
   A. 母亲血型
   B. 婴儿血型
   C. 患儿红细胞直接Coombs试验
   D. 患儿血清游离抗体
   E. 间接Coombs试验

13. 该患儿母亲血型最可能为
   A. A型血　B. B型血
   C. AB型血　D. Rh阴性血型
   E. Rh阳性血型

【B型题】

（1～5题共用备选答案）
   A. 根据临床需要随时进行血浆葡萄糖浓度测定
   B. OGTT
   C. C肽
   D. GHb
   E. 尿糖

1. 一急诊昏迷病人，为鉴别是否由高血糖引起的昏迷，上述何种试验最有用
2. 空腹血糖浓度在6～7mmol/L，又有糖尿病症状时，宜做
3. 糖尿病患者每天自我监测以了解自身糖代谢情况宜选

4. 已用外源性胰岛素进行治疗的病人，为了准确反映胰岛细胞功能，宜选
5. 反映测定日前8个周左右内受试者血糖平均水平，作为糖尿病长期监控的良好指标，宜选

（6～10题共用备选答案）

A. IgA　B. IgD
C. IgE　D. IgG
E. IgM

6. 血清中含量最高的免疫球蛋白是
7. 对甲型肝炎早期有诊断价值的免疫球蛋白是
8. 类风湿关节炎患者血清中增高的主要为
9. 寄生虫感染患者血清中增高的主要为
10. 新生儿脐血中哪类Ig水平增高表示有宫内感染

（11～13题共用备选答案）

A. 缺铁性贫血　B. 溶血性贫血
C. 失血性贫血　D. 再生障碍性贫血
E. 巨幼细胞贫血

11. 红细胞大小不一最常见于
12. 正常细胞性贫血常见于
13. 小细胞低色素性贫血常见于

（14～17题共用备选答案）

A. 代谢性酸中毒　B. 呼吸性酸中毒
C. 代谢性碱中毒　D. 呼吸性碱中毒
E. 无酸碱平衡紊乱

14. 实际碳酸氢盐（AB）=标准碳酸氢盐（SB）且>正常值，表明
15. 实际碳酸氢盐（AB）>标准碳酸氢盐（SB）考虑
16. 实际碳酸氢盐（AB）<标准碳酸氢盐（SB）考虑
17. 实际碳酸氢盐（AB）=标准碳酸氢盐（SB）且<正常值，表明

（18～20题共用备选答案）

A. α_1-球蛋白　B. α_2-球蛋白
C. T-H蛋白　D. 白蛋白
E. β_2-微球蛋白

18. 尿管型基质中含有的主要成分
19. 尿液常规分析中尿蛋白试带法蛋白测定主要是对何种蛋白敏感
20. 肾小管性蛋白尿时尿中出现的蛋白为

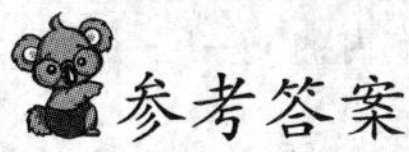

参考答案

【A1/A2型题】

1. D　2. C　3. E　4. C　5. A　6. E　7. B　8. C
9. A　10. D　11. B　12. C　13. A　14. A　15. E　16. B
17. E　18. B　19. D　20. A　21. D　22. A　23. A　24. A
25. C　26. E　27. A　28. D　29. A　30. A　31. C　32. D
33. D　34. D　35. C　36. B　37. C　38. C　39. E　40. D
41. A　42. D　43. B　44. C　45. E　46. C　47. C　48. D
49. B　50. D　51. C　52. E　53. C　54. D　55. B　56. A
57. A　58. D　59. B　60. A　61. D　62. B　63. C　64. E
65. E

【A3/A4型题】

1. A　2. B　3. E　4. B　5. A　6. B　7. A　8. C
9. E　10. D　11. D　12. C　13. D

【B型题】

1. A　2. B　3. E　4. C　5. D　6. D　7. E　8. B
9. C　10. E　11. E　12. D　13. A　14. C　15. B　16. D
17. A　18. C　19. D　20. E

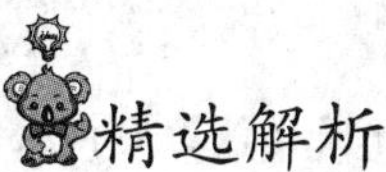

精选解析

【A1/A2型题】

1. 血液检查不仅适用于血液系统疾病，还可用于其他如消化、循环、呼吸和泌尿等系统疾病的诊断和鉴别。

2. 胆固醇的水平与饮食习惯和机体的代谢状态有关，故地区、年龄、饮食及性别均与胆固醇的水平有关。目前未见有睡眠对胆固醇代谢有影响的报道。

3. 成人毛细血管采血最常用的部位是手指，因为手指采血操作方便，可获得较多血量，检查结果比较恒定。

4. 对于痢疾患者，粪便常规检查应用竹签自粪便多处取材，特别是有脓、血、黏液等异常部分。

5. 尿液标本收集后应及时送检并在2小时内完成检查，以免发生细胞溶解、蛋白变性、细菌繁殖等现象影响结果。

6. 白细胞计数在安静和休息时数量较低，在运动、疼痛、情绪激动时可增高，妊娠时白细胞可增高达$15\times10^9/L$以上，吸烟者平均白细胞计数可高于非吸烟者30%。

7. 某些革兰氏阴性杆菌如伤寒、副伤寒杆菌感染时，如无并发症，中性粒细胞计数均减少，在其他病理性情况如再生障碍性贫血，接触放射线等，中性粒细胞也可减低。

8. 根据血红蛋白（Hb）浓度，成人贫血程度划为4级。轻度：Hb参考值下限至91g/L；中度：Hb 90～60g/L；重度：Hb 60～31g/L；极重度：Hb≤30g/L。

9. 机体在正常情况下保持凝血与抗凝的相对平衡。

10. 父母血型分别为AB型和A型所生子女血型可能

为A型、B型、AB型。如果父亲血型为罕见的CisAB型，即A基因和B基因位于同侧染色体上，另一侧染色体只有O基因。血型分别为CisAB型与A型的父母所生的子女血型虽有可能为O型，但因非常罕见，所以选D。

11. 待测物在红细胞内的浓度高于血浆时，溶血可使测定结果偏高，有些物质如LDH、ACP、AST、K^+等在红细胞内的浓度比血浆高22～160倍，轻微溶血都对结果影响很大；血红蛋白可干扰胆固醇的酶法测定，抑制胆红素的重氮反应等；溶血也干扰某些光谱分析。因此应尽量避免溶血。

12. 剧烈运动、妊娠、高原地区居民、恐惧时红细胞增高为生理性增高，肺心病患者红细胞增多的原因为机体缺氧导致红细胞代偿性增生，为病理性红细胞增高的原因。

13. 因痰液在呼吸道停留时间太长，细胞可发生自溶或变性而结构不清，因此做细胞学检查以上午9～10时留痰最好；观察痰液分层情况，可用少量石炭酸防腐；如不能及时送检，可冷藏，但不宜超过24小时。

14. 纤维蛋白（原）统称为FDP，对血液凝固和血小板的功能均有一定影响，可抑制血小板聚集和释放反应，抑制凝血活酶的形成。抑制纤维蛋白单体聚合。

15. 由于男女红细胞数量不同所以红细胞压积也有性别差异。

16. Ⅲ因子即组织因子，存在于组织液中，不存在于血浆。

17. 血小板在止血中不具有活化Ⅻ因子，启动内源凝血途径的功能。

18. 缺铁性贫血时，由于铁的缺乏引起血红蛋白合成障碍，红细胞内充盈减少，细胞体积小，因此血红蛋白减少比红细胞减少更明显。

19. 上述三种红细胞平均值均大于正常范围。巨幼细胞贫血时，由于叶酸或维生素B_{12}的缺乏，影响了幼红细胞分裂，使红细胞分裂减少从而导致红细胞体积增大，故该题血液检查结果有助于判断大细胞性贫血。

20. 当尿中某些致病菌主要是大肠埃希菌增殖时，可将硝酸盐还原为亚硝酸盐，从而使尿液亚硝酸盐检查试带呈显色反应，因此亚硝酸盐阳性有助于尿路感染的诊断。

21. 急性肾小球肾炎时，肾小球膜通透性增高，大量红细胞和尿蛋白从肾小球滤出，在肾小管中蛋白质嵌入红细胞，引起红细胞管型。

22. 粪便外观出现脓性及脓血说明下段肠道有病变。急性细菌性痢疾时以黏液及脓为主，脓中带血。

24. 低温时钠钾ATP酶活性下降，不能将细胞外钾转运至细胞内，造成细胞外钾升高。

25. 临床生化实验用标本可从静脉、动脉和毛细管采取，应用最多的是静脉采血。动脉采血主要用于血气分析。毛细血管也可用作一般生化分析，但因采血量少，多用于高灵敏的分析方法和微量分析仪器，目前国内应用较少。

26. 血浆脂质简称血脂，它包括游离胆固醇、胆固醇酯、磷脂、三酰甘油、糖脂、游离脂肪酸等。

27. 胰岛素是主要的降血糖激素，它通过以下方式降低血糖：①促进细胞摄取葡萄糖；②促进糖原合成，减少糖原分解；③促进糖氧化和分解，加速糖的利用；④促进三酰甘油的合成和储存；⑤阻止糖异生作用。

28. 胰岛素由胰岛的B细胞所产生，是主要的降糖激素，其余激素升血糖效果明显。

29. 患糖尿病时，过高的葡萄糖进入晶状体转化形成的山梨醇不能代谢而选出晶状体，最终导致某些蛋白质变性聚合或沉淀，从而形成白内障。

30. 选择性蛋白尿的产生是由于肾小球滤过膜屏障尤其是电荷屏障受损，使膜负电荷减小，其对大小刚能通过滤过膜带负电荷的白蛋白阻碍能力降低，故选择性蛋白尿以白蛋白为主。

31. 组织损伤时，细胞内的钾释放，使血钾增高。

32. 肝脏的一个重要功能是合成与分泌血浆蛋白质，除γ-球蛋白外，几乎所有的血浆蛋白质均来自肝脏。肝功能受损时，由于白蛋白的合成减少，血清白蛋白浓度下降，可致A/G比值下降，甚至发生倒置。

33. 溶血性黄疸时，血中游离胆红素明显增高，尿胆素原和粪胆素原增加。由于游离胆红素与血浆清蛋白结合，不能通过肾小球而随尿排出，所以尿胆红素呈阴性。

34. 糖尿病的诊断标准是糖尿病症状加随意静脉血糖浓度≥11.1mmol/L。

35. Apo AⅠ反映HDL的水平，Apo B反映LDL水平，故Apo AⅠ降低，Apo B升高提示动脉粥样硬化危险性增高。

36. 由于红细胞内的G-6-PD可促进葡萄糖的酵解从而使血糖浓度降低。

37. 尿素有50%可被重吸收，肌酐不被重吸收且在血浆中的含量比较稳定，受到的影响因素少，故血肌酐测定比血尿素测定更能准确地反映肾小球滤过功能。

38. 肌红蛋白在AMI发作后0.5～2小时内即升高，

被确定为AMI的早期标志物。

39. CK－MB主要存在于心肌组织中，特异性较好，心肌梗死时可释放大量入血，故为急性心肌梗死诊断酶学的“金指标”。

40. AFP属于胚胎期蛋白，正常成人水平很低，但肝癌时由于癌细胞的逆分化又产生大量AFP，故AFP为肝癌诊断的特异性指标。

41. 淀粉酶是反映急性胰腺炎的指标。

42. 胆固醇主要由HDL－C和LDL－C组成，其中又以LDL－C为主，正常个体LDL－C/HDL－C约为2。

43. 铁蛋白伴随恶性肿瘤抗原增加而升高。

44. 空腹血糖11.6mmol/L，已满足WHO糖尿病诊断标准，故A与B不正确，E也不正确，E应该空腹血糖较低或正常；GHb 6.5%略高于参考值，故D不正确，D选项应该GHb较高；故该病人很可能为新发现的糖尿病病人。

45. A反映胆道梗阻，B用于诊断心肌梗死，C反映肝细胞损伤，D用于诊断骨骼肌疾病。胰腺疾病发病后2～12小时血清α淀粉酶活力开始上升，12～72小时达高峰，4天左右恢复正常，血清α淀粉酶升高常伴有尿淀粉酶增高，α淀粉酶是诊断急性胰腺炎最常用的指标。急性胰腺炎时血清脂肪酶活力升高，其增高程度可大于淀粉酶，可高于上限10倍以上，且持续时间较长，特异性较高。

46. T细胞的主要功能是抗原识别、细胞免疫、免疫调节。B细胞主要功能是抗原识别、体液免疫，其被抗原激活后分化为浆细胞，后者可以分泌抗体。NK细胞主要功能是细胞毒性、免疫监视和调节。

47. IgM在病原体感染后首先出现，其次为IgG，IgM出现通常代表早期感染。

48. C反应蛋白是急性时相蛋白，在炎症、损伤等应激性反应条件下升高。

49. 肿瘤相关抗原是指非肿瘤所特有的、正常细胞和其他组织上也存在的抗原，只是其含量在细胞癌变时明显增高，此类抗原只表现为量的变化而无严格的肿瘤特异性。

50. 肿瘤标志物免疫测定用于对高危人群进行筛查和对可疑肿瘤患者进行动态观察，但不能用于普通人群早期普查。

51. Dane颗粒为具有感染性的HBV完整颗粒，直径为42nm，由包膜和核衣壳组成。

52. 多发性骨髓瘤是浆细胞异常增生的恶性肿瘤，血清中有大量单克隆M蛋白或尿中有大量本周蛋白检出。

53. 细胞免疫缺陷者易发生细菌性感染，且以化脓性细菌感染为主，细胞免疫缺陷者还易发生恶性肿瘤。

54. 在急性自限性乙肝病毒感染者，HBsAg在血清中的存在时间不超过6个月。如果HBsAg持续存在6个月以上，一般认为处于乙肝病毒携带状态。

55. 抗HBs为保护性抗体，它的出现表明病毒基本清除；HbsAg疫苗注射后抗HBs出现是免疫成功的标志。

56. 甲型肝炎病毒主要通过粪－口途径传播而流行；而乙型、丙型、丁型肝炎病毒主要通过血液传播。戊型肝炎病毒也通过粪－口途径传播，感染症状一般较重，且黄疸前期长，平均达6周。

57. 抗HBc（+）说明既往感染过乙肝，HCV－PCR（+），且有输血史，说明感染HCV。

58. 患者轻度发热，食欲不振，巩膜黄染，转氨酶升高，黄疸型肝炎可能性大，HAV－IgM（+）可诊断为急性甲型黄疸型肝炎。因HBsAg（+），HBc－IgG（+），因此该患者原是乙肝病毒携带者。若是急性乙型黄疸型肝炎，则该患者HBc－IgM（+），而HAV－IgM（－）。

59. 抗HCV不是保护性抗体。

60. 血液是非牛顿流体，其黏度随切变率的降低而增高，其余备选答案均使血液黏度降低。

61. 急性白血病时，大多数患者外周血中白细胞数增多，部分患者白细胞数正常或减少；红细胞和血小板进行性减少；血象中出现原始及幼稚细胞最有诊断意义。

62. 肿瘤的发生主要与细胞免疫相关。

63. 玻片凝集法常用于ABO血型鉴定。

64. 出血时间主要反映的是血管壁和血小板在止血过程中的作用，与凝血因子无关。

【A3/A4型题】

（1～3题）中性粒细胞数的核象变化对于诊断感染的严重程度有重要意义。急性化脓性感染时可出现轻度核左移，类白血病时可见重度核左移。嗜酸性粒细胞不合溶菌酶、吞噬细胞素，杀菌能力远不如中性粒细胞。嗜酸性粒细胞增多主要见于过敏性疾病、某些传染病及慢性粒细胞性白血病。急性链球菌感染可引起化脓性感染，使中性粒细胞增高。

（4～5题）患者发病的时间仅为1周，应为急性感染。患者神志欠清，躁动不安，手有扑翼样震颤，黄疸明显，符合重症黄疸型肝炎。淤胆型肝炎消化道症状轻，肝实质损害表现不明显，而黄疸很深，多有皮肤瘙痒及粪色变浅等表现。抗HAV－IgM阳性，说明为甲型肝炎病毒近期感染。

（6～8 题）根据计算：MCV 78fl，MCH 20pg，MCHC 25.6% 可知该患儿为小细胞低色素性贫血。根据血常规已初步确定为小细胞低色素性贫血，答案只能是 A、B 和 E 之一，缺铁性贫血一般有血清铁降低，而慢性病贫血不会出现红细胞脆性显著降低。地中海贫血外周血涂片的典型特征为：可见靶形红细胞。

（9～10 题）肾病综合征有四大特征。它们是大量蛋白尿，低蛋白血症，高度水肿，高血胆固醇血症。其中大量蛋白尿、低蛋白血症是诊断的必备条件。

（11～13 题）新生儿顺产 24 小时内出现的黄疸及嗜睡症状，应首先考虑新生儿溶血症。患儿红细胞直接 Coombs 试验，可以判断患儿红细胞是否已被不完全抗体致敏。新生儿溶血常见的是 ABO 型血型不合导致的溶血和 Rh 血型不合导致的溶血，ABO 型血型不合，母亲血型常为 O 型，Rh 血型不合，母亲血型为 Rh 阴性血型。

【B 型题】

（1～5 题）鉴别是否由高血糖引起昏迷的直接方法就是测定血糖。OGTT 的适应证之一为有糖尿病症状，但随机或空腹血糖不够诊断标准。抽血需要特殊条件，故病人自我监测可选择尿糖测定。体内 C 肽与等克分子胰岛素同时释放，可以通过 C 肽水平了解体内胰岛素的分泌情况。使用外源性胰岛素后病人体内将产生胰岛素抗体，故不能准确检测体内胰岛素的真实情况。GHb 是葡萄糖和血红蛋白的共价结合物，由于血红蛋白平均寿命为 120 天，故 GHb 能够反映受试者测定日前 8 周左右的血糖平均水平。

（6～10 题）五种 Ig 的含量顺序 IgG > IgA > IgM > IgD > IgE。IgM 出现通常代表早期感染，检测 IgM 抗体用于甲肝的早期诊断。类风湿关节炎患者血清中增高的主要为类风湿因子（RF），RF 主要为 IgM 型。寄生虫的变应原刺激机体产生特异性 IgE，从而引发变态反应。新生儿脐血中可到高滴度 IgM 抗体表示新生儿有宫内感染。

（11～13 题）根据贫血形态学分类，缺铁性贫血为小细胞低色素性贫血，再生障碍性贫血为正常细胞性贫血，巨幼细胞贫血属大细胞贫血。

（14～17 题）实际碳酸氢盐反映未排除呼吸因素的代谢因素导致的酸碱失衡；标准碳酸氢盐排除了呼吸因素的影响，反映代谢因素导致的酸碱失衡，AB 与 SB 的差值反映了呼吸因素对酸碱平衡的影响。当 AB > SB 时，表明有 CO_2 滞留，可见于呼吸性酸中毒；反之 AB < SB，则表明 CO_2 排出过多，见于呼吸性碱中毒；两者相等，说明没有呼吸性酸碱失衡；两者数值均低表明有代谢性酸中毒；两者数值均高表明有代谢性碱中毒。

（18～20 题）管型在肾小球内形成，肾小管分泌的 T－H 蛋白是管型形成的主要基质蛋白。干化学法检测尿蛋白是利用指示剂蛋白质误差的原理而建立的，因而此试验主要与白蛋白起反应，其对球蛋白仅是白蛋白的 1/100～1/50。正常肾小球只滤出低分子量蛋白质，肾小管损伤时重吸收低分子量蛋白质障碍，肾小管损伤时尿中出现 β_2－微球蛋白，其他中、大分子量蛋白质只有在肾小球损伤时才出现于尿中。

第二十一章　肿瘤防治

【A1/A2 型题】

1. 区别良、恶性肿瘤的重要形态学依据是
   A. 生长方式　　B. 实质与间质的比例
   C. 异型性　　D. 生长速度
   E. 间质的类型

2. 下列哪项关于恶性肿瘤发生、发展的描述是错误的
   A. 肿瘤是一种基因病
   B. 累计癌基因的改变
   C. 单个基因改变即可引起细胞恶性转化
   D. 累计肿瘤抑制基因的改变
   E. 累计 DNA 修复基因的改变

3. 胃癌术后患者的晚期并发症不包括
   A. 倾倒综合征　　B. 贫血
   C. 反流性食管炎　　D. 吻合口瘘
   E. 残胃癌

4. 世界卫生组织提出的肿瘤治疗近期客观反映标准病灶稳定（SD）是指
   A. 肿瘤缩小不足 50% 或增大不足 25%
   B. 肿瘤缩小不足 50% 或增大不足 50%
   C. 肿瘤缩小不足 25% 或增大不足 25%
   D. 肿瘤缩小不足 25% 或增大不足 50%
   E. 肿瘤增大不足 50% 至少 4 个星期

5. 下列哪项不是 WHO 癌痛药物治疗的主要原则
   A. 口服给药　　B. 按需给药
   C. 按时给药　　D. 按阶梯给药
   E. 用药应个体化

6. WHO 提出通过合理的生活饮食习惯预防癌症的五点建议不包括
   A. 增加动物脂肪　　B. 增加粗纤维的摄入
   C. 增加新鲜水果和蔬菜　　D. 减少肉食

E. 避免肥胖

7. 不属于癌前病变的是
A. 乳腺纤维腺瘤　　B. 乳腺纤维囊性病
C. 结肠腺瘤性息肉病　　D. 慢性萎缩性胃炎
E. 黏膜白斑

8. 鼻咽癌治疗的主要手段首选是
A. 手术　　B. 化疗
C. 放疗　　D. 生物治疗
E. 中药治疗

【B 型题】

（1～5 题共用备选答案）
A. AFP　　B. CEA
C. CA125　　D. CA15－3
E. PSA

1. 肝癌常用的肿瘤标记物为
2. 卵巢癌常用的肿瘤标记物为
3. 前列腺癌常用的肿瘤标记物为
4. 结肠癌常用的肿瘤标记物为
5. 乳腺癌常用的肿瘤标记物为

（6～7 题共用备选答案）
A. 病因预防，消除或减少可能致癌物侵入人体，降低发病率
B. 避免工业污染物污染居民生活区
C. 早期发现、早期诊断、早期治疗，提高生存率，降低病死率
D. 为能早期发现癌症，强调每 6 个月作一次全面体检
E. 诊治后的康复，提高生存质量，减轻痛苦，延长生命

6. 癌症的Ⅰ级预防是指
7. 癌症的Ⅱ级预防是指

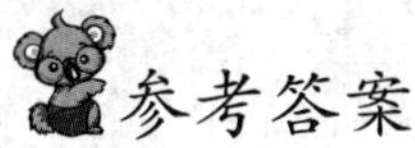

参考答案

【A1/A2 型题】

1. C　2. C　3. D　4. A　5. B　6. A　7. A　8. C

【B 型题】

1. A　2. C　3. E　4. B　5. D　6. A　7. C

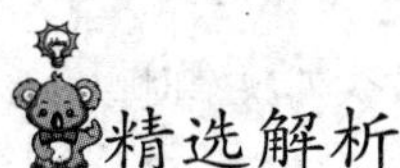

精选解析

【A1/A2 型题】

1. 异型性是指肿瘤组织在细胞形态和组织结构上，都与其发源的正常组织有不同程度的差异。区别异型性的大小是诊断肿瘤、确定其良恶性的主要组织学依据。

2. 肿瘤在本质上是基因病。各种环境和遗传致癌因素以协同或序贯的方式引起 DNA 损害，从而激活原癌基因和（或）灭活肿瘤抑制基因，加上凋亡调节基因和（或）修复基因的改变，继而引起表达水平的异常，使靶细胞发生转化。被转化的细胞呈克隆性的增生，经过一个漫长、多阶段的演进过程，选择性地形成具有不同特点的亚克隆（异质化），从而获得浸润和转移的能力（恶性转化）。

3. 吻合口瘘属于胃癌术后早期并发症，原因多为组织水肿、营养不良、吻合技术欠缺等。其余选项均属于胃癌术后晚期并发症。

4. WHO 实体瘤疗效评价标准：完全缓解（CR）：肿瘤完全消失超过 1 个月。部分缓解（PR）：肿瘤最大直径及最大垂直直径的乘积缩小达 50%，其他病变无增大，持续超过 1 个月。病变稳定（SD）：病变两径乘积缩小不超过 50%，增大不超过 25%，持续超过 1 个月。病变进展（PD）：病变两径乘积增大超过 25%。

5. 癌痛应首选口服给药，尽可能避免创伤性给药途径，便于病人长期用药。止痛药应当有规律地“按时”给药（3～6 小时给药一次），而不是“按需”给药（即只在疼痛时给药）。按照患者疼痛评分，予以三级阶梯止痛治疗原则。镇痛药用量因人而异，不同病人的有效止痛剂量差别很大。对每一个体具体选定符合该个体的剂量，即实施个体化。

6. 世界卫生组织提出通过合理的生活饮食习惯预防癌症的 5 条建议：①避免动物脂肪。②增加粗纤维。③减少肉食。④增加新鲜水果和蔬菜。⑤避免肥胖。

7. 从正常组织到发生癌变的中间阶段称为癌前病变。常见的癌前病变有：黏膜白斑、宫颈糜烂、乳腺纤维囊性病、慢性萎缩性胃炎、胃肠多发性息肉、慢性溃疡、卵巢囊肿、慢性乙肝、肝硬化、色素痣等。

8. 鼻咽癌病变位于头颅中央，常侵犯至邻近的咽旁间隙、颅底骨质及脑神经等，外科手术困难。鼻咽癌对放射线较敏感，故放疗成为其首选及主要的治疗方法，目前常用放化疗联合方案提高疗效。

【B 型题】

（1～5 题）通过免疫学检查来测定肿瘤的胚胎抗原、相关抗原及病毒抗原是恶性肿瘤诊断的重要手段之一。癌胚抗原（CEA）：在结肠癌、胃癌、肺癌、乳癌均可增高；AFP：在肝癌及恶性畸胎瘤者均可增高；CA125：在 60%～97% 的卵巢癌患者血中明显增高，常用于卵巢癌的诊断、鉴别诊断和治疗效果判定的指标；CA15－3 对乳腺癌较特异；前列腺癌常用的肿瘤标记物为前列腺特异性抗原（PSA）。

（6～7题）癌症分三级预防，Ⅰ级预防指消除或减少可能致癌的因素，预防肿瘤的发生。Ⅱ级预防指一旦发生肿瘤，争取早日治疗，预防疾病进展。Ⅲ级预防指诊断与治疗后的康复，提高患者的生活质量，延长生命。

第二十二章　常用影像技术

【A1/A2 型题】

1. X 线成像的基础是
   A. 荧光效应　B. 感光效应
   C. 穿透性　D. 电离效应
   E. 生物效应

2. 下面哪一项不是透视的优点
   A. 可转动患者体位，进行多方向观察
   B. 价格低廉
   C. 可实时了解气管的动态变化
   D. 操作简单
   E. 图像对比度和清晰度较好

3. 高千伏摄影采用多少 kV 以上管电压
   A. 80　B. 90
   C. 100　D. 110
   E. 120

4. 人体组织的自然对比，密度由低至高排列，下述哪组正确
   A. 气体、体液、软组织、脂肪、骨骼
   B. 气体、软组织、体液、脂肪、骨骼
   C. 脂肪、气体、软组织、体液、骨骼
   D. 气体、软组织、脂肪、体液、骨骼
   E. 气体、脂肪、体液、软组织、骨骼

5. CT 与 X 线平片比较，下面哪一项不准确
   A. 前者检查费用更高
   B. 前者空间分辨率更高
   C. 前者密度分辨率更高
   D. 前者以 CT 值说明组织密度的高低程度
   E. 前者显示软组织构成的器官明显优于后者

6. 关于 CT 值的描述，哪项是错误的
   A. CT 值说明组织结构的密度高低
   B. CT 值没有单位
   C. CT 值具有量的概念
   D. CT 值由吸收系数换算而来
   E. 对比平扫和增强扫描的 CT 值，可了解强化程度

7. 关于病变密度的描述，哪项是错误的
   A. 病变区与邻近组织有足够的密度差，则可显影
   B. 低密度病变是指病变密度低于所在器官密度
   C. 等密度病变是指病变密度等于所在器官密度
   D. 高病变病变是指病变密度高于所在器官密度
   E. 病变强化显著且不均匀，即称混杂密度病变

8. 下面哪一项不是 MRI 检查的禁忌证
   A. 心脏起搏器　B. 电子耳蜗
   C. 幽闭恐惧症　D. 肝、肾衰竭
   E. 碘过敏

9. 肺内直径小于 2cm 病灶的最佳检查方法是
   A. 高分辨 CT　B. 透视
   C. X 线平片　D. 螺旋 CT
   E. MRI

10. 大叶性肺炎的典型影像学表现见于病变的
    A. 病变全程　B. 充血期
    C. 实变期　D. 消散期
    E. 消散期之初

11. 游离性胸腔积液在胸部 X 线平片上可见到，一般体积应为
    A. 20ml　B. 130ml
    C. 100ml　D. 200ml
    E. 300ml

12. 胸部 CT 增强扫描不用于以下病变的诊断
    A. 肺内结节性病变的区别
    B. 胸水性质的判断
    C. 发现肺门淋巴结
    D. 纵隔淋巴结肿大
    E. 肺血管先天性畸形

13. 诊断室间隔缺损的首选方法是
    A. X 线平片　B. 心血管造影
    C. MRI　D. 超声心动图
    E. CT

14. 下列畸形，不属于法洛四联症的是
    A. 室间隔缺损　B. 房间隔缺损
    C. 肺动脉狭窄　D. 主动脉骑跨
    E. 右心室肥厚

15. 风湿性心脏病二尖瓣狭窄时，心形呈
    A. 靴形　B. 梨形
    C. 普大型　D. 烧瓶形
    E. 横位型

16. 对于早期食管癌的检出，应采取哪种方法
    A. X 线消化道造影　B. 超声

C. DSA　　D. CT

E. MRI

17. 立位片上，腹腔游离气体的典型影像学表现为

A. 不规则形

B. 球形

C. 半球形，有“液-气平面”

D. 与胸腔间距大于20mm

E. 新月形

18. 胃溃疡好发于

A. 幽门部　　B. 胃体部

C. 胃底部　　D. 胃窦部小弯侧

E. 胃窦部大弯侧

19. 自截肾多见于

A. 肾癌　　B. 肾结石

C. 肾结核　　D. 慢性肾炎

E. 慢性肾盂肾炎

20. 以下方法中，诊断肾上腺疾病最佳的是

A. 腹部X线平片　　B. 肾上腺DSA

C. 静脉肾盂造影　　D. 腹膜后充气造影

E. 腹部薄层CT

21. 下列不是成人长骨结构的是

A. 骨端　　B. 骨骺

C. 骨干　　D. 骨髓腔

E. 骨膜

22. 骨质软化是指

A. 骨的有机成分增加

B. 骨的有机成分减少

C. 骨的无机成分减少

D. 骨的有机成分和无机成分都减少

E. 骨的有机成分正常，无机成分减少

23. 强直性脊柱炎最早的受累部位是

A. 腕关节　　B. 髋关节

C. 指间关节　　D. 骶髂关节

E. 脊椎小关节

24. 诊断听神经瘤的最佳影像学方法是

A. X线平片　　B. 超声检查

C. 桥小脑池空气造影　　D. CT

E. MRI

25. 急性硬膜外血肿的典型CT表现是

A. 颅骨内板下双凸形低密度区

B. 颅骨内板下双凸形高密度区

C. 颅骨内板下双凹形高密度区

D. 颅骨内板下新月状低密度区

E. 颅骨内板下新月状高密度区

26. 患儿，女，5岁，因头痛就诊，MRI示小脑蚓部见一大小约3cm×4cm肿块影，增强扫描明显强化，四脑室受压、变扁，位置前移，幕上脑积水。最可能的诊断是

A. 脑膜瘤　　B. 髓母细胞瘤

C. 血管母细胞瘤　　D. 室管膜瘤

E. 脉络丛乳头状瘤

27. 40岁男性患者，消化道钡餐示食管壁蠕动减弱，钡剂排空延迟，食管下段可见串珠状充盈缺损。应首先考虑

A. 贲门失弛缓症　　B. 反流性食管炎

C. 食管癌　　D. 贲门癌

E. 食管静脉曲张

28. 女性，50岁，因右上腹痛2个月入院。腹平片示右上腹一类圆形致密影，透视下随膈肌运动上下移动。首先考虑为

A. 胆囊结石　　B. 淋巴结钙化

C. 右肾结石　　D. 右输尿管结石

E. 以上都不是

29. 60岁男性患者，右上腹痛伴低热1个月余。超声检查发现肝左叶低回声占位，直径约4cm，CT平扫为多房状，内呈低密度，增强扫描呈环形强化。应考虑为

A. 转移瘤　　B. 肝囊肿

C. 肝细胞癌　　D. 血管瘤

E. 肝脓肿

30. 描记心电图时，红色导联线应连接

A. 右上肢　　B. 左上肢

C. 右下肢　　D. 左下肢

E. 胸前

31. 胸导联Vs电极应放在

A. 胸骨右缘第四肋间

B. 胸骨左缘第四肋间

C. 左锁骨中线与第五肋间相交处

D. 左腋前线V_4水平处

E. 左腋中线V_1水平处

32. 心电轴轻度右偏是指心电轴在

A. 30°～-90°　　B. 0°～30°

C. +30°～+90°　　D. +90°～+110°

E. +110°～+180°

33. 正常V_1、V_2导联QRS波群呈什么型

A. qR　　B. Rs

C. rS　　D. RS

E. QR

34. RR间距平均值为0.68秒的心率是
A. 60次/分　B. 65次/分
C. 70次/分　D. 75次/分
E. 88次/分

35. 心电图上代表房室传导的时间是
A. P波　B. QRS波群
C. T波　D. P－R间期
E. U波

36. 关于心电图的价值，下列不正确的是
A. 能确诊心律失常
B. 能反映心功能状态
C. 辅助诊断房室肥大
D. 辅助诊断电解质紊乱
E. 能确诊心肌梗死

37. 测量R－R间期为0.8秒，此时的心率为
A. 110　B. 100
C. 80　D. 75
E. 90

38. 描记V_5导联时，探查电极应放置于
A. 胸骨右缘第四肋间
B. 胸骨左缘第四肋间
C. V_2与V_4连线中点
D. 左锁骨中线与第五肋间相交处
E. 左腋前线与V_4水平交界处

39. 捕记V_6导联时，探查电极应放置于
A. 胸骨右缘第四肋间
B. 胸骨左缘第四肋间
C. V_2与V_4连线中点
D. 左锁骨中线与第五肋间相交处
E. 左腋中线与V_4水平交界处

40. 心电图临床应用最有价值的是
A. 心肌梗死　B. 心律失常
C. 电解质紊乱　D. 心肌缺血
E. 心室肥大

41. 通常接左下肢导联线的颜色为
A. 红色　B. 黄色
C. 绿色　D. 白色
E. 黑色

42. 在心电图上P波反映的是
A. 窦房结除极　B. 窦房结复极
C. 心房除极　D. 心房复极
E. 房室结除极

43. 存心电图上QRS波反映的是
A. 窦房结除极　B. 窦房结复极
C. 心室除极　D. 心室复极
E. 房室结除极

44. 目测法提示电轴不偏的征象为
A. Ⅰ导联主波向下，Ⅲ导联主波向上
B. Ⅰ、Ⅲ导联QRS波群主波均向下
C. Ⅰ导联主波向上，Ⅲ导联主波向下
D. Ⅰ、Ⅲ导联QRS波群主波均向上
E. Ⅰ、Ⅱ、Ⅲ导联QRS波群主波均向下

45. 正常心电图波形中，代表心室缓慢复极过程的是
A. P波　B. QRS波
C. ST段　D. T波
E. Q－T间期

46. 心房除极产生
A. T波　B. R波
C. P波　D. U波
E. P－R

47. 关于胸导联电极的安放，下列不正确的是
A. V_1—胸骨右缘第四肋间
B. V_2—胸骨左缘第四肋间
C. V_3—V_2与V_4连线中点
D. V_4—左第五肋间腋前线处
E. V_5—左腋前线与V_4水平交界处

48. 止常心电图在以下哪一个导联P波是倒置的
A. Ⅰ导联　B. Ⅱ导联
C. aVR导联　D. V_3～V_6导联
E. aVF导联

【A3/A4型题】

（1～3题共用题干）

男性，20岁，篮球赛后左膝关节疼痛。查体：左膝关节肿胀，内侧压痛。

1. 本例最可能的诊断是
A. 骨折　B. 肌肉拉伤
C. 骨肿瘤　D. 皮下血肿
E. 骨软骨瘤

2. 下列哪一种影像学检查方法最有助于诊断
A. DSA　B. X线平片
C. CT　D. 超声
E. MRI

3. 下列哪一项措施最有助于进一步诊断和治疗
A. 专家体检　B. 穿刺活检
C. 放射性核素扫描　D. 关节镜
E. 手术探查

【B型题】

（1～5题共用备选答案）

A. 瘤细胞浸润及间质反应

B. 肿瘤内残存正常含气肺组织

C. 肿瘤瘢痕收缩

D. 瘤内含气、扩张的细支气管

E. 肿瘤钙化或包埋原有钙化灶所致

下列肺癌 CT 征象的病理基础分别是

1. 胸膜凹陷征

2. 空泡征

3. 钙化

4. 细短毛刺

5. 细支气管充气征

（6～10 题共用备选答案）

A. 左心室扩大

B. 右心室扩大

C. 右心房扩大

D. 左心房、右心室扩大

E. 左心房、左心室扩大

6. 二尖瓣狭窄

7. 二尖瓣关闭不全

8. 肺动脉瓣狭窄

9. 三尖瓣狭窄

10. 主动脉瓣关闭不全

（11～15 题共用备选答案）

A. X 线平片　　B. DSA

C. MRI　　D. CT

E. 骨放射性核素显像

以下病变首选的影像学检查方法是

11. 骨肉瘤

12. 椎体血管瘤

13. 半月板损伤

14. 颈 1～2 粉碎性骨折

15. 广泛骨转移瘤

【案例题】

患者男，20 岁。因“发热、咳嗽 21 天”入院。查 WBC $4.47 \times 10^9/L$，中性粒细胞 45%。查体：体温 37.6℃，双肺呼吸音粗，未闻及干湿啰音。

提问 1. 根据病史及 X 线平片，可能的诊断是

A. 原发性肺结核

B. 慢性纤维空洞型肺结核

C. 浸润性肺结核

D. 血行播散型肺结核

E. 结核性胸膜炎

提问 2. 该例的特点是

A. 渗出病变为主　　B. 纤维性病灶为主

C. 增殖性病灶为主　　D. 钙化型病灶为主

E. 混合性病灶为主

提问 3. 两肺粟粒性病变应该考虑的疾病有

A. 细支气管肺泡癌　　B. 支气管肺炎

C. 吸入性肺炎　　D. 肺脓肿

E. 过敏性肺炎

参考答案

【A1/A2 型题】

1. C　2. E　3. E　4. E　5. B　6. B　7. E　8. E
9. A　10. C　11. E　12. B　13. D　14. B　15. B　16. A
17. E　18. D　19. C　20. E　21. B　22. E　23. D　24. E
25. B　26. B　27. E　28. A　29. E　30. A　31. D　32. D
33. C　34. E　35. D　36. B　37. D　38. E　39. E　40. B
41. C　42. C　43. C　44. D　45. C　46. C　47. D　48. C

【A3/A4 型题】

1. B　2. E　3. D

【B 型题】

1. C　2. B　3. E　4. A　5. D　6. D　7. D　8. B
9. C　10. E　11. A　12. A　13. C　14. D　15. E

【案例题】

提问 1 答案：D

提问 2 答案：C

提问 3 答案：AE

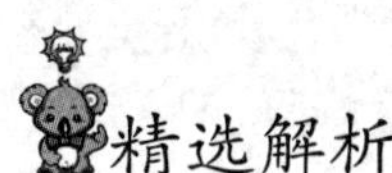

精选解析

【A1/A2 型题】

1. 穿透性是 X 线成像的基础，荧光效应是透视检查的基础，感光效应是 X 线摄影的基础。除此之外，X 线的电离效应为放射剂量学的基础，生物效应是放射治疗学的基础，也是进行 X 线检查时需要注意防护的原因。

2. 透视图像的对比度和清晰度较差。

3. 高千伏摄影是用 120kV 以上的管电压产生的能量较大的 X 线，获得在较小密度值范围内显示层次丰富的 X 线照片影像的一种摄影方法。

5. CT 的空间分辨率低于 X 线平片。

6. CT 值是 CT 图像测量中用于表示组织密度的统一计量单位，其单位名称为亨氏单位（Hounsfield unit，HU）。

7. 混杂密度病变不单指增强扫描，同时包括平扫在内。

8. 碘过敏是 CT 增强扫描的禁忌证。

9. 高分辨率 CT 可提高 CT 图像的空间分辨力，能更清楚显示肺内病灶。

10. 大叶性肺炎的典型影像学表现见于病变的实变期。

11. 少量游离性胸腔积液（约300ml）在后前位X线平片上可见患侧肋膈角变钝。

12. 胸部CT增强扫描无法判断胸水的性质。

13. 超声心动图是诊断先天性心脏病的首选方法。

14. 法洛四联症不包括房间隔缺损。

15. 靴形心见于以法洛四联症为代表的先天性心脏病；梨形心常见于心脏瓣膜病变二尖瓣损害、肺源性心脏病、先天性心脏病间隔缺损和肺动脉狭窄；普大型心常见于心肌炎和全心衰竭；烧瓶形心见于心包积液；横位型心为正常心脏者的一种，心胸比大于0.5。

16. 相较其他检查方法，X线消化道造影对早期食管癌黏膜的改变更敏感。

17. 膈下新月状透亮区为立位片腹腔游离气体的典型表现。

18. 胃溃疡好发于胃小弯和胃角附近。

19. 自截肾为肾结核的终末期病变。

20. CT对肾上腺疾病的显示最为清楚。

21. 骨骺为儿童长骨结构的组成部分。

22. 骨质软化指骨的有机成分正常，而无机成分含量减少。

23. 本病往往自骶髂关节开始，双侧对称性受累。

24. 诊断听神经瘤首选MRI。

25. 选项B为急性硬膜外血肿的典型CT表现。

26. 髓母细胞瘤好发年龄为5～15岁，绝大部分发生于小脑蚓部，增强扫描强化明显，可压迫或闭塞第四脑室引起阻塞性脑积水。

27. 食管下段串珠状充盈缺损为食管静脉曲张的X线表现。

29. CT是诊断肝脓肿的最佳检查。平扫多呈圆形或类圆形的低密度区，边缘模糊，合并产气菌感染时内可见气体，增强扫描病变边缘及分隔有明显强化。

第三部分　专业知识与专业实践能力

第二十三章　常见症状鉴别诊断

【A1/A2 型题】

1. 下述关于正常体温的描述哪项是恰当的
   A. 正常体温每日波动范围不超过 0.5℃
   B. 腋窝体温一般为 36.5℃～37℃
   C. 一般下午体温较早晨稍低
   D. 一般肛门内体温比腋窝体温略低
   E. 剧烈运动或进餐后体温可略升高

2. 稽留热常见于下列哪种疾病
   A. 布鲁菌病　B. 疟疾
   C. 斑疹伤寒　D. 风湿热
   E. 渗出性胸膜炎

3. 弛张热最常见于下列哪项疾病
   A. 疟疾　B. 大叶性肺炎
   C. 霍奇金（Hodgkin）病　D. 支气管肺炎
   E. 败血症

4. 间歇热最常见于下列哪项疾病
   A. 布鲁菌病　B. 重症肺结核
   C. 疟疾　D. 大叶性肺炎
   E. 伤寒

5. 下述哪项疾病咳出的痰分层
   A. 肺脓肿　B. 支气管哮喘
   C. 大叶性肺炎　D. 支气管炎
   E. 肺不张

6. 下述哪一项是内源性致热原
   A. 某些类固醇物质　B. 炎症渗出物
   C. 白细胞介素 -1　D. 各种微生物病原体
   E. 多糖体成分及淋巴细胞激活因子

7. 体温下降期临床表现为体温骤降的疾病常见于
   A. 结缔组织病　B. 风湿热
   C. 败血症　D. 大叶性肺炎
   E. 伤寒

8. 咳浆液性粉红色泡沫样血痰的疾病是
   A. 白血病　B. 急性肺水肿
   C. 肺梗死　D. 肺结核
   E. 肺炎

9. 体温渐上升达 39℃或以上，数天后又逐渐下降至正常水平，持续数天后又逐渐上升，如此反复多次。此种热型为
   A. 间歇热　B. 弛张热
   C. 稽留热　D. 波状热
   E. 回归热

10. 青年男性，发热，咳大量脓臭痰，临床考虑为肺脓肿，下列胸片改变哪项支持该诊断
   A. 右下肺一球形阴影　B. 右肺尖小淡片影
   C. 右膈肋角消失　D. 右中叶不张阴影
   E. 右下叶背段空洞伴液平

11. 感染性发热在发热病因中占
   A. 60%～70%　B. 40%～50%
   C. 50%～60%　D. 30%～40%
   E. 70%～80%

12. 体温常在 39℃以上，24 小时内波动范围超过 2℃，但体温始终在正常水平以上，此种热型属于
   A. 稽留热　B. 弛张热
   C. 回归热　D. 不规则热
   E. 间歇热

13. 慢性支气管炎患者，活动时突感左胸痛，伴气短，不能平卧。查体：心率 120 次/分，律齐，左肺呼吸音相对减弱，考虑最可能的诊断是
   A. 胸膜炎　B. 肺栓塞
   C. 心绞痛　D. 自发性气胸
   E. 肋软骨炎

14. 男性，40 岁，反复出现胸骨后烧灼样疼痛，多在餐后一小时出现，卧位时症状加重。其最可能的诊断是
   A. 慢性胆囊炎　B. 反流性食管炎
   C. 变异性心绞痛　D. 慢性胰腺炎
   E. 慢性胃炎

15. 反复胸骨后烧灼样疼痛伴反酸，考虑诊断为反流性食管炎，下列哪项临床表现最支持这个诊断
   A. 服用抑制胃酸分泌药物后疼痛缓解
   B. 疼痛可自行缓解
   C. 疼痛与劳累无关
   D. 心电图检查正常
   E. 疼痛与体位有关

16. 男性，30 岁，低热、盗汗、乏力干咳 2 个月，开始

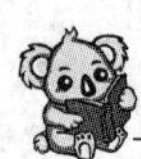

时右侧胸痛。体检：右下胸部叩诊实音，呼吸音消失，胸腔穿刺抽出淡黄色胸腔积液，比重 1.020，李凡他试验（+），蛋白定量 37g/L，白细胞数 0.8 × 10^9/L、淋巴细胞比例 80%，最可能的初步诊断是

A. 肺脓肿并发脓胸
B. 肺炎引起反应性胸膜腔积液
C. 癌性胸腔积液
D. 结核性渗出性胸膜炎
E. 病毒性胸膜炎

17. 男性，35 岁，发热，胸部持续性钝痛两天，胸痛于仰卧时加剧，向左臂放射，用硝酸甘油无效。心音减低，伴舒张期附加音，BP 14.7/10.7kPa（110/80mmHg），下肢水肿，中心静脉压 11mmH_2O，ECG 示 ST 段抬高，弓背向下，未见 Q 波。诊断最可能为

A. 气胸　　B. 急性心肌梗死
C. 变异型心绞痛　　D. 胸膜炎
E. 急性渗出性心包炎

18. 男性，50 岁，有糖尿病史 8 年，近一年常有活动时胸部闷痛，反复常规心电图检查未见异常，为明确诊断，应作下列哪项检查

A. 血清心肌酶测定　　B. 超声心动图
C. 胸部 X 线　　D. 运动负荷试验
E. 冠状动脉造影

19. 男性，48 岁，患急性心肌梗死后 6 周，突然觉胸痛一天。体检：血压 12/8kPa，双肺未闻及啰音，右下肺可闻胸膜摩擦音，心率 90 次/分，律齐，未闻杂音。心电图与前比较未见动态变化。胸痛原因最可能为

A. 急性肺栓塞　　B. 心绞痛
C. 心肌梗死后综合征　　D. 再次急性心肌梗死
E. 肺栓塞

20. 男性，40 岁，劳累后胸骨后闷痛，气短，有时突感呼吸困难。查体：心界向左下扩大，胸骨左缘第 4 肋间闻及粗糙响亮收缩期杂音。含服硝酸甘油后，胸骨后痛加重。最可能的诊断为

A. 扩张型心肌病　　B. 主动脉瓣狭窄
C. 二尖瓣关闭不全　　D. 肥厚型梗阻性心肌病
E. 冠心病

21. 男性，50 岁，患慢性支气管炎多年，近两年出现走路时气急，曾胸部透视发现肺纹理增强紊乱，两肺透光度增加，膈肌位于第 11 后肋，一天前在用力时突感呼吸困难加重，右胸刺痛，最可能的诊断是

A. 肺栓塞　　B. 自发性气胸
C. 肺气肿　　D. 肺大泡
E. 慢性支气管炎合并急性感染

22. 男性，50 岁，10 天前发冷、发热，T 39.5℃，右胸痛、咳嗽，咳脓痰，臭味，有结核病密切接触史。为进一步明确诊断，应首先做哪项检查

A. 纤维支气管镜检查　　B. 肺放射性核素扫描
C. 胸部 X 线正侧位片　　D. 肺 CT 检查
E. 痰细菌学及细胞学检查

23. 男性，20 岁，受凉后突发寒战、高热 3 天，右下胸痛，咳铁锈色痰，胸片发现右下肺大片阴影，最有可能的诊断是

A. 大叶性肺炎　　B. 病毒性肺炎
C. 浸润性肺结核　　D. 支原体肺炎
E. 结核性胸膜炎

24. 男性，56 岁，左侧胸痛，咳痰带血，低热，消瘦两月。检查左侧有胸腔积液，穿刺抽出血性渗出液，胸腔积液增长很快，最可能的诊断是

A. 结核性胸膜炎　　B. 癌性胸膜炎
C. 肺梗死　　D. 心功能不全合并胸腔积液
E. 肺脓肿合并脓胸

25. 女性，25 岁，发热、干咳、左胸痛 10 余日，逐渐出现呼吸困难。X 线胸片见左中下肺野均匀致密阴影，上缘呈外高、内低反抛物线形，为确定诊断，下列哪项检查最合适

A. 胸腔穿刺抽液检查　　B. 痰培养查致病菌
C. 胸腔 B 型超声检查　　D. 胸部 CT
E. 纤维支气管镜检查

26. 女性，36 岁，安静时经常觉左胸刺痛，仅持续数秒钟，含服硝酸甘油后数秒即可缓解，根据病史，最可能的初步诊断是

A. 肋间神经痛　　B. 心脏神经官能症
C. 变异性心绞痛　　D. 胸膜炎
E. 食管裂孔疝

27. 下述哪项可能出现胸痛

A. 胸膜炎　　B. 自发性气胸
C. 肺梗死　　D. 带状疱疹
E. 以上都可以

28. 肺结核患者，突然大咯血，从口鼻涌出，随即出现烦躁不安，极度呼吸困难，颜面青紫，挣扎。应立即采取的抢救措施是

A. 应用呼吸兴奋剂
B. 进行人工呼吸
C. 高浓度吸氧
D. 负压吸引清除血块或气管切开
E. 氨甲苯酸静滴

29. 女性肺结核患者，大咯血一小时，X 线胸片示右肺

上叶空洞性肺结核。BP 12/8kPa（90/60mmHg），P 100次/分钟，采取下列哪种治疗措施最恰当

A. 左侧卧位 + 血管加压素静滴
B. 立即输血
C. 立即气管切开
D. 输注单采血小板
E. 右侧卧位 + 血管加压素静滴

30. 急性心肌梗死患者，突然感呼吸困难，发绀明显，咳嗽，咳粉红色泡沫痰，检查心尖部第一心音减弱，舒张期奔马律，心尖部听到全收缩期（2～3）/6杂音，诊断应首先考虑为

A. 支气管肺炎　B. 室壁瘤
C. 急性左心衰竭　D. 右心衰竭
E. 心肌梗死后综合征

31. 女性，30岁，慢性咳嗽，咳黄色黏痰，伴间断咯血6年。多次就诊查体发现右下肺少许湿啰音。胸部X线见右下肺肺纹理粗乱。最可能的诊断是

A. 肺脓肿　B. 慢性支气管炎
C. 支气管扩张　D. 肺结核
E. 肺癌

32. 男性，60岁，嗜烟，咳嗽6个月，伴消瘦，痰中有血丝，胸片检查左上肺可见2cm×3cm结节性阴影，边缘毛刺状，最可能的诊断为

A. 肺脓肿　B. 原发性支气管肺癌
C. 肺结核　D. 支气管扩张
E. 肺炎

33. 女性，60岁，既往有结核病史，低热消瘦4个月，伴咳嗽，咳痰带血，近两周自觉右上肢内侧疼痛，无力，右侧瞳孔缩小，右上睑下垂，胸片见右侧肺尖部致密阴影，最可能的诊断是

A. 右侧肺炎　B. 肺癌伴Horner综合征
C. 右侧活动性肺结核　D. 肺结核合并脑血栓
E. 支气管扩张

34. 男性，40岁，持续高热2周，咳脓痰，有臭味，胸片见右中肺野大片阴影，中间有不规则空洞及液平，血象：WBC 20×10^9/L，中性粒细胞86%，最可能的诊断是

A. 大叶性肺炎　B. 肺癌
C. 肺脓肿　D. 空洞性肺结核
E. 肺囊肿

35. 中年男性患者，发现陈旧肺结核10多年，近2日反复咯血，咯血量逐渐增加，但无发热，无呼吸困难，无心悸气短，此时应首选的治疗药物是

A. 止咳剂　B. 抗生素
C. 输注单采血小板　D. 凝血剂
E. 血管加压素

36. 何谓大量咯血

A. 日咯血量100～200ml
B. 日咯血量约100ml
C. 一次咯血量约100ml
D. 一次咯血量约200ml
E. 一次咯血量≥300ml

37. 中国人咯血最常见的原因是

A. 肺结核　B. 肺梗死
C. 肺炎　D. 支气管肺癌
E. 支气管扩张

38. 女性，24岁，腹痛，腹泻3天，继之少尿，面部及双下肢水肿。查体：BP 160/100mmHg，心界扩大，心率100次/分，律齐，双肺无啰音，腹部移动性浊音阴性。化验Hb 60g/L，尿蛋白+，红细胞3～5/HP，BUN 35mmol/L，Cr 824μmol/L，最可能的诊断是

A. 急性肾炎　B. 急性肾衰
C. 急性右心功能不全　D. 慢性肾炎，尿毒症
E. 肾病综合征

39. 关于肾性水肿的发生机制，下列哪项是不对的

A. 水肿是肾脏病必备的表现
B. 急性肾炎水肿的机制是肾小球滤过率下降所致
C. 水肿程度与肾脏病严重程度不完全一致
D. 肾病综合征水肿的主要原因是大量蛋白尿致低蛋白血症
E. 肾脏病时，可有继发性醛固酮增多，加重水肿

40. 除下列哪项外都是右心衰竭与肝硬化共同具有的体征

A. 尿少　B. 下肢水肿
C. 腹腔积液　D. 肝脏肿大
E. 颈静脉怒张

41. 鉴别右心衰竭与肝硬化的要点恰当的是

A. 腹腔积液　B. 肝脾肿大
C. 下肢水肿　D. 胸腔积液
E. 门静脉压升高

42. 男性，55岁，反复咳、喘20年，间断双下肢水肿5年，加重伴神志恍惚，躁动1周。查体：BP 165/90mmHg，唇发绀，心率100次/分，律齐，双肺呼吸音弱，双肺底可闻及散在干、湿啰音，肝肋下2cm，脾未及，双下肢凹陷性水肿。除慢性支气管炎外还应考虑为

A. 慢性肺源性心脏病　B. 高血压心脏病
C. 慢性肾功能不全　D. 肝硬化

E. 急性肾功能不全

43. 一位风湿性心脏病二尖瓣狭窄病人，经常端坐呼吸，咯血，近几日出现下肢水肿，上述症状反而减轻，首先提示
A. 合并了二尖瓣关闭不全
B. 二尖瓣狭窄程度减轻
C. 合并主动脉瓣狭窄
D. 合并肾小球肾炎
E. 合并右心衰竭

44. 下列哪一种表现不属于右心衰竭的体征
A. 双肺满布中小湿啰音　B. 胸腔积液和腹腔积液
C. 颈静脉怒张　D. 肝脏肿大
E. 下肢凹陷性水肿

45. 女性，35岁，足月妊娠分娩一女婴后20天，活动后心悸气短，咳白色泡沫痰，全身水肿，肝大。超声心动图：左室舒张末内径70mm，右室内径20mm，室壁运动减弱，临床诊断为
A. 慢性右心衰竭　B. 舒张性心力衰竭
C. 急性左心衰竭　D. 全心衰竭
E. 收缩性心力衰竭

46. 非凹陷性水肿常见于
A. 黏液性水肿　B. 右心功能不全
C. 慢性肾小球肾炎　D. 肝硬化
E. 肺心病

47. 病人皮肤粗糙，呈猪皮样，皮下组织增厚，见于
A. 营养不良性水肿　B. 特发性水肿
C. 局部炎症性水肿　D. 血管神经性水肿
E. 象皮肿

48. 丝虫病时产生水肿的主要因素是
A. 毛细血管通透性增加
B. 血浆胶体渗透压降低
C. 毛细血管滤过压升高
D. 肾小球滤过率降低
E. 淋巴液回流受阻

49. 男性，65岁，咳嗽2个月，痰中有时有血丝，伴消瘦。胸片发现肺部有一团块状阴影，考虑为肺癌。近来出现颜面、颈部及上肢水肿，但下肢无水肿。其水肿最可能的原因是
A. 肺癌压迫上腔静脉
B. 肺癌转移引起胸腔积液
C. 肺癌转移引起心包积液
D. 副癌综合征
E. 肺癌头颈部转移

50. 女性，36岁，患糖尿病1个月，胰岛素治疗过程中出现全身性轻度水肿。此水肿发生的原因是
A. 蛋白质缺乏　B. 维生素B缺乏
C. 胰岛素过敏　D. 水、钠潴留
E. 特发性水肿

51. 女性，40岁，因患甲亢曾接受^{131}I治疗，近2年来自觉乏力，畏寒，眼睑及下肢水肿，其水肿最可能的原因是
A. 肾源性水肿　B. 心源性水肿
C. 甲状腺功能低下　D. 营养不良性水肿
E. 低蛋白性水肿

52. 肾病综合征时，产生水肿的主要始动因素是
A. 钠水潴留
B. 毛细血管通透性增高
C. 毛细血管过滤压增高
D. 血浆胶体渗透压下降
E. 淋巴液回流受阻

53. 右心衰竭时，产生水肿的主要始动因素是
A. 毛细血管滤过压增高
B. 钠水潴留
C. 毛细血管通透性增高
D. 血浆胶体渗透压下降
E. 淋巴液回流受阻

54. 营养不良性水肿的主要机制是
A. 血浆胶体渗透压下降　B. 淋巴液回流受阻
C. 毛细血管内静水压增加　D. 血管通透性增加
E. 钠水潴留

55. 鉴别肝硬化性水肿与充血性心力衰竭性水肿时，最有意义的检查结果是
A. 肝功能检查　B. 心界扩大
C. 腹壁静脉曲张　D. 肝肿大
E. 心脏超声检查

56. 下述关于β肾上腺受体兴奋症的叙述恰当的是
A. 当在精神紧张时心悸反而缓解
B. 是一种器质性心血管疾病
C. 普萘洛尔（心得安）试验后心电图可恢复正常
D. 与自主神经功能紊乱无关
E. 因反复出现心悸伴晕厥而预后不佳

57. 病理性心脏搏动增强所导致的心悸恰当的是
A. 左心室肥大　B. 房性期前收缩
C. 右心房肥大　D. 左心房肥大
E. 心房颤动

58. 室性期前收缩引起心悸的感觉恰当的是
A. 饥饿感　B. 紧缩感
C. 停跳感　D. 恐惧感

E. 灼热感

59. 下述有关心悸的叙述恰当的是
A. 仅发生在心率增快时
B. 提示患有器质性心脏病
C. 仅发生在心率减弱时
D. 有很重要的临床意义
E. 一种自觉心脏跳动的不适感

60. 下列引起心悸的病因中，哪一项是心脏搏出量增加所致
A. 心房颤动发作时　　B. 口服阿托品后
C. 低血糖时　　D. 饮用浓茶后
E. 剧烈运动时

61. 下述关于心悸的叙述恰当的是
A. 心律失常最早出现的症状是心悸
B. 心悸时心率可快、可慢也可有心律失常
C. 心悸的发生机制已经清楚
D. 心悸与每次心排出量的大小无关
E. 慢性心房颤动的心悸持续时间较长

62. 柏油便与下列哪个物质有关
A. 酸化正铁血红蛋白　　B. 硫化亚铁
C. 二氧化硫　　D. 含铁血黄素
E. 肠道尿素酶

63. 男性患者，服用中药之后皮肤黏膜黄染逐渐加深，皮肤瘙痒，无腹痛，查体，巩膜呈黄绿色，胆囊未触及，ERCP 提示胆管无扩张，最可能的诊断是
A. 肝细胞性黄疸　　B. 溶血性黄疸
C. 肝外性胆汁淤积　　D. 肝内阻塞性胆汁淤积
E. 肝内胆汁淤积

64. 女性，48 岁，突发性恶心，头晕，随之呕吐，鲜红色血液约 1000ml。查体：BP 8/6kPa，P 110 次/分，面色苍白，神志淡漠，巩膜无黄染，心肺未见异常，腹软，无压痛，肝脾未触及，移动性浊音阴性，下列哪项支持肝硬化食管静脉曲张破裂出血的诊断
A. 伴寒战，高热　　B. 伴腹部剧痛
C. 服用非甾类药物史　　D. 呕血中有凝血块
E. 出血早期即出现血红蛋白下降

65. 男性患者，28 岁，反复上腹正中疼痛，进食后疼痛缓解，4 小时前突发全腹剧烈疼痛。查体：全腹肌紧张，压痛及反跳痛。下述哪项支持消化性溃疡合并穿孔的诊断
A. 腹痛伴黄疸
B. 腹痛部位不固定
C. 腹痛伴肝浊音界缩小或消失
D. 腹痛前饮酒
E. 腹部受外部暴力

66. 老年女性，突发右上腹疼痛，向肩部放散，发热，寒战。查体：T 39℃，巩膜黄染，心肺未见异常，右上腹肌紧张，压痛，反跳痛。最可能的诊断是
A. 胆道蛔虫症　　B. 肝癌破裂
C. 胆总管结石　　D. 急性胰腺炎
E. 胃肠穿孔

67. 中年男性，突发恶心，头晕，呕新鲜血 1000ml，出虚汗，无腹痛，查体：BP：10/8kPa，巩膜无黄染，心率 120 次/分，腹软，无压痛，肝脾未触及最可能的诊断是
A. 胃癌　　B. 食管静脉曲张破裂
C. 十二指肠溃疡　　D. Mallory - Weiss 综合征
E. 急性胃黏膜病变

68. 老年男性，因冠心病服用阿司匹林后恶心，呕吐咖啡样物约 300ml，排黑便 200g，头昏心悸，无腹痛，查体：BP 14/11kPa，P 102 次/分，心音低钝，心律齐，双肺呼吸音清，腹软，上腹正中压痛，无反跳痛，肝脾未触及。关于出血原因，最可能的诊断是
A. 食管静脉曲张破裂　　B. 消化性溃疡
C. 胃癌　　D. Mallory - Weiss 综合征
E. 急性胃黏膜病变

69. 男性，62 岁，剧烈跑步后上腹部剧痛逐渐蔓延至全腹，头晕，心悸。查体：血压 10/8kPa，神志淡漠，P 110 次/分。心肺听诊未见异常，全腹压痛，无反跳痛及肌紧张，最可能的诊断是
A. 急性胆囊炎　　B. 肝癌破裂
C. 胃穿孔　　D. 急性心肌梗死
E. 胆道蛔虫

70. 中年女性，喜生食蔬菜，2 个月来时常发作右上腹钻顶样疼痛难以忍受，但可自然缓解。1 小时前再次发作，下列哪项最有助于诊断
A. 粪便查虫卵　　B. 急诊超声
C. 尿淀粉酶　　D. 纤维内镜
E. 立位腹平片

71. 年轻男性，于饮酒后突发腹痛，腹胀，恶心呕吐，查体急性病容，腹平坦，上腹部轻度肌紧张及反跳痛，为明确诊断首选的检查是
A. 血糖测定　　B. 胃镜
C. 血尿淀粉酶测定　　D. 超声
E. 血钙测定

72. 老年女性，长年服用吲哚美辛，昨夜突然出现呕吐咖啡样胃内容物约 300ml，伴上腹痛，为明确诊断下列哪项最有价值

A. 急诊胃镜　B. H_2受体阻滞剂试验治疗
C. X线钡透　D. 饮水超声
E. 胃液分析

73. 某患者十二指肠球部溃疡病史8年，突发剧烈上腹痛，迅速波及全腹。查体：板状腹，全腹压痛，反跳痛，肌紧张，高度怀疑球部溃疡合并穿孔。此时最有诊断价值的检查为
A. X线钡餐　B. 饮水超声
C. 急性胃镜　D. 立位腹平片
E. 吞线试验

74. 中年女性，左下腹痛，伴黏液脓血便，反复发作二年，近一个月来再次复发，每日排便5~8次，服用黄连素等无效。查体：贫血貌，P 108次/分，心尖部Ⅱ级收缩期杂音，左下腹压痛阳性。可能诊断为
A. 结肠癌　B. 溃疡性结肠炎
C. 肠结核　D. 阿米巴痢疾
E. 克罗恩病

75. 某患者，突发呕血2000ml，为新鲜血。查体：面色秽暗，颈面部及双上肢可见散在蜘蛛痣，肝掌，腹膨隆，脾大肋下2cm，移动性浊音阳性，则该患者出血原因考虑为
A. 食管静脉曲张破裂出血　B. 消化性溃疡
C. 脾功能亢进　D. 胃癌
E. Dieulatoy病

76. 老年男性，进行性黄疸2个月伴中上腹持续性疼痛，夜间平卧时明显，消瘦。查体：慢性消耗性病容，皮肤巩膜黄染，腹平坦。脐上偏右深压痛，Courvoisier征阳性，未及异常包块。该患者诊断首先考虑
A. 原发性肝癌　B. 胆道结石
C. 慢性胆囊炎　D. 胰头癌
E. 胃癌

77. 某患者5年前曾做十二指肠球部溃疡穿孔修补术，近2个月来逐渐出现腹胀，腹痛。两天前腹痛加剧，恶心，呕吐，停止排气、排便。查体：强迫体位，呼吸急促，脉率快，腹膨胀，肌紧张，压痛阳性，叩诊呈鼓音，听诊肠鸣音亢进。该患者诊断首先考虑为
A. 结肠癌
B. 幽门梗阻
C. 术后粘连性肠梗阻
D. 十二指肠溃疡病再次穿孔
E. 急性腹膜炎

78. 女性，右上腹疼痛，向右肩放散，恶心，呕吐，伴畏寒发热一周。查体：急性病容，腹平坦 Murphy征阳性，右上腹局部肌紧张，反跳痛。该患者诊断最可能为
A. 化脓性胆管炎　B. 胆总管结石
C. 胰头癌　D. 胆道蛔虫
E. 急性胆囊炎

79. 男，27岁，突发腹痛1小时，伴恶心，呕吐，大汗，病史中有反复发作规律性腹痛，伴反酸，嗳气6年。查体：急性痛苦面容，强迫倦屈位，板状腹，腹式呼吸受限，全腹压痛，反跳痛，伴肌紧张，叩诊鼓音，听诊肠鸣音减弱。该患者最可能诊断为
A. 急性肠扭转　B. 急性胰腺炎
C. 消化性溃疡穿孔　D. 急性肠炎
E. 化脓性阑尾炎

80. 女患，22岁，近5天来发热寒战，头痛，尿呈酱油色，巩膜黄染，心肺未见异常，腹软，无压痛，肝脾未触及，下列哪项检查支持溶血性贫血的诊断
A. 尿胆红素阳性
B. 血清结合胆红素增加
C. 血清非结合胆红素正常
D. 尿胆原增加
E. 血清碱性磷酸酶增加

81. 男性，38岁，无明显诱因出现皮肤黏膜黄染伴瘙痒，无腹痛，无发热。查体：神志清楚，巩膜黄染，皮肤无出血，腹软，无压痛，肝脾未触及。下列哪项检查支持原发性胆汁肝硬化的诊断
A. 尿胆原增加　B. 血清结合胆红素增加
C. 粪便黄色加深　D. 血清碱性磷酸酶减低
E. 血清胆固醇降低

82. 男性65岁，肝硬化8年，近来出现低热，右上腹疼痛，伴明显消瘦。查体：面色秽暗，颈部及前胸可见蜘蛛痣，腹膨隆，肝于右肋下3cm，触痛（+），移浊（+）。为明确诊断，该患首选的生化检查为
A. AFP　B. ALT
C. CEA　D. TBL（胆红素测定）
E. 血清蛋白电泳

83. 男，35岁，反复上腹疼痛8年，进食后可缓解，常有夜间疼醒，此次复发5天来诊。查体，剑下偏右压痛（+），无肌紧张及反跳痛。该患最可能诊断是
A. 促胃液素瘤　B. 十二指肠溃疡
C. 胃溃疡　D. 慢性胆囊炎
E. 慢性胃炎

84. 男，59岁，反复反酸、上腹痛10余年，每次持续1个月左右，未系统治疗，近半年，持续腹痛不缓解，无反酸，伴头昏，乏力，消瘦，低热。查体：贫血貌，剑突下压痛（+），未触及异常包块，肠鸣音正常。该患者最可能诊断是

A. 胃溃疡　B. 萎缩性胃炎
C. 胆汁反流性胃炎　D. 胃癌
E. 十二指肠溃疡

85. 女性，55 岁，4 年来逐渐出现上腹胀满，食欲减退，伴舌炎及巨幼细胞贫血，胃镜见胃黏膜红白相间以白为主，该患诊断首先考虑
A. 早期胃癌　B. 慢性浅表性胃炎
C. 慢性肥厚性胃炎　D. 急性胃黏膜病变
E. 慢性萎缩性胃炎

86. 男性，37 岁，饮酒后突发上腹部剧痛 20 分钟伴恶心、呕吐、腹胀。查体：强迫体位，上腹部带状压痛，轻度肌紧张，无反跳痛。诊断首先考虑
A. 急性胆囊炎　B. 急性胰腺炎
C. PU 穿孔　D. 急性胃肠炎
E. 急性阑尾炎

87. 男性，20 岁，平素健康，受凉后发热，咳嗽，咳铁锈色痰，体温持续 3 天均在 39.4℃ ~40.3℃之间。该患者最可能见到的体征是
A. 双肺可闻及水泡音
B. 双肺可闻及哮鸣音
C. 肝脾肿大
D. 右下肺叩诊实音，可闻及管状呼吸音
E. 右下肺叩诊实音，呼吸音消失

88. 消化道出血病人有呕血者，其出血部位一般不低于
A. 十二指肠球部　B. 幽门
C. 贲门　D. 屈氏韧带水平
E. 空肠下端

89. 上消化道出血部位一般是指
A. 贲门　B. 食管
C. 幽门　D. 十二指肠球部
E. 屈氏韧带以上的消化器官

90. Gilbert 综合征是由于
A. 肝细胞摄取非结合胆红素障碍
B. 肝细胞对某些阴离子（如靛青绿）向毛细胆管排泄障碍
C. 肝细胞内葡萄糖醛酸转移酶正常
D. 肝细胞对结合胆红素摄取及结合障碍
E. 肝细胞对结合胆红素排泄障碍

91. Dubin – Johnson 综合征是由于
A. 肝细胞摄取非结合胆红素障碍
B. 肝细胞对结合胆红素向毛细胆管排泄障碍
C. 血清非结合胆红素增加
D. 肝细胞缺乏葡萄糖醛酸转换酶
E. 肝细胞摄取及排泄结合胆红素障碍

92. 下述哪种呕吐为反射性呕吐
A. 急性胆囊炎　B. 晕动病
C. 抗癌药物　D. 癔病
E. 脑出血

93. 女性，40 岁，无诱因发热 2 天后热退，出现食欲不振，恶心、厌油、稀便、尿黄来诊。查体：巩膜黄染（+），肝大肋下 1.0cm，触痛（+），脾未及，胆囊区压痛（-），总胆红素 90μmol/L，直接胆红素 30μmol/L，尿胆原（+），尿胆红素（+）。最可能的诊断是
A. 溶血性黄疸
B. 急性肝炎致肝细胞性黄疸
C. 急性肝炎致梗阻性黄疸
D. Dubin – Johnson 综合征
E. 胆石症致梗阻性黄疸

94. 女性，58 岁，反复右上腹疼痛，发热伴尿黄 3 年，昨日又出现右上腹绞痛，发冷，尿黄来诊。下列哪项体征对诊断最有意义
A. Murphy 征阳性　B. Courvoisier 征阳性
C. 季肋点压痛阳性　D. 肝脏肿大
E. 腹部移动浊音阳性

95. 结合胆红素增高为主的黄疸产生的机制主要是
A. 胆红素排泄障碍　B. 胆红素摄取障碍
C. 胆红素结合障碍　D. 胆红素来源过多
E. 胆红素肾脏排泄障碍

96. 男性，56 岁，右上腹不适，食欲不振，消瘦一个月，近半月来尿黄，灰白大便。查体：消瘦病容，巩膜皮肤明显黄染，肝肋下 3.0cm，表面光滑，脾未及，触及肿大胆囊，血清总胆红素 136μmol/L，直接胆红素 90μmol/L，尿胆红素（+），尿胆原（-），最可能的诊断是
A. Rotor 综合征
B. 病毒性肝炎致肝细胞性黄疸
C. 胰头癌致梗阻性黄疸
D. 溶血性黄疸
E. Gilbert 综合征

97. 女性，35 岁，聚餐饮酒后突然上腹部剧烈疼痛，大汗，应想到以下哪种急腹症
A. 急性胰腺炎　B. 肠易激综合征
C. 缺血性肠病　D. 心肌梗死
E. 急性细菌性痢疾

98. 男性，24 岁，反复酱油色尿伴头昏、心悸 2 年。查体：贫血貌，巩膜黄染，肝脾不大，胆囊区无压痛，血清总胆红素 64μmol/L，直接胆红素 6μmol/L，尿胆红素（-），尿胆原（+）。最可能的诊断是

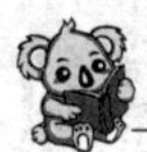

A. 溶血性黄疸　B. 梗阻性黄疸
C. 肝细胞性黄疸　D. Rotor 综合征
E. Gilbert 综合征

99. 隐性黄疸时，血清总胆红素含量为
A. 8.55~15.4μmol/L　B. 5.13~6.84μmol/L
C. 1.71~3.42μmol/L　D. 17.1~34.2μmol/L
E. 73.4μmol/L

100. 便秘的概念是指，排便频率减少，7 日内排便次数少于
A. 3~4 次　B. 2~3 次
C. 1~2 次　D. 4~5 次
E. 5~6 次

101. 对于慢性腹泻的概念是，腹泻时间超过
A. 3 个月　B. 2 个月
C. 1 个月　D. 4 个月
E. 5 个月

102. 慢性上腹痛最常见的病因是
A. 消化性溃疡　B. 胃癌
C. 慢性胰腺炎　D. 肠寄生虫病
E. 慢性胆囊炎

103. 胆红素在肝内的结合主要是指
A. 与硫酸基的结合
B. 与葡萄糖醛酸基的结合
C. 与白蛋白的结合
D. 与甘氨酸甲基的结合
E. 与 Y 或 Z 胞浆载体的结合

104. 结合胆红素进入胆道后还原为尿胆原，在肠内被吸收入肝的比例是
A. 20%~25%　B. 5%~10%
C. 10%~20%　D. 1%~5%
E. 25%~30%

105. 上消化道出血，呕吐物呈咖啡渣样、棕褐色，其原因是
A. 血红蛋白与胃蛋白酶作用
B. 血红蛋白与胃酸作用
C. 血红蛋白与硫化物作用
D. 血红蛋白以原物形式
E. 血红蛋白与肠液作用

106. 女性，45 岁，一年来上腹胀痛，无规律性，并有厌食，体重减轻约 10kg，近 2 天呕暗红色胃内容物，最可能的诊断是
A. 胆石症　B. 胃癌
C. 消化性溃疡　D. 急性胃黏膜病变
E. 食管静脉曲张破裂

107. 慢性周期性上腹痛的患者，近期腹胀，频繁呕吐胃内液体，有酸酵味，无胆汁，以下哪一疾病的可能性最大
A. 十二指肠球部溃疡
B. 胃溃疡
C. 胃癌引起幽门梗阻
D. 幽门管溃疡活动伴梗阻
E. 急性胃肠道感染

108. 十二指肠溃疡患者近几天剧烈呕吐，呕吐物中有宿食酸臭味，查血清钾 2.3mmol/L，血清钠 116mmol/L，血清氯化物 86mmol/L，应选择下列哪项措施最好
A. 10% 葡萄糖氯化钾静滴，口服甲氧氯普胺
B. 生理盐水 +10% 氯化钾，静滴，阿托品肌注
C. 5% 葡萄糖 +10% 氯化钾，静滴，阿托品肌注
D. 乳酸钠 + 生理盐水，静滴，胃肠减压
E. 生理盐水 +10% 氯化钾，静滴，胃肠减压

109. 某患者 60 岁，有高血压病史和有慢性肝炎病史，近 3 天腹痛，呕吐，腹泻入院。查体：BP160/90mmHg，腹软，肝肋下 2cm，脾不大。给予禁食，补液等治疗后呕吐腹痛稍好转，今晨开始兴奋，随后精神萎靡，乏力，继而神志不清，昏迷。为明确诊断，首先应查
A. 脑 CT　B. 脑脊液
C. 血电解质及血氨　D. 肝肾功能
E. 血淀粉酶

110. 男性，60 岁。突然觉头痛、头晕伴恶心、呕吐，测血压为 200/140mmHg，该病例的急救措施为
A. 口服降压药　B. 立即应用止吐药物
C. 立即应用镇静药物　D. 硝普钠静滴
E. 立即应用抑制胃酸分泌药物

111. 中年女性患者，因甲亢行甲状腺次全切除术后，高热 2 天，T > 39℃，脉率 160 次/分，呕吐，腹泻，烦躁，谵妄，最可能的诊断是
A. 急性肠炎　B. 急性胰腺炎
C. 急性胃炎　D. 甲状腺危象
E. 甲状腺功能减退

112. 男性，20 岁，食欲不振，进食少，频繁呕吐 2 天，精神萎靡一天来诊。查体：血糖 28mmol/L，血钠 140mmol/L，BUN 12.9mmol/L，AST 40U/L，尿酮体（++），最可能的诊断是
A. 肝性脑病　B. 急性胃炎
C. 糖尿病酮症酸中毒　D. 急性肠梗阻
E. 尿毒症昏迷

113. 女性，50 岁，一周前开始觉发热，咳嗽，周身酸

痛，上述症状加重，伴恶心，呕吐，频繁腹泻1天。近一年经常自觉心悸，烦躁，逐渐消瘦，自认为是更年期综合征。查体：T 40℃，P 160次/分，大汗淋漓，神志恍惚，甲状腺弥漫性Ⅱ度肿大，有血管杂音，双肺呼吸音粗，未闻及啰音。心率160次/分，律齐。腹软，中腹轻压痛，无反跳痛，肝脾未触及。最合适的诊断是

A. 急性肠炎 B. 胃肠型感冒
C. 消化性溃疡 D. 肺炎
E. 甲状腺危象

114. 女性，30岁，既往月经正常，停经40天，自觉恶心一周，伴厌油腻、频繁呕吐。体检未见明显异常，应考虑

A. 幽门梗阻 B. 急性肝炎
C. 妊娠 D. 急性胃炎
E. 急性胰腺炎

115. 妊娠性呕吐的发病机制属于

A. 中枢性呕吐 B. 癔病性呕吐
C. 反射性呕吐 D. 前庭性呕吐
E. 其他

116. 男性，60岁，晚餐后突然头痛，呕吐，很快昏迷，急诊室检查左侧瞳孔大，光反射消失，右侧光反射存在，初步诊断为

A. 急性出血坏死性胰腺炎 B. 脑出血
C. 食物中毒 D. 癔病
E. 脑血栓

117. 女性，30岁，反复发作性右侧头痛伴恶心，呕吐3年，每次发作前觉烦躁，眼前出现异彩，随后出现头痛，为搏动性，持续4～5个小时后进入睡眠可缓解，根据上述病史初步诊断为

A. 神经官能症呕吐 B. 癔病
C. 短暂脑缺血发作 D. 胃神经官能症
E. 偏头痛

118. 女性，45岁，明显腹胀，伴呼吸困难，不能平卧。查体：呼吸24次/分，心率110次/分，双肺未闻啰音，腹部膨隆明显，液波震颤（+），无压痛，肝未触及，脾左肋下5.0cm。应选用下列哪项治疗最为适宜

A. 腹腔穿刺放液
B. 输注清蛋白
C. 立即应用毛花苷C
D. 立即应用呋塞米（速尿）利尿
E. 立即应用氨茶碱

119. 女性，46岁，乙型肝炎十余年，腹胀6个月，腹痛、伴发热10余天，体重减轻，肝大肋下1.0cm，脾未及，移动性浊音阳性，腹腔积液检查：黄色透明，比重1.019，蛋白含量40g/L，细胞计数550×10^6/L。最可能的诊断是

A. 结核性腹膜炎
B. 肝硬化并自发性腹膜炎
C. 肝硬化腹水
D. 肝肾综合征
E. 肝癌

120. 男性，44岁，肝脏进行性肿大一个月，肝区疼痛明显，腹腔积液征（+），肝肋下6.0cm，质地硬，表面凹凸不平，脾肋下1.0cm，检查：AFP 100μg/L，AST 80IU/L，最可能的诊断是

A. 肝硬化腹水 B. 脂肪肝
C. 原发性肝癌 D. 急性活动性肝炎
E. 肝囊肿

121. 肝炎患者出现腹腔积液，其腹腔积液常规检查为草黄色，比重1.016，黏蛋白定性阴性，白细胞计数100×10^6/L，镜检淋巴细胞占80%，少许间皮细胞，最可能的诊断是

A. 肝硬化腹水 B. 肝癌腹腔转移
C. 肝硬化并自发性腹膜炎 D. 结核性腹膜炎
E. 肝肾综合征

122. 女性，30岁，已婚，停经40天，下腹钝痛3天，伴心悸、乏力、头晕。查体：口唇苍白，血压80/50mmHg，心率100次/分，腹胀，中下腹有轻压痛，未触及包块，移动浊音阳性，血常规Hb 90g/L。为尽快确诊应首先作

A. 急诊CT B. 腹腔穿刺抽液检查
C. 血管造影 D. 胸片+胸腹透视
E. 结肠镜检查

123. 一肝癌患者，突然右上腹疼痛一天，腹腔积液迅速增加，伴心悸、头晕。BP 80/60mmHg，急抽腹水检查为血性腹水。首先考虑哪种情况

A. 癌性腹膜炎
B. 肝功能不全引起腹水
C. 肝癌合并细菌性腹膜炎
D. 肝癌结节破裂出血
E. 急性心功能不全

124. 右心衰竭的体征不包括下述哪一种表现

A. 双肺满布中小湿啰音
B. 胸腔积液和腹腔积液
C. 颈静脉怒张
D. 肝大
E. 下肢凹陷性水肿

125. 女性，40岁，腹部隐痛一个月，伴发热，盗汗，腹

胀，大便稀。查体：体温38.5℃，腹壁柔韧感，中下腹压痛，未触及包块，肝脾不大，少量腹腔积液。腹腔积液常规检查：草黄色，比重1.018，黏蛋白定性阳性，白细胞计数 1000×10^6/L，淋巴细胞占80%，最可能是

A. 腹腔肿瘤　B. 败血症
C. 结核性腹膜炎　D. 肝硬化腹腔积液
E. 自发性腹膜炎

126. 液波震颤阳性能查出的腹腔积液量为
A. 2000～3000ml　B. 100～2000ml
C. 100ml　D. 3000～4000ml
E. 4000～5000ml

127. 全身性水肿伴胸腹腔积液，下列哪种疾病可不予考虑
A. 肝硬化　B. 肺心病
C. 尿毒症　D. 肾病综合征
E. 席汉综合征

128. 鉴别肝性腹腔积液与下腔静脉阻塞所致腹腔积液，下列哪项最有意义
A. 下肢凹陷性水肿　B. 腹壁静脉曲张
C. 腹水常规检查　D. 蜘蛛痣
E. 腹壁静脉血流方向

129. 女性，40岁，主诉心悸、气短4个月，不能平卧2周。查体：心界无扩大，心率120次/分，律齐，腹水征阳性，肝肋下4cm，脾未及，下肢水肿，颈静脉怒张，奇脉征阳性。腹腔积液检查为漏出液。最可能的诊断是
A. 肝癌　B. 缩窄性心包炎
C. 肝硬化　D. 慢性肾功能不全
E. 结核性腹膜炎

130. 男性，30岁，眼睑水肿一年，下肢水肿，伴腹水2个月。查体：BP 180/100mmHg，无颈静脉怒张，心界无扩大，心率120次/分，律齐，腹腔积液征阳性，肝、脾未及。检查Hb 60g/L，BUN 21mmol/L，尿比重1.010，尿蛋白（++）。初步诊断为
A. 慢性心功能不全
B. 慢性肾功能不全
C. 急性肾小球肾炎伴肾功能不全
D. 缩窄性心包炎
E. 肝硬化

131. 腹腔积液患者，腹腔积液检查为漏出液，可除外下列哪项疾病
A. 缩窄性心包炎　B. 肝硬化
C. 肾病综合征　D. 重度营养不良
E. 结核性腹膜炎

132. 下述哪种疾病可能引起腹腔积液
A. 肾功能不全　B. 右心功能不全
C. 肝功能不全　D. 腹腔肿瘤
E. 以上都可以

133. 下列哪项因素可以引起便秘
A. 结肠肿瘤　B. 食物中缺乏纤维素
C. 精神因素　D. 脊髓损伤
E. 以上都是

134. 下述哪些疾病引起的便秘属于功能性便秘
A. 严重痔疮
B. 衰老及常年卧床
C. 痔疮
D. 长期应用阿片类药物
E. 饮食少，精细并缺乏纤维素

135. 服用下列哪些药物后可能引起便秘
A. 阿托品　B. 吗啡
C. 复方樟脑酊　D. 抗抑郁药阿米替林
E. 以上都可以

136. 下述哪项关于便秘的描述最恰当
A. 3天不排便就是便秘
B. 2天不排便就是便秘
C. 1天不排便就是便秘
D. 根据个人的排便习惯和排便有无困难的具体表现做出诊断
E. 粪便干结就是便秘

137. 除哪项疾病外其他引起便秘的原因可通过直肠指诊诊断
A. 肛裂　B. 直肠癌
C. 坚硬粪块堵塞　D. 痔疮
E. 结肠癌

138. 下列哪种并发症可能由于便秘引发
A. 冠状动脉供血不足　B. 脑出血
C. 直肠坏死　D. 猝死
E. 以上都有可能

139. 应用口服液状石蜡治疗便秘时，下列哪项是不恰当的
A. 长期服用会影响胡萝卜素及维生素A、维生素D吸收
B. 适用于老年排便动力减弱患者
C. 不太适于肛门括约肌松弛的患者
D. 可减少水分吸收
E. 适用于进食少渣饮食者

140. 老年性便秘患者的指导性治疗哪项是恰当的
A. 增加含纤维素较多的饮食

B. 养成定时排便习惯
C. 做提肛肌锻炼
D. 适当应用润滑性泻药
E. 以上都正确

141. 病人右下腹痛3个月余，常有腹泻，偶有便秘，大便呈糊状，无脓血，无里急后重感，X线钡餐检查回肠末端及盲肠可见激惹征象，最可能的诊断是
A. 慢性肠炎　B. 溃疡型肠结核
C. 溃疡性结肠炎　D. 阿米巴痢疾
E. 结肠癌

142. 女性，25岁。两个月来稍有腹胀，便秘，乏力，食纳略减少，消瘦，检查右下腹可触及6cm×8cm肿块，质中，边缘不清，有压痛，结肠镜检查回盲部肠黏膜充血水肿，有大小不等的炎性息肉，病理检查为干酪样肉芽肿，最可能的诊断是
A. 右侧卵巢囊肿　B. 慢性阑尾炎
C. 增生型肠结核　D. 右侧输卵管炎
E. 阿米巴肉芽肿

143. 男性，40岁，腹胀，便秘8个月，伴低热，盗汗，查体：腹壁软，无压痛，未触及包块，肠鸣音活跃。钡灌肠造影显示：回盲部多个小圆形充盈缺损，最可能的诊断是
A. Crohn病　B. 溃疡性结肠炎
C. 慢性阑尾炎　D. 增生性肠结核
E. 阑尾脓肿

144. 下列哪一种疾病引起头痛，通常不会引起脑疝
A. 脑梗死　B. 脑出血
C. 脑肿瘤　D. 紧张性头痛
E. 脑膜炎

145. 下列哪一种疾病引起的头痛与体位变化有明显关系
A. 丛集性头痛　B. 紧张性头痛
C. 低颅压性头痛　D. 偏头痛
E. 脑膜炎

146. 急性头痛的病程常在
A. 2周内　B. 1年
C. 3个月内　D. 大于3个月
E. 半个月

147. 亚急性头痛的病程常在
A. 1周内　B. 3个月内
C. 2周内　D. 大于3个月
E. 半个月

148. 慢性头痛的病程常在
A. 1年　B. 3个月内
C. 2周内　D. 大于3个月
E. 半个月

149. 下列哪一种组织不是头痛的痛敏结构
A. 硬脑膜　B. 头皮
C. 头部肌肉　D. 头部血管
E. 脑皮质

150. 偏头痛的预防性治疗不包括
A. 抗组胺药　B. 血管扩张药
C. 麦角衍生物　D. 抗抑郁药
E. 非甾体抗炎药

151. 偏头痛的发作期治疗不包括
A. 抗组胺药　B. 阿片类药
C. 麦角衍生物　D. 抗抑郁药
E. 非甾体抗炎药

152. 特殊性偏头痛的类型不包括
A. 偏瘫型偏头痛　B. 眼肌麻痹型偏头痛
C. 基底型偏头痛　D. 晚发型偏头痛
E. 丛集性偏头痛

153. 原发性头痛是指
A. 丛集性头痛　B. 脑出血头痛
C. 脑膜炎头痛　D. 肿瘤性头痛
E. 低颅压性头痛

154. 继发性头痛是指
A. 偏头痛　B. 丛集性头痛
C. 紧张性头痛　D. 神经症状头痛
E. 脑梗死性头痛

155. 下列哪一种头痛与情绪最为密切
A. 丛集性头痛　B. 肌收缩性头痛
C. 偏头痛　D. 脑出血性头痛
E. 低颅压性头痛

156. 下述哪项疾病常表现为湿性咳嗽
A. 急性支气管炎初期　B. 胸膜炎
C. 支气管扩张症　D. 急性咽喉炎
E. 轻症肺结核

157. 正常人每日红细胞破坏约可生成血红蛋白（g）、胆红素（μmol）
A. 7.5、4275　B. 7.0、4275
C. 7.5、4270　D. 7.0、4270
E. 6.5、4265

158. 男性，19岁，近一个月来，每次进食后上腹绞痛，伴恶心呕吐胃内容物，膝胸位时腹痛及呕吐明显缓解，最可能的诊断是
A. 消化性溃疡　B. 十二指肠壅积症
C. 急性阑尾炎　D. 急性胰腺炎
E. 腹型癫痫

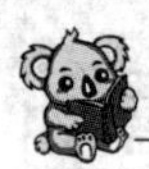

159. 男性，35岁，无明确诱因，经常上腹部疼痛左侧卧位可使疼痛减轻。查体：巩膜无黄染，全腹无肌紧张、无压痛，肝脾未触及，最可能的诊断为
A. 胃黏膜脱垂　B. 血卟啉病
C. 溃疡性结肠炎　D. 胰腺癌
E. 肠扭转

160. 女性，42岁，近2个月来消瘦，上腹正中钝痛，仰卧位时疼痛加重，前倾位或俯卧位时疼痛减轻，最可能的诊断是
A. 溃疡性结肠炎　B. 胃扭转
C. 胰体癌　D. 慢性胃炎
E. 肝癌

161. 男性，36岁，反复上腹烧灼样痛5年，近1个月来上腹胀痛，恶心，呕吐胃内容物，吐后胀痛可缓解，最可能的诊断是
A. 胰腺癌　B. 幽门梗阻
C. 急性胰腺炎　D. 慢性胆囊炎
E. 胃黏膜脱垂

162. 为了确定肝外胆管阻塞的部位，需选择下列哪项检查
A. 肝穿刺活检
B. 电子计算机体层扫描
C. 经内镜逆行胰胆管造影
D. 十二指肠引流
E. B型超声检查

163. 男性，48岁，无明显诱因出现皮肤黏膜黄染、逐渐加重，皮肤瘙痒，大便呈浅灰色，查体：巩膜黄绿色，心肺听诊正常，腹软、无压痛、肝肋下2cm，Ⅱ度硬，脾未触及，实验室检查：血中结合胆红素明显增加，血清碱性磷酸酶活性增高，最可能的诊断是
A. 钩端螺旋体病　B. 原发性胆汁性肝硬化
C. 重症肝炎　D. 溶血性贫血
E. 肝癌

164. 女性，33岁，无明显诱因，出现巩膜黄染，消瘦，不发热，查体：胆囊增大，无触痛、腹软、无压痛、肝脾未触及，最可能的诊断为
A. 胰头癌　B. 胆石症
C. 病毒性肝炎　D. 原发性胆汁性肝硬化
E. 原发性肝癌

165. 女性，45岁，近10天来，恶心、乏力、厌食、查体：T36.7℃，巩膜黄染，心肺未见异常，腹软、无压痛，肝脾未触及，实验室检查：血中直、间接胆红素均增加，血清转氨酶增高，最可能的诊断是
A. 胆管癌
B. 病毒性肝炎
C. 慢性胆囊炎
D. 遗传性球形红细胞增多症
E. 自身免疫性溶血性贫血

166. 对于胆红素的代谢，下列叙述哪一项是恰当的
A. 胆红素主要来源于骨髓幼稚红细胞
B. 血中胆红素升高，巩膜均有黄染
C. 非结合胆红素与白蛋白结合输送，经肾小球滤过
D. 正常情况，尿中无尿胆原
E. 尿胆原大部分氧化为尿胆素

167. 对于便血下列叙述哪一项是恰当的
A. 上消化道出血时，血便均为柏油样便
B. 下消化道出血时，血便多为暗红色
C. 粪便颜色为黄色可断定无便血
D. 服用铋剂、铁剂后粪便隐血试验阳性
E. 急性出血坏死性肠炎粪便呈果酱样脓血便

168. 女性，21岁，无明确诱因，出现新鲜血便，查体：皮肤与黏膜可见成簇的细小的呈鲜红色的毛细血管扩张，肝脾未触及，最可能的诊断是
A. 白血病　B. 过敏性紫癜
C. 流行性出血热　D. 血小板减少性紫癜
E. 遗传性毛细血管扩张症

169. 男性，43岁，近2个月来下腹疼痛，腹泻、大便为脓血便，排便后腹痛减轻，最可能的诊断是
A. 小肠结核　B. 溃疡性结肠炎
C. 内痔　D. 肠套叠
E. 过敏性紫癜

170. 男性，28岁，3年来经常上腹痛，间断出现便血，呈柏油样便，便后疼痛减轻，其最可能的诊断是
A. 溃疡性结肠炎　B. 胰腺癌
C. 消化性溃疡　D. 肝硬化
E. 小肠平滑肌瘤

171. 男性，19岁，夏天野浴后发热、呕吐咖啡渣样物，查体：T 38.5℃，巩膜黄染、全身皮肤散在出血点，心率100次/分，律齐，腹软、无压痛，肝脾未触及，最可能的诊断是
A. 十二指肠溃疡　B. 钩端螺旋体病
C. 急性胃炎　D. 白血病
E. 血小板减少性紫癜

172. 男性，37岁，近1个月来经常排鲜血便，血量少不与粪便混合，伴里急后重，不发热，无腹痛，最可能的诊断是
A. 直肠癌　B. 胃癌
C. 急性坏死性肠炎　D. 肠结核

E. Crohn 病

173. 对于呕血下列叙述哪一项是恰当的
A. 出血早期血红蛋白正常，提示出血量不大
B. 出血在胃内停留时间长，呕吐物呈鲜红色
C. 出血量多时，呕吐物呈咖啡渣样
D. 呕血后均有便血
E. 血红蛋白与胃酸作用形成硫化亚铁

174. 潮式呼吸的损害水平
A. 间脑　B. 脑桥
C. 中脑　D. 延髓
E. 脊髓

175. 节律深呼吸的损害水平
A. 脑桥　B. 中脑
C. 间脑　D. 延髓
E. 脊髓

176. 长吸气呼吸的损害水平
A. 延髓　B. 中脑
C. 脑桥　D. 间脑
E. 脊髓

177. 共济失调呼吸的损害水平
A. 脑桥　B. 中脑
C. 间脑　D. 延髓
E. 脊髓

178. 意识丧失，疼痛刺激反应很少、腱反射减弱，瞳孔光反射迟钝提示
A. 浅昏迷　B. 昏睡
C. 嗜睡　D. 中昏迷
E. 深昏迷

179. 意识丧失，无疼痛刺激，腱反射消失，瞳孔光反射消失提示
A. 昏睡　B. 嗜睡
C. 浅昏迷　D. 中昏迷
E. 深昏迷

180. 昏迷患者的损害部位
A. 脑干　B. 网状激活系统
C. 意识内容　D. 丘脑
E. 大脑

181. 昏迷患者最重要的一般检查应是
A. 血压　B. 体温
C. 脉搏　D. 呼吸
E. 气味

182. 昏迷患者最重要的神经系统检查是
A. 瞳孔　B. 脑膜刺激征
C. 眼底　D. 瘫痪
E. 姿势反射

183. 去大脑强直的损害部位是
A. 基底节　B. 小脑
C. 大脑　D. 中脑
E. 延髓

184. 闭锁综合征的损害部位是
A. 延髓　B. 中脑
C. 脑桥基底　D. 脑干
E. 大脑

185. 男性，45 岁，2 小时前无明显诱因黑便，随即感头昏，心悸，曾一度晕厥。查体：P124 次/分，BP10/8kPa（75/60mmHg）腹平软，剑突下轻压痛，肠鸣音活跃，此时最首要的措施是
A. 立即口服去甲肾上腺素盐水
B. 头低位和吸氧
C. 胃镜检查以明确诊断
D. 立即补充血容量
E. 立即应用多巴胺升血压

186. 男性，60 岁，因消化道出血住院 3 天，禁食。今晨起感头昏，心悸，急查血压 11/8kPa（80/60mmHg），脉搏 120 次/分，最可能的原因是
A. 补液不足　B. 电解质紊乱
C. 营养不良　D. 继续出血
E. 低血糖

187. 对于急性上消化道出血，下述哪项说法是不恰当的
A. 呕出的咖啡渣样液是血液经胃酸作用后形成正铁血红素所致
B. 出血量超过 50～100ml，即可出现柏油样便
C. 出血早期血红蛋白可正常
D. 24～48 小时内可作急诊胃镜检查
E. 大量出血就是食管胃底静脉曲张破裂出血

188. 青年男性，餐后排黑便，起身突然晕倒在地，无类似既往史。送急诊后检查，P 120 次/分，BP 10/8kPa（80/60mmHg），神志淡漠，面色苍白，肢冷汗出，心律齐，无杂音，腹平软，肝脾未触及，肠鸣音亢进。血红蛋白 90g/L。下列哪种是最佳治疗方法
A. 静滴升压药
B. 静推高渗葡萄糖溶液
C. 静滴生理盐水
D. 立即三腔二囊管压迫止血
E. 补充血容量 + 抑酸剂

189. 50 岁，男性，患急性心肌梗死入院治疗，第二天患者突然排柏油样黑便。过去无胃病与肝炎史，诊断最可能为

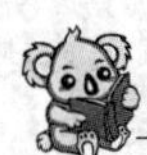

A. DIC
B. 慢性胃炎
C. 胃黏膜脱垂
D. 食管－贲门黏膜撕裂综合征
E. 急性糜烂出血性胃炎

190. 女性，40岁，反复腹泻3月，近半月黏液脓血便，3~4次/天，伴左下腹疼痛，里急后重感。多次便细菌培养（－），钡剂灌肠见直肠和乙状结肠肠壁呈毛刺状改变并可见小龛影，最可能的诊断是
A. 结肠肿瘤　B. 溃疡性结肠炎
C. 慢性痢疾　D. Crohn病
E. 肠结核

191. 基层医院遇到上消化道出血伴血压低时，最首要的处理措施应为
A. 去甲肾上腺素盐水胃内滴入
B. 积极补充血容量
C. 静脉滴注止血药物
D. 紧急胃镜检查以明确诊断
E. 立即转送上级医院

192. 下述哪项不是引起心悸的病理性因素
A. 肌注肾上腺素后　B. 偶发室性期前收缩
C. 维生素B_1缺乏　D. 心脏神经官能症
E. 高度房室传导阻滞

193. 下述心律失常中哪项不伴有心悸症状
A. 心房颤动
B. 阵发性室上性心动过速
C. 偶发室性期前收缩
D. 完全性左束支传导阻滞
E. 二度房室传导阻滞

194. 下述关于心悸叙述中哪项不恰当
A. 心悸与心动过速有关
B. 发生机制不十分清楚
C. 心搏增强也可引起心悸
D. 心悸的发生与各人感受不同而异
E. 心悸越明显提示心脏病越重

195. 下述哪种疾病不引起心脏搏动增强
A. 嗜铬细胞瘤　B. 甲状腺功能亢进症
C. 高血压　D. 扩张型心肌病
E. 贫血

196. 下述哪项不是心悸伴昏厥或抽搐的常见病因
A. 心室颤动
B. 阵发性室性心动过速
C. 阵发性室上性心动过速
D. 高度房室传导阻滞
E. 心房颤动伴三度房室传导阻滞

197. 下述是关于心悸的叙述，哪一项不恰当
A. 心率大于100次/分时，可感觉到心悸
B. 心悸是一种自觉心脏跳动的不适感或心悸感
C. 心率小于60次/分时，也可感觉到心悸
D. 出现心律失常时，可感觉到心悸
E. 心悸是器质性心脏病的标志

198. 下述疾病中，哪一项不会见到心悸伴胸痛
A. 肺梗死　B. 心绞痛
C. 心包炎　D. 大叶性肺炎
E. 心功能不全

199. 下述疾病中，哪一项不会出现心悸伴心动过缓
A. 迷走神经张度过高　B. 房室交界性心律
C. 高度房室传导阻滞　D. 心包炎
E. 病态窦房结综合征

200. 下述病症中，哪一项不出现心悸伴心前区痛
A. 脚气性心脏病　B. 冠心病心肌梗死
C. 心脏神经官能症　D. 病毒性心肌炎
E. 非特异性心包炎

201. 惊厥发作典型表现中需除外哪项
A. 全身强直，呼吸暂停
B. 突然意识模糊或丧失
C. 四肢阵挛性抽搐，瞳孔散大，光反射消失
D. 病理反射阳性
E. 无尿便失禁及发绀

202. 肺脓肿患者的咳痰特点不包括哪项
A. 排痰与体位有关
B. 痰呈砖红色胶胨样
C. 痰量较大
D. 痰静置后可出现分层现象
E. 痰可有恶臭味

203. 下述神经与咳嗽反射动作有关，除了
A. 舌咽神经　B. 喉下神经
C. 迷走神经　D. 喉返神经
E. 三叉神经

204. 下述因素对体温均有影响，除了
A. 月经　B. 哺乳
C. 妊娠　D. 运动
E. 进食

205. 下述发热是变态反应引起的，但需除外哪一项
A. 血清病　B. 药物热
C. 甲状腺功能亢进　D. 风湿热
E. 结缔组织病

206. 下述因素常使感染性发热的热型变为不典型，除了

A. 病原菌产生了变异
B. 应用解热药或肾上腺皮质激素
C. 应用抗生素
D. 病程中发生了并发症
E. 输血反应

207. 发热伴寒战最不常见于哪一项
A. 药物热　B. 败血症
C. 大叶性肺炎　D. 淋巴瘤
E. 输血反应

208. 下述组织和器官参与咳嗽动作，除了
A. 声门　B. 咽肌
C. 膈肌　D. 腹肌
E. 腰大肌

209. 下述疾病常出现干性咳嗽，但除外哪一项
A. 胸膜炎　B. 急性支气管炎初期
C. 急性咽喉炎　D. 支气管扩张合并感染
E. 间质性肺炎

210. 下述痰的性状与疾病的组合是恰当的，但需除外哪一项
A. 大量脓臭痰——肺脓肿
B. 铁锈色痰——大叶性肺炎
C. 粉红色泡沫样痰——急性左心衰
D. 砖红色胶胨样痰——克雷伯杆菌肺炎
E. 烂桃样痰——肺结核

211. 下述疾病临床多表现为弛张热，但需除外哪一项
A. 化脓性肺炎　B. 风湿热
C. 重症肺结核　D. 急性肾盂肾炎
E. 败血症

212. 下述疾病均可出现黏液脓血便但除外
A. 细菌性痢疾　B. 溃疡性结肠炎
C. 结肠癌　D. 阿米巴痢疾
E. 肠易激综合征

213. 下述各项均为发生便秘的可能因素，但除外
A. 摄食多　B. 肠蠕动减慢
C. 肠道肌肉张力减低　D. 饮水少
E. 排便反射消失

214. 下述均为便秘的机制，但除外
A. 肠蠕动受阻碍　B. 腹肌收缩力减弱
C. 肛门括约肌松弛　D. 直肠平滑肌强力不足
E. 膈肌收缩力减弱

215. 下述各项均是判断黄疸的指标，但除外
A. 血清总胆红素测定　B. 巩膜黄染
C. 掌心黄染　D. 皮肤黄染
E. 尿二胆测定

216. 女性，62 岁，反复右上腹疼痛，发热伴尿黄 4 年。前天又出现右上腹绞痛，发冷，发热，尿黄来诊，下列体征均对本病诊断有意义，但除外
A. Murphy 征阳性　B. 胆囊肿大
C. 胆囊点压痛阳性　D. 巩膜黄染
E. 季肋点压痛阳性

217. 分泌性腹泻可见于下列疾病，但除外
A. 霍乱　B. 慢性肠炎
C. 血管活性肽瘤　D. 促胃液素瘤
E. 小肠吸收不良综合征

218. 对于腹痛的临床表现下列各项均恰当，但除外
A. 改变体位可使腹痛减轻或加剧
B. 慢性腹痛多为间歇性痛
C. 腹痛部位即是病变部位
D. 急性腹痛，病情重，转变快
E. 腹痛性质及程度对诊断病因有帮助

219. 下述各项均为“急腹症”的病因，但除外
A. 胃肠穿孔　B. 肠梗阻
C. 卵巢扭转　D. 宫外孕
E. 肝淤血

220. 鉴别肝细胞性黄疸与梗阻性黄疸时，下列检查哪一项是不正确的
A. 尿胆红素　B. 血清直接胆红素定量
C. AST　D. 尿胆原
E. 碱性磷酸酶

221. 对于非结合胆红素均是恰当的，但除外
A. 不溶于水
B. 与白蛋白结合运输
C. 不经肾小球滤过
D. 与 Y、Z 两种载体蛋白结合
E. 随胆汁排入肠道

222. 对于稽留热的描述，下列哪项不恰当
A. 恒定维持高水平达数天或数周
B. 体温维持在 39℃ ~40℃以上
C. 体温波动范围不超过 1℃
D. 常见于大叶肺炎，斑疹伤寒及伤寒高热期
E. 也见于疟疾、布鲁菌病

223. 对于弛张热的描述，下列哪项不恰当
A. 波动幅度大
B. 体温常在 39℃以上
C. 又称败血症热型，常见于败血症、风湿热
D. 有时达正常水平
E. 24 小时内波动范围超过 2℃

224. 对于弛张热的描述，下列哪项不恰当

A. 每日温差达2℃以上　B. 体温波动大
C. 体温在39℃以上　D. 每日体温波动在1℃
E. 常见于败血症、化脓性炎症等

225. 下述疾病引起发热均为感染性，但应除外哪一项
A. 支原体侵入机体后　B. 病毒侵入机体后
C. 细菌侵入机体后　D. 感染后低热
E. 寄生虫侵入机体后

226. 下述疾病常表现为湿性咳嗽，但应除外哪一项
A. 支气管扩张　B. 胸膜炎
C. 慢性支气管炎　D. 肺脓肿
E. 空洞型肺结核

227. 下述疾病均表现为干性咳嗽，但应除外哪一项疾病
A. 胸膜炎　B. 慢性支气管炎
C. 急性咽喉炎　D. 轻症肺结核
E. 急性支气管炎初期

228. 胆汁淤积性黄疸常见于下列疾病，但除外
A. 钩端螺旋体病　B. 妊娠期复发性黄疸
C. 华支睾吸虫病　D. 胆总管结石
E. 药物性肝病（氯丙嗪引起）

229. 腹痛部位不固定的疼痛见于下列疾病，但除外
A. 急性出血性坏死性肠炎　B. 铅中毒
C. 急性胆囊炎　D. 急性血卟啉病
E. 机械性肠梗阻

230. 下述因素可能诱发急性胃黏膜病变，呕血，但除外
A. 大面积烧伤　B. 严重外伤
C. 剧烈呕吐　D. 颅脑手术
E. 非甾体类药物

231. 下述均为引起腹痛的全身性疾病，但除外
A. 肺炎　B. 腹型风湿热
C. 腹型过敏性紫癜　D. 铅中毒
E. 血卟啉病

232. 黄疸患者，同时伴有脾大，应考虑以下疾病，但除外
A. 钩端螺旋体病　B. 病毒性肝炎
C. 溶血性贫血　D. 壶腹癌
E. 肝硬化

233. 导致腹痛的胃肠神经功能紊乱见于下列疾病，但除外
A. 胆道运动功能障碍　B. 胃神经官能症
C. 慢性胰腺炎　D. 功能性消化不良
E. 肠易激综合征

234. 导致反射性呕吐的病因包括下列疾病，但除外
A. 急性心肌梗死　B. 青光眼
C. 尿毒症　D. 急性胃肠炎
E. 泌尿系结石

235. 导致中枢性呕吐的病因包括下列疾病，但除外
A. 颅内血肿　B. 迷路炎
C. 脑膜炎　D. 脑出血
E. 抗癌药物

236. 便血同时有皮肤黏膜出血点和瘀斑，考虑有下列疾病，但除外
A. 溃疡性结肠炎　B. 血友病
C. 钩端螺旋体病　D. 流行性出血热
E. 暴发型肝炎

237. 巴宾斯基征阳性的典型表现是
A. 踇趾背屈，四趾扇形分开
B. 五趾均背屈
C. 五趾均跖屈
D. 下肢各关节均迅速回缩
E. 各趾均不动

238. 正常口腔温度是
A. 36.5℃～37.5℃　B. 36.3℃～37.3℃
C. 36℃～37℃　D. 37℃～37.5℃
E. 36.5℃～37℃

239. 易造成咯血的常见心血管疾病是
A. 心包炎　B. 病毒性心肌炎
C. 二尖瓣狭窄　D. 冠心病
E. 心肌病

240. 对腹痛患者，以下哪项处理是不正确的
A. 在病因查明前可应用小剂量解痉剂
B. 病因清楚者应给予病因治疗
C. 伴发热者可使用抗生素
D. 伴有胃肠症状时可对症治疗
E. 对原因不明患者可先给镇痛剂止痛

241. 头痛伴眩晕的疾病最可能是
A. 青光眼　B. 椎－基底动脉供血不足
C. 脑疝　D. 颅内压增高
E. 偏头痛

242. 骨质疏松症确诊的金指标是
A. 血、尿钙、磷测定　B. 骨矿密度测量
C. 骨X线检查　D. 临床症状
E. 甲状旁腺激素水平测定

243. 咯血患者应禁用的镇咳药为
A. 吗啡　B. 可待因
C. 喷托维林　D. 溴己新
E. 甘草片

244. 可用2.5%～3%碘酊消毒的部位是
A. 肛门和外生殖器　B. 儿童面部

C. 婴儿皮肤　D. 准备植皮用的供皮区
E. 口腔

245. 支气管哮喘引起的呼吸困难属哪一类型
A. 神经精神性呼吸困难　B. 中枢性呼吸困难
C. 混合性呼吸困难　D. 呼气性呼吸困难
E. 吸气性呼吸困难

246. 夜间阵发性呼吸困难最常见于
A. 急性左心功能不全　B. 胸腔大量积液
C. 右心功能不全　D. 慢性阻塞性肺疾病
E. 气胸

247. 腹泻伴里急后重多见于
A. 结肠癌　B. 直肠炎或直肠癌
C. 回盲部结核　D. 末端回肠炎
E. 痔疮

248. 粪常规中找到大量脓细胞，间有红细胞及巨噬细胞最可能的诊断
A. 溃疡性结肠炎　B. 阿米巴痢疾
C. 急性肠炎　D. 细菌性痢疾
E. 肠结核

249. 老年患者，半年来经常左下腹痛，伴大便变细，时有便秘，便中夹黏血，首先考虑
A. 痔疮　B. 直肠癌
C. 结肠癌　D. 肠结核
E. 直肠息肉

250. 便秘者体检时哪种情况不应见到胃肠型和蠕动波
A. 幽门梗阻
B. 腹壁菲薄或松弛的老年人
C. 小肠梗阻
D. 结肠梗阻
E. 大量腹水

251. 无痛性血尿最常见疾病考虑
A. 肾盂肾炎　B. 膀胱结石
C. 肾癌　D. 膀胱癌
E. 肾小球肾炎

252. 病人诊为右上肺结核，给予异烟肼、利福平、链霉素治疗，用药后 10 天出现眩晕伴耳鸣，最可能的诊断是
A. 高血压　B. 药物性眩晕
C. 小脑肿瘤　D. 脑膜炎
E. 贫血

253. 出现柏油便时，考虑出血的原因最可能是
A. 结肠癌　B. 内痔
C. 直肠癌　D. 十二指肠球部溃疡
E. 肠结核

254. 骨质疏松症在哪一人群中发生率明显升高
A. 营养不良老人　B. 绝经期后老年妇女
C. 运动少的老人　D. 60 岁以上老人
E. 精神紧张人群

255. 导致上消化道大出血最常见的原因是
A. 胃十二指肠溃疡
B. 急性胃黏膜病变
C. 食管、胃底静脉曲张破裂
D. 胃癌
E. 胆道出血

256. 一位长期卧床的老年妇女，大便每周一次，下列哪项血液化验和便秘关系密切
A. 血钾 3. 2mmol/L
B. 血糖 7mmol/L（125mg/dl）
C. 血钙 3. 5mmol/L（14mg/dl）
D. 血钠 130mmol/L
E. 二氧化碳结合力 3. 2mmol/L

257. 治疗感染性疾病用下列药物行离子导入治疗时，恰当的极性选择是
A. 地塞米松（－）　B. 碘化钾（＋）
C. 黄连素（－）　D. 青霉素（＋）
E. 链霉素（＋）

258. 下述哪些疾病易合并瘘管形成
A. 克罗恩病　B. 溃疡性结肠炎
C. 结肠癌　D. 憩室炎
E. 以上所列举的疾病都是对的

259. 听诊可有心律不齐的是
A. 心房纤颤
B. 阵发性室上性心动过速
C. 一度房室传导阻滞
D. 窦性心动过速
E. 心房扑动 4∶1 传导

260. 哪种情况最可能出现夜间阵发性呼吸困难
A. 胸腔大量积液　B. 右心功能不全
C. 自发性气胸　D. 大叶性肺炎
E. 急性左心衰竭

261. 下述哪项检查对诊断没有意义
A. 血沉　B. 便常规
C. 结核菌素试验　D. 血常规
E. 腹部平片

262. 肝细胞性黄疸
A. 总胆红素增高、直接胆红素增高、尿胆原增高、尿胆红素增高
B. 总胆红素增高、直接胆红素正常、尿胆原正常、

尿胆红素增高

C. 总胆红素增高、直接胆红素正常、尿胆原增高、尿胆红素正常

D. 总胆红素增高、直接胆红素增高、尿胆原正常、尿胆红素增高

E. 总胆红素增高、直接胆红素增高、尿胆原增高、尿胆红素正常

263. 近期服用止痛片，今晨发现黑便，其出血的原因可能是

A. 十二指肠溃疡　B. 急性胃黏膜病变
C. 胃癌　D. 胃溃疡
E. 血管病变

264. 偏头痛患者服用麦角胺咖啡因，恰当的服法是

A. 头痛剧烈时服用，每次 2 片，每周总量不超过 8 片

B. 头痛初期服用，每次 1 片，半小时后若无效可再服 1 片

C. 头痛初期服用，每次 1 片，以后每日 3 次，每次 1 片

D. 头痛初期服用每日 1 次，每次 2 片，以后每日 2 次，每次 2 片

E. 头痛剧烈时可加用到 4 片

265. 中枢性瘫痪和周围性瘫痪的鉴别上，哪项无意义

A. 腱反射　B. 肌肉萎缩
C. 病理反射　D. 肌力
E. 肌张力

266. 下述哪一项不是中枢性瘫痪的临床表现

A. 腱反射亢进　B. 肌张力增高
C. 病理反射阳性　D. 肌肉萎缩
E. 肌力下降

267. 男性，16 岁，春游回家后感头痛、发热，伴恶心、呕吐，查体，神志不清，全身散在瘀点，颈有抵抗，克氏征（+）。最有可能的诊断为

A. 乙型脑炎　B. 流行性脑脊髓膜炎
C. 蛛网膜下隙出血　D. 偏头痛
E. 过敏性紫癜

268. 梅尼埃病最有可能出现下列哪一种临床表现

A. 眩晕　B. 抽搐
C. 晕厥　D. 头痛
E. 昏迷

269. 梅尼埃病最可能的发病机制是

A. 颈内动脉狭窄　B. 内耳迷路水肿
C. 椎 - 基底动脉供血不足　D. 听神经损害
E. 锁骨下动脉盗血综合征

270. 下述哪一种不属于肺源性呼吸困难

A. 支气管哮喘　B. 阻塞性肺气肿
C. 气管肿瘤　D. 大量胸腔积液
E. 重度贫血

271. 可疑急性肠炎时，应首先行哪种检查

A. 血红蛋白　B. 血象及白细胞
C. 纤维肠镜　D. 粪便常规检查加培养
E. 血培养

272. 对于便秘，哪种说法是不正确的

A. 便秘可分为器质性和功能性

B. 便秘是指排便频率减少，每周少于 2 ~ 3 次

C. 粪便少且干硬，并有排便困难

D. 排便每日少于 1 次即认为是便秘

E. 按粪积部位可分为结肠性或直肠性便秘

273. 便血鲜红者，社区最常用的检查方法是

A. 腹部平片　B. 血常规
C. 胃镜　D. 肛指检查
E. 肠镜

274. 下述哪个疾病不会引起梗阻性黄疸

A. 胰头癌　B. 肝脓肿
C. 慢性胰腺炎　D. 化脓性胆管炎
E. 原发性胆汁性肝硬化

275. 叩诊法证实腹水，有显著移动性浊音，腹水量为

A. 500ml　B. 1000ml
C. 800ml　D. 300ml
E. 200ml

276. 梅尼埃病不可能出现下列哪一种临床表现

A. 眼球震颤　B. 视物旋转
C. 听力减退　D. 恶心、呕吐
E. 右侧肢体肌力减退

277. 肥胖指体内脂肪积聚过多，体重超过标准体重

A. 5%　B. 10%
C. 15%　D. 20%
E. 30%

278. 下述哪一种疾病出现终末血尿

A. 急性肾炎　B. 肾肿瘤
C. 后尿道损伤　D. 肾结石
E. 输尿管结石

279. 男性，80 岁，中风卧床 2 个月，近日发热，咳嗽，伴便秘。以下哪种情况不是该患者便秘的原因

A. 食少　B. 水少
C. 动少　D. 肠梗阻
E. 忧郁、焦虑

280. 老年患者，皮肤巩膜黄染伴皮肤瘙痒，腹痛，腹

块，为尽快明确病因，应先做哪项检查

A. 胃肠钡餐造影　　B. 肝、胆B超
C. 肝穿刺　　D. 胃镜
E. 血常规

281. 男性，59岁，近来2个月进行性吞咽困难伴呕吐，消瘦明显，最可能的诊断是

A. 十二指肠球部溃疡并幽门梗阻
B. 食管癌
C. 肠梗阻
D. 急性胰腺炎
E. 急性胆囊炎

282. 女性，45岁，反复发作性头痛3年，各项检查均正常，此患者首选的治疗措施是

A. 脱水剂　　B. 抗生素
C. 免疫抑制剂　　D. 镇痛药
E. 手术治疗

283. 男性，55岁，左腹股沟区可复性肿物5年，3天前此肿物平卧后不能还纳，逐渐出现恶心、呕吐、腹痛。诊断首先考虑

A. 腹股沟斜疝　　B. 股疝
C. 腹股沟疝合并嵌顿　　D. 急性淋巴结炎
E. 精索囊肿

284. 听诊可有心律绝对不齐的是

A. 心房纤颤
B. 一度房室传导阻滞
C. 阵发性室上性心动过速
D. 窦性心动过速
E. 心房扑动4:1传导

285. 肝硬化失代偿期白细胞和血小板减少的原因是

A. 营养不良　　B. 脾功能亢进
C. 维生素K缺乏　　D. 叶酸和维生素B_{12}缺乏
E. 骨髓造血功能不良

【A3/A4型题】

(1~2题共用题干)

一青年女性，因心悸、气短、咯血2小时来诊。查体：双肺布满湿啰音和哮鸣音，心尖部闻及舒张期杂音，肺动脉瓣区第二心音亢进。

1. 最可能的诊断是

A. 肺感染　　B. 风湿性心脏病心衰
C. 支气管扩张　　D. 肺结核
E. 肺癌

2. 当上述患者来社区医院就诊时，首先选择的治疗

A. 毛花苷C缓慢静注和呋塞米静注
B. 氨甲苯酸静滴
C. 血管加压素静注
D. 气管切开
E. 立即转送上级医院

(3~4题共用题干)

中年男性，曾居住在血吸虫病疫区，水肿、乏力、腹胀3个月。查体：肝病面容，可见蜘蛛痣，腹胀，腹水征阳性，肝肋下2cm，腹壁静脉曲张，下肢水肿。

3. 最可能的诊断是

A. 下腔静脉阻塞综合征　　B. 血吸虫性肝硬化
C. 充血性心力衰竭　　D. 肝肾综合征
E. 营养不良性水肿

4. 上述患者的体征中哪些对鉴别肝硬化腹水和下腔静脉阻塞所致的腹水最有意义

A. 腹壁静脉曲张　　B. 腹壁静脉血流方向
C. 腹腔积液常规　　D. 蜘蛛痣
E. 下肢水肿

(5~6题共用题干)

男性，60岁，突发胸骨后压榨性疼痛2小时，并向左肩放射，伴多汗，恶心、气短。

5. 首先应作下列哪项检查对确立初步诊断最重要

A. 胸部X线　　B. 胸部CT
C. 心电图　　D. 超声心动图
E. 运动负荷试验

6. 假定上述患者在社区医院就诊，诊断为急性心肌梗死，除下列哪项处理外均为正确措施

A. 立即吸氧　　B. 立即应用吗啡镇痛
C. 立即口服阿司匹林　　D. 立即含服硝酸甘油
E. 不必上述处理，争取第一时间转送至上级医院

(7~9题共用题干)

男性40岁，2小时前突然胸剧痛，呼吸困难进行性加重，体检：发绀，大汗，烦躁不安，右肺呼吸音减弱，BP 12/8kPa（90/60mmHg），心率120次/分。

7. 最应立即进行的检查是

A. 心电图　　B. 胸部X线
C. B超　　D. 心脏超声检查
E. 血气分析

8. 上述患者最可能的诊断是

A. 自发性气胸　　B. 胸膜炎
C. 急性心肌梗死　　D. 消化性溃疡穿孔
E. 急性肠梗阻

9. 假定上述患者到基层医院就诊，诊断为自发性气胸，最正确的紧急处理方法是

A. 胸腔穿刺抽气后转送上级医院
B. 立即吸氧并转送上级医院

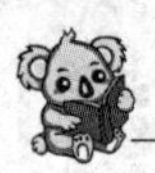

C. 静脉滴注抗生素后转送上级医院

D. 立即转送上级医院

E. 应用茶碱类药物后转送上级医院

(10~11 题共用题干)

男性，30 岁，4 年来偶有上腹痛，今天进食后突然上腹痛，逐渐加重至剧烈难忍，伴有恶心、呕吐，体温 37.8℃。查体：上腹部稍紧张，剑下有压痛，可疑反跳痛，肠鸣音减弱。检查血象：白细胞 12.0×10^9/L，N 80%，ALT（SGPT）40U/L，TBil 15μmol/L，尿淀粉酶 256U（温氏法）。

10. 下列哪项治疗是不正确的

A. 胃肠减压　　B. 禁食

C. 肌注哌替啶　　D. 口服 H_1 受体拮抗剂

E. 口服 H^+，K^+－ATPase 阻断剂

11. 上述患者最有可能的诊断是

A. 消化性溃疡伴穿孔　　B. 急性胆囊炎

C. 急性胃炎　　D. 急性胰腺炎

E. 急性肠梗阻

(12~13 题共用题干)

男性，60 岁，消瘦，间断腹泻和便秘交替 3 个月。查体右上腹可触及 6cm×6cm 包块，活动受限，无压痛，多次检查便潜血阳性。

12. 应考虑下列哪种诊断

A. 结肠癌　　B. 溃疡性结肠炎

C. Crohn 病　　D. 增生性肠结核

E. 以上都应考虑

13. 为明确诊断最重要的检查是

A. 腹部 CT

B. 消化道钡餐造影

C. 结肠镜检查及病灶活检

D. 立位腹平片

E. 腹部 B 超

(14~16 题共用题干)

男性，35 岁，突发意识不清，体温 38℃，血压：120/80mmHg，潮式呼吸，闻及烂苹果气味。神经系统检查：瞳孔等大，光反应正常，双侧病理征阳性，头颅 CT 正常。既往有糖尿病史，应用胰岛素治疗。

14. 患者最可能诊断为

A. 低血糖昏迷　　B. 高渗昏迷

C. 酸中毒昏迷　　D. 尿毒症昏迷

E. 肝昏迷

15. 患者的意识状态为

A. 浅昏迷　　B. 嗜睡

C. 中度昏迷　　D. 谵妄状态

E. 深昏迷

16. 患者继发神经系统损害的最可能部位为

A. 中脑　　B. 脑桥

C. 延髓　　D. 间脑

E. 大脑皮层

(17~19 题共用题干)

女性，26 岁，突发意识不清，头痛伴喷射样呕吐，血压：120/80mmHg，体温 38℃，叹气样呼吸。神经系统查体：瞳孔等大，光反应消失，颈部抵抗，双侧病理征消失。

17. 患者最可能的意识状态为

A. 浅昏迷　　B. 中昏迷

C. 深昏迷　　D. 谵妄状态

E. 嗜睡

18. 患者最好的治疗手段为

A. 甘露醇静推　　B. 乎吸兴奋药静点

C. 气管插管　　D. 保持侧卧位

E. 抗生素应用

19. 患者最可能的诊断为

A. 延髓出血　　B. 脑桥出血

C. 中脑出血　　D. 大面积脑梗死

E. 内囊出血

(20~22 题共用题干)

女性，26 岁，反复发作性偏头痛 3 年，每次发作前有畏光、恶心症状，严重时剧烈头痛，神经系统检查无异常发现，头颅 CT 正常。

20. 患者最可能的诊断为

A. 紧张性头痛　　B. 丛集性头痛

C. 典型偏头痛　　D. 蛛网膜下隙出血

E. 偏头痛

21. 患者急性期最好的治疗药物为

A. 百忧解　　B. 哌替啶

C. 麦角胺　　D. 阿司匹林

E. 氟桂利嗪

22. 患者最不易鉴别的头痛为

A. 丛集性头痛　　B. 紧张性头痛

C. 低颅压性头痛　　D. 脑炎性头痛

E. 脑肿瘤性头痛

(23~25 题共用题干)

男性，45 岁，反复发作性头痛二年，常在秋季发作，发作时表现为右侧眼眶周围严重的钻痛，每次发作持续 1~2 小时，神经系统检查仅见结膜充血，头颅 MRI 检查正常。

23. 患者最可能诊断为

A. 偏头痛　　B. 痛性眼肌麻痹

C. 从集性头痛　　D. 紧张性头痛
E. 脑膜炎头痛

24. 患者最不易鉴别的头痛为
A. 偏头痛　　B. 低颅压性头痛
C. 紧张性头痛　　D. 脑炎性头痛
E. 血管性头痛

25. 患者急性期最好的治疗方法为
A. 吸氧　　B. 镇静剂
C. 麦角胺　　D. 百忧解
E. 阿司匹林

(26～27 题共用题干)

男性，40 岁，左肾区疼痛 2 月余，反复发作，静脉肾盂造影检查示左输尿管上段有直径 1.8cm 的结石，伴左肾积水。

26. 适宜的处理是
A. 大量饮水排石　　B. 输尿管切开取石
C. 肾脏切除　　D. 经膀胱镜取石
E. 口服抗生素防治感染

27. 泌尿系结石最有效的预防方法是
A. 控制感染　　B. 调节饮食
C. 调节尿酸碱度（pH）　　D. 大量饮水
E. 中药

【B 型题】

(1～2 题共用备选答案)
A. 右束支并左前支传导阻滞
B. 窦性心动过速
C. 高度房室传导阻滞
D. 室性期前收缩三联律
E. 慢性心房颤动
1. 心悸伴晕厥与哪种心律失常有关
2. 不出现心悸症状与哪种心律失常有关

(3～4 题共用备选答案)
A. 心脏神经官能症　　B. 甲状腺功能亢进
C. 脚气性心脏病　　D. 高度房室传导阻滞
E. 频发室性期前收缩
3. 心悸伴晕厥或抽搐可发生于哪种病症
4. 心悸伴心前区疼痛可发生于哪种病症

(5～6 题共用备选答案)
A. 主动脉瓣关闭不全　　B. 甲状腺功能亢进
C. 高血压心脏病　　D. 病态窦房结综合征
E. 感染性心内膜炎
5. 心悸伴发热可发生于哪种病症
6. 心悸伴消瘦可发生于哪种病症

(7～8 题共用备选答案)
A. 急性心肌梗死　　B. 感染性心内膜炎
C. 急性左心功能不全　　D. 甲状腺功能亢进症
E. 高度房室传导阻滞
7. 心悸伴心前区压榨样疼痛最常见于何种疾病
8. 心悸伴呼吸困难最常见于何种疾病

(9～11 题共用备选答案)
A. 心性混合性发绀　　B. 肺性发绀
C. 周围性发绀　　D. 混合性发绀
E. 缺血性周围性发绀
9. 心力衰竭可出现哪种类型发绀
10. 严重休克可出现哪种类型发绀
11. 慢性阻塞性肺病可出现哪种类型发绀

(12～14 题共用备选答案)
A. 法洛四联症　　B. 大量胸腔积液
C. 左、右心功能不全　　D. 休克
E. 缩窄性心包炎
12. 心性混合性发绀最常见于何种疾病
13. 混合性发绀最常见于何种疾病
14. 肺性发绀最常见于何种疾病

(15～16 题共用备选答案)
A. 三叉神经　　B. 交感神经
C. 面神经　　D. 迷走神经
E. 听神经
15. 头面部的感觉是由何种神经支配的
16. 气管与食管的感觉是由何种神经支配的

(17～18 题共用备选答案)
A. 颅内压增高　　B. 椎－基底动脉供血不足
C. 青光眼　　D. 蛛网膜下腔出血
E. 神经功能性头痛
17. 头痛伴剧烈呕吐最常见于何种疾病
18. 头痛伴脑膜刺激征阳性最常见于何种疾病

(19～20 题共用备选答案)
A. 肋间神经炎　　B. 急性心包炎
C. 主动脉瓣狭窄　　D. 自发性气胸
E. 食管癌
下列患者发生胸痛的最可能病因疾病是
19. 45 岁男性，发热伴心前区痛，心界扩大，脉压减小
20. 42 岁女性，活动后胸痛，伴有头晕，主动脉瓣听诊区可闻及Ⅲ级收缩期杂音

(21～22 题共用备选答案)
A. 急性心肌梗死　　B. 肋间神经炎
C. 自发性气胸　　D. 肺癌
E. 胸主动脉瘤
下列患者胸痛的特点最可能是哪种疾病

21. 患者自诉左侧胸痛，沿肋间神经走行分布，伴有局部压痛
22. 青年男性，在体育活动中突然出现右侧胸痛伴呼吸困难

（23～24 题共用备选答案）

A. 发热伴结膜充血　　B. 发热伴关节肿痛
C. 发热伴肝脾大　　D. 发热伴咯血
E. 发热伴胸痛

上述症状常见于下列哪种疾病
23. 流行性出血热
24. 淋巴瘤

（25～26 题共用备选答案）

A. 稽留热　　B. 弛张热
C. 间歇热　　D. 波状热
E. 不规则热

下列疾病常见的热型是
25. 化脓性扁桃腺炎
26. 大叶性肺炎

（27～29 题共用备选答案）

A. 右下腹痛，麦氏点有压痛
B. 右上腹钻顶样疼伴呕吐
C. 腹痛、便闭、肠鸣音亢进
D. 上腹部绞痛反复发作伴黄疸
E. 突然上腹剧痛伴腹肌板状硬

下列疾病可出现的临床表现是
27. 肠梗阻
28. 胃穿孔
29. 急性阑尾炎

（30～31 题共用备选答案）

A. 肝外阻塞性黄疸　　B. 肝内胆汁淤积性黄疸
C. 肝细胞性黄疸　　D. 溶血性黄疸
E. 先天性非溶血性黄疸

下述疾病黄疸分类是
30. 肝硬化所致的黄疸常是
31. 胰头癌所致的黄疸是

（32～34 题共用备选答案）

A. 腹痛伴呕吐宿食　　B. 腹痛伴血尿
C. 腹痛伴腹泻　　D. 腹痛伴休克
E. 腹痛伴腹部肿块

下列疾病可出现的临床表现是
32. 尿路结石时
33. 幽门梗阻时
34. 急性肠炎时

（35～37 题共用备选答案）

A. 确定粪便内是否存在红、白细胞
B. 确定粪便的病原体
C. 确定粪便有否血吸虫虫卵
D. 确定是否为吸收不良的粪便
E. 确定有否结肠肿瘤

上述情况，最合适的检查手段是
35. 粪便细菌培养
36. 结肠镜检
37. 新鲜粪便显微镜检查

（38～39 题共用备选答案）

A. 由胃肠黏膜分泌过多液体引起腹泻
B. 由肠内容物渗透压增高引的腹泻
C. 由肠黏膜的吸收面积减少引起的腹泻
D. 由肠蠕动亢进，肠内食糜停留时间少所致的腹泻
E. 由某些致腹泻细菌内毒素刺激肠黏膜内 cAMP 致腹泻

上述腹泻的发病机制，属于
38. 吸收不良性腹泻
39. 渗透性腹泻

（40～41 题共用备选答案）

A. 促胃液素瘤　　B. 甲状腺功能亢进
C. 小肠吸收不良综合征　　D. 服盐类泻药
E. 小肠大部分切除术后

40. 分泌性腹泻见于
41. 肠蠕动增强性腹泻见于

（42～43 题共用备选答案）

A. 呕血后腹痛减轻　　B. 呕血后腹痛加重
C. 服用非甾体类消炎药　　D. 呕血伴皮肤出血点
E. 剧烈呕吐后呕血

42. 血小板减少性紫癜的常见临床表现是
43. 急性胃黏膜病变的常见临床表现是

（44～45 题共用备选答案）

A. 伤寒　　B. 败血症
C. 疟疾　　D. 布鲁菌病
E. 霍奇金（Hodgin）病

下列热型为哪一疾病特点
44. 波状热
45. 弛张热

（46～47 题共用备选答案）

A. 总胆红素升高；直接胆红素升高；尿胆原升高；尿胆红素升高
B. 总胆红素升高；直接胆红素降低；尿胆原升高；尿胆红素降低
C. 总胆红素升高；直接胆红素降低；尿胆原降低；尿胆红素升高
D. 总胆红素升高；直接胆红素升高；尿胆原降低；

尿胆红素升高
- E. 总胆红素升高；直接胆红素升高；尿胆原升高；尿胆红素降低

下列黄疸化验检查可见
46. 肝细胞性黄疸
47. 胆汁淤积性黄疸

（48～50 题共用备选答案）
- A. 上腹偏右饥饿性疼痛
- B. 突发性中上腹剧烈刀割样痛
- C. 持续性中上腹剧痛
- D. 阵发性剑下钻顶样疼痛
- E. 阵发性右上腹剧痛

下列疾病腹痛的特点为
48. 急性胰腺炎
49. 胆石症
50. 消化性溃疡穿孔

（51～53 题共用备选答案）
- A. 浅部触诊法　　B. 深部滑行触诊法
- C. 双手触诊法　　D. 深压触诊法
- E. 冲击触诊法

51. 大量腹腔积液时肝脾触诊
52. 腹腔深部包块触诊
53. 确定腹腔压痛点

（54～56 题共用备选答案）
- A. 胃、十二指肠溃疡穿孔　　B. 急性胰腺炎
- C. 胆道蛔虫症　　D. 腹型癫痫
- E. 幽门梗阻

下列腹痛常见于上述哪种疾病
54. 腹痛位置不定
55. 呕吐后腹痛缓解
56. 中上腹持续性剧痛，阵发性加剧

（57～59 题共用备选答案）
- A. 肺性发绀
- B. 淤血性周围性发绀
- C. 混合性发绀
- D. 血液中存在异常血红蛋白衍生物引起的发绀
- E. 缺血性周围性发绀

下列疾病常引起哪种类型的发绀
57. 先天性高铁血红蛋白血症
58. 右心衰竭
59. 心源性休克

（60～62 题共用备选答案）
- A. 心悸伴心前区痛　　B. 心悸伴发热
- C. 心悸伴呕吐　　D. 心悸伴晕厥
- E. 心悸伴消瘦和出汗

下列疾病引起的心悸其特点分别是
60. 心脏神经官能症
61. 病态窦房结综合征
62. 甲状腺功能亢进

（63～65 题共用备选答案）
- A. 肥厚型梗阻性心肌病　　B. 心脏神经官能症
- C. 胸膜炎　　D. 肺梗死
- E. 食管癌

以下患者的胸痛最可能的疾病分别是
63. 青年男患发热伴胸痛，深呼吸时胸痛加重
64. 老年男患者，心力衰竭长期卧床，突然出现胸痛伴咳血痰，发绀黄疸加重
65. 中年女患者，持续针刺样胸痛，活动后减轻

（66～67 题共用备选答案）
- A. 肋间神经炎　　B. 心绞痛
- C. 纵隔肿瘤　　D. 膈下脓肿
- E. 心脏神经官能症

下述感觉神经纤维与哪种疾病引起的胸痛有关
66. 肋间神经感觉纤维
67. 支配心脏和主动脉的交感神经纤维

（68～69 题共用备选答案）
- A. 尿胆红素阴性
- B. 网织红细胞减少
- C. 血转氨酶明显增高
- D. 服用氯丙嗪后引起的黄疸
- E. AKP 活力降低

下列疾病常见的临床表现是
68. 肝细胞性黄疸
69. 肝内胆汁淤积性黄疸

（70～72 题共用备选答案）
- A. 犬吠样咳嗽　　B. 金属音调咳嗽
- C. 咳嗽声音嘶哑　　D. 咳嗽无声
- E. 哮鸣样咳嗽

下列各疾病常出现的症状是
70. 纵隔肿瘤
71. 极度衰弱
72. 喉返神经麻痹

（73～75 题共用备选答案）
- A. 产热过多　　B. 散热过少
- C. 组织坏死产物吸收　　D. 体温调节中枢功能失常
- E. 变态反应

下列各疾病发热原因是
73. 甲状腺功能亢进
74. 中暑
75. 血清病

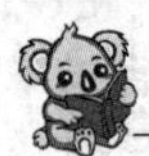

（76～78 题共用备选答案）

A. 发作性眩晕、耳鸣、听力减弱

B. 伴鼓膜穿孔

C. 渐进性眩晕、耳鸣、听力减退、口周麻木

D. 头部处在一定位置时眩晕

E. 上感后眩晕、恶心、呕吐、无耳鸣及听力减退

上述临床表现符合哪种疾病

76. 内耳药物中毒

77. 前庭神经元炎

78. Meniere 病

（79～80 题共用备选答案）

A. 黄疸伴腹痛，高热　B. 黄疸伴贫血

C. 黄疸伴肝区持续性疼痛　D. 轻度黄疸伴腹水

E. 黄疸伴胆囊肿大

下列疾病可出现的临床表现是

79. 肝硬化

80. 胰头癌

（81～82 题共用备选答案）

A. 上腹部绞痛反复发作伴黄疸

B. 腹痛、便闭、肠鸣音亢进

C. 右上腹钻顶样疼伴呕吐

D. 突然上腹剧痛伴腹肌板状硬

E. 右下腹痛、麦氏点有压痛

下列疾病可出现的临床表现为

81. 胆道蛔虫症时

82. 肠梗阻时

（83～85 题共用备选答案）

A. 高度房室传导阻滞　B. 甲状腺功能亢进症

C. 贫血　D. 感染性心内膜炎

E. 急性心肌梗死

下列症状最常见于何种疾病

83. 心悸伴发热

84. 心悸伴晕厥或抽搐

85. 心悸伴消瘦及多汗

（86～88 题共用备选答案）

A. 36℃～37℃　B. 37℃～38℃

C. 37.3℃～38℃　D. 38.1℃～39℃

E. 39.1℃～41℃

正确的临床发热分度为

86. 低热

87. 中等度热

88. 高热

（89～90 题共用备选答案）

A. 失血性休克　B. 窒息

C. 感染扩散　D. 严重贫血

E. DIC

89. 肺结核大咯血最致命的危险是

90. 消化道大出血最致命的危险是

（91～95 题共用备选答案）

A. 漏出液　B. 浆液性渗出液

C. 血性渗出液　D. 乳糜性渗出液

E. 脓性渗出液

下列疾病典型的临床表现是

91. 肝硬化

92. 结核性腹膜炎

93. 淋巴瘤腹腔转移

94. 丝虫性肉芽肿

95. 化脓性阑尾炎穿孔

（96～99 题共用备选答案）

A. 呕吐伴腹痛、腹泻、发热

B. 呕吐伴眩晕，眼球震颤

C. 呕吐物有粪臭味伴腹痛、腹胀、不排便

D. 呕吐伴右上腹痛、发热、寒战、黄疸

E. 呕吐伴头痛，意识障碍，偏瘫

下列临床表现最有可能的诊断为

96. 急性胃肠炎

97. 脑出血

98. 肠梗阻

99. 胆囊炎

（100～103 题共用备选答案）

A. 大便潜血试验持续阳性

B. 柏油样黑便

C. 排便后滴鲜血，血在粪便表面

D. 白陶土样便

E. 脓血黏液便

下列疾病的典型表现是

100. 胆道完全阻塞

101. 痔疮

102. 上消化道大出血

103. 细菌性痢疾

（104～106 题共用备选答案）

A. 脑外伤患者突然出现黑便

B. 中上腹节律性腹痛，患者突然出现黑便

C. 肝硬化患者全身情况良好，突然出现大量呕血

D. 食管裂孔疝患者出现黑便

E. 强烈呕吐或剧咳后呕出咖啡色物

上述表现符合以下哪种出血

104. 食管静脉曲张破裂出血

105. 急性胃黏膜病变出血

106. 消化性溃疡出血

（107～109 题共用备选答案）

A. 成人每日消化道出血量 50～10ml

B. 成人每日消化道出血量 500～100ml

C. 胃内储积血量在 2500～300ml

D. 一次出血量 <200ml

E. 出血量 >400～500ml

107. 黑便

108. 呕血

109. 出现心悸乏力等周身表现

（110～111 题共用备选答案）

A. 酒味　　B. 肝臭味

C. 烂苹果味　　D. 大蒜味

E. 氨味

110. 肝昏迷者

111. 敌敌畏中毒者

（112～116 题共用备选答案）

A. 甲基纤维素口服　　B. 液状石蜡口服

C. 肥皂水灌肠　　D. 外科手术

E. 半乳糖口服

112. 饮食少而缺乏纤维素导致的便秘

113. 粪块嵌顿在直肠

114. 老年人长期卧床排便无力

115. 肝性脑病不能排便

116. 结肠癌便秘

（117～118 题共用备选答案）

A. 咯血伴咳嗽

B. 间断性大量咯血，平素咳痰，量多，有时黄痰

C. 咯血伴皮肤黏膜出血

D. 咯血伴黄疸

E. 痰中带血伴低热，盗汗

117. 肺结核常表现为

118. 支气管扩张常表现为

（119～120 题共用备选答案）

A. 上腔静脉阻塞综合征的水肿

B. 血管神经性水肿

C. 黏液性水肿

D. 肝源性水肿

E. 肾源性水肿鉴别水肿类型

119. 有药物、食物等过敏史，突发无痛，硬而有弹性的局部性水肿

120. 面部、颈、上肢及上胸部水肿，伴发绀、气促、咳嗽、声哑及颈静脉、前胸表浅静脉扩张

（121～122 题共用备选答案）

A. 间接胆红素增高，无贫血，尿胆原阳性

B. 直接胆红素增高，尿胆红素阳性，皮肤瘙痒

C. 间接胆红素增高，贫血，尿胆原阳性，网织红细胞增高

D. 间接胆红素增高，无贫血，尿胆红素阴性

E. 间接胆红素增高，无贫血，肝功能不正常

121. 溶血性黄疸的临床特点是

122. 梗阻性黄疸的临床特点是

参考答案

【A1/A2 型题】

1. E　2. C　3. E　4. C　5. A　6. C　7. D　8. B
9. D　10. E　11. C　12. B　13. D　14. B　15. A　16. D
17. E　18. D　19. C　20. D　21. B　22. C　23. A　24. B
25. A　26. B　27. E　28. D　29. E　30. C　31. C　32. B
33. B　34. C　35. E　36. E　37. A　38. D　39. A　40. E
41. E　42. A　43. E　44. A　45. D　46. A　47. E　48. E
49. A　50. D　51. C　52. D　53. A　54. A　55. C　56. C
57. A　58. C　59. E　60. C　61. B　62. B　63. E　64. D
65. C　66. C　67. B　68. E　69. B　70. B　71. C　72. A
73. D　74. B　75. A　76. D　77. C　78. E　79. C　80. D
81. B　82. A　83. B　84. D　85. E　86. B　87. D　88. D
89. E　90. A　91. B　92. A　93. B　94. A　95. A　96. C
97. A　98. A　99. D　100. B　101. B　102. A　103. B
104. C　105. B　106. B　107. D　108. E　109. C　110. D
111. D　112. C　113. E　114. C　115. A　116. B　117. E
118. A　119. B　120. C　121. A　122. B　123. D　124. A
125. C　126. D　127. E　128. E　129. B　130. B　131. E
132. E　133. E　134. E　135. E　136. D　137. E　138. E
139. E　140. E　141. B　142. C　143. B　144. D　145. C
146. A　147. B　148. D　149. E　150. B　151. D　152. E
153. A　154. E　155. B　156. C　157. A　158. B　159. A
160. C　161. B　162. C　163. B　164. A　165. B　166. E
167. B　168. E　169. B　170. C　171. B　172. A　173. D
174. A　175. B　176. C　177. D　178. D　179. E　180. B
181. D　182. A　183. D　184. C　185. D　186. D　187. E
188. E　189. E　190. B　191. B　192. A　193. D　194. E
195. D　196. C　197. E　198. E　199. D　200. A　201. E
202. B　203. D　204. B　205. C　206. D　207. D　208. E
209. D　210. E　211. D　212. E　213. A　214. C　215. C
216. E　217. E　218. C　219. E　220. A　221. E　222. E
223. D　224. D　225. D　226. B　227. B　228. A　229. C
230. C　231. A　232. D　233. C　234. C　235. B　236. A
237. A　238. B　239. C　240. E　241. B　242. B　243. A
244. E　245. D　246. A　247. B　248. D　249. B　250. E
251. D　252. B　253. D　254. B　255. A　256. C　257. E
258. E　259. A　260. E　261. B　262. A　263. B　264. B

265. D　266. D　267. B　268. A　269. B　270. E　271. D
272. D　273. D　274. B　275. B　276. E　277. D　278. C
279. D　280. B　281. B　282. D　283. C　284. A　285. B

【A3/A4 型题】

1. B　2. A　3. B　4. B　5. C　6. E　7. B　8. A
9. A　10. C　11. A　12. E　13. C　14. C　15. A　16. E
17. C　18. C　19. A　20. C　21. C　22. A　23. C　24. A
25. C　26. B　27. D

【B 型题】

1. C　2. A　3. D　4. A　5. E　6. B　7. A　8. C
9. D　10. E　11. B　12. A　13. C　14. B　15. A　16. D
17. A　18. D　19. B　20. C　21. B　22. C　23. A　24. C
25. B　26. A　27. C　28. E　29. A　30. C　31. A　32. B
33. A　34. C　35. B　36. E　37. A　38. C　39. B　40. A
41. B　42. D　43. C　44. D　45. B　46. A　47. D　48. C
49. E　50. B　51. E　52. B　53. D　54. D　55. E　56. B
57. D　58. B　59. E　60. A　61. D　62. E　63. C　64. D
65. B　66. A　67. B　68. C　69. D　70. B　71. D　72. C
73. A　74. D　75. E　76. C　77. E　78. A　79. D　80. E
81. C　82. B　83. D　84. A　85. B　86. C　87. D　88. E
89. B　90. A　91. A　92. B　93. C　94. D　95. E　96. A
97. E　98. C　99. D　100. D　101. C　102. B　103. E
104. C　105. A　106. B　107. B　108. C　109. E　110. B
111. D　112. A　113. C　114. B　115. E　116. D　117. E
118. B　119. B　120. A　121. C　122. B

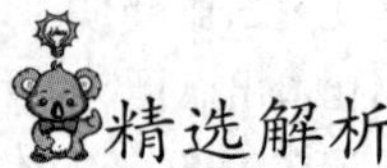
精选解析

【A1/A2 型题】

237. 巴宾斯基征阳性见于锥体束病损时，因失去对脑干和脊髓的抑制作用，而出现踝和趾背伸的病理反射。其典型表现即为指背屈，其他四趾呈扇形分开，其他表现都不是。

274. A 胰头癌、C 慢性胰腺炎、D 化脓性胆管炎、E 原发性胆汁性肝硬化，均能引起梗阻性黄疸，A、C、D 属于肝外梗阻，E 为肝内梗阻。而 B 肝脓肿既不造成肝内梗阻，也不造成肝外梗阻，故不会引起梗阻性黄疸。

275. 腹部叩诊移动性浊音是检查腹水的重要临床物理体征，腹水达 1000ml 时可叩出显著的移动性浊音。低于此量的少量腹水需用 B 超检查确定。

279. 该患者系老年，长期卧床，A、B、C、E 四个因素造成其功能性便秘，而肠梗阻是因结肠病变而造成的器质性便秘，不符合该例的病史情况。

【B 型题】

（117～118 题）低热、盗汗或伴痰中带血，多是肺结核（活动期）的典型临床表现。支气管扩张最常见咳嗽、咳痰量多，有时黄痰，间断有大咯血。

第二十四章　神经科疾病

【A1/A2 型题】

1. 短暂性脑缺血发作症状持续时间最长为
   A. 12 小时　B. 2 天
   C. 1 小时　D. 24 小时
   E. 数分钟

2. 脑血栓形成的常见病因是
   A. 高血压　B. 脑动脉硬化
   C. 风湿性心脏病　D. 休克
   E. 先天性脑底动脉瘤

3. 脑栓塞的常见病因是
   A. 风湿性心脏病　B. 高血压
   C. 脑动脉硬化　D. 休克
   E. 先天性脑底动脉瘤

4. 脑血栓形成的最佳治疗是
   A. 脑保护治疗　B. 抗凝治疗
   C. 外科治疗　D. 降纤治疗
   E. 超早期溶栓治疗

5. 脑血栓形成超早期溶栓治疗最佳时间为
   A. 发病 12 小时以内　B. 发病 6 小时以内
   C. 发病 3 小时以内　D. 发病 24 小时以内
   E. 以上均可以

6. 短暂性脑缺血发作的治疗目的是
   A. 钙离子拮抗剂　B. 溶栓治疗
   C. 控制危险因素　D. 抗凝治疗
   E. 降纤治疗

7. 短暂性脑缺血发作的预防性治疗最佳药物为
   A. 丹参　B. 尼莫地平
   C. 肝素　D. 阿司匹林
   E. 氟桂利嗪

8. 脑栓塞最常发生在
   A. 大脑前动脉　B. 前交通动脉
   C. 椎动脉　D. 基底动脉
   E. 大脑中动脉

9. 进展性卒中是指
   A. 发病后神经功能缺失症状在 48 小时内逐渐进展

B. 发病后神经功能缺失症状在12小时内逐渐进展
C. 发病后神经功能缺失症状在24小时内逐渐进展
D. 发病后神经功能缺失症状在72小时逐渐进展
E. 发病后神经功能缺失症状在3周内逐渐进展

10. 大脑中动脉主干闭塞引起
A. 共济失调 B. 偏瘫
C. 运动性失语 D. 三偏症状
E. 中枢性面舌瘫

11. 脑干梗死常引起
A. 单瘫 B. 交叉瘫
C. 偏瘫 D. 截瘫
E. 四肢瘫

12. 脑梗死的康复治疗应在
A. 发病后开始 B. 后遗症期开始
C. 恢复期开始 D. 急性期开始
E. 以上均不是

13. 脑出血最常见的部位是
A. 内囊外侧部 B. 脑叶
C. 内囊内侧部 D. 脑桥
E. 小脑

14. 脑出血的最常见的病因为
A. 高血压 B. 脑动脉粥样硬化
C. 先天性动脉瘤 D. 动静脉畸形
E. 烟雾病

15. 高血压脑出血最常见的诱发因素为
A. 睡眠 B. 感染
C. 情绪激动或过度用力 D. 外伤
E. 寒冷

16. 脑出血患者出现一侧瞳孔散大，对光反射消失，可能诊断为
A. 交感神经损害 B. 枕骨大孔疝
C. 脑室出血 D. 下丘脑部损害
E. 颞叶钩回疝

17. 脑出血患者出现双侧瞳孔散大，对光反射消失，可能的诊断为
A. 下丘脑部损害 B. 脑室出血
C. 枕骨大孔疝 D. 交感神经损害
E. 颞叶钩回疝

18. 急性脑血管病伴脑疝形成，最急需的措施是
A. 腰穿检查 B. 脑 MRI
C. 脑 CT D. 静脉注射甘露醇
E. 脑血管造影

19. 脑疝形成时，不可以
A. 给氧 B. 腰穿检查
C. 静脉注射甘露醇 D. 翻身
E. 吸痰

20. 脑出血和蛛网膜下隙出血的重要区别是
A. 起病速度 B. 有无高血压
C. 有无定位性体征 D. 昏迷程度
E. 有无脑疝形成

21. 脑出血的急性期治疗为
A. 甘露醇降颅压
B. 降血压
C. 保持水、电解质平衡
D. 抗生素预防治疗感染
E. 以上全部措施

22. 蛛网膜下隙出血的最常见病因
A. 高血压 B. 脑肿瘤
C. 脑外伤 D. 先天性颅内动脉瘤
E. 烟雾病

23. 脑桥出血可出现
A. 双侧针尖样瞳孔 B. 深昏迷
C. 高热 D. 四肢中枢性瘫痪
E. 以上全部体征都可出现

24. 蛛网膜下隙出血急性期的治疗选用
A. 罂粟碱 B. 新斯的明
C. 低分子右旋糖酐 D. 尼莫地平
E. 尿激酶

25. 某医院治疗流脑100例，死亡2例，则2%为
A. 发病率 B. 患病率
C. 疾病别死亡率 D. 病死率
E. 死亡率

26. 男性，55岁，前日剧烈头痛、呕吐，今日嗜睡。查体：T 36.5℃，右侧眼睑下垂，右眼内收轻度受限，四肢肌力Ⅴ级，颈部强直，脑脊液为血性。最可能的诊断是
A. 脑膜炎 B. 脑室出血
C. 蛛网膜下隙出血 D. 脑干出血
E. 脑叶出血

27. 男性，46岁，脑梗死患者，发病两个月，意识清楚，语言不畅，左侧偏瘫及感觉障碍。CT诊断：右基底核梗死。运动功能评定：偏瘫 BrunstromⅣ级，FMMS 评分70分，为解决患者运动功能障碍。首选哪项治疗
A. 药物治疗
B. 日常生活活动能力训练
C. 鲍巴斯训练
D. 作业治疗

E. 言语治疗

28. 女性，60岁，3日来反复出现数分钟左眼视力减退和右侧上、下肢麻木感及无力，检查血压18.67/12kPa（140/90mmHg），神经系统检查正常，脑脊液正常。应诊断哪种疾病

A. 脑肿瘤　　B. 多发性硬化
C. TIA（短暂性脑缺血发作）　　D. 癫痫
E. 脑梗死

29. 女性，30岁，突发剧烈头痛、呕吐。体检：神志清楚，颈有抵抗，鉴别其为脑膜炎或蛛网膜下隙出血的主要措施是

A. 查眼底有无视盘水肿　　B. 量体温有无发热
C. 脑血管造影有无动脉瘤　　D. 脑脊液检查
E. 血常规

30. 男，年龄60岁，晨起床时觉右上、下肢麻木，但可以自行上厕所，回至卧室，因下肢无力摔倒。检查：神志清楚，右侧偏瘫。其最可能的诊断是

A. 短暂性脑缺血发作　　B. 脑挫伤
C. 脑梗死　　D. 脑出血
E. 蛛网膜下隙出血

31. 周围性瘫痪下列体征哪项是恰当的

A. 肌力下降，肌张力增高，腱反射减弱，病理反射阳性
B. 肌力下降，肌张力下降，腱反射减弱，病理反射阴性
C. 肌力下降，肌张力增高，腱反射增强，病理反射阳性
D. 肌力下降，肌张力下降，腱反射减弱，病理反射阳性
E. 肌力下降，肌张力增高，腱反射减弱，病理反射阴性

32. 男性，25岁，在干活时突然出现剧烈头痛，喷射状呕吐，并有抽搐1次，脑膜刺激征（+），最可能的诊断是

A. 脑血栓形成　　B. 蛛网膜下隙出血
C. 癫痫　　D. 流行性脑脊髓膜炎
E. 小脑出血

33. 女性，32岁，发作性头痛4年，每次发作持续时间数小时至1天，神经系统检查（-），头颅CT无异常。患者头痛发作的早期选择药物为

A. 麦角胺咖啡因　　B. 苯巴比妥
C. 阿司匹林　　D. 苯噻啶
E. 卡马西平

34. 男性，60岁，反复发作性头痛10年，头痛发作时BP 24/16kPa（180/120mmHg），有高血压史，神经系统检查阴性，最合适的治疗为

A. 镇静剂　　B. 手术
C. 抗生素　　D. 降压药
E. 免疫抑制剂

35. 脑震荡的诊断要点

A. 原发昏迷不超过30分钟
B. CT检查有阳性发现
C. 逆行遗忘
D. 神经系统局限体征
E. 腰穿脑脊液检查异常

36. 脑卒中患者生命指征稳定，神经系统症状不再发展后，即可开始康复治疗的时间是

A. 48小时　　B. 4周
C. 2周　　D. 3个月
E. 半年

37. 4岁患儿突然高热，发病4小时后反复抽搐，伴有休克，项强可疑，外周血白细胞数21×10^9/L，最可能的诊断是

A. 病毒性脑炎　　B. 流行性乙型脑炎
C. 流行性脑脊髓膜炎　　D. 恶性疟疾
E. 中毒性细菌性痢疾

38. 短暂脑缺血发作的治疗主要是

A. 抗凝疗法　　B. 脱水治疗
C. 血液稀释　　D. 降血压治疗
E. 输液扩容

39. 短暂脑缺血发作的诊断依据主要是

A. 脑CT扫描　　B. 脑血管造影
C. 临床诊断　　D. 脑电图检查
E. 脑磁共振检查

40. 大脑只能利用下列哪种营养素提供热能

A. 维生素　　B. 脂肪
C. 碳水化合物　　D. 蛋白质
E. 无机盐

41. 脑卒中患者生命指征稳定，神经学症状不再发展后，开始康复治疗的时间是

A. 48小时　　B. 24小时
C. 72小时　　D. 1周
E. 2周

42. 参与步行活动的肌肉，其工作是有一定规律的，下列哪项不恰当

A. 股四头肌在站立相早期工作
B. 臀大肌在站立相早期工作
C. 腓肠肌在踏离期工作

D. 臀中肌在摆动相后期工作
E. 腘绳肌在摆动后期至站立相早期工作

43. 男性，40岁，突然剧烈头痛伴呕吐，四肢活动好，体温正常，颈项强直，克氏征（Kernig）阳性，最可能是
A. 脑血栓形成
B. 脑出血
C. 脑栓塞
D. 蛛网膜下隙出血
E. 化脓性脑膜炎

44. 脑出血累及一侧内囊，最可能导致的瘫痪为
A. 截瘫
B. 偏瘫
C. 交叉性瘫痪
D. 单瘫
E. 四肢瘫

45. 脑梗死主要应与下列哪种疾病作鉴别
A. 脑出血
B. 蛛网膜下隙出血
C. 脑脓肿
D. 脑肿瘤
E. 脑炎

46. 女性，65岁，因急性脑血管意外来诊，头颅CT检查提示脑出血，入院后4小时，出现呕吐咖啡样物，以下处理哪项不恰当
A. 胃管注入氢氧化铝凝胶
B. 半流质膳食
C. 20%甘露醇250ml静脉滴注q6h
D. 一级护理
E. 胃管注入云南白药

47. 中枢性瘫痪下列哪项是恰当的
A. 肌张力增高，腱反射减弱，病理反射阳性
B. 肌张力减弱，腱反射增高，病理反射阴性
C. 肌张力增高，腱反射增高，病理反射阳性
D. 肌张力减弱，腱反射减弱，病理反射阴性
E. 肌张力减弱，腱反射减弱，病理反射阳性

48. 诊断蛛网膜下隙出血最主要的根据是
A. 突发头痛
B. 血性脑脊液
C. 脑膜刺激征阳性
D. 动眼神经麻痹
E. 神经系统无局限性体征

【A3/A4型题】

（1～3题共用题干）

男性，62岁，3个月来发作两次右侧上下肢无力，每次突然发病，持续约10分钟后自行缓解。检查：血压正常，双眼底动脉反光增强，神经系统检查正常。辅助检查：血黏度增高，MRI检查未见异常

1. 该患者的诊断为
A. 可逆性缺血性神经功能损害
B. 一过性脑缺血发作
C. 脑梗死
D. 脑血栓形成
E. 腔隙性脑梗死

2. 患者最佳的预防性治疗为
A. 血管扩张剂
B. 抗血小板聚集剂
C. 休息、不用药物治疗
D. 颈动脉内膜剥脱术
E. 中药治疗

3. 患者需进一步检查的项目为
A. 血糖和血脂
B. DSA
C. 脑血管超声检查
D. 头颅CT
E. 脑电图

（4～6题共用题干）

女性，60岁，左上肢无力两天，无好转来诊。发病后无头痛。查体：BP160/100mmHg，神志清楚，合作，言语欠流利，口右偏，伸舌左偏，左上肢肌力Ⅲ级，左下肢肌力Ⅳ级，感觉障碍不明显，左Babinski征（+）。

4. 病变的血管可能为
A. 椎动脉
B. 右侧颈内动脉
C. 左侧颈内动脉
D. 右侧大脑中动脉
E. 左侧大脑中动脉

5. 下列哪一项检查对确诊有决定性意义
A. 脑血管造影
B. 头颅CT
C. 脑脊液检查
D. 多普勒超声检查
E. 脑电图

6. 该患者发病时，有下列哪一项表现对本病定位诊断有特殊意义
A. 一过性意识丧失
B. 右侧头痛
C. 头晕，耳鸣
D. 复视
E. 一过性右眼视力丧失

（7～9题共用题干）

男性，65岁，做报告中突然左侧头痛，伴呕吐，右侧肢体无力。检查：BP 195/120mmHg，昏睡，双眼向左侧凝视，右侧上下肢瘫，右侧Babinski征（+）。

7. 最适宜的检查方法是
A. 脑电图
B. 脑脊液检查
C. 脑MRI
D. 脑CT
E. 脑DSA

8. 最可能的诊断
A. 脑桥出血
B. 小脑出血
C. 枕叶出血
D. 额叶出血
E. 中脑出血

9. 最重要的治疗是
A. 补充液体
B. 用止血药
C. 用脑代谢活化剂
D. 用凝血剂
E. 降低颅内压药物

（10～12题共用题干）

男性，35岁，讲话中突然剧烈头痛、呕吐。检查：BP 140/90mmHg，神志清楚，颈部明显抵抗，四肢肌力

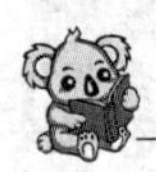

正常，双侧 Babinski 征（-）。

10. 患者最可能的诊断是
A. 脑出血　B. 小脑出血
C. 脑血栓形成　D. 蛛网膜下隙出血
E. 脑干出血

11. 患者常见的并发症为
A. 感染　B. 癫痫
C. 昏迷　D. 脑血管痉挛
E. 脑积水

12. 患者最重要的确诊检查为
A. 脑 CT　B. 腰穿检查
C. 脑血管造影　D. 脑 MRI
E. 脑血管超声

（13～15 题共用题干）

患者男性，65 岁，静止性震颤伴行动迟缓 1 年为主诉，步态正常。查体：表情呆滞，四肢肌张力增高，肌力Ⅴ级，病理征（-）。脑 CT 正常。

13. 患者最可能的诊断为
A. 特发性震颤　B. 多系统萎缩
C. 帕金森综合征　D. 帕金森病
E. 肝豆状核变性

14. 患者首选的治疗药物是
A. 苯海索　B. 金刚烷胺
C. 美多巴　D. 协良行
E. 苯甲托品

15. 患者不宜应用以下哪种药物治疗
A. 苯海索　B. 金刚烷胺
C. 美多巴　D. 协良行
E. 息宁

（16～18 题共用题干）

男性，50 岁，有家族史，双手震颤伴头部不自主摆动 2 年。查体：表情正常，肌张力正常，病理征阴性。脑 CT 正常。

16. 患者最可能的诊断为
A. 帕金森综合征　B. 帕金森病
C. 肝豆状核变性　D. 特发性震颤
E. 多系统萎缩

17. 对患者最佳的治疗药物是
A. 美多巴　B. 苯海索
C. 普萘洛尔（心得安）　D. 协良行
E. 金刚烷胺

18. 对患者最佳的治疗方法是
A. 手术治疗　B. 药物治疗
C. 细胞移植　D. 基因治疗
E. 康复治疗

（19～20 题共用题干）

女性，30 岁，被发现突然昏迷、抽搐、口吐白沫、呼气有大蒜味，瞳孔 2mm，皮肤湿冷，呼吸急促。

19. 可能诊断是
A. 低血糖昏迷　B. 巴比妥类药物中毒
C. 癫痫　D. 脑血管意外
E. 急性有机磷中毒

20. 哪项检查最具诊断价值
A. 血糖测定　B. 脑脊液检查
C. 脑电图　D. 血胆碱酯酶测定
E. 尿液毒物分析

（21～24 题共用题干）

女，73 岁，因不自主震颤 8 年而就诊，检查肢体远端震颤明显，肌张力增强，肢体活动少，始动困难，面部表情少，瞬目频率慢，行走步态不稳，呈紧迫、细碎、拖地状。

21. 最可能的诊断是
A. 特发性良性家族性震颤　B. 甲状腺功能亢进
C. 老年性震颤　D. 阿尔茨海默病
E. 帕金森病

22. 老年人此病最常见病因是
A. 动脉硬化、黑质纹状体缺血
B. 原因不明锥体外系变性病
C. 药物中毒
D. 甲状旁腺功能低下
E. 脑炎后遗症

23. 此病治疗原则，下列哪项不对
A. 对症治疗
B. 早期应用理疗和医疗体育保健
C. 治疗药物一次到位，效果明显
D. 药物替代治疗
E. 持续维持量，切忌停停用用，乱换药物

24. 患者应用美多巴 400mg/d，出现幻觉、焦躁不安、血压偏低及胃肠道症状，应如何处理
A. 药物减量观察　B. 停药
C. 换用苯海索　D. 换用帕金宁
E. 与药物无关

（25～26 题共用题干）

男孩，2 岁，于 8 月 5 日突然高热 8 小时，抽搐 1 小时，呕吐一次。查体：血压偏低，精神萎靡，面色苍白，四肢冷，腮腺不大，心肺腹未见异常。血白细胞 $16\times10^9/L$，中性：85%，脑脊液正常。

25. 应首先考虑

A. 流行性乙型脑炎　　B. 肠道病毒所致脑膜炎
C. 流行性脑脊髓膜炎　D. 中毒性菌痢
E. 败血症

26. 为确定诊断最有意义的检查是
A. 血培养　　B. 大便常规 + 培养
C. 脑脊液培养　　D. 眼底检查
E. 呕吐物培养

(27 ~ 28 题共用题干)

男，70 岁，因不自主肢体震颤而就诊，查体显示肌张力增强，面部表情少，步态不稳，呈慌张步态。

27. 最可能的诊断是
A. 特发性良性震颤　　B. 甲状腺功能亢进
C. 老年痴呆　　D. 帕金森病
E. 脑动脉硬化

28. 对该患者的处理要点，哪一项不可取
A. 对症治疗　　B. 药物首剂加倍
C. 坚持治疗　　D. 配合理疗和体育保健
E. 切忌随意停药和换药

(29 ~ 30 题共用题干)

男，8 岁，乘凉时吃生黄瓜后，感腹部不适，半夜出现高热，伴抽搐。查体：神志不清，瞳孔等大，对光反射好，颈软，血压 10.7/6.7kPa (80/50mmHg)。

29. 最有可能的诊断为
A. 中毒型菌痢　　B. 乙脑
C. 流脑　　D. 癫痫
E. 急性胃炎

30. 应首选哪项检查
A. 脑脊液检查　　B. 头颅
C. 腹部 B 超　　D. 肛拭子检查
E. 脑电图

(31 ~ 32 题共用题干)

男，60 岁，夜间突发右肢体活动障碍，语言不利。查体：血压 170/95mmHg，发病前 2 周曾有"TIA"发作 3 次。

31. 诊断应首先考虑
A. TIA　　B. 脑栓塞
C. 脑血栓形成　　D. 脑出血
E. 蛛网膜下隙出血

32. 除外出血性脑血管病，应首选
A. 脑 CT　　B. 脑电图
C. 脑血管造影　　D. 便潜血
E. 眼底检查

【B 型题】

(1 ~ 2 题共用备选答案)

A. 基底节出血　　B. 中脑出血
C. 脑桥出血　　D. 小脑出血
E. 蛛网膜下隙出血

1. 男性，56 岁。高血压病史 5 年，3 小时前突然剧烈头痛、呕吐。检查：BP 180/120mmHg，双眼水平性眼球震颤，构音不良，四肢肌力正常，右手指鼻试验不准，双侧 Babinski 征（+）。可能诊断为

2. 男性，46 岁。高血压病史 3 年，5 小时讲话中突然头痛、呕吐，言语不清。检查：BP 180/120mmHg，口角左偏，伸舌右偏，右侧上下肢肌力Ⅲ ~ Ⅳ级，右侧 Babinski 征（+），颈部有抵抗。可能诊断为

(3 ~ 4 题共用备选答案)

A. 脑血管超声　　B. 腰椎穿刺
C. 脑 MRI　　D. 脑 CT
E. 全脑血管造影（DSA）

3. 男性，65 岁，5 小时前激动时出现左侧偏瘫，构音不良，嗜睡，血压 180/120mmHg，为明确诊断，急需检查

4. 男性，68 岁，5 小时前看书时出现左侧偏瘫，言语不清，血压正常。为明确诊断，急需检查

(5 ~ 6 题共用备选答案)

A. 可逆性痴呆　　B. 不可逆性痴呆
C. 混合性痴呆　　D. 脑发育不全
E. 先天性愚型

5. 男性，68 岁，记忆力减退 4 年，查体：神经清楚，言语流利，四肢肌力Ⅴ级，双侧病理征阴性。脑 CT 显示脑萎缩。最可能诊断为

6. 男性，65 岁，高血压病 10 年，近一个月出现记忆力明显减退，计算力、空间定向力障碍。查体：神志清楚，构音障碍，四肢肌张力稍高，四肢肌力Ⅴ级。脑 CT 显示多发脑梗死。最可能诊断为

(7 ~ 8 题共用备选答案)

A. 特发性震颤　　B. 帕金森病
C. 进行性核上性麻痹　　D. 帕金森综合征
E. 多系统变性

7. 男性，65 岁，运动迟缓 3 年，既往有高血压病 10 年。查体：表情呆滞，四肢肌张力铅管样增高，病理征阴性，脑 CT 正常。患者最可能的诊断是

8. 男性，65 岁，运动迟缓 3 年，查体：表情正常，双眼球上视困难，四肢肌张力增高，病理征阴性。脑 CT 正常。患者最可能的诊断为

(9 ~ 11 题共用备选答案)

A. 氯硝西泮　　B. 电休克
C. 阿米替林　　D. 石杉碱甲

E. 百忧解

9. 老年抑郁症患者，伴有记忆损害。既往有高血压冠心病史。最佳治疗方法是

10. 重度抑郁症患者，有自杀行为者，最佳治疗方法是

11. 隐匿性抑郁症，伴有显著焦虑者，最佳治疗方法是

（12～13 题共用备选答案）

A. 交叉瘫痪　　B. 三偏综合征

C. 脑膜刺激征　　D. 共济失调

E. 眩晕及眼震

12. 内囊出血

13. 脑桥梗死

（14～15 题共用备选答案）

A. 脑膜炎　　B. 蛛网膜下隙出血

C. 血管神经性头痛　　D. 三叉神经痛

E. 脑出血

下列患者最可能诊断为

14. 男，13 岁，剧烈头痛，发热伴喷射性呕吐。体检：颈部有抵抗，克氏征阳性。

15. 女，35 岁，每遇月经来潮前头痛，伴失眠、心悸，体检无特殊。

（16～17 题共用备选答案）

A. 脑实质出血　　B. 蛛网膜下隙出血

C. 脑栓塞　　D. TIA

E. 脑血栓形成

最可能的诊断是

16. 男，40 岁，常有头晕、头痛，疑有动脉瘤，某日生气突然剧烈头痛，肢体轻瘫，布氏征（+），CT 示蛛网膜下隙密度高。

17. 男，62 岁，突然右侧肢体无力、瘫痪，10 多分钟后恢复，先后多次出现。脑多普勒示脑动脉供血不足。

（18～19 题共用备选答案）

A. 脑出血　　B. 脑血栓形成

C. 脑栓塞　　D. 蛛网膜下隙出血

E. 化脓性脑膜炎

下列患者最可能诊断为

18. 男，40 岁，突然剧烈头痛伴呕吐，四肢活动好，体温正常，颈项强直，克氏（Kernig）征阳性。

19. 男，60 岁，生气后突然头痛、呕吐。体检：血压 180/120mmHg，昏迷，右侧鼻唇沟变浅，右侧肢体偏瘫。

（20～21 题共用备选答案）

A. 安眠药中毒　　B. 脑出血

C. 有机磷中毒　　D. 脑血栓形成

E. 肺性脑病

下列患者最可能的诊断为

20. 女，32 岁，家人发现其口吐白沫，全身散发大蒜味，急送医院。查体：神志不清，双侧瞳孔针尖样，对光反射迟钝，双肺布满湿啰音。

21. 男，74 岁，肺气肿 20 余年，近来咳嗽，发热，气急加重，2 小时前家人发现其呼之不应。查体：神志不清，瞳孔等大，对光反射存在，球结膜轻度水肿，唇甲发绀明显。

（22～24 题共用备选答案）

A. 乙型脑炎　　B. 流行性脑脊髓膜炎

C. 猩红热　　D. 风疹

E. 传染性单核细胞增多症

根据下列病历的症状和实验室检查，最可能的诊断是

22. 患者女性，24 岁，发热 38.5℃1 周，伴咽痛、颈淋巴结肿大。白细胞 $20\times10^9/L$，单核细胞 65%。

23. 患儿 10 岁，突起高热 39℃，伴咽痛，第二日起颈部、躯体及四肢出现弥散细小红疹。

24. 患儿 8 岁，发热 2 天，胸背部见红色瘀点，剧烈头痛，喷射性呕吐，惊厥，布氏征阳性。白细胞 $30\times10^9/L$，中性 90%。

（25～26 题共用备选答案）

A. 三偏综合征

B. 交叉瘫痪

C. 共济失调

D. 双侧瞳孔不等大，出血侧散大

E. 脑膜刺激征

25. 蛛网膜下隙出血

26. 内囊出血

【案例题】

案例一

患者男性，39 岁。1 小时前因酒后与人争吵时突然感觉双颞侧剧烈头痛，面色苍白，急送入院。途中曾呕吐胃内容物一次，神志不清、遗尿、全身抽搐约 2 分钟，入院后约 10 分钟苏醒，醒后诉头痛及颈痛。既往体健。

提问 1. 初步诊断主要考虑哪些疾病

A. 急性化脓性脑膜炎　　B. 脑栓塞

C. 脑蛛网膜下隙出血　　D. 脑脓肿

E. 病毒性脑膜炎　　F. 脑出血

G. 脑肿瘤出血　　H. 偏头痛

提问 2. 体格检查：痛苦病容，神志清楚，对答切题，各对颅神经未见异常，四肢肌力与肌张力均正常，深浅感觉正常，颈强直，双侧 Kernig 征（+）。作为首诊医师，应尽快作哪项检查，以明确诊断

A. 血常规　　B. 血液生化检查

C. 心电图　　D. 胸片

E. 腰穿　F. 血气分析
G. 头颅 CT　H. 头颅 MRI 和 MRA

提问 3. 头颅 CT 提示为脑蛛网膜下隙大量出血，还需要进一步作哪些检查

A. 脑部 DSA　B. 心电图
C. 胸片　D. 血常规
E. 出、凝血功能　F. 腰穿
G. 头颅 MRI　H. 脑彩超
I. 脑电图

提问 4. 脑蛛网膜下隙出血的最常见病因是

A. 脑血管畸形　B. 颅内动脉瘤
C. 脑血管炎　D. 烟雾病
E. 肿瘤　F. 血液病
G. 抗凝治疗　H. 结缔组织病

提问 5. 针对动脉瘤破裂出血患者，目前最好的治疗方法是

A. 大剂量止血药　B. 内科保守治疗
C. 镇静止痛药　D. 支持疗法
E. 亚低温治疗　F. 脑脊液置换术
G. 动脉瘤栓塞术　H. 外科手术动脉瘤夹闭

案例二

患者男性，60 岁。因"右肢乏力伴言语不能 2 小时"入院。患者近一个月来反复出现右肢乏力、言语不能共 3 次，每次持续约 10 分钟后缓解。既往有高血压、糖尿病史。入院查体：神清，右利手，BP 180/105mmHg，血糖 10mmol/L，双眼左凝，运动性失语，右鼻唇沟浅，伸舌不能，右肢肌力 2 级，右巴氏征（+）。

提问 1. 患者近一个月来反复出现右肢乏力、言语不能、且每次可自行缓解。可考虑的是

A. 脑血栓形成　B. 脑栓塞
C. 短暂性脑缺血发作　D. 脑出血
E. 腔隙性脑梗死　F. 蛛网膜下隙出血

提问 2. 该患者可能的病变血管是

A. 右大脑前动脉　B. 右大脑中动脉
C. 右大脑后动脉　D. 左大脑前动脉
E. 左大脑中动脉　F. 左大脑后动脉

提问 3. 关于短暂性脑缺血发作，治疗措施正确的是

A. 控制血压　B. 控制血糖
C. 抗血小板聚集　D. 抗凝治疗
E. 降脂治疗　F. 抗炎治疗

提问 4. 本次因"右肢乏力、伴言语不能 2 小时"而入院，最可能的诊断是

A. 脑血栓形成　B. 脑栓塞
C. 短暂性脑缺血发作　D. 脑出血
E. 腔隙性脑梗死　F. 蛛网膜下隙出血

提问 5. 此时，为明确诊断，首选检查是

A. 头颅 MRI　B. SPECT
C. TCD　D. EEG
E. B 超　F. 腰椎穿刺术

提问 6. 诊断为脑血栓形成，最优先考虑的治疗措施是

A. 降压治疗　B. 降糖治疗
C. 抗血小板聚集治疗　D. 降脂治疗
E. 溶栓治疗　F. 扩管治疗

提问 7. 若选择溶栓治疗，血压应控制在

A. 收缩压≤140mmHg，及舒张压≤90mmHg
B. 收缩压≤160mmHg，及舒张压≤95mmHg
C. 收缩压≤180mmHg，及舒张压≤105mmHg
D. 收缩压≤185mmHg，及舒张压≤110mmHg
E. 收缩压≤220mmHg，及舒张压≤120mmHg
F. 收缩压≤130mmHg，及舒张压≤90mmHg

提问 8. 尿激酶溶栓后，患者症状、体征完全恢复正常，抗血小板聚集药物应在何时使用

A. 溶栓的同时　B. 溶栓后 6 小时
C. 溶栓后 12 小时　D. 溶栓后 24 小时
E. 溶栓后 48 小时　F. 溶栓后 72 小时

案例三

女性，58 岁，1 小时前打麻将时突然出现言语困难，右侧肢体无力，血压 180/90mmHg，右侧鼻唇沟浅，右上肢Ⅱ级，右下肢肌力Ⅲ级，右侧巴氏征阳性，心电图示房颤。

提问 1：该患者最可能的诊断是

A. 脑血栓形成　B. 腔隙性脑梗死
C. 脑栓塞　D. 蛛网膜下隙出血
E. 脑膜炎

提问 2. 为尽早明确诊断，最有价值的检查是

A. DSA　B. MRI
C. TCD　D. SEPCT
E. 脑电图

提问 3. 对该患者进行二级预防应首选

A. 阿司匹林　B. 波利维
C. 华法林　D. 阿司匹林 + 波立维
E. 阿司匹林 + 波立维 + 华法林

案例四

患者男，79 岁。因"左侧肢体乏力伴言语不清 1 小时"入院，1 小时前患者平静坐着休息时，突觉左手乏力，不能握紧手中杯子，步态不稳，向左侧偏斜，伴口齿不清，无头痛、恶心呕吐，无意识不清，无四肢抽搐，

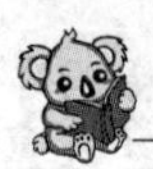

无发热。既往有高血压史十余年，最高时达 180/120mmHg，平日血压控制不详，否认有糖尿病史，否认冠心病房颤史。体格检查：BP 160/90mmHg，神清，言语欠清，对答切题，双眼球活动度好，眼震（-），左侧视野缺损，左侧鼻唇沟略浅，伸舌左偏，颈软，左侧上肢近端肌力Ⅳ级，远端肌力Ⅲ级，左下肢近端肌力Ⅳ级，远端Ⅳ级，右侧肢体肌力Ⅴ级，双侧肢体肌张力等对，左侧偏身感觉减退，左侧巴氏症（+）。辅助检查：头颅CT示：颅内未见明显异常；血常规、生化、凝血功能未见明显异常。

提问 1. 该病诊断为
A. 脑出血　　B. 短暂性脑缺血发作
C. 多发性硬化　　D. 动脉粥样硬化性脑梗死
E. 心源性脑栓塞

提问 2. 该患者最可能受损的部位是
A. 右侧脑桥　　B. 右侧丘脑
C. 右侧中央后回　　D. 右侧中央前回
E. 右侧内囊

提问 3. 该病的最佳治疗方案是
A. 抗血小板聚集　　B. 抗凝
C. 脱水降颅压　　D. 静脉溶栓
E. 控制血压

提问 4. 该病的瘫痪为
A. 上运动神经元瘫痪　　B. 下运动神经元瘫痪
C. 神经肌肉接头瘫痪　　D. 肌源性瘫痪
E. 以上都不是

提问 5. 本病的基本病因是
A. 动脉瘤　　B. 动脉硬化
C. 脑血管畸形　　D. 脑寄生虫病
E. 房颤

案例五

患者。女性，44 岁。因“右侧肢体无力 1 天”入院。患者于入院前 1 天做家务时突然倒地，呼之不应，右侧肢体不能活动，痛刺激未见反应，左侧肢体痛刺激可见回缩，无口吐白沫，无四肢抽搐及二便失禁。患者有房颤史十余年，平时未规律服用药物治疗。体格检查：T 36.6℃，P 76 次/分，R 22 次/分，BP 123/84mmHg。两肺呼吸音略粗，未闻及干湿啰音。心浊音界向左侧扩大，HR80 次/分，律不齐，各瓣膜未闻及杂音。腹平软，双下肢无水肿。神经系统检查：嗜睡状，呼之能睁眼，双眼向左侧凝视，双瞳孔等大等圆，直径约 3mm，对光反射（+）。右侧鼻唇沟略浅，伸舌不合作。颈软，右侧肢体坠落试验阳性，未见自主活动，腱反射活跃，左侧肢体见自主活动，右侧 Babinski（+）、Chaddock（+）。辅助检查：头颅 CT：左侧颞顶部片状低密度影。ECG：房颤，室率 82 次/分，ST-T 改变。

提问 1. 该病最可能诊断为
A. 脑出血　　B. 短暂性脑缺血发作
C. 多发性硬化　　D. 动脉粥样硬化性脑梗死
E. 心源性脑栓塞

提问 2. 该患者最可能累及哪条血管
A. 左侧大脑中动脉　　B. 右侧大脑中动脉
C. 左侧大脑前动脉　　D. 右侧大脑前动脉
E. 椎-基底动脉

提问 3. 该病应用 CHADS2 评分，下列哪项不是评分的内容
A. 糖尿病　　B. 高脂血症
C. 充血性心力衰竭　　D. 既往卒中或 TIA 病史
E. 年龄大于 75 岁

提问 4. 该病二级预防首先选用的药物为
A. 抗生素　　B. 阿司匹林
C. 华法林　　D. 降脂药
E. 降压药

提问 5. 该病的最常见病因为
A. 动脉硬化　　B. 高血压
C. 动脉壁炎症　　D. 真性红细胞增多症
E. 房颤

案例六

患者男，60 岁，工人。因“突发头痛，右侧肢体活动不灵，伴言语不能 4h”入院。患者于 4h 前活动中突然头痛，以左侧头项部为重，呈持续性胀、跳痛，程度较剧烈，同时出现右侧肢体活动不灵，伴言语不能，呕吐 2~3 次，呕吐物为胃内容物，非喷射状，无意识障碍及抽搐发作。在附近医院测量血压 29.3/16.0kPa（220/120mmHg）。病程中无发热，未进食，二便正常。高血压病史 11 年，平时血压维持在 21.3~24.0/13.3~14.07kPa（160~180/100~110mmHg）之间，未经系统治疗。家族中有高血压病史。查体：体温 36.9℃，脉搏 98 次/分，呼吸 20 次/分，血压 180/110mmHg。神经系统检查：嗜睡状，完全性运动性失语，眼底视盘边界清楚，动静脉比例 1:2；双侧瞳孔等大，光反射灵敏。双侧额纹对称，右侧鼻唇沟变浅；咽反射存在，双侧软腭上举有力，悬雍垂居中；伸舌右偏，舌肌无萎缩。右侧肢体肌力 3 级，右侧痛觉减退；右侧肱二、三头肌肌腱反射及膝腱、跟腱反射较左侧略活跃；双侧掌颌反射阳性；右侧 Babinski 和 Chaddock 征阳性，左侧阴性。无脑膜刺激征。头部 CT：左侧基底节区可见片状高密度影，边缘清楚，大小约为 3.1cm×5.2cm，ECG：左心室高电压。

提问 1. 该病例诊断为
A. 脑梗死　　B. 脑出血

C．短暂性脑缺血发作　D．肿瘤
E．蛛网膜下隙出血

提问2．该病首选的检查方法是什么
A．头颅MRI　B．头颅CT
C．腰椎穿刺　D．脑电图
E．DSA

提问3．不是该病并发症的是
A．应激性溃疡　B．脑性耗盐综合征
C．感染　D．抗利尿激素异常分泌综合征
E．蛛网膜下隙出血

提问4．该病早期影响死亡最主要因素是
A．感染　B．电解质紊乱
C．脑水肿　D．消化道溃疡
E．高血压

提问5．该病治疗原则不符的是
A．加强护理　B．脱水降颅压
C．调整血压　D．安静休息
E．活血化瘀改善循环治疗

案例七

女，51岁，教师。因突然剧烈头痛、呕吐，伴一过性意识不清2h入院。患者于2h前因情绪激动后突然出现全头部剧烈疼痛，呈撕裂样，难以忍受，伴呕吐4～5次，当时一过性意识不清，约10min后恢复正常，并伴四肢抽搐发作1次，无尿失禁及舌咬伤，醒后无明显言语障碍，四肢活动自如。既往偶有头痛，未经治疗。查体：血压20.0/12.7kPa（150/95mmHg）。神清，记忆力、定向力、计算力、理解判断能力均正常；眼底视盘边界清楚，9点位可见一小片状玻璃膜下出血，动静脉比例2:3；四肢肌力5级，肌张力正常，双侧指鼻和轮替试验、跟膝胫试验稳准；无深、浅感觉障碍；项强三横指，克氏征阳性。头部CT：诸脑沟、池、裂可见高密度影，脑实质内未见异常。ECG：未见异常。

提问1．该病诊断为
A．短暂性脑缺血发作　B．高血压性脑出血
C．脑炎　D．蛛网膜下隙出血
E．脑肿瘤

提问2．该病最典型临床表现为
A．恶心呕吐　B．剧烈头痛
C．颈强直　D．眼球活动障碍
E．意识丧失

提问3．该病最常见的病因为
A．动脉瘤　B．动脉粥样硬化
C．口服抗凝药　D．动静脉畸形
E．颅内肿瘤

提问4．与该病治疗原则不符的是
A．脱水降颅压
B．绝对卧床休息4～6周
C．放脑脊液
D．给予抗血小板聚集药物
E．给予钙离子拮抗剂

提问5．该病需要作哪项检查以决定是否手术治疗
A．头颅CT　B．头颅MRI
C．腰穿　D．DSA
E．TCD

案例八

患者，男性，60岁。因“四肢不自主抖动伴运动不灵活7年”入院。该患者于7年前无明显诱因出现左上肢轻微震颤。2年后左下肢亦出现震颤，特别是在静止时明显，左侧肢体活动欠灵活，动作迟缓。入院前3年患者右侧上、下肢亦相继出现震颤，并逐渐加重，情绪紧张时加剧，入睡后消失。患者感到四肢僵硬，步距小而蹒跚。否认家族中有类似疾病者。查体：神志清楚，面具脸，讲话语音低微，吐字不清，口角时有流涎。脑神经检查未见异常，四肢肌力正常，肌张力呈齿轮样增高，深、浅反射及感觉系统正常，无病理反射。全身震颤，双手呈搓丸样动作，病人保持头部与躯干向前倾的特殊姿态。起步艰难，有典型的“慌张步态”。血常规检查正常。肝功、血脂及血清铜、铜蓝蛋白检查无异常发现。脑脊液细胞学及生化检查正常。CT扫描示脑室对称性轻度扩大。

提问1．该病例诊断为
A．特发性震颤　B．帕金森综合征
C．帕金森病　D．亨廷顿病
E．肝豆状核变性

提问2．该病不会出现
A．肌张力降低　B．姿势步态异常
C．静止性震颤　D．运动迟缓
E．便秘、出汗异常等自主神经功能障碍

提问3．该病最基本最有效的药物为
A．吡贝地尔　B．司来吉兰
C．复方左旋多巴　D．苯海索
E．金刚烷胺

提问4．该病的主要病理变化是
A．黑质乙酰胆碱的减少
B．黑质多巴胺能神经元变性丢失
C．黑质5－羟色胺丢失
D．黑质白介素丢失
E．黑质去甲肾上腺素丢失

提问5. 左旋多巴远期副作用的运动波动是
A. 剂峰异动症
B. 开－关现象
C. 肌张力障碍
D. 双相异动症
E. 精神障碍

案例九

患者，男性，58岁，因“渐发性双上肢震颤、活动不利3年”入院。患者3年前开始出现左上肢震颤，呈搓丸样，静止性为主，紧张、情绪激动时较明显，活动不灵活，表现为行动迟缓；2年前上述症状发展至右上肢，曾到当地医院就诊，考虑震颤，给予左旋多巴治疗，症状有所好转，近半年来患者症状有所加重表现为震颤时间较前多，活动欠灵活。患者既往体健，否认卒中、中毒、接触化学毒物等病史。查体：面部表情呆滞，四肢肌张力齿轮样增高，双上肢向前平伸时可见4～5次/分震颤，双手指鼻试验正常，四肢肌力Ⅴ级，病理征未引出。头颅MRI无异常发现。

提问1. 该病最可能诊断为
A. 帕金森综合征
B. 帕金森病
C. 特发性震颤
D. 亨廷顿病
E. 肝豆状核变性

提问2. 黑质纹状体系统内使左旋多巴转化为多巴胺的酶是
A. 单胺氧化酶
B. 氨基酸脱羧酶
C. 酪氨酸羟化酶
D. 儿茶酚胺邻甲基转移酶
E. 胆碱酯酶

提问3. 该患者可供选择药物有
A. 复方左旋多巴
B. 多巴胺受体激动剂
C. 抗胆碱能药
D. 金刚烷胺
E. 以上都可以

提问4. 用左旋多巴或M受体阻断剂治疗该患者，不能缓解的症状是
A. 肌肉强直
B. 随意运动减少
C. 动作缓慢
D. 面部表情呆板
E. 静止性震颤

提问5. 对于该患者，非运动症状治疗表述错误的是
A. 体位性低血压患者应减少水和盐摄入
B. 有泌尿障碍时可用奥昔不宁、莨菪碱等外周抗胆碱能药
C. 便秘时增加饮水量和高纤维含量食物
D. 有认知功能障碍和痴呆时可用胆碱酯酶抑制剂
E. 有严重精神症状经调药无效时可加用抗精神病

案例十

患者男性，62岁，大学毕业，医生。患者从5年前开始出现记忆力下降，表现为经常“丢三落四”，说过的话就忘，放的东西找不到。2年前有时外出后找不到家，现在在家里经常找不到自己的房间和卫生间。有时半夜起来东摸西摸，把桌椅搬来搬去。既往体健，否认高血压、糖尿病、卒中、食物及化学毒物中毒史。查体：表情略显呆滞，无明显构音障碍，语言尚流利，但明显找词困难，有错语。计算力下降（100－7＝?）。脑神经检查未见异常，四肢肌力正常，肌张力增高。掌颌反射阳性，双侧Babinski征阴性。MRI：脑萎缩。腰穿检查：脑脊液压力、常规及生化正常。简易精神状态检查量表（MMSE）得分：11分。

提问1. 该病诊断
A. 血管性痴呆
B. 额颞叶痴呆
C. 阿尔茨海默病
D. 路易体痴呆
E. 帕金森病痴呆

提问2. 支持该病诊断除外的是
A. 记忆力障碍
B. 失语
C. 失认
D. 患者认知功能丧失缓慢起病并持续进展
E. 由中枢系统病变引起

提问3. 该病确诊依赖于
A. 头颅MRI
B. 病史
C. 脑电图
D. 脑脊液检查
E. 病理检查

提问4. 控制患者精神症状不正确的是
A. 缓慢增量
B. 低剂量起始
C. 增量间隔时间要短
D. 治疗个体化
E. 注意药物间相互作用

提问5. 该病一般不会出现
A. 病程呈进展性、持续性发展
B. 精神行为异常
C. 全面痴呆、人格崩溃
D. 局灶神经系统症状体征
E. 头颅MR提示：脑萎缩

案例十一

男性，67岁。近两年来出现讲话时突然沉默不语，约两小时后转为正常，有时出现视幻觉。近一年来出现双手抖动，查双上肢肌张力齿轮样增高。

提问1. 最可能的诊断是
A. 阿尔茨海默病
B. 帕金森病
C. 帕金森综合征
D. 血管性痴呆
E. 路易体痴呆

提问 2．该病的治疗
A．目前无治疗方法
B．目前有较好的治疗方法
C．氟哌啶醇可用于本病的治疗
D．硫利达嗪可用于本病的治疗
E．本病预后很好

提问 3．非本病的核心症状是
A．波动性认知障碍　B．视幻觉
C．帕金森综合征　D．典型的精神症状
E．以上都不是

提问 4．对于该病认知改善比较肯定的是
A．抗精神病药物
B．去甲肾上腺素再摄取抑制剂
C．5－羟色胺再摄取抑制剂
D．胆碱酯酶抑制剂
E．以上都不是

提问 5．该病的特点
A．兼有 Alzheimer 病认知功能障碍和血管性痴呆的特点
B．兼有 Alzheimer 病认知功能障碍和帕金森的运动功能障碍
C．兼有 Alzheimer 病认知功能障碍和癫痫的症状
D．兼有 Alzheimer 病认知功能障碍和额颞叶痴呆的表现
E．以上都不是

案例十二

男性，16 岁。因“发作时性抽搐 2 年”。发作时表现为突然倒地，神志不清，面色青紫，双眼球上窜，双上肢弯曲，双下肢伸直，全身肌肉由强直到阵挛性收缩，瞳孔散大，对光反射消失，伴舌咬伤，口鼻流出泡沫或血沫，尿失禁，每次持续 5～10 分钟不等。清醒后感到头痛、乏力。脑电图：先逐渐增强的 10 秒/次棘波样节律，之后频率不断降低，波幅不断增高，继而呈弥漫性慢波伴间歇性棘波。

提问 1．该病诊断为
A．单纯部分性发作　B．复杂部分性发作
C．全面强直－阵挛发作　D．强直发作
E．阵挛发作

提问 2．该病诊断通常主要依靠
A．脑电图检查　B．神经系统体检
C．脑 CT　D．临床表现
E．脑脊液检查

提问 3．临床上与假性癫痫发作的主要鉴别为发作时
A．全身抽搐
B．突然跌倒
C．呼吸急促；喉中发出叫声
D．双手紧握，下肢僵直
E．伴瞳孔散大，对光反应消失

提问 4．该患者治疗不正确的是
A．明确是否需用药　B．根据类型选择药物
C．尽可能单一用药　D．严密观察不良反应
E．无效者马上换药

提问 5．对各型发作都有一定疗效的药物是
A．乙琥胺　B．丙戊酸钠
C．卡马西平　D．苯妥英钠
E．苯巴比妥

案例十三

女，28 岁。因“抽搐、意识不清、高热 3 天”入院。病程中抽搐表现为双上肢弯曲，双下肢伸直，神志不清，伴有瞳孔扩大，舌咬伤及尿失禁。每次持续 5～10min 不等，发作间歇期意识不恢复，处于昏迷状态。同时伴有高热，体温达 38.2℃～39.7℃。既往有头部外伤史。入院查体：T 39℃，BP 124/67mmHg，昏睡状，查体不合作，双侧瞳孔等圆等大，对光反射可，颈软，四肢痛刺激可见肢体活动，病理征未引出、脑膜刺激征阴性。双肺可闻及散在湿啰音，心腹查无特殊。脑电图示：多发棘波及尖慢综合波。血糖 8mmol/L。

提问 1．该病最可能诊断为
A．癫痫持续状态　B．全面强直－阵挛发作
C．复杂部分性发作　D．脑膜脑炎
E．脑卒中

提问 2．该患者发作过程中首选药物为
A．地西泮　B．苯妥英钠
C．丙戊酸钠　D．苯巴比妥
E．拉莫三嗪

提问 3．不是该患者治疗的措施为
A．保持呼吸道通畅　B．建立静脉通道
C．积极防治并发症　D．纠正代谢紊乱
E．胰岛素治疗

提问 4．脑电图上不是癫痫样放电的波为
A．棘波、多棘波　B．尖波
C．3Hz 棘慢综合波　D．多棘慢复合波
E．弥漫性慢波

提问 5．该病治疗目的为
A．终止呈持续状态的癫痫样发作
B．保持稳定生命体征和进行必要心肺功能支持
C．减少发作对脑部神经元的损害、处理并发症
D．寻找并尽可能根除病因及诱因

E. 以上均是

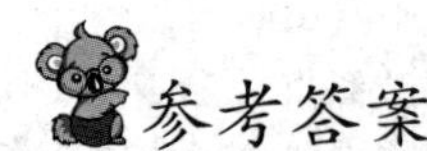

参考答案

【A1/A2 型题】

1. D　2. B　3. A　4. E　5. B　6. C　7. D　8. E
9. A　10. D　11. B　12. A　13. A　14. A　15. C　16. E
17. C　18. D　19. B　20. C　21. E　22. D　23. E　24. D
25. D　26. C　27. C　28. C　29. D　30. C　31. B　32. B
33. A　34. D　35. A　36. A　37. E　38. A　39. C　40. C
41. A　42. D　43. D　44. B　45. A　46. B　47. C　48. B

【A3/A4 型题】

1. B　2. B　3. A　4. D　5. B　6. E　7. D　8. D
9. E　10. D　11. D　12. B　13. D　14. C　15. A　16. D
17. C　18. B　19. E　20. D　21. E　22. A　23. C　24. A
25. D　26. B　27. D　28. B　29. A　30. D　31. C　32. A

【B 型题】

1. D　2. A　3. D　4. D　5. B　6. A　7. D　8. C
9. E　10. B　11. C　12. B　13. A　14. A　15. C　16. B
17. D　18. D　19. A　20. C　21. E　22. E　23. C　24. B
25. E　26. A

【案例题】

案例一

提问 1 答案：BCE　提问 2 答案：G
提问 3 答案：ABCDE　提问 4 答案：B
提问 5 答案：GH

案例二

提问 1 答案：C　提问 2 答案：E
提问 3 答案：ABCDE　提问 4 答案：A
提问 5 答案：A　提问 6 答案：E
提问 7 答案：D　提问 8 答案：D

案例三

提问 1 答案：C　提问 2 答案：B
提问 3 答案：C

案例四

提问 1 答案：D　提问 2 答案：E
提问 3 答案：D　提问 4 答案：A
提问 5 答案：B

案例五

提问 1 答案：E　提问 2 答案：A
提问 3 答案：B　提问 4 答案：C
提问 5 答案：E

案例六

提问 1 答案：B　提问 2 答案：B
提问 3 答案：E　提问 4 答案：C
提问 5 答案：E

案例七

提问 1 答案：D　提问 2 答案：B
提问 3 答案：A　提问 4 答案：D
提问 5 答案：D

案例八

提问 1 答案：C　提问 2 答案：A
提问 3 答案：C　提问 4 答案：B
提问 5 答案：B

案例九

提问 1 答案：B　提问 2 答案：B
提问 3 答案：EV　提问 4 答案：E
提问 5 答案：A

案例十

提问 1 答案：C　提问 2 答案：E
提问 3 答案：E　提问 4 答案：C
提问 5 答案：D

案例十一

提问 1 答案：E　提问 2 答案：A
提问 3 答案：D　提问 4 答案：D
提问 5 答案：B

案例十二

提问 1 答案：C　提问 2 答案：D
提问 3 答案：E　提问 4 答案：E
提问 5 答案：B

案例十三

提问 1 答案：A　提问 2 答案：A
提问 3 答案：E　提问 4 答案：E
提问 5 答案：E

精选解析

【A1/A2 型题】

25. 病死率表示一定时期内某病全部患者中因该病死亡的比率。此指标应与疾病别死亡率区别开来。疾病别死亡率的分母为同时期平均人口数。

26. 突然剧烈头痛、呕吐、脑膜刺激征（+）的患者，应高度怀疑蛛网膜下隙出血，脑脊液呈均匀一致血性，基本上可诊断。右侧眼睑下垂，右眼内收轻度受限系右侧后交通动脉瘤破裂损伤动眼神经所致。

27. 此患者为偏瘫恢复早期（两个月），且Brunnstrom Ⅳ级，即痉挛开始减弱，将脱离共同运动模式，出现分离运动，此时使患者感受到正常运动感觉对改善运动控制能力是极其重要的，另外，题中问的是“为解决患者运动功能障碍，首选……？”而Bobauth（鲍巴斯）训练正是诱发基本正确姿势及运动模式的方法。

【A3/A4 型题】

（19～20 题）该病例因有昏迷，需和低血糖昏迷、巴比妥类药物中毒、癫痫、脑血管意外做鉴别，但患者同时伴有毒蕈碱样症状（口吐白沫、冷汗、瞳孔缩小等）和烟碱样症状（抽搐等），加之呼气有蒜臭味，综合分析，以有机磷中毒诊断可能性最大。有机磷能抑制胆碱酯酶活性，使其失去分解乙酰胆碱的能力而出现临床症状，实验室检查提示胆碱酯酶活性减低，因此，测定血胆碱酯酶最具诊断价值。

【B 型题】

（12～13 题）锥体束纤维在内囊部最为集中，此处出血易使一侧锥体束全部受损而引起对侧比较完全的偏瘫。内囊后肢锥体束之后为传导对侧半身感觉的左脑辐射及传导两眼对侧视野的视辐射，故该处的损害还可引起对侧偏身感觉减退及对侧同向偏盲，称“三偏”综合征。脑干病变的特点是病变同侧的外周性颅神经麻痹和对侧的中枢性偏瘫和偏身感觉障碍，即交叉性麻痹。

【案例题】

案例二

提问 1 解析：短暂性脑缺血发作是指局灶性脑缺血导致的突发短暂性、可逆性神经功能缺损。发作持续数分钟，通常在 30 分钟内完全恢复。诊断主要依靠病史。

提问 2 解析：运动性语言中枢位于优势大脑半球额下回后部，该部位由大脑中动脉供血。患者为右利手，故左侧大脑半球为优势半球，选 E。

提问 3 解析：短暂性脑缺血发作的治疗，首先应针对病因治疗，如控制血压、血糖等，其次是预防性药物治疗，包括：抗血小板聚集、抗凝治疗、应用血管扩张剂、脑保护治疗等。

提问 4 解析：短暂性脑缺血发作若超过 2 小时仍未缓解，通常进展为脑梗死。

提问 6 解析：超早期溶栓治疗对恢复梗死区血流灌注、减轻神经元损伤、挽救缺血半暗带最具意义。

提问 7 解析：脑梗死急性期在血压的控制上因治疗方案不同而异，溶栓者应控制于收缩压≤185mmHg 及舒张压≤110mmHg 水平，否则易并发脑出血；非溶栓者应控制于收缩压≤220mmHg 或舒张压≤120mmHg 水平，切忌过度降压使脑灌注压降低，导致脑缺血加剧。

案例三

提问 1 解析：患者骤然起病，出现失语等局灶性神经功能缺损，有房颤病史，诊断应首先考虑为脑栓塞。

提问 2 解析：MRI 可清晰显示早期缺血改变，T1 呈低信号，T2 呈高信号。DWI 可早期显示缺血病变（发病 2 小时内），故选 B。

提问 3 解析：循证医学证据显示，应用华法林，可有效预防房颤患者脑梗死复发。

第二十五章 心血管系统疾病

【A1/A2 型题】

1. 男性，72 岁，因急性下壁心肌梗死住院，长期服用小剂量阿司匹林，其治疗作用为
   A. 降低血脂　B. 降低心肌耗氧
   C. 抑制血小板聚集　D. 消炎止痛
   E. 以上都不对

2. 病人 88 岁，家庭妇女，以发热，咳痰一周突发心悸，呼吸困难 2 小时入院。既往有高血压，冠心病史。脑出血史一年，遗留右侧肢体偏瘫，长期卧床。入院诊断，冠心病，急性左心衰，肺部感染。对症治疗后一度好转。次日呼吸困难再度加重，昏睡，血压 10.6/8kPa（80/60mmHg），心率 124 次/分，右肺呼吸音低，双肺底湿啰音，血气示：pH 7.210，HCO_3^- 13mmol/L，PO_2 46mmHg（吸氧状态下），PCO_2 40mmHg。肺大片状实变影，考虑感染可能性大，心脏呈主动脉型，向左下明显扩大。患者少尿，对此患者合理的处理应为
   A. 患者脑死亡之前不惜一切代价进行抢救
   B. 积极控制肺部感染，这是逆转患者病情的关键所在
   C. 为减轻患者痛苦及家庭经济负担，征得家属同意，仅采用一般性支持治疗
   D. 立即气管插管，呼吸机辅助呼吸，纠正 I 型呼衰
   E. 告诉患者家属抢救无望，建议家属考虑转院或出院

3. 关于心绞痛，下述哪项是恰当的
   A. 疼痛持续时间 30 分钟以上

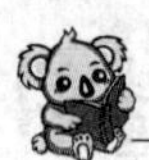

B. 疼痛部位在心前区
C. 针刺样疼痛部位不固定
D. 疼痛经常在劳累之后发生
E. 胸骨后疼痛，界限不清楚

4. 女性，52 岁，心绞痛 2 年，半小时前因情绪激动再次出现胸痛，休息和含化硝酸甘油均不能缓解入院，为了进一步明确诊断，以下哪些检查作为首选
A. 平静心电图　　B. 超声心电图
C. 24 小时动态心电图　　D. 心脏 X 线检查
E. 放射性核素检查

5. 女性，25 岁，既往曾因活动时心悸、气短，诊断为风心病，二尖瓣狭窄。近 5 日出现夜间阵发性呼吸困难。住院后服用利尿剂和扩血管药物后，未再发作，体检发现颈静脉怒张、肝大和双下肢水肿，其呼吸困难改善的最可能原因是
A. 左心功能不全加重
B. 在左心功能不全的基础上并发了心包积液
C. 经合理治疗，左心功能被纠正
D. 左心功能不全的基础上发生了右心功能不全
E. 右心功能不全代替了左心功能不全

6. 女性，55 岁，心悸、气短多年，近日症状加重，不能平卧，视力明显下降。体检心率 108 次/分，眼底检查提示视盘水肿，最可能的诊断是
A. 风心病　　B. 先心病
C. 高心病　　D. 冠心病
E. 心内膜炎

7. 男性，35 岁，因低热、乏力和呼吸极度困难来门诊。医生怀疑心脏压塞。协助诊断最有意义的是
A. 心界扩大　　B. 颈静脉怒张
C. 心动过速　　D. 深呼气后测血压
E. 深吸气后测血压

8. 男性，36 岁，阵发性心前区闷痛一年，曾有活动后晕厥史来诊。体检：胸骨左缘下段可闻及 3/6 级收缩期喷射性杂音。心电图Ⅱ、Ⅲ、aVF 同导联 Q 波 > 1/4R 波。时间 < 0.04 秒，最有价值的检查是
A. 超声心动图　　B. 左心导管检查
C. 左心室造影　　D. 心电图
E. 心音图

9. 女性，42 岁，因间断心悸气短，伴水肿少尿入院，拟诊为扩张型心肌病并心力衰竭，为明确诊断以下列哪项辅助检查最为重要
A. 核素心肌显像　　B. 心脏三位相 X 线摄片
C. 超声心动图检查　　D. 心电图检查
E. 右心导管检查

10. 女性，34 岁，因发热、胸闷、喘憋 3 天来急诊，测血压 12.8/10.1kPa（96/76mmHg），颈静脉怒张，心界扩大，肝脏肋下 4cm，超声心动图示心包中等量积液，此时最主要的处理是
A. 洋地黄制剂　　B. 抗结核药物
C. 心包穿刺　　D. 利尿剂
E. 心导管检查

11. 男性，25 岁，因高热一周入院。确诊先天性心脏病，室间隔缺损，未经手术治疗，一年来有吸毒史，体检眼结膜有瘀点，足底可见紫红色结节，有压痛，尿常规：少量蛋白。以上病史最可能见于
A. 斑疹伤寒　　B. 上呼吸道感染
C. 感染性心内膜炎　　D. 艾滋病（AIDS）
E. 急性肾小球肾炎

12. 男性，62 岁，因胸部剧烈疼痛一小时来门诊，体检：血压 13.3/9.1kPa（104/70mmHg），心率 92 次/分，律齐，无病理性杂音，双肺无啰音。心电图：V_1 ~ V_4ST 段抬高 0.4 ~ 0.6mV。导致上述疾病的最常见发病机制是
A. 冠状动脉痉挛
B. 冠状动脉进行性狭窄
C. 冠状动脉栓塞
D. 左室负荷过重，导致冠状动脉明显供血不足
E. 冠状动脉内血栓形成

13. 教师，56 岁，因发作性左胸疼痛 3 年住院，ECG 有时出现 V_4 ~ V_5ST 段下移和 T 波倒置，患者曾有胆囊炎病史，下列哪种检查最能帮助确定诊断
A. 24 小时动态心电图　　B. SPECT 心肌断层
C. 冠状动脉造影　　D. 活动平板试验
E. 心脏多普勒超声检查

14. 男性，55 岁，确诊为心绞痛型冠心病来住院。该患者应具有以下哪组症状
A. 胸前区针刺样痛，每次 15 秒
B. 心前区钝痛，每次 1 ~ 2 天
C. 胸骨后压榨性疼痛，含硝酸甘油 3 分钟可缓解
D. 胸前区刀扎样剧痛 30 分钟
E. 安静时发作胸痛，含硝酸甘油 30 分钟后方可缓解

15. 男性，60 岁，有高血压病史 10 年余，平素血压常在（21 ~ 24）/（13 ~ 14）kPa［（160 ~ 180）/（95 ~ 100mmHg）］，近两年常感心悸、活动时明显。3 天前因情绪激动，上述症状加重，且不能平卧而入院。体检：半卧位，心界向左下增大，心率 100 次/分，偶闻期前收缩，A2 亢进，双肺对称性哮鸣音，血压为 28/15kPa（210/110mmHg）。该患者首选下列哪项

处理最合理

A. 静脉注射氨茶碱　B. 肌注利血平
C. 静脉滴注硝普钠　D. 舌下含服硝苯地平
E. 口服卡托普利（巯甲丙脯氨酸）

16. 女性，35岁，劳累时心悸、气短，休息后可缓解，反复双下肢轻度水肿一年。半月前因受凉后咳嗽，咳白色泡沫痰及少许黏痰，同时伴心悸、气短、不能平卧来急诊。体检：呼吸22次/分，口唇发绀，心率120次/分，心律绝对不规则，心尖区闻及SM3/6级杂音和DM，双肺对称性少许哮鸣音及中量湿啰音，胸部X线片示双肺门呈蝴蝶状影，该患者下一步应立即作

A. 硝酸甘油6mg，舌下含服
B. 毛花苷C 0.4mg+50%葡萄糖20ml
C. 呋塞米（速尿）40mg及毛花苷C缓注
D. 卡托普利12.5mg，一日2次
E. 氨茶碱0.25g+10%葡萄糖20ml

17. 男性，23岁，农民，发热10天，伴心前区疼痛、干咳、气短而来门诊。患者端坐位略前倾，呼吸浅快伴轻度发绀，血压10/7kPa（75/52.5mmHg），心音弱，无杂音。胸透：心影稍大，搏动弱，肺野清晰，最适当的处理是

A. 心包穿刺抽液
B. 静脉注射毛花苷C
C. 静脉滴注多巴胺
D. 静脉注射呋塞米（速尿）
E. 补充血容量

18. 男性，21岁，反复发作性心悸胸闷，再次发作来急诊。就诊时心电图示：心率220次/分，节律绝对规则，QRS波0.10秒，每个QRS波后可见清晰逆行P′波，R-P间期70ms。心电图诊断应考虑

A. 心房扑动
B. 房室结折返性心动过速
C. 阵发性室性心动过速
D. 房室折返性心动过速
E. 心房颤动

19. 男性，32岁，2周前患上呼吸道感染，发热，近2天开始心悸，气短，胸闷不适，脉搏有间歇现象，经心电图诊断为频发房性期前收缩，出现下列哪项表现，符合房性期前收缩的心电图诊断

A. QRS波前有逆行P′波，P′-R间期0.10秒
B. QRS波后有逆行P′波，R-P′间期0.20秒
C. QRS波前有异位P′波，呈双相，P′-R间期0.18秒
D. QRS波前可见正向P波，P-R间期0.05秒
E. 具有完全性代偿间歇

20. 女性，45岁，气短，水肿，发现“室性期前收缩”半年，心尖区2/6级收缩期吹风样杂音及舒张期奔马律，胸透见全心增大，搏动明显减弱，最可能的诊断是

A. 风心病，二尖瓣关闭不全
B. 肥厚型梗阻性心肌病
C. 冠心病
D. 扩张型心肌病
E. 渗出性心包炎

21. 男性，45岁，近几年反复出现心悸，出汗，恶心，头痛，测血压高于正常，每次发作持续数小时，症状能自行缓解，血压恢复正常。1小时前症状又发，此患者最合适的检查是

A. 测定尿中17-羟类固醇及17-酮类固醇含量
B. 测定尿中3-甲基-4-羟基-苦杏仁酸含量
C. X线胸片、心电图检查
D. 化验血钾及24小时尿钾
E. 尿常规检查，同时做肾盂静脉造影

22. 男性，52岁，原有劳累性心绞痛，近两周来每于清晨5时发作，疼痛持续时间较长而入院。住院期间发作时心率52次/分，期前收缩4~5次/分，血压12.5/8kPa（95/60mmHg），心电图示Ⅱ、Ⅲ、aVF导联ST段抬高。经处理后心电图恢复正常。以后加用硝苯地平后未再有发作，应用硝苯地平的机制是

A. 提高血压，改善心肌灌注
B. 增快心率，增加心排量，改善心肌血供
C. 解除冠状动脉痉挛
D. 可减慢心率，降低心肌氧耗
E. 增快心率，消除期前收缩

23. 男性，16岁，因感冒2周伴心悸胸闷3天来诊，心电图结果为频发室性期前收缩，拟诊急性病毒性心肌炎，对诊断和预后判断意义最大的措施是

A. 右心导管检查　B. 超声心动图
C. 心内膜下心肌活检　D. 核素心肌显像
E. 磁共振显像

24. 男性，60岁，半年前有心绞痛发作史，近一个月胸痛次数增加，程度加重，持续时间延长，来内科急诊室。心电监护发现胸痛发作时$V_1 \sim V_5$的ST段明显抬高，胸痛缓解后ST回到等电位线。接诊医生拟收急诊观察室或住院治疗，但均无空床。下列处理哪项最为恰当

A. 给患者开药回家治疗　B. 回合同医院治疗
C. 介绍去就近医院治疗　D. 联系加床住院治疗
E. 同兄弟科室联系借床暂住

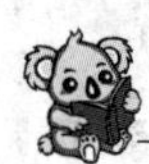

25. 男性，26 岁，为一风湿性心瓣膜病患者，发热3 周，尿中有蛋白（+），红细胞（+），疑有亚急性感染性心内膜炎来住院。对该患者除做血培养外，应注意观察出现下列哪项体征对诊断最有价值
A. 指甲下出血　　B. Osler 结
C. 进行性面色苍白　　D. 新出现的反流性杂音
E. 眼底有棉絮状出血区

26. 男性，28 岁，预激综合征病史3 年。1 小时前突感心悸来急诊室。ECG 示预激综合征并阵发室上速，静注维拉帕米，终止发作。该药的作用机制最可能的是下列哪一项
A. 延长房室结不应期　　B. 延长旁路不应期
C. 缩短旁路不应期　　D. 缩短房室结不应期
E. 抑制心肌的兴奋性

27. 女性，23 岁，既往无心脏病史，流产后一周，出现急性细菌性心内膜炎，伴二尖瓣关闭不全的症状及体征，血培养有粪链球菌生长，最适宜的治疗为
A. 静滴青霉素 G 2400 万 U/d，持续6 周
B. 静滴氨苄西林，每日12g，用4 周
C. 行二尖瓣置换术后用抗生素6 周
D. 静点氨苄西林，每天 12g，庆大霉素 3mg/(kg·d)，持续4 周
E. 静点万古霉素，每天1g，持续4 周，链霉素每天1g，用2 周

28. 洋地黄对下列哪种疾病并发的快速房颤最有效
A. 心肌炎　　B. 风心病、二尖瓣狭窄
C. 甲状腺功能亢进征　　D. 肺梗死
E. 肥厚型心肌病

29. 心律失常的治疗，下列哪种组合恰当
A. 室上性心动过速——去甲基肾上腺素
B. 心房颤动——普鲁卡因胺
C. 室性心动过速——颈动脉窦按摩
D. 心室纤颤——利多卡因
E. 房室传导阻滞——阿托品

30. 女性，21 岁，医学院学生，近一周来睡眠不足。上午在参观手术时自觉胸闷、乏力，继而出现精力不集中、颜面苍白、出冷汗跌倒伴意识不清数秒。此后检查血压、脉搏、心脏听诊、神经系统检查、胸部X线、心电图等未见明显异常。既往于中学二年级时类似发作一次。其可能的诊断
A. 特发性直立性低血压　　B. 血管神经性晕厥
C. 脑缺氧发作　　D. 一过性脑缺血发作
E. 脑血管畸形

31. 男性，45 岁，19 年前就诊时发现“心脏大”，2 年前开始出现运动后心悸，气短，疑为“扩张性心肌病”，持续服用“地高辛”。3 天前于睡眠中“憋醒”，昨晚开始呼吸困难加重，急诊入院。查体：端坐呼吸，咳嗽，咳粉红色泡沫样痰，心率120 次/分，BP 142/86mmHg，可闻及奔马律，双肺底可闻及湿性啰音，心电图示室性期前收缩二联律，合适的治疗
A. 呋塞米 + 硝酸甘油 + 吗啡
B. 硝酸甘油 + β 受体阻滞剂 + 钙离子拮抗剂
C. 呋塞米 + β 受体阻滞剂 + 钙离子拮抗剂
D. 毛花苷 C + β 受体阻滞剂 + 钙离子拮抗剂
E. 吗啡 + 钙离子拮抗剂 + 呋塞米

32. 下述哪种疾病在家族内发生频率较高
A. Q－T 间期延长综合征　　B. 扩张型心肌病
C. 肥厚型梗阻性心肌病　　D. 心肌炎
E. WPW 综合征

33. 男性，32 岁，2 周前右手中指末端疼痛，发现该处皮肤有瘀点，几天后症状自行缓解，一天前突发右侧肢体瘫、失语。查体：T 38.5℃，心尖部可闻及3/6 级收缩期吹风样杂音，血压 160/90mmHg，CT 示脑梗死影像。PDE 检查可能出现何种表现对诊断最有意义
A. 赘生物　　B. 三尖瓣反流
C. 二尖瓣反流　　D. 二尖瓣狭窄
E. 主动脉瓣狭窄

34. 前间隔心肌梗死是由于
A. 右冠状动脉阻塞
B. 左冠状动脉前降支阻塞
C. 左冠状动脉主干阻塞
D. 冠状动脉窦阻塞
E. 左冠状动脉回旋支阻塞

35. 男生，26 岁，常于劳动时有呼吸困难，胸痛，伴眩晕。体检：胸骨左缘第 3 ~ 4 肋间Ⅲ级粗糙的喷射性收缩期杂音，超声心动图示室间隔厚度 16mm，与左室后壁之比为 1.5∶1，其孪生弟于半年前猝死。最有可能的诊断为
A. 肺动脉瓣狭窄　　B. 冠心病心绞痛
C. 主动脉瓣狭窄　　D. 室间隔缺损
E. 肥厚型梗阻性心肌病

36. 女性，25 岁，心前区隐痛，胸闷反复发作数月。体检：胸骨左缘第 3 ~ 4 肋间粗糙的收缩期杂音Ⅲ级，无震颤，心界不大，心脏超声学显示心肌肥厚，室间隔与左室后壁厚度为 1.7∶1，诊为肥厚型心肌病（梗阻性），胸痛发作时。应采用何种药物治疗
A. 硝酸甘油　　B. 利多卡因
C. 维拉帕米（异搏定）　　D. 洋地黄
E. 双嘧达莫（潘生丁）

37. 发热患者下列哪项体征对诊断亚急性感染性心内膜炎最具有特征性
A. 杵状指
B. 脾大
C. 进行性贫血
D. 主动脉瓣区突然出现舒张期杂音
E. 皮肤黏膜瘀点

38. 男性，60岁，因晕厥被他人送到急诊科，急查心电图示窦性心动过缓，心率48次/分，追问病史得知既往曾有类似发作，但不频繁，医生曾劝其安装人工心脏起搏器，因患者无力支付该项开支，故从未行特殊处理。目前的处理最好是
A. 立即收住院，再劝其紧急安装人工心脏起搏器
B. 立即收住院，行CCU监护，药物治疗
C. 嘱病人回家，不行任何处理
D. 立即收住院，先安临时人工起搏器
E. 留急诊科观察

39. CCU室，一患有急性心肌梗死3天的患者，突然感到呼吸困难，伴心悸，不能平卧。体检：口唇发绀，强迫端坐位，两肺中、下部可闻及中、小水泡音，心率120次/分，律齐，S_1增强，以下哪项体征对合并乳头肌功能失调的诊断最有意义
A. 胸骨左缘第三、四肋间可触及收缩期震颤
B. 胸骨左缘第三、四肋间可闻及心包摩擦音
C. 心尖区收缩中、晚期喀喇音和收缩晚期杂音
D. 血压下降
E. 心浊音界向左扩大

40. 扩张型心肌病并发充血性心力衰竭患者，症状出现后的5年生存率为
A. 50%~60%　　B. 15%~20%
C. 40%　　D. <10%
E. >65%

41. 男性，50岁，因胸痛2小时来急诊，曾经有心前区不适2年，休息或服用硝酸甘油可缓解。收入院时，疼痛因嗳气已自发减轻，体检无特殊。胸部无压痛：ECG V_1~V_3T波高耸，最初心肌酶学测定CK－MB正常，以下哪一项措施最适宜
A. 收入CCU，监测ECG和心肌酶学
B. 请胃肠专家会诊
C. 立即作铊运动试验心肌显像
D. 立即冠脉造影明确诊断
E. 带硝酸甘油回家并预约心脏专科门诊

42. 男性，38岁，肥胖（超重15%），吸烟史3年（每天10支），血胆固醇水平超正常值2倍。预防日后患冠心病最宜措施是
A. 限盐　　B. 减肥
C. 戒烟　　D. 服小剂量阿司匹林
E. 降低血胆固醇

43. 男性，67岁，因胆囊炎，胆石症住外科病房，某日行手术切除胆囊，清除结石，手术顺利，术后进行消炎，快速补液4000ml，当天晚上突然呼吸困难，发绀，无发热。患者原有高血压史20余年。外科提出由内科会诊。查：呼吸困难，发绀，两肺背部满布湿啰音。最可能诊断
A. 术后肺部感染
B. 急性肺水肿，左心功能不全
C. 肺炎
D. 急性呼吸窘迫综合征
E. 自发性气胸

44. 男性，25岁，发现高血压半年，因头痛，心悸，气急，多汗伴烦躁来院急诊，诊断为高血压危象。急诊处理后，血压降至16.9/11kPa（121/82.5mmHg），嘱患者应
A. 随访并根据血压高低间歇用药
B. 血压稳定2周后停药观察
C. 继续用药，查明病因
D. 长期服用降压药
E. 低钠饮食，注意休息，不用药

45. 女性，45岁，因心前区钝痛，伴气短两周来门诊。体检：心浊音界向两侧扩大，心音低远。ECG示窦性心动过速，低电压，广泛T波低平，疑诊急性心包炎。体检时注意检查下列哪项体征更支持诊断
A. 奇脉
B. 颈静脉怒张
C. 端坐呼吸
D. 肝大伴双下肢明显水肿
E. 心尖搏动在心浊音界内侧

46. 女性，45岁，因高血压2年来门诊。体检：BP 22.6/13.3kPa（170/100mmHg），心肺无异常。问病史时注意下列哪一项有助于诊断高血压病
A. 服避孕药史　　B. 内分泌病史
C. 家族史　　D. 肾病史
E. 妊娠高血压综合征史

47. 下述哪种情况易引起房室传导阻滞
A. 急性下壁心肌梗死　　B. 心包积液
C. 预激综合征　　D. 肥厚型心肌病
E. 心肌炎

48. 高血压合并糖尿病或肾脏病的患者，治疗后立位血压降至何水平为最佳治疗效果
A. 140/85mmHg以下　　B. 130/85mmHg以下

C. 140/90mmHg 以下　　D. 130/90mmHg 以下
E. 140/95mmHg 以下

49. 男性，40 岁，血压 200/120mmHg。双下肢水肿，少尿伴心悸。X 线示左心室扩大。血生化 BUN 12.3mmol/L，Cr 240μmol/L，尿 RBC 10～20 个/HP，Pro（+），降压药应选
A. β 受体阻滞剂　　B. 普萘洛尔
C. 利血平　　D. ACEI
E. 氢氯噻嗪（双氢克尿塞）

50. 男性，35 岁，夜尿多，乏力。BP 200/100mmHg。Na^+ 142mmol/L，K^+ 3.0mmol/L，pH 7.5，尿钾 25mmol/d，诊断最可能为
A. 皮质醇增多症　　B. 嗜铬细胞瘤
C. 原发性醛固酮增多症　　D. 大动脉炎
E. 肾动脉狭窄

51. 女性，67 岁，既往高血压 20 余年，近来劳动后出现头晕头痛，右上肢麻木，肌力下降，此时应做进一步检查为
A. 头 CT　　B. 颈椎片
C. 脑血流　　D. 血钾测定
E. ECG

52. 病人既往高血压 10 余年，未持续治疗，平时血压 180/110mmHg，一天前患者突感心前区压榨样疼痛，大汗。入院检查为急性广泛前壁心梗。此时患者血压变化最可能的是
A. 血压先升高后下降　　B. 血压不变
C. 血压降低　　D. 血压升高
E. 血压先下降后升高

53. 男性，20 岁，心悸气短 3 年，近一年出现腹腔积液，双下肢水肿。查体：颈静脉怒张，心界正常，肝大，腹水征（+），Kussmanl 征（+）。ECG：窦性心动过速，室内传导阻滞，PEP/LVET > 0.5，诊断最可能为
A. 病毒性心肌炎并心衰
B. 门脉性肝硬化
C. 扩张型心肌病
D. 亚急性心包炎伴积液
E. 限制性心肌病

54. AMI 病人半夜突然出现呼吸困难，咳粉红色泡沫痰，第一心音减弱，舒张期奔马律，心尖可闻及 2 级收缩期杂音，该患者诊断
A. 支气管肺炎　　B. 室壁瘤
C. 急性左心衰竭　　D. 右心衰竭
E. 心肌梗死后综合征

55. 男性，62 岁，高血压 5 年，近一个月来出现心前区疼痛，多在凌晨 4 点左右发作，每次持续 5～15 分钟。查体：BP 145/80mmHg，HR 60 次/分，目前用药雷米普利 2.5mg，一日一次口服，下列哪种药物首选
A. 钙离子拮抗剂　　B. 他汀类
C. β 受体阻滞剂　　D. 硝酸酯
E. AT 受体拮抗剂

56. 男性，48 岁，既往高血压 5 年，半小时前突发剧烈腹痛，向左背部放射，伴呕吐、冷汗及濒死感。血压 140/90mmHg。心电图：Ⅱ、Ⅲ、aVF 导联中 ST 段上移 0.25mV。下列哪种疾病的可能性大
A. 急性胃炎　　B. 溃疡病穿孔
C. 急性胆囊炎　　D. 急性心肌梗死
E. 不稳定心绞痛

57. 男性，45 岁，心前区疼痛 12 小时，向上腹部和背部放射。体检：四肢厥冷，血压 80/60mmHg，心音低，可听到心包摩擦音。可能的诊断是
A. 急性肺动脉栓塞　　B. 变异型心绞痛
C. 急性心肌梗死　　D. 急性心包炎
E. 心室膨胀瘤

58. 下述哪种体征提示有心脏压塞
A. 心包摩擦音　　B. 脉压增加
C. 低血压　　D. 水冲脉
E. 心包叩击音

59. 女性，43 岁，10 年前发现瓣膜病，房颤，工作中突然出现意识丧失，摔倒，直接送往医院，2 小时后意识恢复，出现右侧肢体麻痹，胸部 X 线示左房、右室大。本次症状最可能的病变是
A. 心源性休克　　B. 二尖瓣狭窄
C. 急性心梗　　D. 阿－斯综合征
E. 脑栓塞

60. 下述哪种疾病引起脉压增加
A. 主动脉瓣关闭不全　　B. 心包积液
C. 甲状腺功能减退　　D. 高血压
E. 主动脉瓣狭窄

61. 女性，30 岁，2 周前有咽痛，咳嗽，发热，全身关节、肌肉酸痛 2 天。因心悸，气短，不能平卧住院。体检：心率 120 次/分，可闻及第 3 心音。心电图示：P－R 0.22 秒，ST－T 改变。胸部 X 线检查：心影正常。血清学检查：CK、AST 增高。除了下列哪项措施外均应采用
A. 立即给予足量糖皮质激素
B. 抗生素治疗
C. 安静卧床并补充营养

D. 使用大剂量强心剂

E. 使用血管扩张剂

62. 男性，30 岁，自述心悸，气短 10 天，X 线胸片示：心脏呈烧瓶状，超声心动图显示：心包内液性暗区，体检可发现的体征不包括

A. 奇脉　　B. 肝大

C. 颈静脉怒张　　D. 动脉血压升高

E. 脉压减小

63. 男性，58 岁，心肌梗死史 1 年，每天吸烟约 10 支，近一周劳累时发作胸痛，每次持续 5 ~ 10 分钟，来就诊，为预防胸痛发作，医生应告诫遵守下列各项除外

A. 减轻体重　　B. 避免剧烈活动

C. 戒烟　　D. 作蹬车试验

E. 服用硝酸异山梨酯

64. 女性，65 岁，5 小时前剧烈前胸痛，伴呼吸困难来急诊，心率 120 次/分，两肺闻及多数湿啰音。心电图：$V_1 \sim V_5$ ST 段弓背状抬高，诊断为急性前壁心肌梗死伴心力衰竭。此时下述何项处理不应采用

A. 静脉滴注硝酸甘油　　B. 吸氧

C. 静脉滴注硝普钠　　D. 肌注呋塞米

E. 静脉注射毛花苷 C

65. 男性，54 岁，上班时突然感到持续性左胸痛 1 小时，急查心电图示窦性心动过速，心率 110 次/分，室性期前收缩 7 次/分，$V_1 \sim V_5$T 波明显高尖，两肢不对称，在以下的治疗中，哪项是不正确的

A. 肌注哌替啶

B. 静滴硝酸甘油

C. 静注继以静滴利多卡因

D. 持续或间断吸氧

E. 暂不处理，观察病情变化

66. 男性，40 岁，农民，低热伴胸闷、气短 2 周。不能平卧伴下肢水肿 3 天收急诊。医生怀疑渗出性心包积液，体检可发现下述体征，除了

A. 奇脉　　B. 心界向左右扩大

C. 心音遥远　　D. 肝脏肿大

E. 心尖搏动弥散

67. 男性，34 岁，发热 1 月伴心悸、气短来急诊。超声心动图示：右室前壁之前、左室后壁之后有 2.5 ~ 3cm 暗区。此患者如下体检记录哪项不恰当

A. 卧位心底部浊音界增宽

B. 背部左肩胛角下呈浊音，语颤增强

C. 心绝对浊音界向两侧增大

D. 吸气时血压较呼气时血压高

E. 腹部移动性浊音阴性

68. 男性，37 岁，诊断风心病二尖瓣病变多年，4 年前除心悸、气短外，出现足肿、尿少，体检有心房颤动，一直用地高辛和小量利尿剂治疗。地高辛的作用机制哪一项是不正确的

A. 减慢心率

B. 直接使周围血管阻力下降

C. 降低心室舒张末压

D. 增加心肌收缩力

E. 使心肌净耗氧量减少

69. 男性，32 岁。因一周来风心病加重来我院门诊，医生检查后诊断风心病并发右心功能不全，上级医生看完病历后认为下列哪项体征不符合右心功能不全，应复核

A. 肝颈静脉反流征不明显

B. 肝脏质地变硬

C. 黄疸

D. 心尖区闻及舒张期奔马律

E. 手臂或其他表浅静脉充盈

70. 病人 54 岁，肥胖，5 年来经常劳累后心前区疼痛，休息后好转，近日心绞痛发作频繁，来门诊检查血压 20/12kPa（150/90mmHg），医生不应采取的措施

A. 收院治疗　　B. 心脏彩超

C. 运动试验　　D. 做心电图检查

E. 向家属交待病情

71. 男性，61 岁，高血压病史 8 年，冠心病史 4 年，近 1 周来胸骨后疼痛程度加重，次数增频，持续时间延长来门诊。测血压 24.4/15.9kPa（184/120mmHg），ECG 示以 R 波为主的导联 T 波低平或倒置，心肌酶谱正常。为预防心肌梗死发生，下列处理哪项不恰当

A. 进行心电监护　　B. 积极治疗心绞痛

C. 应住院卧床休息　　D. 溶栓治疗

E. 血压降至正常范围

72. 男性，36 岁，因心悸，气短 4 年，近 1 个月加重来住院。经检查诊断扩张型心肌病。患者家属向医生了解该病的预后，下列对预后的判断，哪项是不正确的

A. 部分患者可发生栓塞或猝死

B. 症状出现后 5 年生存率为 22% 左右

C. 心衰的出现频度较高，预后不良

D. 死因多为心衰和严重心律失常

E. 手术病例的生存率和预后在逐年改善

73. 男性，35 岁，因心悸，气短 3 年，发热 1 个月住院，既往有关节炎史。经体检和有关辅助检查，诊断风心病合并亚急性感染性心内膜炎（SBE）。关于 SBE

发病机制，除下列哪项外均恰当
A. 压力阶差和喷射效应
B. 菌血症
C. 血小板纤维蛋白微血栓形成
D. 机体产生特异性凝集抗体
E. 病前心脏正常者不会患 SBE

74. 男性，45 岁，心肌梗死恢复期，来门诊向医生咨询。医生告诉他一些危险因素与预防措施。下列哪一项是不恰当的
A. 收缩期高血压的危险性，较正常人高 2 倍
B. 戒烟可减少缺血性心脏病并发症的发生
C. 规律性锻炼可增加高密度脂蛋白，从而对缺血性心脏病有预防作用
D. 舒张压高于正常可以增加冠脉供血
E. 有黄瘤家族史者患缺血性心脏病可能性大

75. 对于亚急性细菌性心内膜炎，下列哪项说法是不正确的
A. 病原菌多为草绿色链球菌
B. 可引起脏器栓塞症状
C. 心内膜赘生物以二尖瓣和主动脉瓣最为常见
D. 易发生于二尖瓣反流的左心房侧
E. 易发生于室间隔缺损的左心室

76. 男性，62 岁，患高血压 6 年余，近 1 个月来血压经常持续在 22.1/13kPa（170/100mmHg）左右。因在院外治疗效果不明显来我院门诊。有明确阳性家族史。经全面检查诊断为原发性高血压。对该患者病情的预后判断，下列哪种说法是不正确的
A. 病情进展可引起心脑肾并发症
B. 不易发生心力衰竭
C. 可能经历一个良性缓慢性过程
D. 存在冠心病的危险因素
E. 其死因以脑血管意外为最多

77. 男，患高血压 20 余年，在查体时最不可能出现的是
A. 主动脉第二音减弱
B. 尿常规：RBC（++），Pro（+）
C. 视网膜动静脉交叉受压
D. ECG：$R_{V5}+S_{V1}>4.0$mV
E. PDE：室间隔厚度 20mm，左室后壁 10mm

78. 伴有剧痒的苔藓样变的皮肤病是
A. 荨麻疹　B. 光泽苔藓
C. 慢性单纯性苔藓　D. 线状苔藓
E. 寻常性鱼鳞病

79. 风心病最常侵犯的瓣膜是
A. 二尖瓣及主动脉瓣　B. 二尖瓣及三尖瓣
C. 二尖瓣及肺动脉瓣　D. 主动脉瓣及肺动脉瓣
E. 三尖瓣及肺动脉瓣

80. 急性心肌梗死最早出现的心电图改变为
A. 出现异常 Q 波　B. ST 段弓形抬高
C. ST 段明显压低　D. T 波高尖
E. T 波倒置

81. 右心功能不全最早出现的临床表现是
A. 上腹胀满　B. 肝肿大
C. 水肿　D. 颈静脉怒张
E. 发绀

82. 男性，73 岁，因“心动过速”就医，于服用下列药物后不久，突觉头晕、胸闷、欲倒，心率 38 次/分。试问可能和哪种药有关
A. 硝酸异山梨酯 10mg　B. 维拉帕米 40mg
C. 阿司匹林 50mg　D. 卡托普利 12.5mg
E. 艾司唑仑 2mg

83. 女性，26 岁，现孕 30 周，既往心肌炎史，自觉心慌、憋气，经检查，考虑左束支完全传导阻滞，该患者的处理方法为
A. 吸氧，静脉给予能量合剂
B. 观察，休息
C. 及时治疗并转院
D. 无关系，右束支完全传导阻滞才需积极处理
E. 药物对胎儿有害，只需吸氧即可

84. 病人、女性、72 岁，因患冠心病心绞痛服用硝酸异山梨酯、美托洛尔 6 月余，近日因胃痛、呕吐自行停用药物，于晚 7 时突感心前区不适，伴胸闷、心悸。最可能的发病原因是
A. 药物反跳现象　B. 药物零时效应
C. 药物耐药现象　D. 药物蓄积反应
E. 药物不良反应

85. 持续心房纤颤最重要的治疗是
A. 一定要转复
B. 不须复律治疗
C. 预防血栓栓塞
D. 普罗帕酮治疗慢性房颤
E. 合并病窦时要电复律

86. 慢性肺源性心脏病患者的主要死亡原因是
A. 心律失常　B. 中毒性休克
C. 呼吸衰竭　D. 电解质紊乱
E. 右心衰竭

87. 急性心肌梗死并发肺水肿的不适宜处理是
A. 吸氧
B. 皮下注射吗啡 5～10mg
C. 快速利尿剂

D. 洋地黄：毛花苷 C 0.4mg 静注，半小时后重复使用
E. 硝酸甘油静脉给药

88. 男性，62 岁，高血压病史 6 年余，半年前患痛风。该患者降压不宜用哪类药
A. 钙拮抗剂　B. 利尿药
C. ACEI　D. A1 阻滞剂
E. A2 阻滞剂

89. 男性，60 岁，反复发作劳累后心前区痛 2 年，近一个月来发作频繁，发作时间延长，程度加重，应诊为哪一型心绞痛
A. 自发型　B. 初发劳力型
C. 稳定型　D. 恶化劳力型
E. 变异型

90. 风心病联合瓣膜病伴心衰患者，服用地高辛治疗 1 周，前 3 天每天服用 0.5mg，后 4 天每日服用 0.25mg，现症状和体征明显改善，心率 80 次/分，心电图示 ST 段呈鱼钩样改变，目前恰当的治疗措施是
A. 继续给予地高辛原剂量
B. 增加地高辛用量
C. 减少地高辛用量
D. 停用地高辛
E. 改用每日静脉注射毛花苷 C 0.2mg

91. 请选出急性心肌梗死的恰当处理方法
A. 室性心律失常静注阿托品
B. 坐位双腿下垂
C. 毛花苷 C 0.4mg 静注
D. 吸氧、镇静、休息
E. 发病 8 小时后溶栓

92. 女性，54 岁。高血压 10 余年，反复心绞痛发作 2 个月，今于做午饭时突发心搏骤停、意识丧失、呼吸停止。判断动脉搏动的规范做法是
A. 触摸颈动脉　B. 触摸桡动脉
C. 触摸颞动脉　D. 触摸股动脉
E. 触摸足背动脉

93. 为及时发现和处理急性心肌梗死患者的严重心律失常，应选择检查
A. 运动后心电图　B. 静息心电图
C. 动态心电图　D. 持续心电监测
E. 药物试验心电图

94. 病人心电图 $V_1 \sim V_4$ 出现宽而深的 Q 波，ST 段抬高，其病变部位考虑为
A. 左室下壁　B. 左室前间壁
C. 左室高侧壁　D. 左室广泛前壁
E. 左室前壁

95. 慢性肺源性心脏病急性加重期的治疗首先采用
A. 强心剂　B. 呼吸兴奋剂
C. 小剂量利尿剂　D. 纠正呼吸性酸中毒
E. 控制呼吸道感染

96. 此心电图考虑为
A. 二度房室传导阻滞
B. 窦性心律不齐
C. 一度房室传导阻滞（一度 AVB）
D. 窦性心动过缓
E. 房颤

97. 使快速房颤的心室率减慢，首选
A. 洋地黄　B. 利多卡因
C. 苯妥英钠　D. 奎尼丁
E. 普鲁卡因胺

98. 血尿伴高血压最常见下列哪种疾病
A. 肾病综合征　B. 肾小球肾炎
C. 急性肾盂肾炎　D. 急性膀胱炎
E. 肾肿瘤

99. 男性，18 岁，主诉心悸，心前区不适 2 周，不伴有发热和关节疼痛。查体：BP 116/72mmHg，心脏听诊未闻及杂音，心率 72 次/分，心律不规则，心电图示：提早出现的宽大畸形 QRS 波，其前无 P 波。其诊断考虑为
A. 房性期前收缩　B. 窦性心律不齐
C. 一度房室传导阻滞　D. 室性期前收缩
E. 二度 I 型房室传导阻滞

100. 高血压性脑出血的止血方法主要是
A. 用抗纤溶药　B. 用止血药
C. 脱水药　D. 降血压药
E. 镇静药

101. 高血压病最常见的并发症是
A. 脑血管意外　B. 肾功能衰竭
C. 冠心病、心肌梗死　D. 高脂血症
E. 糖尿病

102. 选出哪项不是高血压病诊断内容
A. 除外症状性高血压
B. 确诊血压是否高于正常
C. 心、脑、肾等主要脏器功能估计
D. 心电图负荷试验是否阳性
E. 至少两次非同日同时测量静息血压

103. 下述哪项不是高血压发病的危险因素
A. 高盐膳食　B. 体重超重
C. 中度饮酒　D. 体育活动增多
E. 生活节奏紧张

104. 治疗心绞痛药物的副作用是
A. 阿替洛尔可引起房室传导阻滞
B. 地尔硫䓬可引起血钾下降
C. 硝酸甘油可引起踝部水肿
D. 维拉帕米可引起室上性心动过速
E. 硝苯地平可引起血压上升

105. 冠心病一级预防的人群是
A. 处于不同健康状况的人群
B. 心绞痛患者
C. 冠心病高危人群
D. 隐匿型冠心病患者
E. 陈旧性心梗患者

106. 符合三度房室传导阻滞诊断依据的是
A. P－R 间期固定，2∶1 房室传导阻滞
B. P 波与 QRS 波群无关，P－P 与 R－R 间距规则
C. 部分 P 波后无 QRS 波群
D. 频率 50～60 次/分，心律齐
E. 无 P 波，QRS 波群宽大畸形

107. 室上性心动过速较多见于
A. 心力衰竭　　B. 低血钾
C. 心肌炎　　D. 急性心肌梗死
E. 非器质性心脏病

108. 室上性心动过速首选治疗
A. 阿托品静注　　B. 异丙肾上腺素静注
C. 维拉帕米静注　　D. 利多卡因静注
E. 电除颤

109. 请选出不是治疗房颤的原则
A. 转复后预防复发
B. 二年以内转复心律
C. 预防血栓栓塞
D. 控制心室率在 100 次/分以下
E. 去除诱因

110. 女性，70 岁，风心病史 40 年，房颤 10 年，一天前突然出现右侧肢体瘫痪，语言不利，查体：BP 18.7/12kPa（140/90mmHg），HR 80 次/分（室率），右肢体感觉及运动障碍，巴氏征阳性，诊断最可能为
A. 蛛网膜下隙出血　　B. 脑栓塞
C. 脑血栓形成　　D. 脑出血
E. TIA

111. 女性，50 岁，慢性咳喘 15 年，近 2 周头痛头晕伴乏力。查体：BP 160/95mmHg，P 110 次/分，双肺呼吸音低，散在干啰音，控制其血压，不应选择哪种药
A. 氢氯噻嗪　　B. 普萘洛尔（心得安）
C. 卡托普利　　D. 引哒帕胺
E. 硝苯地平

112. 以下高血压用药正确的是
A. 高血压合并咳嗽——卡托普利
B. 高血压合并窦性心动过缓——阿替洛尔
C. 高血压合并窦性心动过速——硝苯地平
D. 高血压合并水肿——吲哒帕胺
E. 高血压合并糖尿病——美托洛尔

113. 女性，60 岁，患高血压病多年，一直服用多种药物，近一周来，血压明显升高，伴头痛、头晕、出虚汗，最可能的原因是
A. 睡眠不好　　B. 工作较忙
C. 更年期综合征　　D. 停用美托洛尔
E. 停用复方丹参滴丸

114. 窦性心动过速是指心室率
A. ＞120 次/分　　B. ＞90 次/分
C. ＞80 次/分　　D. ＞100 次/分
E. ＞110 次/分

115. 男性，60 岁，有吸烟史，突然出现呕吐，胸骨后压榨性疼痛 2 小时，心电图有动态变化，最可能的诊断是
A. 急性阑尾炎　　B. 急性胰腺炎
C. 急性心肌梗死　　D. 急性肠梗阻
E. 急性胸膜炎

116. 男性，56 岁，近一月常常感觉阵发性胸骨后疼痛，每次持续 3～5 分钟，向左上肢放射，心电图示：大致正常。以下哪项检查不适宜
A. 冠状动脉造影　　B. 心电图运动负荷试验
C. 超声心动图　　D. 血脂化验
E. 放射性核素检查

117. 冠心病的健康教育，重点是预防，应
A. 从儿童开始，培养良好的生活方式及卫生习惯，坚持运动，防止肥胖，不吸烟，少胆固醇，低盐饮食，定期体检
B. 从中年开始，培养良好的生活方式及卫生习惯，坚持运动，防止肥胖，不吸烟，少胆固醇，低盐饮食，定期体检
C. 从青年开始，培养良好的生活方式及卫生习惯，坚持运动，防止肥胖，不吸烟，少胆固醇，低盐饮食，定期体检
D. 以老年开始，培养良好的生活方式及卫生习惯，坚持运动，防止肥胖，不吸烟，少胆固醇，低盐饮食，定期体检
E. 以上均不是

118. 以下选项中不是病态窦房结综合征诊断依据的是
A. 窦性停搏，稍久后出现室性心律
B. 窦性停搏，稍久后出现交界区性心律
C. 窦性停搏，稍久后出现房颤
D. 窦性停搏，稍久后出现窦性心动过速
E. 持久而严重的窦性心动过缓

119. 房颤常见的病因是
A. 风心病 B. 可见于正常人
C. 冠心病 D. 高心病
E. 以上均是

120. 女性，30岁，活动时呼吸困难两年，服地高辛、抗生素、氨茶碱、利尿剂两个月。近两周静息时咳泡沫痰，气急、呼吸困难。查：发绀，双肺水泡音及哮鸣音，心界左下扩大，心率50次/分，律不齐，心尖部舒张期杂音，双下肢不肿。此病例心力衰竭的机制是
A. 心室容量负荷不足 B. 心室容量负荷过量
C. 心室压力负荷过量 D. 高动力性循环状态
E. 原发性心肌收缩力受损

121. 男性，60岁，反复发作性头痛10年，头痛发作时血压180/120mmHg，有高血压史，神经系统检查阴性。最可能的诊断为
A. 偏头痛 B. 三叉神经痛
C. 高血压病 D. 脑溢血
E. 蛛网膜下隙出血

122. 高血压性脑出血最常见的并发症是
A. 脑心综合征 B. 电解质紊乱
C. 褥疮 D. 上消化道出血
E. 心肌梗死

123. 高血压累及的靶器官表现为
A. 心电图示：左室肥厚
B. 心电图示：肺性P波
C. 胸部X线片示：右室增大
D. 尿常规示：大量白细胞
E. 眼底检查示：晶状体混浊

124. 正常人昼夜血压变化为
A. 上午8～10时血压升高，夜间10～12时血压下降
B. 上午8～9时、下午17～18时为高峰，夜间0～2时为低谷
C. 上午6～8时、下午15～16时为高峰，夜间2～3时为低谷
D. 上午6～8时为低谷，下午15～16时为高峰
E. 上午5～7时为高峰，下午17～18时为低谷

125. 不是高血压病所致的病变为
A. 脑血管病 B. 左心室肥厚
C. 视网膜动脉硬化 D. 肾动脉硬化
E. 肺气肿

126. 请选出洋地黄的适应证
A. 肥厚梗阻性心肌病伴心力衰竭
B. 心力衰竭伴房室传导阻滞
C. 急性心肌梗死伴心力衰竭
D. 一周内的心力衰竭伴室性心律不齐
E. 扩张型心肌病伴心力衰竭

127. 室上性心动过速确诊要点是
A. 突发突止，节律规整，200次/分左右
B. 突发突止，节律规整，140次/分左右
C. 节律不齐，心音强弱不等，100次/分左右
D. 节律略不整，多伴血流动力学改变，150～200次/分
E. 心率时快时慢，节律不整，40～120次/分

128. 测量血压的恰当方法是
A. 安静5分钟后、坐位、右上臂
B. 平卧位、左上臂
C. 听到第一音为舒张压
D. 放气时每秒钟下降10mmHg
E. 取每次检查测一遍的血压值

129. 男性，65岁，高血压史20年，未经规范治疗，2小时前突发剧烈头痛，伴呕吐咖啡样胃内容。查体：深昏迷，200/120mmHg，深浅反射消失，为确诊应首选
A. ECG检查 B. 脑CT检查
C. 碳氧血红蛋白测定 D. 胆碱酯酶活力测定
E. 血糖及尿酮体测定

130. 男性，40岁，因劳累近2周自感头晕、头痛，连续三次测血压值为160/100mmHg，休息后血压可自行恢复正常，诊断应首先考虑
A. 慢性肾炎 B. SLE
C. 甲亢 D. 原发性高血压
E. 急进型高血压

131. 男性，42岁，高血压病史5年，近2周自感头痛头晕加重，伴心悸明显。查体：血压180/100mmHg起。ECG示：二度Ⅱ型房室传导阻滞。控制血压不宜选择下列哪项
A. 卡托普利 B. 依那普利
C. 美托洛尔 D. 吲哒帕胺
E. 硝苯地平

【A3/A4型题】

(1～2题共用题干)

男性，36岁，心悸、气短5年，半年来腹胀、下肢

水肿。体检：心界扩大，心尖搏动向左下移位，搏动弱，心尖部有 S_3，S_4 及Ⅱ级收缩期杂音，双肺底闻及小水泡音，下肢水肿Ⅱ度，临床拟诊扩张型心肌病。

1. 超声心动图应示
   A. “城垛样”图形
   B. 室间隔非对称性肥厚
   C. 心室腔扩大，以左心室扩大为主，并呈弥漫性搏动减弱
   D. 二尖瓣上有团块回声
   E. 左室前壁局部心缘突出

2. 入院后两天，患者发生左侧肢体软瘫，其原因最可能为
   A. 心腔内附壁血栓脱落所致脑栓塞
   B. 脑出血
   C. 脑血栓形成
   D. 蛛网膜下隙出血
   E. 脑血管痉挛

（3～5 题共用题干）

男性，46 岁，发作性心前区闷痛半月，劳累及情绪激动时易发，既往身体健康。体检：血压 17.3/10.6kPa（130/80mmHg）。常规心电图示：大致正常。

3. 以下病史哪一项最重要
   A. 胸壁外伤史　　B. 家族中高血压史
   C. 吸烟史　　D. 发热，关节痛史
   E. 咳嗽，咯血史

4. 体格检查最可能发现的是
   A. 心脏扩大　　B. 肺底水疱者
   C. 心脏杂音　　D. 心律失常
   E. 心肺无异常

5. 下一步首选哪一项辅助检查
   A. 心电向量　　B. 胸部 X 线
   C. 血脂测定　　D. 心脏负荷试验
   E. 超声心动图

（6～8 题共用题干）

女性，26 岁，售货员，经常头晕 3 个月，左上肢易乏力，发麻。门诊检查：右上肢血压 25.3/13.3kPa（190/100mmHg），左上肢 13.3/6.7kPa（100/50mmHg）。左侧颈部闻及血管性杂音。局部血管触痛，中上腹及背部闻及血管性杂音。

6. 下述何项检查对明确诊断最有帮助
   A. 24 小时动态血压监测
   B. 血尿肌酐及肌酐清除率
   C. 血肾上腺素，去甲肾上腺素水平
   D. X 线血管造影
   E. 酚妥拉明试验

7. 多次复查血压，右上肢舒张压 > 13.3kPa（100mmHg），常伴心悸，心率快，既往有糖尿病史，决定选用降压药，从病理生理看，下述何种不应选用
   A. 硝苯地平（钙拮抗剂）
   B. 氯噻嗪（利尿药）
   C. 卡托普利（ACE 抑制剂）
   D. 美托洛尔（β 受体阻滞剂）
   E. 哌唑嗪（α 受体阻滞剂）

8. 住院期间泼尼松治疗 30mg/d，4 周后血沉由 70mm/h 逐渐减至 20mm/h，药物剂量也渐减至 15mg/d，拟出院，以后的治疗应该
   A. 症状缓解即可停用
   B. 间隔 3 个月用一疗程激素
   C. 用最小维持量，坚持至少一年
   D. 有症状时用
   E. 换用其他制剂如地塞米松

（9～11 题共用题干）

33 岁男子，自述胸闷、心悸，时有胸痛。体检：心界不大，心尖部第一心音不弱，可闻第 4 心音，胸骨左缘 3、4 肋间可闻收缩期粗糙喷射性杂音。心电图示：$V_3 \sim V_4$T 波倒置。

9. 对诊断最有意义的是
   A. 胸部 X 线检查　　B. 心电图运动试验
   C. 核素心肌显像　　D. 冠状动脉造影
   E. 超声心动图

10. 患者确立诊断后，下列哪种药物最适宜
   A. 硝酸甘油　　B. 阿司匹林
   C. 双嘧达莫（潘生丁）　　D. 复方丹参片
   E. 普萘洛尔（心得安）

11. 一年后患者症状加重伴头晕再次来诊，除治疗外，家属询问可能发生的最严重情况是
   A. 心力衰竭　　B. 心律失常
   C. 猝死　　D. 房室传导阻滞
   E. 栓塞

（12～14 题共用题干）

男性，65 岁，2 周来不明原因发热，乏力，多汗，食欲不振。检查：心界不大，胸骨左缘第三肋间可闻舒张期叹气样杂音，心率 100 次/分，律整，肺清，肝未及，脾侧位触及，血压 20.8/19.1kPa（146/70mmHg）。

12. 最快、最方便的诊断方法是
   A. 血培养　　B. 超声心动图
   C. 康氏反应　　D. 抗“O”
   E. 蛋白电泳

13. 超声心动图示主动脉瓣增厚，钙化，关闭不全，上有赘生物，最可能的诊断是

A. 风心，主动脉瓣增厚，伴感染性心内膜炎
B. 梅毒性主动脉炎，伴感染性心内膜炎
C. 老年退行性心脏瓣膜病伴感染性心内膜炎
D. 风心病，主动脉瓣关闭不全伴感染性心内膜炎
E. 风心伴风湿活动

14. 血培养结果是肠球菌，合理治疗是
A. 青霉素 800 万 U/d，静点 2 周
B. 青霉素 800 万 U/d + 先锋霉素 4g/d，静点 2 周
C. 青霉素 1200 万 U/d + 庆大霉素 8 万 U/d，静点 6 ~ 8 周
D. 青霉素 1200 万 U/d，静点 6 ~ 8 周
E. 先锋霉素 4g/d，静点 3 周

(15 ~ 17 题共用题干)

男，20 岁，发热 20 天，心悸、气短、乏力 5 天住院。体检：体温 37.9℃，血压 17.3/12.0kPa（130/90mmHg），两肺细湿啰音，心界扩大，心尖闻及 S_3，心率 128 次/分，下肢水肿。血 CK、CK – MB 增高。

15. 此患者胸部 X 线片上，下列哪项不会出现
A. Kerley B 线
B. 肺门蝴蝶影
C. 上叶肺静脉较细，下叶肺静脉扩张
D. 叶间积液
E. 右侧胸腔积液

16. 以下处理哪项正确
A. 休息 3 天，逐渐恢复体力活动
B. 休息 1 周，逐渐恢复体力活动
C. 以休息为主，动静结合
D. 卧床 1 周后，酌情考虑体力活动
E. 卧床 2 周后，酌情考虑体力活动

17. 以下治疗哪项错误
A. 常规量利尿剂　B. 常规量洋地黄
C. 扩张容量血管药物　D. 扩张阻力血管药物
E. 扩张容量及阻力血管药物

(18 ~ 20 题共用题干)

女，22 岁，发现高血压半年，常于运动时或情绪激动时血压明显增高，且伴剧烈头痛，大汗淋漓，恶心、呕吐。体检发现血压 180/100mmHg（24/13.3kPa）。

18. 此时下列处理哪一项最不适宜
A. 溶栓治疗　B. 静脉注射地西泮
C. 分别测量四肢血压　D. 门诊密切随访
E. 口服降压药物

19. 为明确高血压的原因，最适宜的检测是
A. 血脂
B. 肾功能
C. 肾血管造影
D. 24 小时尿液中的 VMA 及儿茶酚胺
E. 尿常规（晨尿）

20. 若进一步诊治，最适宜的治疗手段是
A. 卡托普利（巯甲丙脯酸）
B. 苄胺唑啉
C. 手术切除原发病灶
D. 避免情绪激动和运动
E. 钙拮抗剂

(21 ~ 23 题共用题干)

男性，31 岁，就诊主诉为突感心前区刀割样疼痛，咳嗽，呼吸时加重，体检：体温 38.7℃，可闻及心包摩擦音。ECG 示多数导联 ST 段抬高，追问病史，2 周前有上呼吸道感染史。

21. 此时应考虑最可能的诊断为
A. 结核性心包炎　B. 急性非特异性心包炎
C. 风湿性心包炎　D. 急性化脓性心包炎
E. 急性心肌梗死

22. 下一步将最有可能出现的是
A. 疼痛逐渐加剧　B. 显著性呼吸困难
C. 心律失常　D. 脓毒血症
E. 心包积液

23. 进一步处理不应是
A. 抗生素治疗　B. 强心、利尿、扩血管
C. 心包切除　D. 卧床休息、对症处理
E. 继续降压治疗

(24 ~ 25 题共用题干)

男，20 岁，入学体检时作 ECG 检查，诊断预激综合征，因无症状未作处理。次年某日因突感心悸来我院门诊，ECG 检查示预激综合征并发室上速（逆传型）。

24. 对该患者处理应首选下列哪一项
A. 延长房室结不应期药物
B. 缩短房室结不应期药物
C. 延长旁路不应期药物
D. 缩短旁路不应期药物
E. 导管直流电消融术

25. 一年后患者突然心悸，冷汗，头晕半小时，直接抬入病房。BP 10.6/6.6kPa（80/50mmHg）。ECG 示预激综合征并发心房颤动。治疗方案最好选择下列哪项
A. 延长房室结不应期药物
B. 缩短房室结不应期药物
C. 延长旁路不应期药物
D. 缩短旁路不应期药物
E. 同步直流电复律

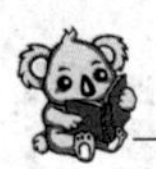

(26～27 题共用题干)

男性，78 岁，因突然意识丧失数秒来诊，脉搏 35 次/分，听诊心率 35 次/分，每分钟可闻及 4～5 次响亮的第一心音。

26. 首先考虑的诊断
A. 病态窦房结综合征 B. 窦房传导阻滞
C. 二度Ⅱ型传导阻滞 D. 完全性房室传导阻滞
E. 房室分离

27. 治疗上应首选
A. 静注阿托品 B. 静点异丙基肾上腺素
C. 静点氨茶碱 D. 植入心脏起搏器
E. 植入埋藏式心脏复律除颤器

(28～29 题共用题干)

男性，20 岁，一年来低热伴疲乏无力。心界扩大，心音低钝遥远。心电图：Ⅱ、Ⅲ、aVL、aVF、V_2～V_6 导联 ST 段抬高。

28. 该疾病的诊断
A. 心绞痛 B. 扩张型心肌病
C. 心包炎 D. 心肌炎
E. 感染性心内膜炎

29. 其可能的病因是
A. 病毒感染 B. 链球菌感染
C. 结核菌感染 D. 革兰阴性细菌感染
E. 支原体感染

(30～31 题共用题干)

女性，65 岁，头晕恶心呕吐 1 周来诊，既往史高血压 2 年。血压右上肢 170/100mmHg，左上肢 160/100mmHg，双下肢血压测不清，HR 80 次/分。

30. 体检最可能的发现是
A. 腹部血管杂音 B. 心脏增大
C. 视网膜正常 D. 足背动脉搏动减弱
E. 肝大

31. 哪项检查对该患者的诊断最合适
A. 血清胆固醇测定 B. 选择性动脉造影
C. 双下肢动脉彩超 D. MRI
E. 心脏超声多普勒

(32～34 题共用题干)

一青年女性，平日活动后心悸，气短，近日诉症状加重。行心脏 M 型超声心动图检查示：二尖瓣曲线 EF 斜率减慢，A 峰消失，前叶 M 样双峰曲线转为“城垛”样曲线，舒张期二尖瓣前后运动同向。

32. 下列哪种心音不可闻及
A. 心尖区隆隆样舒张中晚期杂音
B. 二尖瓣开瓣音
C. Graham Steell 杂音
D. 第一心音增强
E. Austin Flint 杂音

33. 最可能的诊断是
A. 心衰 B. 心肌梗死
C. 主动脉瓣关闭不全 D. 二尖瓣狭窄
E. 左房黏液瘤

34. 下列何种情况是球囊扩张的适应证
A. 心功能良好，无心衰表现
B. 二尖瓣开瓣音
C. 患者心功能进行性恶化，药物无效
D. Austin Flint 杂音
E. Graham Steell 杂音

(35～38 题共用题干)

女性，34 岁，反复胸闷，心悸 3 年，下肢水肿 8 个月。体格检查：血压 13.3/9.33kPa (100/70mmHg)，口唇发绀，颈静脉充盈，心界略大，心尖区舒张期杂音，肺底中小水泡音少许，肝肋下 2cm，脾不大，下肢轻度水肿。

35. 以下病史哪一项最有意义
A. 午后低热，咳嗽，盗汗史
B. 腰痛，血尿史
C. 发热，游走性关节痛史
D. 家族成员中心脏性猝死史
E. 高血压史

36. 估计该患者二尖瓣面积最可能为
A. 4～6cm^2 B. 2～4cm^2
C. 1.5～2.0cm^2 D. 0.5～1.5cm^2
E. <0.5cm^2

37. 对该病人可采取的治疗原则不包括
A. 休息 B. 限制钠盐
C. 强心，利尿 D. 扩血管药物
E. 提高血

38. (假设信息) 如果该病人近 1 个月有不规则发热 (37.5℃～39℃)，面色苍白，乏力，偏瘫，失语，心尖区又出现 3/6 级收缩期杂音，最可能的诊断是
A. 风湿活动 B. 肺部感染
C. 肾盂肾炎 D. 感染性心内膜炎
E. 伤寒

(39～42 题共用题干)

男性，70 岁，突然胸闷、气短、烦躁不安半小时，入院体检：血压 26.6/13.3kPa (200/100mmHg)，呼吸 30 次/分，脉搏 140 次/分。双肺底有中量干湿啰音。

39. 心脏听诊最可能出现
A. 第一心音增强 B. 心尖区喀喇音

C. 心尖区开瓣音　　D. 心尖区奔马律
E. 期前收缩

40. 心电图上最可能出现
A. P 波 >0.25mV　　B. QRS 波群 >0.12s
C. $R_{V5}+S_{V1}>4.0mV$　　D. $R_{V1}+S_{V5}>1.2mV$
E. ST 上抬，弓背向下

41. 最可能诊断为
A. 高血压脑病
B. 急进性高血压
C. 高血压病合并肺部感染
D. 高血压病合并左心功能不全
E. 高血压病合并冠心病

42. 首选下列哪项治疗
A. 毛花苷 C + 氨茶碱 + 阿托品
B. 毛花苷 C + 哌替啶 + 阿托品
C. 毛花苷 C + 氨茶碱 + 地西泮
D. 毛花苷 C + 哌替啶 + 呋塞米
E. 毛花苷 C + 青霉素 + 地西泮

(43 ~ 47 题共用题干)

女性，25 岁。活动后心悸气短 2 年，反复咯血 1 周入院。体检发现心浊音界呈梨形。

43. 听诊可能发现的体征不包括
A. 第一心音减弱
B. 心尖区舒张期杂音
C. 肺动脉瓣区第二心音亢进
D. 二尖瓣开放拍击音
E. 心律不齐

44. 超声心动图可出现的征象，除了
A. EF 斜率减慢　　B. 左房增大
C. 左室增大　　D. “城垛样”图形
E. 瓣膜增厚

45. 如果这个病人，今天大咯血，暗红色，约 80ml。血压 20/12kPa（150/90mmHg），心率 88 次/分。偶闻期前收缩 1 ~ 3 次/分。处理首先
A. 静注毛花苷 C　　B. 肌注阿托品
C. 静注呋塞米　　D. 静注血管加压素
E. 肌注酚磺乙胺（止血敏）

46. 如患者未积极诊治，可能最严重而紧急的并发症是
A. 充血性心力衰竭　　B. 急性肺水肿
C. 心房颤动　　D. 亚急性感染性心内膜炎
E. 肺部感染

47. 在使用洋地黄过程中突然神志不清，左侧偏瘫，其诊断最大可能是
A. 阿 - 斯综合征
B. 风心病脑栓塞
C. 肺动脉栓塞
D. 亚急性细菌性心内膜炎脑栓塞
E. 风心病合并脑肿瘤

(48 ~ 51 题共用题干)

女性，32 岁，因半年来胸闷不适，近 1 周昏厥发作 3 次来门诊。

48. 心电图检查正常，为进一步明确昏厥原因，首选下列哪项检查
A. 脑电图　　B. 24 小时动态心电图监测
C. 脑 CT　　D. 超声心动图
E. 心脏电生理检查

49. 最后确诊为病态窦房结综合征，其心电图特征是
A. P - R 间期 0.32 秒
B. 持续性快速室性心动过速达 6 秒
C. 发作性心室颤动
D. 频发窦性静止达 6 秒
E. 三度房室传导阻滞

50. 治疗应选择
A. 异丙基肾上腺素　　B. 阿托品
C. 心脏起搏器治疗　　D. 极化液
E. 激素

51. (假设信息)：如果心电图结论是频发多源性室性期前收缩，推测其昏厥的原因最可能是
A. R on T 型期前收缩　　B. 室性心动过速
C. 心房颤动　　D. 房室折返性心动过速
E. 加速性心室自主心律

(52 ~ 55 题共用题干)

女性，70 岁，心绞痛发作持续 3 小时，含硝酸甘油无效来院急诊，心电图示Ⅱ、Ⅲ、aVF 导联 ST 段呈弓背向上型抬高 6mm，V_{1-3} 导联 ST 段水平型压低 4mm，偶发室性期前收缩 1 次，拟诊急性心肌梗死入院。

52. 此时最合适的处理是
A. 心电图监护　　B. 溶栓治疗
C. 静脉注射吗啡　　D. 静滴利多卡因
E. 静滴硝酸甘油

53. 2 小时后随访心电图Ⅱ，Ⅲ，aVF 导联出现病理性 Q 波，心肌梗死部位应考虑为
A. 后壁心肌梗死　　B. 前壁心肌梗死
C. 下侧壁心肌梗死　　D. 下壁心肌梗死
E. 前间隔心肌梗死

54. 10 小时后出现烦躁不安，血压 80/50mmHg，心率 45 次/分，无晕厥。ECG 示：三度房室传导阻滞，频发房性期前收缩，此时治疗应首选

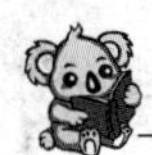

A. 静滴异丙基肾上腺素
B. 静滴普罗帕酮（心律平）
C. 应用升压药
D. 静滴阿托品
E. 临时心脏起搏

55. （假设信息）：如果出现急性乳头肌功能不全，心脏检查可发现
A. 胸左 3 ~ 4 肋间收缩期杂音
B. 心尖部 S_1 减弱，舒张期杂音
C. 心尖部 S_1 正常，收缩期杂音
D. 心尖部 S_1 亢进，收缩期杂音
E. 出现奔马律

（56 ~ 59 题共用题干）

农妇，26 岁。产后一周，心悸，气短；水肿。经强心，利尿治疗，不见好转，由县医院转来。查体：心界大，心率 70 次/分，心律不齐，两肺底湿性啰音。心电图：室性期前收缩呈二联律。

56. 此时的治疗，除了哪一项，都是恰当的
A. 静注毛花苷 C
B. 静滴硝普钠
C. 口服卡托普利
D. 口服硝酸异山梨酯（消心痛）
E. 口服美西律（慢心律）

57. 该患者住院后第 5 天，突然左胸痛，痰中带血丝，心率 110 次/分，可闻及胸膜摩擦音。心电图：Ⅱ、Ⅲ导联可见异常 Q 波。此时最可能的诊断是
A. 胸膜炎　　B. 肺炎
C. 气胸　　D. 肺栓塞
E. 心包炎

58. 为了证实诊断，此时最适宜的诊断性试验是
A. 心脏超声　　B. 冠状动脉造影
C. 心功能测定　　D. 通气 - 灌注扫描
E. 24 小时动态心电图

59. 诊断已确立，此时病人一般状态尚好，血压正常。最适宜的初步治疗是
A. 口服华法林　　B. 口服阿司匹林
C. 静脉给肝素　　D. 静脉给青霉素
E. 静脉给右旋糖酐

（60 ~ 63 题共用题干）

男，60 岁，冠心病，阵发性夜间呼吸困难 3 天。查体：血压 130/100mmHg，心界向左下扩大，心尖部Ⅳ级收缩期杂音，两肺散在干啰音，双下肢无水肿，心电图阵发室上性心动过速。

60. 最适宜治疗为
A. 缓慢静脉注射氨茶碱
B. 缓慢静脉注射毛花苷 C
C. 缓慢静脉注射普萘洛尔（心得安）
D. 缓慢静脉注射美西律
E. 缓慢静脉注射维拉帕米（异搏定）

61. 该患者病情平稳后一直应用地高辛，一天发生腹泻后出现心动过缓，心率 84 次/分，二度房室传导阻滞，应该
A. 停用地高辛，补钾
B. 临时起搏器
C. 应用阿托品
D. 停用地高辛，应用苯妥英钠
E. 应用甲氧明

62. 如患者心功能不全同时伴低血压应用哪种方法最好
A. 硝普钠 + 异丙肾上腺素
B. 多巴胺 + 多巴酚丁胺
C. 氨利农 + 利尿剂
D. 洋地黄 + 利尿剂
E. 主动脉球囊反搏术 + 硝普钠

63. 该患者出院后最应注意下列哪一项以预防心功能不全的发生
A. 限钠　　B. 肺梗死
C. 呼吸道感染　　D. 严重贫血
E. 情绪激动

（64 ~ 65 题共用题干）

男性，65 岁，高血压病 20 年，近年来血压有时高达 200/110mmHg，在治疗同时，为了预防脑卒中，加强对患者的健康生活指导

64. 对他进行健康生活指导时下列哪项是错误的
A. 生活规律
B. 冬季加强晨练
C. 合理膳食营养
D. 控制高血压，按时服药
E. 减少精神刺激，戒烟酒

65. 该患者选择的运动项目哪项是正确的
A. 跑步，每天 0.5 ~ 1 小时
B. 散步，每天 0.5 ~ 1 小时
C. 举重，每天 0.5 ~ 1 小时
D. 潜泳，每天 0.5 ~ 1 小时
E. 仰卧起坐，每天 100 次

（66 ~ 67 题共用题干）

男，60 岁，夜间突发右肢体活动障碍，言语不利。查体：BP 170/95mmHg，发病前两周曾有“TIA”发作 3 次。

66. 除外出血性脑血管病，应首选
A. 脑 CT　　B. 脑电图

C. 脑血管造影　　D. 便潜血
E. 眼底检查

67. 诊断成人高血压的测值应为
A. 收缩压≥140mmHg 或/和舒张压≥90mmHg
B. 收缩压≥150mmHg 或/和舒张压≥90mmHg
C. 收缩压≥160mmHg 或/和舒张压≥95mmHg
D. 收缩压≥160mmHg 或/和舒张压≥90mmHg
E. 收缩压≥165mmHg 或/和舒张压≥95mmHg

（68～70 题共用题干）

男性，56 岁，近一月常常感觉阵发性胸骨后疼痛，每次 3～5 分钟，向左上肢放射，心电图大致正常。

68. 请选出以下哪项检查不适宜
A. 血脂化验　　B. 心电图运动负荷试验
C. 超声心动图　　D. 冠状动脉造影
E. 放射性核素检查

69. 患者未积极进行诊治，2 个月后胸痛发作频繁，每次二十余分钟，疼痛发作时心电图示：V_1～V_4ST 段弓背向上抬高 3mV，请选出正确诊断
A. 稳定劳力型心绞痛
B. 急性心肌梗死
C. 恶化劳力型心绞痛
D. 初发劳力型心绞痛
E. 变异型心绞痛

70. 请为患者选择药物
A. 地尔硫䓬＋阿替洛尔
B. 硝苯地平＋阿替洛尔
C. 5－单硝酸异山梨酯＋维拉帕米
D. 硝酸异山梨酯＋阿替洛尔
E. 维拉帕米＋美托洛尔

（71～74 题共用题干）

高血压病十余年，一年来活动后呼吸困难，夜间常胸闷气急而惊醒，坐位可以缓解。

71. 请选择
A. 压力负荷过重——左侧心力衰竭
B. 容量负荷过重——左侧心力衰竭
C. 高动力循环状态——右侧心力衰竭
D. 心肌收缩受损——左侧心力衰竭
E. 容量负荷过重——右侧心力衰竭

72. 此病例应出现的体征是
A. 颈静脉怒张　　B. 肝大、双下肢水肿
C. 心尖搏动左下移位　　D. 肺部叩诊过清音
E. 心包积液

73. 请选择最佳治疗方案
A. 卡托普利＋洋地黄＋螺内酯
B. 硝苯地平＋洋地黄＋呋塞米
C. 阿替洛尔＋维拉帕米＋呋塞米
D. 硝酸甘油＋氨茶碱＋螺内酯
E. 哌唑嗪＋阿替洛尔＋呋塞米

74. 经治疗一个月后，心力衰竭不纠正，并出现了室性心律失常，应考虑是
A. 药物负性肌力作用　　B. 电解质紊乱低血钾
C. 洋地黄中毒　　D. 药物导致低血压
E. 心脏瓣膜狭窄加重

（75～77 题共用题干）

男，62 岁，反复心绞痛 1 年，3 小时前突发心前区痛，向左肩臂放射，伴大汗，含硝酸甘油无效。血压 100/60mmHg，心率 92 次/分，心律齐，心尖部Ⅱ级收缩期杂音。双肺检查未见异常。

75. 全科医生接诊后初步诊断印象是
A. 心绞痛　　B. 急性心肌梗死
C. 肋间神经痛　　D. 气胸
E. 急性左心衰竭

76. 为明确该例诊断急需做的检查是
A. 心脏 B 超
B. 心功能测定
C. 床旁心电图、查心肌酶
D. 床旁 X 光片
E. 心向量图

77. 在该病例急性心肌梗死患者转诊中哪项处理是错误的
A. 给氧、止痛
B. 先就地抢救，待情况稳定后转院
C. 呼叫 120，由车上急救人员陪送医院
D. 取半坐位，保持呼吸道通畅
E. 途中密切观察病情变化

（78～81 题共用题干）

女，51 岁，月经一年未来潮，每日数次出现烘热，出汗，面部发红，情绪烦躁，易怒，睡眠不好，时有心悸，血压时有波动。

78. 最可能诊断是
A. 月经不调　　B. 高血压病
C. 围绝经期综合征　　D. 精神分裂症
E. 冠心病

79. 其主要病因为
A. 社会文化因素　　B. 心理因素
C. 垂体病变　　D. 卵巢功能减低
E. 体质减弱

80. 一般治疗的原则是

A. 镇静剂
B. 心理疏导，体育锻炼，对症治疗
C. 卧床休息
D. 调整月经
E. 滋补品

81. 最适合的治疗是
A. 谷维素 B. 性激素替代疗法
C. 钙剂 D. α受体阻断剂
E. 维生素 B_2

(82～83 题共用题干)

男，62 岁，因风心病慢性心衰，使用地高辛 0.25mg，每日 1～2 次，近来用大剂量利尿剂，出现低血钾、低血镁。ECG 示频发室早伴 ST 段斜形下移。一度房室传导阻滞。

82. 应考虑为
A. 洋地黄中毒 B. 洋地黄不足
C. 心肌缺血 D. 心衰加重
E. 脱水酸中毒

83. 应作处理是
A. 加大洋地黄用量 B. 立即停用洋地黄
C. 改善心肌缺血症状 D. 继续应用利尿剂
E. 大量静脉补充葡萄糖液

(84～86 题共用题干)

女，15 岁，间断发热 1 个月，伴心悸、关节痛、多汗。查：T 37.6℃，咽部充血，扁桃体Ⅰ度肿大；心率 110 次/分，心尖部 2 级收缩期吹风样杂音，胸部及两上臂内侧散在淡红色环状红斑；双膝关节、右肩关节压痛，但无红肿及功能障碍。心电图示窦性心动过速，X 线示心脏扩大。

84. 最可能的诊断是
A. 急性扁桃体炎 B. 系统性红斑狼疮
C. 风湿热 D. 心肌炎
E. 风湿性关节炎

85. 为控制链球菌感染，首选的抗生素是
A. 链霉素 B. 金霉素
C. 四环素 D. 青霉素
E. 多黏菌素

86. 当心脏病变加重时，首选的药物是
A. 吲哚美辛等非甾体抗炎药 B. 抗生素
C. 强心苷 D. 血管扩张药
E. 肾上腺皮质激素

(87～88 题共用题干)

女性，26 岁，劳累后心悸、气急伴反复下肢水肿 2 年余，症状加重 10 天入院。查体：颈静脉怒张，心界向两侧扩大，心尖可闻及 4 级吹风样收缩期杂音及舒张期隆隆样杂音，心律不规则，双肺底可闻及湿啰音，肝大肋下 3cm，有压痛，双下肢水肿。

87. 最可能的诊断是
A. 扩张性心肌病 B. 冠心病心衰
C. 急性心肌炎 D. 风湿性心脏病
E. 心包积液

88. 检查心电图，可见
A. 窦性心律不齐 B. 房性期前收缩
C. 室上性阵发性心动过速 D. 心房扑动
E. 心房颤动

(89～90 题共用题干)

男，40 岁，心悸，多汗，消瘦 2 个月。查体：血压 150/95mmHg，脉搏 110 次/分钟，皮肤潮湿多汗，精神兴奋，心尖部收缩期杂音。

89. 引起该患者血压增高的病最可能
A. 原发性醛固酮增多症 B. 甲状腺功能亢进
C. 原发性高血压 D. 肾小球肾炎
E. 慢性肾盂肾炎

90. 确诊应首选的检查
A. X 线胸部摄影 B. 肾素活性测量
C. 血 T_3、T_4 D. 血、尿补体
E. 尿细菌培养

(91～93 题共用题干)

女，30 岁，活动时呼吸困难两年，服地高辛、抗生素、氨茶碱、利尿剂两个月。近两周静息时咳泡沫痰，气急、呼吸困难。查：发绀，双肺水泡音及哮鸣音，心界左下扩大，心率 50 次/分，律不齐，心尖部舒张期杂音，双下肢不肿。

91. 诊断
A. 二尖瓣关闭不全，左心衰竭
B. 二尖瓣狭窄，左心衰竭
C. 二尖瓣关闭不全，右心衰竭
D. 二尖瓣狭窄，右心衰竭
E. 二尖瓣狭窄，左右心衰竭

92. 心衰加重应首先考虑到是因为
A. 洋地黄不足 B. 洋地黄过量
C. 电解质紊乱 D. 肺部感染
E. 风湿活动

93. 根据 NYHA 心功能分级应是
A. 心功能Ⅰ级 B. 心功能Ⅱ级
C. 心功能Ⅲ级 D. 心功能Ⅳ级
E. 全心衰竭

(94～97 题共用题干)

男，62 岁，有高血压 15 年，心绞痛发作 3 年，两小

时前在就诊中突然摔倒在社区医疗站内。全科医生检查发现意识丧失，脉搏消失，呼吸停止。

94. 现场抢救时应将患者摆放的体位是
   A. 半卧位　　B. 侧卧位
   C. 头低脚高位　　D. 仰卧位
   E. 头高脚低位

95. 下列心肺复苏操作哪项是错误的
   A. 仰头举颌通畅呼吸道
   B. 放置平卧位
   C. 挤压双侧胸廓行人工呼吸
   D. 胸外心脏按压
   E. 紧急呼救

96. 对该例实施紧急供氧的措施是
   A. 气管内插管　　B. 口对口呼吸
   C. 环甲膜穿刺　　D. 气管切开
   E. 口咽通气道

97. 下列哪种药物不是心肺复苏的常用药物
   A. 肾上腺素　　B. 多巴胺
   C. 利多卡因　　D. 碳酸氢钠
   E. 氯化钙

【B 型题】

（1～2 题共用备选答案）
   A. 恶性高血压　　B. 高血压病 3 级
   C. 高血压病 2 级　　D. 高血压危象
   E. 高血压病 1 级

1. 男，50 岁，确诊高血压病史 4 年，BP 21.3/13kPa（160/100mnHg）。心电图示：心电轴左偏，$R_{V5}+S_{V1}$ =6.0mV，眼底检查：眼底动脉硬化，尿蛋白（+），血肌酐 133μmmol/L（1.5mg/dl），可从事中度体力劳动。

2. 女，25 岁，高血压 2 年，血压 25.3/14.7kPa（190/110mmHg）。体检、心电图、尿常规均正常，眼底检查视网膜动脉变细。

（3～5 题共用备选答案）
   A. 急性心包炎　　B. 风湿性心脏病
   C. 扩张型心肌病　　D. 高血压性心脏病
   E. 肥厚型心肌病

3. 女性，40 岁，发热，胸痛，气短 6 天入院。体检：颈静脉怒张，心界明显扩大，律齐，心率 124 次/分，未闻及杂音，肝肋下 3 横指，脾未及，双下肢水肿，心电图示：低电压，广泛性 T 波低平，ST 段弓背向下抬高，最可能的诊断是

4. 女性，40 岁，因心悸、气短 2 月余，加重 5 天入院，查体：血压 17.3/9kPa（130/68mmHg），左肺底闻及小水泡音，心界明显扩大，心率 120 次/分，律不齐，可闻及舒张期奔马律，心尖区可闻及 3/6 级 SM，较柔和，肝肋下 4 横指，双下肢水肿，心电图示“低电压，房颤”，入院后经治疗，病情缓解，但心尖部杂音变响，并可闻及 DM。最可能的诊断是

5. 女性，41 岁，因心悸，气短 8 个月，进行性加重月余入院，体检：血压 17.3/8.0kPa（130/60mmHg），颈静脉怒张，心界明显扩大。心率 100 次/分，律不齐，心尖区可闻及 SM，向腋下传导，肺动脉瓣区 SM4/6 级，P2 亢进，肝肋下 3 横指，脾未及，双下肢水肿，心电图示房颤，心肌供血不足，入院后经治疗，病情缓解，肺动脉瓣区 SM 消失，心尖区杂音减弱。最可能的诊断是

（6～8 题共用备选答案）
   A. Ewart 征
   B. de Musset 征
   C. 与发热程度不平行的心动过速
   D. 与体温程度相关的心动过速
   E. 心率随呼吸改变

6. 男，25 岁。2 周前患感冒，近 3 天又心悸，气短，心前区疼痛来门诊。第一心音弱，心尖部有Ⅱ级 SM。ECG 示：二度Ⅱ型 AVB。

7. 女，21 岁，因心悸，气短 2 周来诊。颈静脉怒张，吸气时颈静脉搏动不明显，心音弱，肝肋下 3.0cm，X 线片示：心弓消失，肺野清晰。ECG 示：窦性心动过速，低电压，T 波低平。

8. 男，36 岁。劳累后心悸，气短，头晕，胸痛已 5 年，近加重来门诊，既往有关节痛史。BP 18.6/5.3kPa（140/40mmHg），在胸骨左缘三肋间闻及舒张期叹气样杂音，时限较长。X 线胸片心呈靴形。

（9～12 题共用备选答案）
   A. 硬脂酸红霉素，口服
   B. 阿莫西林，口服
   C. 磺胺，口服
   D. 氨苄西林＋庆大霉素，静滴
   E. 不用抗生素针

对下列每一来门诊患者，选择预防心内膜炎的抗生素

9. 男性，33 岁，无过敏反应史，但有主动脉瓣关闭不全，准备进行牙齿的职业性清洁

10. 女性，30 岁，心脏检查发现心尖部有收缩期喀喇音，但无二尖瓣反流性杂音，将进行牙齿的职业性清洁

11. 18 岁患风湿性心脏病患者（轻度二尖瓣反流），口服青霉素预防风湿热，将要进行牙齿的职业性清洁

12. 女性，58 岁，由于二尖瓣脱垂而造成二尖瓣反流杂音，因血尿将进行膀胱镜检查

（13～14 题共用备选答案）
   A. 噻嗪类利尿剂

B. 钙拮抗剂

C. 外周肾上腺素能神经元阻滞剂

D. 中枢抗交感神经药

E. 血管紧张素转换酶抑制剂

13. 女性，60 岁，既往有慢性支气管炎的病史 20 年，近日发现血压高 21.3/13kPa（160/100kPa），且有心绞痛发作，入院首选用何种药物为佳

14. 一男性，69 岁，有痛风史 30 年，有高血压病史 20 年，因活动时气短 3 月，伴夜间不能平卧 1 天入院，查血压 28/18.5kPa（210/140mmHg），半卧位，口唇发绀，颈静脉无怒张，心界向下扩大，心率 120 次/分，律齐，无杂音，双肺底可闻及细湿啰音，应首选

（15～16 题共用备选答案）

A. 极化液疗法　　B. 阿司匹林，口服

C. 低分子右旋糖酐，静滴　　D. 尿激酶静脉溶栓

E. 胺碘酮，静注

15. 一位 64 岁退休工程师，剧烈胸骨后疼痛 3 小时住院，BP 90/60mmHg，ECG 提示急性前壁心肌梗死，上述哪一项是最积极的治疗

16. 病人经上述治疗后交替出现心房纤颤和心房扑动，心率达 120 次/分，这时应再采用上述哪种药物治疗

（17～19 题共用备选答案）

A. 阿托品静脉滴注

B. 利多卡因静脉滴注

C. 异丙基肾上腺素静脉滴注

D. 毛花苷 C 静脉注射

E. 人工心脏起搏术

17. 男性，40 岁，反复发作心悸、气短 2 年，2 小时前突然症状加重。查体：血压 10.6/8kPa（80/60mmHg），心界向两侧扩大，心尖部闻及 2/6 级 SM，双肺闻及少许湿性啰音。心电图示：P 波无法辨认，QRS 波正常而规则，室率 176 次/分。选择上述哪一种治疗最合适

18. 男性，67 岁，劳力性胸闷 5 年，1 天来反复发作心悸、胸闷。查体：血压 14.6/9.3kPa（110/70mmHg），第一心音低钝，心律不齐。心电图示：窦性心律与短阵宽大畸形 QRS 波交替出现，后者室律 154 次/分，可见 P 波与 QRS 波分离。窦性心律时于 $V_{3\sim5}$ 可见 ST 段压低，T 波倒置，首选上述哪一种治疗方法

19. 一名 43 岁男性，因反复头昏，心慌 3 年，近 1 周昏厥 4 次，查体：心率 45 次/分，动态心电图：窦性心动过缓并见窦性停搏两次，分别为 3.4 秒和 4.6 秒，短阵心房颤动，偶发室性期前收缩。选用以上哪一种治疗方法最有效

（20～22 题共用备选答案）

A. 硝酸甘油注射剂　　B. 阿替洛尔片

C. 低分子右旋醣酐　　D. 硝苯地平

E. 尿激酶

20. 男，56 岁，突然胸骨后疼痛 3 小时。心电图示Ⅱ、Ⅲ、aVF 导联病理性 Q 波，ST 抬高 >2mm。首选药物为

21. 男性，75 岁，突然胸骨后疼痛 12 小时，伴有气急，血压 26/14.6kPa（195/110mmHg）。心电图示：胸导联 $V_{3\sim5}$，异常 Q 波，ST 段抬高。首选药物为

22. 女性，62 岁，3 天前胸骨后疼痛 10 余小时入院，心电图示：Ⅱ、Ⅲ、aVF、$V_{3\sim5}$，有 ST 抬高，异常 Q 波，查肝大肋下 2 指，肝颈静脉反流征阳性，颈静脉怒张，血压偏低，两肺无湿啰音。首选药物

（23～24 题共用备选答案）

A. 150～220 次/分　　B. 250～350 次/分

C. 350～600 次/分　　D. 100～160 次/分

E. 250～600 次/分

23. 房扑时 F 波频率为

24. 房颤时 f 波频率为

（25～27 题共用备选答案）

A. 前间壁心肌梗死　　B. 广泛前壁心肌梗死

C. 下壁心肌梗死　　D. 后壁心肌梗死

E. 右室心肌梗死

25. $V_1 \sim V_5$ 呈现特征性病理性 Q 波见于

26. Ⅱ、Ⅲ、aVF 呈现特征性病理性 Q 波见于

27. $V_1R \sim V_5R$ 呈现特征性病理性 Q 波见于

（28～29 题共用备选答案）

A. 高血压心脏病　　B. TIA

C. 脑血栓形成　　D. 肾功能不全

E. 高血压脑病

28. 视盘水肿见于

29. 左心室增大伴心力衰竭见于

【案例题】

案例一

女性患者，65 岁。反复出现头痛伴间断性有头晕一年，加重 1 个月。两年前发现情绪紧张时血压升高至 150～160/100～110mmHg，未进行降压治疗。有支气管哮喘史及高血压病家族史，无糖尿病、冠心病史。近一月症状加重，一天前突然出现鼻出血。查体：BP 180/120mmHg，神清、检查合作，自动体位。巩膜无黄染，鼻腔出血。颈静脉无怒张，气管居中，甲状腺不大。双肺叩诊清音，双肺未闻及干湿啰音。心界无明显增大，心率 80 次/分，律整，各瓣膜区未闻及杂音。腹软，肝

脾未扪及，移动浊音（-），肠鸣音正常。双下肢未见凹陷性水肿。实验室检查肝肾正常，尿蛋白（+），心脏彩超室间隔轻度增厚。

提问1. 本病例的诊断是

A. 高血压脑病　　B. 肾性高血压

C. 高血压病Ⅲ期极高危　　D. 高血压病Ⅱ期极高危

E. 急进性高血压

提问2. 高血压分期标准最主要的依据是

A. 症状的轻重

B. 病程的长短

C. 器官损害及功能代偿程度

D. 血压增高的速度

E. 以上都不是

提问3. 本病例的诊断依据是

A. 收缩压≥180mmHg，舒张压≥110mmHg

B. 尿蛋白（+）

C. 心脏彩超室间隔轻度增厚

D. 年龄65岁

E. 以上都是

提问4. 本病例的治疗原则哪一项是错误的

A. 立即给予药物治疗

B. 小剂量联合治疗，规律服药，定期随访

C. 调整生活方式，适当运动，控制其他危险因素及相关疾病

D. 治疗目标为血压<140/90mmHg

E. 先单纯饮食控制和改善生活方式3个月，如血压仍然升高再开始药物治疗

提问5. 下列哪种药物是本病例治疗的禁忌证

A. 硝苯地平控释片　　B. 依那普利

C. ARB　　D. 美托洛尔

E. 利尿剂

案例二

男性患者，48岁，教授。因反复心前区疼痛1年，加重伴呼吸困难2小时入院。入院前1年常感心前区压迫性疼痛，多于劳累、饭后发作，每次持续3~5分钟，休息后减轻。入院前半月，疼痛渐频繁，休息时也发作。入院前2小时突感心前区压榨样疼痛，并向左肩部、臂部放射，伴大汗淋漓、呼吸困难，咳出少量粉红色泡沫状痰液，急诊入院。查体：体温37℃，心率90次/分，血压80/40mmHg，呼吸急促，皮肤湿冷，颈静脉稍充盈，双肺底部可闻有湿啰音，心界向左扩大，心音弱。心电图ST段Ⅱ、Ⅲ、aVF导联弓背样抬高，QRS波Ⅱ、Ⅲ、aVF导联呈QS型，T波倒置。

提问1. 本病例的诊断是

A.（1）冠状动脉粥样硬化性心脏病。（2）急性下壁心肌梗死合并急性支气管哮喘发作

B.（1）冠状动脉粥样硬化性心脏病。（2）急性下壁心肌梗死并发急性左心功能不全

C. 急性肺梗死

D. 主动脉夹层

E. 急性心包炎

提问2. 本病例哪项诊断依据是错误的

A. 中年男性患者，有心绞痛病史：入院前1年常感心前区压迫性疼痛，多于劳累、饭后发作，每次持续3~5分钟，休息后减轻

B. 典型心肌梗死的症状：入院前2小时心前区压榨样疼痛并向左肩部、臂部放射，且伴大汗淋漓

C. 伴有呼吸困难，咳粉红色泡沫状痰，血压下降

D. 心电图显示：心电图ST段Ⅱ、Ⅲ、aVF导联弓背样抬高，QRS波Ⅱ、Ⅲ、aVF导联呈Qs型，T波倒置

E. 典型的支气管哮喘症状：伴呼吸困难2小时，咳粉红色泡沫痰，双肺底部可闻有湿啰音

提问3. 本病例的治疗原则是

A. 监护和一般治疗：包括吸氧、半坐卧位、持续心电监护

B. 控制休克，解除疼痛，治疗急性左心衰：包括补充血容量、应用升压药、应用血管扩张剂，吗啡、利尿、静滴硝酸甘油等

C. 发病6小时以内无凝血阻碍和溶栓禁忌证可进行溶栓治疗

D. 有条件进行介入治疗

E. 以上都是

提问4. 导致急性血栓事件的关键环节是

A. 动脉硬化斑块破裂，血小板凝集

B. 劳累、情绪激动

C. 吸烟

D. 血压没有得到有效控制

E. 高脂血症

提问5. 下壁心梗的心电图定位诊断

A. V_1 ~ V_3 导联表现为异常Q波或Qs波

B. Ⅱ、Ⅲ、aVF导联异常Q波

C. Ⅰ、aVL、V_5、V_6 导联异常Q波

D. V_4 ~ V_6 导联异常Q波

E. V_1 ~ V_5 导联异常Q波

案例三

男性患者，58岁，电脑工程师。发现血压升高6年，血脂增高1个月。患者6年前在例行体检时发现血压升高，最高达100/100mmHg，无头晕、头痛、胸闷、心悸等，不规则服药，血压控制不理想。1个月前查血清TC

7.25mmol/L。TG 3.1mmol/L，LDL－C 4.7mmol/L，HDL－C 1.10mmol/L，否认有糖尿病、冠心病病史。平时缺乏运动。查体：BP 150/96mmHg，心肺未发现异常，心电图正常。

提问 1. 本病例的诊断考虑是

A.（1）高血压病Ⅱ期极高危。（2）高胆固醇血症

B.（1）高血压病Ⅰ期高危。（2）混合型高脂血症

C.（1）高血压病Ⅱ期极高危。（2）混合型高脂血症

D.（1）高血压病Ⅱ期高危。（2）混合型高脂血症

E.（1）高血压病Ⅱ期高危。（2）高三酰甘油血症

提问 2. 下列哪一项不是本病例的诊断依据

A. 高血压史 6 年，查体 BP 150/96mmHg

B. 男性患者，年龄 >55 岁，缺乏运动

C. 不规律服药

D. 胆固醇及三酰甘油升高，低密度胆固醇偏高，高密度胆固醇偏低

E. 无糖尿病史及靶器官损害

提问 3. 本病例应该首选哪种降脂药物治疗

A. 他汀类药物

B. 贝特类药物＋他汀类药物

C. 烟酸＋贝特类

D. 中药治疗

E. 贝特类药物

提问 4. 服药他汀类药物要注意监测哪些项目变化

A. 肝功能　　B. 肾功能

C. 肌酸激酶　　D. 监测血脂变化

E. 以上都是

提问 5. 高血压患者出现下列哪些症状时要立即复诊

A. 头晕、头痛、恶心、呕吐

B. 心悸、胸闷、心前区疼痛

C. 视物模糊、眼痛

D. 四肢发麻、水肿、间歇性跛行

E. 以上都是

案例四

女性患者，23 岁，大学生。反复发作性心悸 3 年，再发 1 小时。患者 3 年前出现阵发性心悸，突然发作，突然停止，每次发作几分钟到数小时不等。无晕厥和黑矇等现象出现，诊断为“阵发性室上性心动过速”，服用胺碘酮治疗。查体：T 36℃，P 180 次/分，BP 120/76mmHg。唇无发绀，颈静脉无怒张，心率 180 次/分，心音低钝，各瓣膜区未闻杂音。双肺呼吸音清，未闻及干湿啰音。双下肢无水肿。心电图为阵发性室上性心动过速，P－R 间期缩短至 0.10 秒，QRS 时限延 0.12 秒，QRS 波群起始部粗钝，与其余部分形成顿挫的预激波，预激波和 QRS 波群在 V_1 导联均向上。

提问 1. 本病例的诊断为

A.（1）心律失常（室上性心动过速）。（2）A 型预激综合征

B.（1）心律失常（室上性心动过速）。（2）心脏神经官能症

C.（1）心律失常（室上性心动过速）。（2）B 型预激综合征

D.（1）心律失常（室上性心动过速）。（2）右束支传导阻滞

E.（1）心律失常（室上性心动过速）。（2）甲状腺功能亢进性心脏病

提问 2. 预激综合征常见病因是

A. 大多数继发于器质性病变

B. 由于正常房室传导系统以外的先天性房室附加通道（简称旁路）存在

C. 心肌本身病变引起

D. 在成年人中患预激综合征的 60% ~70% 心脏是不正常的

E. 心脏电传导过程的异常

提问 3. 预激综合征主要的检查手段是

A. 心脏彩超　　B. 心电图

C. 普萘洛尔试验　　D. 胸片

E. 运动平板

提问 4. 预激综合征的治疗原则

A. 预激本身不需特殊治疗，并发室上性心动过速时，治疗同一般室上性心动过速

B. 伴发频繁的快速性心律失常应给予药物治疗：胺碘酮、普罗帕酮、异搏定、升压药、毛花苷 C 等

C. 预激综合征并发房扑、房颤或室上速时，如出现心绞痛、心功能不全、晕厥或休克等严重症状时，应立即施行同步直流电复律

D. 射频消融术是目前根治预激综合征的最佳治疗方法

E. 以上都是

提问 5. 典型预激综合征其心电图特点

A. P－R 间期缩短至 0.10 ~0.12 以内

B. QRS 起始部粗钝，挫折有 delta 波

C. QRS 波群延长至 0.11 秒以上

D. P－J 时间正常小于 0.27 秒，可伴有继发性 ST－T 改变

E. 以上都是

案例五

患者男性，64 岁。15 年来反复出现咳嗽、咳白色泡沫痰，当受凉或劳累后症状加重，咯黄痰，每年发作 3 ~4 次，多发生在冬春季。近 4 年来心悸气短，活动后加剧。1 月来出现咳嗽，呼吸困难，夜间不能平卧，尿少及

下肢水肿，有腹水。既往有冠心病史。查体：T 36.9℃，R 32 次/分，心率 120 次/分，律齐。神清，发绀，颈静脉怒张，桶状胸，肋间隙增宽。两侧呼吸运动对称，语颤减弱，叩诊过清音，两肺呼吸音减弱，双肺可闻及少量干湿性啰音。肺动脉瓣区第二心音亢进，三尖瓣区可闻及 3/6 级收缩期杂音。肝右肋下 2cm 可触及，并有压痛，腹水征（+），双下肢水肿（++）。实验室辅助检查：白细胞 9.0×10^9/L，中性 81.7%，淋巴 18.3%。肝肾功能正常，电解质正常。血气分析：pH 7.3，PaO_2 73.5mmHg，$PaCO_2$ 56.20mmHg。心电图：电轴右偏，≥120 度重度顺钟向转位，$R_{V1}+S_{V5}\geq1.05$mV，有肺型 P 波和右束支传导阻滞。胸部 X 线：胸片示两肺透亮度增加，肺纹理紊乱、增多。右肺下动脉干横径 18mm，右心室增大。超声心动图示右心室和右心房增大。

提问 1．本病例诊断为

A．（1）慢性阻塞性肺疾病。（2）慢性肺源性心脏病（失代偿期）

B．冠心病合并心功能不全

C．风湿性心瓣膜病

D．扩张型心肌病

E．先天性心脏病

提问 2．本病例的诊断依据是

A．老年男性，反复咳嗽、咳痰 15 年，每年发作 3～4 次。活动后心悸、气促 4 年，尿少、症状加重、下肢水肿一月

B．体检有心动过速和呼吸急促，颈静脉怒张，肺气肿体征，双肺下野可闻及干湿啰音。心脏听诊肺动脉瓣区第二心音亢进，三尖瓣区可闻及 3/6 级收缩期杂音。肝肿大、肝颈静脉回流征和双下肢水肿。血气分析：pH 7.3，PaO_2 73.5mmHg，$PaCO_2$ 56.20mmHg

C．心电图表现为肺型 P 波、右心室肥大和右束支传导阻滞及肢导联低电压。超声心动图示右心室和右心房增大

D．胸部 X 线表现为慢性支气管炎、肺气肿和右心室增大

E．以上都是

提问 3．本病例的治疗原则哪项是错误的

A．积极控制感染

B．保持呼吸道通畅

C．持续高浓度吸氧

D．改善呼吸功能，控制心力衰竭

E．治疗原发病

提问 4．慢性肺源性心脏病是指

A．由肺、胸廓或肺血管的慢性病变引起的肺血管阻力增高，导致肺动脉高压和右心室肥大，伴或不伴有右心衰竭的一类心脏病

B．是由于肺动脉栓塞引起

C．先天性肺部疾病

D．左心病变引起

E．心肌病变所致

提问 5．慢性肺源性心脏病常见的并发症

A．肺性脑病

B．酸碱失衡及电解质紊乱

C．上消化道出血和休克

D．心律失常

E．以上都是

案例六

男性患者，19 岁，大学生。近月来常出现胸闷、心悸、气短，尤以运动后明显，伴发热、出汗、心跳加快、疲乏无力，常出现头痛。发病前 3 周有鼻塞、流涕等感冒症状。无其他疾病史。查体：T 37.3℃，P 102 次/分，R 21 次/分，BP 120/84mmHg。神清，心率 102 次/分，第一心音减弱，律不整，可闻早搏 32 次/分，各瓣膜区未闻及杂音，双肺检查未发现异常。肝脾肋下未触及。心电图：①窦性心动过速、频发室早，二联律；②各导联 ST 段水平下移 0.1～0.15mV，$V_1\sim V_6$T 波倒置。心肌酶：AST 56U/L、LDH 364U/L、CK 1070U/L、CK－MB 90U/L。胸部 X 线：心肺未发现异常。心脏 B 超：室壁运动减弱，符合心肌炎改变。

提问 1．本病例的诊断是

A．风湿性心肌炎

B．甲状腺功能亢进性心脏病

C．急性病毒性心肌炎

D．二尖瓣脱垂

E．扩张型心肌病

提问 2．急性病毒性心肌炎的诊断依据是

A．明确的病毒感染流行病学史：发病前 3 周有鼻塞、流涕等感冒症状

B．感冒后出现不能用一般原有解释的疲乏无力和胸闷、心悸、气短

C．确切的心脏损害依据：心电图：窦性心动过速、频发室早二联律、广泛 ST 段水平下移、T 波倒置。心肌酶显著增高：LDH 364U/L、CK 1070U/L、CK－MB 90U/L

D．为青壮年，既往体健，无风湿性心肌炎、中毒性心肌炎、β 受体功能亢进、二尖瓣脱垂等病史

E．以上都是

提问 3．对本病例的治疗原则应除外

A．卧床休息，高热量、高维生素饮食

B．频发室早二联律采用抗心律失常的药物

C．对症、支持治疗

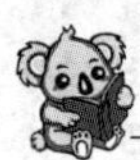

D. 早期大量激素治疗
E. 抗病毒药物的应用

提问4. 急性重症病毒性心肌炎的救治除外以下哪一项
A. 早期诊断和及时救治是提高重症急性病毒性心肌炎抢救成功的关键
B. 对急性重症病毒性心肌炎卧床休息是唯一的治疗手段
C. 均应卧床休息和心电监护
D. Ⅲ度 AVB 或高度 AVB 给予安装临时起搏器以度过急性期
E. 早期伴有心源性休克死亡率高，应及早采用综合措施及时救治

提问5. 急性病毒性心肌炎的预后是
A. 大多数经过适当的治疗能痊愈
B. 大多数预后不良
C. 大多数形成心肌病
D. 少数预后良好
E. 大多数留有心律失常

案例七

男性患者，23 岁，大学生。反复胸闷气短半年伴晕厥4天。患者半年前常出现胸闷、气短，活动后加重，4天前上体育课时晕厥一次。当地医院心脏 B 超检查重度主动脉瓣狭窄，瓣膜口 0.5cm²，经治疗好转。查体：T 36.2℃，P 86 次/min，R 21 次/分，BP 120/70mmHg。神清，自动体位。双肺呼吸音清，未闻干湿啰音。心界不大，心率 86 次/分，律整，心音低钝，主动脉瓣区闻 4/6 级收缩期杂音。肝脾未触及，双下肢无水肿。

提问1. 本病例的诊断是
A. 重度主动脉狭窄　　B. 肥厚梗阻性心肌病
C. 先天性主动脉上狭窄　　D. 轻度主动脉狭窄
E. 先天性主动脉下狭窄

提问2. 哪一项不是本病例的主要诊断依据
A. 呼吸困难、心绞痛：患者反复胸闷气短半年，活动后加重
B. 伴晕厥 4 天
C. 自动体位，双肺呼吸音清，未闻干湿啰音
D. 主动脉瓣区闻 4/6 收缩期杂音
E. 心脏 B 超检查重度主动脉瓣狭窄，瓣膜口 0.5cm²

提问3. 本病例的并发症是
A. 心律失常　　B. 心脏性猝死
C. 体循环栓塞　　D. 心力衰竭
E. 以上都是

提问4. 以下哪一项是错误的
A. 主动脉狭窄患者要预防感染性心内膜炎
B. 无症状的轻度主动脉狭窄患者每 2 年复查 1 次，包括超时心动图定量测定
C. 主动脉狭窄患者要加强锻炼和增加运动量
D. 有频发房早的主动脉狭窄患者应给与抗心律失常药物治疗，预防心房颤动
E. 发生心绞痛的主动脉狭窄患者可使用硝酸酯类药物

提问5. 主动脉狭窄患者行人工瓣膜置换术最主要手术指征是
A. 重度主动脉狭窄伴有心绞痛、晕厥或心力衰竭患者
B. 无症状的轻中度狭窄患者
C. 严重左心功能不全
D. 高龄患者
E. 合并主动脉关闭不全或冠心病者

案例八

女性患者，23 岁。间歇性心悸，气促 3 年，劳累时加重。1 周前受凉后出现发热、咽痛、咳嗽，4 天前出现心悸和气促加剧，双下肢水肿。查：T 37℃，R 34 次/分，P 108 次/分，律不整，BP 80/50mmHg。半坐位，四肢指（趾）端及唇轻度发绀，扁桃体Ⅱ度肿大，无脓性分泌物，颈静脉轻度怒张，双肺底部闻湿啰音。心尖搏动稍弥散，伴震颤，心率 136 次/分，律不整，心音强弱不等，心尖区闻及 3 级舒张期隆隆样杂音以及 2 级收缩期杂音，肺动脉瓣区第二心音亢进。肝右肋下 2.5cm，质中等硬，肝颈静脉回流征阳性。双下肢凹陷性水肿。超声心动图示左房、右室、左室内径增大，二尖瓣回声增强增亮、活动受限，前叶根部探及强回声光团，左房内见附壁血栓回声。

提问1. 本病例诊断是
A. 先天性心脏病，心房纤颤，心脏功能Ⅳ级
B. 风湿性心脏病，二尖瓣狭窄，心房纤颤，心脏功能Ⅳ级
C. 扩张型心肌病，心房纤颤，心脏功能Ⅳ级
D. 风湿性心脏病，二尖瓣狭窄伴闭锁不全，心房纤颤，心脏功能Ⅳ级
E. 肥厚型心肌病，心房纤颤，心脏功能Ⅳ级

提问2. 本病例的诊断依据
A. 心悸，气促 3 年，劳累时加重。1 周前受凉后出现发热、咽痛、咳嗽，4 天前出现心悸和气促加剧，双下肢水肿
B. 半坐位，四肢指（趾）端及唇轻度发绀。颈静脉轻度怒张，双肺底部闻湿啰音，肝于肋下 2.5cm，质中等硬，肝颈静脉回流征阳性。双下肢凹陷性水肿
C. 心尖区闻及 3 级舒张期隆隆样杂音以及 2 级收缩期杂音
D. 心律不齐，心音强弱不等，脉搏短细

E. 以上都是

提问 3. 心尖区隆隆样杂音要与哪些疾病鉴别

A. 室间隔缺损　　B. 动脉导管未闭

C. 甲状腺功能亢进　　D. 严重主动脉关闭不全

E. 以上都是

提问 4. 超声心动图左房内见附壁血栓回声是哪一项的危险信号

A. 感染性心内膜炎　　B. 血栓栓塞

C. 急性肺水肿　　D. 肺部感染

E. 心房颤动

提问 5. 风湿性心脏病是

A. 风湿性心脏病是由于心瓣膜黏液样变性所致

B. 风湿性心脏病是由于心瓣膜退行性改变所致

C. 风湿性炎症过程所致的瓣膜损害，主要累及 40 岁以下人群

D. 风湿性心脏病是心脏瓣膜的先天畸形疾病

E. 风湿性心脏病是由于心脏缺血坏死所引起

案例九

患者男性，58 岁。患者半年前登山时出现心前区疼痛，为压迫样，持续 1～2 分钟并向左肩、左背放射，停止活动自行缓解。以后每当劳累和工作紧张均可诱发，含硝酸甘油可缓解。一月前心前区疼痛发作频繁并加重，发作时间较前延长，轻微活动就可诱发，含硝酸甘油效果欠佳。发现高血压史 5 年，服药治疗效果不理想，无糖尿病史。查体 BP 200/120mmHg 发现异常，心电图 ST 段下移 0. 1mm。父母有高血压史。

提问 1. 本病例的诊断为

A. (1) 冠心病不稳定型心绞痛。(2) 高血压病Ⅲ期极高危

B. (1) 冠心病稳定型心绞痛。(2) 高血压病Ⅲ期极高危

C. (1) 冠心病不稳定型心绞痛。(2) 高血压病Ⅱ期高危

D. (1) 高血压病Ⅲ期极高危。(2) 高血压性心脏病

E. (1) 肥厚型心肌病。(2) 高血压病Ⅲ期极高危

提问 2. 不稳定型心绞痛与稳定型心绞痛的差别主要在于

A. 产生痛觉的直接因素

B. 冠脉内不稳定的粥样硬化斑块继发病理改变，使局部心肌血流量明显下降

C. 冠脉狭窄程度

D. 心肌耗氧增加

E. 血管痉挛

提问 3. 哪项不是不稳定型心绞痛的临床特点

A. 原为稳定型心绞痛，在一个月内疼痛发作的频率增加，程度加重，时限变长，诱发因素变化，硝酸酯类药物缓解作用减弱

B. 1 个月内新发生的心绞痛，并因较轻的负荷所诱发

C. 休息状态发作或较轻活动即可诱发，包括变异性心绞痛

D. 贫血、感染、甲亢、心律失常等原因诱发的心绞痛为继发性不稳定性心绞痛

E. 发作前有血压高、心率快的特点

提问 4. 本病例的诊断依据是

A. 有心绞痛发作病史半年，劳累和工作紧张均可诱发，停止活动或含硝酸甘油能缓解

B. 一月前心前区疼痛发作频繁并加重，发作时间较前延长，轻微活动就可诱发，含硝酸甘油效果欠佳

C. 心电图 ST 段下移 0. 1mm

D. 有高血压史五年，查体 BP 200/120mmHg

E. 以上都是

提问 5. 本病例的处理原则哪项是错误的

A. 住院卧床休息，心电监护，尽快控制症状和防止发生心肌梗死

B. 胸痛发作时可先含硝酸甘油，严重而频繁或难以控制时，可静脉内滴注硝酸甘油

C. 本病无心力衰竭可加用 β 受体阻滞剂和（或）钙通道阻滞剂

D. 使用抗栓（凝）剂

E. 发作期间可不处理高血压

案例十

男性患者，45 岁，工人。一年前逐渐出现心前区疼痛、无力、气短症状，有时出现心前区疼痛并放射到左上肢和左后背。三月来有过两次晕厥。BP 130/70mmHg，P 90 次/分，双肺未闻及干湿啰音，HR 110 次/分，律不齐，强弱不一，胸骨左缘 3、4 肋间闻及粗糙 SM，心电图示房颤，心肌劳损，V_4～V_5Q 波深窄。二维超声心动图示室间隔厚度 25mm，左室后壁 13mm，左室流出道狭窄，二尖瓣前叶于收缩期前向运动. 诊为肥厚型梗阻性心肌病。母及一兄确诊为肥厚型心肌病，均有晕厥发作史。无其他疾病史。

提问 1. 本病例的诊断是

A. 冠心病　　B. 主动脉狭窄

C. 高血压心脏病　　D. 肥厚型梗阻性心肌病

E. 先天性心血管疾病

提问 2. 肥厚型梗阻性心肌病是

A. 以左心室（或）右心室肥厚为特征常为心肌非对称性肥厚并累及室间隔，左心室充盈受阻，舒张期顺应性下降为基本病态的心肌病

B. 单侧或双侧心室充盈受限和舒张容量下降为特征的

心肌病

C. 一种右室心肌被纤维脂肪进行性替代的肌病

D. 指伴有特异性心脏病或特异性系统性疾病的心肌疾病

E. 以冠状动脉粥样硬化性狭窄、闭塞、痉挛病变所引起的收缩或舒张功能受损，表现类似扩张型心肌病的心肌病

提问3. 本病例的主要诊断依据

A. 患者相对年轻，38岁，有阳性家族史。出现心绞痛的症状：一年前有心前区疼痛、无力、气短

B. 有晕厥史两次

C. HR 110次/分，律不齐，强弱不一，胸骨左缘第3、4肋间闻及粗糙SM

D. 心电图示：房颤，心肌劳损 $V_4 \sim V_5$Q波深窄。二维超声心动图示室间隔厚度25mm，左室后壁13mm，左室流出道狭窄，二尖瓣前叶于收缩期前向运动

E. 以上都是

提问4. 下列哪一项不是治疗肥厚型梗阻性心肌病的手段

A. 生活指导。避免持重、屏气等

B. 使用增强心肌收缩力的药物

C. 维持正常窦律和防止心动过速，减轻左室流出道狭窄，抗室性心律失常

D. 弛缓肥厚心肌，尽可能逆转心肌肥厚，改善左室舒张功能，预防猝死，提高患者的长期生存率

E. 目前主张使用β受体阻滞剂和非二氢吡啶类钙离子拮抗剂治疗

提问5. 肥厚型梗阻性心肌病杂音特点是

A. 含服硝酸甘油片或做Valsalva动作，使左心容量减少或增加心肌收缩力，均可使杂音降低

B. 含服硝酸甘油片或做Valsalva动作，使左心容量增加或增加心肌收缩力，均可使杂音增加

C. 使用β受体阻滞剂使心肌收缩力使心肌收缩力减少，可使杂音增加

D. 下蹲、举腿左心容量增加，可使杂音增加

E. 凡影响心肌收缩力、改变左室容量及射血速度均可使杂音强度发生变化。使用β受体阻滞剂、取下蹲、举腿等使心肌收缩力下降或左心容量增加均可使杂音降低。含服硝酸甘油片或做Valsalva动作，使左心容量减少或增加心肌收缩力，均可使杂音增加

案例十一

男性患者，67岁。渐进性劳累后呼吸困难5年，加重伴双下肢水肿半月入院。患者五年前开始出现胸闷、气短，尤以上楼和活动时为甚。常常夜间憋醒，不能平卧，咳少量白黏痰。无胸痛等不适。近半月来出现颜面和双下肢水肿，尿少、腹胀。既往有高血压史十年，血压在170～200mmHg/100～120mmHg，未进行治疗。无肝肾疾病史，无肺结核史，无嗜酒，有吸烟史。无糖尿病史。查体：T 36.7℃、R 20次/分、P 101次/分、BP 180mmHg/100mmHg。神清、检查合作，半坐卧位，嘴唇轻度发绀。巩膜无黄染，颈静脉怒张，气管居中，甲状腺不大。双肺叩诊清音，双肺未闻干湿啰音。心界向两侧扩大，心率101次/分，心律快慢不一，脉搏短绌。心前区可闻3级收缩期杂音。腹软，肝于肋下3cm，轻触痛，肝颈静脉征阳性，脾未扪及，移动浊音（－），肠鸣音正常。双下肢明显凹陷性水肿。实验室检查肝肾正常，血尿常规正常。

提问1. 本病的诊断是

A.（1）高血压心脏病，心脏扩大；心功能不全，心功能Ⅳ级；心房颤动。(2）高血压病Ⅲ期极高危

B.（1）冠心病心功能不全。（2）高血压病Ⅲ期极高危

C.（1）扩张型心肌病心肌。（2）高血压病Ⅲ期极高危

D.（1）风湿性心脏病二尖瓣关闭不全。(2）高血压Ⅱ期高危

E.（1）肺源性心脏病心功能不全，心功能Ⅳ级；心律失常。(2）高血压病

提问2. 本病的治疗哪项是错误的

A. 低盐饮食、维持水电解质平衡

B. 降低血压、维持血压正常水平，控制心律失常

C. 吸氧、利尿、扩血管、适当使用强心药物

D. 立即大剂量使用负性肌力药物

E. 抗凝治疗

提问3. 病人的预防措施和健康指导为

A. 控制发生心衰的危险因素

B. 合理选用降压药，稳定血压在正常范围

C. 调整生活方式，适当运动，戒烟

D. 长期治疗，规律服药，定期随访

E. 以上都是

提问4. 对轻、中、重度心力衰竭均有效，可作为治疗慢性心力衰竭第一线药物的血管扩张剂是

A. 硝普钠

B. 血管紧张素转换酶抑制剂

C. 钙拮抗剂

D. 硝酸甘油

E. 多巴胺

提问5. 老年性高血压的诊断标准是

A. 60岁以上老年人血压≥140/90mmHg

B. 60岁以上的老年人收缩压≥150mmHg，舒张压<90mmHg
C. 血压≥140/mmHg
D. 60岁以上老年人，年龄每增加10岁，收缩压增加10mmHg
E. 血压高于120/80mmHg

案例十二

男性患者，67岁。半月来在爬楼梯时常感心前区疼痛，为压迫样痛，并向左肩、左上肢放射，持续1～2分钟，休息后能缓解。近5天来在工作时上述症状常出现，尤其工作较为紧张时发作为多，含服硝酸甘油疼痛能迅速缓解。有高血压病病史三年，无冠心病史及药物过敏史。嗜烟，无嗜酒。父母有高血压病史。查体：T 36℃、R 20次/分、P 78次/分、BP 180mmHg/100mmHg，一般情况尚可。心界不大，心率78次/分，律整，未闻病理性杂音。双肺叩诊清音，未闻干湿啰音。腹软，肝脾未扪及。双下肢无水肿。

提问1. 本病的诊断是
A. （1）冠心病不稳定型心绞痛。（2）高血压病Ⅲ期极高危
B. （1）冠心病稳定型心绞痛。（2）高血压病Ⅲ期极高危
C. （1）夹层动脉瘤。（2）高血压病Ⅲ期极高危
D. （1）急性肺栓塞。（2）高血压病Ⅲ期极高危
E. （1）冠心病稳定型心绞痛。（2）高血压病Ⅱ期高危

提问2. 本病需要与下面哪些疾病鉴别
A. 急性心肌梗死
B. 肋间神经痛
C. 其他疾病引起的心绞痛、主动脉狭窄或关闭不全、肥厚型心肌病等
D. 其他不典型疼痛：反流性食管炎、消化道溃疡等
E. 以上都是

提问3. 本病的治疗哪项错误
A. 安静休息、心电监护
B. 药物使用：硝酸酯类药物、β受体阻滞剂、钙离子拮抗剂、抗血小板制剂以及降脂药物的应用
C. 控制各种危险因素：降低血压，维持血压平稳等
D. 大剂量连续含服硝酸甘油
E. 必要时采取PTCA治疗

提问4. 病人转诊指征
A. 接诊时持续胸痛>20min，含硝酸甘油不缓解
B. 突然出现阿－斯综合征，经心肺复苏后呼吸、心率、血压能够维持时
C. 需要采取PTCA治疗时
D. 需要进一步检查以明确诊断
E. 以上都是

提问5. 心绞痛发生的典型部位是
A. 胸骨体下部的胸骨后
B. 胸骨体上中段及心前区
C. 心尖区
D. 心前区外侧
E. 以上都不是

案例十三

女性患者，48岁。一年前开始出现活动后气促、呼吸困难，近1月出现心前区闷痛，伴有头晕，一天前突然站立时出现晕厥。查体：发现心尖搏动向左下移位，胸骨右缘第2肋间可触及收缩期震颤，心界向左下扩大，心率62次/分，主动脉瓣听诊区可闻收缩期杂音，3/6级，响亮且粗糙，并向颈部传导。腹软，肝脾未扪及。双下肢无水肿。

提问1. 以下最可能的病因是
A. 二尖瓣关闭不全　　B. 二尖瓣狭窄
C. 主动脉瓣关闭不全　　D. 主动脉瓣狭窄
E. 肺动脉瓣狭窄

提问2. 首先选择的检查是
A. 心电图　　B. 胸片
C. 心脏超声心动图　　D. 动态心电图
E. 心导管检查

提问3. 哪项治疗是错误的
A. 避免体力活动及剧烈活动
B. 胸痛患者需做冠状动脉造影术
C. 瓣膜置换术
D. 经皮穿刺导管球囊扩张形成术
E. 大剂量使用利尿剂

参考答案

【A1/A2型题】

1. C　2. C　3. E　4. A　5. D　6. C　7. E　8. A
9. C　10. C　11. C　12. E　13. C　14. C　15. C　16. C
17. A　18. B　19. C　20. D　21. B　22. C　23. C　24. D
25. D　26. A　27. D　28. B　29. E　30. B　31. A　32. C
33. A　34. B　35. E　36. C　37. D　38. D　39. C　40. C
41. A　42. E　43. B　44. C　45. E　46. C　47. A　48. B
49. D　50. C　51. A　52. C　53. E　54. C　55. D　56. D
57. C　58. C　59. E　60. A　61. D　62. D　63. D　64. E
65. E　66. E　67. D　68. B　69. D　70. C　71. D　72. B
73. E　74. D　75. E　76. B　77. A　78. C　79. A　80. D
81. D　82. B　83. C　84. A　85. C　86. C　87. D　88. B

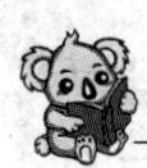

89. D　90. A　91. D　92. A　93. D　94. E　95. E　96. C
97. A　98. B　99. D　100. D　101. A　102. D　103. D
104. A　105. A　106. B　107. E　108. C　109. B　110. B
111. B　112. D　113. D　114. D　115. C　116. B　117. A
118. D　119. E　120. A　121. C　122. D　123. A　124. B
125. E　126. E　127. A　128. A　129. B　130. D　131. C

【A3/A4 型题】

1. C　2. A　3. C　4. E　5. D　6. D　7. A　8. C
9. E　10. E　11. C　12. B　13. C　14. C　15. C　16. E
17. B　18. A　19. D　20. C　21. B　22. E　23. E　24. C
25. E　26. D　27. D　28. C　29. B　30. D　31. B　32. E
33. D　34. B　35. C　36. D　37. E　38. D　39. D　40. C
41. D　42. D　43. A　44. C　45. C　46. B　47. B　48. B
49. D　50. C　51. E　52. B　53. D　54. E　55. C　56. A
57. D　58. D　59. C　60. B　61. A　62. E　63. B　64. B
65. B　66. A　67. A　68. B　69. E　70. B　71. A　72. C
73. A　74. C　75. B　76. C　77. D　78. C　79. D　80. B
81. B　82. A　83. B　84. C　85. D　86. E　87. D　88. E
89. B　90. C　91. B　92. B　93. D　94. D　95. C　96. B
97. E

【B 型题】

1. B　2. E　3. A　4. B　5. C　6. C　7. A　8. B
9. B　10. E　11. A　12. D　13. B　14. E　15. D　16. E
17. D　18. B　19. E　20. E　21. A　22. C　23. B　24. C
25. B　26. C　27. E　28. E　29. A

【案例题】

案例一

提问 1 答案：C　提问 2 答案：C　提问 3 答案：E
提问 4 答案：E　提问 5 答案：D

案例二

提问 1 答案：B　提问 2 答案：E　提问 3 答案：E
提问 4 答案：A　提问 5 答案：B

案例三

提问 1 答案：D　提问 2 答案：C　提问 3 答案：A
提问 4 答案：E　提问 5 答案：E

案例四

提问 1 答案：A　提问 2 答案：B　提问 3 答案：B
提问 4 答案：E　提问 5 答案：E

案例五

提问 1 答案：A　提问 2 答案：E　提问 3 答案：C
提问 4 答案：A　提问 5 答案：E

案例六

提问 1 答案：C　提问 2 答案：E　提问 3 答案：D
提问 4 答案：B　提问 5 答案：A

案例七

提问 1 答案：A　提问 2 答案：C　提问 3 答案：E
提问 4 答案：C　提问 5 答案：A

案例八

提问 1 答案：D　提问 2 答案：E　提问 3 答案：E
提问 4 答案：B　提问 5 答案：C

案例九

提问 1 答案：A　提问 2 答案：B　提问 3 答案：E
提问 4 答案：E　提问 5 答案：E

案例十

提问 1 答案：D　提问 2 答案：A　提问 3 答案：E
提问 4 答案：B　提问 5 答案：E

案例十一

提问 1 答案：A　提问 2 答案：D　提问 3 答案：E
提问 4 答案：B　提问 5 答案：A

案例十二

提问 1 答案：B　提问 2 答案：E　提问 3 答案：D
提问 4 答案：E　提问 5 答案：B

案例十三

提问 1 答案：D　提问 2 答案：C　提问 3 答案：E

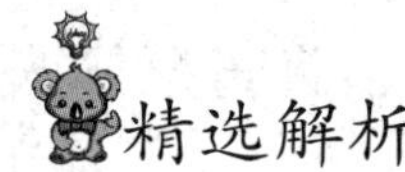

精选解析

【A1/A2 型题】

80. 急性心肌梗死早期由于心肌缺血首先表现为复极时间的延长，心电图就出现 T 波形态及振幅的改变，即 T 波高尖，而 ST 段弓形抬高和 Q 波是其后出现的心电图演变。

81. 在右心功能不全时，右心室排血量减少，引起体循环淤血，静脉压增高，使颈静脉最先表现出充盈怒张。后因持续体静脉淤血，才逐渐引发诸如上腹胀满、肝肿大、皮下水肿、发绀等组织功能改变。

83. 有内科合并症的孕妇应转往县或以上综合医院治疗。

85. 房颤持久的患者，时有血栓形成，并脱落致重要脏器栓塞。故抗凝治疗预防血栓形成及血栓栓塞是极重要的。

122. 脑出血的最常见并发症上消化道出血为病情危重的并发症，是由于应激性反应——胃部应激性溃疡所致。

127. 室上速突发突止，且节律规整可鉴别房颤。心率多在150～200次/分。是由房室旁路或由房室结双径路引起的房室结折返性心动过速，故心率快且规整。

【A3/A4型题】

（64～65题）患者年龄大，血压高，对冬季晨起锻练的寒冷刺激调节、平衡能力差，容易引起皮肤毛细血管收缩，交感神经兴奋，肾上腺皮质激素分泌增多，导致全身小动脉痉挛，血流阻力增强，血压突然升高和冠脉动脉缺血，诱发心脑血管事件发生，所以是不适合的。患者高血压病20年，近来血压高达200/100mmHg，提示病情处于不稳定阶段，坚持散步可使身心放松，肾上腺素分泌减少，从而血管扩张，血压下降，心率减慢，进而控制体重，有利于高血压治疗。其他四项运动较为剧烈，不宜或暂时不宜进行。

第二十六章 呼吸系统疾病

【A1/A2型题】

1. 女性，45岁，干咳半年余，进行性气短2月余伴发热10天入院。体检：呼吸25次/分，双肺底可闻及爆裂音，心率80次/分，律齐，余未见异常。血气分析示pH 7.46，$PaCO_2$ 4.4kPa（33mmHg），PaO_2 9.1kPa（70mmHg）。胸片示：双肺弥漫性，小结节样，网状阴影，肺容积正常。为明确诊断哪项检查最有意义
   A. 肺血管造影 B. 肺部CT
   C. 肺功能 D. 肺活检
   E. 肺通气－灌注扫描

2. 女性，68岁，咳嗽、咳痰、喘30年，每年冬季加重，近1月来咳嗽、痰黏稠不易咳出，住院一周经抗生素治疗未好转，痰仍黏稠，胸闷感。体检：呼吸困难，口唇轻度发绀，双肺干湿性啰音。X线胸部透视：肺纹多粗乱，双肺透光度增加。首选治疗措施是
   A. 雾化吸入方法 B. 肌注α－糜蛋白酶
   C. 气管切开 D. 口服氨茶碱
   E. 静脉补液

3. 男性，25岁，发热、胸痛，咳铁锈色痰5天住院治疗。右肺上部叩实音可闻及支气管呼吸音。X线胸透：右上肺大片密实阴影，白细胞28×10^9/L，中性95%，用青霉素及对症支持疗法。其预后最可能是
   A. 脓胸 B. 右上肺留有瘢痕条索影
   C. 完全吸收 D. 右上肺形成空洞
   E. 支气管扩张

4. 男性，52岁，因慢性咳嗽、咳痰20年，每于冬季加重近半年明显消瘦，咳嗽加重。1个月前咳血丝痰数日，近10天发热伴右上胸痛。入院后首选检查应为
   A. 查痰细菌培养及药敏，血培养
   B. 摄正侧位X线胸片
   C. ECG
   D. 痰涂片查抗酸杆菌、血沉、PPD试验
   E. 纤维支气管镜检查

5. 男性，60岁，患慢性阻塞性肺气肿，某日来门诊咨询，他按医嘱采取经鼻深吸、经口缓呼并收拢口唇（吹火样呼吸）的方式进行呼吸功能锻炼时，确感气短有所减轻，但不明白是何道理，医生应怎样向其解释为最恰当
   A. 防止气道陷闭，减少残气量
   B. 增加肺内压，减少肺内异常分流
   C. 改善V/Q比例
   D. 减少呼吸频率，降低氧耗量
   E. 促进肺内气体弥散

6. 女性，40岁，气短、微热，X线检查发现胸腔积液，因自己有多年关节肿痛RF（＋）病史，担心气短与关节病有关，要求为其进行检查。首选的检查应做哪项
   A. 胸腔积液细胞学 B. PPD试验
   C. 胸腔积液酶学LDH、ADA D. 胸腔积液铁蛋白
   E. 胸腔积液糖定量

7. 男性，35岁，发热、咳嗽、痰中带血1个月来诊。X线胸片示右肺下叶背段炎性浸润，其内有空洞形成。为明确诊断，应首选下列哪项检查
   A. 纤维支气管镜 B. 肺CT
   C. 痰瘤细胞 D. 痰抗酸杆菌
   E. PPD试验

8. 男性，60岁，慢性咳嗽，气喘20年，近1周来病情加重。血气分析：pH 7.19，$PaCO_2$ 9.86kPa（74mmHg），HCO_3^- 27.6mmol/L，BE－5mmol/L。考虑下列哪项诊断恰当
   A. 呼吸性酸中毒并代谢性碱中毒
   B. 呼吸性酸中毒并代谢性酸中毒
   C. 代谢性酸中毒
   D. 代谢性碱中毒
   E. 呼吸性碱中毒

9. 男性，24岁，平素体健，1周前感冒发热、咳嗽、胸

痛、胸闷入院。体检：右下肺呼吸音减弱，叩诊呈实音。X线胸片示：右侧膈肌轮廓明显升高。为明确诊断，应首选下列哪项检查

A. 腹部CT检查　　B. 腹部X线检查
C. 血常规检查　　D. 超声波检查
E. 胃肠造影

10. 男性，26岁，突起寒战、高热、咳嗽、胸痛，痰中带血丝，伴恶心、食欲不振，吸烟6年。X线胸片示：右上肺大片状密度一致阴影。WBC 22×10^9/L，N 89%，下列治疗应首选哪项最适宜

A. 红霉素　　B. 庆大霉素
C. 氯霉素　　D. 青霉素
E. 异烟肼

11. 女性，28岁，发热1个月余，T 37.2℃～38℃，轻咳，少许白痰，带血丝。胸部X线检查见右上肺锁骨上下区有云絮状阴影，密度不均。诊断最可能为

A. 浸润型肺结核　　B. 干酪性肺炎
C. 金黄色葡萄球菌肺炎　　D. 克雷伯杆菌肺炎
E. 肺脓肿

12. 女性，23岁，近日来午后低热、咳嗽。X线胸片示右上肺第一肋间有浸润性小片状阴影。体检时最可能发现

A. 患侧呼吸音减弱　　B. 咳嗽后可听到湿性啰音
C. 多无异常所见　　D. 病变部位叩诊呈浊音
E. 可听到支气管肺泡呼吸音

13. 男性，16岁，患有急性血行播散型肺结核，其最可能的临床表现是

A. 病人常以高热、伴咳嗽气短，大量脓血痰
B. 病程经过较长，有咳痰、咯血、体重减轻
C. 起病缓慢，有低热、乏力、咳痰
D. 起病急，高热，伴咳嗽气短
E. 咳嗽、血痰、气短，常无明显中毒症状

14. 女性，20岁，自幼反复发作气喘，1年来气喘发作频繁，体检：两肺散在哮鸣音，已口服沙丁胺醇和氨茶碱而效果欠佳，为有效控制病情，宜加药物最好为

A. 苄胺唑啉，静滴　　B. 特布他林，口服
C. 异丙托溴铵，吸入　　D. 硝苯地平，口服
E. 二丙酸倍氯米松，吸入

15. 男性，50岁，气短进行性加重1年，刺激性干咳3月入院。体检：心肺无阳性征。X线胸片显示双肺纹理增多呈网状。肺功能测定：肺活量降低，一秒钟用力呼气容积（FEV_1）正常，肺弥散量降低。本例最可能的诊断为

A. 支气管哮喘　　B. 弥漫性肺间质纤维化
C. 支气管肺癌　　D. 支气管内膜结核
E. 慢性支气管炎

16. 女性，20岁，自幼反复发作性胸闷，气喘，嗅到异味或遇灰尘时发作，此患者病变的主要机制是

A. 气道非特异性炎症　　B. β受体功能低下
C. α受体功能亢进　　D. M胆碱能受体兴奋
E. 迷走神经功能亢进

17. 男性，58岁，工人，吸烟40余年。慢性咳嗽、咳痰伴哮喘30余年，近10年来上楼、快走时均感呼吸困难，休息可缓解。住院体检：桶状胸、叩诊过清音、两肺语颤减弱、呼吸音减弱。下列哪一项检查对判定肺功能的损害意义最大

A. 最大通气量
B. 肺活量
C. 潮气量
D. 残气量及残气量/肺总量的百分比
E. 每分钟静息通气量

18. 男性，30岁，右小腿疖疮挤压排脓，次日突发寒战、高热，8天后咳嗽，咳脓血痰（30～50）ml/d，血白细胞 30×10^9/L，中性90%。胸片显示：双肺中下野散在渗出性圆形阴影，部分阴影中有空洞伴液平。此例首选抗菌药应是

A. 洁霉素　　B. 青霉素G
C. 新青霉素Ⅱ　　D. 诺氟沙星
E. 庆大霉素

19. 女性，50岁患者，有反复发作性呼吸困难病史15年，高血压病史2年，1周前受凉后出现咳嗽，咳痰伴呼吸困难，经氨茶碱、沙丁胺醇治疗无效，因出现尿少、嗜睡当晚被送到急诊。体检：血压10.6/8kPa（80/60mmHg），脉搏。136次/分，律不齐，有频发期前收缩，眼球凹陷，口唇发绀、双肺可闻及满布的细小的哮鸣音。动脉血气：pH 7.21，$PaCO_2$ 9.33kPa（70mmHg），PaO_2 6.13kPa（46mmHg）。急诊医师除给予头孢曲松静脉注射、吸氧、地塞米松10mg，还需采取以下哪项措施

A. 1/1000肾上腺素0.3ml，皮下注射
B. 氨茶碱0.5mg，静滴
C. 奥西那林0.5mg，肌注
D. 山莨菪碱10mg，静滴
E. 静脉补液每日不少于2000ml

20. 男性，72岁，因反复咳嗽、咳痰23年伴活动后气短6年，加重1周入院。检查：神志清晰，T 37.3℃，R 24次/分。痰量200ml/d，黄色泡沫状易咳出，咳嗽较剧。两肺中下部可闻及少量干、湿啰音及左下少量哮鸣音。血气：$PaCO_2$ 6.56kPa（49.2mmHg）、

PaO_2 8.64kPa（64.8mmHg）。下一步首先应该

A. 选用氨茶碱、喘定或沙丁胺醇等解痉治疗

B. 立即气管切开保持呼吸道通畅

C. 选用抗生素治疗并依据痰药敏试验进行调整

D. 立即选用镇咳药物止咳

E. 采用缩唇呼气

21. 男性，体健，25 岁，抬重物后感胸闷，立即来院。胸片检查：肺被压缩 50%。治疗措施应首选

A. 闭式引流排气待肺复张 12 小时后拔管

B. 不抽气让其自行吸收

C. 行胸腔镜检查治疗

D. 人工气胸箱测压，排气

E. 胸外科剖胸治疗

22. 男性，30 岁，发热 38.5℃，咳嗽少痰，伴右侧胸痛。白细胞 8.5×10^9/L，中性 78%。胸片示：右中肺野淡薄片状阴影。经验性抗感染治疗首选

A. 青霉素 + 氨苄西林　B. 青霉素 + 庆大霉素

C. 林可霉素　D. 麦迪霉素

E. 青霉素或大环内酯类抗生素

23. 男性，45 岁，因高热，咳大量脓臭痰伴咯血住院，X 线胸片诊断右肺上叶肺脓肿，先后应用大剂量青霉素、甲硝唑等多种抗菌消炎药治疗 7 个月仍有反复咯血，一次最大量达 500ml。下一步最佳治疗方案是

A. 痰培养选用敏感抗生素　B. 祛痰及体位引流

C. 气管滴入药物　D. 超声雾化吸入药物

E. 右肺上叶切除

24. 男性，35 岁，因高热，寒战，咳嗽黄痰带血丝，右胸痛伴气短 1 天来急诊。体检：T 39.6℃，BP 17.3，10.6kPa（130/80mmHg），右肺下野叩浊，可听到支气管呼吸音。白细胞 18.5×10^9/L，N 85%。下一步应采取的措施是

A. 立即 50% 浓度氧吸入

B. 庆大霉素 16 万 U，静脉滴注

C. 可待因 30mg，皮下注射

D. 酒精擦浴物理降温

E. 青霉素 G 480 万 U，静脉滴注

25. 男性，20 岁，既往健康，因受凉后突起畏寒发热，咳嗽，痰中带血 3 天来门诊。WBC 15×10^9/L，N 80%。有助于诊断的首选检查是

A. X 线胸片　B. 纤维支气管镜检查

C. 肺 CT 扫描　D. 痰细菌培养

E. 痰涂片检抗酸菌

26. 女性，30 岁，因为发热，体温达到 39.3℃伴咳嗽，痰中带血 3 天来诊。病前未看过医生。WBC 13.5×10^9/L，病人最可能的诊断是

A. 克雷伯杆菌肺炎　B. 支气管扩张症

C. 肺炎球菌肺炎　D. 支气管肺癌

E. 金黄色葡萄球菌肺炎

27. 男性，40 岁，因胸闷、气短逐渐加重月余来诊。发现右胸腔中等量积液。此时最合适的处理是

A. 肺 CT 扫描　B. 超声检查

C. 摄 X 线胸片　D. 右胸腔穿刺

E. 平卧位摄 X 线胸片

28. 女患，73 岁，有肺心病病史 3 年，因 1 个月来低热，乏力，咳白黏痰带血丝来诊。体检：消瘦，肺气肿体征，两肺底少量捻发音，右锁骨下区可闻细小湿啰音，心音纯整，心率 78 次/分，律齐。肝肋下 1.5cm，无触痛，下肢无水肿，胸片显示两肺纹理增强，右肺尖斑片状阴影，密度不均匀。最可能的诊断是

A. 支气管扩张合并感染

B. 慢性支气管炎急性发作期

C. 肺心病合并肺内感染

D. 右肺上浸润型肺结核

E. 支气管肺癌

29. 女性，48 岁，慢性咳嗽、咳痰 20 年，因受凉 1 周来咳嗽加剧，痰变黄，无臭味，量约 30ml/d，下肢水肿，尿少，自服复方磺胺甲噁唑及氢氯噻嗪，痰量减少，下肢水肿消退，2 个小时前病人意识恍惚，嗜睡，被送入急诊。体检：嗜睡状态，颈软，双瞳孔等大，BP 18/11kPa（135/83mmHg），P 92 次/分，R 20 次/分，T 36.8℃，双肺散在干湿啰音，心脏无异常，为确定意识障碍原因应首先做下列哪项检查

A. X 线胸片　B. 腰穿检查脑脊液

C. 脑电图　D. 脑 CT

E. 动脉血气

30. 男性，27 岁，因咳嗽，咳白痰，气喘加重 4 天来诊。既往史，支气管哮喘 10 年，过去 3 年里在酿酒厂工作。体格检查：T 38.3℃，双侧肺有哮鸣音，心脏无异常。血沉 43mm/h，白细胞计数 10.3×10^9/L，E 10%，IgE 450μg/L；痰检结果：果莫里 - 环六亚甲基四胺 - 银染色示有分隔的菌丝；血培养阴性；胸片示：右上叶浸润灶和中心性支扩。此时最适合的治疗是

A. 庆大霉素　B. 二性霉素 B 和氟尿嘧啶

C. 泼尼松　D. 酮康唑

E. 氨苄西林

31. 女性，60 岁，因严重的呼吸困难和喘鸣来急诊。她一直吸入 β_2 选择性药物和吸入糖皮质激素治疗哮喘，西咪替丁治疗十二指肠溃疡，肺功能显示 FEV_1

和 PEFR（呼气短流速）都小于预计值 40%，PaO_2 55mmHg，$PaCO_2$ 40mmHg，对她的治疗恰当的陈述应是

A. 应静脉给氨茶碱，负荷量 5mg/kg，20 分钟后继以 0.6mg/h 浓度维持静点
B. 不论给与不给大剂量的异丙托溴铵吸入，都要立即吸入选择性 β_2 肾上腺素能药物
C. 给予面罩吸氧，初始浓度小于 40%
D. 开始使用糖皮质激素
E. 立即给予抗生素

32. 男性，24 岁，既往健康，2 天前出现咳嗽，无痰，发热 39.4℃，诊断上呼吸道感染，其妻最近也患过类似疾病。体检：R 20 次/分，双肺底部有爆裂音。X 线胸片示：双肺间质性浸润，痰检革兰染色见大量中性粒细胞和少数成对革兰阳性球菌。治疗首选

A. 红霉素　B. 环丙沙星
C. 青霉素　D. 大剂量 TMP－SMZ
E. 阿莫西林

33. 坐位误吸时，吸入性肺脓肿的好发部位是

A. 右上叶前段　B. 下叶后基底段
C. 上叶后段或下叶背段　D. 下叶前基底段
E. 上叶尖后段及下叶背段

34. 男性，62 岁，有多年吸烟史及慢支、肺气肿病史，咳嗽、咳痰，胸闷气短加重 2 个月，近 2 天有时躁动。查体：口唇发绀，双肺闻及哮鸣音。心电图正常。为明确诊断，下列哪项检查最有价值

A. 纤维支气管镜　B. 胸部 X 线摄片
C. 肺功能检查　D. 血常规、血生化检验
E. 血气分析

35. 导致慢性肺心病肺动脉高压最重要原因是

A. 解剖学因素所致肺血管阻力增加
B. 血液黏稠度增加
C. 肺血增多
D. 功能性因素所致肺血管阻力增加
E. 高碳酸血症所致肺血管阻力增加

36. 特发性肺纤维化胸部 X 线特征是

A. 两中下肺大小均匀一致，境界清晰的粟粒状阴影
B. 两中下肺弥漫性网状结节阴影、肺门阴影增大
C. 两中下肺纹理增强、紊乱
D. 两中下肺野弥漫性网状或结节状阴影，可出现蜂窝肺，肺体积缩小
E. 两中下肺斑片状以至融合成大片状浸润阴影

37. 男性，46 岁，反复咳嗽，咳痰，喘 5 年余，冬季加重，1 个月前上述症状再发，经治疗无效住院。体检：胸廓对称，双肺干湿啰音，X 线胸片示：双肺纹理增强，其诊断可能为

A. 慢性支气管炎迁延期
B. 慢性支气管炎伴哮喘
C. 慢性支气管炎急性发作
D. 慢性喘息型支气管炎迁延期
E. 慢性喘息型支气管炎缓解期

38. 女性，24 岁。发作性呼气性呼吸困难 2 小时来住院。既往支气管哮喘病史 5 年余。体检：双肺布满哮鸣音，心率 110 次/分，无杂音，最适宜的治疗是

A. 静注抗生素　B. 静注氨茶碱
C. 静注毛花苷 C　D. 静注糖皮质激素
E. 吸氧

39. 男性，18 岁，自幼患支气管哮喘，每于春暖花开时发病，用沙丁胺醇气雾剂吸入治疗能缓解症状，近 1 周来又有哮喘急性发作，为探究其病因宜进行下列哪一项检查

A. 支气管碘油造影　B. 纤维支气管镜检查
C. 胸部 X 线摄片　D. 血清特异性 IgE 抗体测定
E. 肺功能检查

40. 女性，65 岁，慢性咳喘 20 年，1 周来病情加重，下肢水肿，咳黄痰，昨日嗜睡呼吸困难加重入院治疗。体检：神志欠清，反应迟钝，呼吸困难，口唇发绀，肺动脉第二音亢进，双肺有干湿啰音，下肢水肿。下列检查应首选

A. 血电解质测定　B. 脑脊液化验
C. 血气分析　D. 脑电图
E. 血渗透压测定

41. 女性，30 岁，反复发热，咳嗽，咳黄脓痰 1 年，偶有脓血痰。体检：T 37.5℃，消瘦，右肺下部有干湿啰音，杵状指（+）。X 线胸片示右下肺背段空洞内有液平面，痰涂片结核菌（－），痰菌培养：铜绿假单胞菌（+）。下列治疗方案哪种最好

A. 肺导管注药　B. 纤支镜脓腔冲洗注药
C. 全身大量抗生素　D. 体位引流
E. 手术切除

42. 女性，20 岁，3 周前扁桃体切除后，继续高热，咳嗽，咳大量黄痰，给予足量青霉素并加强支持疗法，治疗两周，痰量有所减少，但高热不退，WBC 20.0 $\times 10^9$/L。此时，应采取哪项最有力的措施以缓解其病情

A. 更换抗生素　B. 体位引流排痰
C. 纤维支气管镜检查　D. 气管内滴注抗生素
E. 雾化吸入抗生素

43. 男性，45 岁，有吸烟史 20 年，劳累后于晚 10 时，突然咯鲜红色血数口，伴咳嗽、胸闷、乏力、心悸，

急诊应首选下列哪项检查为宜

A. 痰细菌学及细胞学检查

B. 心电图

C. 血常规、血小板及出、凝血时间

D. X线胸片

E. 胸部CT

44. 男性，30岁，自幼出现发作性呼气性呼吸困难。入院前3天喘息持续发作，伴咳嗽，少量白色黏液痰。体检：端坐呼吸、大汗、发绀，两肺呼吸音减弱，广泛哮鸣音。应诊断为

A. 慢性支气管炎合并肺部感染

B. 慢性支气管炎（喘息型）

C. 哮喘持续状态

D. 支气管哮喘

E. 肺气肿合并自发性气胸

45. 男性，58岁，慢性咳喘，咳痰20余年，3年来间断下肢水肿，感冒后病情加重1周，嗜睡。入院后测动脉血气分析，pH 7.28，PaO_2 9.3kPa（70mmHg），$PaCO_2$ 10.1kPa（76mmHg），HCO_3^- 2mmol/L。其酸碱失衡诊断应为

A. 呼酸+代碱　　B. 呼酸代偿

C. 呼酸失代偿　　D. 呼酸+代酸

E. 代酸失代偿

46. 男性，65岁，慢性咳喘20年，3天来咳喘加重来诊。血气分析为pH 7.30，PaO_2 6.5kPa（50mmHg），$PaCO_2$ 7.8kPa（60mmHg）。在住院期间除改善肺功能外，下列哪种治疗是恰当的

A. 静注三羧甲基氨基甲烷　　B. 口服碳酸氢钠

C. 静注5%碳酸氢钠　　D. 不给碱性药

E. 静滴乳酸钠

47. 男性，20岁，患急性肺脓肿，其最可能的临床表现是

A. 寒战、高热伴铁锈色痰，1周后有大量脓痰约200~300ml

B. 突然畏寒、高热、咳嗽、胸痛10~14天后咳出大量黄脓痰、体温下降

C. 咳嗽剧烈伴寒战，高热、有明显胸痛、咳出大量黏液脓痰

D. 畏冷、发热伴咳嗽、咳痰、咯血，2~3天后咳出大量黄脓痰，体温下降

E. 高热、盗汗、畏寒、咳嗽、胸痛、有时伴有气急，1周后咳出大量黄脓痰

48. 女性，58岁，反复咳嗽，咳痰18年，加重伴气短，下肢水肿半月入院。体检：面部水肿，发绀，双肺叩诊过清音，满布干湿啰音，心率120次/分，心律齐，无杂音，肝肋下3cm触及，有压痛，双下肢中度水肿。本例应首先给予的治疗措施为

A. 持续低流量吸氧

B. 给予解痉祛痰药物

C. 利尿剂合并血管扩张剂

D. 控制感染，改善呼吸功能

E. 小剂量利尿剂合并强心剂

49. 男性40岁，甲状腺瘤术后4日，突然寒战、高热，体温39.2℃，右侧胸痛、咳嗽，1周后脓痰量明显增加，无臭味。胸片示右下肺大片状浓密阴影，边缘模糊，内有空腔及液平，约2cm×1.5cm。最可能出现的体征是

A. 肺部叩诊右下呈浊音或实音

B. 因有脓腔，可闻到空瓮呼吸音

C. 右下肺呼吸音明显减低

D. 杵状指

E. 贫血征、口唇疱疹

50. 男性，28岁，半月来低热，左胸痛，并感胸闷，气短。胸透示：左侧胸腔中等量积液。收住院。抽出胸腔积液为草黄色，比重1.020，蛋白定量35.8g/L，细胞总数1.2×10^9/L，单核细胞占72%。根据初步诊断，最适宜的治疗方法是

A. 积极抗结核治疗

B. 抗结核治疗，配合利尿剂，以减少胸腔积液

C. 抗结核治疗，配合抽胸腔积液

D. 立即作胸穿刺，尽可能抽尽胸腔积液

E. 糖皮质激素治疗，配合抽胸腔积液

51. 男性，65岁，左胸背痛2周，咳嗽，痰中带血，吸烟40年，20支/日，住院检查发现左侧胸腔积液体征，最有诊断意义的辅助检查是

A. 血CEA　　B. 胸腔积液的LDH

C. 胸腔积液的常规及生化　　D. 胸膜活检

E. 胸部CT检查

52. 男性，45岁，被诊为特发性肺纤维化，应用糖皮质激素治疗已2个月，近半月出现气短进行性加重，伴稀便，每日2~3次，食欲不振，今日到门诊查动脉血气示：pH 7.61，$PaCO_2$ 3.3kPa（25mmHg），PaO_2 6.7kPa（50mmHg），HCO_3^- 30mmol/L，K^+ 2.6mmol/L。导致患者发生酸碱失衡的原因为

A. 肺原发病变致肺泡通气量不足

B. 厌食、营养不良、造成饥饿性酮症

C. 低氧血症，无氧代谢增强，乳酸增多

D. 久用糖皮质激素伴进食少致钾摄入不足，排出增多

E. 腹泻使HCO_3^-随着肠液的丢失而丢失增加

53. 男性，45 岁，2 年来气急逐渐加重，有轻咳，少量黏痰。体检：两肺底湿啰音。胸片示：两肺中下部弥漫性网状结节状阴影。下列哪项检查可获病因诊断
A. 支气管肺泡灌洗液检查
B. 血清免疫复合物检查
C. 痰细菌培养
D. 肺组织活检
E. 镓核素肺扫描

54. 男性，32 岁，因高热，咳大量脓痰，左胸闷痛 1 周住院。体检：左腋下可闻小水泡音。X 线示：左肺下有片状阴影内含空洞和液平。给予大剂量青霉素治疗，用药到何时停药为宜
A. 肺部体征恢复正常
B. 临床症状消失
C. 应用抗生素 10 周
D. 胸片示：炎症吸收，留有纤维条索阴影
E. 胸片示：脓肿腔内液平消失

55. 男性，31 岁，因突然呼吸困难，不能平卧 2 天来到诊所。既往曾有类似发作，但能自行缓解。为明确诊断，下一步应该是
A. 检测血清 IgE　　B. 皮肤过敏试验
C. 摄 X 线胸部平片　　D. 详细询问病史
E. 痰涂片检抗酸杆菌

56. 男性，58 岁，诉反复冬季咳嗽 12 年，1 周来咳黄痰，发热。体检：两肺广泛干性啰音，肺底闻及小水泡音。最可能的诊断是
A. 支气管哮喘合并感染
B. 阻塞性肺气肿合并感染
C. 支气管扩张合并感染
D. 喘息型慢支急性发作期
E. 慢性纤维空洞型肺结核

57. 男性，60 岁，锄草时出现严重的呼吸窘迫，无发热咳嗽，咳痰和感冒症状，吸烟每年 600 多支。体检：不能说出完整一句话，呼吸动度微弱，肺有喘鸣，双肺底有水泡音。X 线胸片：双肺高度膨胀，纹理粗，双侧胸腔少量积液，心脏侧位片较以前有轻度增大。ECG 示：窦性心动过速，胸导有轻微 ST 段压低，鼻导管吸氧 3L/min 时，血气 pH 7.30，$PaCO_2$ 6.7kPa（50mmHg），PaO_2 16kPa（120mmHg）。最可能的诊断是
A. 肺栓塞
B. COPD 恶化，左心衰竭
C. 晚期肺疾病伴 COPD
D. 亚临床病毒感染 COPD 急性恶化
E. 支气管哮喘

58. 女性，64 岁，胸部 X 线检查发现左侧胸腔积液，胸水化验，胸腔积液蛋白，血清总蛋白比值 0.38，LDH 125IU，胸腔积液 LDH/血清 LDH 比值 0.46，最可能为下列哪种疾病
A. 肺栓塞　　B. 充血性心力衰竭
C. 尿毒症　　D. 结节病
E. 系统性红斑狼疮

59. 男性，40 岁，既往健康，发热，寒战 3 天，曾有短暂抽搐，干咳，右胸痛逐日加重，并出现气短，厌食来急诊。X 线胸片示：右肺中叶突变性浸润。WBC 中性粒细胞增多，并有核左移。下列哪项考虑肺炎的论述是恰当的
A. 尽管肺炎球菌极有可能为该患的病原，但若血培养阴性，也不能诊断
B. 若痰涂片见到大量 G^+ 双球菌，用青霉素治疗已足够
C. 在经验性抗生素治疗选择中，痰培养比痰涂片更有帮助
D. 没有抽搐，则可除外肺炎球菌肺炎
E. 一青霉素治疗 12 小时无改善，则可除外肺炎球菌肺炎

60. 慢性支气管炎的预防，下列首先要注意的是
A. 祛痰、止咳药物　　B. 控制感染
C. 平喘药物　　D. 避免接触刺激性气体
E. 戒烟

61. 对于慢性支气管炎的表现，下列哪项是恰当的
A. 肺部听诊不应有哮鸣音
B. 以脓痰为主，偶有咯血
C. 肺部啰音，多在后背下部
D. 咳嗽，咳痰白天较夜间明显
E. 以上均不正确

62. 渗出性胸腔积液实验室诊断恰当的是
A. 胸液乳酸脱氢酶（LDH）含量 $<200U/L$
B. 胸液中白细胞总数 $<100\times10^6/L$
C. 胸液蛋白/血清蛋白比值 >0.5
D. 胸液比重 <1.018
E. 胸液 LDH/血清 LDH 比值 >0.4

63. 男性，70 岁。以反复咳喘 40 余年，活动后气短 10 余年，间断双下肢水肿 5 年，咳喘加重伴发热 3 天入院。体检：表情淡漠，口唇发绀，颈静脉怒张，桶状胸，双肺干湿啰音，心率 110 次/分，律齐，肝肋下 3.0cm，双下肢水肿。血气分析示：pH 7.33，$PaCO_2$ 9.7kPa（75mmHg），PaO_2 7.2kPa（55mmHg），为防止肺性脑病发生，下列哪项是不正确的

A. 应用支气管扩张药改善通气
B. 低流量吸氧改善缺氧
C. 应用5%碳酸氢钠纠正酸中毒
D. 积极控制感染
E. 应用呼吸兴奋剂

64. 女性，50岁，乏力，盗汗，咳嗽2月入院，痰涂片抗酸杆菌（+），治疗过程中患者诉视物不清，视力减退，应立即停用下列哪种药物
A. 链霉素　B. 乙胺丁醇
C. 吡嗪酰胺　D. 异烟肼
E. 利福平

65. 对于呼吸衰竭，下述哪一概念是不正确的
A. 阻塞性和限制性通气功能障碍均可引起缺 O_2
B. 呼衰患者均有缺 O_2 和 CO_2 潴留的临床表现
C. 呼衰可按病程分为急性和慢性
D. 肺通气/血液比例失调可导致缺氧
E. 肺间质水肿和肺泡总面积减少，均影响气体弥散

66. 下述哪项不加重支气管哮喘
A. 服用普萘洛尔（心得安）
B. 剧烈运动
C. 情绪紧张
D. 吸入温暖湿润的空气
E. 病毒性感冒

67. 男性，30岁，诊断肺脓肿，予以青霉素+甲硝唑治疗，体温下降，痰量渐少，继而热又升高，痰呈黏块，不易咳出，X线示肺部阴影扩大，虽先后改用头孢菌素、阿米卡星和红霉素，无效，高热、毒性症状加重，在下列各项治疗措施中哪项目前不宜使用
A. 充分补液
B. 输血
C. 雾化吸入/气管内滴入抗生素与溶痰剂
D. 纤支镜检查
E. 患侧胸部热敷/超短波

68. 25岁，女，喘反复发作数日，由家人陪伴来诊。病人端坐呼吸、发绀，两肺哮鸣音，心率120次/分，在所采取的下列处置中，哪项不恰当
A. 静滴糖皮质激素　B. 补液
C. 静点氨茶碱　D. 吸氧
E. 口服普萘洛尔

69. 男性67岁，患慢性咳喘20年，伴胸憋10年，感冒后病情加重1月，伴烦躁不安1日入院。血气：PaO_2 6.65kPa（50mmHg），$PaCO_2$ 7.89kPa（60mmHg），下列哪项处理不合适
A. 使用镇静剂
B. 鼻导管持续低流量吸氧
C. 保持呼吸道通畅
D. 增加通气量，纠正酸碱平衡失调
E. 控制感染

70. 妊娠6个月女患，突然咯血，中等量，下列哪种药物不宜采用
A. 6-氨基己酸　B. 普鲁卡因
C. 卡巴克洛　D. 酚磺乙胺
E. 垂体后叶素

71. 年龄40岁，女性，因2周来感乏力，午后低热（体温37.6℃~38℃）盗汗，食欲下降，左下胸痛，与吸气有关，后逐渐减轻，但感气短，且逐渐加重，来门诊检查，此时下述体征中哪一项可能有误
A. 左下胸部语颤减弱
B. 右侧胸部饱满，呼吸运动减弱
C. 左下胸部叩诊浊音
D. 左下胸部呼吸音减弱、消失
E. 左下胸部可闻及支气管呼吸音，语音传导增强

72. 男性，60岁，因2日来高热，寒战，咳嗽，右胸痛，来急诊。检查：体温38%，呼吸急促，唇发绀，BP 9.3/6.7kPa（70/50mmHg），心率120次/分。白细胞 12.8×10^9/L。床旁X线示：右下肺大片致密模糊阴影，下面处理哪项不恰当
A. 应用血管活性药物　B. 应用抗生素治疗
C. 应用退热药物　D. 补充血容量
E. 纠正电解质及酸碱平衡紊乱

73. 下述哪种因素与慢性肺源性心脏病肺动脉高压的形成无关
A. 肺毛细血管床减少
B. 长期反复发作的慢性支气管炎
C. 缺氧和呼吸性酸中毒
D. 血容量增多和血黏度增加
E. 免疫功能低下，抵抗力降低

74. 女性，20岁，自幼年起哮喘反复发作。3天前受凉后哮喘再发，剧烈哮喘已48小时，用氨茶碱、螺旋霉素、甘草合剂等治疗无缓解。入院检查：T 38.9℃，大汗，发绀（++），严重呼气性呼吸困难，心率160次/分，律齐，两肺满布哮鸣音。血白细胞 12×10^9/L，N 82%。下列哪一项治疗是不正确的
A. 充分补液
B. 持续吸氧3~4L/min
C. 先锋霉素V静滴
D. 短期用氢化可的松静滴
E. 普萘洛尔（心得安）口服

75. 26岁孕妇，既往有反复咳嗽，咳大量脓痰10年，间

断咳血痰3年，1周前受凉后出现咳嗽，咳痰加重，今日上午突然咯鲜血500ml，来门诊。体检：呼吸26次/分，血压11.5/8kPa（87/60mmng），左肺呼吸音明显减弱，应立即采取以下治疗措施，但需除外的是

A. 大剂量广谱抗生素
B. 左侧卧位
C. 垂体后叶素，静脉注射
D. 吸氧3L/min
E. 支气管镜局部应用凝血酶

76. 女性23岁，住院病人，反复发作性喘息15年，经常门诊就医，用抗生素、支气管解痉剂，症状可控制，近2天受凉“感冒”喘息加重并咳少量白痰。检查体温36.8℃，两肺散在哮鸣音。下列治疗原则，哪项是不正确的

A. α受体兴奋剂　　B. 抗胆碱能类制剂
C. β受体兴奋剂　　D. 肾上腺皮质激素类
E. 钙拮抗剂

77. 男性，33岁，诊断为急性肺脓肿，下列哪项是不恰当的

A. 病后10天可咳出大量脓臭痰
B. 大多以厌氧菌为主的混合感染
C. 痰一般细菌培养不易生长
D. 脓肿好发右上叶后段和两下叶背段
E. X线可见空洞，其内壁凹凸不平，为偏心性

78. 65岁患者，慢性咳嗽，咳痰20余年，1周来咳嗽加重，黄痰不易咳出，且气短加重。动脉血气分析示：pH 7.31，PaO_2 6.7kPa（50mmHg），$PaCO_2$ 8.0kPa（60mmHg），为改善症状，那种氧疗方法是不适当的

A. 必要时可短时间高浓度给氧
B. 24小时之内吸氧时间不少于19小时
C. 高浓度持续给氧
D. 缺氧不严重，不必给氧
E. 低流量、低浓度持续给氧

79. 男性，60岁，咳喘30多年，加重10年，近因感冒终日气喘不能平卧已1月，1周来失眠、烦躁、时而恍惚来急诊。体检：双瞳孔缩小，光反应敏感，唇面发绀，呼吸无力，双肺满布干湿性啰音，心率130次/分，BP 20/12kPa（150/90mmHg），血气分析pH 7.25，PaO_2 4.0kPa（30mmHg），$PaCO_2$ 11kPa（82.5mmHg），HCO_3^- 38mmol/L。紧急经鼻气管插管行机械通气，这对本患酸碱平衡的影响，下列除了哪项外均常见到

A. 呼吸性酸中毒并代谢性碱中毒
B. 呼吸性碱中毒
C. 呼吸性碱中毒并代谢性酸中毒
D. 代谢性碱中毒
E. 呼吸性酸中毒并代谢性酸中毒

80. 一男性中学生，17岁，因畏寒，发热，咳嗽，右胸闷痛3天，咳铁锈色痰半日来诊，经X线胸透、化验证实为，左肺上叶大叶性肺炎而入院。住院后4小时，排尿后大汗，面色苍白，恶心，呕吐。体检：T 38.9℃，BP 16/10kPa（120/75mmHg），P 64次/分，R24次/分。口唇轻度发绀，四肢凉，右肺上野可闻支气管呼吸音及中等水泡音，心律齐，64次/分，此时应采取的治疗措施，应除外

A. 吸氧 + 静滴头孢菌素
B. 吸氧 + 静滴青霉素
C. 吸氧 + 青霉素 + 氢化可的松，静点
D. 吸氧 + 头孢菌素 + 维生素B_6，静滴
E. 吸氧 + 毛花苷C，静注

81. 一位27岁妇女，每年均有过敏性鼻炎发作，时有哮喘发作。皮试花粉和尘螨阳性，她已经接受了3年特异性抗原的免疫治疗。现已妊娠两个月，对于她的中、重度症状治疗，不应该包括

A. 每日口服阿斯咪唑
B. 监测环境中灰尘的限度
C. 继续给予花粉或尘螨的特异性抗原免疫治疗
D. 用生理盐水行鼻灌洗和应用氯苯那敏
E. 在有青草花粉的季节，症状严重恶化时选用短程的口服糖皮质激素

82. 55岁，农民，多次发生进入谷仓数小时后的咳嗽，呼吸困难，发热与肌痛，在下列各项论述中除哪项外，均恰当

A. 该患发病机制不是速发型IgE变态反应
B. 进入谷仓后数小时测肺功能显示为阻塞型通气障碍
C. 病原可能为嗜热放线菌抗原
D. 若存在抗体对抗原内沉淀反应，则诊为过敏性肺泡炎
E. 存在抑制细胞功能的缺陷

83. 下述哪项对于肺炎支原体肺炎的诊断意义不大

A. 冷凝集试验　　B. 胸部X线检查
C. 痰培养或痰涂片　　D. 呼吸道症状
E. 肺炎支原体抗体检测

84. 对于休克型肺炎的治疗，下列哪项不合适

A. 增加抗生素剂量
B. 适当应用血管活性药物
C. 输液速度要快，以尽快补足血容量
D. 可用低分子右旋糖酐或平衡盐液

E. 酌情应用糖皮质激素

85. 下述哪项不是克雷伯杆菌肺炎的特点
A. 病灶中渗出液黏稠而重，常使叶间隙下坠
B. 起病急，病情重，可早期出现休克
C. 细菌具有荚膜，在肺泡内生长繁殖，但不引起组织坏死、液化
D. 多见于老年，营养不良及有慢性疾病史者
E. 治疗应选氨基糖苷类 + 头孢菌素

86. 左侧大量胸腔积液，胸部体格检查不可能出现的体征是
A. 左肺呼吸音减弱　B. 左下肺听到 Velcro 音
C. 左下肺呼吸音消失　D. 左肺叩诊呈实音
E. 左肺语颤减弱

87. 56 岁男性患者已诊断慢性纤维空洞型肺结核，本次因大咯血住院，以下各项检查结果哪项可能与本病不符
A. 肺动脉瓣区第 2 心音亢进
B. 患侧肋间隙变窄
C. 一侧胸廓下陷
D. 二尖瓣区可闻及舒张期隆隆样杂音
E. 三尖瓣区可闻及三级收缩期杂音

88. 男性 63 岁，冬季咳嗽，咳痰，气喘 20 年，伴胸闷，气短 6 年，反复发作，本次于 1 周前受凉后加重入院。体检：桶状胸，双侧呼吸音减弱，双肺可闻及干湿性啰音，下列哪项处理不合适
A. 氨茶碱，口服　B. 溴已新，口服
C. 青霉素，静滴　D. 可待因，口服
E. 雾化吸入

89. 慢性肺源性心脏病急性加重期的治疗措施，下列哪项不是关键性的
A. 通畅呼吸道　B. 积极控制感染
C. 氧疗　D. 利尿、强心
E. 使用激素和细胞活性药物

90. 病人男性，65 岁，农民。近 30 年来反复咳嗽、咳痰、哮喘，逐渐加重。近 5 年有发作性胸骨后压榨样疼痛，每次持续约 3 ~ 5 分钟。3 天前受凉后畏寒、高热，咳嗽哮喘复发并加重。急诊检查：血压 26/16kPa（200/120mmHg），发绀明显，双肺满布哮鸣音。下列哪一项治疗是不正确的
A. 氨茶碱　B. 持续低流量吸氧
C. 青霉素 G 静滴　D. 拟肾上腺素类药物
E. 硝苯地平

91. 16 岁女性，锄草劳动中突然气喘发作来诊。体检：急性病容，头面有汗，隔衣可闻哮鸣音。BP 16/10.6kPa（120/80mmHg），R 28 次/分。下列病史中哪项与本患病情不相符合
A. 缓解后如常人
B. 季节性发作
C. 常有家族及个人过敏史
D. 每次发作均与上呼吸道感染有关
E. 发作前常有鼻痒流涕

92. 下述除哪一项外均可降低氨茶碱在血液中的清除率
A. 肝功能不全　B. 充血性心力衰竭（全心）
C. 服西咪替丁　D. 用氧氟沙星
E. 吸烟

93. 下述哪项对急性吸入性肺脓肿的治疗不适宜
A. 体位引流排痰
B. 周身用抗生素
C. 经纤支镜病灶冲洗及吸引
D. 雾化吸入化痰药协助排痰
E. 病灶局部用抗生素

94. 病人被确诊为 IPF 慢性型，糖皮质激素治疗哪项是不合适的
A. 泼尼松起始治疗剂量 60mg/d，分 3 ~ 4 次
B. 泼尼松起始治疗剂量 40mg/d，分 3 ~ 4 次口服
C. 起始剂量应用至病情稳定后可开始逐渐减量，维持量不应少于一年
D. 病情凶险者可用甲泼尼龙 500 ~ 1000mg/d，静脉给药，3 ~ 5 天后改为口服
E. 起始剂量用一周后开始逐渐减量至 6 ~ 8 周停药

95. 阻塞性睡眠呼吸暂停综合征是指每次发作时，口鼻气流停止达多长时间
A. 10 秒　B. 30 秒
C. 7 秒　D. 15 秒
E. 20 秒

96. OSAS 是指在 7 小时睡眠中
A. 呼吸暂停在 20 次以上
B. 呼吸暂停在 30 次以上
C. 呼吸暂停在 40 次以上
D. 呼吸暂停在 10 次以上
E. 平均每小时呼吸暂停 3 次以上

97. OSAS 最常见的三个阻塞层面是
A. 鼻和鼻咽、口咽和舌根、气管
B. 鼻和鼻咽、口咽和软腭、舌根
C. 鼻和鼻咽、口咽和软腭、喉
D. 舌根、颌面畸形、气管
E. 口咽和软腭、舌根、气管

98. 呼吸暂停指数（AJ）是

A. 每次呼吸暂停时间除以10
B. 每小时呼吸暂停的平均次数
C. 7h睡眠内的总呼吸暂停次数
D. 总呼吸暂停次数除以30
E. 呼吸暂停时间占总睡眠时间的百分数

99. 呼吸紊乱指数（RDI）是指
A. 平均每小时呼吸暂停次数加低通气次数
B. 平均每小时低通气次数
C. 平均每小时呼吸暂停次数
D. 平均每小时呼吸暂停时间
E. 平均每小时低通气时间

100. 单纯型鼾症是指睡眠时无呼吸暂停，鼾声小于
A. 50dB　B. 70dB
C. 60dB　D. 80dB
E. 30dB

101. 行悬雍垂腭咽成形术（UPPP）的目的
A. 增加软腭、扁桃体窝及咽喉壁之间的空隙，减少睡眠期上呼吸道阻力
B. 减少呛咳
C. 减少呼吸道气流振动腭、悬雍垂等软组织产生鼾声
D. 改善发音
E. 提高睡眠时的觉醒状态

102. 对心源性呼吸困难描述不准确的是
A. 劳累时发生或加重　B. 睡眠时缓解或减轻
C. 发作时可有发绀　D. 严重时咳粉红色泡沫痰
E. 休息时缓解或减轻

103. 女性，65岁，慢性支气管炎和肺气肿10年。1天前于剧咳后突感右侧胸痛，呼吸困难加重最可能的诊断是
A. 气胸　B. 心肌梗死
C. 胸腔积液　D. 急性左心衰竭
E. 肺梗死

104. 女性，69岁，慢性咳嗽、伴喘45年，平素生活规律，注意耐寒锻炼，晨起坚持散步。2天前因着凉后咳嗽、白痰、流涕，伴咽疼，4小时前突然左胸疼，伴进行性气短加重。最佳处理原则
A. 抗生素静脉点滴　B. 强烈镇咳、止痛剂
C. 氨茶碱静脉点滴　D. 强心、利尿、扩冠剂
E. 吸氧、对症治疗，进一步检查

105. 某患者突然寒战，高热，纳差，乏力，咳嗽带铁锈色痰伴右侧胸痛。X线片示：右中叶实变，最可能的诊断是
A. 气胸　B. 胸膜炎
C. 大叶性肺炎　D. 肺结核
E. 肺癌

106. 哮喘发作时，双肺典型呼吸音是
A. 呼气相为主的哮鸣音，呼气相延长
B. 吸气相为主的干啰音
C. 呼气相为主的鼾音
D. 吸气相湿啰音，呼气相干啰音
E. 两肺呼吸音低

107. 关于慢性支气管炎诊断标准，咳嗽、咳痰反复发作时间应为
A. 每年发作至少1个月，持续2年以上
B. 每年发作至少3个月，持续15年以上
C. 每年发作至少2个月，持续3年以上
D. 每年发作至少3个月，持续2年以上
E. 每年发作至少6个月，持续5年以上

108. 慢性阻塞性肺气肿的体征，下列不恰当的是
A. 呼气相延长，呼气相哮鸣音
B. 呼吸音减低
C. 胸膜摩擦音
D. 心音遥远
E. 桶状胸

109. 当前支气管哮喘的治疗原则为
A. 支气管扩张药为主，辅以控制炎症药物
B. 持续足量的 β_2 受体兴奋剂加强的松
C. 吸入糖皮质激素为主，辅以 β_2 受体兴奋剂
D. 大量泼尼松加支气管扩张药
E. 抗胆碱能药物加 B_2 受体兴奋剂

110. 男性，64岁，一周来高热伴寒战、咳嗽、气短、肝脾肿大。胸片表现：两肺野有分布较均匀，密度和大小相近的粟粒状阴影。可能的诊断是
A. 肺部感染　B. 败血症
C. 肺泡细胞癌　D. 矽肺
E. 血型播散型肺结核

111. 上呼吸道感染部位是指
A. 鼻腔和咽喉部　B. 鼻腔
C. 鼻腔、咽喉部、气管　D. 咽喉部
E. 气管、主支气管

112. 睡眠呼吸暂停是指
A. 睡眠过程中口鼻气流停止≥7秒
B. 睡眠过程中口鼻气流停止≥5秒
C. 睡眠过程中口鼻气流停止≥10秒
D. 睡眠过程中口鼻气流停止
E. 睡眠过程中口鼻气流不停止

113. 男性，76岁，诊断肺癌，化疗2周后咳嗽、脓痰、

恶臭味，伴高热，听诊右下肺湿啰音，其主要感染源是

A. 金黄色葡萄球菌　B. 大肠杆菌
C. 病毒　D. 厌氧菌
E. 肺炎链球菌

114. 急性肺水肿特异的临床表现是
A. 心率增快，心尖可闻及奔马律
B. 咳出大量粉红色泡沫痰
C. 气促，发绀，烦躁不安
D. 血压下降，发生心源性休克
E. 双肺闻及湿性啰音及哮鸣音

115. 支气管哮喘的典型症状是
A. 发作性呼吸困难　B. 吸气性呼吸困难
C. 咳嗽、白痰，伴喘息　D. 活动后气短
E. 胸痛伴喘憋

116. 女性，20 岁，自患麻疹肺炎后，每年经常咳嗽、黄痰，晨起较多，有时为脓性，近日感冒后咳嗽、痰多，伴咯鲜血 10ml，听诊左下湿啰音。最可能诊断是
A. 支气管扩张　B. 肺炎
C. 慢性支气管炎继发感染　D. 肺结核
E. 肺化脓症

117. 女性，48 岁，既往体健，洗澡发现右锁骨上肿大淋巴结，似蚕豆大。随即拍胸片见右上肺外围高密度边界模糊影，直径约 1.5cm×1.2cm。最直接确诊方法为
A. 痰脱落细胞学　B. 痰细菌培养
C. 血酶学检查　D. 淋巴结活检
E. 胸 CT

118. 女性，低热盗汗半年，伴消瘦，近日右侧胸痛，呼吸运动时加剧，痛侧可听到胸膜摩擦音，最可能的诊断是
A. 结核性胸膜炎　B. 肺癌
C. 大叶性肺炎　D. 肺脓肿
E. 气胸

119. 支气管哮喘最恰当的定义是
A. 空气中花粉引起的炎症
B. 支气管黏膜变态反应性炎症
C. 由嗜酸性粒细胞、肥大细胞和 T 淋巴细胞等炎症细胞参与的慢性炎症
D. 支气管黏膜过敏性炎症
E. 污染的空气引起的炎症

120. 下列哪一项不是慢性阻塞性肺疾病（COPD）的特征
A. 慢性咳嗽、咳痰　B. 慢性进行性气流阻塞
C. 经常出现急性加重　D. 限制性通气功能障碍
E. 气短逐渐加重

121. 慢性阻塞性肺气肿疾病（COPD）合并慢性肺心病，死亡的最常见原因是
A. 电解质紊乱　B. 心律失常
C. 休克　D. 呼吸衰竭
E. 消化道出血

122. 睡眠呼吸暂停综合征与下列哪项无关
A. 睡眠或清醒时均出现氧饱和度下降
B. 可出现记忆力下降、智力减退
C. 白天嗜睡
D. 血压升高
E. 出现心律失常

123. 男性，50 岁，着凉后咳嗽，有少量泡沫痰两天，发热，体温 39℃。检查：心肺听诊未见异常。化验：血常规正常。诊断为感冒。最适当处理是哪一项
A. 第三代头孢类抗生素加地塞米松
B. 头孢类抗生素预防细菌感染
C. 只服用镇咳药
D. 对症治疗加利巴韦林或金刚烷胺
E. 喹诺酮类加大环内酯类抗菌药

124. 男性，65 岁，反复咳嗽，咳痰 20 年。1 周前受凉后畏寒、发热，咳脓痰、气急。体温 37.6℃，呼吸 24 次/分，双肺呼吸音减低，有较多湿啰音，下肢水肿（+）。最主要的治疗措施为
A. 控制肺部感染　B. 给予止咳祛痰药
C. 给予解痉平喘药　D. 低浓度持续吸氧
E. 应用利尿剂消肿

125. 男性，72 岁，因呼吸困难，双下肢水肿、尿少 2 天入院。既往有慢性咳嗽、咳痰史 25 年，冬季加重。以下检查中对诊断肺心病最有帮助的是
A. 心电图检查示 ST－T 改变
B. 胸部正位 X 线检查示心尖上翘或圆尖
C. 肺功能检查示弥散功能障碍
D. X 线检查示肺纹理粗乱，双下肺斑片影
E. 心电图检查示 $R_{V1}+S_{V5}\leq 1.02mV$

126. 女性，23 岁，胸闷、气短 2 周，伴乏力，T 37.8℃，纳差。查体：一般情况好，浅表淋巴结不大，左肩胛下角线第八肋间以下语颤减低，叩浊，呼吸音减低。最可能的诊断为
A. 结核性胸膜炎　B. 肝硬化
C. 胸膜间皮瘤　D. 肾病综合征
E. 心力衰竭

127. 男性，32岁，受凉后出现高热、咳嗽、咳大量脓臭痰两周。查体：右下肺叩诊浊音，可闻及湿性啰音。血 WBC 20×10^9/L，中性92%，胸片示右下叶背段大片阴影并有厚壁空洞。最可能的诊断是

A. 肺脓肿　　B. 肺囊肿

C. 肺癌　　D. 肺结核

E. 支气管扩张

128. 选择新生儿肺炎的恰当分类

A. 吸入性肺炎和感染性肺炎两大类

B. 胎粪吸入与乳汁吸入两大类

C. 病毒性肺炎和细菌性肺炎两大类

D. 青紫型与非青紫型两类

E. 根据出生前、产时和出生后感染分为三类

129. 支气管哮喘两肺的哮鸣音应当是

A. 不给支气管扩张药不会缓解

B. 持续不变的

C. 静息后应当缓解

D. 不给任何治疗也可缓解

E. 给予抗生素后可缓解

130. 慢性支气管炎急性发作期治疗，下列各项中不恰当的是

A. 应用祛痰、镇咳药物　　B. 应用敏感抗生素

C. 应用支气管扩张剂　　D. 雾化吸入稀释痰液

E. 菌苗注射

131. 判断哪项症状与新生儿肺炎无关

A. 反应低下、拒乳　　B. 咳、喘、呻吟

C. 吃奶、鼻唇周发绀　　D. 鼻翼扇动、点头呼吸

E. 寒战、铁锈样痰

132. 男性，73岁，因发热、咳嗽、气喘不能平卧一周，查体口唇及指端轻度发绀，应用多种药物治疗，第5天出现黑便，寻找出血原因，可能和哪一项有关

A. 静脉小量毛花苷C注射

B. 静脉复方替卡西林点滴

C. 静脉皮质激素

D. 肝素雾化吸入

E. 口服止咳化痰药

133. 自发性气胸的常见症状

A. 呼吸困难伴一侧胸痛　　B. 呼吸困难伴昏迷

C. 呼吸困难伴发热　　D. 呼吸困难伴哮喘音

E. 呼吸困难伴大量泡沫痰

134. 诊断呼吸衰竭最有价值的检查是

A. 动脉血气分析　　B. 血常规

C. 静脉血气分析　　D. 生化检查

E. 心电图

135. 男性，65岁，反复咳嗽、咳痰20年。1周前受凉后畏寒、发热、咳脓痰、气急。体温37.6℃，呼吸24次/分，双肺呼吸音减低，有较多湿啰音，下肢水肿（+）。最主要的治疗措施为

A. 控制肺部感染　　B. 给予解痉平喘药

C. 给予止咳祛痰药　　D. 低浓度持续吸氧

E. 应用利尿剂消肿

136. 大叶性肺炎可出现哪些症状和体征

A. 胸部X线片大致正常　　B. 呼气性呼吸困难

C. 混合性呼吸困难　　D. 吸气性呼吸困难

E. 桶状胸

137. 女性，胸痛一周，不伴咳嗽，胸壁皮肤见有小丘疹，最有可能的诊断是

A. 支气管哮喘　　B. 带状疱疹

C. 大叶性肺炎　　D. 胸膜炎

E. 自发性气胸

138. 青年男性，体形瘦长，因搬运重物后突感左侧胸痛，伴气急，体检：左侧呼吸音消失，最可能的诊断是

A. 胸膜炎　　B. 支气管哮喘

C. 肺炎　　D. 胸腔积液

E. 自发性气胸

139. 女性，14岁，夏令营活动回家后，夜间出现高热，体温达40℃，伴抽搐。查体：神志不清，颈部抵抗。心肺（未见异常），双侧病理反射（+），血压正常。最有可能诊断

A. 中毒型菌痢　　B. 乙型病毒性脑炎

C. 癫痫　　D. 肺炎高热惊厥

E. 蛛网膜下隙出血

140. 上呼吸道感染较常见的病原体为

A. 流感病毒　　B. 流感嗜血杆菌

C. 肺炎链球菌　　D. 病毒和细菌

E. 卡他球菌

141. 对于慢性支气管炎的病因，不恰当的是

A. 气候　　B. 感染

C. 精神因素　　D. 吸烟

E. 理化因素

142. 参与内源性或外源性支气管哮喘发病的主要免疫炎症细胞为

A. 巨噬细胞　　B. 肥大细胞

C. T淋巴细胞　　D. 血小板

E. 中性粒细胞

143. 慢性阻塞性肺气肿引起的呼吸困难属哪一类型

A. 吸气性呼吸困难　　B. 混合性呼吸困难

C. 中枢性呼吸困难　　D. 神经精神性呼吸困难

E. 呼气性呼吸困难

144. 某患者突然寒战，高热，纳差，乏力，咳嗽带铁锈色痰伴右侧胸痛，X 线片示：右肺中叶实变，最可能的诊断是

A. 胸膜炎 B. 气胸
C. 大叶性肺炎 D. 肺结核
E. 肺癌

145. 青年人病毒性上呼吸道感染最严重的并发症是

A. 引起急性支气管炎
B. 引起肺炎
C. 反复发生变成慢性支气管炎
D. 并发心肌炎
E. 发生急性鼻窦炎

146. 关于慢性支气管炎诊断标准：咳嗽，咳痰，反复发作时间应为

A. 每年发作至少 3 个月，持续 15 年以上
B. 每年发作至少 1 个月，持续 2 年以上
C. 每年发作至少 2 个月，持续 3 年以上
D. 每年发作至少 3 个月，持续 2 年以上
E. 每年发作至少 6 个月，持续 5 年以上

147. 社区获得性肺炎最常见致病菌为

A. 肺炎链球菌 B. 革兰阴性杆菌
C. 支原体 D. 衣原体
E. 金黄色葡萄球菌

148. 容易发生肺脓肿的肺炎是

A. 肺炎链球菌肺炎 B. 过敏性肺炎
C. 支原体肺炎 D. 病毒性肺炎
E. 金黄色葡萄球菌肺炎

149. 男性，26 岁，发热流涕 3 天，伴嗓子痛，阵咳，白黏痰。查体：体温 38.6℃。咽充血，未见渗出物，心律齐，两肺呼吸音粗，未闻及干、湿性啰音。血白细胞 3.9×10^9/L，N 75%，L 25%；尿常规蛋白（–）。应选择的诊断是

A. 肾炎 B. 支气管炎
C. 上呼吸道感染 D. 肺炎
E. 胸膜炎

150. 女性，35 岁，近 6 年反复痰中带血或大咯血，轻咳，少量黏液痰，无低热。胸片检查示“左下肺纹理增粗，紊乱呈卷发样，余肺清晰”。首先考虑可能是

A. 慢性支气管炎 B. 风心病
C. 支气管扩张 D. 支气管内膜结核
E. 肺癌早期

【A3/A4 型题】

（1～3 题共用题干）

63 岁男性，重度吸烟，慢性咳嗽、咳痰 10 余年，活动后呼吸困难 2 年，因高热 2 天，意识模糊，呼吸困难来院急诊

1. 体格检查时最可能的发现是

A. 肺动脉瓣舒张期杂音 B. 肝脾肿大
C. 口唇黏膜及指甲发绀 D. 鼻翼扇动
E. 呼吸时胸腹反常运动

2. 为判断病情应立即行下列哪一项检查

A. 床边超声波胸部探查 B. 急诊胸部 CT 检查
C. 血液查氨茶碱浓度 D. 动脉血气分析
E. 肺动脉漂浮导管测定肺毛细血管楔压

3. 为进一步明确病因，下一项实验室检查最有意义的是

A. 痰细菌培养 B. 肺功能测定
C. 血 BUN、肌酐测定 D. 纤维支气管镜检查
E. 床边 X 线胸片

（4～5 题共用题干）

73 岁老妇，皮肌炎 7 年，吞咽困难半年。高热昏迷 4 小时，入院。体检：T 38℃，BP 14.6/8kPa（110/60mmHg），P 96 次/分，R 28 次/分，心脏检查无异常。左肺下野可闻湿性啰音。肝脾未及，右下肢肌无力。无慢性呼吸道疾病史。

4. 你考虑患者昏迷的原因，最可能是

A. 心肌梗死 B. 肺梗死
C. 脑血栓形成 D. 肺炎
E. 脑出血

5. 你首先选择哪一项检查，最有助于诊断

A. ECG B. 胸 X 线片
C. 血 WBC D. 血糖
E. 血 LDH

（6～7 题共用题干）

45 岁男患，慢性咳嗽、咳痰五六年。每逢冬季加重。近半月上述症状加重，并咳黄痰，量不多；肺底听到湿啰音。

6. 此病人最可能的诊断是

A. 支气管哮喘（感染型）
B. 支气管扩张
C. 慢性支气管炎
D. 慢性支气管炎，急性发作期
E. 慢性阻塞性肺气肿

7. 15 年后该患逐渐出现呼吸困难，活动后加重来诊，下列哪项检查所见，对判断呼吸困难的原因，最有意义

A. 桶状胸，叩诊过清音，肺肝界下移

B. X 线肺透亮度增加，心影狭小
C. 肺泡呼吸音减弱，呼气延长
D. 心电图低电压，肺型 P 波
E. 肺功能检查残气，肺总量 > 40%

（8～9 题共用题干）

男性 45 岁，有吸烟史 15 年，低热，盗汗，乏力，纳差 20 余天，3 日前突然咯鲜红色血 3 口，今日来医院就诊。

8. 为明确诊断，最合适的检查应选
A. 痰结核菌检查　B. 痰细胞学检查
C. 纤维支气管镜检查　D. X 线胸片检查
E. 结核菌素试验

9. 此时最合适的处理是
A. 青霉素 + 对症治疗　B. 头孢菌素 + 对症治疗
C. INH + RFP + SM　D. INH + SM + EMB
E. INH + RFP + PAS

（10～12 题共用题干）

30 岁男性，3 日前因着凉，突然寒战高热，右胸刺痛，咳嗽，伴少许黄痰。体检，气管居中，右上肺实变体征。

10. 此患 X 线检查最可能的变化是
A. 右上肺不张征象
B. 右上肺大片密度增浓影，有空洞及液平
C. 右上肺大片密度增浓影，叶间隙下坠
D. 右上肺大片密度增浓影有多个空洞
E. 右上肺大片密度增浓影，均匀一致

11. 该患下一步处理原则为
A. 纤维支气管镜检查
B. 肺 CT 检查
C. 应用抗结核药物
D. 应用青霉素抗感染治疗
E. 应用抗肿瘤药物

12. 该患病程中出现呼吸困难，发绀等缺氧表现，其发生机制主要为
A. 阻塞型通气功能障碍　B. 通气/血流 < 0.8
C. 限制型通气功能障碍　D. 胸廓运动受限
E. 合并气胸

（13～15 题共用题干）

男，68 岁，慢性咳嗽、咳痰 20 年，5 年来气短逐渐加重，3 天前受凉发热（39.6℃）咳黄痰，呼吸困难，夜不能平卧，尿少，双下肢水肿来急诊。

13. 以下体征中哪一项与右心衰竭无关
A. 颈静脉怒张　B. 双下肢可凹性水肿
C. 肝大压痛　D. 肝颈静脉回流征阳性
E. 球结膜水肿

14. 前述患者的下列心电图改变，哪一项对诊断肺心病没有意义
A. 肺型 P 波　B. 电轴右倾（> 29°）
C. 顺钟向转位　D. 完全性左束支传导阻滞
E. 低电压

15. 经急诊简单检查处理后收入病房，经治医生采取以下的处理措施中，哪一项对肺通气功能有效
A. 选用有效抗生素
B. 应用氨茶碱扩张支气管
C. 给予镇静剂，减轻烦躁不安
D. 持续低流量吸 O_2
E. 少量利尿剂消除水肿，减轻心脏前负荷

（16～18 题共用题干）

男，19 岁。因 1 个月来每于下午低热，体温 37.5℃～38℃，咳嗽，咳少量白痰，无咯血，乏力，纳差，消瘦，入院后查血白细胞 $4.1 \times 10^9/L$，胸部 X 线片：右上肺片状浸润阴影。

16. 经检查，诊断明确后，首选的治疗是
A. 异烟肼 + 利福平
B. 异烟肼 + 乙胺丁醇
C. 异烟肼 + 卡那霉素 + 乙胺丁醇
D. 异烟肼 + 链霉素 + 利福平
E. 异烟肼 + 乙胺丁醇 + 吡嗪酰胺

17. 此时最可能发现的肺部体征是
A. 右下肺少许湿性啰音　B. 右肺叩诊浊音
C. 两肺呼吸音减弱　D. 两肺散在干性啰音
E. 两肺未发现异常

18. 此时，首先应做的辅助检查是
A. 红细胞沉降率　B. 痰培养 + 试敏
C. 痰标本做抗酸菌检查　D. 结核菌素试验
E. 结核菌培养

（19～21 题共用题干）

女性，30 岁，半年前感冒后咳嗽并伴气喘，经治疗好转，此后稍受凉或嗅到特殊气味、灰尘均有气喘发作，1 日来受凉喘又发作，较剧，咳嗽，痰不多，收住院治疗

19. 此时检查最可能发现的体征是
A. 两肺呼吸音低　B. 肺底少量湿性啰音
C. 两肺叩过清音　D. 两肺散在哮鸣音
E. 两肺未见异常

20. 为明确诊断，首选的辅助检查是
A. 胸部 X 线检查　B. 皮肤试验查过敏源
C. 支气管舒张试验　D. 血 IgE 检测
E. 血气分析

21. 经治疗患者好转，为巩固治疗和预防复发，最好的

方法是

A. 口服阿托品　B. 长期口服氨茶碱

C. 长期服用抗生素　D. 口服色甘酸二钠

E. 必可酮或必可松雾化吸入

(22～24 题共用题干)

女性，28 岁，产后一个月，血压高，晨起床叠被后觉鼻痒打喷嚏，继之胸闷，呼吸不畅，去附近门诊就医，体检，双肺有散在哮鸣音，心率 110 次/分。既往幼年有气喘发作史。

22. 根据此项发病情况，最应选择的药物是

A. 氨茶碱、沙丁胺醇、酮替芬

B. 吸入 0.75% 异丙基肾上腺素气雾剂

C. 1‰肾上腺素 1ml，皮下注射

D. 沙丁胺醇、普萘洛尔（心得安）

E. 硝苯地平、复方降压片、泼尼松

23. 回去后，喘息加重，呼吸困难出汗多，仍坚持上述药物治疗，2 天后来急诊，体检：端坐位，大汗淋漓，呼吸急促，心率 120 次/分，双肺哮鸣音明显减少，根据病情发展，你应该考虑的诊断是

A. 产后心肌病导致心力衰竭

B. 心源性哮喘

C. 喘息性支气管炎急性发作

D. 支气管哮喘，急性发作期

E. 哮喘持续状态

24. 经急诊处理后，症状有所缓解，呼吸 28 次/分，心率 110 次/分，双肺体征如前，病情重而住院，根据以上诊断应采取的积极治疗措施是

A. 首选广谱抗生素，以控制感染

B. 口服氨茶碱、泼尼松、化痰片

C. 积极补液，静脉给予解痉，平喘药物

D. 吸入大剂量色甘酸钠

E. 选用有效的抗胆碱能类药物

(25～27 题共用题干)

男性 40 岁，1 周前干咳左胸痛，近 2 日来，畏寒发热 38.8℃，气急乏力。体检：心率 94 次/分，律齐，左胸廓饱满，呼吸运动减弱，左下叩之浊音至实音，语颤减低，呼吸音明显减低。

25. 根据病史体征首先考虑的诊断是

A. 左肺炎　B. 左肺不张

C. 左胸腔积液　D. 左自发性气胸

E. 左肺结核

26. 根据初步考虑，进一步确诊的首选方法是

A. 纤维支气管镜检查

B. 超声波检查 + 胸穿抽液检查

C. 肺 CT 检查

D. 结核菌素试验

E. 血常规检查

27. 经检查诊断明确后，所给予的下列治疗中哪一项是错误的

A. 肋间切开，闭式引流　B. 正规积极抗结核治疗

C. 抽放胸腔积液　D. 加用糖皮质激素

E. 休息增加营养

(28～30 题共用题干)

男性 25 岁，干咳、气短、胸闷、发热 1 个月，近 1 周来气短加重，用青霉素治疗 3 周无效。体检：左胸下部呼吸运动减弱，叩诊实音，呼吸音消失

28. 为判断胸部的病变情况，应首选的检查是

A. 肺 CT　B. 胸部超声

C. 肺核素扫描　D. 胸部 X 线检查

E. 肺功能测定

29. 为确定诊断应采取的最适宜的检查是

A. 血沉　B. 血常规

C. 胸液细菌培养　D. PPD 试验

E. 胸液常规及生化

30. 此患最合适的治疗方法是

A. 头孢菌素，静滴

B. 红霉素加庆大霉素，静滴

C. 青霉素加甲硝唑，静滴

D. 异烟肼、利福平、乙胺丁醇，口服

E. 异烟肼、对氨基水杨酸钠、乙胺丁醇，口服

(31～33 题共用题干)

26 岁女患，因为气喘 3 小时来诊。现妊娠 3 个月。过去两年于夏季曾有类似发作史，服氨茶碱有效。体检 BP 18.7/12kPa（140/90mmHg），双肺听诊有广泛干鸣，心率 120 次/分，规整。动脉血气：PaO_2 10kPa（75mmHg），$PaCO_2$ 5.3kPa（40mmHg）。

31. 肺部最可能的病理改变是

A. 肺部感染　B. 肺淤血

C. 肺萎陷　D. 肺泡过度充气

E. 胸腔积气

32. 引起患者气喘的最主要机制是

A. 心率加快　B. 肺血管痉挛

C. 喉痉挛　D. 大气道阻塞

E. 支气管痉挛

33. 该患最适宜的治疗是下列哪项

A. 立即鼻导管吸氧　B. 静脉注射毛花苷 C

C. 吸入沙丁胺醇气雾剂　D. 静脉注射地塞米松

E. 皮下注射肾上腺素

（34～36题共用题干）

一名25岁哺乳期妇女，婴儿6个月。既往健康。近1个月感觉乏力、低热，因咳嗽、咳痰带血1周前到医院接受诊治。检查：体温37.8℃，脉搏86次/分，呼吸18次/分，血压120/80mmHg，双肺呼吸音清。

34. 最可能是哪一种呼吸系统疾病
A. 大叶肺炎　B. 肺癌
C. 支气管扩张　D. 肺结核
E. 肺脓肿

35. 最合适的实验室检查是
A. 肺CT　B. 胸部X线
C. 肺功能　D. 结核菌素试验
E. 肝功及血沉

36. 作为医生向这位女患作如下哪项解释最合适
A. 口服抗生素、止咳祛痰药即可
B. 休息一段时间症状即可消失
C. 暂避免与婴儿密切接触，立即行痰细菌学检查
D. 继续哺乳，不用与婴儿分开，无需特殊检查
E. 痰带血不能除外肺肿瘤，需查痰瘤细胞和肺CT

（37～40题共用题干）

63岁，男性，反复咳嗽，咳痰20年，曾多次住院，诊断肺心病，近1周心悸，呼吸困难，上腹胀痛，食欲减退，尿少，来急诊。检查：体温37.2℃，呼吸24次/分，脉搏112次/分。

37. 此时最重要的体格检查发现是
A. 胸廓呈桶状　B. 双侧肺语颤减弱
C. 双肺呼吸音对称减弱　D. 两肺可闻及干湿啰音
E. 颈静脉怒张，肝脏大

38. 急诊留观察室，血气分析：pH 7.21，$PaCO_2$ 13.3kPa（100mmHg），PaO_2 6.9kPa（52mmHg），此时最重要的治疗原则是
A. 低浓度持续吸氧
B. 利尿剂并用呼吸兴奋剂
C. 口服硝酸异山梨酯和助消化药
D. 给予强心剂
E. 给予抗心律失常药

39. 该患住院，服利尿剂3天，查血气分析pH 7.34，$PaCO_2$ 8.3kPa（62mmHg），PaO_2 9.5kPa（71mmHg），BE+11.3mmol/L，HCO_3^- 43.2mmol/L，Na^+ 132mmol/L，K^+ 2.8mmol/L，Cl^- 85.5mmol/L，最合理的治疗是
A. 补充碳酸氢钠溶液　B. 补充氯化钾溶液
C. 补充乳酸钠溶液　D. 补充高渗葡萄糖溶液
E. 补充等渗氯化钠溶液

40. 住院3周后，肺功能测定，FEV_1/FVC 为30%，据此患者的通气功能障碍属于哪一级
A. 轻度阻塞型通气功能障碍
B. 中度阻塞型通气功能障碍
C. 重度阻塞型通气功能障碍
D. 中度限制型通气功能障碍
E. 重度限制型通气功能障碍

（41～45题共用题干）

男性，38岁，发热38℃～39.5℃，疲倦，盗汗伴咳嗽，少量痰半个月。既往体健。肺部体检：右上实变体征伴两下肺散在湿性啰音。

41. 最合适的首选检查是
A. 血常规　B. 胸部CT
C. 血培养　D. 胸部X线摄片
E. 痰涂片革兰染色

42. 最有助于诊断的检查是
A. 痰培养　B. 结核菌素试验
C. 痰找抗酸杆菌　D. 痰找癌细胞
E. 血酶联免疫吸附试验（ELISA）

43. 初步诊断为
A. 大叶性肺炎　B. 肺脓肿
C. 肺不张伴感染　D. 肺癌
E. 干酪性肺炎

44. （假设信息）若痰检抗酸杆菌阴性，尽管症状体征明显，下列除哪项之外，你都应该怀疑
A. 干酪性肺炎　B. 肺炎球菌性肺炎
C. 肺炎支原体肺炎　D. 金黄色葡萄球菌肺炎
E. 肺脓肿

45. 痰找到多量抗酸杆菌。此时最适宜的治疗是
A. SM+INH+PAS+青霉素
B. SM+INH+PFP+PZA
C. INH+RFP+EMB
D. INH+RFP
E. SM+INH+PZA

（46～50题共用题干）

一例68岁慢性咳喘病患者气急，生活自理有困难，晨起大便时突然呼吸困难加重，送来急诊。

46. 采集病史应特别询问
A. 胸痛部位、性质及伴随症状
B. 冠心病、心绞痛病史
C. 咳嗽、咳痰性状
D. 近期胸部X线检查情况
E. 近期服药史，如支气管舒张剂、抗生素

47. 体检重点应是
A. 胸部叩诊音，呼吸音的两侧比较和气管位置
B. 肺部啰音

C. 病理性支气管呼吸音

D. 颈静脉充盈

E. 心界大小，心音、心律、心率

48. 若经检查确诊慢阻肺并发自发性气胸和呼吸衰竭，患者两肺哮鸣音增加，神志恍惚，其首选治疗应是

A. 胸腔插管排气

B. 气管插管机械通气

C. 静脉注射氨茶碱和吸入 β_2 受体激动剂

D. 抗生素

E. 静脉滴注氢化可的松

49. 若经检查证明没有气胸，诊断尚需考虑有下列哪种疾病的可能

A. 肺炎　　B. 胸腔积液

C. ARDS　　D. 肺栓塞

E. 肺水肿

50. 若后前位胸片不能清楚显示气胸征象，但临床高度怀疑，可供优先选择的检查措施是

A. X 线透视，特别注意呼气相

B. 核素肺扫描

C. 加摄侧位胸部 X 片

D. 肺 CT

E. 体层摄影

(51～54 题共用题干)

男性，32 岁，因慢性肾炎肾功能衰竭于 3 月前行同种异体肾移植，术后维持抗排异治疗。近 2 周来发热，38.5℃～39℃，轻咳，伴气急。X 线胸片检查显示：两肺弥漫性细小结节状阴影，部分有融合拟诊血行播散型肺结核。

51. 为确诊，下列哪项检查最有价值

A. 结核菌素试验

B. 细菌学或（和）病理学检查

C. 血沉

D. 肺 CT

E. 肺功能

52. 在该患者进行结核菌试验，预计可能出现下列不同情况，哪一项解释是错误的

A. 阳性表示结核感染

B. 强阳性可以支持结核病诊断

C. 阴性可以排除结核病

D. 弱阳性可以提示卡介苗交叉反应

E. 因患者免疫抑制，其诊断价值受影响

53. (假设信息）假定经检查不能确定血行播散型肺结核，下列疾病中首先要考虑哪一种

A. 其他病原体感染

B. 肺泡细胞癌

C. 特发性肺含铁血黄素沉着症

D. 肺泡蛋白沉着症

E. 排异反应

54. (假设信息）如果经各种检查尚不能确诊，考虑细菌性感染，但仍不除外结核，其临床处理以哪项选择最合理

A. 先针对细菌感染，经验性应用抗生素治疗

B. 因为抗结核治疗特异，高效，先试抗结核治疗

C. 抗生素加支持疗法

D. 抗结核与抗生素治疗同时进行

E. 抗生素联合抗真菌药物治疗

(55～59 题共用题干)

男，25 岁，感冒后胸闷、气短两月，夜间及凌晨明显；时有鼻塞，嗅到烟、炒菜爆油味及冷空气，即喷嚏流涕；听诊肺无异常。

55. 为判断胸部病理生理变化，最佳的检查方法宜选

A. 纤维支气管镜检　　B. 血 IgE 测定

C. 动脉血气分析　　D. 肺通气功能检查

E. 峰流速变异率测验

56. 如上述检查均无异常，为明确诊断宜选下列哪项检查方法

A. 最大呼气流量－容积曲线

B. 气道反应性测定

C. 肺 CT

D. 运动肺功能

E. 症状明显时仔细检查心肺

57. 在诊断确定之前，作为对症治疗，最好给予

A. 硝酸异山梨酯含服

B. 口服或注射头孢菌素

C. 服抗过敏药如美喹他嗪或阿司咪唑

D. 吸入喘乐宁

E. 睡前服特布他林

58. 若胸部 X 线检查先后在两肺不同部位出现小淡片状模糊阴影，则诊断最可能是

A. 支原体肺炎　　B. 过敏性肺炎

C. 肺炎球菌肺炎　　D. 金葡菌肺炎

E. 结缔组织病的肺部表现

59. 本患者在病情得到控制、缓解后，还应采取下列哪种治疗方法最好

A. 继续服硝苯地平

B. 继用抗过敏药美喹他嗪等

C. 吸入必可酮（丙酸培氯松气雾）

D. 注射卡介苗免疫增强剂

E. 停药观察

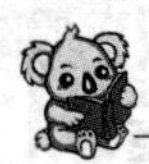

（60～64 题共用题干）

男患，25 岁，农民，平素健康，由于过劳自觉全身乏力，胸闷 2 个月，低热，干咳，左胸刺痛，伴气短 1 周住院，体检：T 37.3℃，贫血貌，气管右移，左侧第 3 肋以下叩实音，呼吸音消失，心音低，律齐。血 WBC 6.4×10^9/L，S 56%。

60. 此患者最可能的诊断是什么
A. 左下叶肺不张　　B. 左下叶肺脓肿
C. 左下叶肺结核　　D. 左侧气胸
E. 左侧胸腔积液

61. 下列哪项对该患诊断最有价值
A. 血培养　　B. 胸部超声
C. 胸腔抽液检查　　D. 结核菌素试验
E. 血沉

62. 该患者最可能的致病菌是哪项
A. 肺炎球菌　　B. 肺炎杆菌
C. 支原体　　D. 病毒
E. 结核菌

63. 胸液检查结果，外观黄色透明，比重 1.020，蛋白 32g/L，李凡他试验阳性，细胞数 1.5×10^6/L，N 23%，L 67%，RBC 10%，应考虑为
A. 渗出液　　B. 漏出液
C. 化脓性积液　　D. 血性积液
E. 乳糜性积液

64. （假设信息）如果在为患者胸腔抽液时，病人突然出现面色苍白，气短，出冷汗，脉快，血压下降，应立即采取下列哪项措施最合适
A. 立即吸氧，输液
B. 氨茶碱静注
C. 静滴升血压药
D. 平卧位，0.1% 肾上腺素 0.3ml，皮下注射
E. 毛花苷 C，静脉注射

（65～67 题共用题干）

男，53 岁，打鼾，憋气 2 年，伴白天困乏、嗜睡，查：下鼻甲肥大，扁桃腺Ⅲ度，舌体正常。PSG 示血氧降低，呼吸暂停，口鼻气流停止时，膈肌兴奋性增强，收缩。

65. 本例病人可能的诊断是
A. 中枢型 SAHS　　B. 膈肌型 SAHS
C. 混合型 SAHS　　D. 阻塞型 SAHS
E. 诊断 SAHS 依据不足

66. 治疗应采取的方法是
A. CPAP
B. 软腭及扁桃腺射频消融
C. 鼻中隔矫正，下鼻甲消融
D. UPPP
E. UPPP 加鼻部手术

67. 如该患者 PSG 示血氧最低为 80%，CPAP 无效，应考虑的治疗方法为
A. 减肥　　B. 侧卧
C. 药物　　D. 手术
E. 鼻瓣扩张器

（68～69 题共用题干）

男性，56 岁，吸烟 30 余年，20 支/日，无诱因咳嗽，痰带血丝，间有低热，胸痛一个月。胸片示：左下叶大片高密度阴影，边界欠光滑，内有偏心空洞，痰结核菌涂片阴性。

68. 最可能诊断是
A. 肺结核　　B. 肺化脓症
C. 肺癌　　D. 大叶肺炎
E. 膈疝

69. 确诊最有效的检查方法是
A. 痰培养　　B. 血免疫全项
C. 核磁共振　　D. 纤维支气管镜
E. 胸部 B 超

（70～71 题共用题干）

女童，6 岁，间断咳嗽半年，近 1 周咳嗽加重，伴喘息，以凌晨为重。体检：两肺可闻及散在哮鸣音。胸片示：两肺纹理增重。

70. 最可能的诊断是
A. 支气管炎　　B. 支气管肺炎
C. 肺结核　　D. 间质性肺炎
E. 支气管哮喘

71. 患儿进一步出现以下症状：呼吸困难加重，端坐呼吸、大汗淋漓、三凹征阳性、两肺哮鸣音。应考虑是
A. 循环衰竭　　B. 哮喘持续状态
C. 心力衰竭　　D. 合并肺炎
E. 肺气肿

（72～74 题共用题干）

患儿，男，10 月，发热、咳嗽、气喘 4～5 天，近 2 天腹泻大便 3～4 次/日，呈黄稀便，偶有呕吐，体检两肺可闻喘鸣音及湿性啰音，心音有力，律齐，心率 136 次/分，腹软，肝肋下 2cm，质软，脾不大。

72. 最可能的诊断是
A. 支气管炎　　B. 支气管肺炎
C. 气管炎　　D. 支气管哮喘
E. 肺结核

73. 帮助确诊的首选检查是

A. 外周血白细胞数　　B. 胸部 CT 扫描
C. 胸部 X 线检查　　D. 血沉
E. 痰培养

74. 患儿在治疗中突然喘憋加重，烦躁不安、发绀，体温38℃，呼吸 70 次/分，心率 180 次/分，心音低钝，肝右季肋下 4.5cm，尿少，应考虑是
A. 呼吸衰竭　　B. 肺化脓症
C. 肺大疱　　D. 心力衰竭
E. 间质性肺炎

(75～77 题共用题干)

男，30 岁，每年反复咳嗽、痰多，有时黄痰，间有咯血，近日感冒后频发咳嗽，咯鲜血一次约 300ml。

75. 最可能的诊断是
A. 慢性支气管炎　　B. 支气管哮喘
C. 支气管扩张　　D. 肺结核
E. 肺癌

76. 首先采取措施应为
A. 抗炎、止血、安慰患者镇静
B. 抗结核 + 止血
C. 立即转外科手术治疗
D. 抗炎
E. 止血

77. 属于哪种程度咯血
A. 小量咯血　　B. 中量咯血
C. 少量咯血　　D. 微量咯血
E. 大量咯血

(78～79 题共用题干)

男，59 岁，慢性阻塞性肺气肿病史，3 天前感冒、咳嗽、伴喘息加重。血气分析：pH：7.370，PO_2 59mmHg，PCO_2 55mmHg。

78. 胸片典型表现为
A. 肺野透光度增大，膈肌低平
B. 双上肺野纹理增粗
C. 双侧肋间隙变窄
D. 肺野多发蜂窝状改变
E. 心界向左侧明显扩大

79. 最佳处理原则
A. 激素为主、吸氧 4L/min
B. 止喘为主
C. 抗炎、止咳、祛痰、止喘、持续低流量吸氧
D. 止喘 + 呼吸兴奋剂为主
E. 抗炎、吸氧 5L/min

(80～81 题共用题干)

女，30 岁，因加夜班后次日咽痛、鼻塞，伴低热，查体发现咽部红肿，咽后壁、扁桃体淋巴滤泡增殖，下颌淋巴结肿大，血白细胞 4.5×10^9/L。

80. 首选最佳药物
A. 阿莫西林
B. 氧氟沙星静脉点滴
C. 吗啉双呱、板蓝根等
D. 头孢拉定静脉点滴
E. 头孢曲松钠静脉点滴

81. 最可能出现的并发症是
A. 大叶性肺炎　　B. 急性化脓性扁桃腺炎
C. 慢性咽炎　　D. 过敏性鼻炎
E. 急性病毒性心肌炎

(82～83 题共用题干)

女，20 岁，反复发作呼吸困难、胸闷、咳嗽 3 年，每年秋季发作，可自行缓解。此次发作已半天，症状仍继续加重，就诊。查体：双肺布满哮鸣音，心率 90 次/分，律齐，无杂音。

82. 该患者的诊断应首先考虑为
A. 慢性支气管炎　　B. 阻塞性肺气肿
C. 慢性支气管炎并肺气肿　　D. 支气管哮喘
E. 心源性哮喘

83. 经药物对症治疗 1 天仍不缓解，此时应采用
A. 所有药物加大剂量再用 24 小时
B. 应用琥珀酸氢化可的松静脉滴注
C. 大剂量二丙酸倍氯米松气雾剂吸入
D. 静脉滴注第三代头孢菌素
E. 静脉滴注 5% 碳酸氢钠

(84～85 题共用题干)

女，18 岁，关节痛反复发作已 5 年。体检：扁桃体Ⅲ度肿大，膝关节红、肿、热、活动受限，心率 100 次/分，心尖部有收缩期杂音，肘后触及小结节无痛无粘连。心电图 P－R 间期延长。超声心动示心脏扩大。血沉 (ESR) 80mm/h，抗溶血性链球菌素 O 抗体 (ASO) 阳性。

84. 诊断首先考虑
A. 风湿热　　B. 多发性关节炎
C. 心肌缺血　　D. 红斑狼疮
E. 感染性关节炎

85. 抗感染治疗使用青霉素 120 万 U/d，肌注，其目的是
A. 消除链球菌感染　　B. 预防心肌炎
C. 预防关节炎　　D. 改善全身状态
E. 预防肺炎

(86～87 题共用题干)

男，32 岁，受凉后出现高热、咳嗽、咳大量脓臭痰两周。查体：右下肺叩诊浊音，可闻及湿性啰音。血白

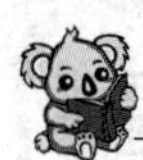

细胞 2.0×10^9/L，中性粒细胞 92%，胸片示右下叶背段大片阴影并有厚壁空洞。

86. 最重要的进一步检查应为
    A. 肺功能检查　　B. 支气管舒张试验
    C. 痰的细菌学检查　　D. 胸部 CT
    E. 肝功能检查

87. 较合理的非药物治疗，治疗应包括
    A. 气管插管
    B. 单用氯霉素
    C. 口服异烟肼、乙胺丁醇、利福平
    D. 单用苯唑西林
    E. 体位引流

（88～91 题共用题干）

女，74 岁，患脑栓塞左侧偏瘫，卧病魏保生 3 年，曾 3 次因患肺感染住院。近 2 天来 T 38.2℃，呼之钝应，血压25/10kPa（190/80mmHg），呼吸 38 次/分，心率 104 次/分，口唇、指端轻度发绀，双肺散在湿鸣及哮鸣音，被动体位，左侧偏瘫，双侧巴宾斯基征阳性。ECG 示房颤，心肌缺血。

88. 患者发热最可能的原因是
    A. 肺肿瘤伴阻塞性肺炎　　B. 败血症
    C. 泌尿系感染　　D. 吸入性肺炎
    E. 下呼吸道感染

89. 确诊的首选检查是
    A. 痰培养　　B. 血气分析
    C. 胸部 X 线片　　D. 肺 CT 或 MRI
    E. 超声心动图

90. 此患者防止反流和误吸的最好办法
    A. 禁食　　B. 静脉高营养
    C. 鼻饲疗法　　D. 肠营养管插入十二指肠鼻饲
    E. 治疗原发病，改善吞咽及咳嗽反射

91. 预防疾病的一般治疗和护理中，哪项不正确
    A. 慎用中枢性镇咳剂
    B. 鼓励吃流质
    C. 鼓励吃糊状物
    D. 坐位进食，食后 2 小时不要卧床
    E. 加强口腔护理

【B 型题】

（1～2 题共用备选答案）
    A. 肺炎球菌肺炎　　B. 支气管肺癌
    C. 浸润型肺结核　　D. 过敏性肺炎
    E. 结核性胸膜炎

1. 男性 33 岁，因反复咳嗽、咳痰、痰中带血 3 个月，因乏力、低热而入院。胸片示：右上肺淡薄云雾状阴影，痰涂片检查结核菌阴性。可能的诊断为

2. 女性 28 岁，因左胸痛、干咳 18 天入院。体温 37.8℃，左胸下部叩诊浊音，呼吸音减弱。胸片示：左下大片致密阴影，痰检结核菌阴性。可能诊断为

（3～5 题共用备选答案）
    A. 起病急，咽痒，口干，呼气性呼吸困难，干咳
    B. 长期低热，乏力，盗汗，咳嗽，少量白痰
    C. 起病急，寒战，高热，胸痛，咳铁锈痰
    D. 反复高热，咳大量脓臭痰，偶尔咯血
    E. 起病急，寒战，高热，咳棕红色胶胨样痰

下列疾病最可能的症状是

3. 肺炎球菌肺炎最可能的症状为
4. 急性肺脓肿最可能的症状为
5. 肺炎杆菌肺炎最可能的症状为

（6～8 题共用备选答案）
    A. 神志恍惚、嗜睡
    B. 上腹胀痛、少尿
    C. 舒张期奔马律
    D. 偶尔发生的下肢轻微水肿
    E. 突发心前区疼痛

6. 慢性肺心病缓解期
7. 慢性肺心病心力衰竭
8. 慢性肺心病典型的二氧化碳潴留表现

（9～10 题共用备选答案）
    A. 氨基苷类抗生素　　B. 青霉素
    C. 红霉素　　D. 林可霉素（洁霉素）
    E. 红霉素 + 利福平

下列情况选用哪组药物最适宜

9. 男性，55 岁，1 周来发热，咳嗽，咳脓痰。胸片示：右上肺野实变，有空洞，叶间隙下坠
10. 男性，25 岁，3 天来突然寒战高热，咳黄痰。胸片示：右上肺野大片状密度增浓影，可见支气管气道征

（11～12 题共用备选答案）
    A. 红霉素　　B. 青霉素
    C. 阿霉素　　D. 盐酸小檗碱
    E. 两性霉素

下列各例道选的治疗药物是

11. 男性 27 岁，3 年前患肺结核，近 2 天受凉后突然发热 39℃，伴胸痛咳嗽来住院。胸片示：右上肺条索状阴影，左下肺野大片淡薄阴影。首选药物是
12. 男性，29 岁，患急性呼吸道感染，发热 38℃、咳嗽、少痰 5 天而住院。胸片示：右肺中野白淡片状阴影。WBC 4.0×10^9/L，分类正常。痰无细菌生长。红细胞冷凝集试验阳性（>1∶64）。应首选的药物为

（13～16 题共用备选答案）
    A. PSG 检查睡眠时，口鼻气流停止时，记录不到膈

肌和胸壁肌活动

B. PSG 检查睡眠时，口鼻气流停止时，膈肌和胸壁肌活动明显

C. PSG 检查睡眠时，最低血氧低于 80%

D. PSG 检查睡眠时，RD124，血氧 89%

E. PSG 检查睡眠时，RD1 >20，血氧 >90%

13. 中枢型 SAHS

14. 重度 SAHS

15. 轻度 SAHS

16. 阻塞 SAHS

（17～18 题共用备选答案）

A. 支气管哮喘　B. 肺气肿

C. 声带麻痹　D. 自发性气胸

E. 胸腔积液征

17. 双肺散在哮鸣音

18. 一侧下肺呼吸音低，语颤音低，叩浊

（19～20 题共用备选答案）

A. 幼儿急疹　B. 风疹

C. 麻疹　D. 水痘

E. 猩红热

19. 最需要与化脓性脓疱疹相鉴别的疾病

20. 最容易引起肺炎并发症的疾病

（21～22 题共用备选答案）

A. 自幼反复发作咳嗽，气急，闻到花粉后加剧

B. 咳嗽伴臭脓痰

C. 咳嗽，痰量多、分层

D. 肺气肿 15 年，剧咳后

E. 长期低热伴痰中带血

F. 反复咳嗽，咳痰，间歇性咯血

G. 高血压 15 年，近两天夜间不能平卧，咳粉红色泡沫痰

H. 高热，咳铁锈色痰，呼吸困难加重

下列疾病的表现分别属于

21. 大叶性肺炎

22. 气胸

（23～25 题共用备选答案）

A. 支气管哮喘　B. 支气管扩张

C. 慢性支气管炎，肺气肿　D. 支气管肺癌

E. 特发性肺间质纤维化

23. 两肺散在湿啰音，伴哮鸣音及呼气相延长

24. 固定性湿啰音

25. 弥漫性哮鸣音，呼气相延长

（26～27 题共用备选答案）

A. 夜间哮喘频繁发作，严重影响睡眠

B. 呼吸 30 次/分，脉搏 >120 次/分，哮鸣音响亮

C. 吸气费力，伴喉鸣音，止喘、抗炎药无效

D. 夜间哮喘症状多于每月 2 次，发作可能影响睡眠，PEF >80%

E. 夜间哮喘发作少于每月 2 次，发作间期无症状

26. 哮喘严重持续（评级为 4 级）

27. 哮喘轻度持续（评级为 2 级）

（28～29 题共用备选答案）

A. 一侧下肺湿啰音，咳嗽后不消失

B. 双肺散在哮鸣音

C. 双肺满布湿啰音

D. 吸气末干啰音，咳嗽后消失

E. 双肺呼吸音一致低。查体桶状胸听诊特点为

28. 支气管扩张

29. 支气管哮喘

（30～31 题共用备选答案）

A. 铁锈色痰

B. 烂桃样痰

C. 浆液性粉红色泡沫样血痰

D. 巧克力色浓痰

E. 痰中带血丝

下列疾病的表现分别属于

30. 急性左心衰竭肺水肿

31. 大叶性肺炎

（32～33 题共用备选答案）

A. 青霉素　B. 红霉素

C. 林可霉素　D. 头孢他啶

E. 苯唑西林

32. 支原体肺炎的首选抗生素为

33. 铜绿假单胞菌的首选抗菌素为

（34～37 题共用备选答案）

A. 肺梗死（肺栓塞）　B. 胸膜炎

C. 肺结核　D. 支气管扩张

E. 肺癌　F. 急性支气管炎

G. 气胸　H. 肺吸虫病

34. 长期卧床，有下肢深静脉血栓形成，突然出现胸痛、气急、咯血

35. 长期咳嗽，晨起大量脓痰，间歇性咯血

36. 吸烟史 30 年，近来消瘦明显，咳嗽咳痰加剧，伴痰中带血

37. 肺气肿 18 年，剧烈咳嗽后气急加重，一侧呼吸音消失

（38～41 题共用备选答案）

A. 肺梗死　B. 气胸

C. 肺结核　D. 支气管扩张

E. 肺癌

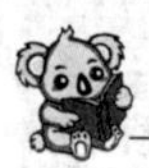

下列表现最可能见于哪种疾病

38. 肺气肿 18 年，剧烈咳嗽后气急加重，一侧呼吸音消失
39. 吸烟史 30 年，近来消瘦明显，咳嗽咳痰加剧，伴痰中带血
40. 长期卧床，有下肢静脉血栓形成，突然胸痛、气急、咯血
41. 长期咳嗽，晨起大量脓痰，间歇性咯血

（42～43 题共用备选答案）

A. 喘息症状服用制酸药物后好转
B. 胸痛、喘息，用抗凝药治疗后好转
C. 急性气短，咳嗽，不能平卧，强心利尿后好转
D. 每次喘息发作，支气管扩张药即可缓解
E. 气短、喘息伴吸气性呼吸困难

42. 支气管哮喘
43. 左心衰竭

（44～45 题共用备选答案）

A. 急起寒战、高热、胸痛、咳嗽、咳痰
B. 急起寒战、咳嗽、咳痰，痰量逐渐增多，有臭味
C. 间断咯血，并咳大量脓痰
D. 低热、盗汗、咳嗽，咳少量白痰
E. 咽部发痒，干咳无痰

44. 支气管扩张并感染
45. 细菌性肺炎

（46～47 题共用备选答案）

A. 急起寒战、高热、胸痛、咳嗽、咳痰
B. 急起寒战、咳嗽、咳痰，痰量逐渐增多，有臭味
C. 间断咯血，并咳大量脓痰
D. 低热、盗汗、咳嗽、咳少量白痰
E. 咽部发痒，干咳无痰以下病症表现为

46. 急性肺脓肿
47. 浸润性肺结核

（48～50 题共用备选答案）

A. 支气管扩张症　　B. 肺脓肿
C. 肺结核　　D. 风心病
E. 肺部肿瘤

确定以下大咯血的病因

48. 有心脏病史，呈现二尖瓣面容的中青年患者
49. 寒战高热，咯大量脓臭痰
50. 经常咳脓痰，反复出现同一部位的肺内感染

【案例题】

案例一

男性，35 岁。因鼻塞、流涕 3 天伴咽痛、咳嗽两天就诊。自服“感冒通”等稍好转。无明显发热、咳痰及胸痛等。查体：T 37.3℃，神志清，呼吸平顺，唇甲无发绀，咽稍红，双侧扁桃体无肿大。气管居中，双肺叩诊清音，未闻明显干湿啰音。

提问 1. 患者最可能的诊断是什么

A. 普通感冒　　B. 急性化脓性扁桃体炎
C. 急性上呼吸道感染　　D. 流行性感冒
E. 过敏性鼻炎　　F. 支气管炎

提问 2. 下面哪些可能是引起该病的病原体

A. 最可能的病原体为病毒　　B. 鼻病毒
C. 腺病毒　　D. 呼吸道合胞病毒
E. 埃可病毒　　F. 柯萨奇病毒

提问 3. 患者行血常规示：WBC 2.8×10^9/L，N 54%，L 47%；胸片无异常。目前可给予以下哪些治疗

A. 首选抗菌药物治疗
B. 首选抗病毒治疗
C. 对症治疗
D. 选用对症的中药治疗
E. 给予第一代头孢菌素
F. 给予大环内酯类药物

案例二

男性，73 岁，化工厂工人。因反复咳嗽、咳痰 15 年，气促 3 年，加重 1 周入院。患者 15 年来，每年咳嗽、咳痰达 3 个月以上，每于冬春季节转换时多发。嗜烟，每日 25 支（50 余年）。查体：T 36.8℃，R 28 次/分，神清，气促，烦躁不安，唇甲发绀，球结膜充血、水肿。咽稍红，双侧扁桃体无肿大。颈静脉怒张，肝颈征阳性。气管居中，双肺叩诊过清音，双肺呼吸音粗，双肺可闻散在干湿啰音。心界不大，心率 110 次/分。腹平软，肝脾肋下未及。双下肢轻度水肿。

提问 1. 根据患者以上病史及体检，患者可能的诊断是什么

A. 慢性支气管炎急性发作　　B. 肺结核
C. 支气管哮喘急性发作　　D. 慢性阻塞性肺疾病
E. 呼吸衰竭　　F. 肺源性心脏病

提问 2. 患者胸片示：双肺纹理增粗紊乱，右下肺动脉干 16mm。肺功能检查示：$FEV_1/FVC<70\%$，$FEV_1<30\%$预计值。血气分析：PO_2 50mmHg，PCO_2 70mmHg。能够明确的诊断是

A. 慢性支气管炎急性发作　　B. 肺结核
C. 支气管扩张症　　D. 慢性阻塞性肺疾病
E. Ⅱ型呼吸衰竭　　F. 肺源性心脏病

提问 3. 患者行血常规示：WBC 15×10^9/L，N 86%，L 14%。目前可给予以下哪些治疗

A. 抗感染治疗　　B. 支气管舒张剂
C. 控制性吸氧　　D. 高浓度吸氧

E. 持续低流量吸氧　　F. 糖皮质激素

提问4. 患者经治疗后好转出院，应给予患者以下哪些建议

A. 戒烟　　B. 康复运动

C. 长期家庭氧疗　　D. 高浓度吸氧

E. 流感疫苗　　F. 口服糖皮质激素

案例三

女性，67岁。因淋雨后出现咳嗽、咳少量黄白色黏痰3天伴发热，体温最高达40℃，伴畏寒、寒战。查体：T 39.5℃，R 32次/分，BP 80/40mmHg。神清，气促，面颊绯红，鼻翼翕动，口角可见单纯疱疹，唇甲发绀，巩膜黄染。咽稍红，双侧扁桃体无肿大。颈静脉无怒张，肝颈征阴性。气管居中，左肺叩诊轻浊音，左下肺呼吸音减低，双肺未闻明显干湿啰音。心界不大，心率125次/分。腹稍膨隆，上腹部轻压痛，肝脾肋下未及。双下肢无水肿。

提问1. 根据上述情况，患者急需做以下哪些检查

A. 血RT　　B. 胸部照片

C. 胸部CT　　D. 血气分析

E. 胸部MR　　F. 支气管镜检查

提问2. 患者血常规：WBC 2.0×10^9/L，N 90%，L 10%。胸片检查示：双下肺感染。血气分析 PO_2 50mmHg，PCO_2 30mmHg，患者逐渐出现意识模糊，患者最可能的诊断

A. 重症肺炎　　B. 肺结核

C. 支气管扩张症　　D. 社区获得性肺炎

E. Ⅰ型呼吸衰竭　　F. Ⅱ型呼吸衰竭

提问3. 经治疗3天后，患者症状无改善，原因可能为

A. 药物未能覆盖致病菌

B. 细菌耐药

C. 特殊病原体感染

D. 非感染性疾病

E. 药物热

F. 患者可能合并免疫抑制性疾病

提问4. 患者目前情况，以下哪些处理正确

A. 积极寻找病原体　　B. 给予痰培养检查

C. 调整抗菌药物　　D. 痰涂片检查

E. 胸部CT　　F. 口服糖皮质激素

案例四

男性，75岁。患慢性阻塞性肺疾病20余年，长期门诊复诊。近来行肺功能检查示：$FEV_1/FVC<70\%$，$30\%\leq FEV_1<50\%$ 预计值，血气分析 PO_2 50mmHg，PCO_2 60mmHg。查体：T 36.8℃，R 20次/分，消瘦，神清，稍气促，唇甲轻度发绀，球结膜稍充血、水肿。咽稍红，双侧扁桃体无肿大。颈静脉怒张，肝颈征阴性。气管居中，双肺叩诊过清音，双肺呼吸音减低，双肺未闻明显干湿啰音。心界不大，心率98次/分。腹平软，肝脾肋下未及。双下肢无水肿。

提问1. 根据患者以上病史及体检，以下正确的是

A. 患者肺功能严重程度为Ⅱ级

B. 建议患者长期氧疗

C. 给予支气管舒张药物

D. 患者肺功能严重程度为Ⅰ级

E. 患者肺功能严重程度为Ⅲ级

F. 患者合并Ⅱ型呼吸衰竭

提问2. 近一周患者受凉后出现咳嗽、咳痰、气促加重，并出现双下肢水肿以下哪些是患者可能的并发症

A. 自发性气胸　　B. 肺结核

C. 支气管扩张症　　D. 肺癌

E. Ⅱ型呼吸衰竭　　F. 肺源性心脏病

提问3. 患者行血常规示：WBC 9.0×10^9/L，N 90%，L 10%；胸片示：双肺纹理增粗紊乱，双肺多发肺大泡。目前可给予以下哪些治疗

A. 抗感染治疗　　B. 支气管舒张剂

C. 控制性吸氧　　D. 利尿剂

E. 洋地黄类药物　　F. 高流量吸氧

提问4. 关于慢性肺心病患者洋地黄类药物的使用，以下哪些是正确的

A. 洋地黄类药物使用剂量宜大

B. 宜使用作用快，排泄快的洋地黄类药物

C. 根据患者心率衡量洋地黄类药物的应用和疗效

D. 感染已控制、呼吸功能好转、利尿剂不能得到良好疗效而反复水肿的心力衰竭患者

E. 以右心衰竭为主要表现而无明显感染的患者

F. 出现急性左心衰竭者

案例五

男性，25岁，反复发作性呼吸困难5年，每年春季发作，可自行缓解，此次再次突然发作2天，伴胸闷、咳嗽，症状持续不能缓解。查体：双肺满布哮鸣音，心率95次/分，心律齐，心脏各瓣膜区未闻及病理性杂音。

提问1. 该患者诊断首先考虑

A. 支气管哮喘　　B. 慢性支气管炎

C. 自发性气胸　　D. 心源性哮喘

E. 支气管扩张　　F. 慢性阻塞性肺气肿

提问2. 该患者治疗可以选择的药物

A. 沙丁胺醇雾化吸入　　B. 糖皮质激素

C. 氨茶碱　　D. 白三烯受体拮抗剂

E. 抗胆碱能药物雾化吸入　　F. β_1 受体阻滞剂

提问3. 如经氧疗、解痉平喘药物、糖皮质激素口服治疗后患者病情无好转，气促逐渐加重，呼吸困难加重，烦躁。患者血气分析报告：pH 7.14，PCO_2 70mmHg，PO_2 45mmHg，患者神志出现淡漠，嗜睡，呼吸浅快。此时进一步的措施有

A. 复查血气分析　B. 静脉使用糖皮质激素
C. 应用镇静剂　D. 高流量吸氧
E. 呼吸兴奋剂　F. 纠正电解质紊乱

提问4. 首要采取的措施为

A. 使用无创辅助通气
B. 面罩吸氧纠正低氧血症
C. 气管插管有创机械通气
D. 使用钙离子拮抗剂
E. 使用抗生素
F. 使用中枢性呼吸兴奋药物

案例六

患者女，32岁，幼年曾患麻疹，反复咳嗽、咳痰10年，多于晨起及夜间睡眠时咳大量黄痰，此次受凉后咳嗽加重，咳痰增多，为黄绿色痰，伴发热，间断咯血2次，每次量约30ml。查体：T 38.2℃，P 100次/分，双肺呼吸音粗，双下肺可闻及粗湿啰音。血常规：WBC 12×10^9/L，NEU%：88%。

提问1. 该患者最可能的诊断

A. 慢性支气管炎急性发作　B. 肺脓肿
C. 肺结核　D. 支气管扩张
E. 肺炎　F. 肺癌

提问2. 引起该患者常见的病原体包括

A. 鲍曼不动杆菌　B. 金黄色葡萄球菌
C. 铜绿假单胞菌　D. 肺炎链球菌
E. 流感嗜血杆菌　F. 卡他莫拉菌
G. 真菌

提问3. 该患者性胸部CT发现双肺多发病变，呈柱状及囊状改变，下列治疗措施中哪些正确

A. 根据经验使用抗生素　B. 祛痰药
C. 应用止血药　D. 口服糖皮质激素
E. 止咳药　F. 支气管动脉造影+栓塞

提问4. 如患者出现咯大量鲜红色血，量约400ml，下列哪些措施是正确的

A. 立即患侧卧位　B. 垂体后叶素
C. 止血治疗　D. 配血
E. 补液　F. 保持呼吸道通畅

提问5. 如果患者突然咯血停止，出现气促，胸闷，烦躁，口唇苍白，血氧饱和度下降，则考虑可能发生了

A. 急性心肌梗死　B. 肺栓塞
C. 低血糖反应　D. 大咯血窒息
E. 气胸　F. 脑出血

提问6. 下一步最有效的治疗措施

A. 高流量吸氧　B. 呼吸兴奋剂
C. 有创气管插管　D. 止血药物
E. 拍背排痰　F. 吸痰

案例七

患者男，77岁。因“反复双下肢凹陷性水肿20余年，发作性呼吸困难、心悸7年，加重伴胸痛5天”入院。偶有咳嗽、咳痰，无吸烟病史，无高血压病史。查体：T 36.2℃，P 110次/分，R 22次/分，BP 135/70mmHg，口唇发绀，双肺呼吸音对称，右下肺闻及湿啰音，颈静脉充盈，剑突下心尖搏动明显，P2亢进，三尖瓣区闻及收缩期杂音与舒张期奔马律，双下肢凹陷性水肿，右下肢为甚。

提问1. 该患者诊断考虑

A. 慢性阻塞性肺疾病　B. 慢性肺源性心脏病
C. 支气管哮喘　D. 支气管扩张症
E. 肺栓塞　F. 气胸

提问2. 根据本病临床表现，首选筛查措施为

A. 血气分析　B. 胸片
C. 心电图　D. 冠脉造影
E. 肺动脉造影　F. D-二聚体

提问3. 血气分析提示pH 7.43，PO_2 46mmHg，PCO_2 50mmHg，AB 24mmol/L。血常规：WBC 2.97×10^9/L，RBC 4.53×10^{12}/L，HGB 150g/L，PLT 178×10^9/L。D-二聚体：800μg/L。胸片：肺动脉段突出，心胸比：0.6，双下肺密度增高，右肋膈角模糊。心电图：窦性心动过速，肺性P波，右室高电压，$V_1\sim V_5$ST段压低0.05～0.1mV。为进一步明确诊断，需进行的检查

A. 冠状动脉造影
B. 支气管激发试验
C. 胸部CT增强
D. 外周深静脉B超
E. 超声心动图
F. 核素肺通气/灌注扫描

提问4. 溶栓治疗的绝对禁忌证

A. 2周以内的大手术
B. 2个月内缺血性脑卒中
C. 活动性出血
D. 近期自发性颅内出血
E. 10天内的胃肠道出血
F. 15天内的严重创伤

案例八

患者男，45 岁，左股骨骨折固定术后，卧床第 10 天活动后突发胸闷、气促，伴胸痛，出冷汗。查体：BP 90/60mmHg，心率 102 次/分，R 26 次/分，P2 > A2。心电图提示 V_1 ~ V_3T 波倒置。动脉血气分析提示：pH 7.42，PO_2 55mmHg，PCO_2 45mmHg。

提问 1. 需要进一步完善哪些检查

A. 下肢深静脉彩超　B. 心脏彩超
C. 血清电解质　D. 血浆 D－二聚体
E. 肺功能　F. 冠脉造影

提问 2. 根据上述表现，考虑最可能的诊断

A. 气胸　B. 急性肺栓塞
C. 主动脉夹层　D. 急性心肌梗死
E. 胸膜炎　F. 急性左心衰

提问 3. 下列哪些检查可确诊

A. 肺通气/灌注扫描　B. 胸片
C. 胸部 CT 增强　D. 肺功能
E. 纤维支气管镜检查　F. 肺动脉造影
G. 磁共振肺动脉造影

提问 4. 对于该病下列描述哪些是正确的

A. 大部分患者表现为“三联征”：呼吸困难、胸痛、咯血
B. 大多数患者表现有特异的心电图异常
C. 血浆 D－二聚体诊断特异性较高
D. 晕厥可为唯一或首发的表现
E. 不明原因的呼吸困难为最多见的表现
F. 肺部有时可闻及哮鸣音或细湿啰音，肺野偶可闻及血管杂音
G. 常为小量咯血，大咯血少见

提问 5. 假设血浆 D－二聚体 5mg/L，深静脉彩超未见血栓，则该患者的治疗包括

A. 吸氧　B. 溶栓
C. 糖皮质激素　D. 放置腔静脉滤器
E. 抗凝治疗　F. 抗生素

案例九

患者，男，70 岁。咳嗽、咳痰，伴痰中带血 3 个月。胸片提示右肺门类圆形阴影，边缘毛躁，有分叶。

提问 1. 该患者最可能的诊断

A. 肺结核　B. 肺脓肿
C. 肺不张　D. 肺癌
E. 肺气肿　F. 肺炎

提问 2. 为进一步明确诊断，可选的检查手段有哪些

A. 胸部 CT 增强　B. 痰找脱落细胞
C. 纤维支气管镜　D. 血清肿瘤标志物
E. 经皮肺穿刺　F. 肺通气/灌注扫描

提问 3. 肺癌非转移胸外表现（副癌综合征）有哪些

A. 肥大性肺性骨关节病　B. Cushing 综合征
C. 高钙血症　D. 上腔静脉阻塞综合征
E. 癫痫　F. 共济失调
G. 神经肌肉综合征

提问 4. 肺上沟癌可引起下列哪些表现

A. 同侧额部与胸壁无汗或少汗
B. 病侧眼睑下垂
C. 病侧瞳孔扩大
D. 病侧眼球突出
E. 压迫颈交感神经
F. 偏盲

案例十

患者女，52 岁。右侧胸痛、刺激性咳嗽 4 周，活动后气促 2 周，无发热，无盗汗，活动后气促。查体：气管居中，右侧肺叩诊浊音，呼吸音消失。胸片、B 超提示右侧大量胸腔积液。

提问 1. 该患者胸腔积液最可能的原因

A. 肺结核　B. 肺脓肿
C. 支气管扩张　D. 肺癌
E. 肺炎　F. 慢性心力衰竭

提问 2. 为明确诊断，该患者下一步检查措施

A. 胸腔穿刺抽液查脱落细胞
B. 血清肿瘤标志物检查
C. 纤维支气管镜检查
D. 心脏彩超
E. 支气管动脉造影
F. 胸部 CT 增强

提问 3. 胸腔穿刺为血性胸腔积液，胸水找到癌细胞，对于治疗，下列哪些说法是错误的

A. 无手术指征
B. 抽取胸腔积液后再手术治疗
C. 先全身化疗，在进行手术加化疗
D. 胸腔内注入化疗药物，在考虑手术治疗
E. 可给予手术切除原发病灶，胸膜加冷冻治疗或胸膜粘连术
F. 放疗待肿块缩小后再考虑手术

提问 4. Horner 综合征有下列哪些表现

A. 病侧眼睑下垂　B. 病侧眼球内陷
C. 病侧眼球突出　D. 病侧瞳孔缩小
E. 病侧瞳孔扩大
F. 同侧额部、胸壁少汗或无汗

案例十一

男性，36岁。有支气管哮喘病史5年余，按时使用吸入药物治疗。1天前因家中装修，油漆家具时，突然出现呼吸困难，渐出现端坐呼吸、烦躁不安、大汗淋漓，继续使用药物无效，就诊急诊，给予静脉推注氨茶碱无好转，收入病房。

提问1. 此时该患者应给予以下哪些处理

A. 吸氧

B. 吸入短效 β_2 受体激动剂

C. 吸入抗胆碱能药物

D. 糖皮质激素

E. 吸入黏液溶解剂

F. 镇静剂

提问2. 经过上述处理，患者病情无改善，渐出现意识模糊。查血气分析示 PCO_2 55mmHg、PO_2 60mmHg，应考虑给予下列哪些处理

A. 机械通气

B. 吸入长效 β_2 受体激动剂

C. 密切监护，转ICU病房

D. 注意补液及酸碱平衡

E. 使用抗生素

F. 继续氧疗

提问3. 3天后患者停用机械通气，转入普通病房，5天后患者出院。患者在以后的治疗中，应遵循以下哪些原则

A. 哮喘控制至少3个月以上，方可逐步降级治疗

B. 避免再次接触油漆

C. 与医生建立伙伴关系

D. 学习评价和监测自己的哮喘严重度

E. 尽量避免上呼吸道感染

F. 长期氧疗

案例十二

男性，50岁。无吸烟史，既往体健，因发热、咳嗽、胸痛7天就诊，咳少量黄白色黏痰。查体：T 37.8℃，神志清，呼吸平顺，唇甲无发绀，气管居中，右中下肺叩诊呈浊音，右中下肺呼吸音明显减弱，右下肺可闻及少许细湿性啰音。

提问1. 患者应首先完善以下哪些资料

A. 血常规　　B. 尿常规

C. 血气分析　　D. 血培养

E. 痰培养　　F. 胸片

G. 胸部CT

提问2. 患者行血常规示：WBC 21×10^9/L，N 94%，L 7%；胸片示右中下肺可见大片状高密度阴影，边缘尚清。目前可能的诊断为

A. 肺炎　　B. 肺结核

C. 肺癌　　D. 肺梗死

E. 脓胸　　F. 急性肺水肿

提问3. 患者经抗生素治疗后病情稳定、好转，发热、咳嗽、咳痰、胸痛消失，复查血常规未见异常，胸片示右中下肺病灶大部分吸收。目前诊断为

A. 社区获得性肺炎　　B. 医院获得性肺炎

C. 大叶性肺炎　　D. 小叶性肺炎

E. 间质性肺炎　　F. 细菌性肺炎

G. 病毒性肺炎

提问4. 为明确致病菌，进行痰细菌学检查。合格痰标本有何要求

A. 漱口后留痰

B. 唾液

C. 深部痰液

D. 2小时内送检

E. 延迟送检标本应置于6℃保存

F. 保存标本应在48小时内处理

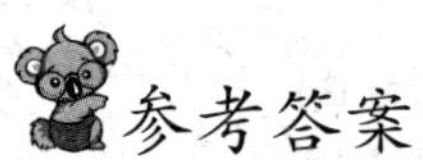

参考答案

【A1/A2型题】

1. D　2. A　3. C　4. B　5. A　6. E　7. D　8. B
9. D　10. D　11. A　12. C　13. D　14. E　15. B　16. A
17. D　18. C　19. E　20. C　21. D　22. E　23. E　24. E
25. A　26. C　27. D　28. D　29. E　30. C　31. D　32. A
33. B　34. E　35. D　36. D　37. B　38. B　39. D　40. C
41. E　42. C　43. D　44. C　45. C　46. D　47. B　48. D
49. A　50. C　51. D　52. D　53. D　54. D　55. D　56. D
57. B　58. B　59. B　60. E　61. C　62. C　63. C　64. B
65. B　66. D　67. E　68. E　69. A　70. E　71. E　72. C
73. E　74. E　75. C　76. A　77. E　78. C　79. C　80. E
81. A　82. E　83. C　84. C　85. C　86. B　87. D　88. D
89. E　90. D　91. D　92. E　93. E　94. E　95. A　96. B
97. B　98. B　99. A　100. C　101. A　102. B　103. A
104. E　105. C　106. A　107. C　108. C　109. C　110. E
111. A　112. C　113. D　114. B　115. A　116. A　117. D
118. A　119. C　120. D　121. D　122. A　123. D　124. A
125. B　126. A　127. A　128. A　129. D　130. E　131. E
132. C　133. A　134. A　135. A　136. C　137. B　138. E
139. B　140. D　141. C　142. B　143. E　144. C　145. D
146. D　147. A　148. E　149. C　150. C

【A3/A4型题】

1. C　2. D　3. E　4. D　5. B　6. D　7. E　8. D
9. C　10. E　11. D　12. B　13. E　14. D　15. C　16. D
17. E　18. C　19. D　20. C　21. E　22. A　23. E　24. C
25. C　26. B　27. A　28. D　29. E　30. D　31. D　32. E

33. C 34. D 35. B 36. C 37. E 38. A 39. B 40. C
41. D 42. C 43. E 44. C 45. B 46. A 47. A 48. A
49. D 50. A 51. B 52. C 53. A 54. D 55. E 56. B
57. D 58. B 59. C 60. E 61. C 62. E 63. A 64. D
65. D 66. E 67. D 68. C 69. D 70. E 71. B 72. B
73. C 74. D 75. C 76. A 77. E 78. A 79. C 80. C
81. E 82. D 83. B 84. A 85. A 86. C 87. E 88. D
89. C 90. D 91. B

【B 型题】

1. C 2. E 3. C 4. D 5. E 6. D 7. B 8. A
9. A 10. B 11. B 12. A 13. A 14. C 15. D 16. B
17. A 18. E 19. D 20. C 21. B 22. D 23. C 24. B
25. A 26. A 27. D 28. A 29. B 30. C 31. A 32. B
33. D 34. A 35. D 36. E 37. G 38. B 39. E 40. A
41. D 42. D 43. C 44. C 45. A 46. B 47. D 48. D
49. B 50. A

【案例题】

案例一

提问 1 答案：AC　提问 2 答案：ABCDEF
提问 3 答案：CD

案例二

提问 1 答案：ADEF　提问 2 答案：DEF
提问 3 答案：ABCEF　提问 4 答案：ABCE

案例三

提问 1 答案：ABD　提问 2 答案：ADE
提问 3 答案：ABCDEF　提问 4 答案：ABCDE

案例四

提问 1 答案：BCEF　提问 2 答案：AEF
提问 3 答案：ABCD　提问 4 答案：BDEF

案例五

提问 1 答案：A　提问 2 答案：ABCDE
提问 3 答案：ABF　提问 4 答案：C

案例六

提问 1 答案：D　提问 2 答案：BCDEF
提问 3 答案：ABC　提问 4 答案：ABCDEF
提问 5 答案：D　提问 6 答案：C

案例七

提问 1 答案：BE　提问 2 答案：ABCF
提问 3 答案：CDEF　提问 4 答案：CD

案例八

提问 1 答案：ABD　提问 2 答案：B
提问 3 答案：ACFG　提问 4 答案：DEFG
提问 5 答案：ABE

案例九

提问 1 答案：D　提问 2 答案：ABCDE
提问 3 答案：ABCG　提问 4 答案：ABE

案例十

提问 1 答案：D　提问 2 答案：ABCF
提问 3 答案：BCDEF　提问 4 答案：ABDF

案例十一

提问 1 答案：ABCD　提问 2 答案：ACDF
提问 3 答案：ABCDE

案例十二

提问 1 答案：AF　提问 2 答案：ABCDE
提问 3 答案：ACF　提问 4 答案：ACD

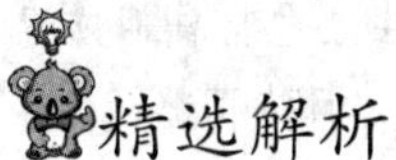

【A1/A2 型题】

102. 左心功能不全时，因急性肺淤血，夜间睡眠时常发生阵发性呼吸困难，其原因是睡眠时迷走神经兴奋性增强，致使肺淤血之故，所以说心源性呼吸困难在睡眠时缓解或减轻是不准确的。

103. 慢性支气管炎和肺气肿是引起气胸常见的原因，肺泡内压增高，剧咳后肺泡连同脏层胸膜破裂，空气进入胸膜腔，突感胸疼，气体压缩肺组织，肺功能明显减低，即出现呼吸困难加重。

104. 对高龄，慢性支气管炎、肺气肿患者，肺功能减低，易在受凉后症状加重，除对症处理、及时吸氧外，对突发症状，应进一步检查，如拍胸片排除“气胸”等。

【A3/A4 型题】

（68～69 题）年过 40 岁，男性，吸烟指数（大于）400 为肺癌的“高危因素”；咳嗽、胸痛、血丝痰为肺癌的常见症状。综合 X 线片特点支持肺癌的诊断。目前，纤维支气管镜检查技术已作为确诊肺癌的有效常规方法，尤其对痰带血丝患者，无禁忌时应列为首选检查。可直接窥视或刷片、活检。

（70～71 题）患儿最大可能为支气管哮喘，从年龄、病史及此次查体两肺散在哮鸣音来考虑支气管哮喘，比其他所列疾病可能性更大。在前面病史的前提下，此题中出现的症状为典型的哮喘持续状态，与其他四种情况均不符合。

【B 型题】

（17～18 题）哮喘一般发作时，双肺可闻及广泛的哮鸣音。胸腔积液的体征是液平面以下叩诊一般为浊音，

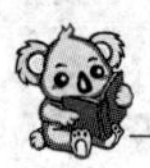

听诊呼吸音低，语颤音亦低。

（19～20题）水痘和化脓性脓疱疹都是散在疱疹，周围有红晕，其鉴别点为水痘疱疹内液体为清亮的，脓疱疹的疱内液体为混浊的。幼儿急疹、风疹、水痘、猩红热一般很少引起肺炎并发症，而麻疹是最容易引起肺炎并发症。麻疹造成患儿死亡的主要原因是合并严重的肺炎。

（48～50题）支气管扩张是支气管壁组织结构损伤、破坏、正常弹性消失，在周围组织炎症、纤维组织收缩及胸腔负压牵拉等因素作用下发生支气管变形、扭曲及持久扩张，主要症状有慢性咳嗽、咳脓痰、反复咯血及肺内同一部位反复出现感染等特征。

【案例题】

案例一

提问1解析：急性上呼吸道感染是鼻腔、咽或喉部急性炎症的概称。主要包括普通感冒、病毒性咽炎和喉炎、疱疹性咽峡炎、咽结膜热、细菌性咽－扁桃体炎。该患者符合急性上呼吸道感染中的普通感冒，因此该患者的正确答案为A、C。

提问2解析：急性上呼吸道感染常见的病原体为病毒，B、C、D、E、F几种病毒均可引起普通感冒。

提问3解析：急性上呼吸道感染常见的病原体为病毒，少数为细菌感染，该患者血象不高，考虑病毒感染，不需要使用抗菌药物，因此A、E、F均不正确，至于抗病毒药物，由于患者病程已超过2天且无发热，也无需使用，给予对症治疗即可。

案例二

提问1解析：患者反复咳嗽、咳痰15年，气促3年，加重1周。患者15年来，每年咳嗽、咳痰达3个月以上，每于冬春季节转换时多发。嗜烟，每日25支（50余年），病史符合慢性支气管炎急性发作的诊断，至于是否有气流受限，有赖于肺功能检查，因此A、D为可能诊断。另根据患者体检有呼吸衰竭及肺心病失代偿的表现，因此E、F也为可能的诊断。

提问2解析：慢性支气管炎是慢性阻塞性肺疾病主要原因，但并不是所有的慢性支气管炎都会发展到慢性阻塞性肺疾病，当肺功能检查有气流受限时，就为慢性阻塞性肺疾病，根据$FEV_1/FVC<70\%$可确定该患者有气流受限，因此D诊断成立。另根据患者胸片、血气分析检查结果E、F诊断也可以明确。

提问3解析：该患者的诊断为慢性阻塞性肺疾病急性发作期并Ⅱ型呼吸衰竭、肺心病，血象高，因此根据急性发作期的治疗原则，除D会加重患者Ⅱ型呼吸衰竭外，其余均应给予。（C、E为同一概念）。

提问4解析：糖皮质激素主要用在慢性阻塞性肺疾病急性发作期，减轻气道的炎症、水肿，一般使用5～7天，好转后不能够长期使用，因此F不正确。该患者为Ⅱ型呼吸衰竭患者，因此D也不应该给予。A、B、C、E均为预防慢性阻塞性肺疾病反复急性发作的措施，医生应给予建议。

案例三

提问1解析：患者有高热、咳嗽、咳少量黄白色黏痰，查体：T39.5℃，气促，面颊绯红，鼻翼翕动，口角可见单纯疱疹，唇甲发绀，左肺叩诊轻浊音，左下肺呼吸音减低。此时首先确定患者是否有肺部感染及呼吸衰竭存在，应行血常规、血气分析及胸片检查。

提问2解析：患者血象高，胸片检查提示患者为双下肺炎，血气分析示：Ⅰ型呼吸衰竭，且患者逐渐出现意识模糊，因此A为可能诊断。D、E根据病史及检查已明确。

提问3解析：对于肺炎的患者，经抗生素治疗后48～72小时应对病情进行评估，如72小时后症状无改善，A、B、C、D、E、F均为可能的原因，需仔细分析，作必要检查，进行相应的处理。

提问4解析：经抗生素治疗72小时后患者症状无改善，应给予调整抗生素，同时积极寻找病原体（痰培养、痰涂片等），作必要检查（胸部CT），以明确诊断。目前无口服糖皮质激素的依据。

案例四

提问1解析：患者慢性阻塞性肺疾病20余年，目前血气分析PO_2 50mmHg，有长期氧疗指征，因此B正确。患者为慢性阻塞性肺疾病稳定期，可给予支气管舒张药物治疗。根据肺功能及血气分析E、F也正确。

提问2解析：A、E、F为慢性阻塞性肺疾病常见并发症，根据患者病史，患者有慢性呼吸衰竭，因此E为确定的并发症。患者近一周出现气促加重并双下肢水肿，应考虑为肺心病失代偿期表现，由于暂未有胸片结果，也不能排除气胸可能，故A、F也为可能的并发症。

提问3解析：根据病史及实验室检查，患者目前为慢性阻塞性肺疾病急性发作期并Ⅱ型呼吸衰竭、肺源性心脏病失代偿期，A、B、C为慢性阻塞性肺疾病急性发作期的治疗，因此A、B、C为正确答案。慢性肺源性心脏病失代偿期是右心功能不全为主，因此，治疗上应首先选用利尿剂，控制右心功能不全。

提问4解析：慢性肺心病患者由于慢性缺氧及感染，对洋地黄类药物的耐受性很低，因此宜使用小剂量，作用快、排泄快的洋地黄类药物。另缺氧及感染等均可使心率增快，故不能根据患者心率衡量洋地黄类药物的应用和疗效。D、E、F 为慢性肺心病洋地黄类药物的使用指征。

案例五

提问 1 解析：患者青年男性，既往反复发作性呼吸困难，可自行缓解，此次再次出现上述症状，双肺满布哮鸣音，病史和临床表现上支持支气管哮喘的诊断。

提问 2 解析：根据患者临床表现及病史支持支气管哮喘的诊断，可供选择的药物有 β_2 受体激动剂、茶碱类药物、糖皮质激素以及白三烯受体拮抗剂。β_1 受体阻滞剂因导致支气管痉挛收缩不能使用。

提问 3 解析：患者经治疗后病情未见好转，考虑病情加重，应立即复查血气分析评估病情，了解有无酸碱失衡及二氧化碳潴留，应选 A；糖皮质激素口服治疗无效，哮喘病情加重，此时可静脉使用糖皮质激素，选 B；哮喘患者极易出现电解质紊乱，此时应及时纠正，以维持内环境稳定，选 F；此时患者烦躁，呼吸困难，气道痉挛为主，应用呼吸兴奋剂加重呼吸肌做功，导致呼吸肌疲劳，有害无益，高流量吸氧及应用镇静剂均为错误选项，因尚不清楚患者血气分析有无二氧化碳潴留，因此 C、D、E 均为错误选项。

提问 4 解析：患者支气管哮喘发作，出现二氧化碳潴留，低氧血症，属Ⅱ型呼吸衰竭，且出现神志淡漠、嗜睡，病情危重，需立即建立人工气道进行有创机械通气改善通气。患者神志模糊，呼吸性酸中毒及二氧化碳潴留明显，不宜使用无创呼吸机辅助呼吸。

案例六

提问 1 解析：患者幼年时有麻疹病史；临床表现为反复咳嗽、咳黄痰，此次受凉后症状加重，伴咯血及发热，肺部查体闻及粗湿啰音，综合患者病史及临床表现，考虑支气管扩张症。

提问 2 解析：支气管扩张伴感染的常见病原体主要有铜绿假单胞菌、金黄色葡萄球菌、流感嗜血杆菌、肺炎链球菌及卡他莫拉菌。其它鲍曼不动杆菌及真菌为非常见病原体。

提问 3 解析：患者此次支气管扩张伴感染，出现咳脓痰及发热，血常规白细胞明显升高，有使用抗生素指征，可使用化痰药物及止血药。如病变局限，反复咯血，内科治疗无效可考虑支气管动脉造影＋栓塞术。

提问 4 解析：大咯血时紧急处理措施为患侧卧位，并予以保持呼吸道通畅，止血治疗，可给予垂体后叶素静注及静脉滴注，同时配血、补液治疗。

提问 5 解析：患者咯血过程中突然出现咯血减少，但随之出现气促、胸闷及烦躁，口唇苍白表现，考虑咯血堵塞气道窒息。

提问 6 解析：大咯血窒息危及生命，此时最有效的措施为气管插管建立通畅气道，改善通气及促进引流。

案例七

提问 1 解析：患者反复下肢凹陷性水肿，发作性呼吸困难，心悸，剑突下搏动增强，考虑慢性肺源性心脏病。另外患者双下肢凹陷性水肿，右下肢明显，此次出现病情加重，伴胸痛，P2 亢进，需注意下肢静脉血栓脱落导致肺栓塞的可能。

提问 2 解析：患者存在急性肺栓塞表现，常规查 D－二聚体、胸片、血气分析及心电图筛查。冠脉造影及肺动脉造影为非首选筛查选项。

提问 3 解析：为进一步明确肺栓塞的诊断，可行胸部 CT 增强、核素肺通气/灌注扫描。心脏彩超了解心功能及有无附壁血栓，外周深静脉彩超了解有无深静脉血栓，均可以进一步明确诊断。

提问 4 解析：活动性出血或近期颅内出血为绝对禁忌证，近期手术、外伤为相对禁忌证。

案例八

提问 1 解析：骨折术后，长期卧床，活动后突发胸闷、气促、胸痛，考虑肺栓塞可能性大，予以查 D－二聚体，予以下肢静脉彩超了解有无下肢静脉血栓形成，心脏彩超了解有无心房附壁血栓。

提问 2 解析：患者骨折术后，长期卧床，活动后突发胸闷、气促及胸痛，血气分析提示Ⅰ型呼吸衰竭，因此考虑最可能诊断是急性肺栓塞。

提问 3 解析：肺动脉造影是目前诊断肺栓塞的金标准，但胸部 CT 增强扫描作为无创性检查，诊断肺栓塞准确性与肺动脉造影相当。肺通气/灌注扫描对亚段以下肺栓塞具有较好的诊断价值。磁共振显像对段以上的肺动脉栓子的特异性和敏感性均较高。

提问 4 解析：约 20% 患者表现为“三联征”，心电图表现为非特异性，血浆 D－二聚体敏感性高，但特异性低，A、B、C 为错误选项。肺栓塞主要表现为不明原因的呼吸困难，晕厥可为唯一或首发的表现，肺部可闻及哮鸣音或细湿啰音，肺野偶可闻及血管杂音。

提问 5 解析：该患者考虑急性肺栓塞的诊断，出现休克表现，属于大面积肺栓塞，有溶栓指征，无活动性出血和颅内出血可给予溶栓治疗，抗凝和吸氧治疗为基本治疗方法。另外患者无长期下肢水肿，彩超未见下肢深静脉血栓，无需安放腔静脉滤器。

案例九

提问1解析：患者老年男性，咳嗽、痰中带血3月，胸片提示边缘毛躁的类圆形阴影，有分叶，高度怀疑肺癌的可能。

提问2解析：胸部CT增强、痰找脱落细胞、纤维支气管经检查、肿瘤标志物检测及经皮肺穿刺均为肺癌可选的检查手段。

提问3解析：副癌综合征主要有以下表现：肥大性肺性骨关节病、异位促性腺激素、分泌促肾上腺皮质激素样物、分泌抗利尿激素、神经肌肉综合征、高钙血症、类癌综合征。

提问4解析：肺上沟癌是一种位于肺尖的肺癌，肺癌侵犯或压迫颈交感神经，可导致患侧眼睑下垂、同侧额部与胸壁无汗或少汗，患侧瞳孔缩小，患侧眼球内陷。因此A、B、E为正确选项。

案例十

提问1解析：患者中年女性，右胸痛、刺激性咳嗽，伴活动后气促，查体右肺叩诊浊音，X片、B超提示右侧大量胸腔积液。结合病史、短时间大量胸腔积液，无明显发热、盗汗表现，考虑癌性胸腔积液的可能性最大。

提问2解析：目前考虑恶性胸腔积液，可给予胸腔穿刺查脱落细胞、血清肿瘤标志物检测、胸部CT检查、纤维支气管镜检查进一步明确诊断。

提问3解析：该患者出现胸腔积液，且胸水找到癌细胞，考虑肿瘤晚期，属于T4期，已失去手术指征，故选择手术的方案均为错误选项。

提问4解析：Horner综合征：肺上沟癌易压迫颈交感神经引起病侧眼睑下垂、瞳孔缩小、眼球内陷，同侧额部和胸壁少汗或无汗。

案例十一

提问1解析：本题是典型的支气管哮喘急性发作。根据支气管哮喘急性发作期的处理原则，首先应进行哮喘严重程度的评估，根据该患者的临床表现，应考虑为重度发作，因此应给予A、B、C、D处理。而支气管哮喘的急性发作期，不推荐吸入黏液溶解剂。因为黏液溶解剂不仅无明显效果，而且由于痰液的膨胀，还可加重咳嗽和气道阻塞。对于镇静剂，支气管哮喘急性发作期也不主张使用，尤其气管哮喘的重度和危重度发作，病情本身可使患者嗜睡或意识模糊，而镇静剂的使用可加重患者神志和意识改变，使病情加重。除非在机械通气情况下，可考虑使用。

提问2解析：由本题所给信息可以看出，患者渐出现意识模糊，血气分析提示Ⅱ型呼吸衰竭，该患者为危重度的发作。因此，应考虑密切监护，转ICU，行机械通气治疗，同时注意补液，通气过度或不足均不利于哮喘的控制。另外患者本身存在CO_2潴留，有呼吸性酸中毒可能，机械通气改善通气过度时，又易造成医源性呼吸性碱中毒及代谢性碱中毒，因此应注意酸碱平衡。该患者为危重度的发作期，而吸入长效β_2受体激动剂由于起效慢，不宜在短时间内重复使用，因此，不应选B。机械通气患者的吸氧浓度选择，应根据血氧情况，可以从21%~100%不等，因此F正确。

提问3解析：该题显然是哮喘急性发作控制后于非急性发作期的处理。根据哮喘非急性发作期的处理，应对该患者的病情进行评估，根据评估级别进行治疗，当哮喘控制至少3个月以上时可逐步降级治疗，确定最佳治疗方案，以较少用药量维持长期的缓解；如果达不到有效控制应分析原因，考虑升级治疗。油漆为患者过敏源、上呼吸道感染为哮喘常见的诱因，均应尽量避免。另外对于哮喘的治疗要有长期的打算，与医生建立伙伴关系，学习评价和监测哮喘严重度是患者健康教育的重要内容。哮喘患者肺功能的改变为可逆性，非发作期氧合功能正常，无需长期氧疗。

案例十二

提问1解析：患者有发热、咳嗽、胸痛、咳少量黄白色黏痰。查体：T 37.8℃，右中下肺叩诊呈浊音，右中下肺呼吸音明显减弱，右下肺可闻及少许细湿性啰音。此时首先确定患者是否有肺部感染存在，应行血常规及胸片检查。

提问2解析：患者，男性，50岁，有发热、咳嗽、胸痛、咳少量黄白色黏痰。T 37.8℃，右下肺可闻及少许细湿性啰音。血常规示：WBC 21×10^9/L，N 94%，L 7%；胸片示右中下肺可见大片状高密度阴影，边缘尚清。首先考虑患者为肺炎，但还应与肺结核、肺癌、肺梗死、脓胸等相鉴别。

提问3解析：患者经治疗后病情稳定、好转，发热、咳嗽、咳痰、胸痛消失，复查血常规未见异常，胸片示右中下肺病灶大部分吸收，符合肺炎诊断及转归。患者是在社区获得的肺炎，且病灶呈大片状高密度边缘尚清阴影，符合大叶性肺炎表现，经抗生素治疗有效提示为细菌性肺炎。

提问4解析：合格痰标本：漱口后留痰、深部痰液、2小时内送检、延迟送检标本应置于4℃保存、保存标本应在24小时内处理。

第二十七章　消化系统疾病

【A1/A2 型题】

1. 下述哪项不是慢性胃炎的临床表现
   A. 饱胀，钝痛，烧灼痛　B. 50%有上腹部不适
   C. 无特异性　D. 疼痛有节律性
   E. 进餐加重

2. 药物和应激因素引起的急性胃炎可出现
   A. 寒战，发热　B. 恶心，呕吐
   C. 上腹痛，食欲减退　D. 黑便，呕血
   E. 与急性肠炎并存

3. 哪项不是胃体萎缩为主的慢性胃炎
   A. 血清蛋白酶原Ⅰ，Ⅱ比率降低
   B. 伴有恶性贫血
   C. 检出壁细胞抗体
   D. 胃酸分泌正常或降低
   E. 不是特殊型的胃炎

4. 对于嗜酸性胃炎
   A. 炎症局限在黏膜上 1/3 层
   B. 胃底胃体部黏膜皱襞巨大曲折
   C. 胃黏膜表面上皮和胃小凹上皮增生
   D. 黏膜浅层和深层见腺体萎缩
   E. 嗜酸性粒细胞侵犯全层

5. 病人因四肢关节痛，口服布洛芬 3 次/日，3 日后出现上腹不适，恶心，呕吐。呕吐物中少量咖啡样物。既往时有胃部不适，下列处理不妥的是
   A. 停用布洛芬，改用泼尼松　B. 加用黏膜保护剂
   C. 对症处理　D. 流食
   E. 胃镜检查

6. 十二指肠球溃疡病人并幽门螺杆菌阳性，根除三联疗法方案合适的是
   A. 甲硝唑 0.4g，2 次/日，胶体枸橼酸铋 240mg，2 次/日，Losec（奥美拉唑）20mg/d，一周
   B. 阿莫西林 0.5g，2 次/日，Losec20mg/d，胶体枸橼酸铋 240mg，2 次/日，一周
   C. 阿莫西林 0.5g，2 次/日，甲硝唑 0.4g，2 次/日，胶体枸橼酸铋 240mg，2 次/日，Losec 20mg/d，一周
   D. 阿莫西林 0.5g，2 次/日，甲硝唑 0.4g，2 次/日，Losec 20mg/d，一周
   E. Losec 20mg/d，6 周

7. 特殊类型的溃疡是指
   A. 无症状溃疡　B. 十二指肠多发溃疡
   C. 胃多发溃疡　D. 胃大弯溃疡
   E. 胃小弯溃疡

8. 幽门螺旋杆菌根除的指标是
   A. 6 个月之内检查阴性
   B. 2 个月之内检查阴性
   C. 4 周之内检查阴性
   D. 一年之内检查阴性
   E. 终生检查阴性

9. 下述哪项不是胃炎的病因
   A. 幽门螺旋杆菌感染　B. 胃黏膜损伤因子
   C. 免疫机制　D. 十二指肠反流
   E. 性别

10. 对于萎缩性胃炎恰当的是
    A. 促胃液分泌细胞阴性
    B. 内因子抗体（IFA）阳性
    C. 伴有恶性贫血
    D. 壁细胞抗体（PCA）阳性
    E. 不伴有维生素 B_{12} 吸收障碍

11. 慢性萎缩性胃炎需转诊治疗的是
    A. 有淋巴细胞及浆细胞浸润
    B. 中度非典型增生
    C. 重度非典型增生
    D. 伴肠上皮化生
    E. 有疣状胃炎的表现

12. 对于慢性浅表性胃炎的病理变化不正确的是
    A. 黏膜浅表层有淋巴细胞及浆细胞浸润
    B. 炎症局限于黏膜层
    C. 胃腺体部分消失
    D. 胃黏膜充血、水肿或伴有渗出物
    E. 有疣状胃炎的表现

13. 关于慢性萎缩性胃炎恰当的是
    A. 血清蛋白酶原分泌量和胃酸无平行关系
    B. 慢性萎缩性胃炎胃酸可正常或低酸
    C. 胃镜无法区别浅表和萎缩性胃炎
    D. 萎缩性胃炎时血清促胃液素降低
    E. 自身抗体阴性

14. 慢性胃炎的预防恰当的是
    A. 与慢支病人痰液咽下无关
    B. 鼻咽部存在的慢性感染无影响
    C. 避免长期服用非甾体类消炎药物
    D. 酗酒无影响
    E. 可吸烟

15. 导致胃体萎缩性胃炎的病因是
A. 自身免疫反应
B. 胃黏膜营养因子缺乏
C. 长期口服损伤胃黏膜的药物
D. 口腔及咽部的慢性病灶
E. 胆汁反流

16. 对于胃炎病因中的幽门螺旋杆菌（Hp）感染恰当的是
A. Hp 感染随年龄减少
B. 尿素酶活性不高
C. Hp 感染与中性粒细胞浸润程度有一定的关系
D. Hp 分泌一种酶
E. 胃窦炎感染率为 50%

17. 慢性胃炎的体征恰当的是
A. 消化道症状不明显　B. 胆囊炎
C. 上腹部明显压痛　D. 无贫血
E. 无隐性黄疸

18. 慢性胃炎病人的饮食恰当的是
A. 进过热饮食
B. 避免过粗糙和过浓烈的香料饮食
C. 软食硬食无区别
D. 盐腌烟熏食物无影响
E. 进食宜快不宜慢

19. 上消化道大出血最常见的病因是
A. 肝硬化食管静脉曲张破裂
B. 食管贲门黏膜撕裂征
C. 消化性溃疡
D. 糜烂性出血性胃炎
E. 胃癌

20. 幽门螺旋杆菌（Hp）的检测方法的金标准是
A. 病理银染色　B. 快速尿素酶法
C. ^{13}C 呼气试验　D. 血清抗体
E. 胃镜下胃窦黏膜花斑

21. 对于慢性萎缩性胃炎，有较肯定诊断意义的是
A. 幽门螺旋杆菌阳性
B. X 线检查胃皱襞相对减少
C. 胃镜活检腺细胞消失，腺窝增生及肠上皮化生
D. 胃液低酸
E. 胃黏膜萎缩

22. 十二指肠球部溃疡病人，突然腹痛加重，上腹有压痛及反跳痛，诊断
A. 急性阑尾炎　B. 急性胆囊炎
C. 急性胃肠炎　D. 急性胰腺炎
E. 十二指肠球部溃疡穿孔

23. X 线钡餐检查发现胃溃疡，下列提示恶变的可能是
A. 多发性胃溃疡　B. 溃疡位于胃窦
C. 溃疡位于胃小弯　D. 溃疡位于胃大弯
E. 溃疡龛影直径大于 2.5cm

24. 有明确溃疡病史的病人，下列哪项提示胃穿孔
A. 腹腔试验穿刺　B. 腹部压痛反跳及肌紧张
C. 突然腹痛　D. 血压下降
E. 恶心呕吐

25. 对于十二指肠球部溃疡哪一项概念不恰当
A. 穿孔多见
B. 90% 位于球部
C. 很少发生癌变
D. 空腹及夜间痛进餐后可缓解
E. 抑酸治疗无效

26. 对于胃溃疡的诊断
A. 餐后半小时～2 小时上腹痛，下餐缓解
B. 餐后立即上腹痛——剧烈持续
C. 空腹夜间上腹痛——进餐缓解
D. 进餐后脐周痛——排便后缓解
E. 进餐后上腹痛——逐渐缓解

27. 诊断明确的十二指肠球部溃疡病人，近 3 天每日排成形黑便 1 次。量约 50g，应选的治疗方案
A. 输液加胃管冲洗加 H_2 受体拮抗剂
B. 输血加输液加凝血酶口服
C. 流食加输液加 H_2 受体拮抗剂
D. 禁食加输液加凝血酶口服
E. 立即手术

28. 对于急性水肿型胰腺炎下列哪项处理最重要
A. 抑酸药　B. 禁食
C. 胃肠减压　D. 抗生素
E. 监测中心静脉压

29. 根据病理变化下列哪项不是急性出血坏死型胰腺炎特点
A. 胰周少量脂肪坏死
B. 脓肿形成
C. 胰腺坏死病变呈间隔或小叶周围分布
D. 脂肪坏死累及周围组织
E. 假囊肿形成

30. 下列哪项对鉴别急性胰腺炎和慢性胰腺炎急性发作最有价值
A. 血淀粉酶 >500U/L
B. 剧烈上腹痛
C. 胰腺肿大周边渗出
D. ERCP 示：胰管形态不规则，见狭窄及扩张

E. 血糖 > 10mmol/L

31. 急性胰腺炎上腹痛最常见位置是
A. 腰背部　B. 左上腹
C. 上腹中部　D. 右上腹
E. 脐周

32. 对急性坏死性胰腺炎下列哪种药物最有价值
A. 生长抑素　B. 生长激素
C. H_2 受体拮抗剂　D. 胰高血糖素
E. 抑肽酶

33. 急性胰腺炎时，血清淀粉酶升高的规律是
A. 发病后 24 小时开始升高，48 小时达高峰
B. 发病后 3~12 小时开始升高，24~48 小时达高峰
C. 发病后 4 小时升高，12~24 小时达高峰
D. 发病后 48 小时开始升高，72 小时达高峰
E. 以上都不对

34. 下述各项引起胰腺炎的病因中，不正确的是
A. 高脂血症　B. 胆石症
C. 暴饮暴食　D. 饮酒
E. 食后运动

35. 下述哪种疾病较少引起血淀粉酶升高
A. 胆囊炎　B. 急性胰腺炎
C. 肠梗阻　D. 慢性胰腺炎
E. 消化性溃疡

36. 下述哪种传染病易引起急性胰腺炎
A. 麻疹　B. 病毒性肝炎
C. 传染性单核细胞增多病　D. 腮腺炎
E. 风疹

37. 急性胆囊炎与急性胰腺炎临床主要鉴别点是
A. 发热　B. 黄疸
C. 上腹痛　D. 诱因
E. 血尿淀粉酶

38. 下述哪项对防治胰腺炎意义不大
A. 戒酒　B. 戒烟
C. 清淡饮食　D. 慎用利尿剂
E. H_2 受体拮抗剂

39. 下述哪项不是 Crohn 病常见的临床表现
A. 发热　B. 脓血便
C. 腹痛　D. 瘘管形成
E. 腹部包块

40. Crohn 病腹痛常见位于
A. 右中腹　B. 左下腹
C. 左上腹　D. 右下腹
E. 剑突下

41. Crohn 病常见的肠外表现是
A. 糖尿病　B. 系统性红斑狼疮
C. 关节炎　D. 肾炎
E. 结节病

42. Crohn 病好发于
A. 十二指肠　B. 左半结肠
C. 回肠末端　D. 直肠
E. 空肠

43. Crohn 病好发于哪个年龄段
A. 25~40 岁　B. 15~30 岁
C. 5~20 岁　D. 30~50 岁
E. 40~60 岁

44. 目前认为溃疡性结肠炎最主要的病因是
A. 感染　B. 免疫异常
C. 氧自由基损伤　D. 精神影响
E. 饮食

45. 下述哪项不是溃疡性结肠炎常见的临床表现
A. 腹胀　B. 腹痛
C. 脓血便　D. 发热
E. 腹泻

46. 下述哪项不是溃疡性结肠炎常见的并发症
A. 肠穿孔　B. 中毒性巨结肠
C. 肠狭窄　D. 肛瘘
E. 癌变

47. 持续进展的溃疡性结肠炎患者所占比例为
A. 20%~30%　B. 10%~15%
C. 5%~10%　D. 40%~60%
E. 60%~75%

48. 下述哪项检查有助于早期食管癌的诊断
A. 超声内镜　B. 纵隔 CT
C. 血 CEA　D. 食管黏膜碘染
E. X 线检查

49. 下述哪一项是食管癌的典型症状
A. 饭后呕吐　B. 食物反流
C. 胸骨后疼痛　D. 吞咽困难
E. 消瘦

50. 胃癌最好发的部位是
A. 大弯侧　B. 贲门
C. 胃窦　D. 胃底
E. 胃体

51. 下述哪项是胃癌常见的伴癌综合征
A. 动脉血栓形成　B. 肾上腺皮质功能减退
C. 甲状腺功能亢进　D. 皮肌炎
E. 硬皮病

52. 下述哪项不是常见的胃癌癌前病变
A. 残胃　B. 胃部增生性息肉
C. 慢性萎缩性胃炎　D. 恶性贫血
E. 胃黏膜巨肥症

53. 弥漫浸润型胃癌内镜下表现与下列哪种病有相似之处
A. 嗜酸性胃炎　B. 胃淋巴瘤
C. 慢性萎缩性胃炎　D. 胃黏膜巨肥症
E. 疣状胃炎

54. 对于早期胰腺癌腹痛的特点，下列哪项不准确
A. 伴腰背痛　B. 性质模糊
C. 常见于左上腹　D. 常见于中上腹痛
E. 逐渐加重

55. 下述哪项为胰腺癌常见伴发病
A. 硬化性胆管炎　B. 血栓性静脉炎
C. 皮肌炎　D. 关节炎
E. 游走性红斑

56. 下述有关胰腺癌的描述，哪项恰当
A. 血 CEA 测定敏感度高　B. 黄疸不多见
C. 好发于胰体尾部　D. 肝转移多见
E. 严重便秘罕见

57. 下述哪项是最常见的结肠癌癌前病变
A. 大肠腺瘤　B. 溃疡性结肠炎
C. 结肠憩室　D. Crohn 病
E. 结肠黑病变

58. 下述哪项措施对预防大肠癌意义不大
A. 大肠腺瘤电切术　B. 高纤维饮食
C. 低脂饮食　D. 戒烟酒
E. 服抗氧化剂

59. 下述哪项检查诊断小肝癌准确率最高
A. 腹部 B 超　B. 血 AFP
C. 腹部 CT　D. 腹部 MRI
E. 血管造影

60. 下述哪项与原发性肝癌发病关系最密切
A. 饮酒　B. 黄曲霉素
C. 饮用水污染　D. 病毒性肝炎
E. 肝囊肿

61. 男性，51 岁，间歇性上腹痛 10 年，持续性并逐渐加重一年，伴食欲不振、腹胀、腹泻，为糊状便，1～3 次/日。一年来体重下降 5kg。入院查体：血压、心肺未见明显异常，腹软，上腹偏左轻压痛，余未见明显异常。辅助检查：尿糖（－），尿淀粉酶正常，大便苏丹Ⅲ染色（＋），血糖 11.1mmol/L，血淀粉酶正常；B 超：胆囊多发结石，胰腺回声不均，胰实质内可见 0.5cm×0.3cm 强回声光团，伴声影，肝脾未见异常。下列疾病可能性最大的是
A. 胰腺癌　B. 糖尿病
C. 慢性胰腺炎　D. 功能性消化不良
E. 胰高血糖素瘤综合征

62. 男性，42 岁，进食油腻食物后剧烈中上腹痛 3 小时，向背部放射，伴大汗，呕吐。查体：T 38.5℃，BP 140/70mg，上腹压痛明显，肌紧张及反跳痛可疑阳性，血常规：WBC 15×10^9/L，血淀粉酶 260U（索氏）/L，血 TBil 42.75μmol/L（2.5mg/dl），下一步检查首选
A. 心电图　B. 立位 X 线腹平片
C. 腹部 B 超　D. 尿淀粉酶
E. 胃镜

63. 女性，56 岁，有胆石症病史，持续上腹痛 2 天，呕吐伴乏力。CT 示：胰腺肿胀，胰周大量渗出。查体：BP 80/60mmol，神志淡漠，HR 120 次/分，律齐，呼吸平稳，上腹压痛（＋），轻度肌紧张及反跳痛，纠正低血压应首选
A. 强心药　B. 积极补充血容量
C. 升压药　D. 外科手术
E. 碱性药

64. 女性，39 岁，患溃疡性结肠炎 6 年，近两周每日口服泼尼松 60mg，SASP 4g，患者出现严重的进行性稀便和腹痛，体重下降 4.5kg。查体：T 39℃，P 120 次/分，BP 90/60mmHg，腹膨隆，右下腹压痛（＋），肠鸣音消失，白细胞 18×10^9/L，杆状核 14%，血钾 2.8mmol/L，腹部 X 线检查横结肠扩张，经大量泼尼松，广谱抗生素鼻饲等治疗症状未减轻，应进行下列哪项处理
A. 密切观察，继续目前治疗
B. 硫唑嘌呤治疗
C. 建立肾上腺皮质激素治疗方案
D. 结肠切除
E. 胃肠减压

65. 女性，26 岁，脐周痛 3 天伴消瘦、乏力、低热。钡餐示：回肠末段“线样征”。结肠镜病变位置病理示：非干酪样肉芽肿。诊断应考虑
A. 盲肠癌　B. 溃疡性结肠炎
C. 肠结核　D. Crohn 病
E. 淋巴瘤

66. 女性，32 岁，左下腹痛伴黏液便一个月，有里急后重，无发热及消瘦。便培养（－），钡灌肠未见异常。结肠镜示：直肠广泛充血、水肿，散在糜烂。病理示：隐窝脓肿。最可能的诊断是

A. Crohn 病　　B. 阿米巴痢疾
C. 溃疡性结肠炎　　D. 细菌性痢疾
E. 直肠感染

67. 男性，70 岁，间断胸骨后不适半年，近一月来吞咽食物时有轻度梗阻感，不吐，偶有食物反流。钡餐示：食管下段管壁僵硬，黏膜紊乱有中断。最可能的诊断
A. 贲门失弛缓症　　B. 食管癌
C. 反流性食管炎　　D. 食管 Crohn 病
E. 硬皮病

68. 男性，61 岁，3 个月来上腹部不适，纳差，早饱，体重下降，大便潜血（+）。下列哪项诊断可能性大
A. 慢性胰腺炎　　B. 慢性萎缩性胃炎
C. 胃癌　　D. 胃溃疡
E. 促胃液素瘤

69. 女性，54 岁，右上腹痛逐渐加重 2 个月余，见消瘦，黄疸明显，无发热，大便色浅。下列检查首选
A. 血 AFP　　B. 腹腔动脉造影
C. 腹部 B 超　　D. 上消化道造影
E. 肝穿刺检查

70. 男性，42 岁，左下腹痛 1 个月，便血，里急后重，下列哪项检查较简便，有诊断意义
A. 钡灌肠　　B. 血 CEA
C. 直肠指诊　　D. 便培养 + 药敏
E. 腹部 CT

71. 男性，24 岁，在体检时发现肝有占位性病变，经临床各种辅助检查诊断为原发性肝癌，即进行手术切除术，患者精神紧张询问医生关于原发性肝癌预后判断，下列哪项是不正确的
A. 有完整包膜，核分裂少，无瘤形成预后好
B. 25 岁以下年轻患者预后好
C. 瘤体小于 5cm，早期手术预后好
D. OT（+）和淋巴细胞转化率大于 50% 者预后差
E. ALT 显著升高者预后差

72. 影响消化性溃疡复发和治愈的关键因素是
A. 饮食　　B. 幽门螺杆菌感染
C. 应激因素　　D. 吸烟
E. 非甾体类消炎药

73. 慢性萎缩性胃炎患者内因子抗体与内因子结合后阻滞哪种维生素与内因子结合，而导致恶性贫血
A. 维生素 B_1　　B. 维生素 B_2
C. 维生素 B_{12}　　D. 维生素 B_6
E. 维生素 C

74. 女性，50 岁，近半年排便次数增加，有时伴左下腹隐痛和粪便中混有暗红色血样物质。临床拟诊结肠癌。有关结肠癌的下列描述不正确的是
A. 结肠癌早期症状多有便血
B. 结肠癌是胃肠道常见恶性肿瘤
C. 结肠癌以淋巴转移为主
D. 血行转移多见于肝脏
E. 结肠癌大多为腺癌

75. 病人男性，50 岁，慢性上腹隐痛半年，餐后上腹饱胀感。胃液分析：空腹胃酸低，组织胺刺激后仍无明显升高，最可能的诊断是
A. 十二指肠溃疡　　B. 胃溃疡
C. 萎缩性胃炎　　D. 胃黏膜脱垂
E. 胃平滑肌瘤

76. 溃疡性结肠炎病变多位于
A. 降结肠　　B. 升结肠
C. 回肠末端及升结肠　　D. 全结肠
E. 直肠和乙状结肠

77. 胃十二指肠溃疡穿孔的早期，非手术治疗最关键的措施是
A. 使用广谱抗生素　　B. 中药、针灸
C. 持续有效的胃肠减压　　D. 静脉输液
E. 禁食水

78. 女性，30 岁，近 3 个月排便次数多，下坠感，偶有便血，大便检查有少量脓细胞，按痢疾治疗无效，门诊首先作哪项简便检查
A. 乙状结肠镜　　B. 直肠镜
C. 肛门指诊　　D. 纤维结肠镜
E. 钡灌肠检查

79. 女性，35 岁，舌部疼痛，烧灼感 3 天，半年前左右唇内侧疼痛，局部涂药后好转。检查：舌尖及右侧舌缘处有米粒大小、圆形溃疡各一个，表面有浅黄色伪膜，周围有红晕，触疼明显。局部止痛的药物应选用
A. 溶菌酶片口含　　B. 1% 丁卡因涂布
C. 口服索米痛片　　D. 口含华素片
E. 氯己定液含漱

80. 女性，26 岁，两年来查体均发现 HBSAg（+）、HBeAg（+）、抗 - HBe（+）、HBV - DNA（+）肝功能无异常，无任何自觉不适和体征。恰当的诊断应是
A. 健康乙型肝炎病毒携带者
B. 慢性无症状 HBV 携带者
C. 乙型肝炎恢复期
D. 慢性乙型肝炎轻度
E. 静止型肝硬化

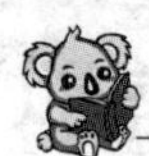

81. 萎缩性胃炎患者因内因子抗体与内因子结合后阻碍维生素 B_{12} 与内因子结合，可导致
A. 溶血性贫血　B. 再生障碍性贫血
C. 缺铁性贫血　D. 恶性贫血
E. 地中海贫血

82. 消化性溃疡合并上消化道出血时的首选检查是
A. 大便潜血试验　B. 胃镜检查
C. 选择性腹腔动脉造影　D. X 线钡餐检查
E. 吞线试验

83. 下列上消化道出血病因中居第一位病因的疾病是
A. 食管胃底静脉曲张破裂
B. 急性胃黏膜病变
C. 胃、十二指肠溃疡
D. 胃癌
E. 胆道出血

84. 女性，35 岁，反复发作上腹疼痛 6 年，可放射至背、肩胛等处，和进食油腻有关，每次发作伴发热、恶心、呕吐。考虑最可能的疾病是
A. 胃癌　B. 功能性消化不良
C. 慢性胃炎　D. 慢性胆囊炎
E. 消化性溃疡

85. 晚期肝癌患者，化疗后发热、呕吐，持续上腹痛不能入睡，多次给予吗啡类镇痛药口服，继后出现尿潴留和便秘，其便秘的原因应考虑
A. 疾病本身　B. 呕吐，进食少
C. 药物造成　D. 疼痛造成
E. 情绪消沉

86. 男性，40 岁，昨晚聚餐饮酒较多。今晨一点多突然右足疼痛惊醒，疼痛剧烈难以忍受。既往有类似发作史。查：右足第一跖趾关节明显红肿，不能触摸，不能穿鞋。血尿酸 448mmol/L。最可能的诊断是
A. 增生性关节炎　B. 类风湿关节炎
C. 痛风　D. 风湿性关节炎
E. 急性感染性关节炎

87. 溃疡病伴有乙型肝炎及转氨酶增高，不宜用
A. 硫糖铝　B. 西咪替丁
C. 铝碳酸镁　D. 山莨菪碱
E. 丙谷胺

88. 急性胃炎时，下述哪项处理不妥
A. 进易消化食物
B. 停止对胃有刺激的食物与药物
C. 腹泻时可加用抗生素
D. 对症治疗
E. 疼痛剧烈时可用哌替啶

89. 急性肠梗阻的病理变化不包括
A. 肠管压力升高
B. 肠管迅速膨胀
C. 肠壁变薄、肠管积气积液
D. 肠壁血运障碍
E. 肠壁代偿性肥厚

90. 男性，31 岁，有慢性、周期性、节律性上腹痛 10 余年，用碱性药可缓解。2 天来腹痛加剧，排柏油样便 2 次后疼痛减轻。可能的诊断是
A. 胃癌出血
B. 急性胃黏膜病变出血
C. 胃十二指肠溃疡出血
D. 食管胃底静脉曲张破裂出血
E. 胆道出血

91. 女性，65 岁，消瘦无力、食欲不振 1 个月，右上腹部饱满不适，腹痛呈持续性阵发性加剧，仰卧时加重，黄疸进行性加重，化验提示为梗阻性黄疸，血红蛋白 90g/L，血沉 45mm/h，最可能的诊断是
A. 黄疸型肝炎　B. 胆石症
C. 溶血性黄疸　D. 胰头癌
E. 慢性胰腺炎

92. 急性细菌性腹泻患者在社区处理应首选
A. 止泻　B. 抗感染治疗
C. 止吐　D. 补液
E. 大便常规培养

93. 原发性肝癌患者出现腹水，其腹水性质可为
A. 草黄色渗出液　B. 漏出液
C. 乳糜性腹水　D. 血性腹水
E. 浆液性腹水

94. 女性，26 岁，右下腹隐痛日久，伴低热、盗汗、乏力、腹泻、消瘦。应考虑的疾病是
A. 肠道易激综合征　B. 结肠癌
C. 肠结核　D. 溃疡性结肠炎
E. 慢性阑尾炎

95. 女性，30 岁，胆囊切除术后 3 个月，出现阵发性腹痛伴频繁呕吐，呕吐物为食物、胃液和胆汁。最可能的诊断是
A. 麻痹性肠梗阻　B. 小肠套叠
C. 粘连性肠梗阻　D. 小肠扭转
E. 肠系膜血管栓塞

96. 某患者便血伴肝病面容、蜘蛛痣、巩膜轻度黄染、腹壁静脉显露，首先应考虑的疾病是
A. 重症肝炎　B. 胆管癌
C. 肝动脉破裂　D. 食管胃底静脉破裂

E. 壶腹部周围癌

97. 女性，38 岁，间歇性上腹痛 3 年，伴呕吐，呕吐物为宿食，查体发现腹部有振水音，应先做哪项检查
A. 胃液检查　B. 腹部 B 超
C. 腹部 CT　D. 内窥镜检查
E. 全消化道钡餐造影

98. 女性，58 岁，进食一根油条后，上腹剧痛 7 小时，伴呕吐，发热，急查淀粉酶为 1168U/L，此病最可能的诊断是
A. 幽门梗阻　B. 肠梗阻
C. 急性胰腺炎　D. 急性阑尾炎
E. 急性胃肠炎

99. 下述有关胃十二指肠溃疡说法恰当的是
A. 所有胃十二指肠溃疡穿孔的患者，均有溃疡病史
B. 所有溃疡病穿孔的患者，X 线检查均有膈下游离气体
C. 所有胃十二指肠溃疡穿孔的患者，均须手术治疗
D. 前壁溃疡易穿孔，后壁溃疡易出血
E. 十二指肠溃疡易癌变

100. 男性，68 岁，便血伴肛坠，指肛可及 3cm × 2cm 溃疡，最大可能是
A. 直肠癌　B. 内痔
C. 溃疡性结肠炎　D. 直肠息肉
E. 菌痢

101. 急性单纯性胃炎的常见临床表现是
A. 恶心、呕吐与呕血
B. 上腹剧痛、发热、呕吐
C. 上腹不适、呕吐、发热与失水
D. 食欲减退、上腹不适与白细胞增加
E. 上腹不适、疼痛、恶心、呕吐及/或伴腹泻

102. 诊断急性胃炎，一般应根据
A. X 线钡餐检查　B. 胃镜检查
C. 临床表现　D. 胃液分析
E. 胃泌素测定

103. 溃疡性结肠炎最常见的并发症之一是
A. 肠梗阻　B. 大出血
C. 穿孔　D. 中毒性巨结肠
E. 癌变

104. 治疗严重上消化道出血的首要措施是
A. 经鼻下胃管减压　B. 应用全身止血药
C. 迅速补充血容量　D. 内镜下止血
E. 手术治疗

105. 确诊门脉性肝硬化最可靠的依据是
A. 肝功能明显不正常
B. 血浆白蛋白、球蛋白比例倒置
C. 肝、脾肿大
D. 肝穿刺病理有假小叶形成
E. 腹水

106. 男性，38 岁，胃溃疡患者，24 小时内吐咖啡样物 100ml，解柏油样稀便 1500ml。查体面色苍白，肢体湿冷，脉搏 120 次/分，血压 60/40mmHg。最佳处理为
A. 右旋糖酐　B. 升压药
C. 碳酸氢钠　D. 立即输血输液
E. 急症手术

107. 男性，36 岁，有溃疡病史 10 年，近来常上腹痛，昨天突然大呕血及便血，6 小时后急症入院，入院时血压测不到，仅在 60mmHg 处可扪到，唇甲苍白，大汗淋漓。此时最可能发生的并发症是
A. 休克　B. 酸中毒
C. 电解质紊乱　D. 失水
E. 虚脱

108. 治疗急性胃炎，下列哪些措施不宜
A. 戒烟　B. 少吃多餐
C. 制酸剂　D. 抑酸剂
E. 水杨酸制剂

109. 急性胃炎，一般应在大出血后多长时间内进行内镜检查
A. 1 周　B. 24 ~ 48 小时
C. 72 小时　D. 8 小时内
E. 2 周内

110. 疑为消化性溃疡的首选检查是
A. 胃液分析　B. 大便潜血试验
C. 血清胃泌素测定　D. 纤维内镜检查
E. 胃脱落细胞检查

111. 消化性溃疡的维持治疗多采用
A. 胃泌素受体拮抗剂　B. H_2 受体拮抗剂
C. 胆碱能受体拮抗剂　D. 质子泵抑制剂
E. 前列腺素

112. 7 岁男孩，春节期间发病，高热半天后反复抽搐，意识不清，来院就诊。体检：面色苍白、抽搐状、双侧瞳孔不等大，光反射迟钝，呼吸浅表。取粪便化验检查，高倍视野见脓细胞 3 ~ 5 个，外周血象：白细胞数 15×10^9/L，哪种诊断可能性大
A. 中毒性细菌性痢疾　B. 热性惊厥
C. 暴发性流行性脑脊髓膜炎　D. 流行性乙型脑炎
E. 败血症

113. 克隆病患者腹泻常为

A. 血便　B. 糊状便
C. 脓血便　D. 稀水便
E. 黏液便

114. 适用于反流性食管炎治疗的是
A. 多潘立酮　B. 西咪替丁
C. 普鲁苯辛　D. 镇静剂
E. 甘珀酸

115. 消化性溃疡多见于下列哪种情况
A. 甲状旁腺功能亢进症　B. 妊娠期
C. 艾迪森病　D. 服用洋地黄期间
E. 慢性支气管炎

116. 近1个月出现腹胀、全腹隐痛。体检：腹膨隆，腹壁柔韧感，轻压痛，移动性浊音阳性。最可能并发的疾病是
A. 肠梗阻　B. 肝硬化腹水
C. 肝癌　D. 淋巴瘤
E. 结核性腹膜炎

117. 原发性肝癌最有效的治疗是
A. 免疫治疗　B. 放疗
C. 冷冻治疗　D. 手术治疗
E. 化疗

118. 晚期肝癌患者，化疗后发热，呕吐，持续上腹痛不能入睡，多次给予吗啡类镇痛药口服，继后出现尿潴留和便秘，其便秘的原因应考虑
A. 疾病本身　B. 呕吐，进食少
C. 药物造成　D. 疼痛造成
E. 情绪消沉

119. 女性，58岁，因剧烈呕吐，上腹痛1小时，急查血淀粉酶：1168U/L，首选的处理是
A. 胰岛素治疗　B. 肾上腺皮质激素治疗
C. 禁食补液　D. 抗生素治疗
E. 手术治疗

120. 对于早期肝硬化的临床表现，下列哪项是不正确的
A. 肝脾轻度肿大，质地偏硬
B. 症状轻微，缺乏特异性
C. 肝掌、蜘蛛痣
D. 少数有腹水
E. 肝功能正常或轻微异常

121. 溃疡病伴有乙型肝炎及转氨酶增高，不宜用
A. 硫糖铝　B. 兰索拉唑
C. 西咪替丁　D. 奥美拉唑
E. 胃达喜

122. 下述哪项不是克罗恩病的临床表现
A. 腹泻　B. 腹痛
C. 腹胀　D. 发热
E. 黄疸

123. 女性，30岁，近3天反复出现起床时感头晕，耳鸣伴恶心，呕吐。体检：BP 120/80mmHg，心肺未见异常，双眼球水平型震颤（+）。合适的治疗选择是
A. 甲磺酸倍他司汀（敏使朗）
B. 抗生素
C. 氯化钾
D. 大剂量维生素C
E. 阿托品

124. 胃灼热感，胸骨后钻入性上腹痛伴吞咽困难，首先考虑
A. 空肠消化性溃疡　B. 十二指肠溃疡
C. 食管消化性溃疡　D. 胃溃疡
E. 心绞痛

125. 胶态枸橼酸铋治疗消化性溃疡的主要机制是
A. 抗酸　B. 抑酸
C. 中和胆酸　D. 促进胃动力
E. 以上都不是

126. 腹泻，低热，盗汗，乏力，右下腹扪及包块，质中等，应首先考虑
A. 肠结核　B. 溃疡性结肠炎
C. 直肠癌　D. 慢性阿米巴痢疾
E. 慢性阑尾炎

127. 腹泻伴下列症状，哪种说法不恰当
A. 急性发热和腹痛可能为肠道感染
B. 里急后重即可诊断为细菌性痢疾
C. 重度脱水常见于霍乱
D. 扪及腹部肿块多见于肠道结核或恶性肿瘤
E. 明显消瘦可见于胃肠道肿瘤或吸收不良综合征

128. 哪项不是急性胃炎的必要诊断依据
A. 上腹不适、疼痛、呕吐或有腹泻
B. 有食欲不当或摄入刺激性药物史
C. 病程短暂
D. 排除其他上腹痛的疾病
E. 胃镜检查

129. 消化性溃疡最常见的并发症
A. 上消化道大出血　B. 穿孔
C. 幽门梗阻　D. 癌变
E. 水、电解质紊乱

130. 消化性溃疡发病原因中，下列哪一个最重要
A. 食物的物理刺激　B. 食物的化学刺激
C. 药物的不良反应　D. 胃酸

E. 胃蛋白酶

131. 溃疡性结肠炎腹痛特点是
A. 周期性　B. 节律性
C. 长期性　D. 疼痛－便意－便后缓解
E. 持续性灼痛

132. 下述哪项不是克罗恩病的临床表现
A. 腹痛　B. 腹泻
C. 腹胀　D. 发热
E. 黄疸

133. 门脉性肝硬化，在我国最常见的病因是
A. 血吸虫病　B. 中毒性肝炎
C. 病毒性肝炎　D. 慢性酒精中毒
E. 胆汁淤积

134. 男性，26 岁，慢性上腹疼痛 3 年，空腹时明显，有烧灼感。胃液分析，空腹胃液量增加，胃酸增加，下列诊断中首先考虑什么
A. 胃溃疡　B. 十二指肠溃疡
C. 溃疡癌变　D. 萎缩性胃炎
E. 食管溃疡

135. 慢性胃炎的诊断，下列哪种检查最为准确
A. X 线钡餐检查
B. 通过胃镜黏膜活组织检查
C. 测定胃泌素
D. 胃液分析
E. 粪便常规检查

136. 萎缩性胃炎患者可能发生下列哪种情况
A. 可能发展为胃癌
B. 可发展为再生障碍性贫血
C. 可发展为消化性溃疡
D. 可发展为反流性食管炎
E. 可发展为溶血性贫血

137. 下述哪种疾病，胃液分析时发现病理性胃酸分泌增多
A. 恶性贫血　B. 萎缩性胃炎
C. 食管溃疡　D. 十二指肠溃疡
E. 空肠溃疡

138. 胃溃疡不会出现的并发症是
A. 出血　B. 穿孔
C. 恶性贫血　D. 癌变
E. 梗阻

【A3/A4 型题】

(1 ~2 题共用题干)

女性，56 岁，间歇上腹痛 2 年。近 2 个月来症状加重，食欲下降，体重下降。贫血貌，上腹部轻压痛，肝脏肋下约 1.5cm，脾脏未触及。血红蛋白 75g/L，大便潜血阴性。

1. 本病例可能的诊断是
A. 胃癌　B. 胃溃疡
C. 慢性浅表性胃炎　D. 慢性萎缩性胃体胃炎
E. 慢性萎缩性胃窦胃炎

2. 为确定诊断需要首选的检查是
A. 腹部 B 超　B. 腹部 CT
C. 上消化钡餐　D. 血清促胃液素测定
E. 胃镜检查加胃黏膜活检

(3 ~4 题共用题干)

男性，30 岁，反复上腹疼痛，饥饿痛 2 年，近 1 周来症状复发，伴呕吐，呕吐物为宿食，吐后减轻。上腹部有轻压痛，有振水音，大便潜血阴性。

3. 应考虑的诊断是
A. 合并胃溃疡　B. 合并胃肠炎
C. 药物治疗无效　D. 合并穿孔
E. 合并胆囊炎

4. 应给予的治疗是
A. 多潘立酮促进胃肠蠕动　B. 阿托品止吐
C. 流食加口服抑酸剂　D. 禁食加输液加抑酸剂
E. 普食加口服抑酸剂

(5 ~6 题共用题干)

男性，45 岁，上腹痛 3 年余，周期性发作。近一周呈持续性痛。左上腹局限性压痛。钡餐见胃角部龛影，直径 1.0cm。

5. 本病例的诊断是
A. 幽门管溃疡　B. 胃角溃疡
C. 无痛性溃疡　D. 促胃液素瘤
E. 球后溃疡

6. 下一步应进行
A. 继续服药治疗 12 周　B. 加用抗 Hp 药物
C. 纤维胃镜检查　D. X 线钡餐复查
E. 手术治疗

(7 ~8 题共用题干)

男性，37 岁。规律性上腹痛 2 年，加重 1 周，2 小时前排暗红色稀便约 500ml，站立时眼前黑矇，晕厥。查体：神清，血压：60/40mmHg，心率：120 次/分，血红蛋白：140g/L。

7. 下列治疗何种首选
A. 大量输入葡萄糖液　B. 立即外科手术
C. 输液，输血　D. 急诊胃镜检查
E. 大量低分子右旋糖酐滴注

8. 经治疗后，血压 110/80mmHg，心率 80 次/分，下一

步应

A. 48 小时后胃镜检查　　B. 流食
C. 抗生素治疗　　D. 可离床去厕所
E. 监测血红蛋白

（9～11 题共用题干）

男性，42 岁，午饭后上腹剧痛 4 小时伴呕吐 3 次就诊。体温 38.6℃，白细胞 15×10^9/L。上腹部肌紧张及压痛，移动性浊音（+），血淀粉酶 300U/L。初步诊断：急性胰腺炎。

9. 为了更好治疗，哪一项辅助检查是鉴别水肿型与出血坏死型的最好方法
A. B 超　　B. 急诊 ERCP
C. 血钙血糖测定　　D. 腹水常规和淀粉酶测定
E. 胰腺细针穿刺

10. 病人因剧烈腹痛住院，应立即采取下列哪项措施
A. 外科手术作局部胰切除
B. 抽腹水 + 自蛋白输注
C. 抗生素 + 激素治疗
D. 胃肠减压 + 清洁灌肠
E. 抑制胰腺分泌和对症处理

11. 经治疗两周，体温仍持续在 39℃以上。腹痛，腹胀，肠鸣音减弱，白细胞 15×10^9/L，尿淀粉酶 1200U/L，应考虑的并发症是
A. 中毒性巨结肠　　B. 胆石症胆囊炎
C. 不全肠梗阻　　D. 胰腺假性囊肿
E. 胰腺脓肿

（12～14 题共用题干）

女性，61 岁，有胆石症史，于空腹运动后突发中上腹胀痛 8 小时，并向腰部放射，无发热，呕吐，中上腹压痛明显，无肌紧张及反跳痛。TBil 30.8μmol/L（1.8mg/dl），尿淀粉酶 600U/L。

12. 最可能的诊断为
A. 急性胆管炎　　B. 急性胰腺炎
C. 消化性溃疡　　D. 心肌梗死
E. 肠系膜动脉血栓形成

13. 其发病原因可能是
A. 胆石移动　　B. 胆道炎症
C. 十二指肠梗阻　　D. 胆道运动障碍
E. 胆囊癌

14. 其主要病理生理过程是
A. 胰管梗阻　　B. 胰腺淋巴回流障碍
C. 胰腺血栓形成　　D. 胰腺自身消化
E. 多种炎症介质反应

（15～16 题共用题干）

男性，26 岁，间歇下腹痛，腹泻 2 年，右下腹包块半年。X 线钡餐示：回肠下段肠腔窄，肠壁僵硬。大便潜血（+）

15. 诊断首选
A. 盲肠癌　　B. 肠结核
C. 淋巴瘤　　D. 淋巴肉芽肿
E. Crohn 病

16. 进一步检查方法首选
A. 手术探查　　B. 结肠镜检查
C. 大便找结核菌及阿米巴原虫　　D. PPD 试验
E. B 超

（17～20 题共用题干）

男性，24 岁，8 周来腹泻，每日排便 3～4 次，有血液与黏液，有里急后重感，伴下腹疼痛，便后腹痛减轻，查体无异常发现。

17. 最有诊断价值的方法是
A. 钡剂灌肠　　B. 纤维结肠镜检查
C. 全消化道钡餐检查　　D. 大便找阿米巴滋养体
E. 试用止泻药治疗

18. 若诊断为溃疡性结肠炎，纤维结肠镜主要发现为
A. 正常黏膜见于病变肠段之间
B. 黏膜呈卵石样有较深的沟槽样溃疡
C. 黏膜呈颗粒状，脆性增加，有糜烂与浅溃疡
D. 无假性息肉
E. 活组织检查可找到肉芽肿

19. 溃疡性结肠炎腹痛与腹泻明显时应用较大剂量阿托品治疗，可能引起下列哪项并发症
A. 机械性肠梗阻　　B. 肠穿孔
C. 结肠大出血　　D. 假息肉形成
E. 中毒性巨结肠

20. 溃疡性结肠炎在下列哪种情况下不宜使用糖皮质激素
A. 急性发作期　　B. 病情较重，病变范围较广
C. SASP 治疗无效　　D. 暴发型病例
E. 并发腹腔脓肿

（21～23 题共用题干）

女性，56 岁，上腹不适，嗳气一个月，进食如常，胃镜示：胃角小弯侧 1cm × 0.6cm 局限性黏膜粗糙、糜烂，亚甲蓝喷洒后着色明显。

21. 下列哪种疾病可能性大
A. 慢性胃炎　　B. 疣状胃炎
C. 嗜酸性胃炎　　D. 胆汁反流性胃炎
E. 早期胃癌

22. 如病理检查发现腺癌细胞，下列哪项检查最有助于

肿瘤分期

A. 上消化道钡餐　B. 超声内镜
C. 上腹 CT　D. 腹部 B 超
E. 血管造影

23. 下列治疗首选

A. 内镜治疗　B. 外科手术
C. 化疗　D. 放疗
E. 免疫治疗

(24～26 题共用题干)

男性，60 岁，长期吸烟史，3 个月来间断上腹不适，与进食关系不密切，现转为胀痛，血 CA19－9 262U/ml。

24. 首先考虑下列哪种疾病可能性大

A. 胃癌　B. 慢性胰腺炎
C. 胰腺癌　D. 消化性溃疡
E. 原发性肝癌

25. 下一步检查首选

A. 上腹部 CT　B. B 超
C. X 线检查　D. 胃镜
E. 剖腹探察

26. 如果此病进一步发展很可能出现

A. 上消化道出血　B. 黄疸
C. 穿孔　D. 脂肪泻
E. 门脉癌栓形成

(27～28 题共用题干)

男性，31 岁，腹痛、腹泻、发热、关节疼痛、消瘦、右下腹包块，轻压痛，抗生素治疗无效，用激素治疗可暂时缓解。近来病情加重，伴呕吐不能进食。

27. 可能诊断是

A. 肠结核　B. 结肠癌
C. 克罗恩病　D. 小肠淋巴瘤
E. 慢性阑尾炎

28. 呕吐原因是

A. 神经性呕吐　B. 肠梗阻
C. 电解质紊乱　D. 饥饿酮症
E. 胃肠炎

(29～33 题共用题干)

男性，38 岁，上腹部疼痛 6 年，多发生于餐前半小时，伴有反酸、嗳气，服用抗酸剂后疼痛可缓解。

29. 首先应考虑哪种疾病

A. 十二指肠球部溃疡　B. 胃溃疡
C. 慢性胃炎　D. 慢性胰腺炎
E. 胃黏膜脱垂

30. 今晚饭后疼痛剧烈，呈刀割样，服抗酸药无效，伴恶心呕吐、冷汗、脸色苍白。可能发生的并发症是下列哪一种

A. 急性阑尾炎
B. 肠梗阻
C. 胃癌幽门梗阻
D. 十二指肠球部溃疡并急性穿孔
E. 胆囊穿孔

31. 腹部检查最有诊断价值的体征是

A. 肝浊音界消失　B. 腹壁柔韧感
C. 肠鸣音亢进　D. 胃型和振水音
E. 墨菲（Murphy）征阳性

32. 社区处理中不正确的方法是

A. 镇痛　B. 禁食
C. 补液　D. 胃肠减压
E. 转诊

33. 可疑急性肠炎时，应首先进行哪种检查

A. 血红蛋白　B. 血象及白细胞
C. 纤维肠镜　D. 粪便常规检查加培养
E. 血培养

(34～35 题共用题干)

男，27 岁，胃溃疡患者，餐后胃痛 1 周，伴烧心，突然胃痛消失，乏力，大汗淋漓。

34. 此时最可能发生的并发症是

A. 胃穿孔　B. 上消化道出血
C. 休克　D. 脱水
E. 电解质紊乱

35. 确诊的首选检查

A. 大便潜血试验　B. X 线钡餐造影
C. 纤维内镜检查　D. 选择性腹腔动脉造影
E. 吞线试验

(36～38 题共用题干)

男，26 岁，胃溃疡患者，餐后胃痛 2 周，伴烧心，突然胃痛加剧，呈持续性，并迅速遍及全腹，大汗淋漓，急送医院。

36. 首先考虑可能诊断

A. 上消化道出血　B. 幽门梗阻
C. 胃穿孔　D. 十二指肠后壁穿孔
E. 糜烂性胃炎

37. 确诊的首选检查是

A. 腹部 X 线平片检查　B. X 线钡餐检查
C. 纤维内镜检查　D. B 超检查
E. CT 检查

38. 禁忌进行哪项检查

A. B 超检查　B. 纤维内镜检查
C. CT 检查　D. 腹腔穿刺

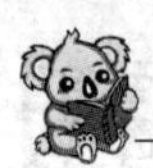

E. 胸片检查

（39～40 题共用题干）

男，16 岁，间歇性右下腹痛，腹泻，呈糊状便，低热，右下腹块 1 年，伴消瘦、贫血，大便潜血（－），结核菌素试验（－）。

39. 最可能的诊断是
A. 肠结核　　B. 溃疡性结肠炎
C. 克罗恩病　　D. 结肠癌
E. 急性阑尾炎

40. 确诊的首选检查是
A. 腹部 B 超　　B. 腹部 CT
C. 腹部 X 线平片检查　　D. 肛门指诊检查
E. X 线钡餐检查

（41～42 题共用题干）

女，56 岁，慢性上腹隐痛半年余，餐后上腹饱胀感，空腹胃酸低，五肽胃泌素试验无明显增高。

41. 最可能的诊断是
A. 胃溃疡　　B. 十二指肠球部溃疡
C. 萎缩性胃炎　　D. 胃黏膜脱垂
E. 浅表性胃炎

42. 确诊的首选检查是
A. X 线钡餐检查　　B. 胃镜活组织检查
C. 嗜酸细胞计数　　D. 血 Ig E
E. 选择性腹腔动脉造影

（43～44 题共用题干）

女，38 岁。因咳嗽发热 2 天，经皮试阴性后肌注青霉素 80 万 U，注射后 1 分钟患者突感胸闷、气短、出冷汗，随后呼之不应，心跳呼吸停止。

43. 抢救的首选用药是
A. 升压药物　　B. 呼吸兴奋剂
C. 扩血管药物　　D. 抗组织胺药物
E. 肾上腺素

44. 如患者出现喉头水肿时应采取的紧急措施是
A. 鼻管吸氧 & 气管内插管
C. 气管切开
D. 面罩给氧
E. 安放口咽通气道

（45～46 题共用题干）

男性，52 岁，近半年出现脓血便，每日 3～4 次，近一个月腹胀，时有阵发性腹痛。查体：可见肠型，左下腹可触到一质硬肿块，活动，肠鸣音亢进。

45. 可能诊断是
A. 慢性痢疾　　B. 溃疡性结肠炎
C. 急性肠梗阻　　D. 乙状结肠癌
E. 内痔出血合伴感染

46. 为确诊应做的检查是
A. 肛诊加结肠镜检查　　B. CT
C. X 线钡灌肠检查　　D. 粪便常规加潜血试验
E. B 超

（47～48 题共用题干）

男，38 岁，突然呕血约 1000ml，鲜红色，呈喷射状，伴心悸，乏力，大汗淋漓，急症收住院。7 岁时患黄疸型肝炎，2 年前体检时发现全血细胞减少，HBsAg（＋），抗－HBc（＋），B 超示脾肿大。

47. 最可能的诊断是
A. 消化性溃疡
B. 急性胃黏膜病变
C. 肝炎后肝硬化合并上消化道出血
D. 食管炎
E. 十二指肠憩室炎

48. 确诊的首选检查
A. 腹部 CT　　B. 腹部核磁共振
C. 内镜检查　　D. X 线钡餐检查
E. B 超检查

（49～50 题共用题干）

男，33 岁，2 年来上腹痛伴反酸，当日晚餐后 1 小时突感上腹痛，先后呕吐咖啡样物 1500ml，晕倒在地。血压 80/60mmHg，脉搏 136 次/分，无黄疸及蜘蛛痣，肝脾不大，腹水征（－）。

49. 该例上消化道大出血的病因可能是
A. 肝硬化食管胃底静脉曲张破裂
B. 消化性溃疡
C. 胃癌
D. 血液病
E. 胆胰疾患

50. 根据临床表现该病例出血程度的分级为
A. 轻度出血　　B. 中度出血
C. 重度出血　　D. 再发性出血
E. 持续性出血

（51～52 题共用题干）

女，56 岁，昨晚吃剩饭后，当夜上腹痛，伴恶心、呕吐，体温 36.8℃。体检：上腹部压痛，肠鸣音活跃。

51. 最可能的诊断是
A. 胆囊炎　　B. 胃溃疡
C. 急性胰腺炎　　D. 胃神经官能症
E. 急性胃炎

52. 下列治疗方法哪项不正确
A. 清淡流质　　B. 阿托品

C. 口服庆大霉素　　D. 口服止痛药
E. 补液

(53~56 题共用题干)

男，36 岁，常在饭后半小时中上腹疼痛，伴饱胀、嗳气、反酸、食欲减退。

53. 应考虑的疾病是
A. 慢性胃炎　　B. 胃溃疡
C. 十二指肠溃疡　　D. 慢性胆囊炎
E. 慢性胰腺炎

54. 对诊断最有价值的方法是
A. 上消化道钡餐造影　　B. 胃液分析
C. 胃镜　　D. 胃泌素测定
E. 大便隐血

55. 假如突然腹痛剧烈，伴全腹压痛、反跳痛、腹肌紧张或板样强直、肝浊音界不清、肠鸣音减弱。应先做哪项检查明确诊断
A. 血淀粉酶　　B. 腹部平片
C. 血常规　　D. 腹腔穿刺
E. 腹部 B 超

56. 检查证实膈下游离气体存在，其最可能的原因是
A. 肝破裂　　B. 胃穿孔
C. 胆囊破裂　　D. 乙状结肠穿孔
E. 膀胱破裂

【B 型题】

(1~3 题共用备选答案)
A. 十二指肠球部溃疡　　B. 胃溃疡
C. 幽门管溃疡　　D. 球后溃疡
E. 复合溃疡

1. 抑酸，胃黏膜保护治疗 4~6 周
2. 抑酸，胃黏膜保护治疗 6~8 周
3. 需要抗 Hp 治疗

(4~8 题共用备选答案)
A. PPI 类　　B. 枸橼酸铋剂
C. 阿莫西林和甲硝唑　　D. 前列腺素 E_2
E. 多潘立酮

4. 抑制阳离子泵 H^+，K^+ – ATP 酶的活力
5. 消除 Hp
6. 增强食管与胃的排空
7. 抑制胃蛋白酶的活性
8. 强固胃黏膜屏障和消除 Hp

(9~10 题共用备选答案)
A. 上腹部包块　　B. 肌紧张反跳痛
C. 胸腹腔积液　　D. 腹壁皮下青紫
E. 假性肠梗阻

9. 急性胰腺炎常见的表现是
10. 急性胰腺炎较严重的表现是

(11~12 题共用备选答案)
A. 肠黏膜多发浅溃疡伴充血、水肿
B. 肠腔内多处息肉，形态不规则
C. 肠黏膜充血、水肿、环形溃疡，其边缘鼠咬状
D. 肠黏膜裂隙样深溃疡
E. 回盲部溃疡伴息肉

11. 以上哪项为溃疡样结肠炎较常见的镜下表现
12. 以上哪项为 Crohn 病较常见的镜下表现

(13~14 题共用备选答案)
A. 食管癌　　B. 胃癌
C. 大肠癌　　D. 肝癌
E. 胰腺癌

13. 上述哪一种疾患发病率最高
14. 上述哪一种疾患 5 年生存率最低

(15~17 题共用备选答案)
A. 右上腹绞痛，伴压痛、莫菲征阳性
B. 脐周阵痛，伴有压痛、肠鸣音亢进
C. 上腹压痛、板样强直、肝浊音界消失
D. 上腹部胀痛，有振水音
E. 胸骨下持续钝痛、腹部无体征

下述疾病的临床表现是
15. 胆石症及急性胆囊炎
16. 胃溃疡穿孔
17. 急性肠梗阻

(18~21 题共用备选答案)
A. 多潘立酮　　B. 溴丙胺太林
C. 西咪替丁　　D. 镇静剂
E. 甘珀酸

18. 不宜用于胃溃疡
19. 不宜用于幽门梗阻
20. 主要用于十二指肠溃疡
21. 适用于反流性食管炎

(22~23 题共用备选答案)
A. CEA（癌胚抗原）　　B. AFP（甲胎蛋白）
C. CA19 – 9　　D. 胆囊收缩素
E. 乳酸脱氢酶

最具诊断价值的检验项目是
22. 原发性肝癌
23. 胰腺癌

(24~25 题共用备选答案)
A. 西沙必利　　B. 颠茄
C. 奥美拉唑　　D. 安定
E. 丙谷胺

24. 主要用于十二指肠球部溃疡
25. 拮抗胃泌素的分泌

(26～27 题共用备选答案)

A. 黄疸伴发热，贫血，血白细胞增高
B. 黄疸伴右上腹痛，肝大，质硬，有包块，AFP（+）
C. 黄疸伴酱油色尿
D. 黄疸伴黑便
E. 黄疸伴腹水

26. 原发性肝癌
27. 败血症

(28～29 题共用备选答案)

A. 头颅 CT　　B. 腰穿
C. B 超　　D. 心电图
E. 同位素

对于下列患者哪项检查最有诊断价值

28. 男，40 岁，反复头痛伴发热 20 天。体检：神清，颈项强直，T 38.6℃，四肢活动无异常，克氏征阳性。血常规：WBC 14×10^9/L，N 90%。
29. 男，60 岁，生气后突然头痛，呕吐。体检：BP 180/120mmHg，昏迷，右侧鼻唇沟变浅，右侧肢体偏瘫。

(30～31 题共用备选答案)

A. 直肠癌　　B. 溃疡性结肠炎
C. 内痔　　D. 直肠息肉
E. 菌痢

下列症状可见于哪种疾病

30. 排便时肛门滴血间断发作 5 年
31. 发热、脓血便伴里急后重一周

(32～34 题共用备选答案)

A. 食管、胃底静脉曲张破裂　　B. 急性胃黏膜病变
C. 胃十二指肠溃疡　　D. 胃癌
E. 胆道出血　　F. 食管裂孔疝
G. 贲门撕裂综合征　　H. 胃扭转
I. 空肠克罗恩病　　J. 胰腺癌

32. 男性，31 岁，有慢性、周期性、节律性上腹痛十余年，用碱性药可缓解。上消化道出血前疼痛剧烈，出血后疼痛减轻。
33. 男，47 岁，反复发作右上腹痛、腹胀 20 余年，有慢性肝炎史，4 小时前大量呕血、便血，伴黄疸、蜘蛛痣。
34. 选择性动脉栓塞止血适用于哪种疾病的出血。

(35～36 题共用备选答案)

A. 暗红色血便　　B. 柏油便
C. 鲜红色血便　　D. 脓血便
E. 便中带血丝

下列疾病的血便特点

35. 内痔
36. 结肠癌

(37～38 题共用备选答案)

A. 重症胆管炎　　B. 肠系膜上动脉栓塞
C. 急性胆囊炎　　D. 胆囊息肉
E. 溃疡病穿孔根据

下列病例摘要，最可能的诊断是

37. 女，55 岁，进食油腻后右上腹持续性胀痛阵发加重，并向右肩背部放射，Murphy 征（+），B 超提示胆囊肿大，内有结石伴声影
38. 女，28 岁，二尖瓣狭窄房颤，突发上腹痛，进行性加重，伴腰背痛，呕吐咖啡样物。查体：腹软，脐周轻压痛，肠鸣音稍活跃，腹痛症状与体征不相符

(39～41 题共用备选答案)

A. 盐腌食品　　B. 淀粉类及鱼肉蛋类
C. 野生蘑菇　　D. 火腿、腊肠、罐头等
E. 水产品鱼蟹类

39. 变形杆菌多存在于哪类食品中
40. 金黄色葡萄球菌多存在于哪类食品中
41. 肉毒杆菌多存在于哪类食品中

(42～43 题共用备选答案)

A. 食管胃底静脉曲张破裂　　B. 急性胃黏膜病变
C. 胃、十二指肠溃疡　　D. 胃癌
E. 胆道出血

以下治疗措施适用于哪种疾病的出血

42. 抑制胃酸分泌的药物
43. 三腔管压迫止血

【案例题】

案例一

患者中年男性，因进食油腻食品后上腹部持续疼痛 12 小时入院。既往有冠心病、十二指肠球部溃疡和胆囊结石病史。体检：T 37.8℃，P 110 次/分，BP 130/90mmHg。巩膜轻度黄染，腹软，上腹部明显压痛，无反跳痛，肠鸣音减弱，墨菲氏征可疑阳性。

提问 1. 入院第一时间必须紧急检查的项目有

A. 血常规　　B. 血淀粉酶
C. 尿淀粉酶　　D. 腹部平片
E. 腹部 B 超　　F. 血肌酐
G. 肌钙蛋白　　H. 胃镜
I. 心电图　　J. 消化道钡餐

提问 2. 急查结果显示患者白细胞、血、尿淀粉酶均升高，患者诉腹痛、腹胀明显，可进行哪些处理

A. 禁食　　B. 静注质子泵抑制剂

C. 静滴生长抑素
D. 肌注吗啡
E. 输血
F. 输液
G. 静滴抗生素
H. 肌注山莨菪碱

提问3. 患者腹部B超提示胆总管上段扩张，进一步可选的检查有

A. 腹腔镜检查
B. 磁共振胰胆管造影（MRCP）
C. 上消化道钡餐
D. 经内镜逆行性胰胆管造影（ERCP）
E. 腹部X线

案例二

患者女性，25岁，近半年来反复中上腹疼痛，痛向背部放射，伴反酸与夜间痛。既往曾有2次黑便史。

提问1. 患者最可能的诊断是什么

A. 十二指肠球部溃疡
B. 慢性胃炎
C. 慢性胰腺炎
D. 胆石症
E. 功能性胃肠病

提问2. 为明确诊断，应首先的检查有

A. 胃镜检查
B. 钡餐检查
C. 血清胃泌素
D. 胃液分析
E. 大便潜血试验

提问3. 患者胃镜提示十二指肠球部溃疡（活动期），关于十二指肠球部溃疡的临床表现，哪些是正确的

A. 有空腹痛
B. 90%的患者幽门螺杆菌阳性
C. 前壁溃疡穿孔多见
D. 血清胃泌素水平显著升高
E. 发生癌变机会很少

案例三

患者男性，48岁。因纳差乏力5月，右上腹隐痛3天入院，既往有饮酒史20年，每天4两白酒。查体：巩膜中度黄染，腹膨隆，腹水征（+），肝肋下2cm可及，双下肢轻度凹陷性水肿。

提问1. 入院后应优先采取哪些检查

A. 肝功能检查
B. 血常规
C. 胃镜
D. 腹腔穿刺
E. 肝穿刺活检
F. 腹部B超
G. AFP

提问2. 初步检查结果回报：肝功能：ALT 216U/L，AST 128U/L，TBIL 52μmol/L，ALB 27g/L，血常规：WBC 3.0×10^9/L，Hb 78g/L，PLT 55×10^9/L。目前应主要考虑什么疾病

A. 乙肝肝硬化（失代偿期）
B. 酒精性肝硬化（失代偿期）
C. 自发性腹膜炎
D. 结核性腹膜炎
E. 败血症
F. DIC

提问3. 进一步结果回报：AFP210μg/L。腹穿穿刺液为淡红色腹水，红细胞（++）。该患者可能合并哪种疾患

A. 结核性腹膜炎
B. 自发性腹膜炎
C. 门静脉血栓形成
D. 原发性肝癌
E. 肝肾综合征

案例四

男性，27岁。左下腹隐痛伴脓血便1年，外院钡灌肠检查示“慢性结肠炎”。查体：腹平软，左下腹轻压痛，未扪及包块。肛检见肛瘘和肛裂。

提问1. 最有助于诊断的检查是

A. 结肠镜检查
B. 口服钡餐X线小肠造影
C. 大便结核菌PCR测定
D. 血癌胚抗原测定
E. 大便细菌培养

提问2. 根据上述资料，最可能的诊断是

A. 结肠癌
B. 克罗恩病
C. 慢性阿米巴痢疾
D. 慢性细菌性痢疾
E. 溃疡性结肠炎

提问3. 治疗可选药物是

A. 盐酸小檗碱
B. 美沙拉嗪
C. SASP
D. 异烟肼
E. 5-FU

案例五

男性，36岁。慢性腹泻2年，大便每日2~3次，有脓血。肠镜见直肠黏膜充血水肿，浅溃疡，黏膜活检可见隐窝脓肿。

提问1. 根据上述资料，最可能的诊断是

A. 溃疡性结肠炎
B. 克罗恩病
C. 结肠癌
D. 结肠息肉
E. 慢性细菌性痢疾

提问2. 该疾病的病变分布中下列哪项是错误的

A. 肛周病变少
B. 呈连续性
C. 不涉及回肠
D. 多数在直肠、乙状结肠
E. 非节段性

提问3. 最合适的初始治疗药物是

A. 地塞米松
B. 诺氟沙星
C. 泼尼松
D. 硫唑嘌呤
E. 磺胺类药物保留灌肠

案例六

患者男性，64岁。因呕血、黑便2小时入院。既往

有慢性乙型肝炎 10 余年。入院查 ALT 124U/L，AST 153U/L，总胆红素 91μmol/L，血清白蛋白 16g/L，凝血酶原时间 21s，CO_2 - CP 15mol/L，BUN 20.5mmol/L，Cr 256μmol/L，血压 75/45mmHg，脉搏 130 次/分。

提问 1. 下列哪些叙述是正确的

A. 短时间内出血量大于 1000ml 可出现循环衰竭表现

B. 一次出血量小于 400ml 一般无全身症状

C. 每日出血量为 30ml 可出现黑便

D. 每日出血量为 50ml 可出现黑便

E. 每日出血量达到 5～10ml 大便潜血即阳性

F. 胃内储积血量在 150～200ml 可引起呕血

提问 2. 该患者诊断考虑哪些疾病

A. 食管胃底静脉曲张破裂出血

B. 十二指肠溃疡并发出血

C. 肝硬化失代偿期

D. 失血性休克

E. 肝肾综合征

F. 代谢性酸中毒

提问 3. 此时患者最合适的处理为

A. 胃镜检查并用硬化剂闭塞出血静脉

B. 输血、输液抗休克治疗

C. 静脉推注 60ml 15% $NaHCO_3$

D. 血液透析治疗

E. 急诊行门体分流术

F. 肝穿刺活检

G. 静脉点滴生长抑素

提问 4. 应优先进行哪些处理。提示：经积极抗休克治疗后，患者血压维持至 120/70mmHg，入院后再次呕吐 200ml 鲜红色血，Bp 100/60mmHg，HR 102 次/分。

A. 三腔二囊管压迫止血

B. 胃镜检查并用硬化剂闭塞出血静脉

C. 急诊行门体分流术

D. TIPS

E. 选择性肠系膜动脉造影

提问 5. 关于肝硬化食道静脉破裂出血内科治疗，哪些是错误的

A. 输血　　B. 吗啡镇静

C. 垂体后叶素　　D. 内镜下注射硬化剂

E. 普萘洛尔口服或硝酸甘油舌下含服

提问 6. 下列哪项是判断上消化道出血已经停止的实验室指标

A. 血红蛋白测定　　B. 网织红细胞计数

C. 血沉　　D. 尿素氮

E. 红细胞压积

提问 7. 胃镜提示食道下段静脉曲张（重度）并出血，经内镜下注射硬化剂治疗后，患者消化道出血停止。入院后一周出现腹胀，B 超提示腹水（中度），脾大。治疗应选择哪些措施

A. 强心剂　　B. 低盐饮食

C. 穿刺放腹水　　D. 输白蛋白

E. 护肝治疗

提问 8. 经治疗后腹水消退不明显，复查 ALT 102U/L，AST 113U/L，总胆红素 78μmol/L，血清白蛋白 22g/L，凝血酶原时间 20s。应如何有效防止再出血

A. 内镜直视下注射硬化剂

B. 内镜直视下食道静脉套扎术

C. 门体分流术

D. 断流术

E. TIPS

F. 口服普萘洛尔

案例七

男性，72 岁。因胸骨后不适，进食时有滞留感一年就诊。滞留感常在进食固体食物时出现，无呕吐，无明显消瘦，有进食热粥习惯五十余年。查体：皮肤黏膜未见黄染、出血点，锁骨上淋巴结未扪及，心肺听诊无异常，腹平软，肝脾肋下未触及。

提问 1. 拟需要考虑的诊断是

A. 食管贲门失弛缓症　　B. 胃食管反流病

C. 早期食管癌　　D. 食管良性狭窄

E. 食管裂孔疝　　F. 癔球症

提问 2. 患者需首先进行的检查是

A. 食管黏膜脱落细胞检查　　B. 食管 X 线检查

C. 内镜检查与活检组织检查　　D. 食管 CT 检查

E. 食管 MRI 检查　　F. 食管超声内镜检查

G. 胸部 X 线片

提问 3. 患者电子内镜结果示距门齿 33cm 见一 1cm×2cm 溃疡，活检示高分化鳞癌，首选的治疗是

A. 放疗　　B. 化疗

C. 综合治疗　　D. 保守治疗

E. 内镜治疗　　F. 放疗＋化疗

案例八

男性，50 岁。有胃溃疡病史 10 年，近 3 个月上腹痛加剧，无节律性，伴嗳气，无反酸及呕吐，口服法莫替丁和奥美拉唑无效，体重减轻 5kg。查体：浅表淋巴结无肿大，腹平软，上腹部轻压痛，可触及包块。

提问 1. 最可能的诊断是

A. 胃溃疡复发　　B. 胃溃疡癌变

C. 伴穿透性溃疡　　D. 伴幽门梗阻

E. 复合性溃疡　　F. 胃淋巴瘤

提问2．患者需进一步做哪些检查以确诊

A．X线钡餐检查　　B．胃镜检查结合活检
C．腹部超声检查　　D．腹部CT检查
E．腹部MRI检查　　F．大便潜血试验
G．血CEA检查　　H．内镜超声检查

提问3．胃癌的并发症有

A．贫血　　B．幽门梗阻
C．贲门梗阻　　D．功能性消化不良
E．胃泌素瘤　　F．呕血

案例九

男性，52岁。有慢性乙型肝炎病20余年，近半年感觉恶心，食欲缺乏，乏力伴肝区疼痛，消瘦约5kg。体检：巩膜轻度黄染，胸部蜘蛛痣一个，肝肋下约2cm，剑突下4cm，质硬，边缘钝，脾肋下2cm，上腹部可听到血管杂音。ALT 120U/L，AST 250U/L，AKP 65U/L，TBILI 32μmol/L，DBIL 117μmol/L，A 18g/L，G 25g/L，Hb 100g/L，WBC 3.7×10^9/L，PLT 90×10^9/L。

提问1．下列哪种肝病最有可能

A．乙肝后肝硬化　　B．原发性肝癌
C．慢性活动性肝炎　　D．血吸虫病性肝硬化
E．胆汁性肝硬化　　F．肝脓肿

提问2．患者首先应进行哪些检查

A．肝B超　　B．肝CT
C．肝MRI　　D．AFP
E．放射性核素肝显像　　F．肝穿刺活检
G．剖腹探查

提问3．患者B超示右肝实质性暗区10cm×5cm，AFP 1080μg/ml。患者进行下列哪项治疗较合适

A．手术治疗　　B．放疗
C．全身化疗　　D．肝动脉栓塞化疗
E．中医治疗　　F．生物治疗
G．免疫治疗

案例十

女，46岁。突发上腹痛14小时，频繁呕吐胃内容物，疼痛阵发性加剧，向右肩放射2小时后发热伴腹胀，无寒战、腹泻。既往有上腹饱胀5年，按"胃痛"治疗后，偶有好转。查体：T：38.5℃，P：101次/分，BP：95/40mmHg，P：23次/分。心肺无异常，腹胀明显，腹部尚软，上腹压痛，肝脾未触及，腹部无移动性浊音。

提问1．急诊应做哪些重点检查

A．血电解质检查　　B．血常规
C．血尿淀粉酶　　D．腹部B超
E．X线胃肠钡餐检查　　F．胸腹联合透视
G．CT检查　　H．心电图检查

提问2．检查提示：WBC 18×10^9/L，N 0.9，尿胆原（±），尿胆红素（±），血淀粉酶（Somogyi法）500U/L，尿淀粉酶（Somogyi法）1600U/L，心电图ST－T轻度降低。本例主要诊断是

A．急性心肌梗死　　B．急性胃肠炎
C．食管裂孔疝　　D．急性胰腺炎
E．急性肠梗阻　　F．消化性溃疡并急性穿孔
G．胆石症　　H．急性胆囊炎
I．急性病毒性肝炎　　J．缺血性结肠炎

提问3．应采取哪些主要措施

A．吗啡肌肉注射　　B．输血
C．葡萄糖盐水静滴　　D．毛花苷C静注
E．升压药静滴　　F．禁食
G．胃肠减压　　H．抗生素

案例十一

女性，48岁。间断上腹不适3年，胃镜检查提示重度萎缩性胃炎伴肠化，W－S染色阳性。

提问1．该患者治疗药物可以选择

A．654－2　　B．匹维溴铵
C．铋剂三联　　D．奥美拉唑
E．多潘立酮

提问2．患者Hp根除治疗后复查，应在停药后多久进行

A．当时　　B．1个月
C．3个月　　D．6个月
E．1年

提问3．患者随访采用何种方法最佳

A．大便潜血试验　　B．定期钡餐造影
C．定期胃镜检查及活检　　D．UBT试验
E．血清学检查

参考答案

【A1/A2型题】

1．D　2．D　3．D　4．E　5．A　6．D　7．A　8．D
9．E　10．C　11．C　12．C　13．D　14．C　15．D　16．C
17．A　18．B　19．C　20．A　21．C　22．E　23．C　24．B
25．E　26．A　27．C　28．B　29．A　30．D　31．C　32．A
33．B　34．E　35．E　36．D　37．E　38．E　39．B　40．D
41．C　42．C　43．B　44．B　45．D　46．D　47．B　48．D
49．D　50．C　51．D　52．B　53．B　54．C　55．B　56．D
57．A　58．D　59．E　60．D　61．C　62．C　63．B　64．D
65．D　66．C　67．B　68．C　69．C　70．C　71．D　72．B
73．C　74．A　75．C　76．E　77．C　78．C　79．B　80．B
81．D　82．B　83．E　84．C　85．C　86．C　87．B　88．E
89．E　90．C　91．D　92．B　93．D　94．C　95．C　96．D

97. D　98. C　99. D　100. A　101. E　102. C　103. B
104. C　105. D　106. D　107. A　108. E　109. B　110. D
111. B　112. A　113. B　114. A　115. A　116. E　117. D
118. C　119. C　120. D　121. C　122. E　123. A　124. C
125. E　126. A　127. B　128. E　129. A　130. D　131. D
132. E　133. C　134. B　135. B　136. A　137. D　138. C

【A3/A4 型题】

1. D　2. E　3. D　4. D　5. B　6. C　7. C　8. E
9. D　10. A　11. E　12. B　13. E　14. D　15. E　16. B
17. B　18. C　19. E　20. E　21. E　22. B　23. B　24. C
25. A　26. B　27. C　28. B　29. A　30. D　31. A　32. A
33. D　34. B　35. C　36. C　37. A　38. B　39. C　40. E
41. C　42. B　43. E　44. C　45. D　46. A　47. C　48. C
49. B　50. C　51. E　52. D　53. B　54. C　55. B　56. B

【B 型题】

1. A　2. B　3. A　4. A　5. C　6. E　7. D　8. B
9. E　10. D　11. A　12. D　13. B　14. E　15. A　16. C
17. B　18. E　19. B　20. C　21. A　22. B　23. D　24. C
25. E　26. B　27. A　28. B　29. A　30. C　31. E　32. C
33. A　34. D　35. C　36. A　37. C　38. B　39. E　40. B
41. D　42. C　43. A

【案例题】

案例一

提问 1 答案：ABCDGI　　提问 2 答案：ABCFG
提问 3 答案：BD

案例二

提问 1 答案：A　　提问 2 答案：A
提问 3 答案：ACE

案例三

提问 1 答案：ABDFG　　提问 2 答案：AB
提问 3 答案：D

案例四

提问 1 答案：A　　提问 2 答案：B
提问 3 答案：BC

案例五

提问 1 答案：A　　提问 2 答案：C
提问 3 答案：E

案例六

提问 1 答案：ABDE　　提问 2 答案：ACDEF
提问 3 答案：BCG　　提问 4 答案：B
提问 5 答案：B　　提问 6 答案：ABDE
提问 7 答案：BCD　　提问 8 答案：ABEF

案例七

提问 1 答案：AC　　提问 2 答案：BC
提问 3 答案：D

案例八

提问 1 答案：B　　提问 2 答案：ABH
提问 3 答案：ABCF

案例九

提问 1 答案：BC　　提问 2 答案：AD
提问 3 答案：D

案例十

提问 1 答案：ABCFH　　提问 2 答案：DGH
提问 3 答案：CFGH

案例十一

提问 1 答案：CD　　提问 2 答案：B
提问 3 答案：C

精选解析

【A1/A2 型题】

72. 消化性溃疡是多因素引起的疾病，Hp 感染最为突出。根除 Hp 感染，消化性溃疡可达到治愈效果，故 Hp 感染是影响消化性溃疡复发和治愈的关键因素。

73. 慢性萎缩性胃炎（CAG）分成 A、B 两型。A 型 CAG 患者，在血液、胃液和唾液中可检出内因子抗体和壁细胞抗体，内因子抗体与内因子结合后阻滞维生素 B_{12} 与内因子结合，而导致恶性贫血。

74. 结肠癌是常见的消化道恶性肿瘤，早期常无症状，容易漏诊误诊。

128. 急性胃炎时胃黏膜的炎性改变常在 24 ~ 48 小时内消失，故胃镜检查非急性胃炎的必要诊断依据。一般根据病史及临床表现即可确诊。

【A3/A4 型题】

（27 ~ 28 题）克罗恩病是原因不明的胃肠道慢性肉芽肿性疾病。病变多见于回肠末端与邻近结肠，常呈节段性分布。免疫和遗传是本病发病的重要因素，故用抗生素治疗无效，激素治疗可暂时缓解。呕吐为肠梗阻所致。克罗恩病是胃肠道慢性肉芽肿性疾病，病理特点为全壁性增殖性炎症，侵犯肠系膜和肠系膜淋巴结。由于肠粘连、肠壁和肠系膜增厚、肠系膜淋巴结肿大、内瘘或局部脓肿，形成肿块致肠梗阻引起呕吐。

（53 ~ 56 题）从该例临床表现应考虑有内脏急性穿孔的可能性，肝浊音界不清表示有气腹征，全腹压痛、反跳痛、腹膜刺激征明显，反映弥漫性腹膜炎的存在。腹部平片在诊断空腔脏器穿孔（如消化性溃疡、憩室、胆囊穿孔）上很有帮助，故应优先检查。

【B 型题】

（15～17 题）胆石症和急性胆囊炎的腹痛多发生在右上腹。当胆道内结石移行或胆囊、胆总管平滑肌痉挛可产生胆绞痛，查体右肋下胆囊区有压痛。当嘱患者深吸气时，可触到胆囊触痛即莫菲征阳性。胃穿孔时，胃内容物流入腹腔，弥漫性腹膜炎，上腹部腹膜刺激而引起腹肌痉挛，出现压痛和板样强直。由于气腹存在使肝浊音界消失。急性肠梗阻部位以上肠管强烈蠕动时，出现脐周阵痛、伴压痛，梗阻部位可听到肠鸣音亢进。

（35～36 题）柏油便是上消化道出血的典型表现；鲜红色血便或便中带血丝常是痔疮或肛裂的表现；脓血便常见于痢疾、溃疡性结肠炎、局限性肠炎等下段肠道的炎症性改变；暗红色血便说明病变多位于结肠，血和粪便混合在一起而成，而又以结肠癌出血多见。因此本题的正确答案为（A）。

（39～41 题）变形杆菌多存在于水产品鱼蟹类中。肉毒杆菌多存在于火腿、腊肠、罐头等食品中。

【案例题】

案例一

提问 1 解析：本提问突出特点为“紧急”，指在最短时间内以最快速度完成对诊断有帮助的检查项目。本问共有 10 个备选答案，究竟哪些检查项目是急需做的？要解决好这个问题，首先要有一个明确的思路，即诊断考虑什么病，需要排除什么致命的疾病。根据患者起病前进食油腻食品后上腹痛、发热、黄疸等特点，既往有胆囊结石病史，诊断应首先考虑胆道疾患，又因为胆管和胰管共同开口的特点，胆道结石时胆石嵌顿阻塞或 Oddis 括约肌的痉挛，所以，还应想到有合并急性胰腺炎的可能性。同时不能忽略的是患者既往有冠心病和十二指肠球部溃疡病史，所以检查应围绕着如何确定患者属急性胆道病还是急性胰腺病，以及排除急性心肌梗死和溃疡穿孔的可能来选择检查项目。淀粉酶检查方便快速，又能反映胰腺病变。血中淀粉酶在起病 6 小时后即可升高，24 小时达高峰，尿淀粉酶的升高比血中淀粉酶升高迟 2 小时，此患者发病已 12 小时，因此血、尿淀粉酶的检查对本病有重要价值。根据以上特点，B、C 为诊断急性胰腺炎的主要依据，故必须选做。A 血常规对诊断有帮助，可确定是否合并感染，也应该检查。而第 D 项除了对胰腺炎、胆石症诊断有较大帮助外，还能排除胃肠穿孔及肠梗阻，又是简便检查，故必须选做。E 腹部 B 超并非多数单位急诊时都能进行的检查项目，所以属于有条件便可急查，但不是一定必须急查的项目，F 肌酐对诊断无直接帮助，H 和 J 胃肠造影可观察胃、十二指肠情况，但此时检查可加重病情，应在急性炎症控制后进行，F 和 I 可以排除心肌梗死，也是必须急查的项目。

提问 2 解析：血、尿淀粉酶升高支持急性胰腺炎的诊断。胰腺炎的治疗原则应为抑制胰腺分泌及胰酶活性、解痉镇痛、纠正水电解质紊乱、防止休克，必要时抗感染。抑制胰腺分泌是治疗急性胰腺炎非常关键的环节，因此应尽快禁食、减少食物、胃酸对胰腺的刺激。对于禁食患者，必须给予静脉输液解决营养、热量及水、电解质平衡问题。质子泵抑制剂和生长抑素可减少胃酸分泌，从而减少胰液分泌，故可以应用。患者白细胞升高，结果胆囊结石病史，考虑胆源性胰腺炎可能性大，故可使用抗生素。根据以上分析，第 A、B、C、F、G 项为正确答案。吗啡可引起 Oddis 括约肌痉挛，导致胰液、胆汁反流，加重胰腺炎，且可扩张血管，导致血压下降，并能掩盖病情，所以不能使用。本例无明显失血倾向，也非消耗性疾病，不需输血。患者有腹胀，肌注 654－2 有加重腹胀，麻痹性肠梗阻的风险，故不使用。

提问 3 解析：腹部 B 超对胆总管下段由于受肠道气体影响，难以观察清楚，但从胆总管上段扩张可推测下段梗阻可能性大，故可选无创的 MRCP 和有创的 ERCP 检测了解胆道情况，而 A、C、E 检测不能了解胆道梗阻情况，故不选。

案例二

提问 1 解析：本题为年轻女性的慢性腹痛查因，突出特点是反酸、夜间痛和黑便史，提示十二指肠球部溃疡可能性最大，慢性胃炎和功能性胃肠病一般无夜间痛和黑便，慢性胰腺炎和胆石症的支持点不多，由于问题是最可能的诊断是什么，故优先考虑十二指肠溃疡的诊断。

提问 2 解析：首选的检查，显然胃镜是第一选择，能直观了解胃和十二指肠的情况，钡餐能诊断上消化道疾病，但是并非首选，C 和 D 对于诊断胃泌素瘤有帮助，大便 OB 可了解有无合并消化道出血，但不能直接明确诊断消化性溃疡。

提问 3 解析：幽门螺杆菌阳性和血清胃泌素水平显著升高属于实验室检查，并非临床表现。

案例三

提问 1 解析：患者中年男性，有 20 年饮酒史，巩膜黄染，肝大，腹水，入院常规检查包括了肝功能和血常规，因患者有肝大腹水，故腹部 B 超和诊断性腹腔穿刺可明确有无肝脏占位和腹水性质，是渗出性提示合并腹腔感染、漏出性提示低蛋白、门脉高压导致，而如果是血性腹水，则提示肝癌可能性大，故这两项也是优先检查。AFP 对于肝脏疾病患者也是常规检查项目。而胃镜和肝穿属于有创检查，只有在评估了患者的病情，生命体征稳定的情况下再根据需要选择，不是优先考虑的，除非患者合并有急性上消化道出血，才进行紧急胃镜检查。

提问2解析：患者转氨酶升高，轻度黄疸，低蛋白血症，血常规提示脾亢三少，考虑肝硬化可能性大，乙肝是我国肝硬化的首因，在完善病毒性检查前不能排除，而患者有长期饮酒史，酒精肝诊断也不能排除。其他选项为干扰选项，目前无相应结果提示。

提问3解析：患者AFP升高，腹穿为血性腹水，高度提示肝癌可能。

案例四

提问1解析：青年男性，腹痛便血，合并肛瘘，首先考虑克罗恩病，首选结肠镜检查并多点取病理活检，结肠镜应进入回肠末段进行观察，如果活检病理提示非干酪样肉芽肿即可确诊。故首选结肠镜。BCDE检查也是可选，但不是最直观的。

提问2解析：肛瘘是炎症性肠病中克罗恩病的一个典型并发症，而溃疡性结肠炎发生肛周病变的几率低，结肠癌虽然有年轻化趋势，但是不是首先考虑的，C和D也是常见的腹痛便血的原因，需要排除。基于提问为最可能，首先B。

提问3解析：A为感染性肠炎可选，D为抗结核药，E为结肠癌的化疗药物，B和C为氨基水杨酸制剂，可选。

案例五

提问1解析：青年男性，便血，肠镜见直肠黏膜充血水肿，黏膜活检可见隐窝脓肿，首选考虑溃疡性结肠炎，而克罗恩病多为节段性炎症，回盲部和回肠末段多见，倒灌性肠炎少见，典型病理为非干酪样肉芽肿。C和D活检病理可区分，E支持点不多。

提问2解析：溃疡性结肠炎回肠末段受累罕见，但还是有，故C过于绝对。其他选项均为溃疡性结肠炎的特点。

提问3解析：患者病变局限在直肠，首先E。

案例七

提问1解析：患者为老年男性，有进食过烫食物史五十余年，近一年来数次胸骨不适，进食有滞留感，首先考虑为早期食管癌；食管贲门失弛缓症也可能出现下端胸骨后不适，无进行性消瘦，尚不能排除；胃食管反流病常有胃灼热，吞咽性疼痛或吞咽困难；食管良性狭窄一般由腐蚀性或反流性食管炎所致，也可因长期留置胃管、食管手术所引起；癔球症患者多为女性，时有咽部球样异物感，进食时消失；食管裂孔疝一般无明显症状。

提问2解析：食管X线检查可看到早期食管癌黏膜皱襞增粗、小龛盈缺损与小龛影等，并可见食管贲门失弛缓症的贲门梗阻呈漏斗鸟嘴状、边缘光滑，内镜检查与活检是发现与诊断食管癌首选方法。食管黏膜脱落细胞检查主要用于食管癌高发区普查；食管CT及MRI检查可清晰显示食管与邻近纵隔器官关系，但难以发现早期病变；食管超声内镜可准确判断食管癌的壁内浸润深度等，但难以诊断早期食管癌。

案例八

提问1解析：患者为中年男性，有胃溃疡病史10年，近3个月上腹痛加剧，无节律性，伴嗳气，无反酸及呕吐，口服法莫替丁和奥美拉唑无效，上腹部轻压痛，可触及包块，故首先考虑癌变。

提问2解析：X线检查对胃癌的诊断依然有较大的价值。近年应用气钡双重对比法、压迫法和低张造影技术，并用高密度钡粉，能清楚显示黏膜的精细结构，有利于检查到微小病变。胃X线钡餐检查有利于胃癌和胃淋巴瘤的鉴别。胃镜及活检是目前诊断胃癌最可靠的方法。内镜超声检查具有胃镜和实时超声检查两者的优点，对胃壁各层肿瘤的浸润状况、邻近器官及淋巴结转移的诊断有独到之处。

提问3解析：胃癌可发生出血，穿孔，梗阻等。

案例九

提问1解析：患者有乙肝病史，近半年感觉恶心、食欲缺乏、乏力伴肝区疼痛，消瘦约5kg，肝脾大，A/G倒置，考虑为原发性肝癌可能性大，但尚不能排除慢性活动性肝炎。各种类型的肝硬化一般在失代偿期很少有肝脾大；肝脓肿一般出现发热，右季肋区痛，白细胞增高等。

提问2解析：超声可显示直径为2cm以上的肿瘤，对早期诊断有较大的价值。结合AFP检查，已广泛用于普查肝癌，有利于早期诊断。

提问3解析：患者可诊断为原发性肝癌，但肿瘤较大，已难于手术切除；肝有一定损伤，但胆红素仅稍升高，可首选非手术治疗的肝动脉栓塞化疗。经数次治疗后，肝癌明显缩小，可进行手术切除。全身化疗效果欠佳，中医治疗、生物和免疫治疗仅作为辅助疗法。

案例十

提问1解析：该病例特点：起病急，突发上腹痛14小时，阵发性加剧，向右肩放射，伴有发热，呕吐胃内容物，腹胀；检查主要是围绕消化系统急症的诊断和鉴别诊断进行，如胆石症、急性胆道感染、急性胰腺炎、急性胃肠炎、肠梗阻、肠穿孔等，由于血压偏低，还要排除心肌梗死等。

提问2解析：主要考虑有胆石症，胆囊炎诱发急性胰腺炎的可能。

提问3解析：胆石症、胆道感染、急性胰腺炎治疗主要是积极补充液体积电解质，维持有效血容量，抗感染，禁食，胃肠减压等。

第二十八章　泌尿系统疾病

【A1/A2型题】

1. 上尿路与下尿路的解剖分界在
   A. 膀胱膜部　B. 膀胱三角
   C. 肾盂与输尿管交界处　D. 输尿管与膀胱交界处
   E. 膀胱与尿道交界处

2. 导致肾盂肾炎的致病菌中以下哪种细菌最多见
   A. 大肠杆菌　B. 变形杆菌
   C. 肠球菌　D. 副大肠杆菌
   E. 金黄色葡萄球菌

3. 肾盂肾炎最常见感染途径是
   A. 淋巴道感染　B. 血行感染
   C. 器械感染　D. 直接感染
   E. 上行感染

4. 女性，27岁，怀孕5个月，6天来尿频、尿急、尿痛，尿白细胞（++），尿蛋白（+），清洁中段尿培养粪链球菌为10^4/ml，最可能诊断为
   A. 膀胱炎　B. 尿道综合征
   C. 肾盂肾炎　D. 妊娠中毒性肾病合并感染
   E. 慢性肾小球肾炎

5. 女性，35岁，发热伴肉眼血尿，尿频、尿急及腰痛3天，双眼睑稍水肿。查体：心肺未见异常，腹软，右肾区叩痛（+）。尿常规：比重1.018，蛋白（+），RBC（++），WBC（+++），颗粒管型及白细胞管型（+），为明确诊断。下列哪一项检查应列为首选
   A. 泌尿系B超检查　B. 查血白细胞总数及分类
   C. 腹部平片　D. 泌尿系CT扫描
   E. 中段尿培养及菌落计数

6. 女性，25岁，1个月前曾患泌尿系感染，服用阿莫西林治疗1周后停药，未就诊自行停药，突发寒战，高热，腰痛，尿频，尿痛1天，T 39.5℃，两侧肋腰点压痛，尿常规：WBC满视野，应首选哪项治疗方案
   A. 留取尿，培养标本后，给予头孢唑啉钠
   B. 继续应用阿莫西林治疗
   C. 喹诺酮类治疗1周后复查
   D. 留取尿，培养标本后，给予呋喃妥因口服
   E. 给予氨基糖苷类抗生素

7. 女性45岁，3年来间有低热腰痛，无尿频、尿痛。近一年来夜尿增多，每晚达3～4次，BP 21/12kPa（160/90mmHg），尿蛋白（+），WBC 4～8个/HP，RBC 0～1/HP。BUN 7mmol/L，尿培养2次阴性，诊断最可能为
   A. 肾结核　B. 慢性肾盂肾炎
   C. 慢性肾炎普通型　D. 慢性肾炎高血压型
   E. 隐匿性肾炎

8. 中轻女性，反复尿频，尿急2年，伴阵发剧烈腰痛，1个月来出现两次全程尿涂片染色发现革兰阴性杆菌，诊断最可能为
   A. 慢性肾盂肾炎　B. 膀胱炎
   C. 肾结核　D. 尿道综合征
   E. 再发性尿感

9. 对于慢性肾盂肾炎的临床表现，下列哪项是不恰当的
   A. 可反复急性发作　B. 尿路刺激症状可不典型
   C. 可有高血压　D. 可有低热
   E. 肾小管功能正常

10. 慢性肾盂肾炎的临床表现，下列哪项是不恰当的
    A. 反复发作不易治愈者，常有尿路不通畅因素
    B. 在急性期，中段尿定量细菌培养，细菌数可超过10^8/L
    C. 不会发展为高血压
    D. 尿沉渣可见到成团的白细胞
    E. 尿浓缩功能减退

11. 对于急性肾盂肾炎的实验室检查，下列哪项是不符合的
    A. 血尿　B. 管型尿
    C. 脓尿　D. 大量蛋白尿
    E. 菌尿

12. 下述哪项泌尿系感染实验室检查标准是不恰当的
    A. 尿白细胞数大于30万个/小时，为阳性
    B. 尿中粪链球菌数在1000～10000/ml之间者，无诊断意义
    C. 尿含菌数大于10^5/ml有诊断意义
    D. 尿白细胞数小于20万个/小时，可认为属于正常范围
    E. 尿含菌数小于10^4/ml，无诊断意义

13. 尿毒症患者必有的症状为

A. 恶心呕吐　　B. 高血压

C. 少尿　　D. 贫血

E. 气喘

14. 下述哪项最有助于急性肾衰与慢性肾衰的鉴别

A. 有无高血钾

B. 血 BUN/Scr > 20

C. 贫血严重

D. 低血钙症与高磷血症严重程度

E. 影像学检查，肾脏有无萎缩

15. 最常见的急性肾衰的病因是

A. 急性肾小管坏死　　B. 大量出血

C. 间质性肾炎　　D. 肾小球肾炎

E. 梗阻性肾病

16. 尿毒症时，高血钾最有效的治疗方法是

A. 输入高渗葡萄糖加胰岛素　　B. 输入钙剂

C. 进行血液透析　　D. 输入碳酸氢钠

E. 口服钠型阳离子交换树酯

17. 尿毒症病人可能表现的内分泌紊乱，哪项不恰当

A. 1,25 - 二羟维生素 D_3 转化障碍

B. 胰岛素减少

C. 红细胞生成素减少

D. 甲状旁腺功能亢进

E. 性腺功能减退

18. 肾功能不全尿毒症终末期是［GFR（ml/min）、BUN（mmol/L）、Scr（μmol/L）］

A. 50、7.1、178

B. >70、<7.1、<133

C. 50、59.0、445

D. <25、>21.0、>445

E. <5、>35.5、>704

19. 男性，37 岁，反复水肿，高血压 16 年。查体：BP 20/13kPa（150/100mmHg）。化验：尿蛋白（++），红细胞（+）；Hb 78g/L；BUN 17mmol/L，Scr 438μmmol/L，GFR 28ml/min。其最佳诊断应为

A. 慢性肾炎，氮质血症期

B. 高血压肾损害，氮质血症期

C. 慢性肾炎，尿毒症期

D. 氮质血症期，高血压肾损害

E. 以上都不是

20. 慢性肾功能衰竭患者易发生感染，主要原因为

A. 尿毒症毒素引起骨髓抑制

B. 贫血

C. 血浆白蛋白减少

D. 免疫功能低下，白细胞功能异常

E. 代谢性酸中毒

21. 男性，55 岁，已确诊为尿毒症晚期，血压 24/15kPa（180/112mmHg），心率 130 次/分，高度水肿，24 小时尿量 400ml，下列哪项治疗最为有效

A. 使用大剂量利尿剂

B. 血液净化治疗

C. 50% 葡萄糖加毛花苷 C 0.4mg，静注

D. 补充碱剂

E. 强心剂加利尿剂合用

22. 静脉滴注头孢菌素治疗蜂窝织炎，2 天后出现肉眼血尿、少尿及肾功能急剧恶化，下列哪项不支持药物性急性间质性肾炎

A. 大量蛋白尿

B. 发热，关节痛

C. 尿中嗜酸性粒细胞增多

D. 停药后肾功能逐渐恢复

E. 泼尼松治疗可促进肾功能恢复

23. 尿毒症病人出现酸中毒的原因应除外

A. 肾小管重吸收 HCO_3^- 能力降低

B. 酮体产生增加

C. 酸性代谢产物潴留

D. 肾小管泌氢及产氨功能减退

E. 腹泻导致碱性肠液丢失

24. 对于慢性肾衰饮食治疗原则哪项是不正确的

A. 高钙低磷饮食

B. 充分热卡

C. 高生物效价的低蛋白饮食

D. 供给充分的非必需氨基酸

E. 尿量正常者如无水肿可适当饮水

25. 肾病综合征最主要诊断依据是

A. 尿蛋白 >3.0g/d，血浆白蛋白 <35g/L

B. 尿蛋白 >3.5g/d，血浆白蛋白 <3.0g/L

C. 高度水肿伴胸、腹水

D. 血浆 γ 球蛋白相对增高

E. 高脂血症，血浆白蛋白 <30g/L

26. 原发性肾病综合征，最常出现

A. 大量血浆球蛋白丢失造成血浆胶体渗透压下降

B. 肾脏对脂蛋白分解下降而致高脂血症

C. 有效循环血容量下降出现肾功能不全

D. 大量凝血因子漏出可造成高凝状态

E. 肾小球滤过膜电荷和机械屏障损害而造成大量蛋白尿

27. 中老年原发性肾病综合征最常见的病理类型是

A. 局灶节段性肾小球硬化　B. IgA 肾病
C. 膜性肾病　D. 微小病变
E. 系膜毛细血管性肾炎

28. 肾病综合征中常见的病理类型应不包括
A. 膜性肾病　B. 系膜增生型
C. 微小病变　D. 局灶增殖型
E. 局灶硬化型

29. 糖皮质激素治疗肾病综合征取得疗效的关键在于
A. 无效时，可大剂量冲击治疗
B. 同时使用细胞毒药物
C. 用量要足，时间要充分
D. 加用利尿剂
E. 尿蛋白消失后，可减量

30. 糖皮质激素治疗肾病综合征最重要的作用机制是
A. 抑制醛固酮分泌　B. 抗炎作用
C. 抑制免疫反应　D. 抑制 ADH 分泌
E. 降低肾小球毛细血管通透性

31. 男性，24 岁。全身水肿伴胸、腹腔积液 1 个月，血压 16/10kPa（120/76mmHg），尿蛋白（++++），血浆白蛋白 25g/L，球蛋白 28g/L，血尿素氮 3.6mmol/L（10mg/dl）。经严格限制钠盐，并注射大剂量呋塞米，尿量大增，但 2 天后尿量骤减，精神萎靡，四肢冷，血压 8/5.3kPa（60/40mmHg），体温 36℃，尿比重 1.028，血尿素氮 10.7mmol/L（30mg/dl），白细胞计数正常。诊断首先应考虑
A. 肾病综合征继发感染
B. 慢性肾小球肾炎并发肾功能不全
C. 肾病综合征并发低血容量性休克
D. 急性肾小球肾炎并发肾功能不全
E. 急骤进展性肾小球肾炎

32. 激素治疗肾病综合征的疗效主要表现为
A. 增加血浆蛋白　B. 减少蛋白尿
C. 减轻血尿　D. 减少尿中 FDP
E. 利尿

33. 下述哪一项不是原发性肾病综合征的临床表现
A. 尿中可有变形红细胞
B. 可有程度不等的高血压
C. 可有程度不等的水肿
D. 常呈选择性蛋白尿
E. 可有程度不等的肾功能受损

34. 与糖皮质激素副作用无关的是
A. 骨髓抑制　B. 股骨头无菌性坏死
C. 感染　D. 药物性糖尿
E. 骨质疏松

35. 下述哪种疾病不易引起继发性肾病综合征
A. 糖尿病　B. 过敏性紫癜
C. 多发性骨髓瘤　D. SLE
E. 类风湿性关节炎

36. 对于肾病综合征的治疗下列哪项是不恰当的
A. 限制食盐和水的摄入
B. 给予优质蛋白饮食
C. 免疫抑制剂与糖皮质激素可联合应用
D. 用抑制血小板聚积的药物治疗
E. 血浆胶体渗透压低下所致的水肿不能用利尿剂

37. 诊断急性肾小球肾炎最有意义的临床表现为
A. 蛋白尿　B. 高血压
C. 水肿　D. 血尿
E. 低比重尿

38. 急性肾小球肾炎引起水肿的机制最主要是
A. 醛固酮增多　B. 肾灌注不足
C. 低蛋白血症　D. 水钠潴留
E. 肾小球滤过率下降

39. 急性肾炎出现轻度贫血的最主要原因是
A. 骨髓受抑制　B. 促红细胞生成素减少
C. 水钠潴留，血液稀释　D. 缺铁
E. 红细胞寿命缩短

40. 急性肾小球肾炎适用
A. 环磷酰胺　B. 糖皮质激素
C. 肝素　D. 吲哚美辛
E. 呋塞米

41. 链球菌感染后急性肾小球肾炎
A. 光镜下肾小球基本正常，免疫荧光阴性
B. 肾小球增大，肾小球内皮细胞和系膜细胞弥漫性增生
C. 肾小球囊大量新月体形成
D. 肾小球玻璃样变，部分肾单位代偿性肥大
E. 肾小球弥漫性增生伴新月体形成

42. 肾小球源性血尿的最主要特点是
A. 尿中红细胞数 >10 个/HP
B. 肉眼血尿
C. 尿中红细胞数 <10 个/HP
D. 以正常红细胞为主
E. 以变形红细胞为主

43. 决定慢性肾炎进展速度最主要因素是
A. 病理类型　B. 治疗效果
C. 血压高低　D. 血尿程度
E. 尿中蛋白量

44. 关于慢性肾炎治疗恰当的是

A. 口服激素无效可采用冲击疗法
B. 免疫抑制剂治疗效果良好
C. 治疗目的是防止或延缓肾功能进行性减退
D. 主要目标是消除蛋白
E. 肾活检后尽早使用激素

45. 男性，20岁，3周前发热，咽痛，1周前面部水肿，尿少，每天排尿7~10次。Hb 120g/L，尿蛋白（++），RBC（+++），WBC 2~3/HP，透明管型偶见，诊断最先考虑
A. 急性膀胱炎　B. 慢性肾炎急性发作
C. 急性肾小球肾炎　D. 急性肾盂肾炎
E. 隐匿性肾炎

46. 导致急性肾小球肾炎最常见的病原菌是
A. β溶血性链球菌　B. 葡萄球菌
C. 草绿色链球菌　D. α溶血性链球菌
E. 流感嗜血杆菌

47. 男性，40岁，面部及双下肢间断水肿13年。BP 19.5/11.7kPa（150/90mmHg）。尿蛋白（++），RBC 4~6个/HP，颗粒管型1~2个/HP，BUN 11mmol/L。诊断最可能为
A. 慢性肾小球肾炎　B. 慢性肾功能衰竭
C. 慢性肾盂肾炎　D. 肾病综合征
E. 隐匿性肾炎

48. 下述哪项症状不符合慢性肾炎综合征
A. 肾功能损害　B. 管型尿及红细胞尿
C. 中度水肿　D. 尿蛋白定量4.6g/24h
E. 眼底视网膜动脉细窄，反光增强

49. 前列腺增生症引起慢性肾功能不全应
A. 口服利尿药　B. 紧急手术解除梗阻
C. 耻骨上膀胱切开造瘘　D. 定期尿道扩张
E. 留置导尿待肾功能好转后手术

50. 肾病综合征时尿常规重要表现是
A. 管型尿　B. 脂肪尿
C. 血尿　D. 蛋白尿
E. 白细胞尿

51. 男性，32岁，发热5天，伴头痛、腰痛、乏力、纳差、尿黄，查体：神清酒醉貌，皮肤可见少数出血点，肝功能：ALT 504U/L，BIL 98μmol/L；血小板 3×10^9/L；尿蛋白（++）。诊断首先考虑
A. 流行性感冒　B. 肾病综合征出血热
C. 急性肾小球肾炎　D. 病毒性肝炎
E. 败血症

52. 尿路感染最常见的细菌是
A. 葡萄球菌　B. 铜绿假单胞菌
C. 大肠杆菌　D. 溶血性链球菌
E. 真菌

53. 女性，26岁，寒战、高热、腰痛、下腹痛。体检：肾区叩痛（+），耻骨联合上压痛（+）。血 WBC 18×10^9/L；尿常规：蛋白（+），WBC 15~20/HP。应考虑诊断是
A. 肾病综合征　B. 急性肾小球肾炎
C. 急性肾盂肾炎　D. 急性膀胱炎
E. 慢性肾功能衰竭

54. 判断下尿路感染的主要症状是
A. 血尿　B. 少尿
C. 尿痛、尿频、尿急　D. 发热
E. 腰疼

55. 肾小球肾炎的损害，首先表现为
A. 血尿酸升高　B. 尿酚红排泄率减低
C. 血肌酐下降　D. 血尿素氮下降
E. 内生肌酐清除率减低

56. 肾小球肾炎使用激素主要是为了
A. 预防肾炎进一步发展　B. 控制肾脏炎症
C. 清除体内感染灶　D. 防止其他并发症
E. 减轻临床症状

57. 肾病综合征时低蛋白血症主要是由于
A. 肝脏合成不足　B. 感染所致
C. 大量尿蛋白　D. 摄入不足
E. 营养摄入不足

58. 女性，21岁，颜面浮肿、苍白。血压150/80mmHg。尿蛋白（+++），尿沉渣见红细胞12/HP，蜡样管型；BUN 68mg/dl；血清白蛋白1.8g/dl；尿纤维蛋白降解产物增高，诊断最大可能是
A. 慢性肾盂肾炎
B. 急性肾小球肾炎
C. 急进性肾炎
D. 慢性肾小球肾炎肾病型
E. 糖尿病肾病

59. 肾综合征出血热的病程可分为
A. 发热期、出血期、少尿期、多尿期、恢复期
B. 发热期、多尿期、低血压期、少尿期、恢复期
C. 发热期、低血压期、少尿期、多尿期、恢复期
D. 发热期、低血压期、多尿期、少尿期、恢复期
E. 发热期、中毒期、低血压期、少尿期、恢复期

60. 肾病综合征时水肿的发病机制主要是
A. 潴盐激素分泌过多　B. 高脂血症
C. 血尿　D. 低蛋白血症
E. 血管渗透性增强

61. 尿路感染尿常规检查重要指标是
A. 管型尿
B. 血尿
C. 蛋白尿
D. 白细胞尿
E. 上皮细胞

62. 尿路感染常见的细菌是
A. 铜绿假单胞菌
B. 大肠杆菌
C. 溶血性链球菌
D. 葡萄球菌
E. 真菌

63. 肾病综合征时浮肿的主要原因
A. 低蛋白血症
B. 高脂血症
C. 心功能不全
D. 肾小球滤过率降低
E. 肾小管回吸收障碍

64. 急性肾小球肾炎水肿的主要机制是
A. 继发性心功能不全
B. 血浆白蛋白减少
C. 肾小球滤过率急骤下降致水、钠潴留
D. 继发性醛固酮增多
E. 继发性抗利尿激素增多

65. 女性，30 岁，头昏、腰痛、夜尿多 1 年余。BP 20/12kPa（150/90mmHg）。尿检查蛋白（±），红细胞 0～1/HP，白细胞（++），诊断可能为
A. 肾性肾小球肾炎
B. 急性肾盂肾炎
C. 原发性高血压
D. 慢性肾盂肾炎
E. 肾病综合征

66. 某急性肾炎患者突然出现头痛、头胀、恶心、呕吐甚至昏迷时应想到并发
A. 心力衰竭
B. 高血压脑病
C. 电解质紊乱
D. 急性肾功衰竭
E. 急性胃肠炎

【A3/A4 型题】

（1～3 题共用题干）

女，52 岁，乏力，腰痛，夜尿增多两年。查 BP 20/12kPa（150/90mmHg）。尿常规：蛋白（+），红细胞管型 3～4 个/HP，白细胞 5～10 个/HP，尿素氮 7mmol/L。肾盂静脉造影：两侧肾脏大小不一，表面凸凹不平。

1. 最可能诊断为
A. 慢性肾炎普通型
B. 慢性肾炎高血压型
C. 慢性肾盂肾炎
D. 慢性膀胱炎
E. 高血压病，肾动脉硬化

2. 最有效的治疗方法是
A. 静点庆大霉素
B. 静点氨苄西林
C. 调节尿的酸碱度
D. 口服吡哌酸
E. 联合轮换应用抗生素

3. 经系统正规用抗生素治疗 8 个月，病人症状消失。尿常规：蛋白（－），RBC 0～1/HP，WBC 0～2/HP。细菌培养仍然阳性。下一步如何处理最佳
A. 继续采用抗生素疗程
B. 停药继续观察
C. 低剂量药物抑菌疗法
D. 中药
E. 联合轮换应用抗生素

（4～6 题共用题干）

女，27 岁，妊娠 4 个月，因尿痛、尿频、尿急 2 天来诊，无发热与肉眼血尿。尿常规：蛋白（±），沉渣镜检白细胞满视野。

4. 最可能诊断为
A. 慢性肾盂肾炎急性发作
B. 慢性肾炎
C. 急性肾盂肾炎
D. 急性膀胱炎
E. 妊娠高血压病

5. 首选哪种药物治疗
A. 青霉素 80 万单位，肌注，每日 2 次
B. 红霉素 0.4g，每日 4 次
C. 庆大霉素 8 万单位，肌注，每日 2 次
D. 诺氟沙星 0.2g，每日 3 次
E. 氨苄西林 1.0g，肌注，每日 2 次

6. 3 天后复查尿常规，蛋白（+），红细胞管型 3～4 个/Hp，白细胞 5～10 个/Hp，应采取下述哪项检查
A. 新鲜尿沉渣涂片染色，找细菌
B. 双肾超声检查
C. 静脉肾盂造影
D. 尿细菌培养 + 药敏试验
E. 尿细菌高渗培养 + 菌落计数

（7～9 题共用题干）

男，35 岁，慢性肾炎 10 年，头昏，乏力，纳差半年，近十天出现呕吐，厌食，血压 20/12kPa（150/90mmHg），无水肿，血红蛋白 80g/L，尿蛋白（+），颗粒管型 0～2 个/HP，血白蛋白 32g/L，BUN 12.5mmol/L（35mg/dl），Scr 264.6μmol/L（3.0mg/dl），血钠 125mmol/L。

7. 目前诊断应为
A. 慢性肾炎，尿毒症期
B. 高血压肾损害，氮质血症期
C. 慢性肾炎，氮质血症期
D. 氮质血症期，高血压肾损害
E. 以上都不是

8. 患者近 3 个月低盐，低蛋白饮食，目前应首选给予
A. 低蛋白，以动物蛋白为主，不限制钠摄入
B. 低蛋白，以植物蛋白为主，不限制钠摄入
C. 不限制蛋白，多食动物蛋白，低盐饮食
D. 不限制蛋白，多食植物蛋白，高钠饮食
E. 低蛋白，以动物蛋白为主，高钠饮食

9. 患者的血红蛋白降低
   A. 不是必有的症状
   B. 与促红细胞生成素减少有关
   C. 与造血原料的缺乏无关
   D. 可用反复输血得到纠正
   E. 与红细胞寿命缩短无关

(10~12 题共用题干)

男，45 岁，近半年恶心，食欲差，近一周呕吐，少尿，15 年前曾验尿常规：蛋白（++），RBC 1~3/HP。查体：BP 23/12.2kPa（172/92mmHg），皮肤粗糙，无黄疸，双肺无明显啰音，HR 90 次/分。律齐，肝脾未及，双下肢水肿。Hb 6.0g/L，WBC 11.5×10^9/L，血小板 95×10^9/L。

10. 最可能的疾病是
    A. 再生障碍性贫血　　B. 高血压病
    C. 营养缺乏性贫血　　D. 慢性肾功能不全
    E. 肝炎输入库存血

11. 纠正贫血的治疗方法不包括
    A. 输入库存血　　B. 给予铁剂
    C. 给予促红细胞生成素　　D. 补碱纠正酸中毒
    E. 口服叶酸

12. 患者在治疗过程中出现手足搐搦，最可能是因为
    A. 大量利尿　　B. 严重腹泻
    C. 血磷增高　　D. 血浆白蛋白降低
    E. 补碱纠正酸中毒

(13~15 题共用题干)

男性，14 岁，反复水肿、少尿 1 年，加重 1 月，查 BP 16/10kPa（120/75mmHg），Hb 160g/L，尿常规蛋白（++++），定量 4.4g/24h，血浆白蛋白 28g/L，胆固醇 10.3mmol/L。

13. 选择哪种药物治疗最合适
    A. 利尿剂　　B. 泼尼松
    C. 输血浆　　D. 肝素抗凝疗法
    E. 环磷酰胺

14. 治疗 10 天后病情无明显好转，此时应采取下列哪项措施最为适宜
    A. 停用泼尼松　　B. 改用地塞米松
    C. 继续用原剂量泼尼松　　D. 加用氮芥
    E. 加用环磷酰胺

15. 推测最可能的病理类型是
    A. 微小病变型
    B. 系膜毛细血管性肾炎
    C. 系膜增生性肾炎
    D. 局灶性节段性肾小球硬化
    E. 膜性肾病

(16~18 题共用题干)

患者，男性，30 岁，临床诊断肾病综合征，肾活检病理提示膜性肾病，经足量糖皮质激素治疗 6 周。

16. 症状无明显好转，此时应采取下列哪项措施最为适宜
    A. 停用泼尼松　　B. 改用地塞米松
    C. 继续用原剂量泼尼松　　D. 加用氮芥
    E. 加用环磷酰胺

17. 患者出现明显左侧腰痛，尿常规 RBC 20~30/HP，尿量明显少，血肌酐上升，以下诊断哪一个是首先考虑的
    A. 泌尿系感染　　B. 急性肾功能衰竭
    C. 输尿管结石肾绞痛　　D. 肾静脉血栓形成
    E. 激素治疗用量不足

18. 应进行下列哪项检查以确定
    A. 查血白细胞总数及分类
    B. 泌尿系 B 超检查
    C. 腹部平片
    D. 泌尿系 CT 扫描
    E. 尿蛋白定量

(19~21 题共用题干)

女性，38 岁，劳累受凉后，水肿 3 天，尿少（500ml/d 左右），血压 19.5/12.8kPa（150/98mmHg），血红蛋白 8.4g/L，胆固醇 7.8mmol/L（300mg%），血清蛋白 30g/L，尿蛋白（++），尿 RBC（+）。

19. 最佳诊断应为
    A. 急性肾炎　　B. 肾盂肾炎
    C. 慢性肾炎急性发作　　D. 肾病综合征
    E. 间质性肾炎

20. 治疗措施
    A. 透析疗法　　B. 加强营养
    C. 激素　　D. 降压和控制感染
    E. 抗凝疗法

21. 降压药首选
    A. ACE 抑制剂　　B. 利尿剂
    C. 钙拮抗剂　　D. 血管扩张剂
    E. β 受体阻滞剂

(22~24 题共用题干)

16 岁，男性，低热、头痛、乏力、两眼睑水肿、尿少 1 周，血压 22/13kPa（105/100mmHg），发病前 10 天曾有上感史。

22. 首先应采取哪项检查最有利于诊断
    A. 查血白细胞计数及分类
    B. 查尿常规 + 比重
    C. 查空腹血尿素氮、肌酐

D. 查内生肌酐清除率

E. 查血、尿渗透压

23. Hb 120g/L，尿蛋白（++），RBC（+++），WBC 2～3/HP，透明管型偶见。诊断最先考虑

A. 急性肾盂肾炎　B. 慢性肾炎急性发作

C. 急性肾小球肾炎　D. 急性膀胱炎

E. 隐匿性肾炎

24. 首选的治疗措施

A. 免疫抑制剂治疗　B. 抗感染治疗

C. 抗凝疗法　D. 休息和控制感染

E. 口服激素无效，采用冲击疗法

（25～26 题共用题干）

女性，48 岁，三年来间断尿频、尿急、尿痛，伴腰痛，查血压 120/80mmHg，右肾区叩击痛（+），化验尿常规白细胞 8～12/HP，血常规白细胞 12×10^9/L，中段尿细菌培养为大肠杆菌 16×10^6/ml。

25. 临床诊断最可能是

A. 慢性膀胱炎　B. 慢性肾盂肾炎

C. 急性肾小球肾炎　D. 慢性肾小球肾炎

E. 急性肾盂肾炎

26. 此种疾病的病因多是

A. 细菌感染　B. 变态反应疾病

C. 病毒感染　D. 真菌感染

E. 结核菌感染

（27～28 题共用题干）

男性，14 岁，因下肢明显浮肿一周，尿中多泡沫就医。查血压 100/60mmHg，无尿频、尿急、尿痛，尿常规检查尿糖（－），尿蛋白（++++），RBC（－），WBC（－），24 小时尿蛋白定量 7.0g，血肌酐 88μmol/L，血胆固醇升高。

27. 最可能的诊断是

A. 急性肾小球肾炎　B. 肾病综合征

C. 慢性肾小球肾炎　D. 慢性肾功能衰竭

E. 急性肾盂肾炎

28. 首选下列哪项治疗

A. 泼尼松　B. 环磷酰胺

C. 双嘧达莫　D. 吲哚美辛

E. 雷公藤多甙

（29～30 题共用题干）

女，26 岁，突然小腹不适半天，伴尿频尿急尿痛及茶色尿，不发热。尿常规：蛋白（－），WBC 10～15/HP，RBC 15～20/HP。

29. 首选可能的诊断

A. 肾结核　B. 急性肾盂肾炎

C. 急性膀胱炎　D. 尿道综合征

E. 急性盆腔炎

30. 治疗首选药物为

A. 复方磺胺甲噁唑＋苏打　B. 链霉素

C. 庆大霉素　D. 青霉素

E. 红霉素

（31～32 题共用题干）

男，14 岁，半月前咽痛，发热 38.4℃，1 周来颜面下肢水肿、尿少、头痛，查体咽充血，扁桃Ⅱ度肿大，心肺（－），肝脾未及，下肢水肿（+），血压 165/110mmHg，尿常规蛋白（++），定量 338mg/dl，血胆固醇 3.5mmol/L，抗“O”2520U/ml，白蛋白 38g/L，球蛋白 26g/L。

31. 临床上首先可以诊断

A. 肾病综合征　B. 急性肾炎综合征

C. 急进性肾炎综合征　D. 慢性肾炎综合征

E. 急性溶血性尿毒症综合征

32. 上述病例治疗原则

A. 抗炎、利尿、激素

B. 抗炎、利尿、降压

C. 利尿、抗炎、环磷酰胺

D. 抗炎、利尿、降压、低盐饮食

E. 降压、利尿、低盐饮食、控制饮水量

（33～34 题共用题干）

女，46 岁，曾有反复尿频、尿痛、血尿史 6 年，发作时伴腰痛、发热，中段尿培养为大肠杆菌，计数 > 10^5/ml 尿浓缩结核菌。

33. 初步诊断为

A. 慢性肾小球肾炎　B. 慢性膀胱炎

C. 慢性阑尾炎　D. 肾结核

E. 慢性肾盂肾炎

34. 为明确诊断还需作

A. 肾 CT　B. 膀胱镜检查

C. X 线静脉肾盂造影　D. 腹部 X 线平片

E. 逆行性肾盂造影

（35～36 题共用题干）

男，14 岁，半月前咽痛发热 38.4℃，1 周来出现颜面及下肢浮肿、头痛、气短促。查体：T 37℃，BP 22/14.6kPa（165/110mmHg），咽充血，扁桃体Ⅱ度肿大充血，双肺散在干啰音，尿常规蛋白（++），RBC 3～5/HP，蛋白定量 338mg/dl，血胆固醇 4.5mmol/L。

35. 最可能的诊断是

A. 肺炎　B. 心力衰竭

C. 急性肾炎　D. 支气管炎

E. 气胸

36. 该患者针对感染灶扁桃体炎，抗菌药首选
A. 复方磺胺甲噁唑　B. 诺氟沙星
C. 庆大霉素　D. 头孢菌素
E. 青霉素

【B 型题】

（1～2 题共用备选答案）
A. 抗菌药物疗程稍长，多采用联合用药
B. 用药后症状消失即停药
C. 用药后 48 小时无效应考虑更换抗菌药物
D. 用糖皮质激素
E. 应用吲哚美辛
1. 急性肾盂肾炎的治疗应是
2. 慢性肾盂肾炎的治疗应是

（3～4 题共用备选答案）
A. 高血钾　B. 高血钙
C. 低血镁　D. 低血磷
E. 代谢性酸中毒
3. 慢性肾炎尿毒症的常见改变为
4. 急性肾功能衰竭少尿期的常见改变为

（5～6 题共用备选答案）
A. 肾上腺皮质激素冲击治疗
B. 抗感染，利尿，血液透析
C. 卧床休息，青霉素
D. 糖皮质激素
E. 糖皮质激素 + 细胞毒药物
5. 男性，12 岁，发热、咽痛 9 天，颜面水肿 2 天，BP 21/12kPa（157/90mmHg），化验：Hb 115g/L，Scr 246μmol/L，尿蛋白（++），红细胞（+++），治疗应首选
6. 男性，21 岁，颜面及双下肢水肿、少尿 1 月，BP 16/10kPa（120/75mmHg），尿蛋白（++++），红细胞0～1/HP，血浆白蛋白 28g/L，治疗应首选

（7～8 题共用备选答案）
A. 红细胞管型　B. 白细胞管型
C. 脂肪管型　D. 上皮细胞管型
E. 蜡状管型
7. 慢性肾小球肾炎可出现
8. 急性肾小球肾炎可出现

（9～10 题共用备选答案）
A. 红细胞管型　B. 上皮肤细胞管型
C. 大量蛋白尿　D. 透明管型
E. 白细胞管型
9. 尿中出现何种异常有助于诊断肾盂肾炎
10. 尿中出现何种异常有助于诊断急性肾小球肾炎

（11～12 题共用备选答案）
A. 慢性肾盂肾炎
B. 急性肾盂肾炎
C. 慢性肾功能衰竭终末期尿毒症
D. 急性肾小球肾炎
E. 肾病综合征
11. 适用肾上腺皮质激素和免疫抑制剂治疗的是
12. 适用透析治疗的是

【案例题】

案例一

患者，女性，27 岁。颜面及双下肢水肿，尿少 10 天，病前 10 天曾有咽痛。BP 160/95mmHg。化验：尿蛋白（++），红细胞（+++），Scr 250μmol/L，抗“O”阳性，血浆白蛋白 32g/L，Hb 91g/L。

提问 1. 目前最可能的诊断是
A. 慢性肾小球肾炎　B. 肾病综合征
C. 急进性肾炎　D. 急性肾小球肾炎
E. 急性肾衰竭　F. 狼疮肾炎
G. 急性间质性肾炎　H. 急性肾盂肾炎
I. 急性膀胱炎

提问 2. 对于该例患者最有诊断价值的化验结果是
A. 高血压　B. 水肿
C. 血尿　D. 尿蛋白（++）
E. Scr 25μmol/L　F. 抗“O”阳性
G. 血浆白蛋白 32g/L　H. 贫血

提问 3. 对该患者的进一步治疗措施包括
A. 降压、利尿等对症治疗
B. 急性期 1～2 周内应卧床休息
C. 必须使用青霉素治疗
D. 注意防治并发症
E. 禁止肾毒性药物的使用
F. 低盐饮食
G. 泼尼松
H. 如出现急性肾衰竭应予血液透析治疗

提问 4. 如果患者肾小球滤过率进行性下降或病情于两个月未见全面好转，最应做哪项处理
A. 腹部 X 线平片　B. 尿查抗酸杆菌
C. 肾活检　D. 逆行肾盂造影
E. 中段尿培养　F. 尿嗜酸性细胞计数
G. 肾脏 B 超　H. 静脉肾盂造影

案例二

患者，女性，28 岁。水肿，少尿 1 周。查体：BP 115/75mmHg。血常规正常，血浆白蛋白 23g/L，转氨酶正常，肾功能正常，总胆固醇增高，24 小时尿蛋白定量 9g。

提问1. 最可能的诊断是

A. 重度营养不良
B. 肝硬化
C. 右心衰竭
D. 肾病综合征
E. 急性肾小球肾炎
F. 急性肾盂肾炎
G. 急性间质性肾炎

提问2. 对于该例患者有诊断价值的化验结果是

A. 肾功能
B. 血脂
C. 血常规
D. 血浆蛋白
E. 24小时尿蛋白定量
F. 心电图

提问3. 对于该例患者下列治疗方案正确的是

A. 大剂量青霉素静滴
B. 环磷酰胺
C. 血浆置换术
D. 制酸剂
E. 肾上腺皮质激素
F. 抗凝剂

提问4. 如果给足量的激素治疗3周，水肿消退，尿蛋白减少。治疗上应考虑

A. 继续使用激素，5周后减量
B. 使用抗凝剂
C. 加用细胞毒药物
D. 激素立即减量
E. 激素立即停药
F. 激素立即加量

案例三

患者，女性，30岁。因尿频、尿急伴腰区痛3天，寒战、高热6小时急诊。既往体健，目前妊娠6个月，无手术外伤史。查体：T 39.6℃，P 118次/分，BP 120/70mmHg，急性热病容，双眼睑无水肿，心肺正常，腹平软，上输尿管点轻度压痛，双肾区明显叩击痛，双下肢轻度水肿。

提问1. 急诊应先进行哪些化验检查

A. 外周血白细胞计数及分类
B. 尿常规
C. 双肾及膀胱B超
D. 尿素氮及血肌酐
E. 清洁中段尿培养及菌落计数和药敏试验
F. 静脉肾盂造影
G. 尿沉渣涂片作革兰氏染色

提问2. 实验室检查结果：血白细胞 $14.2\times10^9/L$，中性粒细胞88%，淋巴细胞12%；尿常规：白细胞（+++ +），红细胞（++）；中段尿培养：大肠杆菌生长，菌落计数 $3\times10^9/ml$；尿素氮 5.6mmol/L，血肌酐 108μmol/L。结合病史、临床表现及检查结果，可初步作出哪些诊断

A. 肾结核合并感染
B. 急性尿道综合征
C. 尿路感染
D. 急性肾盂肾炎
E. 中期妊娠
F. 肾病综合征
G. 急性肾小球肾炎

提问3. 治疗尿路感染的抗生素选用原则有哪些

A. 根据不同部位的尿路感染确定治疗方案
B. 选用对致病菌敏感的抗生素
C. 如无药敏结果，宜选用对革兰阴性杆菌有效的抗生素
D. 抗菌药物在尿中及肾内的浓度要高
E. 选用对肾损害小的抗生素
F. 选用半衰期长的抗生素
G. 选用广谱抗生素

提问4. 对该患者应采取哪项治疗措施

A. 复方新诺明口服
B. 氧氟沙星口服
C. 碳酸氢钠口服
D. 氨苄西林静滴
E. 庆大霉素肌注
F. 万古霉素静滴

案例四

患者，女性，39岁。入院前半个月发热、咽痛，热退5天后感乏力、恶心、呕吐、少尿。体检：血压168/100mmHg，贫血貌，双下肢水肿，呼吸深长，心脏临界大小。实验室检查：血红蛋白60g/L，尿蛋白（++），血尿素氮41mmol/L，肌酐1002μmol/L，血钙1.56mmol/L，血磷3.2mmol/L，血钾6.0mmol/L，血钠122mmol/L，血氯89mmol/L，血清白蛋白28g/L，动脉血气分析pH 7.18，HCO_3^- 10mmol/L。

提问1. 临床初步考虑最可能的诊断是

A. 急进性肾小球肾炎
B. 急性肾衰竭，少尿期
C. 恶性高血压
D. 慢性肾衰竭晚期
E. 链球菌感染后肾小球肾炎（重型）
F. 急性肾盂肾炎

提问2. 支持该患者初步诊断的主要临床表现是

A. 高血压
B. 贫血
C. 少尿
D. 双下肢水肿
E. 恶心、呕吐
F. 发热、咽痛

提问3. 支持患者初步诊断的酸碱平衡与电解质紊乱结果是

A. 代谢性酸中毒
B. 代谢性酸中毒合并呼吸性碱中毒
C. 高磷血症
D. 低钙血症
E. 低钠血症
F. 高钾血症

提问4. 支持该患者初步诊断的主要检查结果是

A. BP 168/100mmHg
B. 血红蛋白60g/L
C. 血磷3.2mmol/L
D. 血钾6.0mmol/L

E. 血尿素氮 41mmol/L，肌酐 1002μmol/L
F. 血氯 89mmol/L

提问 5. 进一步确诊还可做哪些检查
A. 腹部 X 线平片　B. 尿查抗酸杆菌
C. 肾活检　D. 逆行肾盂造影
E. 中段尿培养　F. 尿嗜酸性细胞计数
G. 肾脏 B 超　H. 静脉肾盂造影

提问 6. 如果 B 超示双肾缩小，下一步的主要治疗方法可以选择
A. 使用抗生素　B. 使用激素
C. 使用细胞毒药物　D. 维持性血液透析
E. 维持性腹膜透析　F. 同种肾移植

案例五

患者，男性，25。因肺炎静滴新型青霉素 I，1 天后出现关节痛、皮疹、尿量减少。尿常规示：蛋白（++），白细胞 3 个/HP～6 个/HP，红细胞 5 个/HP～8 个/HP。血常规：血红蛋白 108g/L，白细胞 4.7×10^9/L；白细胞分类：中性粒细胞 0.62，淋巴细胞 0.28，嗜酸性粒细胞 0.10；血小板 120×10^9/L。

提问 1. 临床诊断首先考虑
A. 狼疮肾炎　B. 急性肾小球肾炎
C. 慢性肾小球肾炎　D. 急性间质性肾炎
E. 急性肾盂肾炎　F. 急性膀胱炎
G. 多发性骨髓瘤　H. 类风湿关节炎

提问 2. 确立初步诊断的条件包括
A. 用药史　B. 尿量减少
C. 蛋白（++）　D. 关节痛、皮疹
E. 血嗜酸性粒细胞 0.10　F. 血红蛋白 108g/L
G. 血小板 120×10^9/L

提问 3. 进一步确诊还需做哪些检查
A. 腹部 X 线平片　B. 尿查抗酸杆菌
C. 肾活检　D. 逆行肾盂造影
E. 中段尿培养　F. 尿嗜酸性细胞计数
G. 肾脏 B 超　H. 静脉肾盂造影
I. 血尿素氮、血肌酐测定

提问 4. 如果做肾穿刺活检，可能出现的病理改变是
A. 肾小管受损
B. 新月体形成
C. 肾间质细胞浸润
D. 肾间质水肿
E. 肾血管坏死
F. 肾小球轻度增生，部分肾小球有节段性硬化，肾小管萎缩

提问 5. 对该患者治疗的关键是
A. 停用致敏药物　B. 使用激素
C. 使用细胞毒药物　D. 血液透析
E. 纠正贫血　F. 使用抗生素

案例六

患者，男性，70 岁。冠心病史 10 余年，冠状动脉造影检查后出现恶心、食欲缺乏。尿量 350ml/24h，BP 140/80mmHg，血红蛋白 118g/L，血尿素氮 22mmol/L，肌酐 230μmol/L。

提问 1. 临床初步考虑最可能的诊断是
A. 急进性肾小球肾炎
B. 急性肾衰竭，少尿期
C. 恶性高血压
D. 慢性肾衰竭晚期
E. 链球菌感染后肾小球肾炎（重型）
F. 急性肾盂肾炎
G. 急性间质性肾炎

提问 2. 导致该患者肾脏损伤的最可能原因是
A. 肾缺血导致肾小管坏死　B. 肾脓肿
C. 肾血栓　D. 肾皮质坏死
E. 肾中毒导致肾小管坏死　F. 心输出量减少
G. 有效血容量减少　H. 肾结石

提问 3. 病情继续发展，该患者可能出现哪些临床表现
A. 水、电解质和酸碱平衡紊乱
B. 严重贫血
C. 血肌酐和尿素氮继续升高
D. 肾性骨营养不良症
E. 全身各系统并发症
F. 少尿持续 1～2 周
G. 后期尿量可能达到每日 3000～5000ml

提问 4. 该患者出现下列哪种情况时需立即行血液透析治疗
A. 血尿素氮 >28mmol/L　B. 持续呕吐
C. 血钾 >6.5mmol/L　D. 急性肺水肿
E. 动脉血气分析 pH 7.20　F. 血肌酐 >442μmol/L
G. 急性脑水肿　H. HCO_3^- <10mmol/L
I. 少尿超过 2 天

参考答案

【A1/A2 型题】

1. D　2. A　3. E　4. A　5. E　6. D　7. B　8. A
9. E　10. C　11. D　12. B　13. D　14. E　15. A　16. C
17. B　18. E　19. B　20. D　21. B　22. A　23. B　24. D
25. B　26. E　27. C　28. D　29. C　30. B　31. C　32. B
33. D　34. E　35. E　36. E　37. D　38. D　39. C　40. E

41. B　42. E　43. A　44. C　45. C　46. A　47. A　48. D
49. E　50. D　51. B　52. C　53. C　54. C　55. E　56. D
57. C　58. D　59. C　60. D　61. D　62. B　63. A　64. C
65. D　66. B

【A3/A4 型题】

1. C　2. E　3. C　4. D　5. E　6. D　7. C　8. A
9. B　10. D　11. A　12. E　13. B　14. C　15. A　16. E
17. D　18. B　19. C　20. D　21. A　22. B　23. C　24. D
25. B　26. A　27. B　28. A　29. C　30. A　31. B　32. D
33. D　34. C　35. C　36. E

【B 型题】

1. C　2. A　3. E　4. A　5. C　6. D　7. E　8. A
9. E　10. A　11. E　12. C

【案例题】

案例一

提问 1 答案：D　提问 2 答案：C
提问 3 答案：ABDEFH　提问 4 答案：C

案例二

提问 1 答案：D　提问 2 答案：ABDE
提问 3 答案：EF　提问 4 答案：AB

案例三

提问 1 答案：ABDEG　提问 2 答案：CDE
提问 3 答案：ABCDE　提问 4 答案：D

案例四

提问 1 答案：D　提问 2 答案：ABCDE
提问 3 答案：ACDF　提问 4 答案：ABCDE
提问 5 答案：CG　提问 6 答案：DEF

案例五

提问 1 答案：D　提问 2 答案：ABcDE
提问 3 答案：CFGI　提问 4 答案：ACD
提问 5 答案：A

案例六

提问 1 答案：B　提问 2 答案：E
提问 3 答案：ACEFG　提问 4 答案：ABCDEFGHI

精选解析

【A1/A2 型题】

65. 慢性肾盂肾炎的诊断标准是：腰痛，尿路刺激症状不明显，发热或低热。尿常规检查可以有白细胞（++），可以有高血压、头昏、头痛症状。

66. 急性肾炎患有高血压、水肿，高血压严重者可出现头痛、头胀、恶心呕吐、高血压脑病的并发症。

【A3/A4 型题】

（25～26 题）慢性肾盂肾炎常是病程长在半年以上，有膀胱刺激征的同时有腰痛、肾区叩击痛，化验尿 WBC 增多同时血 WBC 增高，中段尿细菌培养常超过 10×10^5/L。慢性肾盂肾炎属于上尿路感染，感染最常见的病原微生物是细菌感染。

【案例题】

案例一

提问 1 解析：于链球菌感染后 1～3 周发生血尿、蛋白尿、水肿和高血压，甚至出现少尿及氮质血症等急性肾炎综合征表现，伴血清 C3 下降，病情于 8 周内逐渐减轻到完全恢复正常者，即可临床诊断为急性肾小球肾炎。选择答案 D。

提问 2 解析：肾小球源性血尿对急性肾炎有较大的诊断价值。选答案 C。

提问 3 解析：急性肾小球治疗以休息及对症治疗为主。包括卧床、低盐饮食、利尿消肿、降压等，若有透析指征时及时予以透析治疗。选择答案 A、B、D、E、F、H。本病为自限性疾病，不宜使用糖皮质激素、细胞毒药物和抗生素，青霉素只用于合并扁桃体炎、咽峡炎、中耳炎等感染时。故 C、G 不是正确答案。

提问 4 解析：若肾小球滤过性进行性下降或病情于两个月尚未全面好转，应及时行肾活检，以明确诊断。选择答案 C。

案例二

提问 1 解析：肾病综合征的诊断标准：①尿蛋白大于 3.5g/L。；②血浆白蛋白低于 30g/L；③水肿；④血脂升高。其中前两项为诊断所必需的。

提问 3 解析：肾病综合征的主要治疗为使用糖皮质激素等药物抑制炎症和免疫反应。另外还包括对症治疗，如利尿消肿、减少蛋白尿等；对并发症的治疗，如抗感染、预防性抗凝、降脂等。所以选择 E、F。细胞毒药物可用于“激素依赖型”和“激素抵抗型”患者，本例患者并无此类提示，所以不选择 B。

提问 4 解析：患者激素治疗使用原则一般是起始足量，口服时间 8 周，必要时可延长至 12 周。本例患者治疗后，水肿消退，尿蛋白减少，宜继续使用激素治疗，5 周后减量。余抗凝等治疗继续。选 A、B。

案例三

提问 1 解析：患者妊娠女性，有尿路刺激症状、腰痛，以及寒战、高热，考虑尿路感染可能性大。应先行血常规、尿常规、尿液细菌学检查，并查肌酐、尿素氮以排除肾功能损害。泌尿系B超应择期进行。选择A、B、D、E、G。感染急性期不宜行IVP，故不选F。

提问2解析：患者妊娠女性，除尿路刺激症状外，还存在发热、腰痛。查体：上输尿管点轻度压痛，双肾区明显叩击痛。检查：血白细胞升高，中性粒细胞增加，尿常规见白细胞（++++），红细胞（++），中段尿培养见大肠杆菌生长，且菌落计数大于10^5/ml。其尿路感染诊断明确，考虑为上尿路感染。选择C、D、E。

提问4解析：患者为妊娠女性，抗生素选用除考虑针对上尿路感染外，亦需考虑妊娠因素，不宜使用磺胺类、氨基糖苷类、氟喹诺酮类等药物。万古霉素多用于革兰阳性菌严重感染，亦可通过胎盘并可能造成胎儿第8对脑神经损害。选择答案D。

案例四

提问6解析：B超示双肾缩小，进一步明确为慢性病变，一般无可逆性，需要维持性肾脏替代治疗。慢性肾衰竭患者血肌酐大于707μmol/L，并有尿毒症表现，药物治疗不能使其缓解，宜予透析治疗（血液透析、腹膜透析）。符合要求者亦可选择行同种肾移植。

案例五

提问1解析：急性间质性肾炎的诊断依据包括：①近期用药史；②药物过敏表现；③尿检异常；④肾小管及肾小球功能损害。一般认为有上述表现中前两条，再加上后两条中任一，即可临床诊断。

提问3解析：急性间质性肾炎诊断“金标准”为肾活检，尤其是非典型病例肾脏B超可供鉴别慢性病变。

提问4解析：急性药敏性肾炎病理改变有：①肾间质水肿；②肾间质炎症细胞浸润；③小管上皮细胞损伤或坏死。新月体形成是急进性肾小球肾炎的病理变化，肾血管纤维素性坏死是血管炎的病变，故本题正确答案为A、C、D。

提问5解析：对过敏性疾病的关键治疗是迅速脱离过敏源，去除病因。故正确答案应选择A。

案例六

提问1解析：患者未有提示既往肾病病史，查无血压异常升高、贫血等，暂不考虑慢性肾衰竭。冠状动脉造影检查后出现恶心、少尿、氮质废物（尿素氮、肌酐）升高，考虑诊为急性肾衰竭，少尿期。答案选B。

提问2解析：肾缺血、肾中毒、心输出量减少、有效血容量减少等均可导致急性肾衰竭，结合病史，本例患者无肾缺血、心输出量减少、有效血容量减少等因素存在，且近期有明确使用造影剂史，造影剂为一种临床上较常见的外源性肾脏毒性物质，所以考虑为造影剂所致肾中毒导致肾小管坏死的可能性大。

第二十九章　血液系统疾病

【A1/A2型题】

1. 下列除哪项外都是贫血时最常见的症状
   A. 心悸，气短　B. 皮肤、黏膜苍白
   C. 疲乏，软弱无力　D. 头晕，耳鸣，眼花
   E. 口唇发绀

2. 女性，42岁，头晕，乏力6个月，伴双手指端及足底麻木感。平时素食。查体：睑结膜苍白，巩膜无黄染，肝、脾未触及。Hb 58g/L，MCV 110fl，MCHC 34%，WBC 4.0×10^9/L，PLT 90×10^9/L，最有可能的诊断是
   A. 巨幼细胞贫血　B. 再生障碍性贫血
   C. 缺铁性贫血　D. 慢性白血病
   E. 溶血性贫血

3. 上述患者治疗时应首选
   A. 维生素B_{12}　B. 维生素B_6
   C. 叶酸　D. 铁剂
   E. 维生素B_2

4. 45岁，男性，脸色苍白、乏力3个月。体检：皮肤黏膜苍白，无黄染，肝脾不大，手指甲扁平。既往身体健康。血常规：血红蛋白60g/L，红细胞大小不均，中央苍白区扩大，白细胞及血小板正常。网织红细胞0.025，最可能为
   A. 缺铁性贫血　B. 缺维生素B_{12}性贫血
   C. 缺叶酸性贫血　D. 再生障碍性贫血
   E. 溶血性贫血

5. 体内的铁主要分布在下列哪一项中
   A. 血红蛋白　B. 肌红蛋白
   C. 铁蛋白与含铁血黄素　D. 运铁蛋白
   E. 其他组织中

6. 下列哪种疾病会出现外周血网织红细胞绝对值减少
   A. 溶血性贫血　B. 巨幼细胞贫血
   C. 再生障碍性贫血　D. 缺铁性贫血
   E. 慢性失血性贫血

7. 女性，26岁，头晕，乏力8个月。查体：巩膜黄染，睑结膜苍白，淋巴结无肿大，脾左肋下1cm，肝未触及。Hb 58g/L，MCV 80fl，MCHC 27%，Tbil

66.69μmol/L（3.9mg/dl），游离胆红素 58.14μmol/L（3.4mg/dl），AST 40U/L，LDH 800U/L。最可能的诊断为

A. 脾功能亢进引起贫血　B. 慢性肝病引起的贫血
C. 溶血性贫血　D. 缺铁性贫血
E. 再生障碍性贫血

8. 男性，24 岁，一年来头晕，乏力，心悸，经常鼻出血、牙龈出血。查体：贫血状，皮肤有瘀点，肝、脾不大。血象：Hb 60g/L，网织红细胞 0.001，WBC 2.8×10^9/L，PLT 38×10^9/L；骨髓象：增生低下，淋巴细胞比例相对升高，未见巨核细胞。最可能的诊断是

A. 再生障碍性贫血　B. 急性白血病
C. 慢性失血性贫血　D. 特发性血小板减少性紫癜
E. 慢性白血病

9. 世界人群中最常见的贫血是

A. 缺铁性贫血　B. 再生障碍性贫血
C. 巨幼细胞贫血　D. 溶血性贫血
E. 海洋性贫血

10. 缺铁性贫血应用铁剂停药原则为

A. 服至血清铁蛋白 >45μg/L
B. 服至 Hb 及 RBC 正常后 1～3 个月
C. 服至 Hb 正常后 3～6 个月
D. 服至 Hb 及 RBC 正常为止
E. 服至血清铁蛋白 >12μg/L

11. 除下列哪项外均能导致缺铁性贫血

A. 痔疮出血　B. 胃大部切除术后
C. 月经过多　D. 长期素食
E. 脾功能亢进

12. 慢性肾功能不全患者，纳差，呕吐。反复查尿常规：RBC 10～20/HP；血常规：Hb 70g/L。其贫血主要是

A. 慢性病性贫血　B. 慢性失血性贫血
C. 促红细胞生长素缺乏　D. 营养性贫血
E. 溶血性贫血

13. 女性患者，贫血，黄疸，脾大，临床考虑溶血性贫血，以下哪项检查对诊断自身免疫性溶血性贫血意义最大

A. 红细胞渗透脆性试验
B. 抗人球蛋白试验（Coombs 试验）
C. 酸溶血试验（Ham 试验）
D. 尿含铁血黄素试验（Rous 试验）
E. 蔗糖水溶血试验

14. 下述哪种食品中铁的含量丰富且容易吸收

A. 动物肉类　B. 红枣
C. 菠菜　D. 阿胶
E. 牛奶

15. 男性，18 岁，颈淋巴结进行性无痛性肿大 3 个月。体温 38℃，伴消瘦。血象：白细胞 8.0×10^9/L，N 70%，L 30%，形态正常，骨髓象分类正常。但骨髓活检可见里－斯细胞，最可能的诊断为

A. 非霍奇金淋巴瘤
B. 霍奇金病（何杰金淋巴瘤）
C. 急性粒细胞白血病
D. 淋巴结转移癌
E. 恶性组织细胞病

16. 男性，24 岁，不规则发热 3 个月，右颈部淋巴结肿大，韧，伴盗汗，消瘦。临床怀疑淋巴瘤，下列哪项检查能够确定诊断

A. 骨髓象检查　B. 颈部淋巴结活检
C. 胸腹部 CT　D. 免疫球蛋白检查
E. 胸腹部核共振成像检查

17. 霍奇金病患者，横膈上下均有淋巴结肿大，脏器和骨髓均无侵犯，无临床症状，治疗方法首先选择是

A. 扩大照射（斗篷＋腹主动脉旁区包括脾区）
B. 局部放射治疗
C. 全身淋巴结照射（斗篷＋倒 Y 式）
D. 全身淋巴结照射＋MOPP 方案化疗
E. 化疗为主，局部放疗辅助

18. 霍奇金病的特点是

A. 预后较非霍奇金淋巴瘤差
B. 一般都伴有发热
C. 一般发展迅速，易远处转移
D. 一般沿淋巴管扩散蔓延
E. 多见于老年人

19. 非霍奇金淋巴瘤的特点是

A. 发展迅速，易远处转移
B. 预后较霍奇金淋巴瘤好
C. 一般沿淋巴管扩散蔓延
D. 肯定有淋巴结肿大
E. 放疗效果好

20. 下述除哪项外均为淋巴瘤发生的可能因素

A. 艾滋病毒（HIV）感染
B. EB 病毒感染
C. 遗传性免疫功能缺陷
D. 器官移植后长期应用免疫抑制药物
E. 经常患感冒

21. 青年男性患者，发热、盗汗、消瘦 3 个月，查体：浅表淋巴结无肿大，肝脾未触及。腹部 CT 发现腹膜后淋巴结肿大，下列哪项处理能够达到及时诊断治

疗目的
A. 开腹探查　B. 支持治疗，观察
C. 按淋巴瘤试验化疗　D. 局部放射治疗
E. 肾上腺皮质激素治疗

22. 对于淋巴瘤的症状，下列哪项是不恰当的
A. 6 个月内体重减少 10% 以上
B. 发热 38℃以上，至少持续 3 天，且无感染因素
C. 盗汗
D. 非霍奇金淋巴瘤与霍奇金病均可出现
E. 发病的早期一般不会出现

23. 淋巴瘤表现中哪项是不恰当的
A. 极少发生在淋巴结外　B. 可发生在脾脏
C. 可发生在脑组织　D. 可发生在皮肤
E. 可发生在胃黏膜

24. 霍奇金病（HD）与非霍奇金淋巴瘤（NHL）最重要的鉴别是
A. HD 多见于青年人
B. NHL 容易发生远处转移
C. HD 病理特点为有 R－S 细胞
D. NHL 较 HD 预后差
E. NHL 可见于各年龄组

25. 下述哪种化疗是目前治疗 NHL 最常用的
A. CHOP 方案
B. 苯丁酸氮芥
C. DA 方案（柔红霉素＋阿糖胞酐）
D. α－干扰素
E. 羟基脲

26. 淋巴瘤患者的表现中不经常出现下列哪项
A. 饮酒后淋巴结疼痛　B. 皮肤瘙痒
C. 脊髓压迫征　D. 皮肤溃疡
E. 血糖升高

27. 淋巴瘤最常见的表现是
A. 无痛性淋巴结肿大　B. 恶病质
C. 发热　D. 肝脾大
E. 消瘦

28. 下述哪项 HD 病理分型提示预后最差
A. 混合细胞型　B. 淋巴细胞消减型
C. 淋巴细胞为主型　D. 结节硬化型
E. 以上都不是

29. 下述哪项是诊断急性白血病的最主要依据
A. 外周血白细胞分类　B. 细胞免疫学检查
C. 血红蛋白浓度　D. 骨髓细胞学检查
E. 细胞染色体检查

30. 慢性粒细胞白血病与类白血病反应的鉴别最有意义的是
A. 中性粒细胞核右移
B. 周围血中出现晚幼红细胞
C. 中性粒细胞核左移
D. 费城染色体阳性
E. 嗜酸性粒细胞增多

31. 当某贫血伴感染患者的骨髓细胞学检查发现幼稚细胞 80%，并可见 Auer 小体时，应考虑诊断为
A. 急性非淋巴细胞白血病 B. 慢性粒细胞白血病
C. 急性淋巴细胞白血病　D. 慢性淋巴细胞白血病
E. 骨髓异常增生综合征

32. 急性白血病患者常见的临床表现是
A. 出血　B. 贫血
C. 感染　D. 肝脾大
E. 以上都正确

33. 慢性粒细胞白血病慢性期最主要的临床表现是
A. 绿色瘤　B. 脾大
C. 浅淋巴结肿大　D. 皮肤黏膜苍白
E. 皮肤黏膜出血点，紫癜，瘀斑

34. 男性，18 岁患者，发热，咽痛，鼻出血 1 周。查体：皮肤黏膜苍白，少许出血点，浅淋巴结无肿大，肝脾未触及。血象：Hb 80g/L，WBC 3×10^9/L，PLT 80×10^9/L。除下列哪项诊断外其他都需要考虑
A. 骨髓异常增生综合征　B. 再生障碍性贫血
C. 急性淋巴细胞白血病　D. 类白血病反应
E. 急性非淋巴细胞白血病

35. 男性 30 岁患者，发热伴牙龈出血 3 周。查体：皮肤黏膜苍白，有出血点，浅淋巴结未触及，肝右肋下 3cm，脾左肋下 2cm。骨髓检查：增生极度活跃，可见原始粒细胞 90%，过氧化酶染色阳性，未见 Auer 小体。初步诊断为
A. 慢性粒细胞白血病慢性期
B. 急性非淋巴细胞白血病
C. 急性淋巴细胞白血病
D. 慢性淋巴细胞白血病
E. 骨髓异常增生综合征

36. 男性 12 岁患者，乏力，心悸伴鼻出血 3 周。查体：皮肤黏膜苍白，有出血点，颈部及腋窝浅淋巴结肿大，肝右肋下 1cm，脾左肋下 2cm。骨髓检查：增生极度活跃，可见幼稚细胞 90%，过氧化酶染色阴性，未见 Auer 小体，糖原染色阳性。初步诊断为
A. 急性淋巴细胞白血病
B. 慢性粒细胞白血病
C. 急性非淋巴细胞白血病
D. 慢性淋巴细胞白血病

E. 骨髓异常增生综合征

37. 男性 34 岁 ITP 患者，长期应用肾上腺糖皮质激素，但效果不佳，经常有出血表现，下一步治疗建议是

A. 输注长春新碱　B. 脾切除
C. 大剂量丙种球蛋白　D. 应用雄激素
E. 大剂量肾上腺糖皮质激素

38. 治疗白血病措施哪项是不恰当的

A. 血小板减少时输注单采血小板
B. 严重贫血时，输注悬浮红细胞
C. 感染时可采用抗生素治疗
D. 化学药物治疗
E. 白细胞减少时输注全血

39. 男性 40 岁患者，因脾大住院，诊断为慢性粒细胞白血病慢性期，为达到治愈目的应采取哪种治疗措施

A. 自体造血干细胞移植
B. 干扰素 + 羟基脲联合治疗
C. 干扰素治疗
D. 异基因造血干细胞移植
E. 脾切除

40. 男性 22 岁患者，发热，咽痛，鼻出血 1 周。查体：皮肤黏膜苍白，可见出血点，浅淋巴结无肿大，肝右肋下 1cm，脾左肋下 3cm。血象：Hb 80g/L，WBC 3×10^9/L，PLT 70×10^9/L。下列哪项诊断可能性最小

A. 骨髓异常增生综合征　B. 再生障碍性贫血
C. 急性白血病　D. 脾功能亢进
E. 慢性粒细胞白血病急变

41. 治疗急性非淋巴细胞白血病最常应用的化疗药物是

A. 柔红霉素 + 阿糖胞苷
B. 苯丁酸氮芥
C. 长春新碱 + 泼尼松 + 左旋门冬酰胺 + 环磷酰胺
D. 干扰素 + 羟基脲
E. 环孢素

42. 治疗急性淋巴细胞白血病最常应用的化疗药物是

A. 苯丁酸氮芥
B. 长春新碱 + 泼尼松 + 左旋门冬酰胺 + 环磷酰胺
C. 柔红霉素 + 阿糖胞酐
D. 干扰素 + 羟基脲
E. 环孢素

43. 治疗慢性淋巴细胞白血病患最常应用的化疗药物是

A. 干扰素 + 羟基脲
B. 长春新碱 + 泼尼松 + 左旋门冬酰胺 + 环磷酰胺
C. 苯丁酸氮芥
D. 柔红霉素 + 阿糖胞酐
E. 环孢素

44. 下述哪种成人白血病经系统治疗后预后最好

A. 慢性粒细胞白血病
B. 急性非淋巴细胞白血病 M3
C. 急性 T 淋巴细胞白血病
D. 除 M3 外的急性非淋巴细胞白血病
E. 急性 B 淋巴细胞白血病

45. 下述哪种儿童血液恶性肿瘤经系统治疗后预后最好

A. 急性非淋巴细胞白血病
B. 急性 T 淋巴细胞白血病
C. 慢性粒细胞白血病
D. 非霍奇金淋巴瘤
E. 急性 B 淋巴细胞白血病

46. 男性，患慢性粒细胞白血病 3 年，经干扰素 + 羟基脲治疗后脾脏缩小，外周血象正常，但近来不明原因发热，脾再次肿大。血象：Hb 80g/L，血小板 90×10^9/L，WBC 20×10^9/L，骨髓中原始粒细胞 38%，继续上述治疗无效。下列哪种情况最为可能

A. 类白血病反应　B. 慢粒并感染
C. 慢粒并 DIC　D. 慢粒加速期
E. 慢粒急变期

47. 目前哪些人可作为常规异基因骨髓移植治疗中的骨髓供者

A. 患者的同胞兄妹都可以
B. 与患者 HLA 相合的健康人
C. 与患者 ABO 血型相合的健康人
D. 患者的父母
E. 患者的配偶

48. 女性，22 岁，皮肤瘀点，月经量过多月余。查体：肝脾未触及。血小板 30×10^9/L。骨髓象：颗粒型巨核细胞 90 个，产板巨核细胞为 3 个。该患者最可能的诊断为

A. 过敏性紫癜　B. 特发性血小板减少性紫癜
C. 再生障碍性贫血　D. 播散性血管内凝血
E. 急性白血病

49. 女性，24 岁，发现皮肤瘀点，紫癜 4 天。查体：双下肢较多紫癜，对称分布，浅表淋巴结不大，肝脾未触及。血象：血小板 130×10^9/L，血小板聚集功能正常；骨髓象：增生活跃，全片见巨核细胞 30 个，其中产板巨核细胞 19 个。该患者最可能的诊断为

A. 再生障碍性贫血　B. 特发性血小板减少性紫癜
C. 过敏性紫癜　D. 血管性血友病
E. 急性白血病

50. 目前治疗甲型血友病最有效的方法为

A. 输注单采血小板　　B. 输注新鲜冻干血浆
C. 输注浓缩Ⅷ因子　　D. 输注新鲜全血
E. 输注纤维蛋白原

51. 男性50岁患者，鼻出血及皮肤瘀斑2周。既往有肝炎病史。查体：肝不大，脾左肋下5cm。血常规：Hb 95g/L，WBC 3.8×10^9/L，PLT 60×10^9/L。初步诊断为
A. 再生障碍性贫血　　B. ITP
C. 脾功能亢进　　D. DIC
E. 肝功能不全

52. 男性55岁肝硬化患者，出现皮肤瘀斑、紫癜1周，查体肝脾不大，多次查PLT（100~110）$\times10^9$/L，纤维蛋白原定量2.5g/L，凝血酶原时间较对照延长5秒，初步诊断为
A. 脾功能亢进　　B. 肝功能不全
C. DIC　　D. ITP
E. 血小板无力症

53. 凝血因子缺乏可见于除下列哪种疾病外的其他疾病
A. 再生障碍性贫血　　B. 血友病
C. 肝功能不全　　D. DIC
E. 维生素K缺乏

54. 男性60岁肝炎患者，出现牙龈出血，皮肤紫癜2天，查体肝脾不大。血常规PLT 30×10^9/L，复查发现血小板进行性下降，纤维蛋白原定量1.5g/L，血浆凝血酶原时间较对照延长5秒，3P实验阳性，出血原因初步诊断为
A. DIC　　B. 脾功能亢进
C. 肝功能不全　　D. ITP
E. 过敏性紫癜

55. 应用下列哪种药物可能导致出血性疾病
A. 阿司匹林　　B. 环磷酰胺
C. 小分子肝素　　D. 保泰松
E. 上述都可以

56. 再生障碍性贫血患者的血常规表现为
A. 单纯白细胞减少
B. 单纯红细胞减少
C. 红细胞及白细胞两项减少
D. 单纯血小板减少
E. 全血细胞减少

57. 血常规全血细胞减少见于
A. 溶血性贫血　　B. 再生障碍性贫血
C. 肾性贫血　　D. 缺铁性贫血
E. 急性白血病

58. 女性，36岁，慢性骨髓炎患者，发现贫血2个月，查血红蛋白82g/L，红细胞2.8×10^{12}/L，外周血红细胞形态为小细胞低色素型。该患者贫血类型为
A. 巨幼细胞贫血　　B. 缺铁性贫血
C. 溶血性贫血　　D. 失血性贫血
E. 慢性感染性贫血

59. 一女孩，每年进食蚕豆后出现皮肤黄染，发热，贫血，网织红细胞增高，其黄疸最可能是
A. 肝内梗阻性黄疸　　B. 肝细胞性黄疸
C. 肝外梗阻性黄疸　　D. 溶血性黄疸
E. 假性黄疸

60. 恰当选择铁剂治疗剂量
A. 元素铁7mg/（kg·d）
B. 元素铁2~6mg/（kg·d）
C. 元素铁8~10mg/（kg·d）
D. 元素铁0.5mg/（h·d）
E. 元素铁1mg/（kg·d）

61. 病人50岁，双侧颈部无痛性肿大淋巴结2~3个约1~2cm，质中，可活动，偶有38℃：体温，服退热药可控制，白细胞正常，最近尤感乏力、多汗、食欲下降、体重减轻。B超：肝脾肿大，腹膜后淋巴结肿大。临床诊断
A. 恶性淋巴瘤　　B. 淋巴结慢性炎症
C. 免疫性淋巴结增生　　D. 颈部转移癌
E. 白血病

【A3/A4型题】

（1~2题共用题干）

女性，38岁，乏力半年，贫血貌。平时月经量多，体检发现子宫肌瘤。化验检查：血红蛋白60g/L，白细胞及血小板正常，骨髓增生活跃，以红系增生明显，幼红细胞体积小，红细胞中心淡染区扩大。

1. 治疗本病最常用的药物是什么
A. 叶酸　　B. 维生素B_{12}
C. 促红细胞生成素　　D. 雄性激素
E. 硫酸亚铁

2. 患者经治疗后血红蛋白升高，但一直未能持续正常，进一步的治疗建议是
A. 长期服药
B. 增加肉蛋类食品
C. 咨询妇产科专家考虑子宫切除
D. 可适当输注悬浮红细胞
E. 建议长期服用保健食品

（3~4题共用题干）

霍奇金病（何杰金淋巴瘤）患者，两侧颈部及两侧腹股沟淋巴结肿大，胸部、腹部影像学检查未见异常。而且无发热盗汗及体重减轻。

3. 此患者临床分期为
A. Ⅰ期A组　B. Ⅱ期A组
C. Ⅱ期B组　D. Ⅲ期A组
E. Ⅲ期B组

4. 对于该患者常用的治疗方式为
A. 局部照射　B. 全淋巴结照射+化疗
C. 全身化疗+局部照射　D. 单纯化疗
E. 全淋巴结照射

(5~6题共用题干)

霍奇金病患者，左侧颈部淋巴结肿大，胸部、腹部影像学检查未见异常。而且无发热盗汗及体重减轻。

5. 此患者临床分期为
A. Ⅰ期A组　B. Ⅱ期A组
C. Ⅱ期B组　D. Ⅲ期A组
E. Ⅲ期B组

6. 对于该患者常用的治疗方式为
A. 扩大照野照射　B. 全淋巴结照射+化疗
C. 全身化疗+局部照射　D. 单纯化疗
E. 全淋巴结照射

(7~8题共用题干)

男性，32岁，急性淋巴细胞白血病患者，经常规化疗一疗程获完全缓解。以后巩固治疗3次，目前无任何不适，肝脾不大，血红蛋白110g/L，白细胞总数$4.5\times10^9/L$，N 70%，L 30%，血小板$100\times10^9/L$，骨髓增生活跃，幼稚细胞<5%。

7. 现在患者病情为何种状态
A. 完全缓解　B. 部分缓解
C. 未缓解　D. 复发
E. 长期无病生存

8. 上述患者为争取长期无病生存，下一步应采取何种治疗方案最佳
A. 继续原方案治疗　B. 更换其他常规化疗方案
C. 小剂量维持治疗　D. 异基因造血干细胞移植
E. 可以停止化疗

(9~10题共用题干)

中年男性患者，周期性发热，乏力，盗汗，消瘦4个月，颈部淋巴结进行性肿大，肝脾不大

9. 初步考虑如下哪种诊断
A. 淋巴结核　B. 淋巴瘤
C. 淋巴结炎　D. 癌症转移
E. 上述都应考虑

10. 对于该患者做哪项检查最具有确定诊断意义
A. 淋巴结活检　B. 结核菌素试验
C. EB病毒抗体　D. 胸部X线检查
E. 胸腹部CT检查

(11~12题共用题干)

男性18岁，2周前曾有上呼吸道感染，现发生牙龈出血、鼻出血。查：神志清，全身皮肤可见瘀斑，肝，脾均未触及。化验血象：WBC $15\times10^9/L$，Hb 100g/L，PLT $20\times10^9/L$。骨髓涂片示增生活跃，巨核细胞100个，以颗粒型巨核细胞为主。

11. 该患者最可能的诊断是
A. 急性白血病
B. 急性再生障碍性贫血
C. 急性溶血性贫血
D. 特发性血小板减少性紫癜
E. 过敏性紫癜

12. 对于该患者应首选以下哪项治疗措施
A. 急诊输全血　B. 肌注丙酸睾酮
C. 肾上腺糖皮质激素　D. 静脉点滴抗生素
E. 抗过敏药物

(13~14题共用题干)

男，15岁，出生后常有外伤出血不止，现已形成关节肿胀及活动受限制，血常规检查血小板计数正常。

13. 其出血疾病最可能的诊断是
A. 血友病
B. 过敏性紫癜
C. 特发性血小板减少性紫癜
D. 慢性DIC
E. 维生素C缺乏

14. 对于该患者尚需行哪项检查以确定诊断
A. 阿司匹林耐量试验
B. 凝血活酶生成纠正试验
C. 凝血酶原时间
D. 血小板功能试验
E. 纤维蛋白原定量

(15~16题共用题干)

男性，48岁，反复发热40余天。体检：无贫血貌，皮肤黏膜无出血点，无黄染，双颌下、颈旁、腋下淋巴结肿大，无触痛，胸骨无压痛，肝脾肋下未触及；血红蛋白128g/L，白细胞$6.8\times10^9/L$，血小板$118\times10^9/L$，外周血涂片白细胞分类正常。

15. 最可能的诊断是
A. 急性白血病　B. 传染性单核细胞增多症
C. 淋巴瘤　D. 类白血病反应
E. 慢性白血病

16. 为明确诊断，首选下列哪项检查
A. 淋巴结活检　B. 血液细菌培养
C. 嗜凝集试验　D. 骨髓活检

E. 骨髓细胞化学染色

（17～18 题共用题干）

男性，40 岁，低热、颈部淋巴结肿大 4 周。体检：皮肤、黏膜无出血，颈部、腋下、腹股沟淋巴结肿大，无触痛，胸骨无压痛，肝、脾肋下未触及。血红蛋白 110g/L，白细胞 5.6×10^9/L，血小板 230×10^9/L；外周血涂片：白细胞分类正常。

17. 该患者最可能的诊断是
   A. 急性白血病
   B. 淋巴瘤
   C. 急性再生障碍性贫血
   D. 传染性单核细胞增多症
   E. 慢性白血病

18. 为确定诊断，应首选下列哪项检查
   A. 骨髓穿刺涂片　B. 骨髓组织病理活检
   C. 胸部 X 线摄片　D. 淋巴结病理活检
   E. 血清嗜异性凝集试验

（19～20 题共用题干）

女性，36 岁，乏力、头晕、发热、皮肤瘀斑半月，体检：T 39℃，皮肤散在大片瘀斑，表浅淋巴结无肿大，胸骨有压痛，肝肋下 1cm，脾肋下 1.5cm。血红蛋白 60g/L，白细胞 2.0×10^9/L，血小板 18×10^9/L，外周血红细胞形态正常。

19. 此患者最可能的诊断是
   A. 急性再生障碍性贫血
   B. 急性白血病
   C. 慢性粒细胞白血病急变期
   D. 淋巴瘤
   E. 巨幼细胞贫血

20. 为明确诊断，应首选下列哪项检查
   A. 骨髓穿刺涂片
   B. 血清叶酸、维生素 B_{12} 测定
   C. 淋巴结病理活检
   D. 血清胃泌素检查
   E. bcr/abl 融合基因检测

【B 型题】

（1～4 题共用备选答案）

A. 造血干细胞增生和分化异常
B. 遗传性 Hb 合成异常
C. 慢性失血
D. 获得性红细胞膜缺陷
E. 遗传性红细胞膜缺陷

1. 缺铁性贫血
2. 地中海性贫血
3. 再生障碍性贫血
4. 遗传性球形红细胞增多症

（5～6 题共用备选答案）

A. APTT 试验　B. FDP 试验
C. 血块退缩试验　D. 血浆凝血酶原时间
E. 凝血活酶生成纠正试验

5. 内源性凝血功能的综合性检查是
6. 外源性凝血功能的综合性检查是

（7～11 题共用备选答案）

A. 血小板数量减少
B. 多种凝血因子消耗性减少
C. 遗传性凝血因子缺乏
D. 血管壁功能异常
E. 多种凝血因子合成障碍

7. 再生障碍性贫血出血原因
8. DIC 出血原因
9. 肝功能不全出血原因
10. 血友病出血原因
11. 过敏性紫癜出血原因

【案例题】

案例一

患者男，36 岁。低热伴皮肤紫癜 1 周就诊。体检：全身浅表淋巴结增大，脾肋下 2cm 扪及，胸骨压痛。血红蛋白 74g/L，白细胞 23.6×10^9/L，血小板 45×10^9/L，外周血见原始细胞（占 6%），中、晚幼粒细胞占 11%。

提问 1. 此患者可能的诊断是
   A. 慢性粒细胞白血病
   B. 慢性粒细胞白血病急变期
   C. 急性粒细胞白血病
   D. 骨髓增生异常综合征
   E. 急性淋巴细胞白血病
   F. 慢性淋巴细胞白血病
   G. 类白血病反应
   H. 骨髓纤维化

提问 2. 为了确定诊断，需进一步检查的项目是
   A. 胸部 X 线　B. 腹部 B 超
   C. 细胞免疫表型　D. 骨髓细胞形态学
   E. 细胞化学　F. 染色体核型分析

提问 3. 检查结果：骨髓细胞形态学分类：原始细胞 58%；表达 CD33、CD117；NAP 积分 0.12、MPO（++）、α-NBE（-）；Ph（+）。本病例诊断为
   A. 急性淋巴细胞白血病
   B. 急性粒细胞白血病
   C. 骨髓增生异常综合征
   D. 慢性粒细胞白血病

E. 慢性粒细胞白血病急变期
F. 慢性淋巴细胞白血病
G. 类白血病反应
H. 骨髓纤维化

案例二

女性，45 岁。因“头晕、乏力，月经增多 1 年余”就诊，患者平素喜素食。查体：贫血貌，皮肤无黄染，无皮疹和出血点，全身浅表淋巴结、肝脾未触及。化验：血常规 Hb 60g/L，WBC $4.9\times10^9/L$，PLT $125\times10^9/L$。

提问 1. 对该患者紧急处理正确的是
A. 立即住院诊疗　　B. 紧急配血
C. 骨髓穿刺　　D. 调整月经
E. 补铁治疗　　F. 输红细胞治疗
G. 头颅 CT 检查

提问 2. 若患者确诊为缺铁性贫血，关于缺铁的病因以下正确的是
A. 叶酸、维生素 B_{12} 缺乏合并缺铁
B. 铁吸收减少
C. 铁利用障碍
D. 铁丢失过多
E. 铁摄入不足
F. 铁需要增加

提问 3. 若患者经完善相关检查后，明确为子宫肌瘤引起的月经增多从而导致缺铁性贫血，以下措施正确的是
A. 补充叶酸和维生素 B_{12}　　B. 定期复查血常规
C. 补充亚铁制剂　　D. 手术治疗子宫肌瘤
E. 补充雄性激素　　F. 定期骨髓穿刺
G. 定期复查血清铁蛋白

案例三

女性，33 岁。因“乏力、面色苍白，排浓茶色尿 2 周”入院，伴脱发、关节酸痛。查体：贫血貌，皮肤黄染，无皮疹和出血点，全身浅表淋巴结未触及，肝未及，脾肋下 1cm。

提问 1. 为明确诊断，还需完善哪些检查
A. 血常规
B. 类风湿因子
C. Coombs 试验
D. 血红蛋白电泳
E. 高铁血红蛋白试验
F. 血胆红素
G. 自身抗体检查，如抗双链 DNA 抗体、抗核抗体
H. Ham 试验

提问 2. 该患者最可能的诊断是
A. 急性白血病
B. 再生障碍性贫血
C. 自身免疫性溶血性贫血
D. 地中海贫血
E. 类风湿关节炎
F. G-6-PD 缺乏症
G. 系统性红斑狼疮

提问 3. 首选以下哪种治疗
A. 脾切除　　B. 免疫抑制剂
C. 输血　　D. 丙酸睾酮
E. 糖皮质激素　　F. 化疗

案例四

男性，43 岁，因“持续高热、咽喉疼痛 1 周”就诊。查体：体温 39.5℃，贫血貌，咽部充血，双侧扁桃腺Ⅲ度肿大，可见脓肿，全身浅表淋巴结及肝脾未触及，胸骨无压痛。化验：血常规 Hb 50g/L，RBC $1.8\times10^{12}/L$，WBC $1.9\times10^9/L$，PLT $19\times10^9/L$。

提问 1. 患者可能的诊断是
A. 巨幼细胞贫血
B. 再生障碍性贫血
C. 骨髓增生异常综合征
D. 急性白血病
E. 系统性红斑狼疮
F. 阵发性睡眠性血红蛋白尿症
G. 淋巴瘤

提问 2. 若患者 WBC $1.9\times10^9/L$，N $0.13\times10^9/L$，L 70%，RBC：$1.8\times10^{12}/L$，网织红细胞 0.1%，骨髓提示多部位增生减低，活检显示造血组织均匀减少，脂肪组织增加，患者最可能的诊断是
A. 巨幼细胞贫血
B. 非重型再生障碍性贫血
C. 骨髓增生异常综合征
D. 急性白血病
E. 系统性红斑狼疮
F. 阵发性睡眠性血红蛋白尿
G. 重型再生障碍性贫血

提问 3. 为明确诊断，最有价值的检查是
A. 骨髓检查　　B. Ham 试验
C. Coombs 试验　　D. 自身抗体检测
E. 红细胞寿命测定　　F. 染色体检查

案例五

患者，女，18 岁。因“反复皮肤瘀点、瘀斑 2 周，高热 2 天”入院。查体：T 39.5℃，胸骨压痛（+），浅表淋巴结及肝脾未触及。血象：血红蛋白 70g/L，白细胞 $2.0\times10^9/L$，血小板 $15\times10^9/L$；血浆纤维蛋白原 1.2g/

L，D－二聚体阳性。

提问1．为寻找发热病因，下列哪些检查需立即进行且具有诊断意义

A．心电图　　B．腹部CT
C．头颅CT　　D．生化检查
E．血培养　　F．咽拭子培养
G．胸片　　H．凝血功能检查

提问2．该患者行骨髓检查提示骨髓象有核细胞增生明显活跃，早幼粒细胞占50%，其胞浆内充满粗大颗粒，可见较多的Auer小体。胸片：双下肺弥漫性渗出灶。该患者最可能的诊断为

A．急性淋巴细胞白血病
B．急性粒细胞白血病未分化型
C．急性单核细胞白血病
D．急性巨核细胞白血病
E．急性早幼粒细胞白血病
F．红白血病
G．急性粒－单核细胞白血病
H．肺部感染

提问3．若该患者诊断急性早幼粒细胞白血病，其特异的染色体和基因改变，以下哪些是正确的

A．t（15；17）（q22：q21）
B．PML－RARa融合基因
C．t（8；21）（q22：q22）
D．inv（16）（p13q22）
E．t（9；22）（q34：q11）
F．BCR－ABL融合基因

提问4．若该患者诊断急性早幼粒细胞白血病，最易出现下列哪种并发症

A．中枢神经系统白血病　　B．淋巴结肿大
C．肝脾肿大　　D．绿色瘤
E．黄疸　　F．DIC

提问5．本患者早期应该给予的治疗有哪些

A．输注红细胞　　B．输注血小板
C．抗感染　　D．早期使用肝素治疗
E．造血干细胞移植　　F．DA方案化疗

案例六

患者，男，38岁。因“反复牙龈出血、发热1周”入院。查体：T 39.5℃，全身可见散在瘀斑，胸骨压痛（+），双侧腋窝可扪及数粒肿大浅表淋巴结，双下肺可闻湿性啰音，肝脾未触及。

提问1．下列哪些检查对原发病最具有诊断意义

A．血常规　　B．腹部CT
C．头颅CT　　D．生化检查
E．血培养　　F．骨髓检查
G．胸片　　H．凝血功能检查
I．心电图

提问2．患者血象：血红蛋白70g/L，白细胞2.0×10^9/L，血小板5×10^9/L；骨髓细胞形态学表明可见40%原始细胞，白血病细胞免疫分型提示该群异常细胞CD19阳性，HLA－DR阳性，TdT阳性。该患者最可能的诊断为

A．急性淋巴细胞白血病
B．急性粒细胞白血病未分化型
C．急性单核细胞白血病
D．急性巨核细胞白血病
E．急性早幼粒细胞白血病
F．红白血病
G．急性粒－单核细胞白血病

提问3．本患者应该给予的尽早的治疗有哪些

A．输注红细胞　　B．输注血小板
C．输注血浆　　D．绝对卧床
E．抗感染　　F．化疗

提问4．患者经治疗后，发热及出血等症状逐渐好转，但晨起时出现嗜睡。患者嗜睡的原因以下哪一种最可能

A．颅内出血
B．颅内感染
C．药物因素
D．中枢神经系统白血病
E．DIC
F．败血症

提问5．急性淋巴细胞白血病最常用的诱导缓解治疗药物有哪些

A．长春新碱　　B．柔红霉素
C．泼尼松　　D．左旋门冬酰氨酶
E．阿糖胞苷　　F．高三尖杉酯碱

案例七

男性患者，45岁，因“乏力，左上腹饱胀1个月”入院。查体：轻度贫血貌，皮肤未见瘀点瘀斑，全身浅表淋巴结不大，肝肋下未及，脾肋下8cm，质硬。

提问1．引起脾肿大的病因以下可能的是

A．慢性淋巴细胞性白血病　　B．脾功能亢进
C．晚期血吸虫病　　D．骨髓纤维化
E．慢性粒细胞白血病　　F．疟疾

提问2．为明确诊断，进一步应补充的病例资料应包括以下哪些

A．传染病的流行病学史
B．肝功能检查
C．血常规

D. 消化系B超
E. 询问患者的饮酒史
F. 病毒性肝炎相关标志物检测

提问3. 若患者无疫水接触史，未吃鱼生，无嗜酒史等，病毒性肝炎等指标正常，血常规示：WBC 50×10^9/L，Hb 100g/L，PLT 180×10^9/L。为进一步明确诊断，以下检查要做的是

A. 骨髓细胞形态学　B. 腹部CT
C. 染色体核型分析　D. 骨髓细胞免疫组化分析
E. 胃镜检查　F. 白血病细胞免疫分型
G. 消化系肿瘤指标检测

提问4. 若患者确诊慢性粒细胞性白血病，目前最有效的治疗药物是

A. 羟基脲　B. 干扰素
C. 万珂　D. 反应停
E. 氟达拉宾　F. 格列卫

案例八

患者，男性，56岁。2个多月来双侧颈部淋巴结无痛性进行性肿大，有不规则间断发热37℃～39℃左右，伴盗汗和消瘦。查体见双侧颈部各一个3cm×3cm大淋巴结，左腋下和右腹股沟各数个1cm×1cm肿大淋巴结，均活动，临床考虑淋巴瘤。

提问1. 为了明确诊断，采用的最佳检查方法是：

A. 骨髓穿刺　B. 骨髓活检
C. 淋巴结活检　D. 胸部CT
E. 腹部CT　F. 血常规
G. 骨髓细胞免疫分型

提问2. 如果患者为淋巴瘤且累及骨髓，根据目前提供的病历资料，该患者的临床分期及分组是

A. Ⅱ期A组　B. Ⅱ期B组
C. Ⅲ期A组　D. Ⅲ期B组
E. Ⅳ期B组　F. Ⅰ期B组

提问3. 如果患者为NHL，最常用的化疗方案是

A. COPP　B. ABVD
C. CF　D. CHOP
E. MOPP　F. COP

提问4. 如果患者为CD20阳性的NHL，最有效的靶向治疗药物是

A. 达珂　B. 干扰素
C. 万珂　D. 反应停
E. 氟达拉宾　F. 格列卫
G. 美罗华（利妥昔单抗）

案例九

女性，40岁，因“反复皮肤瘀点、瘀斑1周”入院，患者伴脱发及关节疼痛。查体：四肢可见散在出血点及瘀斑，全身浅表淋巴结及肝不大，脾肋下2cm可及。血常规：HB 100g/L，WBC 8×10^9/L，PLT 22×10^9/L。

提问1. 该患者最可能的诊断是

A. 再生障碍性贫血　B. 急性白血病
C. 血友病　D. 过敏性紫癜
E. 特发性血小板减少性紫癜　F. 系统性红斑狼疮
G. 失血性贫血　H. 血友病

提问2. 为了明确诊断，需完善下列哪些检查

A. 骨髓细胞学检查　B. 狼疮相关检查
C. 腹部B超　D. 胸片
E. 自身抗体检查　F. 体液免疫检查

提问3. 该患者典型骨髓象表现可能为以下哪种

A. 骨髓有核细胞增生低下
B. 粒、红、巨三系病态造血
C. 巨核细胞减少
D. 巨核细胞增多
E. 巨核细胞数增多伴成熟障碍
F. 有核细胞增生活跃

提问4. 对该患者，目前可考虑的首选治疗是

A. 血小板输注　B. 静脉注射丙种球蛋白
C. 糖皮质激素治疗　D. 静脉注射长春新碱
E. 输血小板　F. 环孢素
G. 脾切除

参考答案

【A1/A2型题】

1. E　2. A　3. A　4. A　5. A　6. C　7. C　8. A
9. A　10. C　11. E　12. C　13. B　14. A　15. B　16. B
17. E　18. D　19. A　20. E　21. A　22. E　23. A　24. C
25. A　26. E　27. A　28. B　29. D　30. D　31. A　32. E
33. B　34. D　35. B　36. A　37. B　38. E　39. D　40. B
41. A　42. B　43. C　44. B　45. E　46. E　47. B　48. B
49. C　50. C　51. C　52. B　53. A　54. A　55. E　56. E
57. B　58. E　59. D　60. B　61. A

【A3/A4型题】

1. E　2. C　3. D　4. C　5. A　6. A　7. A　8. D
9. E　10. A　11. D　12. C　13. A　14. B　15. C　16. A
17. B　18. D　19. B　20. A

【B型题】

1. C　2. B　3. A　4. E　5. A　6. D　7. A　8. B
9. E　10. C　11. D

【案例题】

案例一

提问1答案：ABCDE　提问2答案：CDEF
提问3答案：E

案例二

提问1答案：ABF　　提问2答案：DEF

提问3答案：BCDG

案例三

提问1答案：ABCDEFGH　　提问2答案：cEG

提问3答案：E

案例四

提问1答案：ABCDEF　　提问2答案：G

提问3答案：A

案例五

提问1答案：EFG　　提问2答案：EH

提问3答案：AB　　提问4答案：F

提问5答案：BCD

案例六

提问1答案：AF　　提问2答案：A

提问3答案：BDE　　提问4答案：A

提问5答案：ABCD

案例七

提问1答案：ABCDEF　　提问2答案：ABCDEF

提问3答案：ACDF　　提问4答案：F

案例八

提问1答案：C　　提问2答案：E

提问3答案：D　　提问4答案：G

案例九

提问1答案：EFG　　提问2答案：ABCEF

提问3答案：E　　提问4答案：C

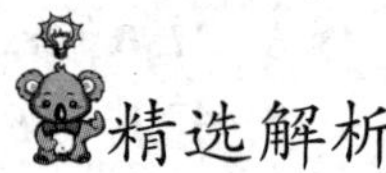

精选解析

【A1/A2型题】

56. 再生障碍性贫血是由于造血干细胞受损，骨髓造血功能低下，即造粒细胞、红细胞、巨核细胞功能受损，因此血常规为全血细胞减少。

61. 恶性淋巴瘤包括霍奇金病和非霍奇金淋巴瘤，是原发于淋巴结和淋巴结以外的淋巴组织以及单核-巨噬细胞系统的恶性肿瘤。肿大的淋巴结常首先出现在一侧或两侧的颈侧区，散在，稍硬，无压痛，活动度可，以后相互黏连成团，生长迅速，腋窝、腹股沟淋巴结和肝脾均肿大，并有不规则高热。

【A3/A4型题】

（15～16题）发热、无痛性淋巴结肿大，而血常规正常，应考虑为淋巴瘤。急、慢性白血病及类白血病反应时，白细胞计数及分类均有异常。传染性单核细胞增多症时，外周血白细胞增高，而且有异形淋巴细胞。诊断淋巴瘤的最可靠依据是淋巴结病理活检。

【案例题】

案例二

提问1解析：该例患者因经量增多致重度贫血，伴头晕及乏力，应立即住院行紧急配血及输血治疗。

提问2解析：缺铁性贫血的病因主要有摄入不足，吸收障碍，丢失过多。本例患者由于月经量过多引起铁丢失过多及铁需要增加，又因以素食为主导致铁摄入不足。

提问3解析：缺铁性贫血的治疗包括病因治疗及补铁治疗，治疗期间定期复查血常规及血清铁蛋白了解治疗效果。

案例三

提问1解析：此患者考虑溶血性贫血可能，因此需完善相关检查明确是否溶血及病因。

提问2解析：患者乏力，排浓茶色尿伴关节痛、黄疸等，考虑因结缔组织病引起的自身免疫性溶血性贫血可能。

提问3解析：自身免疫性溶血性贫血首选治疗为糖皮质激素，对糖皮质激素治疗无效或依赖的患者可考虑行脾切除、免疫抑制剂治疗等。

案例四

提问1解析：本题主要考点是能引起全血细胞减少的疾病有哪些，以上除了淋巴瘤外均可能引起全血细胞减少。

提问2解析：主要考重型再障的诊断。

提问3解析：再障患者行骨髓检查时，多部位骨髓增生减低，粒、红系及巨核细胞明显减少且形态大致正常，淋巴细胞、网状细胞及浆细胞等非造血细胞比例明显增高。骨髓小粒无造血细胞，呈空虚状，可见较多脂肪滴。骨髓活检显示造血组织均匀减少，脂肪组织增加。

案例五

提问1解析：患者青年女性，白细胞低伴高热，考虑感染，需完善相关检查明确。

提问2解析：在急性白血病的分型中，急性早幼粒细胞白血病（M3型）为骨髓中以颗粒增多的早幼粒细胞为主，此类细胞占骨髓非红系有核（NEC）>30%，并且可见Auer小体。另外，该患者在病程中合并发热及双下肺弥漫性渗出灶。

提问3解析：在急性早幼粒细胞白血病，其特异的染色体和基因改变为 t（15；17）（q22：q21）及形成 PML－RARa 融合基因，这是急性早幼粒细胞白血病发病及用全反式维 A 酸治疗有效的分子基础。

提问 4 解析：急性早幼粒细胞白血病易并发凝血异常而出现全身广泛性出血、DIC。

提问 5 解析：本例患者血小板低、凝血功能障碍，出血合并感染，因此先予抗感染、止血抗 DIC 等治疗，待感染及出血基本控制后再行化疗治疗。

案例六

提问 1 解析：患者考虑血液系统恶性肿瘤，因此需完善血常规及骨髓检查。

提问 2 解析：本题主要考点为急性淋巴细胞白血病（B 淋）的免疫表型特点。

提问 3 解析：本例患者血小板低、出血合并感染，因此先予卧床休息，抗感染、止血等治疗，待感染及出血基本控制后再行化疗治疗。

提问 4 解析：本例患者血小板低、有瘀斑等出血表现，因此嗜睡与颅内出血关系大。

提问 5 解析：急性淋巴细胞白血病最常用的诱导缓解治疗方案为 VDLP 方案。

案例七

提问 1 解析：引起脾肿大的病因有感染性疾病，免疫性疾病，淤血性疾病，血液系统疾病，脾的疾病及原发性脾大等。

提问 2 解析：引起脾肿大的病因感染性疾病，免疫性疾病，淤血性疾病，血液系统疾病，脾的疾病及原发性脾大等，因此需把以上相关资料补充。

提问 3 解析：根据患者病历资料，考虑慢淋或慢粒可能大，因此需完善骨髓细胞形态学、骨髓细胞免疫组化、白血病细胞免疫分型及染色体等检查明确诊断及分期。

提问 4 解析：格列卫（甲磺酸伊马替尼）能特异阻断 ATP 在 abl 激酶上的结合位置，使酪氨酸残基不能磷酸化，从而抑制 BCR－ABL 阳性细胞的增殖，是目前治疗慢粒最有效的药物。

案例八

提问 1 解析：淋巴瘤主要靠病理活检确诊。

提问 2 解析：淋巴瘤分期主要根据淋巴瘤的分布范围，另外根据患者有无发热、盗汗及消瘦等全身症状分为 A 及 B 两组。

提问 3 解析：非霍奇金淋巴瘤最常用的化疗方案为 CHOP 方案。

提问 4 解析：美罗华（利妥昔单抗）是 CD20 单抗，是 CD20 阳性的 NHL 最有效的靶向治疗药物。

案例九

提问 1 解析：本例中年女性患者血小板低伴出血，有脱发及关节痛表现，血常规提示轻度贫血及血小板减低。

提问 2 解析：本例中年女性患者血小板低伴出血，有脱发及关节痛表现，考虑系统性红斑狼疮引起 ITP 可能，可完善骨髓检查、自身抗体及体液免疫等相关检查明确。

提问 3 解析：巨核细胞数增多伴成熟障碍是特发性血小板减少性紫癜的典型骨髓象表现。

提问 4 解析：一般情况下，ITP 患者首先治疗为糖皮质激素治疗。

第三十章　内分泌代谢疾病

【A1/A2 型题】

1. 58 岁男性，糖尿病病史 14 年，间断服用消渴丸 10～30 粒/日，血糖波动于（11.1～16.2）mmol/L，5 年前出现视物不清，手足麻木，近半年出现水肿、蛋白尿，本次因多发性脑梗死住院，诊断为 2 型糖尿病，合并多种并发症，影响该患预后最重要的因素是
   A. 病情重　B. 病程长
   C. 胰岛素缺乏　D. 饮食控制不严格
   E. 长期血糖控制不良

2. 36 岁，女性，因突然四肢瘫软伴头晕来诊。体检 BP 28/20kPa（210/150mmHg），面红，痤疮，发际低，有胡须，汗毛长，声音粗。心音低钝，腹胀明显，下腹可见紫纹，双下肢肌力Ⅳ级。化验：Hb 170g/L，RBC 5.80×10^{12}/L，血清钾 3.2mmol/L，血清钠 141mmol/L，血清氯 105mmol/L。尿 17－羟 68μmol/24h，24h 尿游离皮质醇 250nmol/24h，大剂量地塞米松不能被抑制，甲吡酮试验无反应。CT：左肾上腺占位病变。其首选的治疗方案是
   A. 应用化疗　B. 口服溴隐亭
   C. 放射治疗　D. 手术切除
   E. OPDDD 治疗

3. 28 岁女性，闭经 3 年，MRI：检查发现垂体大腺瘤，

高度3.0cm，压迫视神经交叉而住院进一步检查，体检轻度肥胖，双侧乳房触发少量泌乳，化验结果：血PRL 40μg/L（正常值<20μg/L），FSH 6.0IU/L，LH 5.0IU/L，E_2 20.04nmol/L，GH 2.0μg/L，ACTH 18ng/L，TSH 4.0mIU/L。T_3 及 T_4 水平正常。这位患者的垂体瘤最可能的诊断是

A. TSH分泌瘤　　B. PRL分泌瘤
C. ACTH分泌瘤　　D. 促性腺激素分泌瘤
E. 无功能性垂体腺瘤

4. 男性55岁。因心慌3小时来急诊室，病人4个月来消瘦，大便次数增多，最近1个月已有过3次阵发性心律不齐，体检：甲状腺肿大，有多个结节，心脏扩大，心率（120～130）次/分，心律绝对不齐。1周前曾在门诊检查血甲状腺激素水平及甲状腺吸^{131}I率均增高，急诊治疗的原则是

A. 毛花苷C及皮质激素　　B. 强心药及碘剂
C. 强心药及利尿药　　D. 毛花苷C及硫脲类药
E. 大剂量硫脲类药

5. 25岁男性青年，主诉阳痿就诊，临床询问病史和体检后，考虑为原发性内分泌靶腺功能减低症，预计这个病人的血垂体促激素水平及其靶腺激素水平的变化为

A. 垂体促激素水平及靶腺激素水平均正常
B. 垂体促激素水平升高而靶腺激素水平降低
C. 垂体促激素及靶腺激素水平均低
D. 垂体促激素水平及靶腺激素水平均高
E. 垂体促激素水平降低而靶腺激素水平升高

6. 47岁女性，肥胖，无临床上“三多一少”症状。体检：血压22/14kPa（155/95mmHg），下腹部可见细长条紫纹。实验室检查：OGTT空腹血糖6.9mmol/L，餐后1小时血糖10.5mmol/L，餐后2小时血糖4.5mmol/L，尿糖空腹（－），餐后1小时（＋），餐后2小时（－），尿17－OHCS略高，小剂量地塞米松抑制试验被抑制。下述哪项诊断最为合适

A. 肾性糖尿　　B. 库欣综合征
C. 2型糖尿病早期　　D. 糖耐量异常
E. 单纯性肥胖

7. 30岁女子，明显肥胖皮肤紫纹1年，经检查24小时尿17－OHCS升高，大剂量地塞米松抑制试验被抑制，CT见双侧肾上腺明显增大，垂体MRI未见肿瘤，其最可能的病因诊断为

A. 库欣综合征
B. 双侧肾上腺腺瘤
C. 垂体ACTH微腺瘤
D. 不依赖ACTH的肾上腺结节增生病变
E. 异位ACTH分泌综合征

8. 女性，45岁，身高150cm，体重70kg，糖耐量减退，最主要原因是

A. 胰岛B细胞对葡萄糖刺激欠敏感
B. 胰岛素分泌不足
C. 循环中经常有大量胰岛素抗体
D. 拮抗胰岛素的激素分泌过多
E. 外周组织胰岛素受体数目相对减少

9. 女性，45岁，食欲不振，乏力，经常腹泻。体检：消瘦、血压偏低、心界不大，心音弱、皮肤黏膜黑色素沉着，可能的诊断为

A. 慢性腹泻　　B. 1型糖尿病
C. 甲状腺功能亢进症　　D. 皮质醇增多症
E. 原发性慢性肾上腺皮质功能减退症

10. 68岁，男性，糖尿病10年，昏迷2天入院。血压21/11kPa（157.5/82.5mmHg），脉搏90次/分，体温36℃，血糖38mmol/L，尿糖（＋＋＋＋），酮体（±）。在检查中哪种表现最可能出现

A. 皮肤潮湿多汗　　B. 有惊厥及抽搐表现
C. 呼吸深大，有酮体味　　D. 有明显恶心及呕吐
E. 腹部压痛

11. 26岁，女性，甲亢多年门诊治疗。现发现妊娠4个月，甲状腺Ⅰ度肿大，T_3 3.4nmol/L［正常值（1.8～2.9）nmol/L］，T_4 110nmol/L［正常值（65～150）nmol/L］，适宜的治疗是

A. 应用放射性碘照射
B. 加用糖皮质激素治疗
C. 不需治疗，门诊随诊
D. 马上手术切除甲状腺
E. 加大硫脲类抗甲状腺药物

12. 48岁男性，身高174cm，体重80kg，既往身体健康。1周前体检发现空腹血糖8.2mmol/L，餐后2小时血糖11.8mmol/L，目前最恰当的治疗是

A. 二甲双胍治疗　　B. 格列本脲治疗
C. 胰岛素治疗　　D. 饮食疗法
E. 运动疗法

13. 女性患者，50岁，因肝功能异常而大量进食水果、甜食，近2周口渴、多尿，昨日始呕吐，腹泻，发热。检查：消瘦，反应迟钝，体温39℃，血压16/8kPa（120/60mmHg），肺清音，心率120次/分，心音低，腹软，肝脾（－），尿糖（＋＋＋＋），蛋白（＋＋），酮体（±），在等待血糖，BUN、钾、钠化验结果时可先给予

A. 静滴0.45%氯化钠　　B. 静滴706代血浆
C. 静滴0.9%氯化钠　　D. 静推50%葡萄糖
E. 皮下注射胰岛素16U

14. 病人男性，60 岁，身高 1.70m，体重 60kg，糖尿病史 10 年，一直服 D860（甲苯磺丁脲）治疗，近来发现 ALT 增高，A/G 倒置，尿糖（+++），蛋白（++），血糖 15mmol/L（270mg/dl），BUN 10mmol/L（28mg/dl）。下述治疗哪种选择最有利
A. 苯乙双胍 + 格列嗪酮　　B. 格列本脲 + 胰岛素
C. 格列嗪酮 + 降糖平　　D. 胰岛素 + 降糖平
E. 胰岛素 + 二甲双胍

15. 24 岁席汉综合征患者入院医治，激素替代治疗应选用下列哪一方案
A. 仅需补充肾上腺皮质激素
B. 补充肾上腺皮质激素宜先于甲状腺激素
C. 补充甲状腺激素宜先于肾上腺皮质激素
D. 仅需补充甲状腺激素
E. 甲状腺激素与肾上腺皮质激素同时大剂量补充

16. 男性，46 岁，两年前放射性碘治疗甲亢，近半年来疲倦，纳差，嗓音粗低，入院体检除面色苍白，痛觉及腱反射迟钝外，余无异常，初步诊断为
A. 放射治疗后损伤喉返神经
B. 治疗后营养不良
C. 甲状腺功能减退症
D. 白细胞减少症
E. 淡漠型甲亢

17. 女性，35 岁，因心悸，多食，消瘦，怕热，多汗 2 月来诊，甲状腺中度肿大，对称柔软，无结节，双上极有血管杂音及震颤，心律齐，心率 121 次/分，甲状腺激素水平增高，诊断为甲亢，予丙硫氧嘧啶转当地治疗。3 周后复诊，症状已控制，心率降至 70 次/分，甲状腺缩小，质中，有充实感，杂音、震颤消失。试分析其疗效迅速的原因是
A. 增加用地西泮（安定）
B. 增加用普萘洛尔（心得安）
C. 增加用含碘食物或药物
D. 足量丙硫氧嘧啶
E. 增加用糖皮质激素

18. 女性，37 岁，肥胖 2 年伴高血压，闭经，被诊断为皮质醇增多症，在肾上腺手术检查中，发现一侧肾上腺已萎缩，最可能的病变为
A. 肾上腺皮质肿瘤　　B. 异位 ACTH 综合征
C. 库欣综合征　　D. 异位 CRF 综合征
E. 肾上腺结节性增生

19. 12 岁，女孩，发现血压升高 3 个月，体重稍增，颈、肩、腹部脂肪较厚，四肢相对较瘦，发音较低沉，下腹稍许紫纹，面部多痤疮，出现髭鬚明显，乳房外生殖器未发育，但阴蒂增大，尚未初潮，经激素测定及有关检查确定为皮质醇增多症，其病理诊断提示下述哪种可能最大
A. 异位 ACTH 综合征　　B. 肾上腺皮质腺瘤
C. 肾上腺皮质腺癌　　D. 垂体瘤
E. 双侧肾上腺结节性增生

20. 58 岁女患者肥胖，空腹血糖 6.8mmol/L（122mg/dl），来住院检查。作 OGTT，餐后 2 小时血糖 8.4mmol/L（150mg/L），关于诊断恰当的是
A. 空腹血糖过高　　B. 非糖尿病
C. 糖耐量异常　　D. 糖尿病
E. 须长期随访

21. 26 岁的女子被送到急诊室，烦躁，体温 40.8℃，心率 180 次/分，大汗淋漓，恶心，呕吐，腹泻。其母代诉：既往曾患甲亢，3 天前着凉后病情加重。最可能的诊断是
A. 甲亢　　B. 甲亢 + 急性肺炎
C. 甲亢 + 上呼吸道感染　　D. 甲状腺危象
E. 甲状腺危象前期

22. 男性，76 岁，近来身体渐瘦，乏力，曾在当地检查空腹血糖 10mmol/L，餐后尿糖（++），当地医生给投用了治疗药物，今晨起病人心慌、出汗，逐渐出现神志障碍，怀疑和用药有关，最可能的药物是
A. 格列齐特（达美康）　　B. 二甲双胍
C. 格列本脲（优降糖）　　D. 格列吡嗪（美吡达）
E. 降糖灵（苯乙双胍）

23. 一位厂长，59 岁，体胖，伴有轻度高血压，曾做心电图示 ST 段低平，近日来常在饭前感觉心慌，出汗，似有饥饿感，应考虑的诊断是
A. 神经官能症　　B. 心绞痛
C. 更年期　　D. 胰岛素瘤
E. 糖尿病

24. 76 岁男性，3 年前诊断糖尿病，以口服降糖药治疗。3 日前开始出现感冒症状，体温 38℃，来诊时嗜睡状，皮肤、口腔黏膜干燥。P 118 次/分，脉整细弱。BP 114/68mmHg，尿糖（+++），酮体（±），血糖 20.6mmol/L（372mg/dl）。Na^+ 128mmol/L，K^+ 4.8mmol/L，血气分析：pH 7.38，PCO_2 42mmHg，HCO_3^- 24mmol/L。首先开始哪项治疗
A. 3% 氯化钠液，静脉滴注
B. 经鼻饲管服降糖药
C. 0.9% 氯化钠液，静脉滴注
D. 长效胰岛素皮下注射
E. 5% 重碳酸盐，静脉滴注

25. 病房抢救室一 54 岁女患者，呼吸深大，口唇干裂，急检血糖为 19mmol/L，血气 pH 7.31，首选应想到

的诊断是

A. 糖尿病非酮症性高渗昏迷

B. 脑血管意外

C. 糖尿病酮症

D. 糖尿病酮症酸中毒

E. 糖尿病肾病，尿毒症

26. 男性，35 岁，IDDM10 年，一直早晨注射 60U NPH 胰岛素。近来他监测血糖发现餐前及睡前血糖大多是 11.2mmol/L（200mg/dl），过去未曾发现低血糖发作，体重 70kg，下列最适宜的治疗是早饭前午餐前晚餐前

A. 26NPH + 14Reg10NPH + 10Reg

B. 18NPH + 7Reg5NPH + 5Reg

C. 20WPH + 10Reg20WPH + 10Reg

D. 40Ultralente + 4Reg8Reg8Reg

E. 20Ultralente + 4Reg8Reg20Ultralente + 8Reg

27. 男性，22 岁，射击运动员，使用睾酮和合成类固醇 5 ~ 6 年，该患者将会发现什么结果

A. 精子数正常　　B. FSH 正常

C. 睾丸萎缩　　D. LH 正常

E. 阴茎肥大

28. 女性，23 岁，IDDM 6 年，近 5 天晨恶心，呕吐，空腹血糖（1.2 ~ 2.4）mmol/L［（22 ~ 43）mg/dl］，末次月经 7 周前。目前治疗：早餐前 20UNPH 胰岛素及 6U 正规胰岛素，每晚 12UNPH 胰岛素和 6U 正规胰岛素，空腹血糖 38mg/dl（2.1mmol/L），血清肌酐，电解质均正常，尿糖（ - ），尿酮（ - ），尿蛋白（ - ），尿白细胞阴性，尿妊娠实验阳性。最适宜的治疗

A. 增加晚上 NPH 胰岛素并降低正规胰岛素用量

B. 晚上减少 NPH 胰岛素用量

C. 早晨增加摄食

D. 每天控制早餐

E. 减轻早晨 NPH 胰岛素和正规胰岛素用量

29. 28 岁，未产妇，停经 2 年，想怀孕且未曾服药。实验室检查：血清催乳素 116ng/ml（116μg/L），血清甲状腺素 95nmol/L（7.4μg/dl），促甲状腺激素 2.0g/L（2.0mU/L），蝶鞍 CT 扫描正常，该患者最好的治疗方法是

A. 垂体直线加速器放射治疗

B. 经蝶骨手术治疗

C. 周期性随访检查，再确诊

D. 左甲状腺素 0.1mg/d，口服

E. 溴隐亭口服

30. 女性，38 岁，患糖尿病，停经，因胃轻瘫服用甲氧氯普胺，催乳素 276ng/ml（276μg/L），妊娠实验（ - ）。高催乳素血症的病因最可能是

A. 非功能性垂体腺瘤

B. 颅咽管瘤

C. 甲氧氯普胺治疗

D. 分泌催乳素垂体微腺瘤

E. 慢性肾炎

31. 单纯肥胖与库欣综合征鉴别，下列哪项最佳

A. 血 β - 促脂素浓度　　B. 血 ACTH 浓度

C. 血皮质醇浓度　　D. 尿游离皮质醇浓度

E. 尿 17 - 羟皮质类固醇

32. 男性，38 岁，体重逐增 2 年，伴高血压，低血钾半年，尿糖时阳性，多血质貌，多毛，多痤疮，上、下肢可见瘀斑，腹脂肪明显，四肢相对细。下列最可能的诊断是

A. 原发醛固酮增多症　　B. 2 型糖尿病

C. 单纯肥胖　　D. 库欣综合征

E. 嗜铬细胞瘤

33. 下列哪项是糖尿病酮症酸中毒昏迷治疗的主要措施

A. 补碱及补钾　　B. 胰岛素，静滴

C. 补液及补钾　　D. 补液 + 补充碱

E. 补液 + 小剂量胰岛素，静滴

34. 非酮症高渗性昏迷治疗，下列哪项恰当

A. 血糖 < 13.87mmoL（250ng/dl）时改用糖盐水

B. 都应静滴低渗盐水

C. 大量补液 + 小剂量胰岛素，静滴

D. 大量胰岛素，静滴

E. 大量补液 + 补大量胰岛素

35. 下述哪项检查符合 Graves 病的临床特点

A. TRH 兴奋试验不被兴奋

B. TGA、TMA 增可阳性

C. T_3 抑制试验抑制率 > 50%

D. TSH 不增高

E. TRAb（TSAb）多阳性

36. 下述哪项临床表现为 Graves 病所特有

A. 月经减少，闭经，不孕，阳痿

B. 脉压增大，毛细血管搏动

C. 怕热多汗，心悸，消瘦

D. 突眼，胫骨前黏液水肿

E. 肌肉萎缩，骨质疏松

37. 皮质醇增多症（库欣综合征）最常见的病因是

A. 肾上腺皮质腺瘤　　B. 垂体 ACTH 瘤

C. 肾上腺皮质腺癌　　D. 异位 ACTH 分泌

E. 医源性皮质醇过多症

38. 病人48岁，女性，自述口干多饮，易饥多汗，乏力3年，外阴瘙痒，视物不清，伴咳嗽3个月。体检：T 36.5℃，P 68次/分，R 18次/分，BP 14.3/10.4kPa（110/80mmHg）甲状腺Ⅰ度肿大，未闻及杂音，手抖（±），心率68次/分，律整。双肺呼吸音稍粗，最可能的诊断是
A. 甲状腺功能亢进　B. 结核病
C. 糖尿病　D. 更年期综合征
E. 白内障

39. 45岁女性患者因头痛头晕加重半天看急诊，自述近3年来明显发胖，近半年来口渴，乏力。体检：BP 25/18kPa（187/135mmHg）。汗毛粗黑，向心性肥胖，满月面，痤疮。该病人的表现，主要是由于下列哪种激素的增多所致
A. 性激素　B. 糖皮质激素
C. 盐皮质激素　D. 生长激素
E. 泌乳素

40. 男性，68岁，2周来口渴，疲乏无力，食欲不振，排尿较多，3天来嗜睡，今晨家属发现呼之不醒送来医院急诊室，既往无糖尿病史。检查：昏迷，血压20/10kPa（150/75mmHg），血糖55.6mmol/L（1000mg/dl），血 K^+ 4.5mmol/L，血钠140mmol/L，BUN 10.0mmol/L，Cr 124μmol/L，血pH 7.38，尿糖（++++），尿酮体（-），治疗应首选
A. 生理盐水加碳酸氢钠　B. 5%葡萄糖生理盐水
C. 生理盐水加胰岛素　D. 5%葡萄糖加胰岛素
E. 0.45%低渗盐水

41. 近期内曾作静脉肾盂造影患者，拟作下列甲状腺检查，其测定结果最易受干扰的是
A. 血清总 T_3　B. 血清总 T_4（放免法）
C. 血清TSH（放免法）　D. T_3 树脂摄取
E. 甲状腺吸 ^{131}I 率

42. 24岁，女性，心悸、怕热、多汗1年余，甲状腺Ⅲ度肿大，血管杂音明显，突眼明显，经2个月抗甲状腺治疗，疗效不明显，T_3、T_4 仍高于正常，本例患者预后估计是
A. 应加用β受体阻滞剂可治愈
B. 继续用抗甲状腺药治疗可痊愈
C. 放射碘治疗可治愈
D. 加用糖皮质激素可以治疗
E. 药物治疗复发率高

43. 病人女性，67岁，昏迷7小时入院。有糖尿病史10余年，一年来口服格列本脲及苯乙双胍，每日各3片，20年前曾有肝病史。体检：昏迷较深，脱水貌，呼吸深大。BP 16/10kPa（120/75mmHg），血糖12.1mmol/L，血钠150mmol/L，血钾4.0mmol/L，血pH 7.0，血 HCO_3^- 5mmol/L。血乳酸18mmol/L，尿酮体（+），尿糖（+++），BUN 8mmol/L，Cr 174μmol/L，本病的最大可能性是
A. 糖尿病合并脑血管意外
B. 非酮症高渗性糖尿病昏迷
C. 糖尿病酮症酸中毒
D. 糖尿病性乳酸酸中毒
E. 糖尿病合并尿毒症昏迷

44. 男性23岁，2天来神志朦胧，嗜睡，今日昏迷入院。诊断为糖尿病酮症酸中毒。以下哪项是主要治疗原则
A. 纠正酸中毒、补充液体和电解质
B. 中枢兴奋剂、纠正酸中毒
C. 补充液体和电解质、小剂量胰岛素
D. 中枢兴奋剂、胰岛素
E. 纠正酸中毒、足量胰岛素

45. 女性患者，70岁，2个月心慌，下肢水肿，厌食，恶心，体重减轻8kg。既往：糖尿病2年，慢性支气管炎3年。体检：消瘦，轻喘，多汗，血压21/13kPa（160/100mmHg），甲状腺Ⅰ度肿大，可闻血管杂音，双肺呼吸音清晰，心界稍向左扩大，心率128次/分，律不齐，心音有力，肝肋下3cm，下肢明显凹性水肿，心电图：快速房颤。关于病人的心脏问题，可考虑诊断为
A. 高血压性心脏病　B. 冠心病
C. 肺心病　D. 甲亢性心脏病
E. 糖尿病性心肌病

46. 女性，21岁。2天前单位会餐后出现呕吐，腹痛腹泻。2小时前在厂卫生所输注10%葡萄糖液500ml+庆大霉素24万U后出现昏迷。据陪送的厂医介绍，患者在输液过程中出现呼吸急促，当时输液速度约4ml/min，急诊查血压12/8kPa（90/60mmHg），呼之不应，眼球内陷，皮肤弹性差，呼吸深快，双肺呼吸音增粗，心率120次/分，律齐。用血糖计快速测毛细血管血糖16.8mmol/L。初步诊断为
A. 食物中毒　B. 中毒性痢疾
C. 感染性休克　D. 糖尿病酮症酸中毒
E. 急性左心衰

47. 男性，40岁，患糖尿病5年，口服降糖药无效，近1个月来开始使用中效胰岛素治疗，近日测上半夜和下半夜尿共4次，尿糖如下：上半夜（++），（+），下半夜（++），（++）。应考虑何种可能性
A. 夜间胰岛素作用不足　B. Somogyi现象
C. 黎明现象　D. 胰岛素剂量太大

E. 胰岛素抗药性

48. 男性，16岁，糖尿病史3年，经较严格饮食控制与口服磺脲类降糖药治疗，始终未达正常。近来测FBG 10mmol/L，血酮0.34mmol/L，HbAlc 10%。尿酮体（-），患者身高，体重尚在标准范围内，当前最佳治疗应选择
A. 长效胰岛素
B. 短效胰岛素，每日注射2次
C. 二甲双胍+磺脲类
D. 中效胰岛素，每日注射1~2次
E. 长效胰岛素+中效胰岛素

49. 28岁女会计，手颤、心悸、多汗1年，近5天发热，咳嗽，今日突然恶心、呕吐、大汗淋漓来诊，应想到的诊断是
A. 神经官能症　B. 休克
C. 甲亢危象　D. 虚脱
E. 上呼吸道感染

50. 女性，56岁，持续性腹痛，经腹部CT扫描示：右肾上腺3cm肿块，下面首先应该进行
A. CT导引下，细针穿刺肿块，行细胞学检查
B. 外科切除肿块
C. 双侧肾上腺插管
D. 一年内CT重复扫描
E. 肾上腺皮质、髓质功能检测

51. 男性，35岁，体检发现左叶甲状腺2.5cm×2.2cm结节，移动好、硬、无触痛，血清甲状腺激素与游离甲状腺素指数正常，下一步处理是
A. 0.15mg甲状腺素抑制治疗
B. 测血清TSH
C. 测血清甲状腺球蛋白
D. 细针吸入活检，细胞学检查
E. 颈部外科探查

52. 诊断糖尿病的最重要依据是
A. “三多一少”的临床表现　B. 血糖值
C. 尿糖值　D. 血清胰岛素水平
E. 糖化血红蛋白水平

53. 用胰岛素治疗过程中最常见最严重的副作用是
A. 视力改变　B. 血压下降
C. 低血糖　D. 水肿
E. 局部脂肪萎缩

54. 最应警惕的格列本脲副作用为
A. 低血糖反应　B. 胃肠道反应
C. 过敏反应　D. 白细胞减少
E. 乳酸酸中毒

55. 对于ACTH分泌节律，下列哪项描述是不正确的
A. 分泌有波动性
B. 受血皮质醇浓度的负反馈
C. 有早低晚高的昼夜节律
D. 受CRF调节
E. 应激时分泌明显增加

56. 35岁女性患者，因甲亢Graves病住院治疗，服甲巯咪唑30mg/d，第4周出现寒战高热，继而咽痛。查血WBC 0.8×10^9/L，中性粒细胞5%。处理措施哪项为不正确的
A. 立刻停用甲巯咪唑，换用丙硫氧嘧啶口服
B. 应用广谱抗生素
C. 应用糖皮质激素
D. 应用“利血平、鲨肝醇”等升白细胞药物
E. 输新鲜血或白细胞

57. 男性，74岁，吃拌凉菜后腹泻水样便每日3~4次，嗜睡1天，经门诊入院，既往有糖尿病史，体检：BP 22/12kPa（180/92mmHg），血钠145mmol/L，脱水貌，心界左锁骨中线外1.50m，心音低钝，心率70次/分，血糖38.9mmol/L，血钾3.9mmol/L，尿糖阳性，酮体弱阳性，血HCO_3^- 15mmol/L，以下哪项治疗是不正确的
A. 注意补钾　B. 皮下注射胰岛素40U
C. 补液　D. 适当补碱
E. 抗感染

58. 男性60岁，心悸多食，消瘦半年，气短，水肿2天。甲状腺Ⅱ度肿大，双肺少许湿啰音，心率120次/分，心界扩大，肝在右肋下3cm，双下肢凹陷性水肿。FT_3，FT_4均增高。TSH降低，诊断甲心、心衰。以下治疗方案哪项不妥当
A. 抗甲状腺药物+血管扩张剂
B. 抗甲状腺药物+β受体阻滞剂普萘洛尔（心得安）
C. 抗甲状腺药物+强心剂
D. 抗甲状腺药物控制后再用^{131}I治疗
E. 抗甲状腺药物+利尿剂

59. 23岁女性，因甲亢服甲巯咪唑治疗已半年。为了解甲亢控制情况不宜作哪一项检查
A. 血清TSH　B. 血清FT_3、FT_4
C. 甲状腺摄^{131}碘率　D. 血清TT_3，TT_4
E. 测定TSI

60. 病人女性，35岁，平时喜甜食，不喜运动，视力下降，身高1.55m，体重70kg，近日得知其兄患糖尿病，但OGTT未见异常，为预防未来可能发生糖尿病，医生告之的注意事项中，哪项是不正确的

A. 增加体育活动　B. 定期检查血糖
C. 限制饮水　D. 调整饮食结构
E. 定期检查眼底

61. 女性，32 岁，突眼，颈粗，怕热 8 个月，未经诊治过。诊断：甲状腺功能亢进症，可能发现下述症状及体征，但除外
A. 胫前黏液性水肿　B. 胸闷气短
C. 月经增多　D. 舌头平伸时见细震颤
E. 慢性腹泻

62. 某 1 型糖尿病患者，因出差停用胰岛素，发现血糖 26.64mmol/L（480mg/dl）。尿酮体（++），考虑为糖尿病酮症，用小剂量胰岛素治疗，以下哪项提法是不正确的
A. 减少低血钾发生　B. 可减少低血糖发生
C. 减少脑水肿发病率　D. 降低死亡率
E. 对纠正酸碱平衡失调不利

63. 对糖尿病患者进行糖尿病教育时，应该强调：为预防糖尿病酮症酸中毒的发生，不正确的是
A. 积极预防、控制感染
B. 妊娠中期以后逐减胰岛素用量
C. 避免使用糖皮质激素
D. 避免饮食失调
E. 注意和避免应激状态的发生

64. 35 岁妇女，近数月来发现甲状腺肿大，有时心悸，稍觉多汗，食量无明显增多，无便频，查消瘦不明显，无眼征，甲状腺Ⅱ度大，质地变硬，不光滑，未闻及血管杂音，心率 90 次/分，BP 高，你认为下述哪项处理最不适宜
A. 普萘洛尔（心得安）
B. 手术治疗
C. 小剂量抗甲状腺药治疗
D. 检查血 TGAb，TMAb
E. 小剂量甲状腺片

65. 女性，43 岁，10 天前开始尿痛，尿频，近 3 日高热 40℃，口渴，恶心，呕吐，全身酸痛，腰部疼痛尤为显著。尿常规白细胞满视野，尿糖（+++），血糖 6.1mmol/L，下列哪项治疗原则暂不考虑使用
A. 充分补液　B. 速效胰岛素
C. 足量抗生素　D. 物理降温
E. 纠正水电解质紊乱

66. 女性，43 岁，10 天前开始尿痛，尿频，近 3 日高热 40℃，口渴，全身酸痛，腰部疼痛尤为显著，尿白细胞满视野，尿糖（+++），血糖 6.1mmol/L，且给以抗生素治疗。下列哪种检查不需要进行
A. 消毒中段尿培养　B. 肾脏超声检查
C. 口服葡萄糖耐量试验　D. 血培养
E. 血常规

67. 52 岁，女性，发现右颈部肿物来诊。查体：甲状腺Ⅱ度大，右侧肿物中等硬，有压痛，随吞咽上下移动。本例不立即执行下列哪种措施
A. 作抗甲状腺球蛋白或微粒体抗试验
B. 甲状腺激素测定
C. 切除肿物作病理检查
D. 甲状腺 ECT
E. 肿物细针穿刺行细胞学检查

68. 46 岁非胰岛素依赖型糖尿病人，一直服用磺脲类降糖药物治疗，近 1 周发热，流涕，头痛，今来急诊室化验尿酮体（++++），血糖 16mmol/L（288mg/dl），考虑诊断为糖尿病酮症酸中毒，临床表现不包括
A. 呼吸有烂苹果味　B. 口唇干裂
C. 口唇呈樱桃红色　D. 呼吸深大
E. pH 7.34

69. 对于糖尿病的病因，下列哪项不恰当
A. 胰岛 α 细胞功能低下　B. 自身免疫反应
C. 基因遗传缺陷　D. 受体缺陷
E. 受体后酶缺陷

70. 下何种疾病不伴糖耐量异常
A. 胰岛 B 细胞瘤　B. 垂体生长素瘤
C. 库欣综合征　D. 原发性醛固酮增多症
E. 嗜铬细胞瘤

71. 下述哪项不是导致浸润性突眼的可能原因
A. T_3、T_4 分泌增多　B. 淋巴细胞浸润
C. 自身免疫　D. 球后水肿
E. TSH 分泌增多

72. 下述何种情况不宜做 ^{131}I 治疗
A. 中等程度的甲状腺Ⅱ度者
B. 长期服用胺碘酮致甲亢者
C. 用抗甲状腺药物治疗反复复发甲亢者
D. 年龄 40 岁以上的 Graves 病
E. 甲状腺弥漫肿大Ⅲ度者

73. 不直接作用于甲状腺的药物是
A. 甲亢平（卡氏马唑）　B. 甲巯基咪唑片（他巴唑）
C. 丙基硫氧嘧啶　D. 复方碘剂
E. 普萘洛尔（心得安）

74. 病人有房颤，判断是否为甲亢所致，以下哪项检查不宜选用
A. T_3、T_4 测定　B. TRH 兴奋试验
C. T_3 抑制试验　D. 摄 ^{131}I 率测定

E. TRAb 测定

75. 一患者患糖尿病 12 年，已并发肾小球硬化症及视网膜病变。导致这种微血管病变的因素中下列哪项与之无关

A. 凝血机制失调　　B. 血液流变学改变
C. 血小板功能改变　　D. GHb 含量增高
E. 电解质紊乱

76. 58 岁女性，糖尿病史 15 年，数年前因糖尿病肾病而致慢性肾功不全。血清生化检查：肌酐 286μmol/L（正常值 88.4～176μmol/L），Na^+ 140mmol/L（正常值 135～145mmol/L），K^+ 5.7mmol/L（正常值 3.5～5.5mmol/L）。血气分析：pH 7.33（正常值 7.35～7.45），HCO_3^- 17mmol/L。与该患者表现不符合的是哪项

A. 血压 21.3/3.3kPa（160/100mmHg）
B. 夜尿多
C. 尿钾排泄 30mmol/d（正常值 20～90mmol/d）
D. 尿蛋白 3.2g/d
E. 血浆醛固酮 35μg/dl（正常值 5～15μg/dl）

77. 下述哪项不是库欣综合征临床表现

A. 阳痿、月经紊乱　　B. 高血压、低血钾
C. 向心型肥胖　　D. 淋巴结肿大
E. 皮肤紫纹

78. 下述哪项不是 1 型糖尿病的临床特点

A. 对胰岛素敏感
B. 胰岛素释放曲线峰值延迟
C. 典型糖尿病临床症状
D. 可出现蜜月期
E. 易发生酮症

79. 下述哪项不是诊断甲亢心脏病的标准

A. 全心衰　　B. 甲亢控制后可恢复正常
C. 期前收缩　　D. 可排除其他器质性心脏病
E. T_3、T_4 增高，TSH 降低

80. 糖尿病肾病的最早期的表现是

A. 高血压　　B. 水肿
C. 低蛋白血症　　D. 血肌酐、尿素氮增高
E. 微量蛋白尿

81. 双胍类降糖药物最常见的不良反应是

A. 乳酸性酸中毒　　B. 低血糖
C. 胃肠道反应　　D. 过敏性皮疹
E. 肝功能异常

82. 治疗甲亢症的特效药是

A. 泼尼松　　B. 他巴唑（甲巯咪唑）
C. 地巴唑　　D. 心得安（普萘洛尔）
E. 安定（地西泮）

83. 糖尿病是由遗传与环境两种因素长期共同作用而导致的一种慢性、全身性代谢性疾病。其实验室检查特征为

A. 肝糖原增高　　B. 血葡萄糖增高
C. 血果糖增高　　D. 尿糖增高
E. 24 小时尿糖定量 >150mg

84. 甲状腺功能亢进最常见的类型为

A. 单纯性甲状腺肿　　B. 神经官能症
C. 地方性甲状腺肿　　D. 甲状腺危象
E. 毒性弥漫性甲状腺肿

85. 胰岛素使用适应证中不包括

A. 妊娠糖尿病　　B. 1 型糖尿病
C. 2 型糖尿病合并重症感染　　D. 2 型糖尿病早期
E. 全胰切除引发糖尿病

86. 女性，32 岁，自觉疲乏无力、怕冷 3 年，食欲及性欲均减退，面部臃肿，表情淡漠，面部和颈部黏液性水肿，考虑最可能是

A. 皮质醇增多症　　B. 间脑综合征
C. 肥胖性生殖无能症　　D. 单纯性肥胖
E. 甲状腺功能减退症

87. 男性，76 岁，有糖尿病史，长期胰岛素治疗，近日胃纳不佳，清晨家属呼之不应，全身皮肤湿冷。最可能的诊断是。

A. 中毒性菌痢　　B. 脑出血
C. 蛛网膜下隙出血　　D. 低血糖性昏迷
E. 糖尿病酮症酸中毒昏迷

88. 女性，2 型糖尿病 15 年，不规则治疗。近 2 月浮肿渐加重，尿蛋白（±），尿微量白蛋白 225μg/min，肌酐增高。考虑诊断为

A. 2 型糖尿病大血管并发症
B. 2 型糖尿病营养不良
C. 肾病综合征
D. 慢性肾炎，肾功能不全
E. 糖尿病肾病

89. 糖尿病血糖控制满意的标准分别是空腹血糖、餐后血糖及糖化血红蛋白为（mmol/L）

A. 6.1mmol/L，7.8mmol/L，≤6%
B. >11.1mmol/L，>13.0mmol/L，>10%
C. 7.8mmol/L，11.1mmol/L，13%
D. 7.8mmol/L，11.1mmol/L，≤7%
E. 6.1mmol/L，7.8mmol/L，>10%

90. 下述哪项不是糖尿病微血管并发症

A. 糖尿病视网膜病变　　B. 糖尿病肾病

C. 糖尿病伴多发性神经炎 D. 糖尿病伴白内障
E. 脑梗死

91. 糖尿病治疗五项原则中不包括
A. 饮食疗法 B. 糖尿病教育
C. 运动疗法 D. 药物疗法
E. 长期住院治疗

92. 青春期甲状腺肿，下列哪项处理是不正确的
A. 多食海产品 B. 多食用萝卜
C. 多食含碘食品 D. 食用含碘盐
E. 随诊

93. 糖尿病最常见的神经病变是
A. 外周神经病变 B. 自主神经病变
C. 颅神经病变 D. 神经根病变
E. 脊髓病变

94. 1 型和 2 型糖尿病的主要区别在于
A. 血糖稳定性不同
B. 发病年龄不同
C. 对胰岛素的敏感性不同
D. 发生酮症的倾向不同
E. 胰岛素基础水平与释放曲线不同

95. 下述哪种口服降糖药引起低血糖的危险性最大
A. 二甲双胍 B. 格列苯脲
C. 格列喹酮 D. 甲磺丁脲
E. 苯乙双胍

96. 一般认为首选的抗甲状腺药物是
A. 甲亢平（卡氏马唑） B. 甲硫氧嘧啶（MTU）
C. 丙硫氧嘧啶（PIU） D. 甲巯咪唑（MMI）
E. 复方碘溶液（卢戈液）

97. 男性，75 岁，新确诊糖尿病。患者从医院取药后回家即服，15 分钟后心慌、乏力、出冷汗、饥饿感。此时应采取何种紧急措施
A. 静脉推注 50% 葡萄糖 B. 立即喂糖水或糖饮料
C. 吃碳水化合物食物 D. 立即送医院紧急处理
E. 静脉滴注 10% 葡萄糖

98. 男性，60 岁，肥胖，颈后长一痈，伴高热，需切开引流，空腹血糖 250mg/dl，尿糖（+++），酮体（-），手术前后宜用
A. 饮食控制 B. 优降糖（格列本脲）
C. 二甲双胍 D. 普通胰岛素
E. 长效胰岛素

99. 甲亢患者因上呼吸道感染，突然高热，T 40℃，大汗淋漓，心率 180 次/分，恶心、呕吐，出现虚脱，考虑并发症是
A. 败血症 B. 甲状腺危象
C. 急性胃肠炎 D. 休克型肺炎
E. 心力衰竭

100. 老年 2 型糖尿病不宜首选长效磺脲类降糖药，如哪一种
A. 美吡达（格列吡嗪） B. 优降糖（格列本脲）
C. 达美康（格列齐特） D. 糖适平（格列喹酮）
E. 降糖灵（苯乙双胍）

101. 用胰岛素治疗糖尿病，哪一项是不正确的
A. 适用于经饮食及口服降糖药控制不良的 2 型糖尿病
B. 适用于 1 型糖尿病
C. 抢救急性严重代谢紊乱的关键用药
D. 适用于有严重急慢性并发症者
E. 糖尿病妊娠时，不须或减少剂量

102. 给糖尿病酮症酸中毒患者首次输液，应用
A. 4% $NaHCO_3$ 溶液
B. 5% 葡萄糖盐水
C. 5% 葡萄糖液 +10% 氯化钾
D. 生理盐水
E. 输血

103. 女性，28 岁，出现甲亢症状 3 个多月，甲状腺轻度肿大，有血管杂音，无突眼，心率 100 次/分，律齐。在用甲巯咪唑（他巴唑）过程中，甲状腺比治疗前增大，甲状腺部位血管杂音更明显。但甲亢症状未完全控制，此时你选择下列何种方案治疗
A. 加用心得安 B. 改用丙硫氧嘧啶
C. 增加他巴唑剂量 D. 加用甲状腺素片
E. 加用碘剂

104. 糖尿病合并糖尿病肾病、肾功能不全，下列哪项治疗措施恰当
A. 单纯饮食疗法
B. 二甲双胍
C. 普通胰岛素 + 饮食控制
D. 优降糖(格列本脲)
E. 普通胰岛素

105. 无力 5 年，食欲不振，低血钠、高血钾，葡萄糖耐量曲线低平，最可能的诊断为
A. 糖尿病 2 型 B. 甲状腺功能亢进症
C. 肝硬化 D. 甲状腺功能低下症
E. 以上都不是

106. 甲状腺扫描为冷结节，可能是
A. 功能自主性结节性甲状腺肿
B. 甲状腺囊肿
C. 毒性甲状腺肿

D. 甲状腺瘤
E. 以上都不是

107. 糖尿病最常见的急性并发症是
A. 急性感染
B. 糖尿病酮症酸中毒
C. 高渗性非酮症性糖尿病昏迷
D. 低血糖昏迷
E. 乳酸性酸中毒

108. 1型和2型糖尿病的主要区别在于
A. 发病年龄不同
B. 血糖稳定性不同
C. 对胰岛素的敏感性不同
D. 发生酮症的倾向不同
E. 胰岛素基础水平与释放曲线不同

109. 女性，50岁，患糖尿病已5年，治疗不规则。近2个月来渐进性双下肢感觉异常伴麻木，痛觉过敏，针刺样痛，肌力减弱，尤以夜间明显，服止痛药、镇静药无效。此时最可能发生的并发症是
A. 自主神经病变　　B. 神经根病变
C. 外周神经病变　　D. 脊髓病变
E. 坐骨神经痛

110. 男性，60岁，农民，1995年诊断为2型糖尿病，坚持服用格列本脲每日3次，每次1片。很少去医院查血、尿糖。近1个月来乏力明显，下肢出现浮肿，血压120/95mmHg。为早期判断有无糖尿病肾病，下列哪项化验最有价值
A. 24小时尿蛋白定量
B. 血尿素氮（BUN）
C. 血肌酐（Cr）
D. 尿微量白蛋白排泄率（UAER）
E. 尿肌酐清除率

111. 女性，25岁，未婚，近1个月来消瘦、乏力、怕热、出汗、易怒、失眠，有时心慌。查体：甲状腺轻度肿大，质软，未闻及血管杂音，眼不突，心率96次/分，律齐。为确诊甲亢，进行了甲状腺功能检查，其中哪一项指标最敏感
A. 血清总三碘甲状腺原氨酸（TT_3）
B. 血清总甲状腺素（TT_4）
C. 血清促甲状腺激素（TSH）
D. 血清游离三碘甲状腺原氨酸（FT_3）
E. 血清游离甲状腺素（FT_4）

112. 女性，17岁，甲亢症，用甲巯咪唑治疗后心率由120次降到80次/分，甲状腺Ⅱ度增大到Ⅲ度，突眼也加重，此时最佳的治疗是
A. ^{131}碘治疗　　B. 甲状腺次全切除术
C. 卢戈碘剂　　D. 小剂量甲巯咪唑+甲状腺片
E. 普萘洛尔+镇静剂

【A3/A4 型题】

（1~3题共用题干）

21岁女学生因怕热、心慌、消瘦伴月经紊乱3个月而来诊，化验检查T_3、T_4明显升高。

1. 体格检查最有意义的发现是
A. 皮肤潮湿　　B. 双膝反射亢进
C. 心率100次/分　　D. 双侧甲状腺闻及血管杂音
E. 甲状腺Ⅱ°肿大

2. 甲亢被确诊，并开始用抗甲状腺药物治疗，另外应建议她通过下列哪种方法获得最大益处
A. 避免精神刺激　　B. 增加体力活动
C. 加服碘剂　　D. 加强营养
E. 加服镇静剂

3. 甲亢确诊后，用甲巯咪唑治疗，下述哪种剂量最合适
A. 45mg/d　　B. 30mg/d
C. 60mg/d　　D. 20mg/d
E. 15mg/d

（4~6题共用题干）

30岁已婚女性，公司职员，发现明显消瘦2个月，近1个月进食增多，并感觉疲乏，常有心慌，怕热多汗，易激动而住院。

4. 体格检查最可能的发现是
A. 紧张，消瘦，甲状腺结节性肿大，心率快，律不齐
B. 精神萎靡，皮肤干燥，甲状腺弥漫性肿大，手颤
C. 稍胖，皮肤色素脱失，心脏增大，心律齐
D. 紧张，消瘦，眼突，甲状腺肿大，心率快
E. 消瘦，皮肤结膜苍白，心率快，下肢肿

5. 对明确诊断是最有价值的检查是
A. TT_3，TT_4，TSH　　B. FT_3，FT_4，TSH
C. T_4，T_3　　D. TGA、TR-Ab
E. TT_3，TT_4，TSH

6. 检查后为甲状腺功能亢进症（Graves病），长期抗甲状腺药物治疗最可能的预后
A. 多数治愈，少数复发　　B. 治愈及复发机会相等
C. 最终成为甲低　　D. 病情反复发作
E. 完全治愈

（7~9题共用题干）

一名20岁男子，半月前因感冒而发热，经治疗有好转，但相继出现明显多饮、多食、多尿并无力，未予重视。近3天脐周痛，恶心呕吐，不思饮食。查：尿糖（++++），尿酮体（+）。

7. 目前最主要的治疗原则应是
A. 积极抗感染治疗　B. 大量补液
C. 使用胰岛素　D. 补以碱性药
E. 调整电解质紊乱

8. 经积极治疗病人症状消失，血糖大致正常，从长远的治疗效果，最重要的措施应是
A. 强化糖尿病教育
B. 坚持糖尿病饮食
C. 坚持血、尿糖自我监测
D. 逐渐增加活动，以适应一般工作
E. 坚持使用胰岛素

9. 10 年后，一旦因持续治疗不满意，出现下述并发症，哪种并发症预后相对危险性最大
A. 糖尿病视网膜病变　B. 糖尿病心脏病
C. 糖尿病肾病　D. 糖尿病周围神经病变
E. 糖尿病足

（10～11 题共用题干）

女性，60 岁，3 个月来明显消瘦，口渴，尿多尿频。既往健康。

10. 门诊首选下列哪项检查方法
A. 尿浓缩稀释试验
B. 测血 T_3、T_4、FT_3、FT_4、TSH
C. 测空腹及餐后血、尿糖
D. 测肾功能
E. 查尿比重，蛋白与沉渣

11. 最好的诊断试验是
A. 尿 β_2 - MG 测定　B. 尿流率
C. OGTT 试验　D. 尿蛋白的排泄率
E. 尿细菌培养

（12～14 题共用题干）

患者女，45 岁，体重 60kg，工人，半年来乏力。查体：BP 19.5/13kPa（150/110mmHg），心肺（-），下肢轻度水肿，空腹血糖 8.7mmol/L，餐后 2 小时 13.2mmol/L，尿蛋白（±），尿糖（+），WBC（1～3）/HP，空腹胰岛素 12μU/ml。

12. 最需做哪些检查，确定本患者的完整诊断
A. 尿白蛋白排泄率及眼底检查
B. EKG 及超声心动图
C. 蛋白电泳，A/G，ALT
D. 血脂，载脂蛋白，血黏稠度，康复学检查
E. GHbA

13. 本患者在明确诊断后，治疗原则下列哪项最好
A. 限制主食，增加体育活动，应用降血糖药
B. 限制主食及蛋白质入量，降血压，监测空腹及餐后血糖
C. 限饮食监测血糖，应用口服双胍类降糖药
D. 低糖低脂肪低盐饮食
E. 监测血糖及尿糖应用 α - 葡萄糖苷酶抑制剂

14. 影响本患者预后的重要因素不包括哪项
A. GHbA　B. 肾功能
C. 血压　D. 血胰岛素和 C 肽水平
E. 空腹及餐后 2 小时血糖

（15～16 题共用题干）

男性 20 岁，患糖尿病 1 年，未正规治疗，2 日来咳嗽，咳黄痰，发热，恶心，消瘦。血糖 22mmol/L（396mg/dl），BUN 11mmol/L（31mg/dl），血钾 3.5mmol/L，血钠 140mmol/L，尿糖（+++），蛋白（++），酮体（++），血气 pH 7.30，HCO_3^- 7mmol/L。

15. 发生上述临床表现的病理生理机制中哪项是错误的
A. 肝糖原合成减少
B. 蛋白质合成减少，分解增加
C. 脂肪合成减少，分解增加
D. 乙酰辅酶 A 大量进入三羧酸循环
E. 2,3 - DPG 合成减少

16. 关于病人预后估计，哪项是错误的
A. 易合并感染
B. 易出现乳酸性酸中毒
C. 糖尿病肾病，肾功能衰竭
D. 眼底视网膜病变
E. 周围神经病变

（17～18 题共用题干）

女性患者，40 岁，10 年来体重增加 15kg，伴乏力，头晕，心慌，疑皮质醇增多症来诊。

17. 以下哪项病史体检最有意义
A. 月经稀少
B. 长期喜甜食，多食，多尿
C. 血压 150/100mmHg（20/13.3kPa）
D. 下腹及双大腿内侧多处紫纹
E. 痤疮，多毛

18. 为确诊首选哪项检查
A. 蝶鞍像　B. 口服葡萄糖耐量试验
C. 尿游离皮质醇　D. 血浆 ACTH
E. 大剂量地塞米松抑制试验

（19～21 题共用题干）

18 岁女性，有糖尿病史 8 年，去朋友家玩 2 天，出现恶心、呕吐，多尿烦渴。查体：神志恍惚，体温 37℃，呼吸 32 次/分，血压 10.5/7kPa（80/50mmHg），血糖 24mmol/L。

19. 病史询问中，可能与发病最相关的病史是
A. 呼吸道感染　B. 精神紧张

C. 饮食不适　D. 创伤
E. 胰岛素治疗中断

20. 为进一步明确诊断，决定性的诊断试验是
A. 血清渗透压测定　B. 血清电解质测定
C. 尿酮测定　D. 血尿素氮、肌酐测定
E. 白细胞计数

21. 实验室检查：二氧化碳结合力为13.5mmol/L。血清K^+3.5mmol/L，Na^+140mmol/L，Cl^-102mmol/L，此时最合适的补液内容为
A. 11.2%乳酸钠溶液　B. 5%碳酸氢钠溶液
C. 0.9%生理盐水　D. 0.45%氯化钠
E. 5%葡萄糖盐水

(22～24题共用题干)
女孩12岁，消瘦显著半年伴口渴多饮，食欲不佳来诊，尿糖（+++），尿酮（-）

22. 此时最合适治疗为
A. 长效胰岛素　B. 短效胰岛素
C. 短效+长效胰岛素　D. 磺脲类降糖药
E. 双胍类降糖药

23. 当前何种饮食治疗为最佳选择
A. 按标准体重计算
B. 按日前食欲调配合理平衡饮食，注意正餐与辅餐配合，并记录以作增减参考
C. 按目前体重计算
D. 控制总热量，食物种类不限制
E. 控制糖类，脂肪含量，蛋白质可不控制

24. 如治疗后，半夜有多次饥饿感，早晨空腹血糖仍较高，此时应予何种措施为妥
A. 减少全日胰岛素用量　B. 睡前增加短效胰岛素
C. 睡前增加中效胰岛素　D. 测果糖胺
E. 加强夜间血糖监测再作决定

(25～27题共用题干)
女性，33岁，妊娠3个月，怕热、多汗、食欲亢进、便溏，测总T_3、总T_4稍高。

25. 为确诊该患者有否甲亢，下列检查何者首选
A. TRH兴奋试验　B. 游离T_3、游离T_4测定
C. TSH测定　D. rT_3测定（反T_3测定）
E. TRAb测定

26. 此患者治疗首选为
A. 手术　B. 抗甲状腺药物
C. ^{131}I治疗　D. 甲状腺激素
E. 复方碘剂

27. 对该患者医嘱中哪项不必要
A. 立即终止妊娠
B. 定期在内、妇科门诊检查
C. 定期测定FT_3、FT_4
D. 服用抗甲亢药物
E. 用普萘洛尔（心得安）

(28～31题共用题干)
45岁，一男性，中学教师，体型肥胖，1周前健康检查时发现尿糖（++），医生建议他住院进一步检查。

28. 体格检查最可能的发现是
A. 血压偏高　B. 心脏扩大
C. 眼底检查动脉硬化　D. 腱反射减弱
E. 无任何阳性体征

29. 病人入院后，测身高170cm，体重75kg。化验检查结果：血清胆固醇6.9mmol/L，三酰甘油2.34mmol/L，血清胰岛素24μU/ml，GHbAc 9.5%。最可能的诊断是
A. 高脂血症　B. 2型糖尿病
C. 高胰岛素血症　D. 肥胖症
E. 高胆固醇血症

30. 该病人最适宜的饮食方案是
A. 每日总热量为7541kJ（1800kcal）
B. 每日总热量为8371kJ（2000kcal）
C. 每日总热量为6801kJ（1625kcal）
D. 每日总热量为8161kJ（1950kcal）
E. 每日总热量为8791kJ（2100kcal）

31. （假设信息）如果单纯饮食控制治疗效果不佳时，应选择哪种治疗方法
A. 单纯胰岛素治疗
B. 饮食控制+胰岛素治疗
C. 单纯口服格列本脲治疗
D. 饮食控制+格列本脲治疗
E. 饮食控制+二甲双胍治疗

(32～35题共用题干)
女性，20岁，多饮，多尿，消瘦3周，厌食，腹痛半天，血糖24.5mmol/L（441mg/dl）。

32. 诊断为糖尿病酮症酸中毒主要依据是
A. 尿糖阳性，尿酮体阳性
B. 血pH降低，血糖升高
C. 尿酮体阳性，血pH降低
D. 血浆乳酸水平升高
E. 血浆渗透压升高

33. 体检神志清楚，眼眶凹陷，舌干，血压14.3/9.1kPa（110/70mmHg），化验结果血pH7.14，尿糖（++++），尿酮体（++++），应首先采取的治疗是
A. 大量补充液体　B. 静脉点滴胰岛素
C. 静脉点滴碱性药物　D. 大量口服降糖药物

E. 皮下注射胰岛素，静脉点滴碱性药物

34. 酮症酸中毒纠正后，对本病例应给予的主要治疗是
A. 严格控制饮食
B. 服用维持量降糖药
C. 定期查血糖，继续随诊观察
D. 长期注射胰岛素
E. 增加运动量

35. 为早期发现肾血管并发症，应定期检查
A. 四肢运动功能　B. 头颅 CT
C. 尿常规　D. 尿清蛋白排泄率
E. 心电图

(36～39 题共用题干)

40 岁男性，因发现糖尿病而服用多种降血糖药物。本周因先后出现 3 次低血糖而入院。

36. 当低血糖发作时，以下哪项病史体检最相符
A. 面色潮红，脉细弱，血压低下
B. 面色苍白，多汗，心动过速
C. 头晕，头痛，血压低下
D. 烦躁不安，发绀
E. 头晕，心悸，气短

37. 最有助于糖尿病分型的检查是
A. 口服葡萄糖耐量试验
B. 糖化血红蛋白
C. 空腹及餐后 2 小时血糖
D. 胰岛素释放试验
E. C 肽释放试验

38. 数年后患者又并发视网膜病变，且有疲乏，夜尿增多，疑并发早期肾小球硬化症。应作以下哪项最有助于诊断
A. 尿常规　B. 尿浓缩稀释试验
C. 尿素氮及肌酐　D. 尿沉渣计数
E. 尿清蛋白

39. 半年后患者因寒战、高热 3 天再次入院。全身皮肤散在性红色斑疹，不痒，右踝部有一溃疡。WBC 8.8 × 10^9/L，N84%，血小板正常，尿蛋白（+），尿 WBC 少许。应考虑诊断下述哪种疾病
A. 泌尿系感染　B. 过敏性紫癜
C. 败血症　D. 药物性皮疹
E. 流行性出血热

(40～45 题共用题干)

一名 14 岁的男孩，因意识不清 4 小时，被母亲送到急诊室，母亲告诉医生，孩子近半年多食易饥，消瘦，曾到医院就诊。化验血糖增高，尿糖阳性。体检病孩消瘦，中度昏迷。

40. 还应向母亲询问的情况除了
A. 饮食情况　B. 胰岛素治疗
C. 磺脲类治疗　D. 双胍类治疗
E. 对症治疗

41. 体格检查，除昏迷外，最重要的体征是
A. 心率加快　B. 心律不齐
C. 呼吸深大　D. 肝大
E. 心音减弱

42. 入院后母亲告诉医生，孩子最近因感冒咽痛发热，1 日前肌注青霉素。并口服阿司匹林。昏迷原因最大可能是
A. 糖尿病酮症酸中毒
B. 高渗性非酮症糖尿病昏迷
C. 糖尿病乳酸酸中毒
D. 低血糖昏迷
E. 中毒性脑病

43. 最具诊断价值的检查是
A. 血糖，尿糖　B. 血、尿酮体
C. 血电解质　D. 脑 CT
E. 血乳酸

44. 最佳的治疗方案是
A. 5% 碳酸氢钠，静脉滴注
B. 胰岛素 50IU，皮下注射，50U 静滴
C. 小剂量胰岛素加入低渗盐水，静滴
D. 小剂量胰岛素加入等渗盐水，静滴
E. 小剂量胰岛素加入 5% 葡萄糖液，静滴

45. 为防止类似昏迷发生，最应注意的是
A. 坚持胰岛素治疗　B. 良好的饮食控制
C. 避免过度劳累　D. 防治各种感染
E. 避免精神刺激

(46～49 题共用题干)

女性 35 岁，近 2 个月失眠，有时心悸，胃纳较佳，月经较少。甲状腺中度增大，对称，软，无结节、杂音和震颤，心律齐，心率 120 次/分，S_1 亢进，甲状腺摄 ^{131}I 率增高，高峰在 3 小时。

46. 为明确诊断应作何检查
A. T_3 抑制试验　B. TSAb 测定
C. TRH 测定　D. FT_4 测定
E. 不必再作其他检查

47. 甲亢诊断已明确，应选择何种简捷、复发率低的治疗方案
A. 甲硫咪唑 + 普萘洛尔（心得安）
B. 甲硫咪唑 + 复方碘溶液
C. 丙硫氧嘧啶
D. 放射性 ^{131}I

E. 手术

48. 经抗甲状腺药物治疗将近 2 月，患者咽痛，低热，全身乏力，首选处理措施是

A. 增用或加用普萘洛尔

B. 增加抗甲状腺药物剂量

C. 应用抗感染药物

D. 白细胞计数及分类检查

E. TT_3、TT_4 测定

49. （假设信息）若经较大剂量抗甲状腺药物治疗，短期内病情明显好转，但甲状腺肿大加剧，其原因是

A. TSAb 增多　　B. TT_3 增多

C. TSH 增多　　D. 未加用碘剂

E. 抗甲状腺药剂量不足

（50～53 题共用题干）

男，60 岁，糖尿病 10 余年，应用胰岛素中，因突然昏迷来急诊。

50. 应首先考虑何诊断

A. 高渗性非酮症性昏迷　　B. 糖尿病酮症酸中毒

C. 乳酸酸中毒　　D. 低血糖昏迷

E. 脑出血

51. 体温正常，无呕吐及抽搐，导尿查尿糖阴性，应采取的措施是

A. 吸氧　　B. 输液

C. 静脉滴注胰岛素　　D. 肌注适当抗生素

E. 静脉推注 50% 葡萄糖液

52. 为排除该患者酮症酸中毒，下列哪项检查无意义

A. 血酮体测定　　B. 血肌酐

C. 碳酸氢根浓度测定　　D. 血 pH 测定

E. 阴离子间隙

53. 为诊断该患者有无乳酸酸中毒，下列哪项最有意义

A. 血糖　　B. 血 pH

C. 阴离子间隙　　D. 二氧化碳结合力

E. 碳酸氢根浓度

（54～56 题共用题干）

男，71 岁，患糖尿病 10 余年，一直服用格列本脲每日 7.5mg，近一周来心悸、乏力、食欲不振、进食减少，于晚 11 时突然四肢抽搐，约 1 分钟自动缓解，血压、ECG、神经科及脑 CT、检查未见明显异常，既往无类似发作史。

54. 最可能的抽搐原因是

A. 癫痫　　B. 短暂性脑缺血发作（TIA）

C. 低血糖　　D. 糖尿病酮症酸中毒

E. 焦虑性神经症

55. 为明确发病机制最不可少的检查项目是

A. 动脉氧分压　　B. 24 小时动态心电图

C. 血糖＋肝功能　　D. 脑电图

E. 血糖＋肾功能

56. 应立即采取的措施是

A. 停用优降糖（格列本脲）　B. 加用胰岛素

C. 加用卡马西平　　D. 高压氧舱

E. 安置起搏器

（57～58 题共用题干）

女性，8 岁，多饮、尿频、遗尿、消瘦半年，乏力、浮肿 1 周。查体：营养差，发育正常，肝脏肋下 1.5cm，触诊无触痛，双下肢轻度水肿。查血糖 16.9mmol/L，谷氨酸脱羧酶抗体（＋），尿蛋白（±），尿糖（++++）。

57. 应考虑诊断为

A. 1 型糖尿病　　B. 2 型糖尿病

C. 肾病综合征　　D. 营养不良性浮肿

E. 其他特殊类型糖尿病

58. 糖尿病诊断新标准规定有典型糖尿病症状者，一次测定值达到或超过下述指标即可做出诊断

A. 空腹血糖≥7.0，餐后 2 小时血糖 >7.8（mmol/L）

B. 空腹血糖 6.1～7.8，餐后 2 小时血糖 11.1（mmol/L）

C. 空腹血糖≥7.0，餐后 2 小时血糖 >11.1（mmol/L）

D. 空腹血糖 <6.1，餐后 2 小时血糖 <7.8（mmol/L）

E. 空腹血糖≥6.1，餐后 2 小时血糖 <7.8～11.1（mmol/L）

（59～60 题共用题干）

女，50 岁，受寒、劳累过度后指间关节肿痛，有晨僵，可自行缓解。后各大关节也有肿痛，不能蹲起，起床、行路需人帮助。X 片示指、膝关节、关节间隙变窄，骨质疏松，持重关节面有骨侵蚀。类风湿因子阳性。

59. 诊断首先考虑

A. 风湿性关节炎　　B. 类风湿关节炎

C. 骨关节炎　　D. 糖尿病性关节炎

E. 风性关节炎

60. 若患者不能站立，家属要求手术治疗，全科医师的意见是

A. 同意手术

B. 保守治疗不同意手术

C. 转专科医院，听取专科医师意见

D. 无手术指征

E. 抽取关节液后，再手术

（61～64 题共用题干）

女，48 岁，月经不规律 1 年，现阴道淋漓出血 20 多天，伴乏力。

61. 初步考虑为

A. 宫颈癌

B. 更年期功血，但需进一步除外器质性疾病

C. 子宫肌瘤
D. 子宫内膜癌
E. 宫内节育器刺激

62. 患者经治疗后月经逐渐减少，但出现潮红、潮热、阵发性出汗，并有烦躁、易怒等，应给予的处理为
A. 转送精神科治疗
B. 患者为更年期综合征，给予镇静剂即可
C. 精神安慰，鼓励参加适当的文娱活动，建议转专科医院，给予适当的激素治疗
D. 每个人都有此时期，无须治疗
E. 建议行颅脑 CT 检查

63. 患者未接受任何治疗
A. 精神病　B. 脑肿瘤
C. 骨质疏松症，易发生骨折　D. 贫血
E. 内分泌系统疾病

64. 患者下列哪种情况绝对不能激素替代治疗
A. 子宫肌瘤　B. 偏头痛
C. 脑栓塞　D. 家族性糖尿病
E. 胆囊疾病

（65～66 题共用题干）
女，76 岁，患甲状腺功能低下 10 年，药物治疗不规范。

65. 冬季应特别预防何种可致死的病症
A. 低体温昏迷　B. 呼吸道感染
C. 甲状腺功能低下加重　D. 心血管事件
E. 肠蠕动减少，肠梗阻

66. 预防措施中，哪项不适合此患者
A. 保持室温 18℃以上
B. 穿戴保暖衣物
C. 摄入足够热量食物
D. 冬季代谢率低，减少甲状腺激素用量
E. 适当活动增加产热

【B 型题】

（1～3 题共用备选答案）
A. 酮症酸中毒
B. 非酮症性高渗性糖尿病昏迷
C. 低血糖
D. 乳酸性酸中毒
E. 肺性脑病

1. 18 岁女性糖尿病患者，因进食不洁食物，引起呕吐，腹泻，次日腹泻止，但呕吐反而加剧，并进入昏迷。住院体检：呼吸深大，尿糖（++++），血糖 27.7mmol/L，血钠 140mmol/L，血 pH 7.2。昏迷原因可能是
2. 男性 68 岁，2 型糖尿病患者，由于病情轻，平时仅饮食管理即能控制，本次因高热入院，胸透肯定支气管肺炎诊断，体检见神志模糊，但对答尚切题，化验示血糖 33.3mmol/L（600mg/dl），血钠 150mmol/L，BUN 14.28mmol/L（40mg/dl）。昏迷原因可能是
3. 一名 76 岁男性 2 型糖尿病病人，长期用磺脲类 + 苯乙双胍治疗至今，有多年吸烟史，“慢支”逐年加重，近年被诊为“肺心病”。本次又因慢支急性感染来急诊。体检两肺遍布干湿啰音，明显发绀，神志模糊，入院前刚服 D860 半片 + 苯乙双胍 2 片（50mg）。昏迷原因可能是

（4～8 题共用备选答案）
A. 中枢性尿崩症　B. 肾性尿崩症
C. 特发性烦渴　D. ADH 分泌异常综合征
E. 以上都不是

4. 女，62 岁，乳癌广泛转移。多尿、烦渴。血 Na^+ 145mmol/L，BUN 6.8mmol/L（19mg/dl），血 Ca^{2+} 2.37mmol/L（9.5mg/dl）
5. 男，25 岁，烦渴。服锂剂治疗其躁狂抑郁症。血钠 145mmol/L，BUN 7.1mmol/L（20mg/dl）
6. 男，58 岁，肺小细胞癌广泛转移，血钠 121mmol/L，BUN 1.8mmol/L（5mg/dl）
7. 男，60 岁，充血性心力衰竭，服用双氢克尿噻，血钠 125mmol/L，BUN 15.7mmol/L（44mg/dl）
8. 男，49 岁，精神分裂症，多尿，烦渴，未服药。血钠 135mmol/L，BUN 4.3mmol/L（12mg/dl）

（9～11 题共用备选答案）
A. 胰高血糖素瘤　B. 2 型糖尿病合并感染
C. 库欣综合征　D. 血色病
E. 胰岛素受体欠缺致糖尿病

9. 男，35 岁，伴轻度的糖耐量异常，转移性红斑皮疹，胖大红舌，可能的诊断为
10. 男，54 岁，阳痿，体检：睾丸萎缩，皮肤色素沉着。颈静脉扩张，肺底啰音，血糖升高，可能为
11. 女，20 岁，毛发增多。体检：阴蒂肥大，色素沉着，颈背，腋下皮肤不粗糙，空腹血糖 20.5mmol/L（370mg/dl），可能诊断为

（12～14 题共用备选答案）
A. 垂体激素水平及促胃液素
B. 测甲状旁腺激素，8 小时钙灌注
C. 24 小时高钙和肌酐排泄
D. 24 小时病人肾上腺素及代谢产物血清降钙素
E. 腰椎骨密度

12. 女，56 岁，无症状，偶有夜尿。3 年前每年常规体检发现血钙轻度增高。其家庭成员血钙均正常。辅助检查应做
13. 女，16 岁，高钙血症（11.1mg/dl），甲状腺左叶硬块，左颈部几处淋巴结肿大，甲状腺功能正常，持

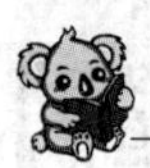

续性高血压。辅助诊断检查为

14. 女，23岁，无症状性高血钙症，最近进行颈部手术探查：甲状旁腺不增大，术后一直高钙血症，其家庭成员筛选，母亲和30岁姐姐血钙升高。应进一步检查

（15～17题共用备选答案）

A. 立即50URI，皮下注射

B. 0.9%盐水，小剂量胰岛素，静滴并补钾

C. 50%葡萄糖，静脉注射

D. 优降糖（格列本脲），口服

E. 二甲双胍

15. 20岁，女性，糖尿病患者，因昏迷而送诊，伴送者诉，患者半小时前仍谈笑自若，突然心悸，多汗，不久意识不清，急诊处理应采取

16. 40岁，女性，身高155cm，伴体重70kg，有“三多”症状，尿糖（++），空腹血糖8.0mmol/L，在饮食控制不能严格掌握的情况下，最好选用何种药物治疗

17. 23岁，男性，短期内消瘦，乏力明显，以发热、呕吐、腹泻2天为主诉入院，查血糖18mmol/L，尿酮体（+++），查CO_2－CP 10mmol/L，血钠140mmol/L，血钾3.0mmol/L，你采取何种治疗

（18～20题共用备选答案）

A. 减少抑制甲状腺激素合成药物

B. 停止抑制甲状腺激素合成药物

C. 加小量甲状腺素

D. 加用肾上腺皮质激素

E. 先用肾上腺皮质激素后加甲状腺素

18. 女性，46岁，近年来感乏力，怕冷，水肿，记忆力减退来诊，20年前曾顺产孪生子，产时出血较多，检查：血压正常，下肢有轻度水肿，尿常规正常，治疗原则是

19. 女性，32岁，Graves病患者，服甲巯咪唑30mg/d，2月后出现水肿，怕冷，食欲减退，查T_3 50ng/dl（正常值115～190ng/dl），T_4 4.5μg/dl（正常值5～12μg/dl），采用什么治疗最合适

20. 女性，25岁，Graves病患者，服用抗甲状腺药物6周后，病状好转，但眼球突出，颈部较前增粗，T_3 140ng/dl，T_4 121μg/dl，采用什么治疗合适

（21～22题共用备选答案）

A. 多结节性甲状腺肿　　B. 药源性甲亢

C. Graves病　　D. 甲状腺腺瘤

E. 桥本甲状腺炎伴甲亢

对下列患者最可能诊断

21. 一名22岁女性，因心烦，心悸4个月就诊。体检：消瘦，甲状腺Ⅱ度肿大，质软，心率116次/分。化验：TT_3 35.6nmol/L（正常值1.8～2.9nmol/L），TT_4 250nmol/L（正常值65～156nmol/L），TSH 0.2mU/L，TGAb 36%。诊断应考虑

22. 一名45岁妇女，因心悸、乏力1年就诊。体检：微肿，甲状腺Ⅱ度肿大，质韧，两侧不对称，心率98次/分。化验：TT_3 34.10nmol/L（正常值1.8～2.9nmol/L），TT_4 194nmol/L（正常值65～156nmol/L），TG－Ab 78%（<40%），TM－Ab 64%，过氯酸盐排泌试验阳性。诊断应考虑

（23～24题共用备选答案）

A. 甲状腺次全切除

B. β受体阻滞剂

C. 放射性^{131}I治疗

D. 正规硫脲类或咪唑类治疗

E. 小剂量硫脲类或咪唑类治疗

对于下列Graves病人，上述何种治疗方法为最佳选择

23. 女性，42岁，5年前患Graves病，因甲状腺肿大较显著而作手术治疗。近2个月出现心悸，期前收缩，服用胺碘酮无效，T_3、T_4、TSH测定发现前两者显著增高，后者降低。应如何治疗

24. 女性，28岁，妊娠3个月发现颈部增粗，心悸，T_3、T_4增高，TSH降低，有支气管哮喘史。应如何治疗

（25～26题共用备选答案）

A. 肾功能损害　　B. 怕热、多汗、消瘦

C. 突眼、胫前黏液性水肿　　D. 多食、多饮、多尿

E. 白细胞数减少

25. 格雷夫斯病（Graves）特有的临床表现是

26. 常用治疗格雷夫斯病的药物最常见副作用是

（27～28题共用备选答案）

A. 诺和龙（瑞格列奈）　　B. 优降糖（格列本脲）

C. 文迪雅（罗格列酮）　　D. 倍欣（伏格列波糖）

E. 二甲双胍

27. 适用于2型糖尿病，有抑制食欲作用，却有发生乳酸酸中毒危险的口服降糖药

28. 会产生继发耐药，易引起体内蓄积发生低血糖的口服降糖药

（29～31题共用备选答案）

A. 结核病　　B. 甲亢

C. 肾盂肾炎　　D. 白血病

E. 胆道感染

29. 女，38岁。T 38℃，持续1个月，伴多汗，手颤抖，易饿，心率124次/分，T_3 4.5mmol/L，T_4 256mmol/L（放免法）。诊断为

30. 男，21岁，发热1个月，37.6℃～38℃，盗汗，消瘦，咳嗽，痰少，X线右上肺模糊影，血沉60mm/h

31. 女，62岁，发热38.5℃1周，伴右上腹疼痛，进食

后加剧，墨菲（Murphy）征（+）。诊断为

（32～33题共用备选答案）

A. 降糖灵（苯乙双胍）　B. 格列吡嗪
C. 瑞格列奈　D. 阿卡波糖
E. 罗格列酮

32. 属于磺脲类降糖药的是
33. 属于双胍类降糖药的是

【案例题】

案例一

患者，女，38岁。因嗜睡、意识模糊3小时并两次抽搐后昏迷来院急诊。5天前因受凉后出现发热，咳嗽，咳黄色黏稠痰，胃纳差，口干。每天饮大量甜饮料，出现多饮多尿等症状并日渐加剧。查体：T 38.8℃，P 108次/分，R 20次/分，BP 130/80mmHg；肥胖；唇舌干燥，皮肤弹性差；无面瘫体征，颈无抵抗，双下肺可闻及湿啰音。

提问1. 急诊应先重点检查哪些项目
A. 血清钾、钠、氯、钙　B. 血糖
C. 腰穿脑脊液检查　D. 尿糖
E. 血气分析　F. 肝、胆B超
G. 糖化血红蛋白　H. 头颅CT
I. 血酮及尿酮　J. 血浆渗透压

提问2. 若患者检查结果示：血钾3.6mmol/L，钠158mmol/L，氯110mmol/L，钙2.5mmol/L，血糖36.9mmol/L，尿糖（++++），血酮（-），尿酮（±），血pH 7.34，PCO_2 39mmHg，PO_2 82mmHg，AB 23mmol/L，HCO_3^- 26mmol/L，BE 2.8mmol/L，SaO_2 92%，血浆渗透压360mmol/L，照片示双肺感染。目前诊断主要考虑哪些疾病
A. 糖尿病酮症酸中毒昏迷
B. 糖尿病乳酸性酸中毒昏迷
C. 糖尿病高渗性非酮症性昏迷
D. 肺部感染
E. 低血容量性休克
F. 脑血管意外
G. 肺性脑病
H. 癫痫
I. 2型糖尿病
J. 1型糖尿病

提问3. 目前急诊应做以下哪些处理
A. 静脉输注10%葡萄糖液
B. 静脉输注5% $NaHCO_3$ 液
C. 静脉输注0.9%氯化钠液
D. 静脉输注1.87%乳酸钠液
E. 应用20%甘露醇脱水
F. 皮下注射胰岛素
G. 应用抗生素
H. 插胃管注入温开水
I. 静脉小剂量胰岛素持续滴注
J. 应用口服降血糖药

提问4. 患者第1小时静脉补0.9%氯化钠液共1000ml，静脉滴注胰岛素8单位，复查血钾3.0mmol/L，钠150mmol/L，血糖32.4mmol/L，血浆渗透压328mmol/L，血压为110/70mmHg。目前以下处理哪些是正确的
A. 静脉补钾
B. 静脉输注10%葡萄糖液
C. 继续静滴0.9%氯化钠液
D. 静脉输注5%葡萄糖液
E. 适当加快补液速度
F. 可静脉输入血浆或全血
G. 可静脉输入25%人体白蛋白
H. 继续每小时静脉滴注胰岛素4～6单位
I. 皮下注射长效胰岛素
J. 测中心静脉压

提问5. 患者经上述处理11小时后，脱水状况减轻，意识恢复。复查血钾3.3mmol/L，血钠144mmol/L，血糖14.2mmol/L，体温37.3℃，血尿素氮10.8mmol/L，血肌酐133μmol/L。应采取以下哪些处理措施
A. 继续静滴0.9%氯化钠液
B. 静脉输注5%葡萄糖液，加胰岛素
C. 静脉输注10%葡萄糖液
D. 继续静脉补钾
E. 继续应用抗生素
F. 应用呋塞米
G. 鼓励患者饮水进食
H. 继续静脉滴注胰岛素以使血糖在13～16mmol/L波动

提问6. 经上述处理两天，患者已能进半流饮食，尚有咳嗽、痰多黄黏。体温37.5℃～38.2℃，复查胸片示双肺感染，查空腹血糖13.8mmol/L。下一步治疗应作哪些调整
A. 皮下注射胰岛素控制血糖
B. 皮下注射长效胰岛素控制血糖
C. 皮下注射中效胰岛素控制血糖
D. 加强抗生素治疗
E. 按糖尿病要求控制饮食
F. 给予磺脲类口服降血糖药治疗
G. 给予双胍类口服降血糖药治疗
H. 配合中药治疗
I. 继续静脉滴注胰岛素

J. 鼓励患者多饮水

提问7. 经上述处理7天，患者肺部感染控制，一般情况恢复，无明显口干多饮多尿等症状。查体：患者身高1.60cm，体重73kg。复查空腹血糖为6.6mmol/L，餐后2小时血糖为14mmol/L。补充询问得知患者母亲肥胖并有糖尿病史。应进一步做哪些检查

A. 行葡萄糖耐量试验　B. 行C肽释放试验
C. 谷丙转氨酶　D. 糖化血红蛋白
E. C肽测定　F. 血脂
G. 心电图　H. 24小时尿蛋白定量
I. 肝胆B超　J. 心脏M超

案例二

患者女性，65岁。因自觉食欲明显增加半年前来就诊。自觉"长胖很多"。经有关检查示：C－肽释放试验结果为空腹580pmol/L，1小时1120pmol/L，2小时1650pmol/L，3小时866pmol/L；糖化血红蛋白11%；24小时尿C肽为18.4μg%，24小时尿蛋白118mg。体型较肥胖。

提问1. 上述检查结果反映以下哪些问题

A. 患者为1型糖尿病
B. 患者为2型糖尿病
C. 患者胰岛B细胞明显减少
D. 患者胰岛B细胞分泌功能障碍
E. 患者为糖尿病肾病（Ⅳ期）
F. 患者过去2个月内血糖高于正常

提问2. 患者已确诊为2型糖尿病，糖尿病肾病Ⅲ期，单纯性肥胖。关于2型糖尿病，下面哪些提法是正确的

A. 2型糖尿病占糖尿病患者的90%以上
B. 2型糖尿病多为儿童、青少年发病
C. 2型糖尿病谷氨酸脱羟酶抗体（GAD）阳性
D. 胰岛细胞抗体（ICA）常阴性
E. 与HLA相关抗原关系明显
F. 患者尿蛋白排出率与糖化血红蛋白呈正相关
G. 2型糖尿病有关并发症较1型糖尿病出现早
H. 有酮症发生倾向
I. 2型糖尿病发生糖尿病肾病的概率约为20%
J. 本型发病较1型糖尿病发病急

提问3. 需排除因其他原因引起的血糖升高、尿糖阳性或糖耐量降低的情况有

A. 弥漫性胰腺病变
B. 肝脏疾病
C. 肢端肥大症
D. 库欣综合征
E. 甲状腺功能亢进症
F. 生长抑素瘤
G. 醛固酮瘤
H. 长期应用超生理量的糖皮质激素

提问4. 目前治疗应采取什么措施

A. 继续应用胰岛素治疗　B. 无需强调饮食控制
C. 强调饮食控制　D. 应用格列苯脲降血糖
E. 应用双胍类降糖药　F. 适当体育活动
G. 积极控制体重　H. 应用胰岛素泵
I. 行胰岛移植术

提问5. 对以下药物作用描述正确的是

A. 磺脲类药物是通过作用于胰岛A细胞表面的受体促进胰岛素分泌
B. 磺脲类药物是通过作用于胰岛B细胞表面的受体促进胰岛素分泌
C. 噻嗪类利尿剂、钙拮抗剂等会增强磺脲类药物的降糖作用
D. 双胍类药物主要是通过促进外周组织摄取葡萄糖，加速无氧糖酵等途径改善糖代谢
E. 双胍类药物与磺脲类药物合用可增强降血糖作用，对正常人也有降糖作用
F. 葡萄糖苷酶抑制剂可降低餐前血糖
G. 葡萄糖苷酶抑制剂可降低餐后血糖
H. 噻唑烷二酮类可增强胰岛素在外周组织的敏感性，减轻胰岛素抵抗。为胰岛素增敏剂

提问6. 下列哪些饮食规定是正确的

A. 按患者实际体重（73kg）计算每日所需热卡
B. 碳水化合物应大于总热卡的60%
C. 碳水化合物应至少占总热卡的55%
D. 蛋白质超过总热量的15%
E. 饱和脂肪酸应少于总热卡的10%
F. 食盐每日少于6g
G. 增加食物中的粗纤维成分
H. 可食用蔗糖、蜜糖及其制品
I. 合理控制总热能，选择食物多样化
J. 应考虑微量元素摄入问题

案例三

患者，女，28岁。因多食、消瘦、怕热、突眼2年多，加重伴2周而入院。病程中时常有每日大便次数增多或者腹泻的现象，近来加重。入院检：消瘦，突眼。甲状腺肿大，可触及震颤。伸舌及伸手可见细震颤。T 37.8℃，P 116次/分，呼吸平稳，BP 130/80mmHg；心率118次/分，偶闻早搏；双肺未闻及明显湿啰音；腹软，肝脾未明显触及。入院后经一系列检查，考虑诊断为甲状腺功能亢进症。

提问1. 考虑患者为良性突眼。良性突眼表现为

A. 轻度突眼　B. 无明显眼睛不适感

C. 重度突眼　D. 眼睛的异物感明显
E. 通常不会引起失明　F. 通常导致失明

提问 2. 患者出现大便次数增多或者腹泻现象的原因是
A. 饮食不洁　B. 受凉所致
C. 药物的副作用　D. 水土不服
E. 病变本身导致　F. 进食刺激性食物

提问 3. 患者因亲人突然离世而情绪极度悲伤。2 小时前出现高热、烦躁、大汗、呼吸急促伴恶心呕吐及腹泻。查体：脱水貌，烦躁不安，大汗淋漓，嗜睡。T 39.5℃，P 150 次/分，呼吸急促，BP 130/80mmHg；唇舌干燥，皮肤弹性差；心率 152 次/分，偶闻早搏，双肺未闻及明显湿啰音。腹软，肝脾未明显触及。神经系统检查未见明显定位体征。患者目前出现了什么问题
A. 急性感染　B. 急性胃肠炎
C. 脑部感染　D. 肺炎
E. 甲状腺功能亢进症　F. 甲状腺危象

提问 4. 在明确甲状腺危象的诊断后，应立即采取的治疗措施有
A. 降温、给氧，必要时人工冬眠
B. 纠正水电解质和酸碱平衡紊乱
C. 抑制甲状腺激素合成，首选 PTU，首剂 600mg
D. 口服或静脉碘制剂应用
E. 激素的应用
F. 血浆置换、血液透析

提问 5. 患者出院后，健康教育的内容哪些是正确的
A. 高热量、高蛋白、高维生素饮食
B. 注意心态的调整
C. 当脉搏减慢、体重增加是治疗有效的指标
D. 患有甲亢的女病人不能妊娠
E. 服药开始的 3 个月内每周查血象一次
F. 外出戴深色眼镜

案例四

患者男性，50 岁。因旅游途中进食海鲜后 1 天出现右足趾及趾跖关节剧烈疼痛，伴红肿，有发热。既往发作过两次，每次发作一周左右可自行缓解，曾用过青霉素治疗效果不明显。查体：痛苦面容，呻吟。体温 39.2℃，右足趾及趾跖关节红肿、压痛，局部皮温增高。血白细胞 11.4×10^9/L，中性粒细胞 0.88，血尿酸 630μmol/L。

提问 1. 该患者最可能的诊断是
A. 急性痛风性关节炎　B. 类风湿关节炎
C. 骨关节炎　D. 风湿性关节炎
E. 化脓性关节炎　F. 反应性关节炎
G. 感染性关节炎

提问 2. 目前治疗的首选药物是
A. 双氢克尿噻　B. 秋水仙碱
C. 丙磺舒　D. 别嘌呤醇
E. 苯溴马隆　F. 布洛芬

提问 3. 目前抑制尿酸合成的药物主要是
A. 苯溴马隆　B. 丙磺舒
C. 别嘌醇　D. 磺吡酮
E. 糖皮质激素　F. 吲哚美辛

提问 4. 对本病进行一般治疗时，正确的是
A. 控制总热量　B. 适当运动
C. 控制体重　D. 限制饮水
E. 慎用噻嗪类药物　F. 积极治疗相关疾病

提问 5. 本病在急性关节炎期，治疗上正确的是
A. 绝对卧床休息
B. 放低患肢
C. 必要时用夹板固定制动
D. 必要时发病 24 小时内可用冰敷
E. 发病 24 小时后可用热敷
F. 注意药物的不良反应

提问 6. 此患者出院时，对其进行健康教育，告知下列食品哪种可以食用
A. 啤酒　B. 海蟹
C. 豆腐　D. 苹果
E. 猪肝　F. 鸡蛋
G. 牛奶　H. 马铃薯

参考答案

【A1/A2 型题】

1. E　2. D　3. E　4. D　5. B　6. D　7. A　8. E
9. E　10. B　11. C　12. D　13. C　14. E　15. B　16. C
17. C　18. A　19. C　20. C　21. D　22. C　23. E　24. C
25. D　26. A　27. C　28. B　29. E　30. D　31. D　32. D
33. E　34. C　35. C　36. D　37. A　38. C　39. B　40. C
41. E　42. E　43. D　44. C　45. D　46. D　47. A　48. D
49. C　50. E　51. D　52. B　53. C　54. A　55. C　56. A
57. B　58. B　59. C　60. C　61. C　62. E　63. B　64. B
65. B　66. C　67. C　68. C　69. A　70. D　71. A　72. B
73. E　74. C　75. E　76. E　77. D　78. B　79. C　80. E
81. C　82. B　83. B　84. E　85. D　86. E　87. D　88. E
89. A　90. E　91. E　92. B　93. A　94. E　95. B　96. C
97. B　98. D　99. B　100. B　101. E　102. D　103. D
104. C　105. E　106. B　107. B　108. E　109. C　110. D
111. C　112. D

【A3/A4 型题】

1. D　2. A　3. B　4. D　5. B　6. A　7. C　8. A
9. C　10. C　11. C　12. A　13. B　14. D　15. D　16. B
17. D　18. C　19. E　20. C　21. C　22. B　23. B　24. E
25. B　26. B　27. A　28. E　29. B　30. C　31. E　32. C
33. B　34. D　35. D　36. B　37. E　38. E　39. C　40. E
41. C　42. A　43. B　44. D　45. A　46. E　47. D　48. D
49. C　50. D　51. E　52. B　53. C　54. C　55. E　56. A
57. A　58. C　59. B　60. C　61. B　62. C　63. C　64. C
65. A　66. D

【B 型题】

1. A　2. B　3. D　4. A　5. B　6. D　7. E　8. C
9. A　10. D　11. E　12. E　13. D　14. C　15. C　16. E
17. B　18. E　19. B　20. C　21. C　22. E　23. D　24. E
25. C　26. E　27. E　28. B　29. B　30. A　31. E　32. B
33. A

【案例题】

案例一

提问 1 答案：ABDEIJ　提问 2 答案：CD
提问 3 答案：CGHI　提问 4 答案：ACEFHJ
提问 5 答案：BDEGH　提问 6 答案：ADEJ
提问 7 答案：BCDEFGHI

案例二

提问 1 答案：BDF　提问 2 答案：ADFGI
提问 3 答案：ABCDEFGH　提问 4 答案：CEFG
提问 5 答案：BDG　提问 6 答案：CEFGF

案例三

提问 1 答案：ABE　提问 2 答案：E
提问 3 答案：EF　提问 4 答案：ABCDE
提问 5 答案：ABCEF

案例四

提问 1 答案：A　提问 2 答案：B
提问 3 答案：C　提问 4 答案：ABCEF
提问 5 答案：ACDEF　提问 6 答案：DFGH

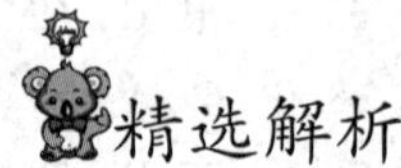

【A1/A2 型题】

80. 糖尿病肾病一般分为五期，Ⅰ～Ⅲ期为糖尿病肾病早期，Ⅰ～Ⅱ期只有病理改变，没有临床指征，Ⅲ期出现微量蛋白尿，可通过 24 小时尿微量白蛋白排泄量诊断。

81. 双胍类降糖药最常见的不良反应是厌食、腹痛、腹泻等胃肠道反应。

108. 1 型糖尿病胰岛 B 细胞破坏导致胰岛素绝对缺乏；2 型糖尿病是以胰岛素抵抗为主，常有高胰岛素血症。因此 1 型和 2 型糖尿病的主要区别在于胰岛素基础水平与释放曲线不同。

110. 目前仍把尿微量白蛋白的排出作为早期糖尿病肾病的诊断标准。

111. TT_3 及 TT_4 不能准确地反映机体的代谢状态；FT_3、FT_4 的测定作为判断疗效的指标；而 TSH 减低是甲亢早期诊断的最敏感指标，尤其对亚临床型甲亢的诊断有重要意义。

112. 抗甲状腺药物治疗后，血中甲状腺激素水平减少，其反馈抑制作用减弱，TSH 增多，使甲状腺一时性增大，突眼可加重，这时以加用甲状腺片为宜。

【B 型题】

（25～26 题）怕热、多汗、消瘦为甲亢典型表现，并非特有临床表现。而突眼、胫前黏液性水肿是其特有临床表现；甲巯咪唑和丙硫氧嘧啶是常用抗甲状腺药物，此类药物最常见的不良反应为皮疹和白细胞数减少，治疗期间应定期复查。

（32～33 题）目前，常用的口服降糖药分为五大类，A. 降糖灵—双胍类；B. 格列吡嗪—磺脲类；C. 瑞格列奈—非磺脲结构；D. 阿卡波糖—葡萄糖苷酶抑制剂；E. 罗格列酮—胰岛素增敏剂。

【案例题】

案例一

提问 1 解析：①患者虽因中枢神经系统症状就诊，但血压及有关体征提示不是中枢神经系统的疾病；②患者有“三多”症状，体检有明显脱水症，提示可能有糖尿病及高渗性昏迷；③肺部感染及饮大量甜饮料则可能是糖尿病高渗性昏迷的诱因。根据提问要求围绕糖尿病、肺部感染及高渗性昏迷来选择最必要的几种检查，因此备选答案的 A、B、D、E、I、J 六项是正确的；第 C、G 两项备选答案是不必进行的；第 F 项是不必急诊进行的。对于一位昏迷来急诊的患者，虽然有昏迷，但无神经定位体征，做头颅 CT 的指征不强，因此第 H 项也应为错误答案。

提问 2 解析：根据病史和目前提示的结果考虑诊断。即患者血糖（大于）33.3mmol/L、血钠 > 145mmol/L、血浆渗透压 > 350mmol/L，已达到糖尿病高渗性昏迷的诊断标准，而酮体阴性，又无酸中毒存在，故 C 项备选答案正确。胸片检查结果则提示 D 项备选也正确。但尚未进行判断患者糖尿病类型的检查（如胰岛素释放试验），故目前还不能肯定患者糖尿病的类型是1型或2型，因而第I、J项为无效答案。根据提示，第A、B、E、F、G、H项诊断均不成立。

提问3解析：此问要求回答糖尿病高渗性非酮症性昏迷的抢救原则。因而第C、G、H、I四项备选答案正确；第A、B、D、E、J五项备选答案错误。而患者于静脉输液及静脉滴注胰岛素前，可先于皮下注射适量胰岛素，但目前不能常规皮下注射胰岛素治疗，故备选答案F为无效答案。

提问4解析：①目前高血糖及高渗状态仍然存在；②血浆渗透压较此前降低，且血压较前下降；③血钾低于正常。因此本问是要求应试者回答目前情况下糖尿病高渗性非酮症性昏迷的进一步处理原则，故第A、C、E、F、H、J六项备选答案正确；第B、D、I三项备选答案错误。而目前有关检查并未提示患者出现脑水肿，人体白蛋白可用可不用，故备选答案G作为无效答案。

提问5解析：此问要回答糖尿病高渗性非酮症性昏迷患者经抢救至血糖降至13～16mmol/L时的处理原则，同时还提示了目前有低热、血钾偏低的情况。因此，第B、D、E、G、H五项备选答案正确；第A、C、F三项备选答案错误。

提问6解析：①目前患者已能进半流食；②空腹血糖高；③突出了肺部感染的问题。即表明患者目前适宜皮下注射胰岛素治疗，并摸索调整剂量，同时要加强抗感染。而目前情况不宜口服降糖药。故第A、D、E、J四项备选答案正确；第B、C、F、G、I五项备选答案错误；备选答案H可作为无效答案。

提问7解析：①患者体重超过标准体重20%，可诊断肥胖；②餐后2小时血糖明显高于标准（>11.1mmol/L），可诊断为糖尿病；③患者有肥胖及糖尿病家族史。故本问的关键是回答对一名初步诊断为糖尿病的肥胖患者应“进一步”进行哪些常规检查，因而第B、C、D、E、F、G、H、I八项备选答案正确。而已诊断糖尿病就不宜再行葡萄糖耐量试验，故备选答案A是错误的；心脏M超则不作为常规检查项目，故备选答案J作为无效答案。

案例二

提问1解析：本问的提示表明患者为2型糖尿病，所提问题均是针对2型糖尿病的有关病理机制，第B、D、F三项备选答案正确；第A、C、E三项备选答案错误。

提问2解析：本问主要是了解应试者关于2型糖尿病的一般概况、基础理论、临床特征和流行病学等方面的知识。第A、D、F、G、I五项备选答案正确；第B、C、E、H、J五项备选答案错误。

提问3解析：弥漫性胰腺病变可导致胰岛的B细胞广泛破坏而引起胰源性糖尿病；肝脏疾病可致肝源性糖尿病；肢端肥大症及库欣综合征可拮抗胰岛素的外周作用而致糖尿病；生长抑素瘤及醛固酮瘤可抑制胰岛素分泌而致糖尿病。

提问4解析：本问要对一名2型糖尿病肥胖患者拟订合理的质量方案，即在饮食控制的基础上应用双胍类降糖药，并提倡适当体育活动及积极控制体重，故第C、E、F、G四项备选答案正确；第A、B、D、H、I五项备选答案错误。

提问5解析：磺脲类药物是通过作用于胰岛B细胞表面的受体促进胰岛素分泌的；噻嗪类利尿剂、钙拮抗剂等会降低磺脲类药物的降糖作用；双胍类药物主要是通过促进外周组织摄取葡萄糖，加速无氧糖酵等途径改善糖代谢；双胍类药物与磺脲类药物合用可增强降血糖作用，对正常人无降糖作用；葡萄糖苷酶抑制剂可降低餐后血糖；噻唑烷二酮类可增强胰岛素在外周组织的敏感性，减轻胰岛素抵抗。为胰岛素增敏剂。

提问6解析：本问的关键是要回答2型糖尿病肥胖患者正确的饮食治疗方案，因而第C、E、F、G、I五项备选答案正确；第A、B、H三项备选答案错误；微量元素摄入问题尚未证实对糖尿病有确切疗效，故备选答案J为无效答案。

案例三

提问1解析：良性突眼无明显眼睛不适感，轻度突眼通常不会引起失明。

提问2解析：甲状腺激素（TH）可促使胃肠蠕动增快，消化吸收不良而导致排便次数增多。

提问3解析：患者在就诊时虽有中枢神经系统症状，但相关体征并不支持中枢神经系统的疾病；患者有明确的甲亢病史，在有明确的应激状态下，出现典型的甲状腺危象表现。

提问4解析：此问要回答“应立即采取的治疗措施有”，因此F不选。

提问5解析：妊娠可以加重甲亢的病情，应在病情控制平稳/治愈后考虑妊娠，同时要注意观察。

案例四

提问1解析：中年以上男性，有劳累、高嘌呤饮食诱因；有趾及趾跖关节剧烈疼痛，伴红肿、发热、白细胞升高的临床表现；以及既往的发作史特点。

提问2解析：秋水仙碱的作用是治疗痛风发作的特效药。

提问3解析：苯溴马隆、丙磺舒、磺吡酮是促进尿酸排泄的药物。

提问4解析：痛风患者应多饮水，每日饮水量应在2000毫升以上以增加尿酸的排泄。

提问5解析：在急性关节炎期，应该绝对卧床休息，抬高患肢。

提问6解析：痛风患者应避免进食含嘌呤高的食物，如内脏、虾蟹、肉类、豆制品等，要戒酒，多饮水。

第三十一章　风　湿　病

【A1/A2型题】

1. 类风湿关节炎的发病因素，下列哪种说法恰当
   A. 类风湿关节炎是个遗传性疾病
   B. 感染因子通过某些途径影响类风湿关节炎进展
   C. 已证实有直接感染因子，如病毒、支原体、细菌
   D. 类风湿关节炎与遗传无关
   E. 类风湿关节炎无遗传易感性基础

2. 对于类风湿关节炎的发病机制，下列哪种说法恰当
   A. 只有细胞免疫异常
   B. 只有体液免疫异常
   C. 并无抗原参与
   D. 抗原激起免疫反应，免疫反应引起炎症
   E. 细胞凋亡正常

3. 哪项是类风湿关节炎的最主要临床特点
   A. 类风湿因子阳性　　B. 有晨僵
   C. 有关节肿　　D. 有关节畸形
   E. 以小关节为主的、对称的、反复发作的关节炎

4. 对于晨僵，最恰当的说法是
   A. 见于少数类风湿关节炎
   B. 见于大多数类风湿关节炎
   C. 见于大多数类风湿关节炎，也见于其他疾病
   D. 仅见于类风湿关节炎
   E. 仅见于类风湿关节炎晚期

5. 双手近侧指间关节的关节炎，发现肘部皮下结节，临床意义是
   A. 要活检才能确定
   B. 不一定是类风湿关节炎
   C. 是类风湿关节炎关节炎的可能性大，要除外系统性红斑狼疮
   D. 类风湿关节炎诊断明确
   E. 要化验ESR和CRP

6. 明确诊断的类风湿关节炎后，新近出现类风湿结节，临床意义是
   A. 需要除外其他疾病，如系统性红斑狼疮
   B. 进一步证实诊断正确
   C. 类风湿关节炎已诊断明确
   D. 说明类风湿关节炎病情活动
   E. 需活检才能确定

7. 一个类风湿关节炎病人，就诊时诉右肘关节伸侧长了一个蚕豆大小的结节约4个月时间，医生检查完后告诉她，这个结节说明
   A. 曾有病情活动
   B. 病情目前并不活动
   C. 病情活动已持续4个月
   D. 曾有病情活动，目前是否活动应依据其他表现来判断
   E. 目前有病情活动

8. 类风湿关节炎病人，查体时发现巩膜上出现了蓝色斑块，这说明
   A. 不需治疗　　B. 没有什么问题
   C. 应去眼科看病　　D. 与类风湿关节炎无关
   E. 与类风湿关节炎有关，应积极治疗

9. 下述哪项与类风湿关节炎病情活动有关
   A. 晨僵　　B. 关节功能障碍
   C. 关节畸形　　D. 颈部受累
   E. X线片有骨质破坏

10. 下述哪项不能作为判断类风湿关节炎病活动的指标
    A. 血沉　　B. 肿胀关节的个数
    C. 关节畸形的个数　　D. 晨僵
    E. 类风湿因子滴度

11. 下述概念除了哪项都是不正确的
    A. 风湿热也叫风湿性关节炎
    B. 风湿病与风湿热是同一个病
    C. 风湿热与风湿没有区别
    D. 风湿热的病因同其他结缔组织病的病因一样是不清楚的

E. 风湿热是累及多系统的炎症性疾病

12. 风湿热的发病年龄多见于
A. 5～15岁　B. 4～16岁
C. 3～18岁　D. 1～15岁
E. 2～14岁

13. 风湿热的发病机制中下列哪项是不恰当的
A. 细菌成分及代谢物与相应抗体作用形成免疫复合物沉积于关节、心脏等
B. 细菌的抗体与人的心脏等组织发生交叉反应，导致Ⅰ型变态反应
C. 为感染后的变态反应和自身免疫反应
D. 患者可出现抗心肌抗体
E. 以上都不正确

14. 诊断风湿热中，你认为下列哪项不恰当
A. 风湿热是青少年易患的疾病，超过发病年龄，发病率则明显下降
B. 血沉升高及CRP阳性在其他风湿性疾病中也可见到
C. 有两项主要表现就可诊断为风湿热
D. 抗链O不是诊断风湿热的唯一指征
E. 目前由于医疗条件的改善，风湿性心脏瓣膜病已较少见到

15. 下述除了哪项之外都是风湿热的关节表现特点
A. 关节痛比关节肿更多见
B. 以对称性关节炎表现为主
C. 主要累及大关节
D. 关节炎治愈后不会出现畸形
E. 关节局部可表现为红、肿、热、痛

16. 哪项是风湿热心脏炎的特点
A. 以心包炎病变者为多见
B. 小儿心肌炎的发病率为20%～40%
C. 可同时侵犯心肌、心内膜及心包膜
D. 年龄越小者，预后越好
E. 心内膜炎一次受累则可造成瓣膜变形

17. 风湿热与下列哪种病原菌有关
A. 草绿色链球菌
B. B组乙型溶血性链球菌
C. 乙组A型溶血型链球菌
D. 金黄色葡萄球菌
E. A组乙型溶血性链球

18. 女童，9岁，患风湿性关节炎1个月，经青霉素＋非甾体抗炎药治疗后关节症状已缓解，功能恢复正常。复查心电图P－R间期0.22秒，心脏超声波检查显示少量心包积液。此时应采取的治疗措施是
A. 加大非甾体抗炎药用量
B. 变更非甾体抗炎药品种
C. 加大青霉素用量
D. 加用泼尼松
E. 加用甲氨蝶呤

19. 抗风湿药物首选为
A. 乙胺丁醇　B. 阿司匹林
C. 皮质醇激素　D. 扑尔敏（氯苯那敏）
E. 维生素C

20. 类风湿性关节炎临床表现是
A. 肩关节炎
B. 对称性双手近端指间及掌指关节、腕关节、膝关节、足关节炎最多见
C. 游走性大关节炎
D. 颈椎关节强直
E. 脊柱炎

21. 类风湿关节炎的主要病理改变是
A. 尿酸沉积于关节附近，形成结节
B. 过敏性滑膜炎，关节腔积液
C. 关节滑膜炎，血管翳形成，造成软骨、骨侵蚀破坏
D. 关节间隙变窄，边缘性骨赘
E. 关节化脓性病变

22. 风湿热多见于哪一种致病微生物感染后发生的一种自身免疫性疾病
A. 白色念珠菌　B. 铜绿假单胞菌
C. A组乙型溶血性链球菌　D. 金黄色葡萄球菌
E. B组链球菌

23. 男性，24岁，双侧肩关节、肘关节、膝关节对称性游走性疼痛，2周前患化脓性扁桃体炎，ESR 60mm/h，最可能的诊断为
A. 急性感染性关节炎　B. 痛风性关节炎
C. 药物过敏性关节炎　D. 感染中毒性关节炎
E. 风湿性关节炎

24. 类风湿因子（RF）阴性
A. 结核　B. 不能排除类风湿关节炎诊断
C. 红斑狼疮　D. 否定类风湿关节炎诊断
E. 干燥综合征

25. 男性，19岁，5年前患风湿热，未坚持继续治疗。近日出现心悸、气短、心前区不适。二尖瓣出现舒张期隆隆样杂音。双下肢有凹陷性水肿。此时最可能的并发症是
A. 心肌炎　B. 类风湿关节炎

C. 风湿性心脏病　　D. 风湿热急性期
E. 痛风性关节炎

26. 最常用的抗风湿药是
A. 阿司匹林　　B. 扑尔敏（氯苯那敏）
C. 皮质醇激素　　D. 维生素 B_{12}
E. 乙胺丁醇

27. 风湿热易发生在下列哪类人群中
A. 中年妇女　　B. 老年人
C. 新生儿　　D. 高血压患者
E. 以上都不是

28. 下述哪项不是类风湿性关节炎的诊断标准
A. 晨僵 1 小时≥6 周　　B. 皮下结节
C. 类风湿因子（+）　　D. 环形红斑
E. 对称性关节肿痛≥6 周

29. 女性，37 岁，关节疼痛，晨僵，腕、掌指、近端间关节肿胀，上肢伸侧出现皮下小结，X 线表现手指有骨侵蚀和明显骨质疏松，血沉 34mm/h，C 反应蛋白有改变。初步诊断为
A. 风湿性关节炎　　B. 退行性骨关节病
C. 类风湿性关节炎　　D. 痛风
E. 强直性脊椎炎

30. 类风湿性关节炎的主要病理变化是
A. 关节滑膜慢性炎症，可有骨破坏、关节畸形
B. 关节化脓性改变
C. 关节淋球菌炎症
D. 过敏性滑膜炎症
E. 结核性关节炎

31. 类风湿关节炎重症表现是
A. 心肌炎、心力衰竭
B. 关节强直、活动受限、生活不能自理
C. 发热、心悸、出汗、休克
D. 尿频、尿急、尿痛、血尿
E. 下肢浮肿、咳、喘

32. 抗风湿治疗用阿司匹林 4～6g/d，分 3～4 次口服，有确效。其目的是
A. 抗炎解热镇痛作用
B. 阻止风湿病程的发展及并发症的出现
C. 抗血小板凝集
D. 治疗胆道蛔虫症
E. X 线及放射性治疗引起的腹泻治疗

【A3/A4 型题】

（1～5 题共用题干）

男性，15 岁。发热一周，体温 38.9℃，以下午发热为重。伴右膝关节疼痛，皮肤变红。发热两天后在右膝关节下出现两个结节红斑，压之疼痛，皮下有结节感。现来门诊就诊，发病过程未用任何药物。

1. 下列哪些病史的补充对你分析病情更有意义
A. 患者幼儿时，是否患过猩红热
B. 患者是否近 1 个月之内有过呼吸道的感染
C. 患者幼儿时，是否出过麻疹
D. 患者是否近 1 个月内出现过腹泻
E. 患者幼儿时，是否患过病毒性肺炎

2. 你认为下列哪项检查应首选
A. 心脏超声检查　　B. 结节红斑活检
C. 右膝关节 X 线片　　D. 抗链球菌抗体测定
E. 血液细菌学培养

3. 下列哪项检查对诊断最有价值
A. 血常规，尿常规　　B. 血沉，C 反应蛋白
C. 咽拭子培养　　D. 胸部 X 线片
E. 关节液穿刺

4. 此患者化验 ESR 69mm/h，CRP 阳性，白细胞 $12.2 \times 10^9/L$，类风湿因子阴性，胸部 X 线摄片检查未发现异常，你认为下列最有可能的诊断是
A. 类风湿关节炎　　B. 系统性红斑狼疮
C. 风湿热　　D. 肺外结核感染
E. 药物过敏所致

5. 该患者如出现下列哪种情况时应立即转入上级医院
A. 发热伴有皮下结节
B. 出现严重的关节炎
C. 治疗时出现了对青霉素过敏
D. 患者不服从治疗
E. 出现了严重的心肌炎

（6～7 题共用题干）

患者女性，16 岁。发热伴面部皮疹半个月，近 3 天出现右膝关节疼痛、肿胀，来院检查，心率 140 次/分，奔马律。胸片提示有胸腔积液，腹部 B 超提示有腹腔积液；尿常规显示尿蛋白（+++），血沉 46mm/h，CRP 正常。

6. 你认为下列哪种疾病最有可能
A. 类风湿关节炎　　B. 亚急性感染性心内膜炎
C. 系统性红斑狼疮　　D. 风湿热
E. 感染后链球菌状态

7. 你认为下列哪项检查最能支持你的诊断
A. 查血清抗链 O
B. 做血培养
C. 做尿培养
D. 做血清抗 ds－DNA 抗体检测
E. 做胸腔积液化验

(8～10 题共用题干)

患者女，23 岁，诊断类风湿关节炎 3 年，近 2 年服用中药及布洛芬治疗，病情从未完全缓解，近 2 周来，左上眼睑出现一个褐色斑点，直径 1cm 大小。右眼巩膜上出现蓝色斑块 4mm×6mm 大小，不规则

8. 你认为最合适的诊断是
   A. 与类风湿关节炎活动无关
   B. 应看眼科
   C. 原因不清
   D. 色素沉着
   E. 类风湿关节炎血管炎表现

9. 应做以下哪项处理
   A. 不需特殊处理
   B. 应积极治疗，是使用糖皮质激素的指征
   C. 应使用抗感染的眼药水
   D. 应转眼科处理
   E. 继续使用目前药物

10. 若病人不来就诊，对其病情有何影响
   A. 无危险　B. 可自行消退
   C. 长期不变　D. 关节炎加重
   E. 巩膜穿孔

(11～14 题共用题干)

患者男性，24 岁，双侧肩关节、肘关节、膝关节对称性游走性疼痛，两周前患化脓性扁桃体炎，ESR 60mm/h。

11. 最可能的诊断为
   A. 痛风性关节炎　B. 急性感染性关节炎
   C. 药物过敏性关节炎　D. 感染中毒性关节炎
   E. 风湿性关节炎

12. 你认为最可能的诊断，下列哪项检查与本病无关
   A. 血沉　B. 抗“O”
   C. 类风湿因子　D. 心电图
   E. 血常规

13. 下列哪项不符合本病的诊断依据
   A. 心肌炎　B. 环形红斑
   C. 关节炎　D. 晨僵
   E. 皮下结节

14. 患者心率 130 次/分，心尖区第一音弱，血沉 104mm/h，治疗时首选
   A. 水杨酸类　B. 肾上腺皮质激素
   C. 洋地黄　D. 维生素
   E. 抗生素

【B 型题】

(1～3 题共用备选答案)

A. 多见于青壮年，非对称性下肢大关节炎症
B. 对称性多关节炎，累及远端指间关节，类风湿因子阴性，有银屑病史
C. 多见于 50 岁以上者，远端指间关节疼痛、变形，有骨性结节
D. 手关节肿痛，有蛋白尿、抗核抗体阳性
E. 多见青少年，四肢大关节游走性疼痛，伴有发热及结节红斑

1. 强直性脊柱炎
2. 骨关节炎
3. 风湿热

(4～6 题共用备选答案)

A. 进行性贫血、脾肿大及杵状指
B. 游走性关节疼痛
C. 白细胞减少
D. 对称性关节疼痛
E. 关节炎后可出现脊柱强直

4. 系统性红斑狼疮
5. 风湿热
6. 类风湿关节炎

【案例题】

案例一

患者，男，18 岁。因反复发作腰背痛 4 个月，加重 1 月伴晨僵，来门诊看病。家族成员中无驼背患者。查体，骶髂关节压痛阳性，腰椎活动度检查 Schober 试验阴性，枕墙距为 0，胸廓活动度可。

提问 1. 为明确诊断，门诊辅助检查主要包括哪些项目
   A. 血常规　B. 尿常规
   C. 骶髂关节 X 线片　D. 生化检查
   E. HLA－B27

提问 2. 为明确诊断，应进一步完善哪项检查
   A. 风湿抗体　B. 血沉
   C. 免疫球蛋白　D. 骶髂关节磁共振
   E. C 反应蛋白

提问 3. 根据检查结果，该患者诊断为
   A. 类风湿关节炎　B. 系统性红斑狼疮
   C. 皮肌炎　D. 干燥综合征
   E. 风湿热　F. 强直性脊柱炎

案例二

患者，女，36 岁。诊断为风湿热 8 年。门诊坚持每月肌注长效青霉素 120 万 U。近日因受凉后感冒，出现发热、咽痛、流涕、心悸症状。来社区门诊看病。查体：T 38.2℃，咽红，扁桃体Ⅱ度肿大，心率 109 次/分，无杂音，双肺音清，未及啰音。

提问 1. 门诊初步诊断

A. 上呼吸道感染　　B. 肺炎
C. 支气管炎　　D. 系统性红斑狼疮
E. 风湿热

提问 2. 进一步检查包括
A. ASO　　B. 血沉
C. 心电图　　D. 血常规
E. C 反应蛋白

提问 3. 最可能的诊断是
A. 上呼吸道感染　　B. 肺炎
C. 支气管炎　　D. 系统性红斑狼疮
E. 风湿性心脏炎

提问 4. 社区医院医生进一步处理包括：
A. 给予青霉素静滴
B. 给予改善心脏循环的药物
C. 转诊至上一级医院诊治
D. 给予左氧氟沙星静滴
E. 以上都不正确

案例三

患者，女，28 岁。因反复发作双手小关节肿痛，近日在三甲医院风湿专科诊断为类风湿关节炎。目前正在服用西乐葆（塞来昔布）、来氟米特治疗。来社区医院看病、咨询。

提问 1. 西乐葆主要有哪些副作用
A. 胃肠道反应　　B. 肾脏毒性
C. 肝脏毒性　　D. 骨髓抑制
E. 胎儿毒性

提问 2. 来氟米特的副作用有哪些
A. 腹泻　　B. 瘙痒
C. 可逆性肝酶升高　　D. 脱发
E. 皮疹

提问 3. 关于类风湿关节炎的叙述正确的是
A. 类风湿关节炎在最初的 1～2 年间进展很快
B. 可采用非甾类抗炎药和慢作用抗炎药联合治疗
C. 糖皮质激素长期足量应用
D. 在类风湿性关节炎治疗过程强调早期、联合及目标治疗策略
E. 生物制剂是一种新的类风湿关节炎的治疗手段，目前国内主要应用的是肿瘤坏死因子（TNF）拮抗剂

案例四

患者，女，23 岁。因反复发作贫血 1 年，加重 1 月伴肌肉酸痛和食欲缺乏，来门诊看病。1 年多前无明显诱因出现乏力，伴双大腿肌肉酸痛和活动障碍，并逐渐出现双肩胛区肌肉、双上肢肌肉疼痛和乏力，双手不能上抬。在当地医院查血常规等检查后诊为自身免疫性贫血，给予激素治疗后好转，但患者不规则服用激素治疗 1 个月后停药。半年前上述症状再发，且较前加重，伴有发热，最高达 38℃。发热时，肌肉疼痛加剧，在当地医院给予鱼腥草、氨苄西林治疗后，体温可下降至正常，但 1 至 2 日后体温又再上升，症状反复。由于经济闲难，中断治疗。近来胃口差，进食少，体重下降约 20 斤。患病以来，月经停止。查体：慢性病容，精神较差，体态消瘦，头发稀疏，面部水肿，面部可见大片状红斑，双眼无神，分泌物较多，眼睑较苍白。心肺腹正常。四肢肌肉萎缩，活动受限，压痛阳性，以双大腿肌肉明显，无红肿，无皮温升高，双上肢不能上抬。四肢多个大小关节均有压痛，活动受限，无明显红肿。

提问 1. 门诊辅助检查主要包括哪些项目
A. 血常规　　B. 尿常规
C. 胸 X 线片　　D. 生化检查
E. 肌电图检查　　F. 风湿病抗体检查

提问 2. 实验室检查：血常规示 WBC 2.43×10^9/L，RBC 2.97×10^{12}/L，Hb 91g/L，尿常规示 RBC（++），WBC（+++），ESR 76mm/h，抗核抗体（ANA）阳性，抗双链 DNA（ds－DNA）抗体阳性，补体 C3 587mg/L（正常 800～1800mg/L），IgG 21.9g/L（正常 8～16g/L），IgA 3.67g/L（正常 0.7～3.3g/L），IgM 2.05g/L（正常 0.5～2.2g/L），白蛋白 28.9g/L，肌酶和肌电图正常，甲状腺功能正常。患者最可能的诊断是
A. 类风湿关节炎　　B. 系统性红斑狼疮
C. 皮肌炎　　D. 干燥综合征
E. 风湿热　　F. 自身免疫性贫血

提问 3. 患者治疗方案
A. 泼尼松 1mg/kg＋NSAIDs
B. 泼尼松 2mg/kg 以上
C. 泼尼松 1mg/kg＋CTX
D. 泼尼松 1mg/kg＋NSAIDs＋CTX
E. 泼尼松 1mg/kg＋NSAIDs＋抗生素
F. 泼尼松 lmg/kg

提问 4. 给予合理治疗方案 10 天后，患者症状明显好转带药出院。此后，患者每个月都定时来院复查，随访半年后，其实验室检查结果为血常规示 WBC 7.96×10^9/L，RBC：3.93×10^{12}/L，Hb 129g/L，尿常规正常，ESR 5mm/h，IgG 8.80g/L，IgA 1.52g/L，IgM 1.5lg/L，补体 C3 950mg/L，白蛋白 38.4g/L。患者生活中有哪些注意事项
A. 避免受凉感冒，及早治疗感染
B. 避免强阳光暴晒和紫外线照射

C. 缓解期可做防疫注射
D. 避免使用避孕药
E. 保持乐观情绪
F. 可适当工作，但避免过劳

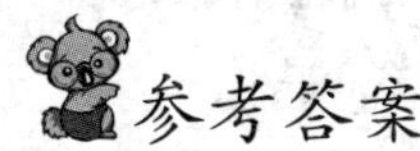

参考答案

【A1/A2 型题】

1. B　2. D　3. E　4. C　5. C　6. D　7. D　8. E
9. A　10. C　11. E　12. A　13. B　14. C　15. B　16. C
17. E　18. D　19. B　20. B　21. C　22. C　23. E　24. B
25. C　26. A　27. E　28. D　29. C　30. A　31. B　32. A

【A3/A4 型题】

1. B　2. D　3. C　4. C　5. E　6. C　7. D　8. E
9. B　10. E　11. E　12. C　13. D　14. B

【B 型题】

1. A　2. C　3. E　4. C　5. B　6. D

【案例题】

案例一

提问 1 答案：CE　　提问 2 答案：D
提问 3 答案：F

案例二

提问 1 答案：AE　　提问 2 答案：ABCDE
提问 3 答案：E　　提问 4 答案：C

案例三

提问 1 答案：ABE　　提问 2 答案：ABCDE
提问 3 答案：ABDE

案例四

提问 1 答案：ABCDEF　　提问 2 答案：B
提问 3 答案：C　　提问 4 答案：ABCDEF

精选解析

【A1/A2 型题】

18. 根据心电图 P－R 间期延长和出现少量心包积液，可确定患者已合并风湿性心脏炎。为尽快抑制心脏炎的发展，应加用免疫抑制剂——泼尼松。

【案例题】

案例一

提问 2 解析：该患者高度怀疑强直性脊柱炎，强直的诊断标准就是临床症状＋放射学诊断，因磁共振在关节面软组织炎症诊断上更优于普通 X 线，所以在 X 线为阴性的早期强直患者，可进一步做 MRI 以确诊。提示：骶髂关节磁共振提示，双侧骶髂关节炎。

案例三

提问 2 解析：来氟米特不仅有免疫抑制作用，还有明显的消炎镇痛作用。目前最主要用于治疗类风湿性关节炎。来氟米特的作用机制包括：抑制细胞内 DNA 和 RNA 的合成；抑制中性粒细胞的趋化和表达，减慢粒细胞进入关节和减少局部巨噬细胞的数量；抑制自身抗体的产生和分泌。其不良反应主要有腹泻、瘙痒、可逆性肝脏酶（ALT 和 AST）升高、脱发、皮疹等。

案例四

提问 2 解析：结合患者临床体征：脱发、面部红斑、关节炎、贫血貌和实验室检查结果：贫血、抗核抗体阳性可明确诊断系统性红斑狼疮。

提问 3 解析：重型系统性红斑狼疮治疗用泼尼松每日 1mg/kg，晨起顿服。连续服用 8 周，然后逐渐减量，每 1～2 周减少 10%，减至小剂量（0.5mg/kg），做维持治疗。环磷酰胺冲击疗法，每次 10～16mg/kg，通常 4 周冲击一次，冲击 6 次后，改为每 3 个月冲击 1 次，至活动静止后 1 年，才停止冲击。

第三十二章 传 染 病

【A1/A2 型题】

1. 我国规定管理的法定传染病分为
   A. 二大类 30 种　　B. 三大类 35 种
   C. 三大类 30 种　　D. 二大类 35 种
   E. 甲 3 种，乙 21 种，丙二种
2. 下述哪组疾病属于监测管理的传染病
   A. 病毒性肝炎，新生儿破伤风，肺结核
   B. 鼠疫，霍乱
   C. 脊髓灰质炎，流行性出血热，血吸虫病
   D. 白喉，猩红热，麻风
   E. 麻风，血吸虫病，风疹
3. 传染过程的表现以哪一种最为常见
   A. 显性感染　　B. 隐性感染
   C. 病原体被清除　　D. 病原携带状态
   E. 潜伏性感染
4. 传染病基本特征是

A. 有病原体，传染性，流行性，地方性，季节性，免疫性
B. 有传染性，免疫性及流行性
C. 有传染性，传播途径和免疫性
D. 有病原体，免疫性与传染性
E. 有传染性，流行性，地方性，季节性和易发性

5. 我国规定的传染病管理报告制度中下列哪项是不恰当的
A. 甲类2种　　B. 法定传染病分3类35种
C. 乙类22种　　D. 丙类11种
E. 天花属于甲类管理传染病

6. 下述哪组疾病属于严格管理的传染病
A. 脊髓灰质炎，流行性出血热，血吸虫病
B. 病毒性肝炎，梅毒，肺结核
C. 鼠疫，霍乱，艾滋病
D. 白喉，猩红热，麻风
E. 流行性乙型脑炎，血吸虫病，炭疽

7. 对于传染的概念，哪项是不恰当的
A. 传染包括机会性感染
B. 是病原体对人体的一种寄生过程
C. 传染又称感染
D. 传染亦包括所有寄生物对人体的共生状态
E. 传染后可产生5种不同的感染谱，传染病仅是表现之一

8. 预防传染病的综合措施是
A. 发现并处理带菌者，切断传播途径，流行季节预防服药
B. 管理传染源，发现并处理带菌者，保护易感人群
C. 隔离患者，发现并处理带菌者，保护易感人群
D. 管理传染源，切断传播途径，保护易感人群
E. 隔离患者，发现并处理带菌者，流行季节预防服药

9. 下列哪组疾病属于强制管理的传染病
A. 脊髓灰质炎，流行性出血热
B. 艾滋病，梅毒，淋病
C. 鼠疫，霍乱
D. 白喉，猩红热，麻风
E. 流行性乙型脑炎，血吸虫病

10. 下列哪组传染病的热型描述恰当
A. 弛张热见于伤寒、流行性出血热
B. 稽留热见于伤寒、斑疹伤寒
C. 稽留热见于伤寒、副伤寒
D. 回归热见于登革热、疟疾
E. 回归热见于脊髓灰质炎、流行性出血热

11. 下列哪组传染病的热型描述不恰当
A. 间歇热又称败血症型热
B. 弛张热见于伤寒缓解期、流行性出血热
C. 稽留热见于伤寒、斑疹伤寒
D. 回归热见于回归热、疟疾
E. 马鞍热见于登革热

12. 乙型肝炎患者血清中，检出抗-HBs，说明
A. 病毒变异，仅查出抗-HBs
B. 获得免疫，疾病已恢复
C. 肝炎病毒在体内复制
D. 免疫耐受，病情迁延不愈
E. 血清中可同时检出HBsAg

13. 急性重型肝炎的最主要病理变化是
A. 肝细胞广泛性坏死
B. 肝细胞桥形坏死
C. 汇管区碎屑样坏死
D. 肝小叶及汇管区单核细胞浸润
E. 肝细胞灶性坏死

14. 肝细胞累及多小叶的桥形坏死，主要见于
A. 轻度慢性肝炎　　B. 重度慢性肝炎
C. 急性轻型肝炎　　D. 亚急性重型肝炎
E. 急性重型肝炎

15. 某地区防疫站，近日收到大量急性黄疸型肝炎的疫情报告，为查明本次肝炎的流行病学特征，患者应查哪项血清学检查以明确病原诊断
A. 抗HAV-IgM　　B. 抗HBe-IgM
C. 抗HAV-IgG　　D. 抗HBe-IgG
E. HBsAg

16. 男性，22岁，在一次体检中发现：HBsAg阳性，当时无自觉症状、体征，肝功能正常，次年因发热数日，无力，恶心，巩膜黄染而住院，ALT 230U/L，血清总胆红素 > 17.1μmol/L，甲肝抗体IgM阳性，乙肝核心抗体阳性，哪种诊断可能最大
A. 慢性乙型肝炎，迁延型
B. 非甲非乙型肝炎
C. 慢性乙型肝炎，活动型
D. 慢性乙型肝炎合并甲肝
E. 甲型黄疸型肝炎，HBsAg携带者

17. 起病10天的亚急性重型病毒性肝炎病情严重程度与下列哪一项最有关系
A. AST活性　　B. 凝血酶原时间延长程度
C. CLT活性　　D. 肝肿大程度
E. 血胆红素升高程度

18. 38岁，男性，发热伴纳差、乏力、腹胀10天，尿色

加深呈茶色3天。查体：巩膜黄染，肝脾肋下可触及。血WBC $6.4\times10^9/L$，N 53%，L 40%，M 7%，ALT 450U/L，血清总胆红素65.7μmol/L，直接胆红素51.4μmol/L，抗-HBs（+），抗-HCV（-），抗HAV-IgM（+）。下列哪种诊断是最恰当的

A. 急性黄疸型甲型肝炎，慢性乙型肝炎
B. 急性黄疸型乙型肝炎
C. 急性黄疸型甲型肝炎
D. 被动获得乙肝抗体，急性黄疸型甲型肝炎
E. 被动获得甲肝抗体，急性黄疸型乙型肝炎

19. 年龄40岁，女性，明显黄疸与全身皮肤瘙痒两月余，轻度乏力，纳差。体检：皮肤、巩膜中度黄染，皮肤可见抓痕，肝大，质硬Ⅱ度，压痛（±）。化验：ALT 800U/L，AKP、γ-GT均明显升高，TBIL 182μmol/L，AFP <28ng/ml。上述表现最符合下列哪种诊断

A. 原发性肝癌　　B. 胆汁性肝硬化
C. 淤胆型肝炎　　D. 慢性黄疸型肝炎
E. 亚急性重型肝炎

20. 下列相关肝炎的描述不恰当的是

A. 慢性乙型肝炎可导致膜性肾小球肾炎
B. 乙型与丙型肝炎可导致肝硬化
C. 丙型肝炎在我国是肝细胞癌的主要病因
D. 甲型与戊型肝炎仅引起急性肝炎而不转为慢性
E. 甲型与戊型肝炎可发展为重型肝炎

21. 慢性肝炎确诊依据是

A. 免疫学检查
B. 病程超过半年
C. 肝功能异常
D. 肝脏迅速缩小，黄疸逐渐加深
E. 肝活检可见肝组织碎屑性坏死

22. 急性病毒性肝炎患者最合理饮食为

A. 清淡饮食，适量维生素
B. 高热量，高蛋白
C. 高热量，高脂肪
D. 高碳水化合物，低脂肪
E. 高碳水化合物，适量维生素

23. 对于结核菌，下列哪项是不恰当的

A. 70%酒精接触2分钟或煮沸1分钟，即可被杀灭
B. 结核菌为需氧菌，不易染色
C. 结核菌中人型、牛型是人类结核病的主要病原菌
D. 生长缓慢，增殖一代需15~20小时
E. 在阳光下曝晒2小时，即可被杀灭

24. 原发性肺结核，其自然演变过程中最常见的是

A. 病灶溶解、坏死形成空洞
B. 发展为肺门淋巴结结核
C. 血行播散
D. 自然吸收或钙化
E. 发展为胸膜炎

25. 机体对结核菌再感染后发生与初染不同反应的科赫（Koch）现象，其最主要机制是

A. 说明机体对结核菌无免疫力
B. 机体对结核菌已经具有免疫力的结果
C. 肺部首次感染结核菌后的免疫反应
D. 人体对结核菌的自然免疫反应
E. 结核菌侵入人体后，身体组织对结核菌及其代谢产物所发生的敏感反应

26. 结核杆菌侵入胸腔而发生渗出性胸膜炎，最可能系哪种机制所致

A. 耐药性结核菌的侵入
B. 机体对结核菌具有免疫力的结果
C. 人体处于高度过敏状态
D. 人体对结核菌的免疫力下降
E. 巨噬细胞吞噬能力减弱

27. 结核病灶中常有生长速度不同的结核菌群，其中无致病、传染性的是

A. 细胞内酸性环境中的菌　　B. 休眠菌
C. 耐药菌　　D. 偶然繁殖菌
E. 不断生长繁殖菌

28. 27岁男性，低热、盗汗、干咳、乏力、体重下降2个月，开始时左侧胸痛。体检：左下胸部叩诊实音，呼吸音消失。胸腔穿刺抽出淡黄色胸水，比重1.020，李凡他试验（+），蛋白定量37g/L，白细胞数$495\times10^6/L$、淋巴80%。最可能的诊断是

A. 结核性渗出性胸膜炎
B. 肺脓肿并发脓胸
C. 肺炎引起反应性胸膜腔积液
D. 癌性胸腔积液
E. 病毒性胸膜炎

29. 22岁男性，乏力、咳嗽、盗汗、低热2月余，近1周来有咯血及痰中带血。查体：心肺未闻异常，WBC $6.8\times10^9/L$，中性68%，ESR 36mm/h。X线胸片：右上肺片状阴影，边缘模糊。最可能的诊断是

A. 支气管扩张并感染　　B. 肺囊肿并感染
C. 浸润型肺结核　　D. 肺脓肿
E. 肺炎球菌肺炎

30. 对于浸润型肺结核，下面哪项是不恰当的

A. 多为内源性感染　　B. 是最常见的继发性肺结核
C. 病灶常位于肺尖　　D. 包括结核球
E. 不包括干酪性肺炎

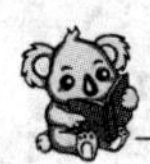

31. 人感染结核菌后是否发病，与下列哪项无关
    A. 侵入结核菌的毒力　B. 侵入的结核菌的耐药性
    C. 侵入结核菌的数量　D. 机体对结核菌免疫力
    E. 机体对结核菌的变态反应

32. 结核性胸膜炎胸腔积液，每次抽液不宜超过1000ml，最主要是为了防止
    A. 发生胸痛　B. 发生胸膜反应
    C. 发生感染　D. 发生复张后肺水肿
    E. 发生胸膜增厚

33. 女性，26岁，妊娠六个月，患浸润性肺结核，突然咯血。选用下列哪种药物是不恰当的
    A. 6-氨基己酸　B. 普鲁卡因
    C. 止血敏(酚磺乙胺)　D. 止血芳酸(氨甲苯酸)
    E. 血管加压素（垂体后叶素）

34. 成人结核菌素试验1:2000强阳性，此结果最可能提示
    A. 现在正患活动性肺结核
    B. 非典型分枝杆菌感染
    C. 可排除结核病
    D. 结核病已经治愈
    E. 曾有结核菌感染

35. 中毒型菌痢的发病原理目前认为最主要是
    A. 为毒力强的痢疾杆菌感染所致
    B. 与个体的反应性有关
    C. 痢疾杆菌大量繁殖引起
    D. 痢疾杆菌内毒素引起的全身毒血症症状
    E. 机体免疫功能低下

36. 菌痢肠道病变最严重的部位是
    A. 升结肠　B. 回肠下端
    C. 直肠和乙状结肠　D. 盲肠
    E. 降结肠

37. 预防细菌性痢疾的综合措施应以哪一项为重点
    A. 服用“依链”痢疾活菌苗
    B. 发现并处理带菌者
    C. 开展以三管一灭为主卫生运动
    D. 隔离患者
    E. 流行季节预防服药

38. 急性细菌性痢疾最佳用药为
    A. 痢特灵(呋喃唑酮)　B. 肠虫清(阿苯达唑)
    C. 灭滴灵(甲硝唑)　D. 红霉素
    E. 诺氟沙星

39. 诊断急性细菌性痢疾不需做下列哪项检查
    A. 大便细菌培养　B. 大便常规检查
    C. 结肠镜检查　D. 末梢血常规检查
    E. 志贺菌核酸检查

40. 病人起病时水泻，剧烈呕吐，但无腹痛及里急后痛，也不发热，大便革兰染色有革兰阴性菌，治疗后症状明显好转，但发病后一年内进食生冷食物后反复出现腹痛、腹泻，应采取下列哪项措施
    A. 分离病原菌并根据药敏结果选用有效抗生素
    B. 进行医学观察可暂不予治疗
    C. 消化道隔离直至症状消失
    D. 针对肠功能紊乱给予解痉药物
    E. 给予非甾体抗炎药保留灌肠

41. 下列观点恰当的是
    A. 细菌性痢疾于秋冬季节易发病
    B. 细菌性痢疾属急性传染病
    C. 细菌性痢疾易复发和重复感染
    D. 细菌性痢疾是由志贺杆菌引起的痢疾样变
    E. 细菌性痢疾潜伏期可达2个月

42. 对于痢疾杆菌的叙述不恰当的是
    A. 主要流行菌群为B群
    B. 在外界生存能力较差
    C. 为革兰阴性的无鞭毛杆菌
    D. 各型痢疾杆菌均可产生内毒素
    E. 属肠杆菌科志贺菌属

43. 2岁患儿，发病2天，高热，呕吐一次，稀便20余次，精神不振，晚间开始抽搐，神志不清。体检：体温39.5℃，急性病容，脉充实有力。血WBC $15.0\times10^9/L$；粪检WBC 0~2/HP，RBC 2~3/HP。哪种诊断可能性最大
    A. 中毒性细菌性痢疾　B. 钩体病脑膜脑炎型
    C. 流行性脑脊髓膜炎　D. 结核性脑膜炎
    E. 7型脑炎

44. 男性，8岁，发热腹痛1天，腹泻10次，嗜睡，抽搐2次入院。体检：T 40℃，昏迷，面色苍白，BP 9.2/6kPa（90/60mmHg），瞳孔左 > 右，光反应迟钝，呼吸不均。实验室结果：白细胞计数 $15\times10^9/L$，N 84%，L 16%。此例诊断以下列哪种疾病可能性最大
    A. 中毒型细菌性痢疾
    B. 暴发型流行性脑脊髓膜炎
    C. 暴发型伤寒
    D. 极重型流行性乙型脑炎
    E. 脑型疟疾

45. 下述哪项不属于细菌性痢疾的并发症及后遗症
    A. 关节炎　B. 肠穿孔
    C. 志贺菌败血症　D. 急性心肌炎
    E. 赖特尔综合征

46. 下列观点恰当的是
A. 慢性菌痢可分为慢性迁延型、轻型和隐匿型
B. 急性菌痢可分为普通型、轻型和隐匿型
C. 急性菌痢可分为普通型、轻型和中毒型
D. 急性菌痢可分为普通型、中毒型和隐匿型
E. 慢性菌痢可分为普通型、轻型和隐匿型

47. 霍乱弧菌为
A. 革兰染色阳性菌，呈短杆状
B. 革兰染色阴性无鞭毛杆菌
C. 革兰染色阴性有鞭毛汗菌，呈逗点状
D. 革兰染色阴性有鞭毛杆菌，呈短杆状
E. 革兰染色阳性双球菌

48. 霍乱的发病机制中，起主要作用的是
A. 神经节苷脂　B. 肠毒素
C. 侵袭力　D. 内毒素
E. cAMP

49. 霍乱的典型临床经过可分为
A. 前驱期、败血症期、恢复期
B. 泻期、脱水期、恢复期
C. 侵袭期、极期、缓解期、恢复期
D. 潜伏期、急性期、恢复期
E. 潜伏期、休克期、恢复期

50. 霍乱确诊依据是
A. 典型临床表现
B. 接触史
C. 排除食物中毒，菌痢等其他疾病
D. 脱水，血液浓缩
E. 便培养阳性

51. 霍乱可并发
A. 急性肾衰　B. 肠穿孔
C. 败血症　D. 心肌炎
E. 关节炎

52. 治疗霍乱首选为
A. 血管活性药　B. 禁食
C. 抗菌药物　D. 补液
E. 抗毒素治疗

53. 发现霍乱后应
A. 患者体温正常，症状消失后解除隔离
B. 对接触严密者检疫 5 日，留便培养并预防服药
C. 对患者隔离治疗 6 日后解除隔离
D. 患者体温正常，症状消失后 15 日解除隔离
E. 对接触者进行医学观察 23 日并预防服药

54. 霍乱的流行特征是
A. 来势猛，传播快，病例散发，普遍易感
B. 多发生于夏秋季，儿童多见
C. 周期性流行
D. 普遍易感，呈家庭聚集现象
E. 冬春季节发病较多

55. 23 岁，男性，腹泻一日，大便 6 ~ 7 次/日，为水样便，无发热及里急后重感。便常规：脓细胞 0 ~ 5/HP，便涂片染色，见 G^+ 短小弯曲杆菌。悬滴检查：见细菌活动力强，这种细菌最可能是
A. 伤寒杆菌　B. 大肠杆菌
C. 痢疾杆菌　D. 霍乱弧菌
E. 肠道弯曲杆菌

56. 病人腹泻一天，4 ~ 5 次水样便，无明显里急后重。便常规：脓细胞 0 ~ 2/HP，红细胞 1 ~ 3 个/HP。涂片染色见革兰阴性弯曲且排列成鱼群状细菌，悬滴法见运动快的细菌。最大可能诊断是
A. 霍乱　B. 细菌性痢疾
C. 阿米巴痢疾　D. 肠滴虫病
E. 急性肠炎

57. 下述哪项陈述与霍乱的发病机制不符
A. 霍乱的剧烈腹泻是霍乱毒素所致
B. 霍乱弧菌不侵入肠黏膜下层
C. 霍乱弧菌定居于小肠黏膜上
D. 霍乱弧菌可释放内、外毒素，引起肠黏膜坏死
E. 霍乱的发病机制是肠黏膜生理功能失调的结果

58. 下述哪项陈述不符合中型霍乱
A. 尿量减少　B. 腓肠肌痉挛
C. 大便水样，可见粪质　D. 皮肤干燥，缺乏弹性
E. 脉搏细速

59. 流行性出血热的主要表现是
A. 发热，咽痛，肢体疼痛
B. 发热，头痛，全身肌肉、骨骼和关节痛，淋巴结肿大
C. 高热，意识障碍，抽搐，病理反射，脑膜刺激征
D. 发热，休克，充血出血和急性肾功能衰竭
E. 贫血，感染，出血

60. 流行性出血热的热型主要为
A. 回归热　B. 间歇热和弛张热
C. 弛张热和稽留热　D. 稽留热和间歇热
E. 马鞍热

61. 流行性出血热早期休克的最主要原因是
A. 心肌损害　B. 血浆外渗
C. 病毒血症　D. 微血管痉挛
E. 电解质紊乱

62. 流行性出血热患者实验室检查可见

A. 血液高凝　B. 尿蛋白阳性
C. 贫血　D. γ-GT 明显升高
E. 代谢性碱中毒

63. 流行性出血热患者出血的原因复杂，但下列诸原因中哪一条几乎是不可能的
A. 弥散性血管内凝血
B. 血清肝素样物质增加
C. 维生素 K 缺乏
D. 血小板数目显著减少与功能损伤
E. 血管壁本身的病损

64. 流行性出血热患者出血的传播途径中下列哪一条几乎是不可能的
A. 母婴传播　B. 消化道传播
C. 体液传播　D. 呼吸道传播
E. 接触传播

65. 病人男性，33 岁，发热，腹痛，腹泻 3 天，乏力，头晕 1 天。体检：T 38℃，P 140 次/分，BP 6/4kPa (50/30mmHg)，神志清，面部潮红，腋下有多数个出血点。双肺正常，肝脾未触及。化验：Hb 160g/L，WBC 38 × 10^9/L，杆状 3%，中性 82%，淋巴 5%，异型淋巴细胞 12%，PLT 50 × 10^9/L，尿蛋白（+ ~ ++），镜检查 RBC 2 ~ 5/HP。最可能的诊断是
A. 急性细菌性痢疾　B. 传染性单核细胞增多症
C. 败血症　D. 流行性出血热
E. 流行性脑脊髓膜炎（败血症休克型）

66. 男性，19 岁，发热 3 天，头痛，全身痛，乏力。体检：T 38℃，P 120 次/分，R 361 分，BP 9.3/6.6kPa (70/48mmHg)，中心静脉压 0.44kPa，神志清，急性病容，球结膜充血，胸部有散在出血点，心肺(-)，肝肋下 1cm。实验室检查：WBC 12 × 10^9/L，中性 70%，异型淋巴细胞 10%，淋巴细胞 14%，尿蛋白（+++）。下列措施中应首先采用的是
A. 扩充血容量　B. 大剂量抗生素抗感染
C. 血管活性药升压　D. 肾上腺皮质激素
E. 肝素抗凝血治疗

67. 一出血热患者，中毒症状重，外渗症状重，曾有明显休克过程，并出现神经症状，曾无尿 3 天，多尿期继发肺部真菌感染，T 40℃，最可能属何型
A. 重型　B. 中型
C. EHF 轻型　D. 危重型
E. 垂体性昏迷型

68. 流行性出血热患者高热 40℃ 3 天，有瘀斑，突然热退。血压 6.67/5kPa（50/30mmHg），尿蛋白（+++），有膜状物，最合适的治疗
A. 扩容为主　B. 应用激素为主
C. 应用血管活性药　D. 应用大量干扰素
E. 以纠正酸中毒为主

69. 流行性出血热患者治疗中下列哪项措施应用不当
A. 发热期应用大量抗生素抗感染
B. 少尿期可应用利尿剂治疗
C. 休克期应用平衡盐溶液结合胶体溶液扩容
D. 多尿期防治继发感染
E. 恢复期定期复查，补充营养

70. 流行性出血热患者不会出现下列哪项并发症
A. 脑炎和脑膜炎　B. 消化道出血
C. ARDS　D. 颅内出血
E. 败血症

71. 某医生要比较本社区五种传染病的发病率，宜绘制
A. 直方图　B. 百分构成图
C. 条图　D. 线图
E. 统计地图

72. 男性，30 岁，1 月 20 日发病，主诉发热 3 天，伴恶心、呕吐、不思饮食、全身肌肉酸疼、头疼、腰疼。体检：重病容、颜面潮红，球结膜充血，咽充血，软腭及腋下可见出血点。心肺无异常发现，肝、脾未及，肾区叩击疼明显。最可能诊断是
A. 败血症　B. 伤寒、副伤寒
C. 流行性脑脊髓膜炎　D. 钩端螺旋体病
E. 肾综合征出血热

73. 哪组疾病患病一次可获得终生免疫
A. 猩红热、乙肝、流脑
B. 麻疹、腮腺炎、水痘
C. 蛔虫症、风疹、菌痢
D. 钩虫症、乙脑、幼儿急疹
E. 蛲虫症、水痘、甲肝

74. 哪项抗结核化疗是成功的关键
A. 营养支持疗法　B. 联合用药
C. 早期用药　D. 规律、全疗程用药
E. 足量用药

75. 导致狂犬病的主要传染源是
A. 狼　B. 猫
C. 狗　D. 患病的人
E. 以上都是

76. 抢救霍乱最紧急的措施是立即
A. 输高热量葡萄糖
B. 输入生理盐水
C. 使用血管活性药物防治休克
D. 静脉输入抗生素
E. 给予止泻药

77. 男性，50 岁，既往糖尿病史，查体体温 39℃，肛周皮肤红肿、波动感，排便时疼痛，适宜的处理是
A. 减少活动，卧床休息　B. 切开引流
C. 坐浴热敷　D. 输液抗炎
E. 口服缓泻剂，避免便秘

78. 结核病最主要的传染源是
A. 浸润性肺结核患者
B. 结核性胸膜炎
C. 原发型结核病患者
D. 急性血型播散型肺结核患者
E. 慢性纤维空洞型肺结核患者

79. 霍乱与副霍乱的常见表现为
A. 只泻不吐　B. 先吐后泻
C. 先泻后吐　D. 泻、吐同时发生
E. 只吐不泻

80. 霍乱、副霍乱的典型病例发病后，最先出现的常见症状是
A. 腹痛　B. 呕吐
C. 腹泻　D. 畏寒、发热
E. 肌肉痛性痉挛

81. 猩红热的首选抗生素为
A. 青霉素　B. 红霉素
C. 先锋霉素　D. 庆大霉素
E. 磺胺嘧啶

82. 下述哪一项不是细菌性食物中毒
A. 副溶血性食物中毒　B. 沙门菌食物中毒
C. 葡萄球菌食物中毒　D. 毒蕈中毒
E. 肉毒中毒

83. 细菌性食物中毒可应用哪种检查方法确诊
A. 腹部 X 线片　B. 细菌分离培养及菌种鉴定
C. 毒物检测　D. 碳氧血红蛋白测定
E. 内镜检查

84. 甲类传染病是指
A. 黑热病、鼠疫　B. 鼠疫、狂犬病
C. 炭疽、狂犬病　D. 鼠疫、霍乱或副霍乱
E. 霍乱或副霍乱、狂犬病

85. 传染病构成传染的最基本因素是
A. 传染途径　B. 机体免疫状态
C. 季节变化　D. 病原体
E. 年龄

86. 流行性腮腺炎的隔离时间是
A. 腮腺肿胀完全消退后 1 周
B. 腮腺肿胀完全消退后 3 天
C. 腮腺肿胀完全消退
D. 腮腺肿胀完全消退后 5 天
E. 腮腺肿胀完全消退后 2 周

87. 女性，30 岁。乏力，食欲减退，咳嗽 1 个月，低热盗汗 1 周，胸片示右肺上叶尖段片状模糊阴影伴空洞形成。体检未发现阳性体征。最不应遗忘的检查是
A. 上消化道造影　B. 痰抗酸染色检菌
C. 外周血白细胞计数　D. 痰细菌培养
E. 呼吸功能检查

88. 构成传染过程的必备因素是哪些
A. 传染源、传播途径和易感人群
B. 微生物、媒介及宿主
C. 病原体、人体和它们所处的环境
D. 寄生虫、中间宿主和终末宿主
E. 患者、污染物及外界环境

89. 结核病传染的主要途径和方式为
A. 饮用未经消毒的病牛的奶
B. 吸入患者咳嗽、打喷嚏时排出的带菌飞沫
C. 皮肤外伤
D. 泌尿生殖道外伤
E. 与排菌的结核患者共同进食

90. 肺结核的最主要诊断根据是
A. 血沉增快　B. 反复痰中带血
C. 结核菌素试验阳性　D. 胸部 X 线检查有空洞
E. 痰中找到结核菌

91. 麻疹疫苗的恰当接种程序
A. 9 个月初种，1 岁半与 7 岁加强
B. 初生初种，1 岁半与 7 岁加强
C. 9 个月初种，3 岁加强
D. 6 个月初种，7 岁加强
E. 9 个月初种，4 岁与 10 岁加强

92. 哪组疾病患病一次可获得终生免疫
A. 蛔虫症、风疹、菌痢
B. 麻疹、腮腺炎、水痘
C. 猩红热、乙肝、流脑
D. 钩虫症、乙脑、幼儿急疹
E. 蛲虫症、水痘、甲肝

93. 流行性腮腺炎的隔离时间
A. 腮腺肿胀完全消退后 5 天
B. 腮腺肿胀完全消退后 3 天
C. 腮腺肿胀完全消退
D. 腮腺肿胀完全消退后 1 周
E. 腮腺肿胀完全消退后 2 周

【A3/A4 型题】

（1～2 题共用题干）

女，19 岁，午后发热、咳嗽、乏力 2 个月入院，咳痰带血 1 周，大咯血 1 小时。病后食欲下降，体重减轻乏力。X 线胸片示：右肺上叶片状阴影，P 96 次/分，BP 12/8kPa（90/60mmHg）。

1. 最可能的诊断是
   A. 肺炎球菌肺炎　B. 肺囊肿并感染
   C. 浸润型肺结核　D. 支气管扩张并感染
   E. 肺脓肿

2. 采取下列哪种治疗措施最恰当
   A. 输血、补液
   B. 左侧卧位 + 青霉素静滴
   C. 吸氧 + 血管加压素（垂体后叶素）静滴
   D. 氨甲苯酸静滴
   E. 右侧卧位 + 血管加压素（垂体后叶素）静滴

（3～5 题共用题干）

患者，男，18 岁，发病前一日晚饭进食不新鲜食物，发病当日有频繁腹泻，水样便 10 余次，继之呕吐胃内容物，无腹痛、发热，有口渴，尿少。体检：T 36℃，P 120 次/分，BP 10/6kPa（80/50mmHg），脱水貌，精神萎靡，心、肺、腹检查未见异常，四肢微凉。大便镜检 WBC 0～2/HP，便涂片染色，见 G^+ 短小弯曲杆菌，悬滴检查：见细菌活动力强。

3. 最可能的诊断
   A. 嗜盐杆菌食物中毒　B. 沙门菌属感染
   C. 葡萄球菌食物中毒　D. 霍乱
   E. 急性细菌性痢疾（中毒型）

4. 应立即采取的治疗措施
   A. 多西环素静滴　B. 生理盐水静滴
   C. 低分子右旋糖酐静滴　D. 鲜血或血浆输入
   E. 等渗葡萄糖液静滴

5. 应根据传染病报告制度
   A. 立即上报
   B. 城镇发现后 12 小时内上报
   C. 城镇发现后 3 小时内上报
   D. 农村发现后 6 小时内上报
   E. 城镇发现后 6 小时内上报

（6～8 题共用题干）

青年女性，护士，近一周以来疲倦乏力，食欲不振，恶心，巩膜黄染，血 ALT 720U/L，追问病史两个月前工作中被污染的针头刺破手指。

6. 被污染时应采取的重要措施为
   A. 过氧乙酸泡手
   B. 局部擦碘酒消毒
   C. 肌肉注射乙型肝炎疫苗
   D. 肌肉注射乙型肝炎免疫球蛋白
   E. 肌肉注射丙种球蛋白

7. 为了明确病原学诊断，应做的检查是
   A. 甲肝抗体　B. 乙肝抗体
   C. 丙肝抗体　D. 丁肝抗体
   E. 戊肝抗体

8. 目前预防此类疾病的最佳措施是
   A. 隔离患者
   B. 积极治疗患者及带毒者
   C. 加强医院内消毒隔离及严格筛选献血员
   D. 丙种球蛋白被动免疫
   E. 密切接触者检疫与药物预防

（9～11 题共用题干）

56 岁，男性，20 余年前体检中发现 HBsAg 阳性，此后多次检测肝功能，偶有肝功异常，间断服用中药治疗。因近半个月纳差、乏力、腹胀，近几日尿量减少来院，病后伴有恶心但未呕吐，肝功能：ALT 430U/L，TBil 330μmol/L，尿胆红素（+）。尿胆原（+）

9. 为了进一步明确诊断，先选择下列各项哪一项
   A. 检查 HAV－IgM 抗体
   B. 乙肝病毒两对半
   C. 凝血酶原时间延长程度
   D. 检查血中 ALP 及 AST
   E. B 超检查肝胆情况

10. 最可能的诊断是
    A. 门脉性肝硬化　B. 慢性重症型肝炎
    C. 急性重症型肝炎　D. 亚急性重症肝炎
    E. 原发性肝癌

11. 目前治疗首选
    A. 一般及支持疗法　B. 非特异性护肝药物
    C. 抗病毒治疗　D. 试用免疫抑制剂
    E. 促进肝细胞再生

（12～14 题共用题干）

中年男性，近 10 天黄疸进行性加深，食欲减退，乏力，尿少 3 日，神志不清一天，体检：巩膜明显黄染，嗜睡，烦躁不安，牙龈出血，皮下瘀斑，扑翼样震颤阳性，肝未触及，大量腹水。周围血象：WBC 13.2×10^9/L，N 82%，血总胆红素 178.0μmol/L，ALT 72U/L，血清碱性磷酸酶 8.5 布氏单位。

12. 患者的病原学检查可能是：HBsAg、HBeAg、抗－HBc、抗－HBe、抗－HBs、HBV－DNA
    A. －－－－＋－　B. ＋＋＋－－＋
    C. －－＋－－－　D. －－＋＋＋＋
    E. －＋－±－－

13. 最可能的诊断是
A. 淤胆型肝炎　B. 慢性重症型肝炎
C. 急性重症型肝炎　D. 亚急性重症肝炎
E. 原发性肝癌

14. 对该患者治疗，下列哪项最正确
A. 利尿剂大量应用　B. 加强营养，高蛋白饮食
C. 大量放腹水　D. 静滴水解蛋白溶液
E. 肥皂水洗肠

(15～16 题共用题干)

女，25 岁，近2个月乏力、低热。WBC 7.2×10^9/L，N 55%，ESR 4.1mm/h。胸片：右上肺片状阴影，其间可见透光区。痰涂片查抗酸杆菌（+）。

15. 该患者的诊断为
A. Ⅰ型涂（+），进展期
B. Ⅱ型涂（+），进展期
C. Ⅲ型涂（+），进展期
D. Ⅲ型涂（+），稳定期
E. Ⅳ号涂（+），进展期

16. 用何种方式来判定疗效
A. 痰菌转阴　B. ESR 正常
C. 胸片病灶消失　D. 结核菌素试验阴转
E. 体温正常

(17～18 题共用题干)

19 岁，患者，咳嗽 2 个月，痰中带血丝，体温 36.7℃～37.9℃。X 线胸片示：右上肺有云雾状淡薄阴影，内有圆形透光区。

17. 对诊断最有价值的检查应选
A. 集 24 小时痰查抗酸杆菌
B. 痰涂片查抗酸杆菌
C. 痰细菌培养
D. 冷凝集试验
E. 结核菌素试验

18. 用 INH+SM+PAS 治疗一个月后，症状无明显改善，出现耳鸣、重听，血沉 45mm/h，肝功正常，应改用
A. INH+EMB+KM　B. INH+RFP+SM
C. INH+KM+PAS　D. INH+RFP+PAS
E. INH+EMB+RFP

注：INH：异烟肼，SM：链霉素，KM：卡那霉素，PAS：对氨水杨酸，RFP：利福平，EMB：乙胺丁醇。

(19～21 题共用题干)

一 4 岁儿童，因高热 10 小时，腹泻 3 次，两小时前发生抽搐，急诊来院。体温 40.3℃，呼吸 42 次/分，脉搏 144 次/分，BP 9.2/6kPa（90/60mmHg），面色苍白，四肢发凉，皮肤有“花纹”。血 WBC 18×10^9/L，N 86%，L 14%。

19. 做下列哪项检查最有助于早期诊断
A. 脑脊液检查　B. 血培养
C. 胸部放射线检查　D. 生理盐水灌肠液镜检
E. 粪便培养

20. 患者可能的诊断为
A. 结核性脑膜炎　B. 乙型脑炎
C. 钩体病脑膜脑炎型　D. 中毒性细菌性痢疾
E. 流行性脑脊髓膜炎

21. 可采取下列哪项措施
A. 大剂量青霉素静滴
B. 给予葡萄糖盐水静点
C. 静滴大量 10% 葡萄糖液
D. 用 20% 甘露醇快速静滴
E. 静脉滴注东莨菪碱或山莨菪碱（654－2）

(22～24 题共用题干)

5 岁患儿，于夏季腹泻 1 天，高热 8 小时，抽搐一次。体温 40℃，血压 9.2/6kPa（90/60mmHg），昏睡状，面色苍白，四肢紧张，腱反射亢进，皮肤花纹状，心、肺、腹未见异常。周围血 WBC 18×10^9/L，N 86%，L 14%，大便镜检 WBC 2～8/HP。

22. 应首先考虑
A. 流行性乙型脑炎　B. 中毒性菌痢
C. 腮腺炎脑炎　D. 脑型疟疾
E. 流行性脑脊髓膜炎

23. 下列哪种药物不宜应用进行病原治疗
A. 喹诺酮类　B. 磺胺类
C. 青霉素类　D. 头孢类
E. 大环内酯类

24. 考虑患者经由下列哪种传播途径患病
A. 消化道传播　B. 呼吸道传播
C. 皮肤传播　D. 体液传播
E. 泌尿道传播

(25～27 题共用题干)

患者男性，6 岁，今日开始较频腹泻，水样便，继之呕吐，但无腹痛及里急后痛，不发热，口渴，腓肠肌疼痛。查体：T 36℃，脱水，出气较凉，呼吸平稳，心肺正常，腹平软、无压痛，四肢微凉。血 WBC 20×10^9/L，便常规检查 WBC 0～2/HP，大便革兰染色有革兰阴性菌，悬滴法见运动快的细菌。

25. 最大可能诊断是
A. 伤寒　B. 阿米巴痢疾
C. 细菌性痢疾　D. 霍乱
E. 急性肠炎

26. 抢救该患者，最紧急措施是

A. 大量补液　　B. 抗生素
C. 给升压药　　D. 给止泻药
E. 给氢化可的松静点

27. 患者经治疗后脱水纠正，症状明显好转，但反见体温上升，T 38.6℃，此发热最可能因为
A. 再感染　　B. 二重感染
C. 复发　　D. 药物所致
E. 肠毒素被吸收入血循环

（28～30 题共用题干）

20 岁男性患者，2 小时前开始腹泻，为水样便，共泻 10 多次，曾呕吐 2 次，初为食物，后呈清水样，无明显腹痛。体检：T 35.7℃，R 130 次/分，BP 5.3/0kPa（40/0mmHg），神志淡漠，眼眶下陷。

28. 此例最可能的诊断是
A. 急性中毒性菌痢　　B. 阿米巴痢疾暴发型
C. 重型霍乱　　D. 嗜盐菌食物中毒
E. 病毒性胃肠炎

29. 治疗应首先考虑
A. 病原治疗　　B. 快速静脉补液
C. 纠正低钾血症　　D. 肾上腺皮质激素
E. 血管活性药物

30. 患者血钾回报为 5.5mmol/L，下列哪项不正确
A. 急性肾功能衰竭所致
B. 患者血液浓缩所致
C. 大量补液后可能出现低钾血症
D. 体内仍可能缺钾
E. 补液时应注意检测血钾

（31～33 题共用题干）

48 岁农民，男性，发热 40℃，伴头痛，腰痛，眼眶痛，全身酸痛，腹痛，少尿已有一周，近 2 日头昏，无尿。查体：面色苍白，脉细弱而快，腋下少许出血点，呈酒醉状面容，BP 9.3/6.6kPa（70/48mmHg）。尿蛋白（+++），WBC 60×10^9/L，N 80%，异型淋巴细胞 11%，单核细胞 5%，血小板 60×10^9/L。

31. 最可能的诊断
A. 流行性出血热轻型　　B. 流行性出血热中型
C. 流行性出血热重型　　D. 流行性出血热危重型
E. 流行性出血热（败血症休克型）

32. 考虑患者最可能的发病原因为
A. 患者免疫力低下
B. 患者曾接触隐性感染者
C. 患者曾接触病毒携带者
D. 患者被携带病毒的蚊虫叮咬
E. 患者进食被鼠类携带病毒的排泄物所污染的食物

33. 患者继续治疗 3 日后仍无尿伴高血容量综合征，血压 24.8/15.7kPa（186/118mmHg），可采取
A. 严格控制输液量，应用高效利尿剂，导泻，透析
B. 采用平衡盐液，降压，利尿
C. 采用葡萄糖液，降压，利尿
D. 采用利尿合剂，扩血管药，纠正酸中毒
E. 纠正酸中毒，降压，应用激素，利尿

【B 型题】

（1～2 题共用备选答案）
A. 具有免疫力　　B. 无传染性
C. 病毒无复制　　D. 注射过乙肝疫苗
E. 传染性强

1. HBsAg（+），抗 HBe－IgG（+），抗 HBe－IgM（+）说明此患者
2. HBsAg（－），抗－HBs（+），HBV－DNA（－）说明此患者

（3～4 题共用备选答案）
A. 原发型肺结核
B. 亚急性血行播散型肺结核
C. 浸润型肺结核
D. 慢性纤维空洞型肺结核
E. 结核性胸膜炎

3. 最常见的成人继发性肺结核是
4. 易导致肺气肿和肺心病的是

（5～6 题共用备选答案）
A. 肠出血　　B. 肠穿孔
C. 急性心肌炎　　D. 败血症
E. 关节炎

5. 细菌性痢疾的重要并发症是
6. 变态反应所致细菌性痢疾的并发症是

（7～8 题共用备选答案）
A. 大便为水样便　　B. 黏液脓血便
C. 不消化样大便　　D. 米泔水样便
E. 果酱样大便

下列病人的大便特点为
7. 霍乱病人
8. 阿米巴病人

（9～10 题共用备选答案）
A. 发热期　　B. 低血压休克期
C. 少尿期　　D. 多尿期
E. 恢复期

9. 脑水肿多发生在流行性出血热的哪一病期
10. 继发性休克多发生在流行性出血热的哪一病期

（11～12 题共用备选答案）
A. 人类乳头瘤病毒　　B. 痘病毒

C. 微小棒状杆菌　　D. 副黏病毒
E. 衣原体

11. 尖锐湿疣的病原体是
12. 传染性软疣的病原体是

【案例题】

案例一

患者男性，43 岁。因发热 1 个月余、加重伴咳嗽、血痰 2 周而入院。近 1 月来出现不规则发热，以下午低热为多，有盗汗；近 2 周出现高热，渐出现咳嗽，咳血痰，经规律抗菌药物治疗无效。曾为长途车司机，有冶游史。近 3 年有静脉吸毒，而后逐渐消瘦，体重下降约 10kg。入院体检：T 39.0℃，R 32 次/分，BP 100/65mmHg。无皮疹，皮肤无黄染，颈部、腋下、腹股沟可扪及多个 1cm×1cm 至 1cm×1.5cm 淋巴结。右上肺叩诊实音，右肺底可闻及湿啰音。心律齐，腹平软。

提问 1. 首先应进行哪些检查
A. 胸片　　B. 痰液培养
C. 痰找抗酸杆菌　　D. 血常规
E. HIV 特异性病原学检查　　F. 血气分析
G. 骨髓穿刺　　H. 痰找癌细胞

提问 2. 考虑可能为哪些疾病
A. 艾滋病　　B. 肺炎
C. 传染性单核细胞增多症　　D. 肺结核
E. 肺癌　　F. 食管癌

提问 3. HIV 抗体阳性，痰未找到癌细胞，痰涂片发现抗酸杆菌，考虑需进行哪些治疗
A. 异烟肼　　B. 予抗病毒治疗
C. 利福平　　D. 给予糖皮质激素治疗
E. 祛痰止咳治疗　　F. 链霉素

提问 4. 其可能感染 HIV 的途径是
A. 粪－口传播　　B. 飞沫传播
C. 性接触传播　　D. 母婴传播
E. 血液传播　　F. 皮肤接触传播

提问 5. 应进行哪些防护措施
A. 对患者的血液、分泌物、排泄物等进行消毒
B. 隔离患者
C. 杜绝不洁注射
D. 医务人员应实行标准防护
E. 加强 AIDS 的宣传教育
F. 隔离密切接触患者的人员

案例二

男性患者，65 岁。腹痛、腹泻 1 周，发热、尿少 3 天而入院。30 年被确诊为乙肝。近 1 年来自感易疲乏，体力下降，时感腹胀，消瘦。1 周前因进食不洁饮料出现腹泻、腹痛，服药后腹泻好转。近 3 天出现发热，明显腹痛、腹胀，尿黄，尿量明显减少。有轻度性格和行为异常。入院后查体：意识尚清，但烦躁多语。慢性肝病面容，巩膜轻度黄染，肝掌明显，颈部及上胸部可见蜘蛛痣数枚。心肺无明显异常；腹部膨隆，脐下有压痛，轻度反跳痛，腹水征阳性。急诊化验：WBC 10.8×10^9/L，N 0.89，电解质 K^+ 3.1mmol/L，Na^+ 134mmol/L，Cr 98mmol/L，血氨为 96μmol/L。

提问 1. 该患者的诊断包括
A. 急性腹膜炎　　B. 感染性腹泻
C. 慢性乙型肝炎　　D. 肝炎肝硬化
E. 肝性脑病　　F. 食物中毒

提问 2. 肝性脑病前驱期的主要表现为
A. 意识模糊　　B. 精神失常
C. 性格行为改变　　D. 呼吸时有肝臭
E. 腱反射亢进

提问 3. 入院后应尽快完成的检查包括
A. 肝、肾功能，凝血酶原活动度
B. 胃镜了解食管静脉情况
C. 腹腔穿刺，化验腹水性质
D. 血气分析
E. B 超了解腹部情况
F. 大便常规

提问 4. 该患者治疗成败的关键在于
A. 能否进行肝移植
B. 广谱、足量、联合抗感染的效果
C. 放腹水治疗
D. 保肝、退黄和支持治疗措施的得当
E. 人工肝支持治疗的时机
F. 利尿消肿治疗

提问 5. 治疗措施包括
A. 联合抗感染
B. 利尿，改善肾血液循环，保护肾功能
C. 保肝，退黄
D. 人工肝治疗
E. 稳定内环境，腹水浓缩回输
F. 维持水、电解质平衡

案例三

患者女性，32 岁。因纳差 3 天、发热伴咳嗽 2 天、意识模糊、烦躁半天急诊入院。妊娠 36 周。有慢性乙肝病史 10 年。体检：R 28 次/分，P 88 次/分，BP 120/75mmHg。神志恍惚；巩膜中度黄染，有肝掌，颈部可见散在分布的蜘蛛痣；右下肺闻及湿啰音，心脏听诊无明显异常；腹软。血红蛋白 90g/L，白细胞 11×10^9/L，N

0.80，血糖7.0mmol/L，尿糖（+），尿镜检（-），血气分析正常。

提问1. 可能的诊断是

A. 尿毒症　B. 肺部感染
C. 肝性脑病　D. 糖尿病酮症酸中毒
E. 高渗性非酮症糖尿病昏迷　F. 缺铁性贫血
G. 慢性乙型肝炎

提问2. 应尽快行哪些辅助检查

A. 胸片检查　B. 腹部CT
C. 腹部B超　D. 血氨测定
E. 肝功能检查　F. 电解质检查
G. 头颅CT

提问3. 实验室检查：ALT 870U/L，AST 680U/L，TBil 156.5μmol/L，抗HAV-IgG阳性，抗HAV-IgM阴性，HBsAg阳性，HBeAg阳性，抗HBc-IgM阳性，凝血酶原活动度（PTA）（小于）40%，ANA（-），血氨高。B超示：肝脏及脾脏肿大。对此患者应进行哪些处置

A. 禁食蛋白质　B. 口服乳果糖
C. 补充支链氨基酸　D. 精氨酸静滴
E. 肥皂水灌肠　F. 确诊2天后报传染病卡
G. 待病情稍稳定后尽快娩出胎儿

提问4. 患者于病情稳定后经剖宫产娩出一女婴。此婴儿HBsAg阴性。应尽快对此婴儿作哪些处理

A. 出生24小时内尽早注射乙肝免疫球蛋白（HBIG），剂量应≤100IU
B. 出生12小时内尽早注射乙肝免疫球蛋白（HBIG），剂量应≥100IU
C. 出生24小时内免费接种重组乙肝疫苗10μg，需缴纳注射费
D. 出生24小时内免费接种重组乙肝疫苗10μg，不需缴纳注射费
E. 间隔1和6个月分别接种第2和第3针乙肝疫苗
F. 绝对禁止母乳喂养
G. 禁止母亲接触婴儿

提问5. 患者的丈夫经检验乙肝五项：抗-HBs阳性，余阴性，则其可能为

A. 乙肝恢复期　B. HBV既往感染
C. 乙肝疫苗接种后　D. HBV复制期
E. HBV感染早期　F. HBV复制减少期
G. HBV患者

提问6. 患者的母亲为“慢性病毒性肝炎”，但分型不详。如果化验检查可能出现的结果为

A. 抗HAV-IgG阳性，抗HAV-IgM阴性
B. 抗HEV-IgG阳性，抗HEV-IgM阳性
C. HEV-IgG阳性，抗HEV-IgM阴性
D. HBsAg阳性，HBeAg阳性
E. HBsAg阳性，抗HBc-IgM阳性，抗-HBe阳性
F. 抗-HCV阳性
G. 抗-HDV阳性

案例四

某医院护士，23岁。因发热伴咽痛、轻微干咳2天就诊。发病时间是传染性非典型肺炎（SARS）流行期间。查体：T 39.5℃，R 27次/分，BP 110/65mmHg，P 87次/分，无皮疹，皮肤无黄染，双肺呼吸音粗，未闻及啰音，余未见异常，心律齐。

提问1. 首先要为该患者进行哪些检查

A. 咽拭子培养　B. 血常规
C. 心电图　D. 心肌酶、肝肾功能
E. 血气分析　F. 胸部X线照片

提问2. 应进行哪些处置

A. 按医学观察病例处理
B. 2小时内进行网络直报
C. 暂不用网络直报
D. 6小时内对患者居所采取消毒措施
E. 12小时内对患者居所采取消毒措施
F. 隔1~2天复查胸片

提问3. 应进行哪些防控措施

A. 对患者住过的房间应及时进行空气消毒和物体表面的消毒
B. 对患者住过的楼层走道的墙壁、地面和所有公共电梯、楼梯用有效氯为1000~2000mg/L的含氯消毒剂擦拭
C. 对患者使用过的会议室、娱乐室及大厅、走道等场所应尽可能长时间地开窗通风换气。必要时可用过氧乙酸进行空气和物体表面消毒
D. 对可能受污染的床上用品、毛巾可用有效氯为250~500mg/L的含氯消毒剂溶液浸泡30分钟
E. 对家具、日常用品等物体的表面可用有效氯为1000~2000mg/L的含氯消毒剂溶液擦拭消毒
F. 对患者穿过的衣服全部焚烧处理

提问4. 对患者所在医院的职工应进行哪些健康教育

A. 养成良好的个人卫生习惯，勤洗手，提高个人卫生素质
B. 搞好环境、室内卫生，特别是保持良好的通风
C. 经常到户外活动，呼吸新鲜空气，增强体质
D. 应重视个人防护，预防上呼吸道感染，少到人群聚集场所
E. 注意手的清洁和消毒
F. 注意平衡膳食

案例五

患者女性，30岁。因低热、乏力、盗汗、干咳两月前来就诊。X线胸片检查示：右肺片状阴影伴空洞。痰涂片可找到抗酸杆菌。

提问1．下列哪些是肺结核的常见症状

A．午后低热　　B．胸痛
C．咯血　　D．大量脓臭痰
E．消瘦　　F．咳嗽2~3周以上
G．盗汗　　H．食欲减退

提问2．该病例应诊断为哪种类型的肺结核

A．Ⅰ型肺结核　　B．Ⅱ型肺结核
C．Ⅲ型肺结核　　D．Ⅳ型肺结核
E．Ⅴ型肺结核　　F．其他类型
G．成人肺结核　　H．晚期肺结核

提问3．初治最佳短程化疗方案是

A．2HSR　　B．3HSR/9HR
C．2HRS/4HR　　D．2HRZ/4HR
E．2HRSE/4HRE　　F．2HRZS/4HRE
G．2HRSE/7HRE　　H．2HRZE/7HRE

提问4．治疗2个月后查肝功：ALT 340U/L，AST 200U/L、TBil 83.5μmol/L，肝炎分型检查均为阴性。应考虑为

A．乙型肝炎　　B．酒精性肝炎
C．丙型肝炎　　D．药物性肝损害
E．急性黄疸型肝炎　　F．丁型肝炎
G．甲型肝炎　　H．慢性肝炎

提问5．患者家中还有一4岁女儿。对其应采取下列哪些处理措施

A．结核菌素试验
B．血常规
C．胸部CT
D．血沉
E．痰普通培养
F．口服INH预防结核病
G．暂时避免与其母亲密切接触
H．摄胸片

案例六

男孩，8岁。午餐与祖父在街边进食海鲜饭。晚上两人先后出现呕吐腹泻，大便初为黄色稀水便，量多，进而变为水样便、米泔样便。无里急后重。近5小时无尿。体检：T 36.7℃，P 125次/分，BP 70/50mmHg，R 26次/分，嗜睡，脉搏细速，皮肤干燥，双肺未闻及啰音，心律齐，腹平软，肝脾未触及。

提问1．患者入院应首先进行哪些检查

A．大便常规　　B．血常规
C．大便弧菌培养　　D．大便找寄生虫（卵）
E．化验电解质　　F．尿常规

提问2．大便找到霍乱弧菌，此时应进行哪些处理

A．隔离至症状消失6日后，大便连续培养，每日1次，连续2次阴性
B．对患者的排泄物、呕吐物用干漂白粉按排泄量的1/5比例进行消毒
C．补充液体和电解质
D．对密切接触者应进行医学观察
E．可用SMZ－TMP治疗
F．不用隔离，对症处理

提问3．消毒染有霍乱弧菌的衣物、食具可用下列哪些方法

A．0.5%过氧乙酸　　B．煮沸
C．0.5%的漂白粉　　D．1%的漂白粉
E．3%的漂白粉　　F．2%的漂白粉

提问4．霍乱最典型的临床表现包括

A．畏寒发热　　B．腹泻
C．剧烈无痛性呕吐　　D．呕吐物呈水样
E．腹痛　　F．里急后重感

提问5．其临床分期应是

A．泻吐期　　B．脱水虚脱期
C．少尿期　　D．多尿期
E．恢复期　　F．休克期

提问6．需要与哪些疾病相鉴别

A．食物中毒性胃肠炎　　B．急性细菌性痢疾
C．大肠杆菌性肠炎　　D．病毒性肠炎
E．伤寒　　F．阿米巴痢疾

案例七

男性患者，38岁。因发热、咽痛、头痛，伴腰痛、眼眶痛4天入院。体温在39℃~39.8℃之间波动。入院体检：T 39.5℃，R 30次/分，P 110次/分，BP 80/45mmHg；面部潮红，颈部、上胸部皮肤潮红，球结膜水肿，软腭有出血点，腋下和胸背部、腹股沟皮肤见出血点、瘀点；双肺未闻及啰音，心律齐；腹平软；双肾区轻叩击痛；肝脾未触及。

提问1．首要的处理是

A．尿培养
B．请相关科室会诊明确诊断
C．骨穿检查排除血液系统疾病
D．大便培养
E．静脉穿刺、补液、纠正休克
F．退热

提问2. 需做哪些必要的检查

A. 化验血常规、血型　　B. 肾功能

C. 检查尿常规、大便常规　　D. 电解质

E. 血气分析　　F. 凝血常规

提问3. 需要考虑以下哪几种病的可能

A. 霍乱　　B. 急性上呼吸道感染

C. 急性肾炎　　D. 肾综合征出血热

E. 钩端螺旋体病　　F. 伤寒

提问4. 最可能的诊断为

A. 霍乱　　B. 急性上呼吸道感染

C. 急性肾炎　　D. 肾综合征出血热

E. 钩端螺旋体病　　F. 伤寒

提问5. 属于肾综合征出血热的哪一阶段

A. 发热期　　B. 低血压休克期

C. 少尿期　　D. 多尿期

E. 恢复期　　F. 无尿期

提问6. 治疗原则

A. 抗病毒治疗，如利巴韦林　　B. 补充血容量

C. 稳定内环境　　D. 改善微循环

E. 利尿　　F. 纠正酸中毒

案例八

男性，30岁。有静脉吸毒史5年，近3个月余发现颈部腹股沟多个肿物，近1周高热、咳嗽、咯血痰，有盗汗。近年来渐出现消瘦，体重下降明显。查体：T 39.2℃，R28次/分，BP 100/65mmHg，无皮疹，皮肤无黄染，全身浅表淋巴结可扪及多个1cm×1cm至1cm×1.5cm淋巴结肿大，右上肺叩诊实音，双肺底可闻及湿啰音。实验室检查：白细胞5×10^9/L，N 70%，L 30%，CIM值低，CD14/CD8比例倒置。

提问1. 首先需考虑哪种疾病可能

A. 艾滋病　　B. 淋巴结炎

C. 传染性单核细胞增多症　　D. 淋巴结结核

E. 以上疾病均有可能

提问2. 除了下列哪项检查外，可对诊断有帮助

A. X线胸片　　B. 痰液培养

C. 痰找抗酸杆菌　　D. 骨髓穿刺

E. HIV特异性病原学检查

提问3. 下列治疗措施哪项不正确

A. 治疗肺部感染　　B. 予抗病毒治疗

C. 综合治疗　　D. 给予糖皮质激素治疗

E. 祛痰止咳治疗

案例九

男性，40岁，曾为长途车司机，有冶游史。近3年有静脉吸毒，因发热1月余、加重伴咳嗽、咳血痰2周收治。近年渐出现消瘦，体重下降10kg；近1个月余出现不规则发热，以下午低热为多，有盗汗；近2周出现高热，渐出现咳嗽，咳血痰，经规律抗菌药物治疗无效。查体：T 39.0℃，R 32次/分，BP 100/65mmHg，无皮疹，皮肤无黄染，颈部、腋下、腹股沟可扪及多个1cm×1cm至1cm×1.5cm淋巴结，右上肺叩诊实音，右肺底可闻及湿啰音，心律齐，腹平软。

提问1. 首先应进行哪些检查

A. 胸片　　B. 痰液培养

C. 痰找抗酸杆菌　　D. 血常规

E. HIV特异性病原学检查　　F. 血气分析

G. 骨髓穿刺　　H. 痰找癌细胞

提问2. 需考虑哪几种病的可能

A. 艾滋病　　B. 肺炎

C. 传染性单核细胞增多症　　D. 肺结核

E. 肺癌　　F. 食管癌

提问3. HIV抗体阳性，痰未找到癌细胞，痰涂片发现抗酸杆菌，考虑需进行哪些治疗

A. 异烟肼　　B. 予抗病毒治疗

C. 利福平　　D. 给予糖皮质激素治疗

E. 祛痰止咳治疗　　F. 链霉素

提问4. 其可能感染HIV的途径是

A. 粪－口传播　　B. 飞沫传播

C. 性接触传播　　D. 母婴传播

E. 血液传播　　F. 皮肤接触传播

提问5. 应进行哪些防护措施

A. 对患者的血液、分泌物、排泄物等进行消毒

B. 隔离患者

C. 杜绝不洁注射

D. 医务人员应实行标准防护

E. 加强AIDS的宣传教育

F. 隔离密切接触患者的人员

案例十

患者男，25岁。因头痛、低热而口服“泰诺感冒片”好转，在第4天四肢突然出现水肿性红斑，发展迅速波及全身，部分皮损表面出现水疱、糜烂，疼痛。既往无同样病史。体检：T 38℃，颜面、躯干、四肢广泛豌豆至蚕豆大小，圆形或椭圆形水肿性红斑、中心呈紫色，部分中央有水疱、糜烂，尼氏征（－），口腔黏膜糜烂。

提问1. 此病人的诊断是

A. 天疱疮　　B. 大疱性类天疱疮

C. 多形红斑型药疹　　D. 丘疹性荨麻疹

E. 固定型药疹

提问 2. 关于药疹处理的原则是

A. 停用致敏药“泰诺感冒片”

B. 皮质类固醇激素抗过敏治疗

C. 加强皮肤黏膜护理

D. 口服红霉素预防继发感染

E. 对症处理，可予“百服宁片”

提问 3. 该患者皮肤黏膜损害如何处理

A. 糜烂渗出损害外用红霉素软膏

B. 糜烂、表面有少许渗出给予 3% 硼酸溶液湿敷

C. 红斑无渗出外用氧化锌油剂

D. 大疱性皮损可剪除疱壁

E. 无渗出、糜烂皮肤损害可外涂炉甘石洗剂

案例十一

某男性，25 岁，尿道口轻度尿痛、有少量分泌物流出 2 天来诊。发病前 7 天曾有冶游史。查体：尿道口稍红，可见少量无色稀薄分泌物，余皮肤黏膜未见异常。

提问 1. 根据临床表现考虑为

A. 衣原体性尿道炎　　B. 淋菌性尿道炎

C. 支原体性尿道炎　　D. 念珠菌性尿道炎

E. 滴虫性尿道炎

提问 2. 为明确诊断，应做以下哪几项检查

A. 血常规

B. 衣原体检测

C. 尿道分泌物支原体培养

D. 尿道分泌物淋球菌培养

E. 尿道分泌物涂片检查

提问 3. 尿道分泌物衣原体检测阳性，尿道分泌物涂片革兰阴性双球菌（-），每高倍镜下白细胞 >5 个。其余检查未见异常。患者诊断为

A. 衣原体性尿道炎　　B. 淋菌性尿道炎

C. 滴虫性尿道炎　　D. 衣原体感染

E. 支原体性尿道炎

提问 4. 患者应选用下列哪种治疗方案

A. 阿莫西林胶囊，250mg 4 次/日，共 10 天

B. 米诺环素胶囊，100mg 3 次/日，共 10 天

C. 头孢氨苄胶囊，250mg 4 次/日，共 7 天

D. 甲硝唑片，400mg 3 次/日，共 7 天

E. 多西环素片，100mg 2 次/日，共 7 天

提问 5. 患者同时做血清学检查，RPR（-），TPPA（-），HIV（-），根据患者的临床表现和实验室检查，下面哪几种说法正确

A. 可以排除梅毒　　B. 可以排除艾滋病

C. 不可以排除梅毒　　D. 不可以排除尖锐湿疣

E. 不能排除艾滋病

案例十二

某男，42 岁。个体户，全身发红疹伴瘙痒 2 周。曾用抗组胺药治疗无效。平素体健。专科检查：躯干四肢多发红色丘疹，表面无鳞屑。掌跖部有类似皮疹。肛周皮肤见数颗红褐色丘疹或结节样赘生物，直径约 0.5 ~ 1.0cm，表面湿润。

提问 1. 此病人可疑诊断为

A. 糠疹　　B. 疥疮

C. 扁平湿疣　　D. 尖锐湿疣

E. 毛囊性梅毒疹

提问 2. 当血清学检查 TPHA 反应阳性时，下面治疗哪项是错误的

A. 注射青霉素

B. 青霉素过敏者改用红霉素或多西环素

C. 青霉素耐药者改用红霉素或多西环素

D. 用糖皮质激素

E. 炉甘石洗剂止痒

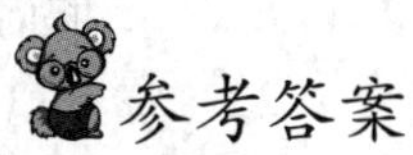

参考答案

【A1/A2 型题】

1. B　2. E　3. B　4. B　5. E　6. B　7. D　8. D
9. C　10. B　11. D　12. B　13. E　14. B　15. A　16. E
17. B　18. D　19. C　20. C　21. E　22. A　23. C　24. D
25. B　26. C　27. B　28. A　29. C　30. E　31. B　32. B
33. E　34. A　35. D　36. C　37. C　38. E　39. C　40. A
41. C　42. B　43. A　44. E　45. B　46. C　47. C　48. D
49. B　50. E　51. A　52. D　53. B　54. A　55. D　56. A
57. D　58. C　59. D　60. C　61. B　62. B　63. C　64. C
65. D　66. A　67. D　68. A　69. A　70. E　71. C　72. E
73. B　74. D　75. E　76. B　77. B　78. A　79. C　80. C
81. A　82. D　83. B　84. D　85. D　86. B　87. B　88. A
89. B　90. E　91. A　92. B　93. B

【A3/A4 型题】

1. C　2. E　3. D　4. B　5. E　6. D　7. C　8. C
9. E　10. A　11. B　12. B　13. C　14. D　15. C　16. A
17. A　18. E　19. E　20. D　21. B　22. B　23. A　24. A
25. D　26. A　27. E　28. C　29. B　30. A　31. D　32. E
33. A

【B 型题】

1. E　2. A　3. C　4. D　5. D　6. E　7. D　8. E
9. B　10. D　11. A　12. B

【案例题】

案例一

提问 1 答案：ABCDEFH　　提问 2 答案：ABDE

提问3答案：ABCEF
提问4答案：CE
提问5答案：ABCDE

案例二

提问1答案：ABCDE
提问2答案：C
提问3答案：ACDE
提问4答案：B
提问5答案：ABCDF

案例三

提问1答案：BCG
提问2答案：ACDEF
提问3答案：ABCDG
提问4答案：BDE
提问5答案：ABC
提问6答案：DEFG

案例四

提问1答案：BF
提问2答案：BDF
提问3答案：ABCDE
提问4答案：ABCDE

案例五

提问1答案：ABCEFGH
提问2答案：C
提问3答案：F
提问4答案：D
提问5答案：AG

案例六

提问1答案：ABCE
提问2答案：ABCDE
提问3答案：ABE
提问4答案：BCD
提问5答案：ABE
提问6答案：ABCDF

案例七

提问1答案：E
提问2答案：ABCDEF
提问3答案：BCDEF
提问4答案：D
提问5答案：AB
提问6答案：ABDF

案例八

提问1答案：A
提问2答案：D
提问3答案：D

案例九

提问1答案：ABCDEFH
提问2答案：ABDE
提问3答案：ABCEF
提问4答案：CE
提问5答案：ABCDE

案例十

提问1答案：C
提问2答案：ABCD
提问3答案：E

案例十一

提问1答案：ABC
提问2答案：BCDE
提问3答案：A
提问4答案：E
提问5答案：CDE

案例十二

提问1答案：CE
提问2答案：DE

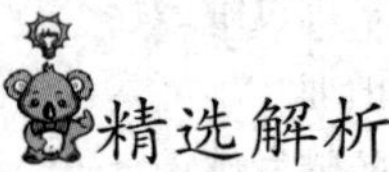

精选解析

【A1/A2型题】

71. 条图是用于相互独立的指标大小的比较的图形，发病率即是此类指标之一，直方图用于说明数据的频数分布；百分构成图用于构成比指标；线图用于连续性资料；统计地图用于说明某指标在不同地域的差别。

72. 肾综合征出血热主要临床特点为发热、出血、蛋白尿、三痛（头痛、腰痛、眼眶痛）、三红（颜面、颈部、上胸部潮红）。败血症多有感染灶，虽有发热但没有出血热的典型症状。伤寒的特点为持续发热、皮疹、肝脾肿大、特异性的实验室检查。流行性脑脊髓膜炎的临床特点为流行季节为冬春季、突然高热、剧烈头痛、喷射性呕吐，皮肤、黏膜出血点或瘀斑，脑膜刺激征阳性等。钩端螺旋体病有流行病学资料，早期有“三症状”（寒热、全身酸痛、身软）和“三体征”（眼红、腿痛、淋巴结肿大），血痰和中期出现的明显内脏器官损伤表现。

【案例题】

案例一

提问1解析：患者有不洁性交史兼有静脉吸毒者属于HIV感染高危人群，有发热、淋巴结肿大、消瘦，需考虑艾滋病可能，需进行HIV特异性病原学检查；咳嗽、咯血丝痰、右上肺叩诊实音，双肺底可闻及湿啰音，可知有肺部感染症状，故需进行血常规、胸片、痰液培养、痰找抗酸杆菌、血气分析等检查。

提问2解析：患者有不洁性交史兼见静脉吸毒者属HIV感染高危人群，有发热、淋巴结肿大、消瘦，需考虑艾滋病可能，需进行HIV特异性病原学检查。咳嗽、咯血丝痰、右上肺叩诊实音，双肺底可闻及湿啰音，可知有肺部感染症状，需考虑合并肺炎、肺结核、肺癌的可能。

提问3解析：诊断为艾滋病合并肺结核。给予糖皮质激素治疗不恰当。

提问4解析：患者有不洁性交史、静脉吸毒，故可能为性接触传播，亦可能为血液传播。

提问5解析：预防艾滋病应控制传染源：对HIV/AIDS感染者和患者的血液、分泌物、排泄物等进行消毒。适当隔离进展期患者。切断传播途径：严禁吸毒，杜绝不洁注射。严格血及血制品管理。加强AIDS的宣传教育，提倡并鼓励使用安全套。切断母婴传播。控制医源性感染。保护易感人群：对高危人群要定期进行HIV

感染检测，医务人员实施有创性操作或手术要常规筛查HIV抗体。

案例二

提问1该患者的诊断包括55岁男性患者，有乙肝病史25年，明显肝掌，可见蜘蛛痣，腹胀，考虑有肝硬化的可能；患者有轻度性格和行为异常，烦躁多语，考虑肝性脑病；1周前因进食不洁饮料出现腹泻、腹痛，考虑为感染性腹泻；随后出现发热、腹痛、腹部有反跳痛，应考虑有急性腹膜炎。

提问2解析：肝性脑病根据意识障碍程度、神经系统表现和脑电图改变可分为前驱期、昏迷前期、昏睡期和昏迷期。前驱期的主要特征是轻度性格改变和行为失常。

提问3解析：胃镜检查了解食管静脉情况可暂缓做。

提问4解析：控制了感染病情才能好转，故治疗成败的关键在于广谱、足量、联合抗感染的效果。

提问5解析：现考虑有急性腹膜炎，不宜腹水浓缩回输。

案例三

提问1解析：有慢性乙肝病史10年，巩膜中度黄染，有肝掌，颈部可见散在分布的蜘蛛痣，考虑肝脏疾病；右下肺有湿啰音考虑肺部感染；意识模糊、烦躁不安，血气分析正常可排除因肺病缺氧引起的神经症状，考虑为肝性脑病的可能性大。

提问2解析：暂无指征进行头颅及腹部CT检查。

提问3解析：患者为既往感染甲肝，且妊娠合并乙型肝炎，重症肝炎，血氨高，不宜用肥皂水灌肠；乙型肝炎应于确诊后24小时报传染病卡。

提问4解析：HBsAg阳性母亲的新生儿应在出生24小时内尽早注射乙肝免疫球蛋白（HBIG），最好在出生后12小时内，剂量应≥100IU，同时在不同部位接种重组乙肝疫苗10μg；也可于出生12小时内先注射1针HBIG，1个月后再注射第2针HBIG，并同时在不同部位接种第1针重组乙肝疫苗10μg，间隔1和6个月分别接种第2和第3针乙肝疫苗。新生儿在出生12小时内注射HBIG和乙肝疫苗后，可接受HBsAg阳性母亲的哺乳。乙肝疫苗自2002年起正式纳入计划免疫，对所有新生儿免费接种，但需缴纳注射费；自2005年6月1日起改为全部免费。

提问5解析：抗-HBs阳性可能为乙肝恢复期、HBV既往感染、乙肝疫苗接种后。

提问6解析：丙肝、乙肝、丁肝可发展为慢性肝炎。HBsAg阳性，HBeAg阳性和HBsAg阳性，抗HBc-IgM阳性，抗-HBe阳性为感染乙肝标记，抗-HCV阳性为感染丙肝标记。丁肝为条件致病菌，抗-HDV阳性为感染丁肝标记。

案例四

提问1解析：在传染性非典型肺炎（SARS）流行期间，患者为医务人员，属SARS高危人群，有上呼吸道感染症状。应首先为患者进行血常规和胸部X线照片检查。提示：当日血常规：WBC 4×10^9/L，N：0.55，L：0.45。X线胸片检查：双肺纹理增粗，余未见异常。

提问2解析：在传染性非典型肺炎（SARS）流行期间，患者为医务人员，属SARS高危人群，有上呼吸道感染症状，应属SARS疑似病例，故应2小时内进行网络直报，6小时内对患者居所采取消毒措施，隔1~2天复查胸片。

提问3解析：接到非典型肺炎疫情报告后，城镇6小时内，农村应在12小时内采取消毒措施，对疫点（包括患者住所、工作场所等）进行消毒处理。患者住所及公共场所的消毒方法如下：①对患者住过的房间应及时进行空气消毒和物体表面的消毒。可用15%过氧乙酸7ml（1g/m^3）熏蒸2小时，或用2%过氧乙酸按8ml/m^{3}气溶胶喷雾消毒1小时。消毒结束后进行通风换气。②对患者住过的楼层走道的墙壁、地面和所有公共电梯、楼梯用有效氯为1000~2000mg/L含氯消毒剂溶液按100ml/m^{3}喷雾2遍，作用30分钟后对易腐蚀、褪色的部位可用清水清洗或擦拭。③对患者曾进入过的会议室、娱乐室及太厅、走道等场所应尽可能长时间地开窗通风换气。必要时可用过氧乙酸进行空气和物体表面消毒（方法同房间消毒）。④对可能受污染的床上用品、毛巾可用有效氯为250~500mg/L的含氯消毒剂溶液浸泡30分钟。⑤对家具、日常用品等物体的表面可用有效氯为1000~2000mg/L的含氯消毒剂溶液擦拭消毒，30分钟后用清水清洗或擦拭。

提问4解析：健康指导包括：①养成良好的个人卫生习惯，勤洗手，提高个人卫生素质。②搞好环境、室内卫生，特别是保持良好的通风。经常到户外活动，呼吸新鲜空气，增强体质。③注意防寒保暖，预防流感，高危人群接种流感疫苗。④有基础病者冬春季节应重视个人防护，预防上呼吸道感染，少到人群聚集场所。⑤与呼吸道传染病人接触戴口罩，注意手的清洁和消毒。⑥避免接触可疑的动物、禽鸟类。

案例五

提问1解析：肺结核常见临床表现：咳嗽2~3周以上，可伴有胸痛、午后低热、咯血、消瘦、盗汗、食欲减退等。而大量脓臭痰见于支气管扩张。故答案为：A、

B、C、E、F、G、H。

提问2解析：肺结核临床分型：Ⅰ型原发性肺结核；Ⅱ型血行播散性肺结核；Ⅲ型继发性肺结核；Ⅳ型结核性胸膜炎；Ⅴ型肺外结核。该患者符合Ⅲ型继发性肺结核表现，故选C。

提问3解析：初治方案：强化期2个月/巩固期4个月。初治最佳短程化疗方案仅答案F符合。

提问4解析：患者用药治疗后出现肝功能损害，故选D。

提问5解析：开放性肺结核患者家族中有结核菌素试验阳性，且与患者密切接触者应口服INH预防结核病，故对其女儿先进行结核菌素试验；尽快与患者隔离，避免密切接触。

案例六

提问1解析：有进食海产品史，有腹泻、呕吐，腹泻次数多，大便初为黄色稀水便，量多，进而变为水样便，无黏液脓血便，无发热，无腹痛，无里急后重，有脱水表现，考虑为霍乱。应首先进行大便常规、血常规、大便弧菌培养、化验电解质等检查。

提问2解析：确诊霍乱，隔离至症状消失6日后，大便连续培养，每日1次，连续2次阴性。对患者的排泄物、呕吐物用干漂白粉按排泄量的1/5比例进行消毒。补充液体和电解质。对密切接触者应进行医学观察均是要做的。抗菌药物治疗作为液体疗法的辅助治疗，能减少腹泻量和缩短排菌期，常用的有诺氟沙星、多西环素、SMZ－TMP等。由于患者为儿童，故尽量不用诺氟沙星，以免影响骨骼生长。

提问3解析：霍乱弧菌对热、干燥、直射日光、酸及一般消毒剂均敏感，可用0.5%过氧乙酸消毒，漂白粉的浓度应为3%以上。

提问4解析：典型病例突起剧烈腹泻，继而呕吐；腹泻为无痛性，亦无里急后重。每日大便可自数次至十数次，甚至频频不可计数。大便初为黄色稀水便，量多，进而变为水样便或米泔水样便。呕吐为喷射状，次数不多，也渐成米泔水样。一般无发热。

提问5解析：霍乱临床分期应是泻吐期、脱水虚脱期和恢复期。

案例七

提问1解析：患者入院时有低血压等休克表现，故首要静脉穿刺、补液、纠正休克。

提问2解析：有发热、咽痛、头痛、腰痛、眼眶痛，考虑感染性疾病，需行血、尿、大便常规检查；有低血压等休克表现，应行血气分析、电解质检查；有出血点出血倾向，应行凝血常规等检查；有“三痛”“三红”症状，考虑肾综合征出血热，该病有肾损害，故行肾功能检查。

提问3解析：有高热、咽痛、头痛、腰痛，考虑感染性疾病，如急性上呼吸道感染、急性肾炎、钩端螺旋体病、伤寒等的可能；有“三痛”“三红”症状，考虑肾综合征出血热的可能。

提问4解析：有发热、出血和肾脏损害三大主要特征，有全身中毒症状（三痛：头痛、腰痛、眼眶痛），毛细血管损害（三红：颜面、颈、上胸部潮红），肾损害（蛋白尿），有典型发热期特征，符合肾综合征出血热的临床表现。

提问5解析：根据临床表现，患者属于肾综合征出血热的发热期与低血压休克期重叠。

提问6解析：患者发热期与低血压休克期重叠，发热期治疗原则是控制感染、减轻外渗、改善中毒症状和预防DIC；低血压休克期要积极补充血容量、纠正酸中毒和改善微循环障碍。

案例八

提问3解析：有吸毒史属HIV感染高危人群，高热、淋巴结肿大、消瘦，需考虑艾滋病可能，需进行HIV特异性病原学检查；咳嗽、咯血丝痰、右上肺叩诊实音，双肺底闻及湿啰音提示有肺部感染症状，故需进行胸片、痰液培养、痰找抗酸杆菌检查，故第二问答案为D。骨髓穿刺为暂不需要的检查。因考虑为艾滋病，给予糖皮质激素治疗不恰当。

案例九

提问1解析：患者有不洁性交史兼有静脉吸毒者属于HIV感染高危人群，有发热、淋巴结肿大、消瘦，需考虑艾滋病可能，需进行HIV特异性病原学检查；咳嗽、咯血丝痰、右上肺叩诊实音，双肺底可闻及湿啰音，可知有肺部感染症状，故需进行血常规、胸片、痰液培养、痰找抗酸杆菌、血气分析等检查。

提问2解析：患者有不洁性交史兼见静脉吸毒者属HIV感染高危人群，有发热、淋巴结肿大、消瘦，需考虑艾滋病可能，需进行HIV特异性病原学检查。咳嗽、咯血丝痰、右上肺叩诊实音，双肺底可闻及湿啰音，可知有肺部感染症状，需考虑合并肺炎、肺结核、肺癌的可能。

提问3解析：诊断为艾滋病合并肺结核，给予糖皮质激素治疗不恰当。

提问4解析：患者有不洁性交史、静脉吸毒，故可能为性接触传播，亦可能为血液传播。

提问5解析：预防艾滋病应控制传染源：对HIV/

AIDS感染者和患者的血液、分泌物、排泄物等进行消毒。适当隔离进展期患者。切断传播途径：严禁吸毒，杜绝不洁注射。严格血及血制品管理。加强AIDS的宣传教育，提倡并鼓励使用安全套。切断母婴传播。控制医源性感染。保护易感人群：对高危人群要定期进行HIV感染检测，医务人员实施有创性操作或手术要常规筛查HIV抗体。

案例十

提问1解析：根据患者发病前服用解热镇痛药史，有一定潜伏期，以及其临床表现，考虑为药疹，排除A、B、D；固定型药疹初次发作一般为限局性圆形或类圆形红斑，严重者可形成水疱，以皮肤黏膜交界处多见，少数病例四肢可见，但数目不多可排除。依据"虹膜现象"，泛发对称，符合多形红斑型药疹，故选C。

提问2解析：药疹治疗原则首先停用致敏药物，皮质类固醇激素抗过敏起效快、作用强，部分皮损糜烂，有可能继发感染，应使用抗生素，红霉素过敏发生率极低，可选用，皮肤黏膜损害通过有效护理对早日康复十分重要，故A、B、C、D选项均正确。泰诺感冒片与百服宁片均含有同一化学成分"对乙酰氨基酚"，故不宜选用E。

提问3解析：根据急性、亚急性、慢性皮炎的外用药物治疗原则，应选E。

案例十一

提问1解析：根据临床表现考虑为尿道炎，因念珠菌、滴虫感染多伴有龟头包皮黏膜损害，尿道症状以瘙痒为主，故可除外D、E，而选择A、B、C。

提问2解析：根据患者病史和临床表现，做尿道分泌物涂片既可了解尿道是否有炎症，又可初步排除淋球菌感染，进一步排除淋菌感染可做培养，衣原体、支原体是非淋菌性尿道炎的常见致病菌，故B、C、D、E均正确。而血常规对该病诊断帮助不大，故不选择A。

提问3解析：患者尿道分泌物衣原体检测阳性，尿道分泌物涂片每高倍镜下白细胞>5个，且淋球菌涂片、培养均（-），符合衣原体性尿道炎诊断；衣原体感染是指衣原体检测阳性，但尿道无炎症，故不宜选D，其余诊断均不正确，故选A。

提问4解析：衣原体对阿莫西林、头孢氨苄、甲硝唑不敏感，故除外A、C、D；米诺环素可选用，但每天用量应是100mg bid，不应是tid，过量易引起不良反应，故除外B，多西环素可治疗衣原体，且用量、疗程正确，故选E。

提问5解析：患者从感染到就诊仅9天，梅毒血清学、抗HIV检测阴性不能排除感染可能（在窗口期检测阴性）；同样尖锐湿疣潜伏期为1~8个月，平均3个月，不能除外，故选C、D、E。

案例十二

提问1解析：患者可能是二期梅毒。

提问2解析：TPHA试验又称梅毒螺旋体血凝试验，是直接检测梅毒螺旋体抗体的试验。针对梅毒螺旋体的抗生素首选青霉素，当青霉素过敏或耐药时，可选择的抗生素还有红霉素或多西环素。

第三十三章　外科疾病

【A1/A2型题】

1. 压力性尿失禁常见于
   A. 膀胱结石　B. 直肠癌术后
   C. 前列腺增生术后　D. 多次分娩后的妇女
   E. 急性膀胱炎

2. 前列腺癌根治术后出现排尿不能控制，半年后仍未恢复，首先考虑为
   A. 真性尿失禁　B. 急迫性尿失禁
   C. 压力性尿失禁　D. 充盈性尿失禁
   E. 以上都不是

3. 多次分娩女性患者易发生
   A. 充盈性尿失禁　B. 压力性尿失禁
   C. 急迫性尿失禁　D. 真性尿失禁
   E. 以上都不是

4. 病人前列腺增生慢性尿潴留，尿液自行溢出，考虑为：
   A. 充盈性尿失禁　B. 压力性尿失禁
   C. 急迫性尿失禁　D. 真性尿失禁
   E. 以上都不是

5. 病人排尿不受控制，为明确病因需行
   A. B超　B. 尿流率
   C. 尿流动力学　D. 静脉肾盂造影
   E. CT

6. 急诊处理急性尿潴留最常用的方法是
   A. 耻骨上膀胱穿刺抽尿　B. 急诊导尿
   C. 耻骨上膀胱穿刺造瘘　D. 膀胱镜检查

E. 快速输液

7. 下列哪一项不是真性尿失禁的常见原因
A. 先天性脊膜膨处　B. 经尿道前列腺电切术后
C. 反复下尿路感染　D. 外伤性脊髓损伤
E. 后尿道损伤术后

8. 老年女性压力性尿失禁最有效的治疗方法是
A. 膀胱颈悬吊手术　B. 长期留置导尿
C. 口服解痉药　D. 定期尿道扩张
E. 耻骨上膀胱造瘘

9. 遇急性尿潴留病人导尿失败，医护人员又无其他手术器械，应考虑行
A. 针灸足三里穴
B. 下腹部压迫膀胱促排尿
C. 耻骨上膀胱穿刺抽尿
D. 静脉给予利尿剂
E. 嘱患者大量饮水

10. 耻骨上膀胱穿刺造瘘点位于
A. 耻骨上正中 2cm　B. 耻骨联合与脐连线中点
C. 耻骨上正中 4cm　D. 耻骨联合下缘
E. 阴茎根部

11. 下述哪些骨折要求解剖复位
A. 肱骨干骨折　B. 股骨干骨折
C. 掌骨骨折　D. 腓骨骨折
E. 踝关节骨折

12. 下述哪些情况病人不宜单独外出活动
A. 患冠心病　B. 患脑血管疾病
C. 年龄大于 80 岁　D. 患脊髓型颈椎病
E. 患糖尿病

13. 对于老年人摔倒的预防哪项是不正确的
A. 不宜做剧烈运动　B. 不宜练倒走
C. 不宜早晨锻炼　D. 不宜骑自行车
E. 不宜雨雪天锻炼

14. 骨折的专有体征是
A. 肿胀　B. 功能障碍
C. 骨擦音　D. 疼痛
E. 瘀斑

15. 较为稳定的股骨颈骨折是
A. 外展型　B. 粗隆间型
C. 内收型　D. 头下型
E. 颈基底型

16. 肩关节脱位的特殊体征是
A. 骨擦音　B. 反常呼吸
C. Dugas 征阳性　D. 肿胀
E. 瘀斑

17. 肱骨中段骨折，根据哪项可诊断为并发桡神经损伤
A. 患肢垂腕、垂指，虎口背侧感觉丧失
B. 手掌桡侧感觉迟钝，拇、示、中指不能屈曲
C. 拇指不能内收，夹纸试验异常
D. 肘关节不能屈曲，前臂桡侧感觉丧失
E. 上肢不能外展，肩部感觉迟钝

18. 胫骨中下 1/3 骨折愈合较慢的主要原因是
A. 远骨折段完全丧失血液供应
B. 附近的周围神经损伤
C. 附近的主要血管损伤
D. 两骨折段血液供应减少
E. 远骨折段血液供应减少

19. 骨折急救的主要方法是
A. 骨折固定　B. 恢复功能
C. 骨折复位　D. 解除疼痛
E. 消除肿胀

20. 原始骨痂形成期中发展较简易而迅速的是
A. 膜内化骨　B. 爬行替代
C. 软骨内化骨　D. 周围软组织骨化
E. 纤维组织钙化

21. 人体损伤后，体表完整无缺而鼓膜、肺脏破裂，多为
A. 挤压伤　B. 挫伤
C. 扭伤　D. 冲击伤
E. 切割伤

22. 多发性损伤时，应该首先急救的损伤是
A. 开放性气胸　B. 下肢开放性损伤
C. 单根双处肋骨骨折　D. 包膜下脾破裂
E. 严重脑挫裂伤

23. 关于创伤的急救和转运，下列哪项是不正确的
A. 外露骨折断端应及时复位
B. 四肢动脉大出血时可上止血带
C. 开放性伤口用无菌纱布覆盖，缠上绷带
D. 脊柱骨折的伤员必须卧床板
E. 已明确无颅脑及腹部内脏损伤而疼痛剧烈者，可注射止痛剂

24. 面颊部开放性损伤，受伤后 12 小时就诊，局部处理为
A. 清创延期缝合
B. 清创不缝合
C. 做感染伤口处理，换药不清创
D. 清创一期缝合
E. 伤口内应用抗生素

25. 可疑脊柱骨折患者，急救运送中下列哪项是恰当的

A. 救护中2~4人握住四肢搬动
B. 疑颈椎骨折时，去枕平卧运送
C. 仰卧床单上运送
D. 由人背驮运送
E. 仰卧硬板床上运送

26. 创伤救护中，遇到肠管脱出体外，转运前下列处理哪项最恰当
A. 直接用急救包覆盖包扎固定
B. 缝线缝扎固定肠管于腹壁再行包扎
C. 立即送回腹腔，包扎伤口
D. 敷料覆盖再以钟形器皿（如碗）盖住再包扎
E. 以生理盐水冲洗后常规包扎保护

27. 对于关节脱位手法复位成功的标志，下列陈述中哪项是不正确的
A. 肢体畸形消失
B. 骨性标志恢复正常
C. 被动活动恢复正常
D. 关节功能障碍立即消失
E. X线检查显示已复位

28. 下述哪一项属于多发性创伤
A. 骨盆骨折伴腹膜后血肿、休克
B. 脊柱骨折伴神经系统损伤
C. 肋骨骨折伴肝破裂
D. 颅骨骨折、头皮血肿
E. 挤压综合征

29. 下列软组织损伤中，哪项不属于开放性损伤
A. 切伤　　B. 挫伤
C. 擦伤　　D. 裂伤
E. 皮肤撕脱伤

30. 对于软组织损伤的治疗原则，下列哪项不恰当
A. 头部8~12小时的伤口也可以清创
B. 清创术应在伤后6~8小时内进行
C. 清除污物、异物，切除失活组织，彻底止血
D. 面颈部伤口超过12小时，不考虑清创缝合
E. 污染严重伤口，清创后可延期缝合

31. 下述哪项不是诊断骨折的要点
A. 异常活动　　B. 功能障碍
C. 畸形　　D. 骨擦音
E. 骨擦感

32. 多发性损伤的诊断治疗中，哪项不恰当
A. 连续监护，整体观念
B. 全面检查，先治重者
C. 先抢后救
D. 须手术者可暂缓手术
E. 注意防止并发症

33. 浅Ⅱ度和深Ⅱ度烧伤的共同特点是
A. 都有疼痛和水疱　　B. 都有血管栓塞征
C. 基底红，均匀，潮湿　　D. 2周左右愈合
E. 都有瘢痕增生

34. 浅Ⅱ度烧伤，烧伤深度可达
A. 真皮深层　　B. 真皮浅层
C. 表皮层　　D. 皮肤全层
E. 皮下组织

35. 深Ⅱ度烧伤，烧伤深度可达
A. 皮肤全层　　B. 真皮层
C. 真皮深层　　D. 表皮层
E. 皮下组织

36. Ⅲ度烧伤，烧伤深度可达
A. 表皮和真皮交界处　　B. 表皮层
C. 真皮浅层　　D. 真皮深层
E. 皮肤全层及皮下组织

37. 小儿10岁，双下肢及外阴部烧伤，烧伤面积应占体表面积的
A. 46%　　B. 44%
C. 45%　　D. 43%
E. 47%

38. 病人，女性，38岁，热水烫伤颈部、左前臂、躯干前、双足。按九分法计算其烫伤面积为
A. 22%　　B. 21%
C. 23%　　D. 24%
E. 25%

39. 轻度烧伤患者的创面处理以下哪项不正确
A. 创面可涂烧伤膏
B. 水疱大者可消毒后穿刺抽液
C. 创面可涂甲紫或红汞
D. Ⅱ度烧伤水疱未破可用0.1%新洁尔灭消毒
E. 深Ⅱ度烧伤应考虑早期切痂植皮

40. 下述哪项属于重度烧伤
A. Ⅱ度烧伤25%　　B. Ⅲ度烧伤8%
C. Ⅲ度烧伤25%　　D. 烧伤总面积54%
E. Ⅱ度烧伤8%，合并呼吸道烧伤

41. 儿童中度与重度烧伤的第一个24小时，按每1%面积每千克体重应补额外损失量
A. 1.8ml　　B. 1.6ml
C. 1.5ml　　D. 2.0ml
E. 2.2ml

42. 成人中度与重度烧伤的第一个24小时，按每1%面积每千克体重应补额外损失量

A. 1.5ml　B. 1.8ml
C. 1.6ml　D. 2.0ml
E. 2.2ml

43. 火焰烧伤现场急救时，下列哪项不正确
A. 使用灭火器灭火
B. 用大衣毯子棉被覆盖灭火
C. 呼救并用手扑灭火
D. 倒地慢滚灭火
E. 淋水或跳入水池中灭火

44. 下述哪项因素不能引起烧伤
A. 氢氧化钠　B. 液氮
C. 盐酸　D. 磷
E. 石炭酸

45. 穿手术衣的要求，哪项不恰当
A. 不可用手牵拉衣袖　B. 不可用手抓衣领外面
C. 不可用手捏拉衣带　D. 不可将手术衣拿颠倒
E. 不可用手摺叠袖口

46. 无菌切口消毒顺序是
A. 由四周向切口
B. 以切口为中心，自下而上
C. 以切口为中心，向四周
D. 以切口为中心，自上而下
E. 无一定的顺序

47. 刷手的顺序
A. 自上而下，再自下而上
B. 由肘部开始，刷向手部
C. 由指尖开始，反复进行
D. 自指尖开始，依次交替刷向上臂
E. 只要刷干净，无统一要求

48. 浅部脓肿的主要诊断依据是
A. 局部功能障碍　B. 局部有波动感
C. 局部红肿、压痛　D. 全身症状严重
E. 白细胞增多

49. 脓性指头炎，切开引流时应选用
A. 指腹横切口　B. 侧面纵切口
C. 侧面横切口　D. 指腹纵切口
E. 指腹S形切口

50. 关于感染的概念，不正确的是
A. 蜂窝织炎为皮下组织急性化脓性感染
B. 痈为多个、邻近的毛囊及皮脂腺的急性化脓性感染
C. 疖为单个毛囊及皮脂腺的急性化脓性感染
D. 丹毒为皮内黏膜网状淋巴管的急性化脓性感染
E. 破伤风为破伤风杆菌外毒素引起的特异性感染

51. 破伤风气管切开的指征
A. 吞咽困难　B. 肺感染
C. 抽搐，药物不易控制　D. 呼吸中枢麻痹
E. 腹直肌强直，影响呼吸

52. 灭菌法能达到的目的
A. 清除皮肤附件内细菌　B. 清除伤口内的细菌
C. 清除皮肤表面细菌　D. 杀灭一切细菌
E. 杀不死带芽孢的细菌

53. 破伤风的症状中不包括
A. 肌张力增高　B. 苦笑面容
C. 轻刺激可诱发抽搐　D. 合并骨折
E. 侧卧，下肢屈曲

54. 上唇周围和鼻部疖的危险可引起
A. 眼部感染　B. 脓毒症
C. 脑脓肿　D. 脑膜炎
E. 海绵状静脉窦炎

55. 容易引起转移性脓肿的致病菌为
A. 变形杆菌　B. 铜绿假单胞菌
C. 链球菌　D. 金黄色葡萄球菌
E. 大肠杆菌

56. 煮沸灭菌法，下列哪项恰当
A. 橡胶类应延长煮沸时间
B. 玻璃制品可直接放入
C. 煮沸用容器不必盖严
D. 中途添物，重新设定时间
E. 煮沸完毕，可存放一周

57. 对于皮脂腺囊肿的描述不正确的是
A. 又称表皮囊肿
B. 多见于皮脂腺分布密集部位，如头面及背部
C. 皮脂腺排泄受阻所形成的潴留性囊肿
D. 表面可见皮脂腺开口受阻塞的小黑点
E. 囊内为皮脂与表皮角化物集聚的油脂样“豆渣物”

58. 浅部的良性非肿瘤性肿物有
A. 纤维瘤　B. 脂肪瘤
C. 血管瘤　D. 神经纤维瘤
E. 皮脂腺囊肿

59. 关于浅部血管瘤的描述，不正确的是
A. 蔓状血管瘤大多数为静脉构成，有时动静脉并存
B. 血管瘤由血管组织构成
C. 海绵状血管瘤由较粗的迂曲血管组成
D. 毛细血管瘤多见于婴儿，女性占多数
E. 浅部血管瘤的三类均为良性

60. 对于脂肪瘤，下列描述恰当的是

A. 多位于皮内
B. 多发性脂肪瘤有家族史
C. 脂肪瘤多有明显的症状
D. 界限多不清楚
E. 表面多不光滑

61. 对于纤维瘤，下列说法不正确的是
A. 肿瘤生长的部位不同，可引起不同的症状
B. 可见于全身各部，大小不等，生长迅速
C. 是由纤维结缔组织组成的良性肿瘤
D. 可发生恶变
E. 大体可分为软性和硬性两种

62. 对于皮脂腺囊肿合并感染的治疗，下列说法恰当的是
A. 将囊内容物清除
B. 仅切除囊肿
C. 将囊肿及感染区完整切除
D. 应用抗生素控制炎症后再切除
E. 先将肿物切除，然后应用抗生素控制感染

63. 对于脂肪瘤的治疗，下列说法不正确的是
A. 脂肪瘤切除后应送病理，进一步明确其性质
B. 多发脂肪瘤不行手术，仅取其一作病理
C. 无症状的皮下脂肪瘤应积极手术，以防恶变
D. 多数情况下，可不处理
E. 切除时，应尽量连同包膜一并切除

64. 病人甲状腺上可扪及一肿物，查抗甲状腺球蛋白抗体明显升高，抗甲状腺微粒体抗体阳性，提示哪项疾病
A. 甲状腺功能亢进
B. 结节性甲状腺肿
C. 单纯性甲状腺肿
D. 慢性淋巴细胞性甲状腺炎
E. 甲状腺癌

65. 结节性甲状腺肿的手术适应证中，下列哪项是不恰当的
A. 病史较长 B. 怀疑恶变
C. 伴有压迫症状 D. 伴有功能亢进
E. 胸骨后甲状腺肿

66. 结节性甲状腺肿与甲状腺癌的鉴别诊断中，不正确的是
A. 前者生长较慢，后者进展较快
B. 前者与缺碘有关，后者无关
C. 前者多为多发，后者常为单发
D. 前者肿块质较软，界限多清，后者肿块质硬，界限不清
E. 前者多为冷结节，后者多为热结节

67. 甲状腺肿的特点不包括
A. 为炎症性病变 B. 发生在青春期
C. 缺碘是主要原因 D. 地方性疾病
E. 甲状腺弥漫性和结节性肿大

68. 对于色素痣的描述，下列哪项是不正确的
A. 恶变形成皮肤癌
B. 由含黑色素的多少可呈黑色、褐色和黄色
C. 可分为皮内痣、交界痣和混合痣
D. 由含黑色素颗粒的痣细胞组成
E. 怀疑有恶变应及时切除并行病理检查

69. 对于乳房检查，下列说法不正确的是
A. 用手指掌面平放乳房上扪触
B. 有无皮肤、乳头异常
C. 观察两侧乳房是否对称
D. 用手抓捏触诊肿块大小
E. 必须检查腋窝淋巴结

70. 下述哪项不是急性乳腺炎的早期临床表现
A. 形成肿块 B. 局部胀痛
C. 可有压痛 D. 体温升高
E. 波动性肿块

71. 急性乳腺炎多见于
A. 经产妇哺乳期 B. 初产妇哺乳期
C. 妊娠晚期 D. 青春期
E. 绝经期

72. 急性乳腺炎的主要病因是
A. 哺乳过多 B. 乳汁淤积
C. 局部抵抗力下降 D. 乳头畸形
E. 乳头皲裂

73. 对于急性乳腺炎的预防，下列哪项是不正确的
A. 防止乳头损伤 B. 使用抗生素
C. 避免乳汁淤积 D. 正确的哺乳方法
E. 经常清洗乳头

74. 导致急性乳腺炎最常见细菌是
A. 溶血性链球菌 B. 厌氧菌
C. 大肠杆菌 D. 金黄色葡萄球菌
E. 肺炎球菌

75. 对于急性乳腺炎的治疗，下列哪项是不正确的
A. 托起乳房、理疗、局部热敷
B. 吸乳器吸净乳汁
C. 使用抗生素
D. 感染严重，终止哺乳
E. 切开引流

76. 女性，22 岁，乳房内有多个分界不清的结节，月经来潮时疼痛，月经后缓解，提示

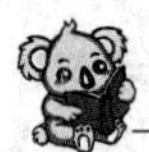

A. 乳腺增生病　　B. 乳腺癌
C. 急性乳腺炎　　D. 乳管内乳头状瘤
E. 乳腺纤维腺瘤

77. 女性，25 岁，乳房外上象限肿物约 1cm，无自觉症状，质似橡皮球的弹性感，表面光滑，易于推动。提示
A. 急性乳腺炎　　B. 乳腺增生病
C. 乳腺癌　　D. 乳管内乳头状瘤
E. 乳腺纤维腺瘤

78. 乳腺癌最常见的部位是乳房的
A. 外上象限　　B. 内下象限
C. 内上象限　　D. 外下象限
E. 乳晕区

79. 对于乳癌的视诊表现，下列说法不正确的是
A. 乳头内陷　　B. 乳房皮肤呈"橘皮样"改变
C. 乳房缩小　　D. 乳房下垂
E. 乳房局部皮肤凹陷

80. 乳腺脓肿切开排脓时的注意事项中，哪一项是不正确的
A. 切开排脓后均需放置引流物
B. 切口与乳晕呈放射状
C. 先穿刺抽脓确诊
D. 切开引流时不可用手指进入脓腔分离，避免脓栓进入血液
E. 乳房后脓肿应行乳房下弧形切口

81. 腹股沟斜疝疝囊多见位于输精管的
A. 内下方　　B. 外上方
C. 内上方　　D. 外下方
E. 以上都不对

82. 加强腹股沟管前壁的疝修补术有
A. McVay 法　　B. Bassini 法
C. Halsted 法　　D. Ferguson 法
E. 疝囊高位结扎法

83. 嵌顿疝在手法复位后必须严密观察
A. 36 小时　　B. 18 小时
C. 24 小时　　D. 12 小时
E. 48 小时

84. 最容易引起嵌顿的疝是
A. 腹股沟斜疝　　B. 股疝
C. 切口疝　　D. 腹股沟直疝
E. 滑动性疝

85. 1 岁以下的婴儿发现有腹股沟疝，治疗应是
A. 紧急手术　　B. 择期手术
C. 暂不手术　　D. 尽早手术
E. 以上都不对

86. 对老年复发性腹股沟疝最好的手术方法是
A. Ferguson 修补术　　B. McVay 修补术
C. Bassini 修补术　　D. 单纯疝囊高位结扎术
E. 内环修补术

87. 腹股沟疝发生嵌顿的主要原因是
A. 疝环大，致疝内容物脱出较多
B. 疝环小，腹内压骤然增加
C. 疝环小，疝内容物有粘连
D. 腹壁肌肉紧张内环收缩
E. 腹壁肌肉紧张外环收缩

88. 下列哪些不是切口疝形成的原因
A. 术后腹壁组织缺损　　B. 术后切口裂开
C. 腹壁肌肉萎缩　　D. 切口严重感染
E. 腹内压增高

89. 成人脐疝最常见的是
A. 嵌顿性的　　B. 难复性的
C. 反复性的　　D. 绞窄性的
E. 逆行性的

90. 腹股沟直疝环的底边为
A. 腹股沟韧带　　B. 陷窝韧带
C. 耻骨梳韧带　　D. 腹壁下动脉
E. 腹直肌外侧缘

91. 男性，30 岁，右侧阴囊内发现可复性肿物，透光试验阴性，诊断考虑为
A. 腹股沟直疝　　B. 股疝
C. 睾丸鞘膜积液　　D. 腹股沟斜疝
E. 隐睾

92. 切口疝最常发生在哪种切口
A. 肋缘下切口　　B. 麦氏切口
C. 经腹直肌切口　　D. 正中切口
E. 旁正中切口

93. 女性，35 岁，脐周阵发性腹痛 3 天伴呕吐，肠鸣音亢进，有气过水声，诊断为急性肠梗阻。如为机械性肠梗阻最常见的病因是
A. 肠扭转　　B. 肠粘连
C. 狭窄　　D. 疝嵌顿
E. 肠套叠

94. 机械性肠梗阻最常见的原因是
A. 蛔虫　　B. 腹内疝
C. 肿瘤　　D. 肠粘连
E. 扭转

95. 较重的肠梗阻的全身变化不包括
A. 毒血症　　B. 低钾血症

C. 发热 D. 脱水
E. 白细胞增多

96. 下述那种肠梗阻最易发生绞窄
A. 炎性肠梗阻 B. 蛔虫性肠梗阻
C. 肠扭转 D. 肿瘤性肠梗阻
E. 粘连性肠梗阻

97. 导致急性肠梗阻的肠扭转角度至少是
A. 270° B. 180°
C. 90° D. 360°
E. 540°

98. 高位小肠梗阻的早期治疗应用
A. 抗生素 B. 有效的胃肠减压
C. 小肠切除 D. 进食和补液
E. 抗胆碱药物

99. 成人肠套叠的诱因多为
A. 粪石或过敏性紫癜 B. 肿瘤
C. 炎症 D. 腹部创伤
E. 移动盲肠

100. 肠梗阻非手术治疗中，下列观察项目哪项比较重要
A. 出现休克 B. 腹胀较前明显
C. 腹痛加重 D. 腹膜刺激征
E. 肠鸣音较前减弱

101. 绞窄性肠梗阻最易发生的酸碱失衡类型是
A. 代谢性碱中毒 B. 代谢性酸中毒
C. 呼吸性碱中毒 D. 呼吸性酸中毒
E. 呼吸性酸中毒和代谢性碱中毒

102. 诊断和治疗粘连性肠梗阻时，下列哪项最重要
A. 区别高位梗阻或低位梗阻
B. 区别小肠梗阻或结肠梗阻
C. 消除粘连，恢复肠道通畅性
D. 区别是单纯性或绞窄性，完全性或不完全性
E. 区别是急性或慢性梗阻

103. 男性，75岁，经常便秘，下腹痛伴肛门停止排气排便2天入院，无呕吐。查体：明显腹胀，左下腹尤甚，未扪及腹内肿块，肠鸣音亢进，直肠指检阴性。盐水灌肠只能进入200ml。首先考虑的诊断是
A. 小肠急性扭转 B. 结肠肿瘤性梗阻
C. 肠套叠 D. 乙状结肠扭转
E. 肠系膜血管栓塞

104. 发生肠扭转的解剖因素是
A. 肠袢两固定点长于系膜长度
B. 肠袢两固定点短于系膜长度
C. 肠袢两固定点等于系膜长度
D. 肠袢与系膜关系不重要
E. 肠袢系膜与肠扭转关系不清楚

105. 胆总管直径正常值为
A. 10mm 以内 B. 12~14mm
C. 10~12mm D. 14~16mm
E. 16~18mm

106. 胆固醇结石形成的主要原因
A. 胆道梗阻 B. 胆汁成分的改变
C. 胆道感染 D. 胆道畸形
E. 胆道内蛔虫残体存留

107. 明显的阻塞性黄疸，B超检查示肝内胆管扩张、胆总管直径2cm时，比较理想的进一步检查是
A. 逆行胰胆管造影（ERCP）
B. 十二指肠低张造影
C. 放射性核素胰腺扫描
D. 经皮肝穿刺胆道造影（PTC）
E. 腹腔镜检查

108. 胆固醇结石好发部位是
A. 肝内胆管 B. 左、右肝胆管
C. 胆总管 D. 胆囊
E. 肝外胆管

109. 上腹部疼痛、寒战、高热和黄疸，最常见于
A. 胆总管结石合并感染 B. 胆道蛔虫症
C. 急性胆囊炎 D. 胆总管囊肿
E. 先天性胆道闭锁

110. 胆囊穿孔多见于胆囊颈部，其原因是
A. 该部位张力低 B. 局部血供差
C. 该部位肌肉运动差 D. 该部位黏膜抵抗力弱
E. 该部位结石易嵌顿

111. 急性胆囊炎的常见症状不包括
A. 畏寒、高热 B. 右肩背痛
C. 脐周痛 D. 右上腹痛
E. 恶心、呕吐

112. 急性单纯性胆囊炎一般不采用下列哪种治疗措施
A. 胃肠减压 B. 胆囊切除术
C. 禁食 D. 抗感染
E. 输液

113. 结石性胆囊炎较常用且有效的检查方法是
A. 静脉胆囊造影 B. 口服胆道造影
C. X线腹部平片 D. CT检查
E. B超检查

114. 结石性胆囊炎临床症状明显者的根本治疗方法应用
A. 解痉药治疗 B. 胆囊切除
C. 经皮超声碎石 D. 溶石治疗
E. 抗感染药物长期应用

115. 急性梗阻性化脓性胆管炎的并发症表现不包括
A. 血压下降　B. 皮肤、巩膜黄染
C. 神志淡漠　D. 皮肤出血点
E. 呼吸窘迫

116. 急性梗阻性化脓性胆管炎患者的检查不适用
A. ERCP　B. PIE
C. B 超　D. 胆道造影
E. CT

117. 阑尾最常见的位置是
A. 盲肠内后侧　B. 回肠前位
C. 盆腔位　D. 盲肠下位
E. 回肠后位

118. 急性阑尾炎的主要症状是
A. 腹泻或便秘　B. 恶心呕吐
C. 畏寒、发热　D. 转移性右下腹痛
E. 食欲下降

119. 急性阑尾炎最重要的体征是
A. 右下腹有固定性明显的压痛
B. 体温升高，脉搏加快
C. 有腹肌紧张和反跳痛
D. 结肠充气试验阳性
E. 直肠指检时直肠前壁有触痛

120. 急性阑尾炎最严重的并发症是
A. 弥漫性腹膜炎　B. 局限性腹膜炎
C. 盆腔脓肿　D. 化脓性门静脉炎
E. 膈下脓肿

121. 大多数急性阑尾炎患者腹痛的最初部位是
A. 右腰部　B. 右上腹
C. 右下腹　D. 上腹或脐周围
E. 耻骨上部

122. 阑尾脓肿消退后，行阑尾切除术的时机是
A. 30 天后　B. 15 天后
C. 立即　D. 3 天后
E. 半年后

123. 急性阑尾炎患者出现寒战、黄疸时，应考虑
A. 败血症　B. 门静脉炎
C. 毛细胆管性肝炎　D. 盆腔脓肿
E. 化脓性胆管炎

124. 急性阑尾炎主要的病因是
A. 全身感染　B. 机体抵抗力下降
C. 急性腹膜炎扩散　D. 阑尾腔机械性梗阻
E. 阑尾损伤

125. 男性 27 岁，转移性右下腹痛 20 小时，伴呕吐 1 次，诊断为急性阑尾炎。一般来说，导致发病的最可能的原因是
A. 饮食不洁　B. 饱餐后剧烈运动
C. 抵抗力下降　D. 阑尾腔阻塞
E. 大量细菌进入机体

126. 急性阑尾炎伴穿孔的最主要因素是
A. 细菌的毒力　B. 阑尾壁受粪石压迫坏死
C. 阑尾腔阻塞　D. 阑尾缺血
E. 阑尾周围其他因素

127. 急性阑尾炎时，当腹痛尚未转移至右下腹时，对诊断最具意义的临床表现是
A. 外周血象白细胞升高　B. 弥漫性腹膜炎体征
C. 右下腹固定性压痛　D. 呕吐
E. 腹泻

128. 急性阑尾炎与急性肠系膜淋巴结炎的鉴别诊断中，下列哪项最有意义
A. 体温曲线变化情况
B. 白细胞计数
C. 患者年龄
D. 体温升高与腹痛出现的先后关系
E. 右下腹扪及肿块

129. 16 岁男学生，右胫骨闭合横折，手法复位外固定后，X 线检查，骨折对线良好，端端对位 2/3。其父母指责治疗失败。要求再次复位你将如何处理
A. 安排手术再次复位
B. 以和蔼的态度尽量满足他的要求
C. 请上级医生协助解决
D. 解释功能复位标准
E. 请医疗行政部门处理

130. 女性，32 岁，双手指遇寒冷后顺序出现苍白，青紫和潮红 3 年，逐渐加重，每次发作时间为 15 ~ 30 分钟，临床上考虑为雷诺综合征，以下描述哪项恰当
A. 桡动脉搏动减弱　B. 多有指尖溃疡
C. 发作时常有剧痛　D. 发作时伴有手麻木
E. 发作间歇期，皮温正常

131. 30 岁，男性，左下肢大隐静脉曲张 3 年，左小腿足靴区皮肤色素沉着，有湿疹及溃疡形成，Trendelenburg 试验（+），Pratt 试验（+），Perthes 试验（-）。最佳治疗方案是
A. 硬化剂疗法　B. 穿弹力袜
C. 患肢抬高　D. 手术疗法
E. 单纯局部溃疡换药

132. 诊断原发性下肢深静脉瓣膜功能不全最可靠的检查方法是
A. 深静脉通畅实验

B. CT
C. 静脉造影
D. 下肢静脉超声多普勒检查
E. 深浅静脉交通支瓣膜功能试验

133. 某羽毛球运动员，20 岁，近半年来右肘部外侧疼痛，运动后加剧，检查时右肘外侧压痛，但肘关节功能正常。最可能的诊断为
A. 肱骨髁上陈旧性骨折
B. 桡神经损伤
C. 肘关节陈旧性脱位
D. 肱骨慢性化脓性骨髓炎
E. 肱骨外上髁炎

134. 对一个股骨下段开放性骨折并活动性出血的病例，现场急救时首先要作的处理是
A. 固定患肢　B. 注射止血药
C. 应用止血带　D. 输血、输液
E. 摄片了解骨折情况

135. 成人的椎体结核和椎体肿瘤在 X 线摄片上的主要鉴别点是
A. 椎旁软组织的阴影
B. 是否有死骨形成
C. 椎体破坏的程度
D. 椎间隙是否变狭窄或消失
E. 椎体骨质疏松的程度

136. 6 岁男孩，因高热 2 天，右下肢剧烈痛不能活动就诊。查体：体温 39.5℃，脉搏 130 次/分，精神不振，右胫骨上端微肿，且有深压痛。实验室检查：WBC 25×10^9/L，N 0.85，ESR 85mm/h。X 线检查（-），骨扫描右胫骨上端有浓聚区。最可能的诊断是
A. 恶性骨肿瘤　B. 急性化脓性骨髓炎
C. 急性风湿性关节炎　D. 急性化脓性关节炎
E. 急性蜂窝织炎

137. 病人男性 50 岁，一小时前因咳嗽而突发上腹痛，转全腹痛，出汗，恶心，呕吐。既往有慢性肝炎 15 年。住院后医生检查：面色苍白，巩膜不黄，脉搏 110 次/分，血压 13/9.1kPa（95/68mmHg），腹胀全腹压痛，轻反跳痛，肝肋下 2cm，剑下 6cm，轻触痛，脾未触及，移动性浊音阳性，肠音弱，腹腔穿刺抽出血性液。你认为诊断最可能是
A. 肝硬化腹水感染　B. 自发性脾破裂
C. 肝癌自发破裂　D. 溃疡病急性穿孔
E. 肝脓肿溃破

138. 25 岁女子被自行车撞伤右胸，因胸痛不能深呼吸，一天后来门诊。体检发现右锁骨中线第五肋压痛，为明确有无肋骨骨折，在病史或体检方面最需补充
A. 是否有痰血　B. 受伤后有无呕吐
C. 受伤时意识是否清楚　D. 局部是否有血肿
E. 双手挤压前后胸，是否引起局部疼痛

139. 32 岁男性农民，因高热伴右上腹痛半月而来门诊看病。检查：急性病容，T 39.5℃，巩膜轻度黄染，右上腹肌稍紧张，肝脏大。化验检查：白细胞 20×10^9/L，中性 0.95，B 超示肝脏明显增大并有一液性暗区，诊断为细菌性肝脓肿。其物理检查肝大特点应是
A. 肝呈进行性肿大，质韧，伴发热及黄疸，胆囊不大
B. 肝呈进行性肿大，质软，表面光滑，有触痛，局部皮肤凹陷水肿
C. 肝呈进行性肿大，坚硬，表面高低不平，无明显触痛
D. 肝呈进行性肿大，质软，表面光滑，胆囊不大，伴脾大和腹水
E. 肝呈进行性肿大，质韧，伴进行性加重黄疸，胆囊肿大

140. 一门诊病人，女 29 岁，因左侧腰部钝痛 3 个月就诊，经 B 超 KUB + IVP 检查发现左侧肾盂有一 2cm × 1.5cm 大小结石，左肾积水左输尿管正常，右肾及输尿管正常，该病人首选的治疗方案为
A. 暂观察　B. 中药排石
C. 内腔镜碎石　D. 开放手术
E. 体外冲击波碎石（ESWL）

141. 一青年男子，4 小时前从 4 米高处坠下，继而出现恶心，呕吐，剧烈腹痛，被抬入诊室，体检：患者腹肌紧张，压痛，反跳痛，均阳性，此时最适宜的辅助检查是
A. 腹腔断层摄片　B. 大便潜血试验
C. 诊断性腹腔穿刺　D. 呕吐物涂片检查
E. 腹部 CT 或磁共振检查

142. 女性，26 岁，分娩后 10 天，1 天前发热 39℃ 疑为感冒，用吉他霉素静脉点体温降低到 37.5℃，左乳房胀痛来诊。查体：哺乳期乳房，左乳房内上象限稍发红、热、轻度压痛、挤压左乳房，乳汁排出尚通畅。首先的处理原则是
A. 吸净乳汁　B. 局部热敷
C. 大量静点抗菌药物　D. 乳房周围用青霉素封闭
E. 切开减压

143. 女性病人自未停稳的汽车上跳下，跌倒，左季肋部腰受伤，有腹痛，急诊于某院。腹腔穿刺未抽得任何液体，收入观察，次日行走如常。第二天整理物

品出院时突然晕倒，出现面色苍白，脉细速，试问其最可能的诊断是

A. 左肾挫裂伤　　B. 脾破裂（迟发性）
C. 宫外孕破裂　　D. 肠扭转肠绞窄
E. 慢性阑尾炎急性发作

144. 女性 35 岁，家庭妇女，尿频，尿痛，腰胀痛，T 37.4℃，此时最有助于区别肾盂肾炎与膀胱炎的主要化验检查结果是

A. 尿中有脓细胞
B. 尿涂片革兰染色发现细菌
C. 尿有蛋白及白细胞
D. 尿培养及菌落计数阳性
E. 尿中查见白细胞管型

145. 女，25 岁，5 年前冬季骑车发现左小指凉，苍白，入院后渐缓解，此后常在冬季或洗冷水有类似发作，一年前右小指有相同表现，常因生气或受凉小指变色，疼痛不明显，近半年小指腹萎缩，指甲易裂，患者吸烟每日 20 支左右，少量饮酒。除药物治疗以外，为预防应告诫患者

A. 戒辛辣食物　　B. 戒酒
C. 忌用阿司匹林类药物　　D. 忌用阿托品类药物
E. 戒烟

146. 男性，45 岁，13 小时前自房上坠地摔伤。检查：神清合作，BP 13.3/8kPa（100/60mmHg），P 100 次/分，腰、棘突明显后凸，压痛，叩痛，膀胱充盈，腹股沟韧带下痛觉消失，左腿无自主运动，右踝可背屈，X 线片显示 L4 椎体压缩骨折（超过1/2），CT 显示椎管内有碎骨片。需要采取的处理方法是

A. 手术整复
B. 三桌法复位，石膏背心固定
C. 手术减压内固定
D. 卧床牵引
E. 推拿

147. 男性，46 岁，晨起剑突下不适，伴恶心未吐，下午 2 点感到右腹部疼痛周身乏力。体检：右下腹麦氏点有轻度肌紧张和压痛，并有明显的反跳痛。其反跳痛系

A. 胃肠痉挛　　B. 副交感神经受刺激
C. 脊神经受刺激　　D. 交感神经受刺激
E. 腹壁血管收缩

148. 男性，24 岁农民，在乡村医院诊为急性阑尾炎，经保守治疗 5 天不见好，出现寒战，高热，黄疸而转送我院就诊。应警惕阑尾炎合并

A. 败血症　　B. 肝脓肿
C. 盆腔脓肿　　D. 膈下脓肿
E. 门静脉炎

149. 既往健康的 20 岁男性因突发的左侧胸痛入院，心电图表现正常，但胸片示左侧气胸，肺萎陷 40%，治疗包括以下哪些措施

A. 胸廓切开术　　B. 吞钡
C. 观察　　D. 胸膜腔穿刺抽尽积气
E. 胸廓造口术及气管插管

150. 脊柱裂最常发生于

A. 胸部　　B. 颈部
C. 胸腰部　　D. 腰部
E. 腰骶部

151. 女性，45 岁，面部水肿，乏力，性欲减退半年多，入院 8 个月前曾行甲状腺大部切除术，体检：面部呈非凹陷性水肿，皮肤干燥，表情淡漠，跟腱反射时间延长，为确诊应行哪项检查

A. 血浆蛋白　　B. ECG
C. 尿常规　　D. 肾功能
E. 甲状腺功能测定

152. 急诊室，有一 55 岁女性，3 年前因患急性坏疽性阑尾炎，行阑尾切除术，6 小时前开始感阵发性腹痛，腹胀，排气，排便减少，伴恶心，呕吐。最可能出现下列哪项体征

A. 腹部可触及包块，移动性浊音阳性
B. 巩膜及全身皮肤黄染
C. 腹部听诊可闻及肠音亢进或高调肠音，伴气过水声
D. 全腹肌紧张，压痛，反跳痛
E. 右上腹压痛，轻度肌紧张，墨菲征（+）

153. 男性，35 岁，体重 60kg，炼钢工人，在工作中突然昏倒，查：P 110 次/分，BP 90/60mmHg，口唇干燥，眼窝下陷。血清 Na^+ 156mmol/L，K^+ 3.4mmol/L。应补给的液体量计算公式为（ml）

A. （156～135）×60×4
B. （156～142）×60×4
C. （156～142）×60×2
D. （156～150）×60×2
E. （156～150）×60×4

154. 十二指肠溃疡病人，近 20 天不能进食，伴呕吐。入院时血 HCO_3^- 50mmol/L。pH 7.65。可选择补给哪项液体

A. 5% 葡萄糖盐水 2000ml + 盐酸精氨酸
B. 等渗盐水 1000ml + 1mol/L 盐酸 150ml
C. 等渗盐水 1000ml + 10% 氯化钾 20ml
D. 5% 葡萄糖盐水 2000ml
E. 平衡盐溶液 1000ml + 10% 氯化钾 20ml

155. 32 岁男性，无溃疡病史，5 小时饱食后劳动时突发剑突下撕裂样疼痛，逐渐发展至右下腹，仍以剑下为重。查：T 37.3℃，P 88 次/分，半卧屈曲位，面色苍白，腹部“板样”硬，压痛反跳痛（+）。下列最可能的诊断是
A. 胃溃疡恶变　B. 输尿管结石
C. 急性阑尾炎　D. 胃溃疡穿孔
E. 原发性腹膜炎

156. 急性胰腺炎时尿淀粉酶与血淀粉酶间的关系是
A. 前者增高早于后者，且下降缓慢
B. 前者持续增高，后者先高后低
C. 前者增高迟于后者
D. 两者同时增高
E. 前者增高早于后者，但下降较快

157. 诊断皮肤癌性溃疡首选的病理检查方式是
A. 切除活检　B. 切取活检
C. 穿刺活检　D. 脱落细胞检查
E. 刷落细胞检查

158. 诊断乳癌可靠的特殊检查是
A. 钼靶摄片　B. 放射性核素检查
C. 红外线扫描　D. 乳腺超声
E. 细针穿刺

159. 一病人胫腓骨骨折，复位后石膏固定，肢体肿胀较明显，治疗中病人未能积极进行功能锻炼，2 个月后去除石膏复查，见骨折已愈合。经 1 个月练习关节活动，恢复不满意，膝关节功能差。此为
A. 缺血性骨坏死　B. 创伤性关节炎
C. 关节僵硬　D. 损伤性骨化
E. 缺血性肌挛缩

160. 小腿胫前扭伤后 6 个月不愈合，有死骨排出，最可能的诊断
A. 骨巨细胞瘤　B. 局限性骨脓肿
C. 骨结核　D. 慢性骨髓炎
E. 软骨瘤

161. 下述脊柱各段中，当直立活动时，负荷应力最集中的部位是
A. 腰段　B. 胸段
C. 颈段　D. 腰骶段
E. 骶段

162. 男孩，11 岁。左髋部疼痛 3 个月，向膝部放散。查体：消瘦，左髋关节屈曲内收，畸形，外展，外旋受限。X 线片示关节间隙变窄。最可能的诊断是
A. 股骨头缺血性坏死　B. 类风湿性关节炎
C. 化脓性髋关节炎　D. 一过性滑膜炎
E. 髋关节结核

163. 成人一侧下肢、双手和一侧臀部烧伤，诊断为
A. 25%烧伤　B. 48%烧伤
C. 28%烧伤　D. 51%烧伤
E. 41%烧伤

164. 成人双手、双前臂、前后躯干烧伤面积为
A. 35%　B. 26%
C. 24%　D. 37%
E. 32%

165. 一位 52 岁女会计师因右手麻木半年来到门诊。体检：颈椎活动受限，颈 6 ~ 7 棘突压痛，右臂丛神经牵拉试验（+），右手指浅感觉迟钝。X 线片可以发现下列影像，但除了
A. 椎间孔变窄及钩椎关节增生
B. 颈椎出现侧凸
C. 椎间孔变大
D. 颈椎生理前凸变直
E. 椎体前缘明显增生

166. 30 岁男性，下腰痛、会阴部隐痛 5 月余，伴轻度尿频、尿急、排尿痛；触诊前列腺稍大，表面光滑，无结节及触痛，中央沟存在，前列腺按摩液镜检：WBC 15 ~ 20/HP，卵磷小体 50%，此后的预防及综合治疗中，哪项是不正确的
A. 避免饮酒及寒冷刺激
B. 坐浴、前列腺部理疗
C. 定期前列腺按摩
D. 抗生素、消炎治疗
E. 必要时行前列腺切除术

167. 肠梗阻手术探查中，哪种情况下其预后不佳
A. 小肠上段梗阻
B. 肠浆膜不光滑，毛糙
C. 肠系膜上动脉栓塞
D. 梗阻上段肠管扩张明显
E. 一组肠袢紧密粘连又无法分离粘连

168. 40 岁男性工人，抬重物时突发腰部剧痛，并放射在左下肢后外侧，卧床时减轻，经对症治疗半月，疗效不显，后经 CT 检查诊断为腰 5 骶 1 椎间盘膨出，此时的治疗哪项不宜采用
A. 醋酸泼尼松龙硬膜外注射
B. 完全卧床休息
C. 推拿按摩
D. 骨盆牵引
E. 椎间盘摘除术

169. 45 岁女性，双下肢大隐静脉曲张 12 年，近 2 年出

现左下肢瘙痒，足靴区色素沉着，皮下硬结，湿疹。并有时出现轻度下肢肿胀。以下临床表现中哪项不是由于皮肤营养性变化引起的

A. 瘙痒　B. 湿疹
C. 皮下硬节　D. 下肢肿胀
E. 色素沉着

170. 男性，32岁，急性坏疽性阑尾炎，阑尾切除术后5天，体温下降后又升高，下腹痛。查：刀口无感染，分析原因时考虑能否有盆腔脓肿可能，下列哪项不支持盆腔脓肿的诊断

A. 尿频　B. 大便频而量少
C. 黏液脓血便　D. 里急后重
E. 排尿困难

171. 国际抗癌协会TNM法对Ⅲ期乳腺癌描述下列哪项是不正确的

A. 任何TN_3M_0　B. $T_3N_{1\sim2}M_0$
C. $T_0\sim2N_2M_0$　D. $T_3N_0M_0$
E. T_4任何NM_0

172. 对于腹主动脉瘤不正确的是

A. 部分腹主动脉瘤可能自愈或不发展而不需要手术治疗
B. 腹主动脉瘤破裂者，需及时急诊手术
C. 瘤体较小者，同样存在破裂可能
D. 破裂者可能休克死亡
E. 动脉瘤直径小的可定期影像学检查，有增大趋势即需手术治疗

173. 诊断急性阑尾炎不可能有的阳性体征

A. 闭孔内肌试验　B. 腰大肌试验
C. Rovsing征　D. Murphy征
E. 经肛门直肠指诊

174. 女性，26岁，羽毛球运动员，近半年来感右肘关节外侧疼痛，并向前臂放射，握物无力，无创伤史。查体：肘关节活动正常，不红肿，肱骨外上髁有一局限压痛点，伸肌腱牵拉试验（+）。X线片示肘关节未见异常，下列哪项处理不恰当

A. 理疗、局部制动　B. 局部封闭
C. 口服消炎止痛药物　D. 针灸治疗
E. 手术延长伸肌总腱

175. 对于腰椎间盘突出症，下列哪项是不正确的

A. 最常见的突出和退变间隙依次为L4～5，L5～S1、L3～4
B. 只有后外侧和后侧中央突出才有神经根被压
C. 突出方向是一侧或两侧的后外侧
D. 椎间盘突出后有两种致痛因素即化学性炎症和创伤性炎症
E. 最常见的病因为损伤和退行性变

176. 肱骨中下1/3骨折，以下哪项不可能出现

A. 伸指障碍　B. 拇指不能伸展
C. 拇指不能内收　D. 垂腕
E. “虎口区”皮肤麻木

177. 24岁男性，驾车返城时突感右腰部绞痛不适，来院时见病人面色苍白，出冷汗，恶心，呕吐。尿RBC（++）。拍腹部平片：右第三腰椎横突旁见一绿豆大小，密度增高的阴影。当即给予肌注哌替啶100mg后疼痛缓解，半小时后见结石排出，结石成分分析，主要成分为草酸钙。为避免结石再发以下哪项措施是不正确的

A. 去除尿路梗阻因素　B. 养成多饮水的习惯
C. 积极治疗尿路感染　D. 鼓励多活动
E. 碱化尿液，口服别嘌呤醇

178. 对于半月板损伤治疗，下列哪项不对

A. 关节镜检查后，根据损伤范围，切除其损伤部分
B. 如伴有关节血肿，应抽尽积血加压包扎
C. 确诊后，均应行常规半月板全切除术
D. 急性损伤可用石膏托固定膝部
E. 如边缘撕裂，可行缝合术

179. 男性，28岁，左膝扭伤6周，已消肿，仍疼痛，行走时患膝有弹响，绞锁，关节不稳定。哪项检查无助于诊断

A. 研磨试验　B. 关节间隙的压痛
C. 浮髌试验　D. 关节过伸、过屈试验
E. 回旋挤压试验

180. 40岁已婚妇女，曾有2次流产史，主诉半年来常感月经前期双乳胀痛，有时乳头内有少量棕色液体流出。体检：双乳可触及多个大小不一结节，质韧，分界不清，触痛明显，与皮肤和深部组织粘连不明显，可推动。不宜采取下述哪项治疗

A. 嘱其用胸罩托起乳房　B. 口服5%碘化钾
C. 服中药逍遥散　D. 建议住院手术治疗
E. 建议门诊观察

181. 中年男性，因腹痛，腹胀，呕吐，肛门停止排气排便4天，加重1天入院，3年前曾因化脓性阑尾炎穿孔，局限性腹膜炎行阑尾切除腹腔引流术。查体：体温37.5℃，脉搏120次/分，血压12/8kPa（90/60mmHg），腹胀明显，右中下腹可见局限性肠型，腹肌紧张，有压痛，肠鸣音减弱。腹部摄片脐周多个气液平面。白细胞21×10^9/L，血Na^+ 132mmol/L，血K^+ 4.5mmol/L，血二氧化碳总量（TCO_2）18mmol/L。下列哪项处理是不适宜的

A. 纠正水电解质酸碱紊乱　B. 胃肠减压
C. 静脉点滴抗生素　D. 立即准备手术
E. 腹部 B 超和 CT 检查

182. 男子半年前因小腿骨折，经手法整复外固定，此次来门诊复诊除了哪项外为骨折临床愈合
A. 局部没有异常活动　B. 局部没有压痛
C. 局部没有疼痛　D. 局部没连续骨痂
E. 局部没有轴心叩痛

183. 某患者，男性，37 岁，弥漫性腹膜炎 10 小时，病人处于中毒性休克状态，下列哪项处理不恰当
A. 静脉应用抗生素
B. 纠正休克同时及早手术
C. 静脉补充血容量
D. 静脉滴注碳酸氢钠
E. 应用血管收缩剂，升高血压

184. 下述哪项不属于灭菌法
A. 火烧法　B. 煮沸法
C. 应用化学方法杀灭细菌　D. 高压蒸汽法
E. 紫外线灭菌法

185. 下述哪项物品不宜用高压蒸气灭菌消毒
A. 药物　B. 敷料
C. 刀片和手术剪　D. 橡胶类物品
E. 器皿

186. 腰肌劳损
A. 大多数病人因急性腰部外伤治疗不当而引起
B. 压痛点固定，痛点叩击时疼痛减轻
C. 以慢性腰痛腿痛为主要症状
D. 服用甾体抗炎药、理疗、按摩是主要治疗手段
E. 手术治疗可获得满意效果

187. 退行性骨关节炎
A. 主要病理变化是骨质增生和滑膜炎
B. 主要病理变化是软骨退变和骨质增生
C. 多见于中年男性，好发于髋关节及脊柱
D. 膝内翻/外翻是原发性骨关节炎的主要原因
E. X 线片显示关节间隙增宽、边缘骨赘形成

188. 创伤性关节炎
A. 多由于神经损伤后的营养不良所致
B. 是原发性骨关节炎的一种
C. 是继发性骨关节炎的一种
D. 关节内骨折解剖复位者不可能出现
E. 关节液混浊，镜检白细胞满视野

189. 骨关节炎最早的病理变化发生在
A. 滑膜　B. 关节囊
C. 关节周围韧带　D. 关节软骨下骨质
E. 关节软骨

190. 最有利于化脓性关节炎的诊断
A. 关节腔积液拒绝检查
B. 关节红、肿、热、痛、功能障碍
C. 起病急、寒战、高热、甚至谵妄昏迷
D. 关节液黄色、镜检见脓细胞、革兰氏染色阳性
E. 早期 X 线表现骨质疏松、关节间隙变窄

191. 类风湿性关节炎最早的病理变化
A. 非特异性滑膜炎
B. 软骨及软骨下骨质破坏
C. 肉芽组织覆盖关节软骨
D. 关节腔内纤维化
E. 关节囊及韧带水肿、肉芽组织形成

192. 膝关节结核
A. 发病率仅次于脊柱结核占第二位
B. 发病率仅次于脊柱结核占全身骨关节结核的首位
C. 发病率仅次于脊柱结核占第三位
D. 早期诊断困难往往于全膝结核后才能确诊
E. 起病急、高热、局部红、肿、热痛

193. 手指的鹅颈畸形
A. 类风湿性关节炎晚期
B. 风湿性关节炎晚期
C. 陈旧伸指肌腱远止点断裂
D. 骨性关节炎晚期
E. 化脓性关节炎晚期

194. 小指及环指尺侧半感觉麻木，骨间肌萎缩，环小指爪状畸形，夹纸试验（+），最可能
A. 颈腰综合征　B. 腕管综合征
C. 肘管综合征　D. 旋后肌综合征
E. 梨状肌综合征

195. 临床上，腰椎间盘突出的主要原因是
A. 遗传因素
B. 椎间盘退性变+积累性损伤
C. 急性腰部扭伤
D. 妊娠
E. 椎间隙发育异常，如：终板缺损，Scheuermann 病

196. 腰椎间盘突出常出现在
A. L5～S1　B. L4～5 或 L5～S1
C. L3～4　D. L1～2
E. L5～S1 椎旁

197. 腰椎间盘突出患者拾地下物品时，应采用哪种方式
A. 先弯腰，再屈膝下蹲式　B. 屈髋弯腰
C. 先屈膝，再屈髋下蹲式　D. 弯腰直取

E. 以上方式均不对

198. 腰腿痛患者中，出现哪项症状时，应考虑腰椎管狭窄症

A. 出现大小便异常
B. 腰腿痛症状发作剧烈
C. 马鞍区感觉异常
D. 踝反射消失、踝阵挛出现
E. 行走一段路程后，出现腰腿痛，需休息片刻后，方可继续行走

199. 对于腰椎间盘突出症患者，需进一步了解突出的椎间盘与硬膜囊和马尾神经之间的关系，应作下列哪项检查更为合适

A. 脊髓造影　B. CT
C. X线　D. MR
E. 肌电图

200. 颈椎病患者，出现双上肢持物不稳，双下肢行走有踩棉花感，并出现病理征，应考虑哪种类型颈椎病

A. 交感神经型　B. 脊髓型
C. 神经根型　D. 椎动脉型
E. 复合型

201. 椎动脉型颈椎病的眩晕属于

A. 耳源性　B. 神经官能症性
C. 外伤性　D. 眼源性
E. 脑源性

202. 对于腰椎间盘突出症患者的保健疗法，哪项是不恰当的

A. 最好长期佩带腰围
B. 腰背肌锻炼
C. 长期坐位工作者，需注意桌椅的高度，定时改变姿势
D. 寒冷季节，腰背部注意保暖
E. 避免突发性的腰部活动

203. 骨肿瘤的手术方案是根据以下哪条所制定的

A. 术中冰冻切片　B. X线检查
C. 临床表现　D. 术前的穿刺活检
E. 外科分期（GTM）

204. 腰椎间盘突出患者出现踝关节及趾背伸力下降，应考虑以下哪根神经根受压

A. S1神经根　B. L4神经根
C. L5神经根　D. L3神经根
E. L5～S1间隙的神经根

205. 腰椎间盘突出患者，急性发作，腰痛伴左下肢放射痛且腰椎出现右侧弯，应考虑突出的髓核位于

A. 神经根的内侧　B. 神经根的前外侧
C. 神经根的外侧　D. 神经根的后侧
E. 神经根的后外侧

206. 破伤风最早出现强直性痉挛的肌肉为

A. 咀嚼肌　B. 颈项肌
C. 背肌　D. 呼吸肌
E. 腹肌

207. 肛裂三联症是指

A. 椭圆形溃疡，齿线乳头肥大，“前哨痔”
B. 椭圆形溃疡，肛瘘，内痔
C. 椭圆形溃疡，肛瘘，“前哨痔”
D. 肛裂，内痔，“前哨痔”
E. 肛裂，肛瘘，齿线乳头肥大

208. 煮沸消毒法杀死芽孢细菌所需时间至少为

A. 10分钟　B. 20分钟
C. 30分钟　D. 45分钟
E. 60分钟

209. 颈椎病的主要分型不包括

A. 神经根型　B. 椎动脉型
C. 脊髓型　D. 交感神经型
E. 颈型

210. 男性，45岁，因骨折长期卧床，已有下肢静脉血栓形成，某日突诉胸痛，伴气急、咯血。最可能的诊断是

A. 胸腔积液　B. 心肌梗死
C. 气胸　D. 急性左心衰竭
E. 肺梗死

211. 男性，28岁，躯干和四肢多处肿物，肿物圆形或类圆形，大小不一，大者有分叶，柔软可推动，与皮肤无粘连。该患者的诊断为

A. 多发脂肪瘤　B. 多发纤维瘤
C. 皮脂腺囊肿　D. 淋巴结炎
E. 神经纤维瘤病

212. 男性，32岁，近一周来，头痛如裹，肢体困重，胸闷、纳呆，小便不利，大便溏泻，每日2次，苔白腻，脉濡滑。中医辨证分型是

A. 风寒头痛　B. 风热头痛
C. 肝阳头痛　D. 瘀血头痛
E. 风湿头痛

213. 下述哪种化学物质导致的烧伤，在初期治疗中最好不用水洗

A. 硫酸　B. 磷
C. 碱液　D. 镁
E. 盐酸

214. 乳房的自我检查是发现乳腺疾病的重要一环，下列

哪项手法是不正确的

A. 观察是否有肿块及表皮，是否有凹陷

B. 观察乳头是否对称

C. 完全脱去上衣，双手下垂观察乳房情况

D. 用对侧手指轻轻捏起乳腺，检查整个乳房是否有肿块

E. 用对侧手指平放乳房上，用手指掌面轻轻触摸整个乳房

215. 需行急症手术的腹外疝是

A. 难复性疝　B. 腹股沟直疝

C. 绞窄性疝　D. 脐疝

E. 股疝

216. 胆道疾病的特殊检查首选的方法是

A. B 超　B. 口服胆囊造影

C. 腹平片　D. ERCP

E. CT

217. 一位师傅不慎被机器绞伤前臂引起皮下伤口活动性出血。现场急救应首先试用的止血方法是

A. 指压肱动脉止血　B. 加压包扎止血

C. 上止血带止血　D. 填塞止血

E. 止血钳止血

218. 评价恶性肿瘤的治疗效果最好采用

A. 显效率　B. 有效率

C. 生存率　D. 治愈率

E. 罹患率

219. 四肢出血用止血带连续阻断血液不应超过

A. 3 小时　B. 1 小时

C. 2 小时　D. 30 分钟

E. 4 小时

220. 破伤风是

A. 毒血症　B. 败血症

C. 菌血症　D. 脓血症

E. 脓毒败血症

221. 急性阑尾炎易形成脓肿的部位不包括

A. 膈下间隙　B. 阑尾周围

C. 盆腔　D. 肠间

E. 小网膜囊内

222. 下述哪个症状可确诊为关节脱位

A. 肿胀　B. 疼痛

C. 功能障碍　D. 瘀斑

E. 关节盂空虚

223. 我国五类残疾的分类不包括

A. 听力、言语残疾　B. 视力残疾

C. 肢体残疾　D. 精神残疾

E. 内脏器官残疾

224. 女，50 岁，颈椎病患者，颈肩臂痛一个月，夜间加重，左臂无力，手指麻。检查：颈活动受限，左侧岗上及肩胛区压痛明显，左臂丛牵拉试验（+），左肱二头肌反射活跃，左手指感觉略减退。优选治疗是

A. 中频电或低频电疗　B. 红外线治疗

C. 药物治疗　D. 卧床休息

E. 作业治疗

225. 对骨质疏松患者进行健康指导时，不正确的是

A. 每日钙摄入量不低于 200mg

B. 避免跌倒而发生骨折

C. 经常性户外活动，增加日照

D. 合理配膳，补充蛋白质、钙盐和维生素

E. 戒烟，避免酗酒

226. 鉴别腹股沟直疝与斜疝最重要的体征是

A. 是否易嵌顿

B. 疝块是否进入阴囊

C. 回纳疝块后压住内环，腹压增加后是否再次脱出

D. 疝块的形状

E. 单侧或双侧

227. 肿物切除后，见油脂豆渣样内容物，应诊断为

A. 血管瘤　B. 皮脂腺囊肿

C. 表皮样囊肿　D. 皮样囊肿

E. 脂肪瘤

228. 成人膀胱结石最佳确诊方法是

A. 双合诊检查膀胱　B. 依据典型症状和体征

C. 静脉肾盂造影　D. 膀胱镜检查

E. 膀胱区 X 线平片

229. 男性，68 岁，患胆囊结石 10 年，突然上腹部疼痛，伴恶心、呕吐、发热，体温 37.8℃，体检墨菲征（−），中上腹部压痛，血尿淀粉酶升高，最可能的诊断是

A. 急性胆囊炎　B. 胆囊结石

C. 急性腹膜炎　D. 急性胰腺炎

E. 急性胃炎

230. 男性，16 岁，右足和右小腿开水烫伤，有水疱剧痛，创面基底肿胀，发红。该患者烧伤面积和深度的估计

A. 10%，深Ⅱ度　B. 5%，深Ⅱ度

C. 10%，浅Ⅱ度　D. 5%，浅Ⅱ度

E. 15%，浅Ⅱ度

231. 女性，45 岁，左乳腺外上象限肿物直径 2cm，质

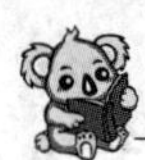

硬，不活动，无压痛，腋下可触及一枚 0.8cm 淋巴结，最可能诊断是

A. 乳腺囊性增生病　B. 乳腺癌
C. 乳腺结核　D. 乳腺纤维瘤
E. 乳管内乳头状瘤

232. 男性，30 岁，上腹痛 4 小时后疼痛转移至右下腹，右下腹麦氏点有明显压痛及反跳痛，血 WBC 21×10^9/L，中性 87%，最可能的诊断为

A. 急性化脓性阑尾炎　B. 急性胃肠炎
C. 急性胆囊炎　D. 急性胰腺炎
E. 急性上消化道穿孔

233. 女性，65 岁，右上腹痛 4 天，体温 40℃，皮肤、巩膜无黄染，右上腹有压痛反跳痛，胆囊肿大，墨菲（Murphy）征（+），血白细胞 20×10^9/L。最可能的诊断是

A. 胆道蛔虫症　B. 急性胰腺炎
C. 胆总管结石　D. 肝脓肿
E. 急性胆囊炎

234. 男性，40 岁，搬重物时发生腰部剧痛并向下肢放射，无法平卧，咳嗽时加重，最可能的诊断是

A. 腰椎横突骨折　B. 急性腰扭伤
C. 黄韧带损伤　D. 腰椎间盘突出症
E. 腰椎小关节滑膜嵌顿

235. 应用最普遍、效果最可靠的热力灭菌法是

A. 燃烧　B. 烤箱
C. 煮沸　D. 流动蒸汽
E. 高压蒸汽

236. 面部“危险三角区”疖的危险性在于

A. 容易引起内眦静脉和眼静脉炎
B. 容易引起眼球感染
C. 抗生素无效
D. 引起上颌窦炎
E. 引起化脓性海绵窦炎

237. 脓性指头炎切开引流的指征是

A. 手指功能障碍　B. 搏动性跳痛
C. 明显红肿　D. 有波动感
E. 高热

238. 丹毒是

A. 皮肤内网状淋巴管的急性感染
B. 皮下组织筋膜下急性化脓性感染
C. 急性多发性毛囊炎
D. 经皮肤组织的淋巴间隙进入淋巴管引起感染
E. 致病菌在组织内生长繁殖

239. 常态下开放伤口几小时后被认为属于感染伤口

A. 16 小时　B. 4 小时
C. 8 小时　D. 2 小时
E. 24 小时

240. 根据九分法计算烧伤体表面积，下列哪一项是不恰当的

A. 一个下肢 9%　B. 外阴部 1%
C. 头颈部 9%　D. 背腰部 13%
E. 胸腹部 13%

241. 难复性腹外疝是指

A. 疝内容物有血运障碍
B. 疝内容物还纳时很慢
C. 疝内容物与疝囊粘连
D. 疝内容物还纳时疼痛
E. 疝内容物是小肠

242. 下述哪种疾病最易引起肠绞窄

A. 结肠癌　B. 蛔虫性肠梗阻
C. 肠系膜静脉血栓形成　D. 粘连性肠梗阻
E. 克隆病（克罗恩病）

243. 下述哪项不是急性单纯性肠梗阻的临床表现

A. 呕吐　B. 腹痛
C. 腹胀　D. 停止自肛门排气排便
E. 便血

244. 墨菲征阳性见于

A. 急性十二指肠溃疡　B. 急性胆囊炎
C. 急性阑尾炎　D. 急性胰腺炎
E. 急性肾盂肾炎

245. 肾绞痛的常见病因是

A. 肾肿瘤　B. 肾下垂
C. 肾盂肾炎　D. 肾积水
E. 肾、输尿管结石

246. 骨性关节炎最先出现病理改变的关节组织是

A. 韧带　B. 关节软骨
C. 滑膜组织　D. 骨组织
E. 关节囊

247. 关节活动范围测定的注意事项中，哪项是不正确的

A. 关节活动范围测定须经触诊确定关节轴的骨性标志
B. 关节活动范围测定不应在运动或按摩后进行
C. 关节活动范围测定无禁忌证
D. 关节活动范围可因性别、职业、年龄的差异而有所不同
E. 关节活动范围测定允许有 3°～5°的测量误差

248. 女性，40 岁，大面积烧伤后，出现剧烈寒战，继而持续高热达 40℃，脉搏 130 次/分，谵妄，皮肤和

皮下出现瘀血点，无转移性脓肿，拟诊为
A. 毒血症 B. 术后伤口感染
C. 脓血症 D. 败血症
E. 气性坏疽

249. 女性，45 岁，在普查时在颈左侧发现肿物 1.5cm 大小、质极硬、表面不光滑、随吞咽上下活动，其胸锁乳突肌前缘可触及 2～3 个 1cm 左右大小淋巴结，B 超显示左甲状腺冷结节，临床考虑
A. 甲状腺炎并淋巴结炎症
B. 结节性甲状腺肿
C. 左甲状腺癌
D. 甲状腺腺瘤合并淋巴炎
E. 左甲状腺癌并左颈淋巴结转移

250. 男性，36 岁，饱餐后突发上腹刀割样剧痛，后迅速蔓延全腹，恶心呕吐，体检“板状腹”。下列最有价值的检查是
A. MRI（磁共振） B. CT
C. 腹平片 D. 心电图
E. 血常规和血气分析

251. 患痔多年的患者突感肛门部剧痛，排便、走路、咳嗽时疼痛加重。检查：肛门部有一圆形肿物突出与周围分界清楚，触痛。应诊为
A. 直肠息肉脱出 B. 内痔嵌顿
C. 肛门旁皮下脓肿 D. 外痔血栓形成
E. 混合痔合并感染

252. 某患者，排便时肛门疼痛，有少量鲜血，最大可能是
A. 混合痔 B. 外痔
C. 肛裂 D. 内痔
E. 肛瘘

253. 男性，72 岁，排尿困难 2 年，尿线无力，伴夜尿、尿频。最可能诊断是
A. 膀胱结石 B. 前列腺癌
C. 膀胱颈部肿瘤 D. 尿道狭窄
E. 前列腺增生

254. 男性，55 岁，颈椎病患者，颈椎片显示：颈椎生理曲度变直，颈 4～5、5～6 前后缘增生，颈 5、6 横突间孔变窄，拟诊断椎动脉型颈椎病，必需具备的条件
A. 上下肢无力，迈步困难
B. 臂及手指麻木
C. 眩晕、恶心，椎动脉扭曲试验（+）
D. 一侧颈肩臂放射性疼痛
E. 多汗、胸闷、心慌、耳鸣

255. 关节活动度训练的禁忌证是
A. 关节挛缩 B. 瘫痪
C. 关节炎 D. 关节术后
E. 以上都不是

256. 为达到减轻挛缩、改善血液循环、促进肌力恢复的目的，下列关节活动度训练，哪项是最适合的
A. 关节松动术
B. 主动的关节活动度训练
C. 被动的关节活动度训练
D. 关节的持续被动运动（CPM）
E. 牵引

257. 下述哪种治疗方法不属于促通技术（易化技术）的范畴
A. Bobath B. Rood
C. Brunnstrom D. PNP
E. TENS

258. 代谢性酸中毒的发病机制是
A. 间质性肺水肿 B. 呼吸肌乏力
C. 呼吸中枢受刺激 D. 支气管痉挛
E. 气道高反应性

259. 大便外带血丝，有时便后滴血，本病诊断最可能是
A. 痔 B. 直肠癌
C. 肛旁脓肿 D. 溃疡性结肠炎
E. 结肠癌

260. 男性，27 岁，中上腹胀痛 1 周伴呕吐，有呕吐后腹胀减轻感。体检：中上腹轻压痛，有振水音。最可能的诊断是
A. 胃溃疡穿孔 B. 幽门梗阻
C. 急性心肌梗死 D. 急性胆囊炎
E. 急性胃炎

261. 二重感染是指
A. 致病菌与条件致病菌的共同感染
B. 是发生于抗菌药物应用过程中的新感染
C. 细菌和病毒共同感染
D. 厌氧菌与非厌氧菌的共同感染
E. 两种以上病原菌的共同感染

262. 丹毒的处理方法哪项是不正确的
A. 抬高患肢 B. 注射青霉素
C. 床边隔离 D. 切开引流
E. 热敷或用 50% 硫酸镁湿敷

263. 烧伤深度的估计最常采用
A. 二度法 B. 三度法
C. 三度四分法 D. 四度法
E. 六度法

264. 下述哪一项是烧伤初期治疗中最好不用水洗的化学物质
A. 碱液　B. 磷
C. 硫酸　D. 镁
E. 盐酸

265. 颈部肿块中下列哪一种疾病与先天性发育异常有关
A. 慢性淋巴结炎　B. 颈部淋巴结结核
C. 结节性甲状腺肿　D. 甲状舌骨囊肿
E. 颈部淋巴结转移性癌

266. 对于黑色素瘤，下列哪项描述是不正确的
A. 多数由交界痣恶变而来
B. 好发于中老年人
C. 恶性度不高，转移较晚
D. 如诊断为恶性黑色素瘤，忌做活检
E. 色素痣恶变多因外伤、摩擦、化学物、刺激性外用药、搔抓等诱因引起

267. 乳房的自我检查，下列哪项方法是不正确的
A. 完全脱去上衣，双手下垂观察乳房情况
B. 观察乳头是否对称
C. 观察是否有肿块及表皮是否有凹陷
D. 用对侧手指轻轻捏起乳腺，检查整个乳房是否有肿块
E. 对侧手指平放乳房上，用手指掌面轻轻触摸整个乳房

268. 下述哪项描述对急性阑尾炎是不正确的
A. 体征与阑尾的位置及阑尾与盲肠的关系有关
B. 当阑尾为盆腔位时，腹部检查有时可以无异常
C. 右下腹麦氏点固定压痛是非常可靠的体征
D. 厌食是最常见的症状
E. 闭孔肌试验和墨菲征有助于盆腔位阑尾炎诊断

269. 急性阑尾炎临床症状发生的顺序一般是
A. 先恶心，后低热，再右下腹痛
B. 先低热，几小时后有右下腹痛，呕吐
C. 先呕吐，随即发热、腹痛
D. 先上腹痛，然后恶心后呕吐，右下腹痛
E. 没有明显的顺序

270. 肠粘连所致单纯性肠梗阻的主要治疗措施是
A. 应用抗生素治疗
B. 应用解痉药物
C. 胃肠减压与纠正水电解质平衡
D. 手术分离所有的粘连
E. 行肠排列手术

271. 下述哪种肠梗阻最易引起肠绞窄
A. 肠结核引起的肠梗阻　B. 蛔虫性肠梗阻
C. 粘连性肠梗阻　D. 肠扭转
E. 肠道肿瘤

272. 膀胱结石的典型症状是
A. 血尿
B. 脓尿
C. 夜尿增多
D. 排尿困难，尿中断，改变体位又可排尿
E. 尿频

273. 髌骨软骨软化症的原因是
A. 外伤　B. 年龄
C. 滑液营养摄取障碍　D. 外伤性关节炎
E. 膝关节劳损与局部外伤

274. 男性，70岁，进行性尿频、排尿困难3~4年，近2个月来症状加重，表现为尿线细、无力，排尿时间延长及尿后滴沥。检查：膀胱区充盈，尿道外口及尿道无异常。B超测残余尿为250ml。血前列腺表面抗原（PSA）正常。首先考虑的诊断是
A. 前列腺癌合并慢性尿潴留
B. 神经源性膀胱
C. 膀胱痉挛缩合并慢性尿潴留
D. 前列腺增生合并慢性尿潴留
E. 尿道狭窄合并慢性尿潴留

275. 青年女性半年来发现颈右侧肿物，直径约3cm，实性，表面光滑，随吞咽上下，无任何自觉症状，临床诊断
A. 腮裂囊肿　B. 结节性甲状腺肿
C. 颈部转移癌　D. 甲状腺腺瘤
E. 甲状舌骨囊肿

276. 男性，30岁，3小时前劳动中无诱因突发上腹刀割样疼痛，迅速波及全腹。查体：舟状腹，呼吸运动受限，全腹有明显腹膜刺激征，肝浊音界消失，肠鸣音消失。初步诊断
A. 阑尾穿孔、腹膜炎
B. 胃十二指肠溃疡穿孔、腹膜炎
C. 胆囊穿孔、腹膜炎
D. 绞窄性肠梗阻
E. 急性出血性胰腺炎

277. 女性，45岁，间断便血呈鲜红色滴下10年，指肛（-），肛镜检查齿状线上直肠黏膜隆起呈紫红色，最可能的诊断
A. 直肠息肉　B. 肛管癌
C. 肛周脓肿　D. 内痔
E. 直肠类癌

278. 单纯性打鼾和睡眠呼吸暂停最重要的鉴别是
A. 无白天嗜睡、困倦
B. 无心、脑血管受累
C. 睡眠呼吸暂停持续时间短
D. 每晚 7 小时睡眠暂停少于 10 次
E. 无氧饱和度下降

279. 诊断骨质疏松症的黄金指标是
A. 周身骨痛
B. 下肢肌肉痉挛
C. X 线检查出现骨变形
D. 骨质密度低于诊断标准
E. 血钙低于正常

280. 搬运地震中可疑脊柱骨折者应使用的担架为
A. 帆布担架 B. 硬板担架
C. 绳索担架 D. 躺椅
E. 棉被代用担架

【A3/A4 型题】

(1~3 题共用题干)

患者女性，60 岁，46 岁停经，腰背痛 4 年，身高缩短 6cm，2 日前于室内摔倒，右手撑地，腕关节疼痛明显。X 线检查见：右桡骨远端骨折。双能 X 线骨密度检查示：骨密度较正常年轻人平均值降低的标准差数为 2. 70s。

1. 根据 1994 年，WHO 的骨质疏松诊断标准诊断为
A. 正常 B. 骨量减少
C. 轻度骨质疏松症 D. 骨质疏松症
E. 严重骨质疏松症

2. 该患者骨质疏松症的分型为
A. Ⅰ型：绝经后骨质疏松症
B. Ⅱ型：老年性的骨质疏松症
C. Ⅲ型：继发性骨质疏松症
D. 废用性骨质疏松症
E. 特发性骨质疏松症

3. 桡骨远端骨折的治疗宜选
A. 首选手术治疗 B. 手法复位外固定
C. 手法复位不固定 D. 无需复位直接固定
E. 手术是禁忌证

(4~6 题共用题干)

患者男性 70 岁，排尿困难 2 年，加重 10 余日，不能自行排尿，咳嗽及增加腹压时有少许尿液流出。入院查体：耻骨上可及涨大膀胱几乎平脐，肛诊前列腺增大不能触及上缘，双下肢水肿，血 BUN 达 16. 1mmol/L (45mg/dl)。

4. 患者最有可能的诊断是
A. 急性膀胱炎
B. 膀胱结石堵塞尿道内口
C. 前列腺增生并发慢性尿潴留
D. 急性肾衰少尿期
E. 膀胱肿瘤

5. 急需实施的处理方法是
A. 静脉注射利尿药 B. 留置导尿管
C. 急诊行前列腺切除术 D. 经皮肾脏穿刺造瘘术
E. 大剂量抗生素治疗

6. 如患者导尿失败，最恰当的处理方法
A. 耻骨上膀胱穿刺造瘘术 B. 尿道扩张术
C. 经尿道前列腺电切术 D. 回肠膀胱术
E. 以上都不是

(7~9 题共用题干)

患者女性 62 岁，年轻时生育子女 5 人，近 2 年来时常出现不自主流尿，咳嗽、打喷嚏时明显，经常尿湿内裤，痛苦不堪。入院查体：双肾未及，耻骨上未及涨大膀胱，无压痛。蹲位嘱病人咳嗽时有少许尿液自尿道口溢出。尿常规检查（-）。

7. 患者最可能的诊断是
A. 慢性膀胱炎 B. 慢性尿潴留
C. 老年性尿道狭窄 D. 压力性尿失禁
E. 尿道综合征

8. 进一步的确诊检查应是
A. 膀胱尿道造影 B. KUB + IVP
C. 膀胱镜检查 D. 盆腔正位片
E. 中段尿培养

9. 常用的手术治疗方法是
A. 耻骨上膀胱造瘘术 B. 尿道狭窄内切开术
C. 膀胱颈悬吊术 D. 回肠膀胱术
E. 以上都不是

(10~11 题共用题干)

女性，68 岁，跌伤后右髋部疼痛，尚能站立，行走，服舒筋活血片后未见好转。逐渐行走困难，患肢可能踩地，于伤后半月门诊检查：右下肢短缩，外旋畸形，右髋活动受限，全身重要器官无异常表现。

10. 初步诊断是
A. 右髋关节脱位 B. 右股骨转子间骨折
C. 右髋部软组织挫伤 D. 右股骨颈骨折
E. 右股骨头无菌性坏死

11. 最适宜采取的治疗方案是
A. 右下肢皮肤牵引
B. 人工关节置换术
C. 股骨转子间截骨术

D. 切开复位，三刃钉内固定术
E. 闭合复合，髋人字石膏固定

(12～13 题共用题干)

男性，44 天。因外伤左髋痛 12 小时。查体：生命体征平稳，左下肢短缩，髋关节屈曲，内收，内旋畸形。

12. 诊断
A. 左股骨颈骨折　B. 左髋臼骨折
C. 左髋前脱位　D. 左髋后脱位
E. 左股骨转子间骨折

13. 应采取的治疗方法
A. Knowles 针　B. Allis 法
C. Fader 杆　D. Braun 架
E. Thomas 架

(14～15 题共用题干)

24 岁，农民，10 天前劳动中砍伤足背，未特殊处理。今日觉乏力，烦躁，饮水时张口费力。

14. 应考虑的诊断是
A. 颞颌关节炎　B. 面神经炎
C. 癔病　D. 狂犬病
E. 破伤风

15. 下列治疗正确的是
A. 大剂量抗生素　B. 给镇静剂
C. 下颌关节理疗　D. 给破伤风类毒素
E. 破伤风抗毒素

(16～17 题共用题干)

女性，60 岁，在足癣 20 年，反复发作，小腿红肿疼痛，寒战发热。

16. 可能的诊断为
A. 下肢静脉曲张　B. 下肢浅部脓肿
C. 下肢蜂窝织炎　D. 下肢丹毒
E. 深静脉血栓

17. 典型的表现应是
A. 创面突出皮肤表面　B. 创面颜色暗红
C. 周围明显肿胀　D. 创面有脓性分泌物
E. 界限清楚的红斑

(18～19 题共用题干)

男孩，6 岁，右臀注射后 3 天，疼痛，表面不红，有压痛。

18. 应诊断为
A. 臀部疖　B. 臀部肌肉损伤
C. 臀部结核　D. 臀部脓肿
E. 血肿机化

19. 为确诊应作的检查
A. 血培养　B. X 线摄片
C. 穿刺　D. 肛查
E. 透光试验

(20～21 题共用题干)

男，56 岁，糖尿病史 10 年，5 天前背部胀痛，4 天前局部肿硬。两天前，肿硬加重，并有多个脓点，发热，T 38.5℃。

20. 此病人应诊断为
A. 疖病　B. 急性蜂窝织炎
C. 痈　D. 背部脓肿
E. 丹毒

21. 治疗中不恰当的是
A. 大剂量抗生素
B. 控制血糖
C. 切开、彻底清除坏死组织
D. 加强支持治疗
E. 创面用药物湿敷

(22～23 题共用题干)

张医生已穿好手术衣，戴好无菌手套，由于麻醉原因，需等待手术。

22. 他的手应放的位置
A. 双手交叉置于腋下
B. 双手插入胸前遮布间隙
C. 双手平放在腹部
D. 双手拱放在胸前
E. 双手平放在腿上

23. 术中头部出汗，处理的方法是
A. 任其滴淌　B. 要毛巾自己擦
C. 向旁边人肩前擦　D. 让护士在背后擦
E. 由护士在面前擦

(24～25 题共用题干)

45 岁，农民，深部脓肿，确诊为金黄色葡萄球菌感染。

24. 其脓液性状应是
A. 脓液稠厚　B. 脓液稀薄，淡红色
C. 脓液绿色，有甜腥味　D. 脓液具有特殊恶臭
E. 脓液黑色，鼠尿臭，血性

25. 对脓肿的正确处理是
A. 大剂量抗生素
B. 给皮质激素
C. 穿刺抽脓，注入抗生素
D. 小切口切开，注入抗生素
E. 切开后，放引流条

(26～28 题共用题干)

女性，50 岁，摔伤两天，左髋部痛。检查：左下肢

短缩，外旋500°畸形。全身重要器官无异常表现。

26. 最可能诊断

A. 左髋后脱位
B. 左髋前脱位
C. 左股骨头骨折
D. 左股骨颈骨折
E. 左股骨转子间骨折

27. 证实诊断首先需要的检查

A. 普通X线片
B. CT检查
C. MRI
D. 放射性核素骨扫描
E. 关节腔造影

28. 此病人易发生的并发症

A. 脂肪栓塞
B. 坐骨神经损伤
C. 股骨头缺血坏死
D. 髋内翻畸形
E. 髋关节周围创伤性骨化

(29～31题共用题干)

男，18岁，车祸致伤，即来医院急诊，神志模糊，咯血，口鼻均有泥沙夹血外溢，呼吸困难，烦躁不安，左胸侧严重擦伤、肿胀，心率98次/分，血压120/90mmHg，四肢尚可自主活动，左大腿中下段中度肿胀、瘀斑和严重擦伤。

29. 此时最紧迫的抢救措施是

A. 请胸外科医师会诊处理
B. 清除上呼吸道异物，保持呼吸道通畅
C. 输血
D. 给氧
E. 左下肢夹板固定

30. 下列哪项诊断可不予考虑

A. 颅脑创伤
B. 鼻骨骨折
C. 肋骨骨折
D. 左股骨骨折
E. 血气胸

31. 最合适的处理是

A. 输血、吸氧、留观
B. 颅脑与胸部、左股骨X线片
C. 多科会诊处理
D. 左下肢包扎固定
E. 紧急必要检查处理后收住院治疗

(32～34题共用题干)

男，25岁，创伤后右髋部疼痛，不能活动，右大腿后侧及右小腿后外侧有麻木。查体：右下肢短缩、屈曲、内收、内旋畸形，手法复位后畸形矫正，髋关节活动恢复正常，但上述区域麻木感仍存在，膝以下感觉迟钝，小腿和足部肌力Ⅲ级。X线片示：右髋臼后上缘有1cm×2cm骨块，无移位。

32. 最可能的诊断是

A. 髋关节前脱位并髋臼骨折
B. 髋关节后脱位并髋臼骨折
C. 髋关节前脱位并髋臼骨折及坐骨神经损伤
D. 髋关节后脱位并髋臼骨折及坐骨神经损伤
E. 髋关节中心脱位并坐骨神经损伤

33. 最恰当的处理是

A. 闭合复位+骨牵引2个月
B. 闭合复位+骨牵引3个月
C. 闭合复位+髋人字石膏固定3个月
D. 闭合复位+严格卧床休息1个月后，进行功能锻炼
E. 开放复位、内固定及探查坐骨神经

34. 进行上述处理后，坐骨神经损伤无任何恢复，应进行下列哪项处理

A. 继续观察3个月，无好转再予处理
B. 手术探查坐骨神经
C. 手术切除骨折块
D. 理疗、按摩及针灸治疗
E. 药物治疗及功能锻炼

(35～37题共用题干)

男，10岁，主诉左上腹痛6小时。曾跌倒在篮球场上，左侧腹部受到撞伤。伤后无恶心、呕吐和腹泻，T 37.8℃，BP 120/70mmHg，P 70次/分，有左上腹部压痛和深吸气时左肩部疼痛等阳性体征。

35. 最可能的诊断

A. 胃破裂
B. 第11肋骨折
C. 脾脏包膜下血肿
D. 肾挫伤
E. 肝脏损伤

36. 有白细胞计数增高和中性左移，尿液分析可见少量红细胞，下列哪一种检查帮助最小

A. 腹部X线平片
B. 腹部B超
C. 胸部后前位X线片
D. 静脉肾盂造影
E. 口服造影剂

37. 左肩部疼痛伴有腹痛表示

A. 胸膜受累
B. 膈肌刺激
C. 纵隔炎
D. 盆腔脓肿
E. 胰腺炎

(38～40题共用题干)

女，24岁，右颈肿块，无疼痛，局部皮肤无红、肿、痛、热表现。

38. 该肿块位于右颈前区，则多来源于下列哪个器官

A. 甲状腺
B. 颈淋巴结
C. 颌下腺
D. 颈部血管
E. 气管

39. 检查时若肿块为多个，或成串，大小不等，全身有低热，甲状腺正常，则诊断应考虑

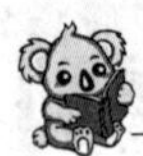

A. 甲状腺功能亢进　　B. 颈淋巴结核
C. 颈部血管瘤　　D. 恶性淋巴瘤
E. 颈部神经节细胞瘤

40. 如肿块位于颈动脉部位，则同时可有下列体征
A. 肿块质硬　　B. 加压肿块体积缩小
C. 肿块有膨胀性搏动　　D. 肿块有明显触痛
E. 同时伴有高血压和动脉硬化

（41～43 题共用题干）

女，29 岁，哺乳期，右乳房肿痛 2 天，无发热，体检：右乳房肿胀，内象限有压痛，无波动感。

41. 首先应考虑下列哪项诊断
A. 炎性乳腺癌　　B. 乳房皮肤感染
C. 急性乳腺炎　　D. 肋软骨炎
E. 乳房囊性增生病

42. 根据以上情况应采取哪项措施
A. 手术切除右乳房　　B. 切开皮肤引流
C. 局部热敷＋物理治疗　　D. 预防性应用抗生素
E. 排空乳汁消除乳汁淤滞

43. 1 周后，右乳房疼痛范围扩大，伴发热39℃以上。体检：右乳房红肿明显，压痛及波动感，穿刺抽出脓性液体。应进一步采用哪一种治疗方法
A. 切开引流　　B. 抗生素治疗
C. 物理治疗　　D. 单纯右乳房切除术
E. 中药治疗

（44～46 题共用题干）

女，27 岁，产后半月，右乳房胀痛伴高热 38.5℃，体检：右乳房外上象限明显红肿，无触痛，无波动感，诊断为急性乳腺炎。

44. 急性乳腺炎最常见于
A. 妊娠期妇女　　B. 初产哺乳期妇女
C. 多次哺乳妇女　　D. 乳房偏小的妇女
E. 乳房丰满的妇女

45. 急性乳腺炎的常见原因是
A. 细菌侵入　　B. 乳管通畅
C. 乳汁分泌过多　　D. 哺乳期长
E. 乳头皲裂

46. 在诊断方面，最重要的是要除外
A. 炎性乳癌　　B. 乳房纤维腺瘤
C. 乳腺结核　　D. 乳房外伤
E. 乳腺肉瘤

（47～49 题共用题干）

女，37 岁，右乳房周期性胀痛 1 年，经期症状明显，经后胀痛缓解，最近自觉症状加重，并有右乳房溢液。

47. 体检中最可能的发现是
A. 双乳未扪及异常
B. 右乳扪及成串的肿块，质韧，边界不清，有触痛，表面欠光滑
C. 右乳扪及单个肿块，质硬，边界不清，表面不光滑
D. 右乳扪及单个肿块，质硬，边清，表面光滑，活动
E. 右乳扪及单个肿块，质中，挤压后乳头有溢液

48. 下列哪项检查对诊断最有帮助
A. 乳房钼靶摄片　　B. 活检
C. 乳头溢液涂片检查　　D. B 超
E. 磁共振成像检查

49. 若病人乳头溢液，常见的液体为
A. 鲜红色　　B. 淡黄色
C. 棕褐色　　D. 黄绿色
E. 淡红色

（50～52 题共用题干）

女，39 岁，洗澡时发现左乳包块，无痛。3 年前因肺结核住院治疗。体检：左乳房外上象限略高于右乳房外上象限，皮肤稍皱褶，局部可扪及直径为 1.5cm 大小肿块，质硬，表面不甚光滑，边界欠清，可活动，左腋下可扪及肿大淋巴结。胸透示陈旧性结核灶。

50. 根据上述病史可能的诊断是
A. 乳腺结核　　B. 乳腺癌
C. 乳房脂肪坏死　　D. 乳腺囊性增生病
E. 乳房纤维腺瘤

51. 如果为了进一步明确诊断，应采取下列哪项检查
A. 乳房钼靶摄片　　B. 肿块切除活检
C. B 超　　D. CT
E. 放射性核素扫描检查

52. 应采用哪项治疗
A. 乳房肿块切除术　　B. 乳癌根治切除术
C. 肿块外敷药物　　D. 单纯乳房切除术
E. 姑息性乳癌切除术＋化学治疗

（53～55 题共用题干）

女，25 岁，左乳房胀痛半月余，体温持续 38.5℃～40.0℃。体检：整个左乳房红肿明显，皮温较高，表面波动感不明显。

53. 怀疑乳腺深部脓肿，下列哪项是最简单的诊断方法
A. 穿刺抽出脓液　　B. B 超
C. 局部检查有波动感　　D. 全身毒血症状
E. 乳房红肿热痛

54. 脓肿切开引流，切口的最佳选择是
A. “＋”字形切口

B. “++”字形切口
C. 以乳头为中心放射形切口
D. 脓肿局部切口
E. 沿乳房下缘弧形切口

55. 脓肿切开引流后是否需要终止哺乳，下列哪项是终止哺乳的绝对指征
A. 乳房脓肿引流术后并发瘘
B. 乳房早期炎症
C. 大量乳汁分泌
D. 脓肿切开引流术后
E. 发热

(56～58 题共用题干)

男，40 岁，右侧阴囊突发肿物 24 小时伴发热。查：肛门停止排气排便，右侧阴囊肿胀，发红。

56. 此患者手术治疗的关键主要在于
A. 鉴别是直疝还是斜疝
B. 弄清疝内容物是什么
C. 判断疝内容物的生命力
D. 迅速补充血容量
E. 进行疝修补术

57. 术中鉴别直疝与斜疝主要依靠
A. 精索与疝囊的关系
B. 疝囊颈与腹壁下动脉的关系
C. 疝块与内环的关系
D. 疝块是否进入阴囊
E. 是否产生嵌顿

58. 如果此患者术中探查发现肿物为嵌顿的小肠且肠管发黑，应选择的处理措施为
A. 坏死肠管外置术
B. 坏死肠段切除肠吻合，回纳后行疝囊高位结扎术
C. 切开疝环，回纳肠管后行 Bassini 修补术
D. 肠切除后行 McVay 修补术
E. 剖腹行肠切除肠吻合术

(59～61 题共用题干)

女，48 岁，右腹股沟下方有一半球型肿物，平卧时肿物缩小，站立时肿块复出且局部有胀感。

59. 此患者首先考虑为
A. 腹股沟斜疝　　B. 脂肪瘤
C. 腹股沟直疝　　D. 股疝
E. 大隐静脉曲张结节样膨大

60. 此类患者手术常用的术式为
A. Bassini 修补术　　B. Halsted 修补术
C. Ferguson 修补术　　D. McVay 修补术
E. 疝成型术

61. 患者发生小肠嵌顿，因疝环狭小，小肠回纳困难，此时应采取下列哪项措施
A. 施加压力，强行使小肠回纳
B. 行嵌顿小肠部分切除吻合后再回纳
C. 行嵌顿小肠外置术，水肿消退后行二期手术还纳肠管
D. 切断腹股沟韧带扩大疝环后回纳肠管
E. 切断陷窝韧带扩大疝环后回纳肠管

(62～64 题共用题干)

男性，35 岁，急性阑尾炎穿孔，弥漫性腹膜炎手术后 6 天，腹部持续性胀痛不适，伴少量呕吐，停止排气排便。体格检查：全腹膨胀伴不固定压痛，肠鸣音未闻及，腹部 X 线平片见全腹小肠结肠均匀地充气扩张。

62. 最可能诊断为
A. 腹部手术后肠积气　　B. 麻痹性肠梗阻
C. 粘连性肠梗阻　　D. 小肠扭转
E. 肠套叠

63. 最合适的实验室检查是
A. 白细胞计数　　B. 血小板计数
C. 血电解质测定　　D. 血液细菌培养
E. 动脉血气分析

64. 治疗应包括
A. 输血　　B. 立即手术
C. 胃肠减压　　D. 应用止痛药
E. 应用解痉药

(65～68 题共用题干)

男性，68 岁，阵发性腹痛 1 周伴呕吐入院。体格检查：腹胀，见肠型，肠鸣音亢进，有气过水声。X 线见腹中部扩张小肠呈阶梯状排列，有液平，结肠内无积气。

65. 可能的诊断是
A. 结肠梗阻　　B. 低位小肠梗阻
C. 高位小肠梗阻　　D. 肠系膜血管栓塞
E. 坏死性小肠炎

66. 如果在腹痛加剧时，右下腹可扪及一肿块，首先应考虑的病因是
A. 蛔虫团梗阻　　B. 小肠扭转
C. 小肠肿瘤　　D. 肠粘连
E. 肠套叠

67. 为了明确诊断，下列哪项检查不宜选择
A. CT 或 MRI　　B. B 超检查
C. 胃肠钡餐检查　　D. 肠系膜上动脉造影
E. 放射性核素扫描

68. 当考虑患者出现绞窄性肠梗阻时，下列哪项最有帮助

A. 呕吐物为粪性
B. 完全停止排气排便
C. 腹穿抽出血性液
D. 体温上升，白细胞计数增高
E. 腹痛加剧，持续时间长

（69～71 题共用题干）

女性，60 岁，因右上腹痛伴发热 3 天入院，2 个月前因心衰住院，治疗后好转。体检：巩膜无黄染，心率 120 次/分，右上腹压痛、肌紧张，Murphy 征（+），可扪及肿大的胆囊。

69. 最可能的诊断是
A. 急性胆囊炎　B. 急性胰腺炎
C. 消化性溃疡穿孔　D. 急性阑尾炎
E. 急性梗阻性化脓性胆管炎

70. 进一步确诊应首选下列哪项检查
A. FTE　B. ERCP
C. CT　D. 静脉胆道造影
E. B 超

71. 最适当的治疗方法是
A. 单纯保守治疗　B. FIED 术
C. 胆囊切除术　D. 胆囊造瘘术
E. 胆总管探查术

（72～74 题共用题干）

女性，70 岁，因右上腹痛 10 年，加剧伴发热 5 天入院，既往曾因胆囊结石多次住院保守治疗。

72. 该患者体检时最可能存在的体征是
A. 双肺有啰音　B. 心脏有杂音
C. 麦氏点压痛　D. 肝浊音界消失
E. Murphy 征阳性

73. 如体检时发现右上腹压痛，肌紧张，可触及一肿块并有触痛，首先考虑的诊断是
A. 胆囊癌　B. 胆管癌
C. 胰腺炎　D. 急性胆囊炎
E. 结肠肝曲癌

74. 该患者若行 B 超检查，观察重点应是
A. 胆囊结石的数量　B. 胆囊壁的厚度
C. 胆管壁的厚度　D. 肝脏的大小
E. 胆囊及胆管的大小

（75～77 题共用题干）

男性，42 岁，右下腹持续性痛 5 天，伴恶心，体温 38.5℃。体检：右下腹扪及 4cm×5cm 触痛性肿块，轻度肌紧张。

75. 最可能的诊断是
A. 盲肠肿瘤　B. 急性化脓性阑尾炎
C. 阑尾周围脓肿　D. 粪块所致肠梗阻
E. 还不能做出诊断

76. 此时较合适的处理是
A. 肠道准备后行右半结肠切除术
B. 急诊行阑尾切除术
C. 急诊手术脓肿引流
D. 暂不做手术，抗生素治疗
E. 钡灌肠，明确诊断

77. 如果急诊手术，最适合的手术选择是
A. 肿块切除　B. 常规切除阑尾
C. 脓肿引流　D. 右半结肠切除，一期吻合
E. 右半结肠切除，二期吻合

（78～80 题共用题干）

男，43 岁，乘车时汽车突然刹车，右膝撞于前排椅背上，感右髋部剧痛，右大腿后侧，小腿后侧麻木。急诊室拍片证实右髋关节后脱位。手法复位失败，收入院治疗。

78. 此患者可能合并有
A. 股神经损伤　B. 坐骨神经损伤
C. 闭孔神经损伤　D. 腓总神经损伤
E. 胫神经损伤

79. 适合的治疗方案是
A. 内外用药　B. 伤肢持续牵引术
C. 人工股骨头置换术　D. 人工全髋关节置换术
E. 手术切开复位

80. 下述措施有助于患者康复除了
A. 早期下地活动
B. 早期股四头肌舒缩运动
C. 早期踝部足部功能锻炼
D. 外敷活血化瘀药物
E. 理疗，热水浴等

（81～83 题共用题干）

男患 60 岁，近半年来心窝部不适，消瘦无力，突然呕吐咖啡色胃内容物 600ml 来诊。体检：血压 17.3/12kPa（130/90mmHg），贫血貌，巩膜无黄染，心肺正常，腹平坦，软，肝脾未触及，也未触及腹部包块，腹水征阴性。Hb 80g/L，便潜血（+++）。

81. 为明确诊断，做下列哪项检查最佳
A. 食管吞钡 X 线检查　B. 胃镜检查
C. B 超检查　D. 肝功能检查
E. 腹部平片

82. 该患者的诊断最大可能是
A. 门静脉高压症　B. 胃十二指肠溃疡
C. 胆道出血　D. 胃癌

E. 出血性胃炎

83. 该患者收入院后应采用哪种治疗方法
A. 双囊三腔管压迫　B. 贲门周围血管离断术
C. 胆道探查　D. 静滴垂体后叶素
E. 胃癌根治术

(84～86 题共用题干)

男性，49 岁，尿色变深 3 个月，同时皮肤渐发黄，粪便颜色变淡，偶有微热。体检：巩膜、皮肤明显黄染，腹平坦，肝于右肋弓下 3cm，表面光滑、无压痛，胆囊于肝下可触及，张力大，无压痛。诊断为壶腹部肿瘤。

84. 对此诊断最有参考价值的病史是
A. 黄疸时轻时重　B. 有无寒战、高热
C. 尿色深　D. 粪颜色变淡
E. 疼痛否

85. 判定该病例能否行根治术最重要的体征是
A. 黄疸程度　B. 消瘦、贫血
C. 胆囊肿大否　D. 上腹有无包块
E. 肝脏肿大程度

86. 为确诊，最有定位诊断价值的辅助检查是
A. B 型超声　B. 十二指肠镜检查
C. 钡剂十二指肠低张造影　D. PIE
E. CT

(87～88 题共用题干)

男性，35 岁，2 小时前由高处坠下，当即不能站立，腰骶部痛，伤后未排尿。查体：脉搏 140 次/分，血压 10/6kPa，面色苍白，腹部稍膨隆，下腹轻度压痛，无肌紧张，肠鸣音如常，移动性浊音阴性。

87. 最有意义且快速的检查方法是
A. 血常规、血细胞比容　B. 腹部 B 型超声检查
C. 腹部平片　D. 尿常规
E. 腹腔穿刺

88. 若腹腔穿刺抽出少许血液，放置后即凝固，就考虑为
A. 腹膜后血肿　B. 肠破裂
C. 脾破裂　D. 膀胱破裂
E. 肾损伤

(89～91 题共用题干)

女性，30 岁，排便时肛门部剧痛，并有少许鲜血滴出 1 周，疼痛于排便后约 20 分钟渐缓解。

89. 最可能的诊断是
A. 内痔　B. 肛窦炎
C. 直肠息肉　D. 肛裂
E. 血栓性外痔

90. 根据上述诊断，最恰当的检查是
A. 肛门外观检查　B. 直肠指检
C. 肛门镜检查　D. 乙状结肠镜检查
E. 以上均不是

91. 最恰当的治疗方法是
A. 手术切除　B. 切开
C. 局部注入鱼肝油酸钠　D. 胶圈套扎切除
E. 局部封闭后扩肛

(92～94 题共用题干)

男性，32 岁，2 年来大便不规则伴黏液血丝。半年来右上腹闷痛不适，大便稀薄不成形，2 次/日。一个月来苍白，疲倦乏力，头晕、消瘦。3 天来腹痛加剧伴发热至 39℃～39.5℃，无咳嗽。Hb 80g/L，WBC 21×10^9/L，N 0.80，L 0.14，E 0.20，OB（++）。

92. 应行哪项生化检查最有诊断意义
A. AFP　B. 四环素荧光试验
C. 尿唾液酸　D. 血癌胚抗原
E. 细胞学检查

93. 为鉴别诊断，下述哪项检查作为首选
A. 纤维胃镜　B. 纤维结肠镜
C. B 超检查　D. CT 检查
E. 静脉胆道造影

94. 如要确诊是否结肠癌，最佳检查是哪一项
A. 结肠气钡双重造影　B. CT 扫描
C. B 超检查　D. 血癌胚抗原检测
E. 纤维结肠镜检查

(95～97 题共用题干)

青年，男性。因交通事故致左膝关节开放伤一小时就诊。X 线示胫骨外侧平台斜型骨折，骨折线过髁间嵴，即入院急诊手术。

95. 清创时见污染较重，创口与关节腔相通，清创后，对骨折的处理
A. 加压螺钉（或骨栓）内固定
B. 钢板螺钉内固定
C. 超关节小夹板外固定
D. 石膏管形外固定
E. 外固定器固定

96. 膝关节创口应
A. 一期闭合
B. 一期闭合后皮下置橡皮引流条
C. 一期闭合关节腔内置橡皮引流条
D. 一期闭合后关节腔内置硅胶管闭式引流
E. 开放引流

97. 当创口工期愈合，关节无感染，骨折连接后主动活动时，膝关节疼痛、不稳。再次检查发现：前抽屉

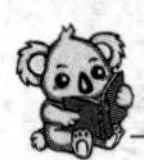

试验阳性伴前外侧旋转不稳定。这时可能漏诊的损伤是

A. 外侧副韧带损伤 B. 内侧副韧带损伤
C. 后交叉韧带损伤 D. 前交叉韧带损伤
E. 外侧半月板损伤

(98～99题共用题干)

30岁的男子因上消化道出血而住院，有肝炎病史。体检见腹壁静脉曲张，腹水征阳性，脾肿大。化验为HBsAg（+），血清总蛋白50g/L，A/G：0.8。

98. 关于患者腹水的形成机制，哪种解释最不合理
A. 肝脏淋巴液溢出增多
B. 血浆胶体渗透压降低
C. 门脉系统的滤过压增加
D. 腹膜的渗出增多
E. 水钠潴留体内过多

99. 为了能获得最好的止血效果和最大限度地保护肝功能，应首选哪种治疗方法
A. 冠状静脉结扎加脾切除术
B. 贲门周围血管离断术
C. 胃内曲张静脉缝扎术
D. 肠－腔静脉分流术
E. 门－腔静脉侧分流术

(100～102题共用题干)

男性，30岁，工人，突发上腹部剧痛，蔓延至右下腹，腹痛持续，但无放射痛，伴有恶心呕吐，查体：全腹压痛，反跳痛，以上腹部和右上腹为著，叩诊肝浊音界不清，肠鸣音减弱，血压16/9kPa（120/68mmHg）。

100. 为明确诊断，应先作哪项检查
A. 白细胞计数和分类 B. 血清或尿淀粉酶测定
C. 腹部X线检查 D. 诊断性腹腔穿刺
E. 腹部B超检查

101. 已证实膈下游离气体存在，其最可能的原因是
A. 胆囊穿孔 B. 胃十二指肠穿孔
C. 肝破裂 D. 膀胱破裂
E. 乙状结肠穿孔

102. 疼痛进一步加重，肠鸣音消失，移动性浊音（+），白细胞 21×10^9/L（21000/mm^3），N 0.92，治疗首选
A. 镇静止痛 B. 胃肠减压，抗生素应用
C. 补充热量和营养 D. 穿刺引流
E. 急诊手术

(103～105题共用题干)

女，82岁，1周前摔倒后右髋疼痛，活动障碍，查体一般情况好，右髋部无瘀斑，右下肢短缩2cm，外旋50°，皮肤感觉正常。

103. 其最可能的诊断是
A. 右髋关节后脱位 B. 右髋关节前脱位
C. 右股骨颈骨折 D. 右股骨粗隆间骨折
E. 右髋软组织挫伤

104. 确立诊断首先应该安排的检查为
A. 普通X线片 B. CT
C. MRI D. 核素骨扫描（^{99m}锝）
E. 关节腔穿刺造影

105. 虽经及时诊断，合理治疗，达到较满意的效果，但仍可能发生的并发症是
A. 脂肪栓塞 B. 股骨头缺血性坏死
C. 髋内翻畸形 D. 坐骨神经损伤
E. 髋关节周围创伤性骨化

(106～108题共用题干)

女，60岁，不慎跌倒，左前臂旋前腕背伸，手掌着地，引起左腕关节肿胀、畸形，功能障碍。

106. 最可能的诊断和合适的处理是
A. 伸直型桡骨下端骨折，手法复位外固定
B. 屈曲型桡骨下端骨折，手法复位外固定
C. 伸直型桡骨下端骨折，手法复位内固定
D. 屈曲型桡骨下端骨折，手法复位内固定
E. 尺桡骨下端双骨折，手法复位内固定

107. 该患者如行手法复位石膏固定，应维持在哪种位置
A. 腕关节功能位 B. 腕关节背屈尺偏位
C. 腕关节掌屈尺偏位 D. 腕关节背屈桡偏位
E. 腕关节掌屈桡偏位

108. 该患者经急诊处理后，随访观察中错误的处理是
A. 抬高患肢
B. 2周后去固定，开始腕关节活动锻炼
C. 手指伸屈锻炼活动
D. 2周左右更换功能位石膏
E. 注意患肢末梢血运

(109～111题共用题干)

男性，12岁，平素体弱易感冒。最近10天突然高热，体温达39℃～40℃，伴左大腿肿痛，患肢不愿动。检查：右大腿下段轻肿，压痛（+）。化验：白细胞 18×10^9/L。杆状核5%，分叶核70%，血红蛋白78g/L。

109. 可能为诊断依据的检查
A. X线片 B. 血培养
C. 局部分层穿刺 D. 局部B超
E. 膝关节穿刺

110. 应选择的治疗方法是
A. 切开引流，开放换药
B. 切开引流+骨开窗+开放换药

C. 切开引流，放置灌注管，缝合伤口
D. 切开引流，骨开窗+灌注引流，缝合伤口
E. 反复脓肿穿刺，抗生素冲洗

111. 病情好转后，抗生素停止应用的指征
A. 白细胞正常后2~3周
B. 血沉正常后2~3周
C. 伤口愈合后2~3周
D. 血红蛋白恢复正常后2~3周
E. 体温降至正常后2~3周

（112~115题共用题干）

30岁妇女，生一女孩已3岁。5年前发现颈前肿物，增长缓慢。两年来出现食欲亢进、多汗、心慌，内分泌医生诊断“甲亢”，因惧怕手术而坚持服用“抗甲状腺药”至今，症状有所缓解，近半月症状又见加重来诊。体检甲状腺左右叶分别存一3.0cm×3.0cm及2.0cm×2.5cm结节状肿块，界限清楚，收入院

112. 入院后检查：血压19/10kPa（140/70mmHg），脉率90次/分。碘吸收率2小时30%，24小时70%，应诊断为
A. 单纯性甲状腺肿
B. 原发性甲状腺功能亢进
C. 甲状腺高功能腺瘤
D. 结节性甲状腺肿继发功能亢进
E. 结节性甲状腺肿恶变

113. 为进一步判断甲状腺功能，最适宜的血清检查是
A. 促甲状腺激素　B. 长效甲状腺刺激素
C. 甲状腺结合前蛋白　D. 降钙素
E. T_3，T_4

114. 经检查该患者心肺肝肾功能正常，血糖4mmol/L，其最佳治疗方案为
A. 继续抗甲状腺药物治疗
B. 立即手术治疗
C. 钴短时间术前准备后手术治疗
D. ^{131}碘内放射治疗
E. 钴外放射治疗

115. 假若追问病史及妇科检查与相关化验，发现患者已妊娠3个月，治疗原则应选择
A. 人工流产，继续抗甲状腺药物治疗
B. 人工流产，康复后再手术治疗甲状腺
C. 人工流产与甲状腺手术同期进行
D. 继续妊娠，分娩后行甲状腺手术
E. 继续妊娠，短时间准备后甲状腺手术

（116~118题共用题干）

25岁男性工人行走中被汽车撞于左侧腹部，伤后可自行站起，渐觉腹痛，恶心，呕吐食物一次，3小时后来急诊室。体检：体温36.8℃，脉率80次/分，血压14/11kPa，心肺正常，腹平坦，左下腹轻压痛，无肌紧张及反跳痛，肠鸣音正常。

116. 对该患者可进行下列检查，除了
A. 腹部平片　B. 腹部B超
C. 腹腔穿刺或灌洗　D. 血，尿常规
E. 磁共振CT

117. 假若该患者腹平片，B超亦未见异常，对该患者下步处理是
A. 告知为腹壁挫伤，回家服七厘散
B. 肌注哌替啶后回家
C. 肌注溴米那普鲁卡因后回家
D. 进流食观察反应
E. 禁食观察至少24小时

118. 8小时后患者腹痛加重，发热38℃，出现腹膜炎体征，左下腹为重，行腹腔灌洗，流出液最可能是
A. 血性液体　B. 胆汁
C. 含胃肠内容物　D. 证明是尿液
E. 黏稠脓汁

（119~123题共用题干）

55岁男性，四肢麻木沉重半年，走路不稳，踏地不实，有踏棉感。伴有右上肢疼痛，运动不灵活。入院后体检：颈椎生理前凸消失，C4至C6叩痛，向右上肢放散。双下肢肌力Ⅳ~Ⅴ级，肌张力高，双侧TeN，PSR，ASR亢进，双踝阵挛阳性。

119. 应首先选择以下哪种辅助检查
A. 颈部X线平片　B. 四肢肌电图检查
C. 头部CT　D. 血常规
E. 腰椎穿刺

120. 诊断可能性最小的疾病是
A. 颈部结核　B. 颈椎病
C. 颈椎骨肿瘤　D. 颈椎椎管内占位病变
E. 颈部软组织肉瘤

121. 如该患者确诊为颈椎病脊髓型，应选择下列哪种治疗方法最佳
A. 口服神经营养药物　B. 颈椎牵引
C. 局部封闭　D. 理疗或按摩
E. 手术治疗

122. 如该患者经X线平片、血沉等检查确诊为颈椎边缘型结核伴四肢瘫，最佳治疗方案为
A. 住院抗结核治疗两个疗程以上
B. 穿刺抽脓向病灶内注入抗结核药物
C. 手术病灶清除术，术前术后用抗结核药物
D. 颈椎牵引，理疗
E. 营养支持疗法

123. 该病情中以下哪种情况对该患者的预后影响最大
A. 患者的年龄过大
B. 患者的营养状态差
C. 患者有无肺结核
D. 患者对抗结核药物敏感性
E. 患者消化道功能状态

(124～127 题共用题干)

一男性患者，左上腹痛 2 天，向左肩背部放射。伴恶心、呕吐胃内容物，呕吐后疼痛不缓解，既往有胆囊结石病史。查体：体温 39℃，脉搏 120 次/分，呼吸 20 次/分，血压 100/60mmHg，巩膜黄染，上腹胀，腹膜炎体征（+），移动浊音（-），肠音减弱。血常规 WBC 15×10^9/L，中性粒细胞 87%。B 超示胰腺呈不规则的强回声。

124. 最可能的诊断是
A. 胆管结石并胆管炎　B. 急性胆源性胰腺炎
C. 胃穿孔　D. 急性胆囊炎
E. 肠系膜上动脉血栓

125. 治疗中发现，血、尿淀粉酶不高，血钙 1.8mmol/L，血糖 13mmol/L，患者神志淡漠，血压逐渐下降至 80～50mmHg，此时应考虑为
A. AOSC　B. 肠坏死穿孔
C. 重型胰腺炎　D. 胰腺脓肿
E. 胆囊炎穿孔

126. 此时最有可能发现且具有诊断意义的体征是
A. 肝浊音界缩小　B. 移动浊音（+）
C. Murphy 征（+）　D. 皮肤苍白，肢端青紫
E. Cullen 征（+）

127. 治疗应
A. 补液，纠正休克
B. 应用抗生素和激素
C. 立即手术
D. 胃肠减压，纠正休克，维持水，电解质平衡
E. 胃肠减压，抗胰酶，解疼痛

(128～130 题共用题干)

女性患者，60 岁，左膝关节反复疼痛 2 年余，无明显外伤史，近期行走时疼痛明显加重，伴行走困难。体检：左膝关节肿胀内，外侧间隙压痛（+），浮髌征（+），屈曲 25 度畸形。X 线片提示软骨下骨质有硬化和囊性变，间隙明显变窄。

128. 本病的最可能诊断
A. 化脓性左膝关节炎　B. 左膝关节滑膜炎
C. 左膝骨关节炎　D. 左膝关节结核
E. 左膝创伤性关节炎

129. 本病保守治疗
A. 去除病因根治疾病
B. 缓解症状改善关节功能
C. 早期大量使用有效抗生素
D. 关节内注射透明质酸钠会加重病程发展
E. 关节内注射皮质激素类药物可保护关节软骨

130. 保守治疗效果不良、疼痛加重时
A. 全关节滑膜切除术　B. 关节松解术
C. 关节成形术　D. 关节置换术
E. 关节清创灌洗术

(131～133 题共用题干)

某患者，女，40 岁，喜爱编织毛衣，3 年来逐渐出现右肘关节外侧疼痛，握拳、伸腕时疼痛加重，近期出现扭毛巾时疼痛明显。查体：右肘外侧压痛（+），关节活动度正常。X 线片提示关节间隙正常。

131. 本患者查体时可发现
A. 伸肌腱牵拉试验（Mills 征）阳性
B. 肘后三角关系不正常
C. Dugas 征阳性
D. Thomas 征阳性
E. Tinel 征阳性

132. 其诊断最可能的是
A. 肘管综合征　B. 网球肘
C. 肘关节骨性关节炎　D. 肘关节脱位
E. 肘关节慢性滑膜炎

133. 本病的治疗特点是
A. 复位固定功能锻炼
B. 服用非甾体类药并加强腕关节活动
C. 多数需行关节置换术
D. 服用有效抗生素并适当限制腕关节活动
E. 服用非甾体类药并适当限制腕关节活动

(134～135 题共用题干)

患者，男性，48 岁，腰痛伴右下肢放射痛 3 年，间歇性发作。二便正常。查体：腰椎右侧弯，腰椎 4 椎旁压痛，右下肢直腿抬高试验阳性，右足外侧感觉减退，踝反射减弱。X 线示轻度退行性变。

134. 该患者的诊断应考虑
A. L2～3 椎间盘突出　B. L3～4 椎间盘突出
C. L4～5 椎间盘突出　D. L5～S1 椎间盘突出
E. 马尾综合征

135. 为了对该患者进一步治疗，需做以下哪项检查更为合适
A. CT　B. NIR
C. 脊髓造影　D. 肌电图
E. 椎间盘造影

(136～137 题共用题干)

男性，20 岁，左大腿被刀扎伤缝合后 2 天，左大腿突然肿胀剧痛，伤口周围皮肤水肿、苍白，伤口有较多淡红色液体渗出伴有气泡。

136. 最可能的诊断为

A. 气性坏疽　B. 丹毒
C. 急性蜂窝织炎　D. 破伤风
E. 寒性脓肿

137. 应采取的治疗措施

A. 热敷　B. 理疗
C. 紧急清创　D. 输注抗生素
E. 输注破伤风抗毒素 3% 过氧化氢溶液冲洗，并启开伤口。严重者需截肢

(138～139 题共用题干)

男性，45 岁，左腹股沟可复性肿物 3 年，一天前肿物坠入阴囊不能还纳，逐渐出现恶心、呕吐，腹痛。

138. 应考虑为

A. 腹股沟斜疝　B. 股疝
C. 腹股沟直疝　D. 急性淋巴结炎
E. 腹股沟斜疝嵌顿

139. 该患者最佳治疗措施为

A. 手术　B. 解痉镇痛
C. 输液　D. 输血
E. 中药

(140～141 题共用题干)

男性，40 岁，背部肿物 2 年，肿物直径 3cm 质软，无色素沉着，分叶状，无压痛，边界清，压之不缩小。

140. 可能诊断为

A. 皮脂腺囊肿　B. 脂肪瘤
C. 纤维瘤　D. 血管瘤
E. 神经纤维瘤

141. 治疗首选

A. 放疗　B. 手术切除
C. 无症状者可不予处理　D. 切开引流
E. 热敷

(142～143 题共用题干)

男性，36 岁，左季肋部外伤 4 小时，脉搏 130 次/分，血压 70/50mmHg，左上腹压痛反跳痛，血红蛋白 60g/L，腹腔穿刺抽出不凝血。

142. 考虑为

A. 胃破裂　B. 胰腺损伤
C. 肠破裂　D. 脾破裂
E. 肝破裂

143. 应选择的治疗方案是

A. 胃肠减压　B. 胸腔闭式引流
C. 抗生素　D. 输液支持治疗
E. 剖腹探查

(144～145 题共用题干)

男性，42 岁，右前臂黑色小结节，近一月迅速增大，瘙痒、疼痛、淋巴结肿大、色素加深。

144. 应考虑诊断是

A. 黑痣　B. 皮内痣
C. 交界痣　D. 混合痣
E. 黑色素瘤

145. 处理措施为

A. 冷冻治疗　B. 激光治疗
C. 化学性烧灼　D. 根治切除
E. 免疫治疗

(146～147 题共用题干)

男性，70 岁，12 小时前于咳嗽后，突发右下腹剧烈疼痛，伴恶心、呕吐，右阴囊肿胀疼痛，右腹股沟区压痛，腹胀明显，肠鸣音减弱。

146. 最可能诊断是

A. 右侧睾丸积液并感染　B. 睾丸扭转
C. 睾丸急性损伤　D. 肠扭转
E. 右腹股沟疝嵌顿

147. 对此患者的治疗应选择

A. 镇静止痛　B. 抗生素
C. 局部外敷中药　D. 急症手术
E. 继续观察

(148～149 题共用题干)

男，48 岁，过去有外伤史，2 天前突感腰部疼痛，伴有右下肢放射痛。X 片显示脊柱强直、向右侧弯，右下肢直腿抬高明显受限，右足背外侧皮肤麻木。

148. 试问诊断为

A. 腰肌劳损　B. 腰椎间盘突出
C. 强直性脊柱炎　D. 增生性脊柱炎
E. 脊椎结核

149. 初期最佳治疗措施

A. 理疗　B. 止痛解痉治疗
C. 功能锻炼　D. 青霉素治疗
E. 腰部牵引

(150～151 题共用题干)

女，25 岁，剖腹产后 20 天，突然发热 40℃，并感右侧乳腺疼痛剧烈，右乳腺外上见一范围约 10cm × 8cm 的硬块，皮肤红、肿，右腋下淋巴结肿大。

150. 其诊断首先考虑为

A. 炎性乳腺癌　B. 乳腺结核

C. 乳腺纤维腺瘤伴感染　D. 乳腺增生病
E. 急性乳腺炎

151. 下列哪项处理是错误的
A. 抗生素治疗　B. 局部热敷
C. 继续哺乳，以使乳管通畅　D. 中药
E. 必要时手术

(152～153 题共用题干)

男，41 岁，有烟酒嗜好，4 年前出现游走性浅静脉炎，而后出现左下肢麻木、发凉，伴间歇性跛行 3 年，足背动脉、胫后动脉搏动消失。

152. 最可能的诊断是
A. 动脉硬化性闭塞症　B. 血栓闭塞性脉管炎
C. 大动脉炎　D. 血栓性静脉炎
E. 动脉栓塞

153. 非药物治疗中，最简单最重要的处理措施是
A. 嘱患者戒酒　B. 抬高患肢
C. 冷敷　D. 嘱患者戒烟
E. 建议手术治疗

(154～155 题共用题干)

女，30 岁，已婚，月经过后 4 天，突发右侧腰腹部绞痛，伴恶心，不发热，血常规检查正常，尿常规检查红细胞（++），B 超检查示：右肾轻度积水。

154. 应首先考虑
A. 急性阑尾炎　B. 急性胆囊炎
C. 右侧输尿管结石　D. 急性盆腔炎
E. 宫外孕

155. 正确的处理是
A. 抗生素治疗　B. 剖腹探查术
C. 解痉镇痛抗感染治疗　D. 胃肠减压术
E. 观察腹痛变化

(156～157 题共用题干)

老年妇女，在过马路时，不慎跌倒，然后勉强爬起，但主诉腰痛，难于直立步行。体检：L5 腰椎有轻压痛。

156. 该病例最可能的诊断为
A. 骨质疏松性骨折　B. 脊椎恶性肿瘤
C. 腰肌急性损伤　D. 强直性脊柱炎
E. 脊椎化脓性感染

157. 该病例如明确诊断急需做何种检查
A. 脊椎 CT 检查　B. X 线脊椎摄片检查
C. 同位素扫描　D. 超声波诊断
E. MRI 检查

(158～159 题共用题干)

女，38 岁，左乳腺内上有约 4cm × 4cm 肿块，无疼痛，肿块与皮肤粘连，形成酒窝样改变，左腋下可触及约 1.5cm × 1.5cm 淋巴结。

158. 其诊断首先考虑为
A. 纤维腺瘤　B. 乳腺囊性增生病
C. 叶状囊肉瘤　D. 乳腺癌
E. 积乳囊肿

159. 下列哪项处理是错误的
A. X 线钼钯乳房照相　B. 远红外线乳房扫描
C. B 超检查　D. 转上级医院
E. 随诊

(160～161 题共用题干)

男，24 岁，上腹疼痛 2 小时后疼痛转移至右下腹，右下腹麦氏点有明显压痛及反跳痛。白细胞 21×10^9/L，中性 90%。

160. 最可能的诊断是
A. 急性胆囊炎　B. 急性胰腺炎
C. 急性阑尾炎　D. 右侧腹股沟斜疝嵌顿
E. 慢性阑尾炎

161. 此患者非手术治疗过程中出现寒战、高热、黄疸、肝大和全身中毒症状，最可能是
A. 并发胆道感染　B. 阑尾周围脓肿
C. 合并乙型肝炎　D. 并发化脓性门静脉炎
E. 并发急性胰腺炎

(162～163 题共用题干)

男，30 岁，2 年来时出现尿频、尿道灼痛、排尿不尽感，尿后流出少许白色黏液，伴有下腹部、腰骶部及睾丸疼痛不适。饮酒、受凉后上述症状加重。

162. 最可能的诊断是
A. 膀胱炎　B. 尿道炎
C. 膀胱结石　D. 慢性前列腺炎
E. 急性前列腺炎

163. 确诊的首选检查是
A. 膀胱平片　B. 前列腺液镜检
C. 尿常规检查　D. 尿细菌培养
E. 膀胱 CT

【B 型题】

(1～4 题共用备选答案)

A. 前臂远端、脊椎、髋骨骨密度（BMD）或骨矿含量（BMC）低于正常年轻人平均值 1 个标准差（s）以内
B. BMD 或 BMC 值低于正常年轻人平均值 2.5s 或以下
C. BMD 或 BMC 值低于正常年轻人平均值 1～2.5s 范围内
D. BMD 或 BMC 值低于正常年轻人平均值 2.5s 以下，并伴有一处或多处脆性骨折

E. 前臂远端、脊椎、髋骨骨密度（BMD）或骨矿含量（BMC）大于或等于正常年轻人平均值

1. 正常
2. 骨量减少
3. 骨质疏松症
4. 严重骨质疏松症

（5～6 题共用备选答案）

A. 留置硅胶导尿管
B. 耻骨上膀胱穿刺造瘘术
C. 局部切开
D. 膀胱镜检术
E. 耻骨上膀胱切开造瘘术

5. 包茎包皮口狭窄所致完全不能排尿
6. 前尿道狭窄所致完全不能排尿

（7～8 题共用备选答案）

A. 皮牵引
B. 切开复位内固定术
C. "8"字内固定术
D. 清创及骨折固定
E. 小夹板固定

7. 开放性骨折首选的治疗是
8. 三踝骨折首选的治疗是

（9～10 题共用备选答案）

A. 清创，一期缝合
B. 清创，延期缝合
C. 清创后不予缝合
D. 清创及植皮
E. 无须清创

9. 受伤达 12 小时的严重沾染伤口，应采取
10. 受伤 24 小时的膝关节开放性伤口，应采取

（11～14 题共用备选答案）

A. 红肿灼痛无水泡
B. 张力较大的水泡、剧痛
C. 水泡张力小、疼痛，基底红白相间
D. 干燥、焦和蜡白
E. 水泡，基底水肿、感觉迟钝

11. Ⅰ度烧伤
12. 浅Ⅱ度烧伤
13. 深Ⅱ度烧伤
14. Ⅲ度烧伤

（15～17 题共用备选答案）

A. 结节性甲状腺肿
B. 甲亢
C. 慢性淋巴细胞性甲状腺炎
D. 甲状腺腺瘤
E. 甲状腺癌

15. 自身免疫性疾病，常合并甲状腺功能降低
16. 与生理因素及缺碘有关
17. 肿物质硬，单发冷结节，表现不平，生长迅速

（18～20 题共用备选答案）

A. 胆总管结石
B. 乏特壶腹癌
C. 胰头癌
D. 慢性胰腺炎
E. 肝管癌

以下可能诊断为

18. 男，35 岁，近月来食欲不振，上腹闷胀不适，皮肤及巩膜黄染进行性加深，腹部检查肝大，胆囊肿大，粪便隐血试验（－）
19. 男，46 岁，近一个半月来食欲不振，上腹闷胀不适，皮肤及巩膜黄染，一度增深后自行减轻，最近又有加深趋势，体检贫血貌，皮肤及巩膜黄染明显，肝大肋下一指余，胆囊肿大，粪便隐血试验（＋）
20. 男，52 岁，近两月来消瘦，乏力，纳差，上腹隐痛不适，伴皮肤和巩膜黄染进行性加深，尿呈棕色，粪便陶土色，体检，黄疸明显，肝肋下一指，质中偏硬，光滑，腹软，胆囊未触及，无压痛，无肿块，粪便隐血（－）

（21～23 题共用备选答案）

A. 急性完全性输入段梗阻
B. 输入段综合征
C. 倾倒综合征
D. 吻合口梗阻
E. 胃吻合排空障碍

21. 患者男性，行毕罗Ⅱ式胃大部切除术后 12 天，上腹胀满，食后尤甚，常恶心呕吐，吐物为胆汁样液体，不含食物，量较多，吐后症状消失。发生以上症状的原因是
22. 患者男性，60 岁，行毕Ⅱ式胃大部切除术后 10 天，进流食良好，改半流食后突然发生呕吐，吐物为所进食物和胆汁，呕吐频繁。发生以上症状的原因是
23. 患者，女性，50 岁，行毕Ⅱ式胃大部切除术后第四天，进加糖的牛奶 20 分钟后，突然感剑突下不适，心悸、出汗、头晕、恶心呕吐。发生以上症状的原因是

（24～26 题共用备选答案）

A. 肝包虫病
B. 肝脓肿
C. 肝硬化并门脉高压
D. 原发性肝癌
E. 继发性肝癌

24. 一名 49 岁妇女，近期常感右上腹疼痛，食欲减退，乏力，腹胀，医生检查肝肿大。最可能的诊断是
25. 一名 40 岁男子，在健康普查时发现，AFP 5000ng/ml
26. 30 岁男子，发现右上腹一表面光滑的肿块 5 年，渐增大。最可能的诊断是

（27～31 题共用备选答案）

A. 大网膜不易包裹，穿孔率高
B. 症状、体征与病理改变往往不一致
C. 阵发性绞痛、间歇期不痛，无局部体征
D. 麦氏点压痛位置高
E. 压痛可在任何部位

27. 阑尾蛔虫病表现为
28. 小儿阑尾炎的表现有
29. 老年人阑尾炎

30. 异位阑尾炎表现为
31. 妊娠中后期合并阑尾炎时

（32～33 题共用备选答案）
A. 腹膜后血肿　　B. 关节僵硬
C. 褥疮　　D. 神经损伤
E. 骨折不愈合

32. 一名男子骑摩托车撞伤左膝，体检左膝肿，股骨下端畸形，该患者晚期发生的常见并发症是
33. 20 岁，女性，被汽车挤压骨盆部 24 小时送急诊室，脉快，血压低，腹胀，其可能原因

（34～36 题共用备选答案）
A. 急性完全性输入段梗阻　　B. 输入段综合征
C. 吻合口机械性梗阻　　D. 胃吻合口排空障碍
E. 倾倒综合征

34. 男性，32 岁，行毕Ⅱ式胃大部切除术（远端空肠对胃小弯），术后已进半流食，食后 15～20 分钟上腹胀痛，恶心后喷射性呕吐，不含食物，吐后症状立即消失，最可能的诊断
35. 男性，60 岁，因十二指肠溃疡行毕Ⅱ式胃大部切除术后 7～10 天进流食良好，改半流食或不消化食物时，突然发生呕吐，可能的诊断
36. 男性，40 岁，行胃大部切除术后，在进食加糖的牛奶 10～20 分钟后，觉剑下不适，心悸乏力，头晕，出汗，恶心呕吐以至虚脱，平卧几分钟后可缓解，最可能的诊断

（37～38 题共用备选答案）
A. 颈部不适伴有四肢乏力，行走、持物不稳，并出现病理征
B. 颈部疼痛伴右上肢放射性疼痛，右前臂及拇、示指麻木
C. 颈部不适伴有头晕、恶心、呕吐，并出现 Horner 综合征
D. 颈部疼痛伴有头痛、眩晕、视物障碍，偶出现猝倒
E. 颈部疼痛伴上肢放射痛、四肢出现乏力，双下肢行走时有踩棉花感

37. 交感神经型颈椎病
38. 脊髓型颈椎病

（39～40 题共用备选答案）
A. 疼痛随月经呈周期性改变
B. 多为哺乳期妇女
C. 乳房皮肤橘皮样改变
D. 好发于 18～20 岁青少年女性
E. 无乳头溢液

39. 乳房囊性增生病
40. 乳腺癌

（41～43 题共用备选答案）
A. 疖　　B. 痈
C. 丹毒　　D. 气性坏疽
E. 蜂窝组织炎

下列体征与哪种疾病相关
41. 一个毛囊及其所属皮脂腺的急性化脓性感染
42. 多个相邻的毛囊及其所属皮脂腺或汗腺的急性化脓性感染
43. 皮肤及其网状淋巴管的急性炎症

（44～46 题共用备选答案）
A. 周期性疼痛
B. 肿块边界清楚，活动，增长缓慢
C. 肿块固定，腋窝淋巴结肿大融合
D. 肿块有明显压痛
E. 摸不到肿块，乳头有时有溢液

44. 乳腺癌
45. 乳腺囊性增生症
46. 乳腺纤维瘤

（47～48 题共用备选答案）
A. 抗生素
B. 1/2～2/3 张力含钠液静脉滴注
C. 口服补液
D. 2∶1 等张力液迅速扩容
E. 1/5～1/8 张力含钠液静脉滴注

47. 预防脱水
48. 等渗脱水（中度）

（49～50 题共用备选答案）
A. 暴露疗法　　B. 涂湿润烧伤膏后包扎
C. 分期切痂后植皮　　D. 蚕食脱痂法
E. 切痂后一次植皮

49. 四肢浅烧伤
50. 头面部，会阴部浅烧伤

（51～52 题共用备选答案）
A. 疖　　B. 痈
C. 蜂窝织炎　　D. 丹毒
E. 破伤风

51. 单个毛囊及所属皮脂腺的急性化脓性感染
52. β 溶血链球菌侵入皮肤淋巴管所致的感染

（53～54 题共用备选答案）
A. 排便时肛门刀割样痛，稍缓解后再次出现肛门痛，可持续数小时
B. 肛缘皮下突发坚硬疼痛肿物，内有血块
C. 肛门皮肤湿润，有皮疹
D. 肛门周围可见内陷小孔，有黏液或脓性分泌物

流出

E. 肛门指诊直肠后方可触及压痛肿块，有波动感

53. 血栓性外痔

54. 肛裂

（55~56 题共用备选答案）

A. 疖　　B. 痈

C. 丹毒　　D. 气性坏疽

E. 蜂窝组织炎

下列体征与哪个疾病相关

55. 一个毛囊及其所属皮脂腺的急性化脓性感染

56. 皮下、筋膜下、肌间隙或深部组织的急性弥漫性化脓性感染

（57~58 题共用备选答案）

A. 葡萄球菌　　B. 大肠杆菌

C. 铜绿假单胞菌　　D. 链球菌

E. 变形杆菌判断感染细菌名称

57. 女，50 岁，腹部手术后伤口感染，体温 38.5℃，脓液稠厚，黄色，不臭

58. 男，23 岁，摔伤后臀部皮擦伤，7 天后换药见创面分泌物较多，淡绿色，味腥臭

（59~60 题共用备选答案）

A. 腹痛开始为上腹剑突下，数小时后转移至右下腹

B. 里急后重是最明显症状

C. 腹痛向大腿内侧或会阴部放射

D. 腹平片示上中腹阶梯状小肠液平

E. 直肠指诊直肠前壁触痛和波动感

下列疾病的诊断要点分别是

59. 泌尿系结石

60. 急性阑尾炎

（61~62 题共用备选答案）

A. 疖　　B. 痈

C. 丹毒　　D. 气性坏疽

E. 蜂窝织炎

61. 多个相邻的毛囊及其所属皮脂腺或汗腺的急性化脓性感染

62. 由梭状芽孢杆菌引起的严重的急性特异性感染

（63~64 题共用备选答案）

A. 葡萄球菌　　B. 大肠杆菌

C. 铜绿假单胞菌　　D. 链球菌

E. 变形杆菌

63. 男，30 岁，髂窝脓肿切开引流，脓液稠厚，量较多，有粪臭味。

64. 男，40 岁，因脚癣感染引起下肢感染，破溃后流出脓液，较稀薄，淡红色，量较多。

（65~66 题共用备选答案）

A. 石膏托固定　　B. 冷敷

C. 热敷　　D. 清创缝合

E. 按摩

65. 挫伤急性期

66. 新鲜的皮肤裂伤

【案例题】

案例一

患者男性，25 岁。不慎从 4 米高处跌下，半小时后被送入急诊室。体检：血压 30/15mmHg，神清，气促，面色苍白，四肢发凉，脉细弱，左侧胸压痛明显、胸廓塌陷、有骨擦感及反常呼吸征，左胸见一 2×2.5cm 创口，可听到气体出入创口响声，左侧呼吸音消失，右侧呼吸音减低。

提问 1. 根据病历摘要可以明确下列哪些诊断

A. 多发性肋骨骨折　　B. 张力性气胸

C. 血胸　　D. 外伤性膈疝

E. 开放性气胸　　F. 心包填塞

G. 创伤性休克　　H. 颅脑损伤

提问 2. 最紧急的处理应该是

A. 气管切开

B. 给氧

C. 快速输血输液

D. 开胸探查

E. 左胸闭式引流

F. “浮动胸壁”加压包扎

G. 半坐卧位

H. 左胸封闭开放性伤口

提问 3. 询问伤情时还应重点了解哪些情况

A. 受伤体位　　B. 搬动方式

C. 咯血　　D. 小便

E. 伤前健康状况　　F. 呕吐

G. 昏迷　　H. 家族遗传病史

提问 4. 体格检查时，还应重点检查哪些项目

A. 瞳孔　　B. 气管

C. 胸壁　　D. 心、肺

E. 肝、脾　　F. 脊柱

G. 四肢　　H. 膝腱反射

I. 病理反射　　J. 颈静脉

提问 5. 急诊应优先申请哪些辅助检查

A. 站立位胸片　　B. 肝、肾功能

C. 血常规及血型　　D. 血气分析

E. 心电图　　F. 尿常规

G. 肺功能　　H. 全身 CT

I. 超声心动图

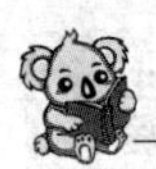

提问6．“反常呼吸征”的胸廓改变是
A．吸气时受伤胸廓塌陷
B．吸气时受伤胸廓隆起
C．吸气时受伤胸廓无改变
D．呼气时受伤胸廓塌陷
E．呼气时受伤胸廓隆起
F．呼气时受伤胸廓无改变

提问7．开放性气胸时纵隔的位置变化是
A．吸气时偏向患侧
B．吸气时偏向健侧
C．吸气时回至原位
D．呼气时偏向患侧
E．呼气时偏向健侧
F．呼气时回至原位
G．吸气与呼气时均偏向健侧
H．吸气与呼气时均偏向患侧

案例二

老年男性，66岁，既往有胆囊结石病史，因上腹痛4小时由家属送诊。查体：意识淡漠，血压90/50mmHg，右上腹部肌紧张。

提问1．此时最恰当的治疗措施是
A．紧急完善术前准备，急诊手术
B．积极补液，抗休克治疗
C．同时行床旁B超检查
D．紧急化验血常规、肝功、胰酶
E．行腹部CT检查
F．行腹部平片检查

提问2．可能的诊断为
A．急性胆囊炎　　B．急性胆管炎
C．急性胰腺炎　　D．急性胆源性胰腺炎
E．肠系膜静脉血栓　　F．感染性休克
G．上消化道穿孔

提问3．如行急诊手术治疗，进入腹腔后应首先
A．找到穿孔位置，进行修补
B．冲洗腹腔
C．探查胰腺是否坏死
D．切开胆总管
E．切除胆囊
F．清除腹腔内渗出物

提问4．可能采取的手术方式为
A．胆囊切除
B．胰腺切除
C．胰、十二指肠切除
D．肠切除吻合
E．胆管切开取石、T管引流
F．胃穿孔修补

案例三

患儿男，8岁，额部多发性疖肿，不慎碰伤额部，致使局部红肿扩大，弛张性高热，4天后臀部皮下又发现一肿块，疼痛、压痛明显，且有波动感。

提问1．进一步确诊的方法是
A．胸部X线摄片　　B．臀部肿块B超检查
C．臀部X线摄片　　D．化验白细胞
E．臀部肿块穿刺抽脓

提问2．诊断应考虑
A．菌血症　　B．败血症
C．毒血症　　D．脓血症
E．冷脓肿

提问3．治疗方案为
A．醇浴退热
B．额部疖肿换药
C．臀部脓肿切开引流及抗生素治疗
D．加强营养，增加抵抗力
E．综合应用多种抗生素

案例四

患者男，15岁。因转移性右下腹痛12小时入院，诊断为“急性阑尾炎”，当晚行阑尾切除术，病理为坏疽性阑尾炎。自术后次晨起，患者表现为腹痛未见缓解，烦躁不安，未解小便。查体：面色较苍白，皮肤湿冷，心率110次/分，较弱，血压10.67/8kPa（80/60mmHg），腹稍胀，全腹压痛，轻度肌紧张，肠鸣音低弱。

提问1．该患者目前情况，应考虑为
A．术后肠麻痹　　B．术后疼痛所致
C．术后尿潴留　　D．术后腹腔内出血
E．机械性肠梗阻

提问2．为明确诊断，最好选择采取的措施有
A．继续观察病情变化　　B．腹部X线透视
C．腹部B超　　D．诊断性腹腔穿刺
E．导尿留置导尿管

提问3．诊断明确后，应采取的治疗方法为
A．镇静、止痛治疗　　B．留置导尿管
C．输液输血治疗　　D．持续胃肠减压
E．剖腹探查手术

案例五

患者男，17岁。高热5天伴纳差3天就诊，当天查血压105/75mmHg，左趾甲沟部破溃流脓，左侧小腿肿胀，皮肤发红不明显。白细胞计数20×10^9/L，中性粒细胞为0.85%。

提问 1. 初步诊断是
A. 左趾甲沟炎　B. 左趾坏疽
C. 左侧小腿丹毒　D. 左小腿蜂窝组织炎
E. 感染性休克

提问 2. 左趾经清创处理后必须应用
A. 大剂量青霉素　B. 激素
C. 退热剂　D. 第一代头孢抗菌药物
E. 维生素

提问 3. 经处理 3 天后病人高热不退，且血压和血小板计数下降，此时病人可能合并有
A. 脓毒症
B. DIC
C. 感染性休克
D. 多器官功能不全综合征
E. 菌血症

提问 4. 此时，最可能的致病微生物是
A. 厌氧菌　B. 真菌
C. 革兰染色阴性杆菌　D. 病毒
E. 耐药革兰染色阳性细菌

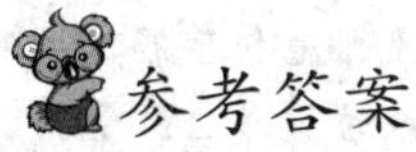

参考答案

【A1/A2 型题】

1. D 2. A 3. C 4. C 5. C 6. B 7. C 8. A
9. C 10. A 11. E 12. D 13. C 14. C 15. A 16. C
17. A 18. D 19. A 20. A 21. D 22. A 23. A 24. D
25. E 26. D 27. D 28. C 29. B 30. D 31. B 32. D
33. A 34. B 35. C 36. E 37. C 38. E 39. C 40. E
41. D 42. A 43. C 44. B 45. C 46. C 47. D 48. B
49. B 50. D 51. C 52. D 53. E 54. E 55. D 56. D
57. A 58. E 59. C 60. B 61. B 62. D 63. C 64. D
65. A 66. E 67. C 68. C 69. D 70. E 71. B 72. B
73. B 74. D 75. E 76. A 77. E 78. A 79. C 80. D
81. C 82. D 83. C 84. B 85. C 86. B 87. B 88. C
89. B 90. A 91. D 92. E 93. B 94. D 95. C 96. C
97. B 98. B 99. B 100. D 101. B 102. D 103. D
104. B 105. A 106. B 107. D 108. D 109. A 110. E
111. C 112. B 113. E 114. B 115. B 116. D 117. A
118. D 119. A 120. D 121. D 122. D 123. B 124. D
125. D 126. B 127. C 128. D 129. D 130. D 131. D
132. C 133. E 134. C 135. D 136. B 137. C 138. E
139. B 140. E 141. C 142. A 143. B 144. E 145. E
146. C 147. C 148. E 149. D 150. E 151. E 152. C
153. B 154. B 155. D 156. C 157. B 158. E 159. C
160. D 161. D 162. E 163. C 164. D 165. C 166. E
167. C 168. E 169. D 170. C 171. D 172. A 173. D
174. E 175. D 176. C 177. E 178. C 179. C 180. D
181. E 182. D 183. E 184. C 185. C 186. B 187. B
188. C 189. E 190. D 191. A 192. A 193. A 194. C
195. B 196. B 197. C 198. E 199. D 200. B 201. E
202. A 203. E 204. C 205. A 206. A 207. A 208. E
209. E 210. E 211. A 212. E 213. D 214. D 215. C
216. A 217. B 218. C 219. B 220. A 221. E 222. E
223. E 224. A 225. A 226. C 227. B 228. D 229. D
230. C 231. B 232. A 233. E 234. D 235. E 236. E
237. B 238. A 239. C 240. A 241. C 242. C 243. E
244. B 245. E 246. B 247. C 248. D 249. E 250. C
251. D 252. C 253. E 254. C 255. E 256. B 257. E
258. C 259. A 260. B 261. B 262. D 263. C 264. D
265. D 266. C 267. D 268. E 269. D 270. C 271. D
272. D 273. E 274. D 275. D 276. B 277. D 278. D
279. D 280. B

【A3/A4 型题】

1. E 2. A 3. B 4. C 5. B 6. A 7. D 8. A
9. C 10. D 11. B 12. D 13. B 14. E 15. E 16. D
17. E 18. D 19. C 20. C 21. E 22. D 23. E 24. A
25. E 26. D 27. A 28. C 29. B 30. D 31. E 32. D
33. A 34. B 35. C 36. E 37. B 38. A 39. B 40. C
41. C 42. E 43. A 44. B 45. A 46. A 47. B 48. B
49. B 50. B 51. B 52. B 53. A 54. E 55. A 56. C
57. B 58. B 59. D 60. D 61. E 62. B 63. C 64. C
65. B 66. C 67. C 68. C 69. A 70. E 71. D 72. E
73. D 74. E 75. C 76. D 77. C 78. B 79. E 80. A
81. B 82. D 83. E 84. A 85. D 86. B 87. E 88. A
89. D 90. A 91. E 92. D 93. C 94. E 95. A 96. B
97. D 98. D 99. B 100. C 101. B 102. E 103. C
104. A 105. B 106. A 107. C 108. B 109. C 110. D
111. E 112. D 113. E 114. C 115. B 116. E 117. E
118. C 119. A 120. E 121. E 122. C 123. D 124. B
125. C 126. E 127. C 128. C 129. B 130. D 131. A
132. B 133. E 134. D 135. A 136. A 137. C 138. E
139. A 140. B 141. C 142. D 143. E 144. E 145. D
146. E 147. D 148. B 149. E 150. E 151. C 152. B
153. D 154. C 155. C 156. A 157. B 158. D 159. E
160. C 161. D 162. D 163. B

【B 型题】

1. A 2. C 3. B 4. D 5. C 6. B 7. D 8. B
9. C 10. A 11. A 12. B 13. C 14. D 15. C 16. A
17. E 18. C 19. B 20. E 21. B 22. E 23. C 24. D
25. D 26. A 27. C 28. A 29. B 30. E 31. D 32. B
33. A 34. B 35. D 36. E 37. C 38. A 39. A 40. C
41. A 42. B 43. C 44. C 45. A 46. B 47. C 48. B

49. B　50. A　51. A　52. D　53. B　54. A　55. A　56. E
57. A　58. C　59. C　60. A　61. B　62. D　63. B　64. D
65. B　66. D

【案例题】

案例一

提问1答案：AEG　　提问2答案：BCFH
提问3答案：CDFG　　提问4答案：BCDEFJ
提问5答案：C　　提问6答案：AE
提问7答案：BF

案例二

提问1答案：ABCD　　提问2答案：ABCDEF
提问3答案：D　　提问4答案：AE

案例三

提问1答案：E　　提问2答案：D
提问3答案：C

案例四

提问1答案：D　　提问2答案：D
提问3答案：E

案例五

提问1答案：A　　提问2答案：A
提问3答案：C　　提问4答案：E

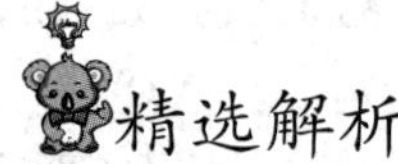

精选解析

【A1/A2 型题】

206. 破伤风杆菌产生的痉挛毒素对神经有特殊的亲和力，能引起肌痉挛，临床出现典型的肌强烈收缩，最初是咀嚼肌，患者感咀嚼不便，张口困难，随后牙关紧闭，以后顺次出现颈项肌、背肌、呼吸肌和腹肌痉挛。

207. 肛裂是指肛管皮肤全层裂开，形成经久不愈的溃疡，常有疼痛，便秘出血等典型表现。其溃疡常为椭圆形基底较硬，肉芽灰白，上与肛窦相接近，致相应肛乳头肥大，下为一突出肛门外的袋状皮垂，很像外痔，称为前哨痔。其他答案均将疾病名称列入，故不正确。

208. 由于细菌芽孢具有较强抵抗力，采用煮沸消毒法至少60分钟才能将其杀灭。

209. 目前国内对颈椎病的分型较多，但一般都倾向四分型法，本题问的是主要分型，故不包括颈型。

210. 患者“因骨折长期卧床，已有下肢静脉血栓形成”是诊断的重要病史依据。根据病理分析，来自下肢静脉的栓子，可通过血循环到肺动脉内引起栓塞，进而造成肺梗死。其常见症状是突发胸痛，是邻近胸膜纤维素炎症所致。患者同时伴有气急和咯血。

211. 脂肪瘤由分化良好的脂肪组织构成，囊为分叶状，多为单只，多发者瘤体较小。与多发性神经纤维瘤的鉴别为后者大多自幼年即发生，且伴有皮肤色素沉着，由于属全身性疾病，可伴有智力迟钝及器官畸形。

262. 丹毒是皮肤及其网状淋巴管的急性炎症，由β溶血性链球菌从皮肤、黏膜的细小伤处入侵后感染所致。治疗上应注意休息，抬高患肢，局部可用50%硫酸镁湿热敷或雷夫奴尔湿敷，全身应用磺胺药或青霉素，还应防止接触性传染。因为丹毒很少有组织坏死或化脓，不用切开引流。因此本题的正确答案为D。

265. 慢性淋巴结炎是多继发于头、面、颈部的炎症病灶；颈部淋巴结结核是大多因结核杆菌经扁桃体、龋齿侵入所致或继发于肺或支气管的结核病变；结节性甲状腺肿是由于缺碘造成的弥漫性甲状腺肿继续发展而逐渐形成的病变；甲状舌骨囊肿是一种与甲状腺发育有关的先天性畸形。因此本题的正确答案为D。

268. 急性阑尾炎右下腹压痛是其最常见的重要体征，与阑尾的位置及阑尾和盲肠的关系有关，闭孔内肌试验阳性者提示阑尾位置较低，靠近闭孔内肌。墨菲征有助于急性胆囊炎的诊断，而和急性阑尾炎无关。因此本题的正确答案为E。

273. 髌骨软骨软化症是髌骨软骨由于损伤而引起的退行性变。发病常为年轻人，运动员较多见，多由慢性损伤造成，急性损伤较少见。慢性损伤如膝的长期、猛烈伸屈活动，长期持续的直接压迫，高位或低位髌骨，以及膝内外翻畸形等。因此本题的正确答案为E。

275. 结节性甲状腺肿是在弥漫性肿大的腺体内可扪及多个或单个结节；颈部转移癌多为质硬的肿块；甲状舌骨囊肿多见于15岁以下小儿，出现在颈前区中线上，舌骨下方；甲状腺腺瘤多见于40岁以下妇女，多为单发，质地较周围的甲状腺组织稍硬，表面光滑，无压痛，能随吞咽上下活动。因此本题的正确答案为D。

【A3/A4 型题】

（136～137题）气性坏疽是由梭状芽孢杆菌引起的严重特异性感染，临床常表现为患部肿胀、剧痛，随后皮色紫红、紫黑，最终肌肉坏死。X线片可见肌群间大量气体。治疗主要措施应是紧急彻底清创。

（160～161题）患者转移性右下腹疼痛，麦氏点有压痛和反跳痛，白细胞 $21\times10^9/L$，中性90%等临床资料提示患者患有急性阑尾炎，急性阑尾炎如未能及时控制，炎症加重时可有高热等全身中毒症状，如伴发门静脉炎时可出现黄疸。

【B 型题】

（39～40 题）乳房囊性增生病是乳腺间质的良性增生，并伴有大小不等的囊肿形成，其疼痛的特点胀痛为主，具有周期性，发生或加重于月经前期，经期后可减轻或消失。乳腺肿块经期后亦可缩小。乳腺癌时，当癌细胞侵犯及阻塞皮内及皮下淋巴管可造成淋巴水肿，导致乳房皮肤橘皮样变。

（63～64 题）葡萄球菌为革兰阳性球菌，其感染的特点为局限性组织坏死，脓液稠厚、黄色、不臭；铜绿假单胞菌的特点是淡绿色脓液，有特殊的甜腥臭；链球菌感染的特点是易扩散，缺乏局限性，脓液稀薄，淡红色，量较多；变形杆菌的感染特点为脓液有特殊的恶臭；大肠杆菌感染的特点为脓液稠厚，有恶臭或粪臭。

第三十四章　常见急症与急救

【A1/A2 型题】

1. 对吞服强酸患者，哪项处理是不正确的
   A. 忌洗胃　B. 服镁乳
   C. 输液　D. 止痛
   E. 用碳酸氢钠中和

2. 男性，46 岁，腹胀，停止排气排便 3 天，2 年前因胆囊结石行胆囊切除术。查体：腹部叩鼓音，肠鸣音 15 次/分，有气过水音。为明确诊断，首选的检查方法是
   A. 腹部 X 线平片　B. 纤维胃镜检查
   C. 腹部 CT　D. 诊断性腹部穿刺
   E. 腹部 B 超

3. 男性，20 岁，在做化学实验时不慎将硫酸溅入眼内，应立即采取的治疗措施是
   A. 采用 2% 苏打水和 3% 硼酸水混合冲洗
   B. 立即寻找 5% 苏打水进行中和冲洗
   C. 立即寻找 3% 硼酸进行中和冲洗
   D. 立即用大量自来水或蒸馏水进行冲洗
   E. 立即转诊至专科医院进行诊治

4. 需要做胃肠减压的疾病是
   A. 腹膜炎　B. 胆囊炎
   C. 急性迷路炎　D. 幽门梗阻
   E. 神经性厌食症

5. 火灾致死原因多为
   A. 烟气中毒窒息死亡　B. 被建筑物砸死
   C. 被火烧死　D. 疼痛休克死亡
   E. 多发性损伤死亡

6. 有机磷农药的毒理作用是
   A. 抑制胆碱酯酶活性，使乙酰胆碱积聚
   B. 造成儿茶酚胺释放
   C. 直接抑制神经组织
   D. 引起组织细胞严重缺氧
   E. 造成代谢障碍

7. 急性酒精中毒的实验室检查是
   A. 高铁血红蛋白测定
   B. 胆碱酯酶活性测定
   C. 毒物检测
   D. 细菌分离培养及菌种鉴定
   E. 乙醇定性检测

8. 抢救有机磷中毒常用的胆碱酯酶复能剂是
   A. 氯解磷定　B. 巯基化合物
   C. 亚甲蓝　D. 纳洛酮
   E. 美解眠（贝美格）

9. 下列危重伤员中，应优先处理的是
   A. 脊柱骨折伴截瘫　B. 休克早期
   C. 颅脑外伤伴昏迷　D. 四肢开放性骨折
   E. 大面积软组织损伤

10. 青霉素 G 钾盐用生理盐水溶解后放置室温 6 小时以上，会发生下列哪种变化
    A. 抗菌效能及过敏反应均无变化
    B. 抗菌效能及过敏反应均增加
    C. 抗菌效能降低，过敏反应增加
    D. 抗菌效能及过敏反应均降低
    E. 抗菌效能增加，过敏反应减少

11. 需要紧急处理的心律失常是
    A. 窦性心动过速　B. 房颤率 80 次/分
    C. 二度Ⅰ型房室传导阻滞　D. 室性心动过速
    E. 室性早搏

12. 现场抢救心搏骤停患者时应置的体位是
    A. 侧卧位　B. 半卧位
    C. 头低脚高位　D. 仰卧位
    E. 俯卧位

13. 急性酒精中毒昏迷期主要是哪种表现
    A. 瞳孔缩小　B. 肌束颤动
    C. 呼吸受抑制　D. 欣快感
    E. 动作不协调

14. 致病性大肠杆菌食物中毒属于
    A. 有毒动植物中毒　B. 化学性食物中毒

C. 真菌毒素中毒　D. 细菌性食物中毒
E. 以上都不是

15. 止血方法是
A. 填塞止血　B. 加压包扎止血
C. 指压肱动脉止血　D. 用止血带止血
E. 止血钳止血

16. 吗啡类中毒（急性）的症状是
A. 呼吸深慢　B. 睡眠时呼吸困难加重
C. 发热　D. 双肺可闻及哮鸣音
E. 口唇呈樱桃红色

17. 需要进行紧急降温治疗的情况有
A. 高热伴惊厥或谵妄　B. 体温超过40℃
C. 高热伴休克　D. 高温中暑
E. 以上都是

18. 通过下列哪项检查可确诊急性镇静催眠药物中毒
A. 腹部X线片　B. 高铁血红蛋白测定
C. 药物毒物检测　D. 碳氧血红蛋白测定
E. 内镜检查

19. 急性酒精中毒应用哪种检查方法
A. 高铁血红蛋白测定　B. 碳氧血红蛋白测定
C. 毒物检测　D. 腹部X线片
E. 乙醇定性检测

20. 确诊一氧化碳中毒的关键性检查是
A. 碳氧血红蛋白定量检查　B. 血常规
C. 血气分析　D. 测二氧化碳结合力
E. 脑电图

21. 药物过敏反应伴发喉头水肿时应采取的紧急措施是
A. 面罩给氧　B. 气管内插管
C. 气管切开　D. 鼻管吸氧
E. 安放口咽通气道

22. 防止蛇毒扩散初期的首要方法是
A. 早期环扎　B. 伤肢放低
C. 从伤口抽吸毒液　D. 清洗伤口
E. 转上级医院

23. 电阻最大的组织是
A. 肌肉　B. 血管
C. 神经　D. 皮肤
E. 骨

24. 中毒性细菌性痢疾常见的主要临床表现是
A. 高热　B. 严重脓血便
C. 感染性休克　D. 吐泻不止
E. 惊厥

25. 用来确定有机磷农药中毒的实验室检查是
A. 血氧饱和度测定
B. 高铁血红蛋白质测定
C. 血胆碱酯酶活力测定
D. 血碳氧血红蛋白测定
E. 血电解质测定

26. 通过哪种检查确诊急性镇静催眠药物中毒
A. 碳氧血红蛋白测定　B. 毒物检测
C. 高铁血红蛋白测定　D. 腹部X线片
E. 内镜检查

27. 急性酒精中毒应用哪种药物
A. 氯磷定（氯解磷定）　B. 胞磷胆碱
C. 纳洛酮　D. 1%亚甲蓝
E. 美解眠（贝美格）

28. 淹溺致死的主要原因
A. 溶血　B. 水、电解质紊乱
C. 窒息　D. 低温
E. 惊吓

29. 从地震废墟里抢救伤员的第一步是
A. 呼叫患者
B. 观察伤员瞳孔、呼吸情况
C. 心肺复苏
D. 建立静脉通路
E. 快速清除压在伤员身上的沙土和口中异物

【A3/A4型题】

（1～3题共用题干）

男，62岁，反复心绞痛1年，3小时前突发心前区痛，向左肩臂放射，伴大汗，含硝酸甘油无效。血压100/60mmHg，心率92次/分，律齐，心尖部Ⅱ级收缩期杂音。双肺（-）。

1. 全科医生接诊后初步诊断印象是
A. 心绞痛　B. 急性心肌梗死
C. 肋间神经痛　D. 气胸
E. 急性左心衰竭

2. 为明确该例诊断急需做的检查是
A. 心脏B超
B. 心功能测定
C. 床旁心电图、查心肌酶
D. 床旁X线片
E. 心向量图

3. 在该病例转诊中哪项处理是错误的
A. 给氧、止痛
B. 先就地抢救，待情况稳定后转院
C. 呼叫120，由车上急救人员陪送医院
D. 取半坐位，保持呼吸道通畅
E. 途中密切观察病情变化

【B 型题】

（1 ~3 题共用备选答案）

A. 胆碱酯酶活性测定　　B. 高铁血红蛋白测定

C. 毒物检测　　D. 乙醇定性检测

E. 细菌分离培养及菌种鉴定

1. 细菌性食物中毒应用哪种检查方法
2. 急性镇静催眠药物中毒应用哪种检查方法
3. 急性酒精中毒应用哪种检查方法

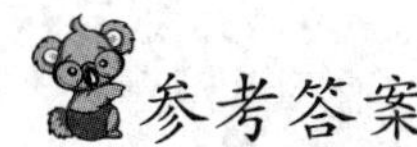

参考答案

【A1/A2 型题】

1. E　2. A　3. D　4. D　5. A　6. A　7. E　8. A
9. C　10. C　11. D　12. D　13. C　14. D　15. B　16. A
17. E　18. C　19. E　20. A　21. C　22. A　23. E　24. C
25. C　26. B　27. C　28. C　29. E

【A3/A4 型题】

1. B　2. C　3. D

【B 型题】

1. E　2. C　3. D

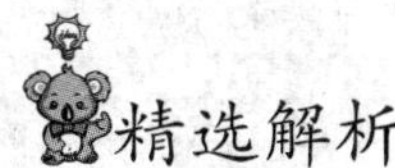

精选解析

【A1/A2 型题】

1. 应用碳酸氢钠中和强酸可产生大量二氧化碳气体，使胃肠道胀气，易致穿孔，故是错误的。其他处理分别为了防止发生穿孔、保护食道、胃黏膜、拮抗酸中毒、止痛，是正确的。